Ernst Hochuli

Geburtshilfe, Gynäkologie und Grenzgebiete

Ernst Hochuli

Geburtshilfe, Gynäkologie und Grenzgebiete

Ausgewählte Kapitel

3., vollständig überarbeitete Auflage

Unter Mitarbeit von
H. Baumann, H. Hepp,
S. Leodolter, Ch. Rageth
und R. Steiner

Verlag Hans Huber
Bern · Göttingen · Seattle · Toronto

Gewidmet
meinem verehrten Lehrer
Prof. Dr. med. Otto Käser, Basel
und
Andrea und Sophie,
meiner Frau und Tochter

Anschriften des Autors
Prof. Dr. med. Ernst Hochuli
Konkordiastrasse 20, CH-8032 Zürich
oder
Alte Landstraße 68, CH-8596 Münsterlingen

Die Deutsche Bibliothek – CIP-Einheitsaufnahme

Hochuli, Ernst:
Geburtshilfe, Gynäkologie und Grenzgebiete :
ausgewählte Kapitel / Ernst Hochuli. Unter Mitarb. von H. Baumann . . . –
3., vollständig überarb. Aufl. – Bern : Huber, 1996
ISBN 3-456-82614-1

Satzherstellung: Satzspiegel, Göttingen
Druck: Kösel GmbH, Kempten
Printed in Germany

Inhaltsübersicht

Gynäkologie

Inhalt

Geburtshilfe

Vorwort zur dritten Auflage

Das Projekt einer dritten Auflage «Geburtshilfe, Gynäkologie und Grenzgebiete» lag schon seit längerer Zeit zur Realisierung bereit. Die interimsweise Übernahme und Leitung der Universitätsfrauenklinik in Zürich durch den Autor verhinderte jedoch vorerst das Vorhaben. Nach einem dadurch bedingten Zeitintervall seit dem Erscheinen der zweiten Auflage genügte es jedoch nicht mehr, den früheren Text zu übernehmen und «sanft» zu überarbeiten.

In Anbetracht der Kurzlebigkeit und Vergänglichkeit von medizinischem Wissen oder neuen Erkenntnissen, war es unumgänglich, die aktuelle Fakten und Daten aus unserem eigenen Fach und den uns nahestehenden Disziplinen neu zu ordnen und neu zu formulieren. So entstand ein vollständig umgeschriebener Text mit weitreichenden konzeptionellen Änderungen.

Angesichts des reichhaltigen Angebots an Lehrbüchern aller Art, an Operationsatlanten, an Kompendien, an Fibeln und an Fortbildung in Diskettenform zur raschen Orientierung und an mehrbändigen Werken zur vertieften und umfassenden Information, stellt sich zwangsläufig die Frage nach der Notwendigkeit oder nach dem Bedürfnis einer weiteren Informationsquelle. – Es war aber nie die Absicht des Autors und dessen Mitarbeiter ein weiteres Lehrbuch oder sogar ein Handbuch zu schaffen oder diese konkurrenzieren zu wollen.

Häufige Anfragen vieler Kollegen und das eigene Bedürfnis, für den klinischen und praxisorientierten Alltag thematisch gegliederte Informationsblätter zu schaffen, haben uns damals bewogen, diese in Buchform zu fassen und einem breiteren Leserkreis zugänglich zu machen. Das vorliegende Buch beschränkt sich deshalb bewußt auf ausgewählte Kapitel, die einem allgemeinen Informationsbedürfnis – hervorgegangen aus Umfrage und Anfrage – entsprechen. Es unterscheidet sich damit grundsätzlich von Lehrbüchern. Es werden vor allem die immer wiederkehrenden Themen bearbeitet, die uns in Klinik und Praxis permanent beschäftigen. Trotz unseren Bestrebungen, wesentliche klinisch-wissenschaftliche Daten in den Text miteinzubringen, war es uns jedoch daran gelegen, das für unser Fach unentbehrlich «Handwerkliche» nicht aus den Augen zu verlieren.

Ergänzt mit den notwendigen theoretischen Grundlagen aus Standardwerken und den neuesten Erkenntnissen aus der Literatur und Fortbildungsveranstaltungen wurde die 3. Auflage auf eine breitere Basis gestellt und zeitgemäß aktualisiert. Besonders interessierende Kapitel (sogenannte «Schwerpunktkapitel»), wurden unter Berücksichtigung der derzeit geltenden Ansichten namhafter deutschsprachiger und angloamerikanischer Autoren angemessen erweitert.

Diese Beiträge bekannter Kliniker und Wissenschaftler aus verschiedenen Publikationsorganen bilden auf diese Weise zusammen mit «persönlichen Erfahrungen und Empfehlungen» das Gerippe des Buches. Die Übernahme einzelner, ausgewählter Texte, Tabellen und Abbildungen anderer Autoren, denen wir damit zu Dank verpflichtet sind, gehört ebenfalls zum Konzept. Merkblätter und Organigramme (z. B. postoperative Nachbehandlung) als Beispiele für klinische Wegleitungen dienen u. a. der Bewältigung organisatorischer Probleme.

So versuchen wir bewußt kritisch gehaltene Beiträge zu vermitteln, die dem Leser die Entscheidungsfindung erleichtern, ihn aber nicht von seiner eigenen Meinungsbildung entbinden. Aufgrund zunehmender Subspezialisierung haben wir uns dabei nur noch auf fachüberschreitende Themenkreise beschränkt, in denen der Kliniker oder Praktiker gelegentlich in eigener Verantwortung zu handeln hat.

Ein neues redaktionelles Konzept war Grundlage und gleichzeitig Voraussetzung um eine allgemein akzeptierte Textvorlage auszuarbeiten. Mit Ausnahme von drei Kapiteln (minimal invasive Chirurgie, Doppler-Sonographie, Menopause) ist ein Autor für den Primärtext verantwortlich. Als Folge des laufend zunehmenden Spezialwissens, ist es jedoch heute unumgänglich, die Texte durch einen erweiterten Kreis von Experten einer kritischen Beurteilung zu unterziehen und diese auf ihren wissenschaftlichen, klinischen und auch praktisch umzusetzenden Gehalt hin zu überprüfen. Erst nach Eingang der Beiträge, Vorschläge, kritischen Einwände und Korrekturen von qualifizierten Lektoren wurde dank den modernen Mitteln der Textverarbeitung der endgültige Text definitiv gesetzt. Verantwortlich dafür bleibt letztlich der Hauptautor (Herausgeber).

Als Lektoren haben sich in verdankenswerter Weise zur Verfügung gestellt: Dr. H. Baumann, Spezialarzt, Zürich; Prof. Dr. H. Hepp, Universitätsfrauenklinik, Klinikum Großhadern, München; Prof. Dr. S. Leodolter, Universitätsprofessor, Frauenklinik des Krankenhauses der Stadt Wien-Lainz; PD Dr. Ch. Rageth, Chefarzt, Spital Limattal, Schlieren-Zürich. – Ohne ihre kooperative Mitarbeit wäre es nie zu dieser mehrheitlich übereinstimmenden Meinungsbildung gekommen!

Es ist dabei durchaus verständlich, daß sich gelegentlich bei einem Mitarbeiterstab aus verschiedenen Herkunftsländern deutsche, österreichische und schweizerische «Stileigenarten» konkurrenzieren. Der Herausgeber hat sich jedoch befleißigt, seine doch gelegentlich typischen schweizerischen Idiome, wenn immer möglich, der deutschen Hochsprache zu «opfern».

Die Kapitel der Dopplersonographie und der Menopause wurde in der Primärfassung von Prof. Dr. S. Leodolter, das der «Minimal Invasiven Chirurgie» von PD Dr. R. Steiner, Chefarzt, Frauenklinik, Kantonsspital Chur bearbeitet, was bestens verdankt wird und den Herausgeber nicht unwesentlich entlastete.

Auf diese Weise entstand ein Buch, das aufgrund eines von einem Autor sprachlich einheitlich gestalteten Textes und durch den Einbau qualifizierter Kommentare, theoretisch begründetes Wissen in klinik- und praxisrelevante Aussagen umsetzt.

Durch eine besondere Textgestaltung versucht man besondere Akzente zu setzen, die im Kleindruck ihre notwendige Ergänzung finden. Medikamentöse Therapien, sind teils in Kästchen gedruckt, hervorgehoben und leicht aufzufinden. Aus Gründen der besseren Übersicht wurde auf den Einbau zu vieler Literaturstellen verzichtet. Das Literaturverzeichnis beinhaltet auch ältere Publikationen, auf die man in gewissen Teilgebieten immer wieder gerne zurückgreift, setzt sich jedoch weitgehend aus den zur Zeit aktuellen und greifbaren Übersichtsreferaten und aus Spezialliteratur zusammen. Der Spezialist möge gelegentliche Lücken, Nichtzitierungen oder Verallgemeinerungen wohlwollend übersehen. Kleinere Textwiederholungen wurden bewußt und themabezogen eingebaut, um nicht durch mühsames Nachschlagen das «Lesevergnügen» nachhaltig beeinträchtigen zu müssen.

Im weiteren danke ich den folgenden Persönlichkeiten für Ihr Einverständnis. Beiträge im Integraltext oder Auszüge aus Mitteilungsorganen übernehmen zu dürfen: Dr. E. Gysling, Wil, Redaktion «pharma kritik»; Prof. Dr. H. Hepp, München, als Präsident der Deutschen Gesellschaft für Gynäkologie; PD Dr. U. Herrmann, als Präsident der Schweiz. Chefärztekonferenz; Dr. R. Morger, Kinderspital, St. Gallen; Prof. Dr. H. Schmid, Abteilung für medizinische Genetik, Zürich u. a.

Der Autor, die Mitarbeiter und Lektoren hoffen, daß die vorliegende, jederzeit greifbare Orientierungs- und Entscheidungshilfe in den wesentlichen Fragen des klinischen Alltags ein nutzbringender Wegweiser sein kann.

Schließlich danke ich allen voran meiner Frau Andrea Hochuli-Schmid für ihre unermüdliche Mitarbeit bei Korrekturen und Sekretariatsarbeiten.

Zürich, im Herbst 1995 E. Hochuli

I Gynäkologische Sprechstunde

Die normale Sprechstundentätigkeit bietet dank des großen Angebots an diagnostischen Möglichkeiten ausreichend «Triage»-Gelegenheit. Ultraschalluntersuchungen ergänzen heute den bimanuellen Tastbefund und geben uns gleichzeitig die Gelegenheit, im Sinne einer Qualitätskontrolle,
I/2. **unsere Diagnosen zu überprüfen.**

1. Zur Anamnese

Zuhören ist oberstes Gebot! – Die Anamnese ist der Schlüssel zur Diagnose und zur Therapie!

Das sachgerechte Erheben einer Anamnese mit gezielten Fragen ist ein wesentlicher Faktor, der für den behandelnden Arzt zu einer *diagnose- und therapiebezogenen, relevanten Information* führt. Bei der Befragung – ohne die Patientin «laufend» zu unterbrechen – werden entsprechend den vorgetragenen Klagen und zur Eingrenzung und Zuordnung des Krankheitsbildes die dazu notwendigen, anamnestischen Akzente gesetzt. Gezielt befaßt man sich näher mit dem Beschwerdebild, mit dem Menstruations- oder Blutungsverhalten, mit ungewöhnlichen Absonderungen und mit der persönlichen und familiären Vorgeschichte. Einer besonders intensiven Befragung bedarf es bei Sterilitätspatientinnen (s. Kap. II/1.1). – Dazu beinhaltet die Anamnese bei Karzinompatientinnen Angaben über das Allgemeinbefinden, über die Reaktion auf Chemotherapeutika, über die klinikexterne Betreuung u. a.

Die Abgrenzung zwischen organischen und den häufigen psychosomatischen Beschwerden ergibt sich sehr oft bereits aus der Anamnese. Wird die psychogene Ursache der Beschwerden rechtzeitig erkannt, können langwierige und kostspielige Abklärungen mit hohem technischen Aufwand vermieden werden.

Bei der «persönlichen Anamnese» steht das Eingehen auf eine genaue Blutungsanamnese an erster Stelle (s. unter 2.). Nach Fluor und Begleitsymptomatik (Pruritus, Odor u. a.) muß meistens gefragt werden, wobei auch die partnerschaftlichen Aspekte miteinbezogen werden müssen, was leider sehr oft vernachlässigt wird (Partnerbehandlung!). Angaben über vorausgegangene Geburten und Fehlgeburten oder operative Eingriffe vervollständigen den Fragenkatalog.

Die Familienanamnese führt vor allem zu Informationen, die eine familiäre Krankheitshäufung oder -belastung erkennen lassen wie Diabetes, hoher Blutdruck, Karzinome (Mammakarzinom), genetische Leiden u. a.

Der häufigste Beweggrund für das Aufsuchen einer gynäkologischen Sprechstunde ist die Vorsorgeuntersuchung. Obwohl es sich im allgemeinen um ein gesundes «Patientinnenkollektiv» handelt, ist auch hier eine sorgfältige Anamneseerhebung angebracht.

2. Blutungsanamnese

Blutungen sind sehr oft ein führendes Symptom bei genitalen Erkrankungen, weshalb die Blutungsanamnese einen wesentlichen Bestandteil der Anamnese darstellt.

Die zur Erhebung einer exakten Blutungsanamnese verwendeten Begriffe sind deshalb im folgenden kurz rekapituliert.

– *Menstrualzyklus*

Der Menstrualzyklus umfaßt den Zeitraum vom Beginn einer normalen Menstruation bis zum Beginn der nächsten normalen Menstruation, in der Regel 21–37 Tage. Histologische und biochemische Vorgänge betreffen das Endometrium. Diese sind charakterisiert durch Wachstum, Metabolismus, Sekretion essentieller Nährsubstanzen und Regression des Endometriums. Diese Funktionen des Endometriums werden durch die zyklische Stimulation durch Östrogen und Progesteron ausgelöst.

Die histologischen Veränderungen des Endometriums werden eingeteilt in die postmenstruelle, proliferative, sekretorische, prämenstruelle und menstruelle Phase.

– *Postmenstruelle Phase*

Die postmenstruelle Phase umfaßt 4–5 Tage, welche der Menstruationsphase folgen. Das Endometrium ist dünn (1–2 mm dick). Oberflächen- und Drüsenepithel sind vom kubischen Typ. Die Endometriumdrüsen sind gestreckt, eng und kollabiert. Das Stroma ist dicht und kompakt.

– *Proliferative Phase*

Die proliferative Phase ist die Wachstumsphase des Endometriums. Das Endometrium wird durch Östrogene stimuliert. Die Endometriumsdrüsen sind gestreckt und kurz, das Drüsenepithel ist kubisch und zeigt keinerlei sekretorische Aktivität. Die Stromazellen teilen sich und die Spiralarterien beginnen zu wachsen.

– *Sekretorische Phase*

Die sekretorische Phase ist die postovulatorische Phase des Endometriums. Das Endometrium wird durch Östrogene und Progesteron stimuliert. Die Endometriumsdrüsen sind lang und geschlängelt. Das Drüsenepithel ist zylindrisch und mit Sekret gefüllt. Die Stromazellen sind groß und die Spiralarterien lang und geschlängelt.

– *Prämenstruelle Phase*

Die prämenstruelle Phase umfaßt 2–3 Tage, welche der Menstruationsphase vorausgehen, und korrespondiert mit der Regression des Gelbkörpers. Histologisches Hauptmerkmal dieser Phase ist die Infiltration des Stromas mit polymorph- oder mononukleären Leukozyten, wodurch ein pseudoentzündliches Bild entsteht. Gleichzeitig zerfällt das retikuläre Fachwerk des Stromas in der Oberflächenzone. Als Folge des Verlustes von Gewebeflüssigkeit und Sekret wird das Endometrium oft signifikant dünner. Während dieses Prozesses kollabieren Drüsen und Arterien.

– *Menstruelle Phase*

Die menstruelle Phase ist gekennzeichnet durch die Desquamation des Endometriums. Man findet im Gewebe eine Vermehrung der polymorphkernigen Leukozyten, der Plasmazellen und anderer Blutzellen.

– *Amenorrhoe*

Amenorrhoe ist das Fehlen der Menstruation. Sie kann primär oder sekundär, physiologisch oder pathologisch sein.

– *Pathologische Amenorrhoe*

Unter pathologischer Amenorrhoe versteht man das Aufhören der Menstruation zu irgendeinem Zeitpunkt nach der Menarche und vor der Menopause, außer bei Schwangerschaft und Laktation. Sie kann primär oder sekundär und durch einen der folgenden Faktoren bedingt sein: kongenitale Abnormitäten, Läsionen des ZNS, systemische Krankheiten, Störungen der Eierstöcke oder Trauma des Uterus.

– *Physiologische Amenorrhoe*

Physiologische Amenorrhoe ist das normale Fehlen der Menstruation vor der Menarche, während der Schwangerschaft und Laktation sowie nach der Menopause.

– *Primäre pathologische Amenorrhoe*

Fehlen der Menarche bei einer mindestens 18jährigen Frau.

– *Sekundäre pathologische Amenorrhoe*

Ausbleiben der Menstruation für mindestens 3 Monate bei einer Frau, die vorher menstruiert hat.

– *Dysmenorrhoe*

Schmerzhafte Menstruation. Die Dysmenorrhoe ist ein Symptom und kein eigentliches Krankheitsbild.

– *Mechanische Dysmenorrhoe*

Schmerzhafte Menstrualblutung bedingt durch Zervikalstenose oder andere Obstruktion des Blutflusses.

– *Primäre Dysmenorrhoe*

Schmerzhafte Menstruation bei Fehlen irgendwelcher Läsionen im kleinen Becken, bedingt durch Faktoren im Uterus selbst. I/2.

– *Sekundäre Dysmenorrhoe*

Menstruationsschmerzen, bedingt durch nachweisbare Erkrankungen im Bereich des kleinen Beckens.

– *Hypomenorrhoe*

Verminderung des Blutflusses oder Verkürzung der Dauer der Menstruation.

– *Oligomenorrhoe*

Reduktion der Menstruationsfrequenz. Zyklusdauer 38 Tage bis weniger als 3 Monate.

– *Menorrhagie*

Verlängerte und meist auch verstärkte Regelblutung.

– *Metrorrhagie*

Völlig unregelmäßige Blutungen ohne erkennbaren Zusammenhang mit dem Zyklus.

– *Menometrorrhagie*

Unregelmäßige oder exzessive Blutung während der Menstruation und des Menstruationszyklus. Sie ist ein Symptom und keine Diagnose.

Außerhalb dieser allgemein akzeptierten Definitionen sind folgende Bezeichnungen geläufig:

- *Menarche* (gewöhnlich mit 12 Jahren)
- *Menstruatio praecox* (verfrüht vor dem 11. Altersjahr)
- *Menstruatio tarda* (verspätet nach dem 14. Altersjahr)
- *Polymenorrhoe* als Tempoanomalie mit verkürztem Intervall zwischen zwei Menstruationen.
- *Hypermenorrhoe* als Typusanomalie (diese unterscheidet sich von der Menorrhagie durch eine normal lang dauernde, aber sehr starke Periode im Gegensatz zur verlängerten und starken Blutung).
- *Vorblutungen* (prämenstruell bis zu zehntägiger Schmierblutung)
- *Nachblutungen* (postmenstruelle Blutung)
- *Mittelblutungen* (Ovulationsblutung in der Mitte des Zyklus)

3. Allgemeine Untersuchungstechnik

Die herkömmliche gynäkologische Untersuchung, die in den meisten Lehrbüchern eingehend be-
I/4. schrieben wird, erfährt heute sehr oft eine Ergänzung durch eine Ultraschalluntersuchung.

Sie gehört jedoch (noch nicht) zum Standard und wird z. B. in der Schweiz auch nicht von der Kasse vergütet, falls nicht eine Indikation dazu besteht.

Liegt ein unklarer Tastbefund vor, gehört die Ultraschalluntersuchung jedoch zum unentbehrlichen diagnostischen Instrumentarium. Auch bei einer Virgo wird man sich mit der Abdominalsonde über den Genitalbefund orientieren. Wir denken aber vor allem an die durchaus berechtigte Forderung nach einem Ovarialkarzinom-Screening (s. auch Kap. I/7.2.2).

4. Vaginalsekret zur Vitalzytologie

Auf die phasenoptische Beurteilung des Nativpräparates darf mit Ausnahme von völlig blanden vaginalen Verhältnissen (ohne subjektive Beschwerdenangabe) nicht verzichtet werden [4].

Sie erlaubt uns in den meisten Fällen eine Sofort-Beurteilung von Zellmaterial der Vaginalhaut und der Scheidenflora in Ergänzung zum klinischen Befund.

Die Entnahme erfolgt vom oberen Drittel der seitlichen Vaginalwand mittels eines befeuchteten Watteträgers oder mittels eine Platinöse. Der dadurch gewonnene Tropfen Scheidensekret wird auf einem Objektträger mit einem kleinen Tropfen Kochsalzlösung vermischt und mit dem Phasenkontrastmikroskop untersucht. – Die Entnahme aus dem hinteren Scheidengewölbe ist nicht zu empfehlen (Detritus!).

Mit Methylenblau- oder Toluidinzusatz erwirkt man eine leichte Tönung und damit etwas kontrastreichere Bilder.

Eine Krebsdiagnostik im Nativpräparat hingegen ist nicht möglich!

Die folgende Kurzorientierung informiert über die vielfältigen Bilder bei der Phasenkontrastmikroskopie [4].

4.1 Sofortorientierung mit der Phasenkontrastmikroskopie

- *Beurteilung der Scheidenflora:* fehlende bakterielle Besiedlung, normale Döderleinflora mit oder ohne Zytolyse, bewegliche oder unbewegliche Bakterien, Trichomonas vaginalis, Pilze, Leptothrix vaginalis.

Für den Nachweis von Gonokokken oder Treponema pallidum ist die Phasenkontrastmikroskopie *nicht* geeignet.

- *Beurteilung entzündlicher Veränderungen:* Normale Zellen, altersentsprechender Epithelaufbau sowie ein relativ sauberes Abstrichbild sprechen für normale Verhältnisse. Bei einer *Entzündung*, die zur Gewebsschädigung führt, sind die Zellen degenerativ verändert → auffallend *zellreiche Abstriche!* Nichtepitheliale, entzündliche Begleitelemente in wechselnder Zahl.
- *Orientierung über die hormonale Situation:* Aufbau gut, mangelhaft oder fehlend? Beurteilung der Ovarialfunktion aus der Proliferationshöhe des Vaginalepithels.
- *Metaplastische Veränderungen:* Die Metaplasie ist ein häufig anzutreffender, wahrscheinlich völlig normaler Vorgang an der Plattenepithel-Zylinderepithelgrenze mit dem Ziel, das wenig widerstandsfähige Zylinderepithel durch Plattenepithel zu ersetzen.

Im Abstrich findet man kleine, in lockere Verbände angeordnete jugendliche Zellen mit einem schmalen Zytoplasmasaum und relativ großem Kern.

- *Zylinderepithel:* Diese Zellen findet man vorwiegend im Material von der Portiooberfläche bei einer Ektopie oder aus Abstrichen aus dem Zervikalkanal.
- *Plattenepithel:* Sehr häufig kommt es zu einer mehr oder weniger starken Auflösung des Zytoplasmas (Zytolyse), vor allem bei atrophen oder entzündlichen Verhältnissen.

Die Lyse beginnt mit dem Eindringen der Laktobazillen in die Zellen. Manchmal bleiben nur nackte Kerne zurück.

4.2 Normale und pathologische Besiedlung der Vagina

- *Normale Besiedlung:* In der Vagina der geschlechtsreifen Frau finden sich normalerweise mehr oder weniger reichlich *Döderlein-Stäbchen* (Milchsäure-Stäbchen oder Laktobazillen).

Sie sind von unterschiedlicher Länge und liegen einzeln, in Paaren oder in kurzen Ketten aneinandergereiht.

- *Bakterielle Besiedlung:* Die Bakterien sind klein und optisch dicht. Formen: Stäbchen, Kügelchen, spiralenförmige Gebilde, bewegliche und unbewegliche Elemente. – Neben einer unphysiologischen Bakterienflora finden sich nichtepitheliale, entzündliche Begleitelemente, meist Leukozyten. Oft sind *Intermediärzellen* vorherrschend, gelegentlich sogar Parabasalzellen, ein Zeichen für mehr oder weniger geschädigtes Epithel. Diesen Abstrichtyp findet man praktisch nur bei Patientinnen mit vermehrtem Fluor und einer Kolpitis.

Eine nur einigermaßen zuverlässige Differenzierung der Keime ist im Nativpräparat nicht möglich. Es genügt aber in der Regel für den Kliniker, die normale von einer unphysiologischen Keimbesiedlung abzugrenzen.

Der bakterielle Befund zeigt aber keinen gesetzmäßigen Zusammenhang mit dem klinischen Bild!

Nicht selten sieht man bei klinisch völlig unauffälligen lokalen Verhältnissen eine vielgestaltige Bakterienflora im Abstrich! Entzündliche Zellelemente können fehlen. – In diese Gruppe des Bakterienbefalls gehört auch der *Hämophilus vaginalis* (Gardnerella vag.) mit einem dichten Rasen von kurzen, plumpen Stäbchen, die die Epithelzellen («Clue-cells», Schlüsselzellen) vollständig bedecken.

- Vaginalmykosen: (s. Kap. IV/4.)
- Trichomonadeninfektion: (s. Kap. IV/5.)
- Kolpitiden anderer Ätiologie: (s. Kap. IV)

5. Zytologie (Papanicolauabstrich)

Zytologie und Mikrobiologie der Vagina stehen in enger gegenseitiger Beziehung. Der *günstigste Zeitpunkt* für den Zervixabstrich bei Vorsorgeuntersuchungen ist demzufolge präovulatorisch am Ende der Proliferationsphase *zwischen dem 10. und dem 14. Zyklustag.*

Zu diesem Zeitpunkt ist bei normaler Bakterienbesiedlung der Vagina der Leukozytengehalt am geringsten, die *Zellproliferation* am höchsten. In der zweiten Zyklushälfte hingegen nimmt die Zellproliferation ab, die Zytolyse nimmt zu durch das Eindringen der Laktobazillen. Zusätzlich steigen die Leukozyten an.

Aus organisatorischen und anderen Gründen läßt sich diese zeitliche Optimierung der Abstrichabnahme jedoch selten realisieren.

Bei entzündlichen Veränderungen ist ein Krebsabstrich oft erschwert zu interpretieren und deshalb besser erst nach deren Behandlung durchzuführen. I/5.

5.1 Zur Nomenklatur

Die Zytologienomenklatur blieb bis heute, trotz einer Empfehlung der WHO, uneinheitlich und hat auch im deutschsprachigen Raum verschiedene Entwicklungen durchgemacht.

So wurde seit der deutschen Zytologietagung 1975 mehrheitlich das *Münchner Schema* aufgrund der Empfehlungen von Papanicolau und Traut 1943 [5] mit einer Einstufung in fünf Klassen angewandt [6]. Diese Einteilung hatte allerdings mit der alten Papanicolau-Klassifizierung nurmehr die ähnlichen Gruppenziffern gemeinsam.

Dieses sog. Münchner Schema stuft die Gruppen I und II als negativ ein. Die Gruppe III wird in eine eigentliche Gruppe III mit unklarer oder zweifelhafter Aussage und in eine Gruppe III D = Plattenepithel-Dysplasie leichten bis mäßigen Grades gegliedert. Die Gruppe IV wird unterteilt in IV a mit Zellen einer schweren Dysplasie oder eines Carcinoma in situ und in IV b bei ebenfalls schwerer Dysplasie oder Carcinoma in situ, wobei ein invasives Karzinom nicht sicher auszuschließen ist. Schließlich entsprechen die Zellen in Gruppe V denen eines invasiven Zervixkarzinoms oder eines anderen malignen Tumors.

Schon 1973 haben die WHO und die internationale Akademie für Zytologie empfohlen, die zytologischen Befunde wie die der Histologie unter *Verzicht auf eine Gruppeneinteilung deskriptiv in Worten* wiederzugeben. – International ist die Diskussion um die Befundwiedergabe in der gynäkologischen Zytologie in letzter Zeit wieder in Gang gekommen und hat 1988 im sog. Bethesda-System ihren Niederschlag gefunden [7]. Diese neue amerikanische Nomenklatur stützt sich dabei im wesentlichen unter Verzicht auf eine Rubrifizierung in Gruppen auf beschreibende Diagnosen, die z.T. auch inhaltlich vom Münchner Schema abweichen.

1989 wurde auch im deutschsprachigen Raum die bisherige Befundwiedergabe (Münchner Schema 1975) in der alten Form verabschiedet, ergänzt und die sog. *Münchner Nomenklatur II* beschlossen (Tab. 1 [8]). Die Deutsche Gesellschaft für Zytologie hat ihren Mitgliedern die «Münchner Nomenklatur II» seit 1. Januar 1990 zur Anwendung empfohlen.

Tabelle 1: Münchner Nomenklatur II für die gynäkologische Zytodiagnostik.

A. Qualität des Abstrichs

1. ausreichend
2. bedingt ausreichend
3. nicht ausreichend

I/5. Bei Abstrichen mit bedingt ausreichender oder nicht ausreichender Qualität ist die Ursache hierfür anzugeben. Beispiele für mögliche Ursachen einer bedingt ausreichenden oder nicht ausreichenden Qualität des Abstrichs sind:

zu wenig Zellmaterial
unzureichende Fixierung
schwere degenerative Zellveränderungen
starke Entzündung
stark blutiger Abstrich
starke Zellüberlagerungen
keine endozervikalen Zellen

B. Proliferationsgrad

Angabe nach *A. Schmitt*

C. Mikroorganismen

Beispiele:

1. *Döderlein*-Flora mit oder ohne Zytolyse
2. bakterielle Mischflora
3. Kokkenflora/Gardnerella
4. Pilze
5. Trichomonaden
6. Sonstige

D. Klassifikation zytologischer Befunde

Gruppe	*Begriffsdefinitionen der Gruppen*
I	Normales Zellbild, dem Alter entsprechend, einschließlich leichter entzündlicher und degenerativer Veränderungen sowie bakterieller Zytolyse
II	Deutlich entzündliche Veränderungen an Zellen des Platten- und zervikalen Zylinderepithels, Zellen aus Regenerationsepithel, unreife metaplastische Zellen, stärkere degenerative Zellveränderungen, Para- und Hyperkeratosezellen Normale Endometriumzellen, auch nach der Menopause Ferner spezielle Zellbilder wie follikuläre Zervizitis. Zellveränderungen bei IUP. Zeichen einer HPV-Infektion ohne wesentliche Kernveränderungen. Zeichen einer Herpes- oder Zytomegalie-Virusinfektion *Empfehlung*: gegebenenfalls zytologische Kontrolle, Zeitabstand je nach klinischem Befund – evtl. nach vorheriger Entzündungsbehandlung oder Aufhellung durch Hormongaben
IIID	Zellen einer Dysplasie leichten bis mäßigen Grades (Zeichen einer HPV-Infektion sollten besonders erwähnt werden) *Empfehlung*: zytologische und kolposkopische Kontrollen (in 3 Monaten)
IVa	Zellen einer schweren Dysplasie oder eines Carcinoma in situ (Zeichen einer HPV-Infektion sollten besonders erwähnt werden) *Empfehlung*: histologische Klärung, ausnahmsweise zytologische Kontrollen
IVb	Zellen einer schweren Dysplasie oder eines Carcinoma in situ. Zellen eines invasiven Karzinoms nicht auszuschließen *Empfehlung*: histologische Klärung
V	Zellen eines malignen Tumors 1. Zellen eines Plattenepithelkarzinoms (verhornend oder nicht verhornend) 2. Zellen eines Adenokarzinoms, möglichst mit Hinweis, ob endometrialen, endozervikalen oder extrauterinen Ursprungs 3. Zellen sonstiger maligner Geschwülste *Empfehlung*: histologische Klärung
III	Unklarer Befund: 1. Schwere entzündliche, degenerative oder iatrogene Zellveränderungen, die eine sichere Beurteilung zwischen gut- und bösartig nicht zulassen 2. Auffällige Zellen eines Drüsenepithels, deren Herkunft aus einem Karzinom nicht sicher auszuschließen ist, möglichst mit Hinweis, ob die Zellen endometrialen, endozervikalen oder extrauterinen Ursprungs sind *Empfehlung*: je nach klinischem Befund kurzfristige zytologische Kontrolle oder sofortige histologische Klärung

Die Gruppenbezeichnung bleibt dabei im Gegensatz zu der *Bethesda-Nomenklatur* erhalten. Die Beschreibung und die Wertung der zytologischen Befunde ist obligatorisch. Die unter D) angegebenen diagnostischen Gruppen dienen neben der Befundklassifizierung auch der statistischen Erfassung und der Qualitätssicherung [8].

Die *Einteilung der intraepithelialen zervikalen Neoplasie* ist gleichgeblieben.

Dies entspricht auch der neuen Bethesda-Einteilung mit dem Unterschied, daß dort die Grenze zwischen den leichten («low grade cervical intraepithelial lesion») und schweren Veränderungen («high grade») bereits zwischen der CIN I und CIN II liegt.

Im Gegensatz zum Bethesda-System wurde an der Gruppe III für unklare Befunde festgehalten. Ein Verzicht auf diese Klasse würde zwangsläufig vermehrt zu falsch-positiven oder falsch-negativen bzw. zu über- oder unterdiagnostizierten zytologischen Befunden führen.

Mikrobiologische Befunde sollen in die verbale Befundschreibung eingebunden werden.

Die weiteren *diagnostischen Empfehlungen* sind ebenfalls vermerkt.

Ein wesentlicher Bestandteil des zytologischen Befundes ist die Beurteilung der *Qualität des Abstrichs.* Nicht umsonst werden ein Drittel der falsch-negativen Abstriche auf Entnahmefehler zurückgeführt [10].

> Die Effizienz der Früherkennung von Zervixkarzinomen und im besonderen der intraepithelialen Neoplasien hängt somit in hohem Maße mit der Abstrichtechnik zusammen [11].

Die Portio soll mit einem Ayre-Spatel nur ganz zart abgestrichen werden, ohne damit eine Blutung zu erzeugen. Man gewinnt mit dem Holzspatel mehr Material als mit dem Watteträger. Aus dem endozervikalen Bereich wird die Entnahme durch leichtes Drehen des Watteträgers im Zervikalkanal gemacht. Das Fehlen endozervikaler Zellen weist meistens auf eine technisch ungenügende Abstrichtechnik hin. In diesen Fällen sollte der Abstrich nur als eingeschränkt repräsentativ gewertet werde [36]. Mit der *Cyto-Brush-Methode* kann die Ausbeute an Endozervikalzellen verbessert werden, so daß auch aus der Transformationszone sicher Zellmaterial vorhanden ist [12]. – Die Fixierung des Zellmaterials auf dem flach gehaltenen Objektträgers mit einem im Handel erhältliche Fixierspray hat sofort im Anschluß an die Abstrichentnahme ohne Zwischenablage zu erfolgen.

5.2 Bewertung der Zytologie, Abstrichintervalle

Die günstige Topographie der Zervix, die gute diagnostische Übereinstimmung zwischen den abgenommenen und/oder abgeschilferten Zellen und dem histologischen Substrat waren die Voraussetzungen für die weltweite Akzeptanz der Zytologie als *Screeningmethode.* Die *präventive Effizienz der Zervixzytologie* beruht im Gegensatz zu anderen Vorsorgeprogrammen im wesentlichen auf folgendem: I/5.

- eine hohe Rate der invasiven Zervixkarzinome durchläuft eine intraepitheliale Kanzerisierungsphase als Vorstufe
- die Vorstufen können mit hoher Zuverlässigkeit und relativ einfach erfaßt werden
- die «positiven» Fälle können wiederum relativ einfach histologisch verifiziert, behandelt und nachkontrolliert werden.

Die Screeningmethode weist eine hohe Spezifität von 99,5–99,8 % auf, während die Sensitivität in größerem Rahmen je nach Literaturstelle zwischen 70 % und 95 % schwankt [7, 13, 14] und im Durchschnitt etwa 85 % betragen dürfte (s. auch Kap. IX/4.2.1). Für die falsch negativen Ergebnisse gibt es verschiedene Gründe (Tab. 2 [13]).

Vor einiger Zeit hat das American College of Obstetricians and Gynecologists (ACOG) zusammen mit der American Cancer Society erneut Stellung zur Praxis der Abstrichintervalle Stellung genommen [15]:

> «Alle Frauen, die sexuell aktiv sind oder dies waren und die das 18. Altersjahr erreicht haben, sind jährlich zusammen mit einer zytologischen Abstrichentnahme gynäkologisch zu untersuchen. Nach drei oder mehr unauffälligen Jahreskontrollen kann der «Pap-Test» nach Anordnung des Arztes weniger häufig gemacht werden».

Über die *Dauer der Abstrichintervalle* sowie über die zu erfassenden Altersgruppen gibt es allerdings

Tabelle 2: Gründe für eine «falsch negative» zervikale-endozervikale Zytologie.

Abnahmefehler:	keine repräsentativen Zellen auf dem Objektträger
Screeningfehler:	Zellen vorhanden; vom Zytologen, (Zytologin) jedoch übersehen
Interpretationsfehler:	maligne Zellformationen werden als benigne eingestuft

international keine einheitliche Meinung! Sicher sind *flexible Lösungen*, zu denen diejenige des ACOG zählen, unter Einbezug des gynäkologischen Status und vorausgegangener Zytologiebefunde starren Vorgaben vorzuziehen. – So zeigt auch die tägliche Erfahrung aus der Praxis, daß die
I/6. Patientinnen eher einen Zwei-Jahresrhythmus einhalten, auch wenn eine jährliche Kontrolle empfohlen wird. Versicherungstechnische Fragen mögen auch hier eine Rolle spielen.

Dazu gibt es Untersuchungen, die bei einem Drei-Jahresintervall des Screenings ein dreifach höheres Risiko für die Akquirierung eines Zervixkrebses fanden [16], was auch in Einzelfallstudien bestätigt werden konnte [17]. Hingegen sah man keinen Vorteil der jährlichen Kontrollen gegenüber Zwei-Jahreskontrollen [18].

Der Empfehlung des ACOG kann man u. E. vorbehaltlos zustimmen. Vorschläge, die die Alterslimiten für eine erste Abstrichentnahme erst nach dem 20. Altersjahr oder noch später propagieren, sind nicht mehr adäquat, seit intraepitheliale Neoplasien und assoziierte HPV-Infekte einerseits immer jüngere Patientinnen betreffen und andererseits die Patientinnen jenseits der Menopause keineswegs nur vom Ovarialkarzinom oder Korpuskarzinom bedroht sind. – Allerdings lag nach Schrage 1993 [19] die *Beteiligungsquote der vorsorgeberechtigten Frauen von Anfang an nur bei 30 % und änderte sich bis in die jüngste Zeit offenbar nicht mehr.*

Dies bedeutet, daß nach wie vor bei den 70 % der Frauen, die nicht zur Vorsorge kommen, präinvasive Veränderungen nicht erfaßt werden können.

Eine besondere *Problematik bei einem Massenscreening* ist offenbar die hohe Rate an falsch-positiven Zytologiebefunden. Nur 70 % der positiven zytologischen Screeningbefunde (Pap IV, V) konnten histologisch bestätigt werden! Noch gravierender erscheint der hohe Anteil von falsch-negativen Befunden, der ungefähr mit 20 % veranschlagt wird [19].

Schrage 1993 [19] beurteilt deshalb heute das Ergebnis des zytologischen Massen-Zervix-Screenings als sehr ernüchternd; Forderungen nach dem kombinierten Einsatz von Kolposkopie und Zytologie sind deshalb mehr als angebracht.

6. Kolposkopie

Die Kolposkopie ist eine *obligate Zusatzuntersuchung* anläßlich der gynäkologischen Kontrolle durch den Facharzt und erleichtert mit hoher Sicherheit eine Differenzierung der Portiobefunde mit Hilfe verschiedener Malignitätsindizes. Allerdings hat sich die Kolposkopie, von Hinselmann 1925 eingeführt, erst dadurch innerhalb der Krebsvorsorge wieder neu etabliert, als die Grenzen der Zytologie erkannt wurden und die Kombination von Zytologie und Kolposkopie eine weitaus höhere Früherkennungsrate ergab [20]. Da die Kolposkopie sowohl eine Einstufung wie auch eine topographische Zuordnung der Läsion ermöglicht, *ergänzen sich Zytologie und Kolposkopie sehr sinnvoll, nicht zuletzt* auch im Bestreben, eine gezielte Diagnostik (Biopsie) und damit eine individuell angepaßte Therapie durchführen zu können.

6.1 Technik

Im Anschluß an die Entnahme des zytologischen Abstrichs erfolgt die Kolposkopie, die sog. Auflichtuntersuchung der Portio bei einer 10–40fachen Vergrößerung.

Mit einer 3prozentigen Essigsäurelösung wird die Portiooberfläche betupft, womit man eine Anämisierung und eine Ausfällung des auf der Oberfläche haftenden Schleims erhält. Das kolposkopische Bild wird dadurch kontrastreicher.

Mit der Schiller-Jodprobe (3prozentige wässerige Jod-Jodkalium-Lösung) wird das in seinen mittleren Zellschichten reichlich Glykogen enthaltende Plattenepithel dunkelbraun angefärbt. Epithelien mit weniger Glykogen färben sich entsprechend weniger. Jodnegative Bezirke sind nicht spezifisch, zumindest aber pathognomonisch für atypische Veränderungen des Plattenepithels.

Mit speziellen *Spreizinstrumenten* können auch *Teile des Zervikalkanals (ZK)* sichtbar gemacht werden, da sich sonst alle Veränderungen, die sich in den Zervikalkanal fortsetzen, der Visualisierung entziehen. Da immerhin etwa 10–15 % der neoplastischen Läsionen vom Zervikalkanal ausgehen, ist die Inspektion des ZK zumindest in Fällen mit unklarer oder positiver Zytologie angezeigt.

6.2 Zur Nomenklatur

Auch die Nomenklatur der Kolposkopie hat sich bereits verschiedentlich gewandelt. So wurde vor kurzem ein europäischer Vorschlag für eine neue Klassifikation publiziert (Tab. 3 [9]).

Die Terminologie deckt sich z. T. mit früheren [21]. Sie ist einfach und verständlich in der Gliederung und setzt eine klare Differenzierung der verschiedenen kolposkopischen Bilder voraus, wie sie bereits von Schlagetter 1976 [22] beschrieben wurden.

6.2.1 Unverdächtige Kolposkopiebefunde

Neben dem *originären Plattenepithel* sieht man das *originäre Zylinderepithel* bei der *Ektopie* mit oder ohne *Umwandlungszone* (auch *Transformationszone* genannt) als häufigste Veränderungen. Sie sind als physiologische Varianten zu betrachten und oft *nicht behandlungsbedürftig*.

Die Umwandlungs- bzw. Transformationszone bildet sich meistens am Übergang zum Pflasterepithel mit Metaplasiebrücken und Inseln, offenen oder geschlossenen Drüsenöffnungen mit Entstehung von Ovula Nabothi. Sie ist zusammen mit der Ektopie mit Hilfe der bei jeder Kolposkopie obligatorischen Essigsäureanwendung sicher zu differenzieren.

Bei der *Ektopie* findet man oft eine Hypersekretion mit erheblichem Fluor kombiniert mit einer «Ekto-Endo-Zervizitis». Die Scheidenbiologie kann dadurch gestört und die sekundäre Bakterienbesiedelung gefördert werden. Die entzündliche Ektopie ist somit *behandlungsbedürftig*.

Im zytologischen Abstrich sieht man bei der Ektopie oder Umwandlungszone ein ausgereiftes Plattenepithel mit reichlich Zylinderepithelien, die oft in Verbänden liegen und eine regelrechte Struktur zeigen. Bei zusätzlicher I/6.
Entzündung finden wir meist Mischformen von degenerativen und regenerativen Zellveränderungen (Zellabnormitäten ohne Dysplasiekriterien).

Wird eine entzündliche Affektion nicht rechtzeitig behandelt, nimmt die *Vaskularisierung* der Portiooberfläche durch unregelmäßige Gefäßverzweigungen zu. Dieser Gefäßreichtum der chronisch entzündlichen Umwandlungszone kann auch nach Abheilen der Entzündung persistieren.

Das zytologische Bild wird auch nach Verschwinden der entzündlichen Zellschädigung hauptsächlich durch eine degenerative Metaplasie charakterisiert. Eine *Sanierung gefäßreicher Umwandlungszonen scheint daher geboten.*

Zu den sog. *unverdächtigen kolposkopischen Portiobefunden* gehört auch der sonst unauffällige *jodhelle* Bezirk, dazu entzündliche und degenerative bzw. mechanische Portioläsionen, die unabhängig von einer Ektopie oder Umwandlungszone

Tabelle 3: Europäischer Vorschlag für eine einheitliche Kolposkopienomenklatur 1989.

Kolposkopische Bewertung	Kolposkopische Befundbezeichnung		
Normalbefund		a. Originäres Plattenepithel b. Zylinderepithel (Ektopie) c. Normale Transformation	
	nicht verdächtig	abnorme Transformation	Grad 0
Abnormer Befund	Zweifelhaft	a. Abnorme Transformation b. Feines Mosaik c. Feine Punktierung d. Feine Leukoplakie e. Erosion	Grad I
	Verdächtig	a. Abnorme Transformation b. Grobes Mosaik c. Grobe Punktierung d. Ausgeprägte Leukoplakie e. Irreguläre Gefäßzeichnung f. Ulkus	Grad II
Makroskopisch invasives Karzinom Kondylomatöses Aussehen Verschiedenes Unklare Befunde			

entstehen. Es sind in erster Linie atrophe Zellveränderungen, oft mit Begleitentzündungen und petechialen Blutungen. Bei mechanischen Schädigungen kann durch Verlust der brüchigen Epithelschicht das Bild einer *Erosion* entstehen.

I/6. Bei *Schwangerschaften* und *Langzeitbehandlung mit Hormonen* (z. B. Ovulationshemmer) kann es zu Hyperplasien, ödematös-dezidualen Stromaquellungen und papillären Proliferationen mit entsprechender Gefäßreaktion kommen. Häufig sind dabei jodnegative, unscharf begrenzte Bezirke.

Zytologisch findet man je nach Art der Beeinflussung der Portiooberfläche oft eine hochgradig entzündliche Degeneration aller Schichten des Platten- und Zervixepithels *ohne* die Kriterien der Dysplasie und Persistenz.

6.2.2 Abnorme Kolposkopiebefunde

Die *Abstufung in zweifelhaft und verdächtig* (s. Tab. 3) geschieht auf Grund der Ausprägung des Erscheinungsbildes (z. B. feines-grobes Mosaik) und kam bereits in einer internationalen kolposkopischen Nomenklatur für die abnormen Befunde zum Ausdruck (Tab. 4 [21]).

Während früher die *atypische Umwandlungszone* als Oberbegriff für schwer einzuordnende kolposkopische Bilder gebraucht wurde, wird diese nun wie folgt definiert:

Tabelle 4: Internationale kolposkopische Nomenklatur für die abnormen Befunde (modifiziert nach Seidl, 1979).

	Nicht verdächtig Biopsie unnötig	Verdächtig Biopsie nötig
Mosaik	regulär zart – im Niveau Essigreaktion +	irregulär Niveaudifferenz Essigreaktion ++ Vulnerabilität
Punktierung	regulär zart – im Niveau Essigreaktion +	irregulär Niveaudifferenz Essigreaktion ++ Vulnerabilität
Leukoplakie	zart, leicht erhaben	schollig, papillär Niveaudifferenz
Essigweißes Epithel	zart – fast im Niveau Essigreaktion +	Niveaudifferenz Essigreaktion ++ Vulnerabilität
Atypische Gefäße	keine (–)	vorhanden (+)
Interkapilläre Distanz	normal	verbreitert
	Erosion	Ulkus-Exophyt

Auffällige Epithelverdickungen um Drüsenöffnungen, Verdickungen des Plattenepithels beim Umwachsen des Zylinderepithels mit *ungerichtetem Gefäßwachstum* ohne sichere baumartige Verzweigung auf der Portiooberfläche. *Häufigkeit:* etwa 4 %.

Bei ausgeprägten Stadien der atypischen Umwandlungszone sollte mindestens eine *leichte bis mäßige Dysplasie* nachzuweisen sein (gesamthaft in etwa 20–30 %). Bei einer erheblichen Veränderung des kolposkopischen Bildes kann sich dahinter gelegentlich ein infiltrierendes Karzinom verstecken!

Unter den kolposkopisch abnormen (atypischen) Epithelien finden wir die *Leukoplakie*, das *Mosaik* bzw. die *Felderung* sowie die sog. *Punktierung* bzw. den *Grundbezirk* (mit wechselnd erhabenen Niveauunterschieden und punktförmigen Gefäßen).

Auch unter diesen Fällen kann sich einmal ein Plattenepithelkarzinom befinden.

Schließlich sei noch das kolposkopisch erkennbare *Karzinom* (Exophyt oder Ulzeration) mit oder ohne adaptive Gefäßhypertrophie erwähnt.

Da bei starker Blutbeimengung und Tumorzerfall (Nekrose) die Zytologie manchmal nicht sicher beurteilt werden kann (!), sollte man bei solchen Bildern Gewebsbröckel entnehmen, damit histologisch die Diagnose bereits bei der Erstuntersuchung gesichert ist.

6.3 Aussage der Kolposkopie

Die Kolposkopieinterpretation unterliegt der rein subjektiven Beurteilung, dementsprechend schwankt ihre Treffsicherheit erheblich. Immerhin sollte es die Differentialkolposkopie ermöglichen, in etwa 90 % der Fälle normale, suspekte und entzündliche Veränderungen sowie zervikale intraepitheliale Läsionen und invasive Karzinome voneinander zu unterscheiden. Für die Kombination Zytologie/Kolposkopie wird hingegen eine Erkennungsrate neoplastischer Veränderungen von > 98 % angegeben [20], was u. a. eine unentbehrliche Voraussetzung für möglichst lokal begrenzte Eingriffe bei der Behandlung präinvasiver Zervixläsionen darstellt.

6.4 Kolposkopie und histologische Abklärung

Eine oder mehrere Knips- oder Punchbiopsien können auch in der Praxis unter kolposkopischer Sicht und ohne Anästhesie entnommen werden (s.

Kap. X/4.2.2). Zusammen mit der Zervixkürettage erlauben sie in vielen Fällen bereits eine definitive histologische Diagnose.

Jedenfalls hat eine histologische Klärung vor jeder destruierenden Behandlung zu erfolgen.

Auch bei gezielter bioptischer Entnahme muß man sich jedoch im Klaren sein, daß es sich nur um einen Ausschnitt einer Veränderung handelt und u. U. nicht um den Maximalbefund. Die weiteren Schritte zur definitiven Diagnose bzw. Therapie s. Kap. X/4.).

7. Ultraschall in der gynäkologischen Sprechstunde

Die abdominale und vaginale Sonographie sind im gynäkologischen Bereich komplementäre Untersuchungsmethoden. So ist die abdominale Sonographie z. B. zur Beurteilung von großen Myomen oder Ovarialzysten unerläßlich.

Die vaginale Sonographie hat ihre Vorteile und ist besonders zur Darstellung von Uterus, Endometrium, Tube, Ovar und den Strukturen im kleinen Becken geeignet [33 u. a.].

«Man sieht, was man tastet» [26].

Wir verweisen dabei auf das umfangreiche Dokumentationsmaterial in den verschiedenen Ultraschall-Atlanten.

Auch ein normaler Tastbefund ist durch die Vaginosonographie zu ergänzen, da sich kleine Ovarialtumoren (inklusive Karzinome) dem Tastbefund entziehen können. Einer der Gründe, die nach einem generellen Ovar-Screening nach Ovarialkarzinomen mit Ultraschall rufen.

Aufgrund der topographischen Verhältnisse und der Mobilität des Scheidenendes sind für die vaginosonographische Schnittbilddarstellung Eindringtiefen der Ultraschallwellen von 5–6 cm ausreichend. Deshalb können wesentlich höhere Ultraschallfrequenzen (5–7,5 MHz) mit entsprechender *Verbesserung der Bildauflösung* gewählt werden, als dies mit der Abdominalsonographie möglich ist. Außerhalb des kleinen Beckens liegende Strukturen werden allerdings nicht erreicht.

Die *nachherige Beurteilung* aufgrund einer «statischen Photodokumentation» ist nicht immer zuverlässig oder spekulativ (Überlagerung durch «fremde» Strukturen wie Darmschlingen u. a.). Deshalb sollten unsichere Interpretationen in jedem Fall nochmals durch eine Zweituntersuchung bzw. durch einen Zweituntersucher(in) geklärt werden. I/7.

In praxi beginnt man bei gynäkologischen Fragestellungen am besten mit der abdominalen Sonographie mit gefüllter Blase. Die vaginale Sonographie findet dann im Anschluß an die Spekulumeinstellung und bimanuelle Untersuchung unter besonderer Beachtung von Endometrium und Ovarien statt [35].

7.1 Uterus

Veränderungen des Myometriums und des Endometriums lassen sich mit der transvaginalen Sonographie unabhängig von der Lage des Uterus gut erkennen, da der Schallkopf dem Corpus uteri eng anliegt [27].

Das innere Myometrium stellt sich dabei meistens echoärmer dar. – Das Endometrium zeigt sowohl im Längs- als auch im Querschnitt echoreiche Strukturen. Die Höhe des Endometriums ist bei bekanntem Zyklustag Ausdruck einer normalen oder pathologischen Stimulation.

Die Messung des Endometriums erfolgt nach Merz 1992 [27] von der Myometrium-Endometriumgrenze bis zur Endometrium-Myometriumgrenze der Gegenseite, d. h. beide Endometriumstreifen können gemeinsam vermessen werden (doppelte Endometriumdicke). Das Endometrium kann aber auch pro Seite beurteilt werden [28]. – Kurz nach der Menstruation ist dieses flach, etwa 1 mm pro Seite, und erreicht zum Zeitpunkt der Ovulation etwa 5 mm pro Seite. – Bei postmenopausalen Patientinnen ist nur noch ein sehr dünner Endometriumstreifen sichtbar und sollte eine bereits als auffällig zu bezeichnende Höhe von 3 mm pro Seite oder insgesamt 6 mm nicht überschreiten.

Zunehmend dicker werdendes Endometrium korreliert mit ebenfalls zunehmenden pathologisch-anatomischen Veränderungen wie glandulärzystische Hyperplasie, adenomatöser Hyperplasie und Polyposis bis zum frühen Endometriumkarzinom. Inhomogene Strukturen und eine unregelmäßige Endometrium-Myometrium-Begrenzung weisen auf ein eventuelles Endometriumkarzinom hin.

Beim *Korpuskarzinom* können Myometriuminfiltration und Ausdehnung in guter Übereinstimmung zum pathologisch-anatomischen Substrat bereits präoperativ erkannt und zusammen mit der Hysteroskopie zur Therapieplanung herangezogen werden.

In Ergänzung dazu können in der Klinik mit der *Hysterosonographie* als klinische Methode Querschnittbilder des Uterus erzeugt werden, womit eine Anpassung der schematischen Isidosenverläufe unter Berücksichtigung der tatsächlichen Tumorausdehnung möglich wird [34].

Uterusmyome können als submukös, intramural
I/7. oder subserös lokalisiert erkannt und ausgemessen werden.

In den meisten Fällen haben Myome ähnliche Echostrukturen wie das Myometrium mit einer etwas echodichteren Begrenzung durch die Myomkapsel. – Gestielte Myome oder große myomatöse Uteri können sich u. U. der Darstellung mit der Vaginosonographie auch mit einer Panoramasonde entziehen.

Die Effizienz einer medikamentösen Größenreduktion von Myomknoten nach einer GnRH-Applikation kann nur anhand von Ultraschallbildern ausgemessen werden.

Portio (z. B. Ovula Nabothi) und Zervikalkanal lassen sich ebenfalls beurteilen.

Es wird sogar vorgeschlagen, bei suspektem Portioabstrich die Zervix vor einer geplanten Konisation sonographisch zu beurteilen, damit auffällige Schallbezirke mitentfernt werden können [28].

Schließlich sollten *Intrauterinpessare* jeweils nach dem Einlegen auf ihre korrekte Lage hin überprüft und tief liegende IUD wieder entfernt werden.

7.2 Adnexe

Das Auffinden der Ovarien ist nicht immer einfach. Als Orientierungspunkte dienen die Strukturen der externen Iliakalgefäße am lateralen Beckenrand.

7.2.1 Ovarialbefunde

In dem sich rund bis elliptisch darstellenden, echoarmen Ovar mit glatter Kontur zeigen sich im fertilen Alter zyklusabhängige, echoleere Strukturen, die als *heranreifende Follikel* bis zur Zyklusmitte einen Durchmesser von 20–25 mm erreichen.

Auffällige vaginosonographische Morphologien postmenopausaler Ovarien und die dazugehörenden Histologiebefunde sind auf Tabelle 5 dargestellt [29]. Postmenopausale Ovarien mit einem mittleren Durchmesser von < 12 mm liegen im allgemeinen unterhalb der vaginosonographischen Nachweisbarkeitsgrenze. Werden echoleere Areale diagnostiziert, die normalerweise nicht zu sehen sind, verlangt dies weitere Abklärungen. Als wohl aussagekräftigster sonographischer Parameter scheint ein von der normalen Ovararchitektur abweichender Befund zu sein (s. Tab. 5). Dazu kommen *abnorme Größenverhältnisse*, so z. B. wenn sich das Ovarvolumen (normalerweise 4 cm³) verdoppelt oder eine erhebliche Größendifferenz zwischen beiden Ovarien besteht.

Tabelle 5: Auffällige vaginosonographische Morphologie postmenopausaler Ovarien und dazu gehörende Histologiebefunde.

Vaginosonographische Morphologie	Histologie
Singuläres, glatt konturiertes, echofreies Areal von variabler Größe	Follikelzyste, Seröses Kystadenom
Septierte, homogene, echoleere bis echoarme Areale	Seröses Kystadenom
Unglatt konturiertes, überwiegend echofreies Areal mit echoreichen Komplexen	Dermoidkystom
Inhomogen, echoarm-mittelstark (Ovar unglatt konturiert)	Leiomyofibrom
Echodichte Binnenstruktur mit echofreien Anteilen (Betroffenes Ovar meist vergrößert)	Adenokarzinom

7.2.2 Screening

Umfangreiche transabdominale Ultraschall-*Screeninguntersuchungen zur Früherfassung von Ovarialkarzinomen* gehen u. a. auf Campbell et al 1989 [1] zurück. 14.594 Screenings (dreimal innerhalb von 3 Jahren) bei insgesamt 5479 symptomlosen Frauen zwischen 45 und 60 Jahren ergaben in 2,3 % aller Screenings und in 5,9 % der Frauen ein positives Resultat (zumindest auf einem Scan ein abnormes Ovar). – Darunter waren fünf Patientinnen mit einem «primären Ovarialkarzinom» und vier Patientinnen mit Ovar-Metastasen. Die Spezifität der Methode betrug 97,7 %, d. h. in 2,3 % der Fälle erhielt man ein falsch-positives Resultat (mit negativer Histologie). Die Rate falsch-positiver Befunde kann nach Ansicht der gleichen Arbeitsgruppe durch die generelle Anwendung der vaginalen farbkodierten Dopplersonographie eingeschränkt werden [2]. – Die Entfernung aller pathologischen Ovarialveränderungen ist nach Meinung der Autoren durch die Zahl der gefundenen, noch symptomlosen Ovarialkarzinome wie auch der übrigen Ovarialpathologie, als «potentieller Ausgangspunkt späterer Entartung», gerechtfertigt.

Denkt man an die derzeit seit langem unveränderte Stadienverteilung mit einer Dominanz der Stadien III/IV von > 70% [3] anläßlich des ersten Klinikeintritts und die bescheidene Überlebensrate nach 5 Jahren von < 25% sowie an einen 4–5prozentigen Anteil der durch Ovarialkarzinome bedingten Todesfälle bei den > 60jährigen Frauen, wird der Ruf nach einem *effizienten Screening* verständlich. Zudem besteht die Möglichkeit, (wiederholt) abnorme Ovarialbefunde mit minimal invasiven chirurgischen Techniken zu entfernen. – Dennoch belasten vorerst noch der Kosten- und der Zeitaufwand als Negativbilanz ein ausgewogenes Kosten-Nutzenverhältnis und damit die auch materiell vertretbare Nutzbarmachung dieser diagnostischen Möglichkeiten (s. o.).

Dennoch sollte auf sonographische Untersuchungen zur Früherfassung von abnormen Ovarialbefunden und Ovarialkarzinomen nach dem 40. Altersjahr nicht verzichtet werden.

Die *möglichst exakte Dignitätsaussage* über einen entdeckten Ovarialtumor stützt sich auf verschiedene sonographische *Analysekriterien* (s. auch Tab. 5). Solche sind zusammengefaßt: Abgrenzung (scharf-unscharf), Kontur (glatt-gewellt), Echostruktur (homogen-inhomogen), Echointensität (echofrei-echoarm-echoreich).

So korrelieren unscharfe Abgrenzungen, gewellte Konturen, inhomogene und überwiegend reflexreiche Innenstrukturierung mit Arealen unterschiedlicher Echostruktur und -intensität häufig mit einem malignen Prozeß [31].

7.2.3 Zyklusmonitoring

Mit dem *Zyklusmonitoring* kann zusammen mit Serum-Östradiolspiegeln bei stimulierten Zyklen das Follikelwachstum beobachtet und der Ovulationstermin unter Beachtung einer evt. möglichen Überstimulation exakt festgelegt werden (s. Kap. II/4.3).

Typische Sonographie-Zeichen (Ausbildung eines Corpus rubrum, Einkerbungen der Follikelwand u. a.) zeigen die bevorstehende Ovulation an. Im Spontanzyklus rupturiert der Follikel darauf bei einer Follikelgröße von etwa 22–24 mm. LH-Tests lassen jedoch eine genauere Vorhersage über die bevorstehende Ovulation zu als die Ultraschalluntersuchung. – Bei anovulatorischen Zyklen werden für den Durchmesser des heranwachsenden Follikels selten mehr als 14 mm gemessen [29].

Transvaginale, ultraschallgesteuerte Follikelpunktionen haben andere Methoden der Follikelpunktion abgelöst.

Die Punktion erfolgt entlang der auf dem Monitor elektronisch eingeblendeten Punktionslinie.

7.2.4 Polyzystisches Ovar I/7.

Bei *polyzystischen Ovarien* kann die Differenzierung der strukturellen Ovarveränderungen eine klinische Relevanz haben, wenn es z. B. darum geht, die Erfolgsaussichten eines laserchirurgischen Eingriffs abzuwägen. Die höchste Konzeptionsrate wird dann erzielt, wenn das Ovarstroma hyperplastisch ist [30].

7.2.5 Gutartige Ovarialzysten

Glattkonturierte und echoarme Zysten ohne auffällige Binnenstrukturen entsprechen am ehesten benignen Gebilden. – Endometriosezysten stellen sich auch intraoperativ sehr unterschiedlich dar.

Sie können sowohl echogen wie auch echoarm imponieren, haben aber im allgemeinen ein eher gleichmäßiges, relativ echoarmes Binnenmuster [28].

Bei *Dermoidzysten* können stark echogene Strukturen Zähnen oder Haarbalgbezirken entsprechen.

7.2.6 Tuben (Extrauteringravidiät u. a.)

Aufgetriebene Tuben im Sinne von *Sakto-/Hydrosalpingen* stellen sich als echoarme längliche Strukturen dar.

Seit kurzem kann die Tubendurchgängigkeit auch mittels der vaginosonographischen Kontrastsalpingographie unter Verwendung eines eigens dazu entwickelten Instrumentariums geprüft werden [32].

7.2.7 Vaginosonographisch gesteuerte Punktionen und Biopsien im kleinen Becken

Im Prinzip können neben der transvaginalen Follikelpunktion (s. o.) auch als sicher *gutartig eingestufte Zysten*, unter klinischen Bedingungen Abszesse mit nachgehender Drainage sowie *Aszites punktiert* werden. Wird versehentlich eine maligne Zyste punktiert, wird die Frage der Zellverschleppung kontrovers diskutiert.

Die transvaginale Gewebsbiopsie dient seit kurzem unter Verwendung einer Punktionsautomatik auch zum Nachweis von Beckenwandrezidiven oder auffälligen parametranen Knoten [34].

8. Rektale Untersuchung. Hämoccult-Test

Eine rektale Untersuchung sollte nach dem 45. Altersjahr bei jeder gynäkologischen Kontrolle
I/8–10. vorgenommen werden, denn beinahe 20 % der Krebstodesfälle entfallen auf kolorektale Karzinome. Bis zu 75 % der Rektumkarzinome könnten durch eine rektale Untersuchung (bis zu 10 cm oberhalb des Anus) erkannt werden [23].

Die rektale Untersuchung wird meistens nur aufgrund einer Indikation (Schleim-, Blutabgang) gemacht. Sie wird von den Patientinnen als sehr unangenehm empfunden und sollte jedenfalls nur nach vorgängiger *Aufklärung möglichst schonend* durchgeführt werden.

Die *rekto-vaginale Untersuchung* hingegen ist bei jeder gynäkologischen Nachkontrolle im Anschluß an eine Karzinombehandlung obligat.

Für ein Screening ist die *Untersuchung des Stuhls auf okkultes Blut* mit der Gujak-Methode geeignet. Die Treffsicherheit der Methode ist relativ hoch.

Eine Zusammenstellung aus der Literatur ergab unter 20.100 getesteten, (meist) asymptomatischen Personen 591 Dickdarmkarzinome und 1114 große präkanzeröse Adenome [24]! – Trotz dieser hohen Ausbeute ist eine hohe Rate falsch negativer Resultate zu erwarten (von durchschnittlich 68 % bei Polypen und Adenomen und von 50 % bei kolorektalen Karzinomen), da die Blutungen unregelmäßig und unterschiedlich stark sein können [25]. – Die Nachweisgrenzen liegen bei 10–70 ml/die Okkultblutverlusten.

Von Bedeutung sind u. a. folgende Fehlerquellen:

- Sporadische Tests sind ungenügend. Sie haben an drei aufeinander folgenden Stuhlproben innerhalb von 3–5 Tagen zu erfolgen.
- Keine Eisentabletten oder entzündungshemmende, nichtsteroidhaltige Medikamente
- Diätetische Einschränkungen (kein rohes Fleisch und keine Nahrungsmittel mit hohem Peroxidasegehalt während der Testperiode) sind umstritten.

9. Vorsorgeuntersuchungen der Brust (s. Kap. XI/6.2.2)

10. Andere Untersuchungen

Diese richten sich nach der klinischen Notwendigkeit und werden im Zusammenhang mit den entsprechenden Erkrankungen bzw. in den dazugehörenden Kapiteln besprochen (Serologie, Blutchemie, Bakterienkulturen u. a.).

I/Lit.

Literaturhinweise

1 Campbell St, Bhan V, Royston P et al (1989) Transabdominal ultrasound screening for early ovarian cancer. Br Med J 299:1363

2 Bourne Th, Campbell St, Steer Ch et al (1989) Transvaginal colour flow imaging: a possible new screening technique for ovarian cancer. Br Med J 299:1367

3 Hochuli E, Rageth Ch (1990) Zur Effizienz gynäkologischer Vorsorgeuntersuchungen – Perspektiven. Geburts Frauenheilk 50:483

4 Jenny J (1977) Die Phasenmikroskopie in der täglichen Praxis. Jenny und Artusi. Schaffhausen

5 Rundschreiben der Dtsch Ges für Zytologie: Nomenklatur und Befundwiedergabe in der gynäkologischen Zytologie. Juni 1975

6 Schnürch HG (1991) Differenzierte Vorgehensweise bei suspekten Zervixzytologiebefunden. Gynäkologe 24:7

7 National Cancer Institute Workshop (1989): the 1988 Bethesda system for reporting cervical/vaginal cytology diagnosis. JAMA 262:931

8 Wagner D (1990) Dtsch Ges für Zytologie: Münchner Nomenklatur II. Frauenarzt 31:165

9 Burghardt E, Loupez F, Dexens S et al (1989) An European proposal for a classification of colposcopic findings. Cervix 7:251

10 Naujoks H (1985) Exfoliativzytologie, Punktionszytologie. In Schmidt-Matthiesen H (Hrsg) Allgemeine gynäkologische Onkologie. Urban & Schwarzenberg. München-Wien-Baltimore S 43

11 Schlütter G, Hillgart M, Naujoks H (1984) Exaktere Zervixzytologie mit neueren Abstrich- und Präparationstechniken. Diagnostik 17:27

12 Jahn K, Bender HG, Proche E (1987) Praktische Anwendung des Cyto-Brush in der gynäkologischen Zytologie. Gynäkol Prax 11:97

13 Wilkinson EJ (1990) Pap smears and screening for cervical neoplasia. Clin Obstet Gynecol 33:817

14 Soost HJ, Baur S (1980) Gynäkologische Zytodiagnostik. Thieme. Stuttgart-New York

15 American College of Obstetrics and Gynecology. 1988, zit. unter 13

16 Shy K, Chu J, Mandelson M et al (1989) Papanicolaou smear screening interval and risk of cervical cancer. Obstet Gynecol 74:838

17 Mac Gregor E, Moss SM, Ne Day (1985) A case control study of cervical cancer screening in northeast Scotland. Br Med J 290:1543

18 IARC (1986) Working group an evaluation of cervical cancer screening programmes. Screening for squamous cervical cancer. Duration of low risk after negative results of cervical cytology and its implication for screening policies. Br Med J 293:659

19 Schrage H (1993) Hinweise für den Zellabstrich an der Zervix und für die Bewertung der Befunde. Frauenarzt 34:187

20 Burghardt E (1984) Kolposkopie. Spezielle Zervixpathologie. Thieme. Stuttgart-New York

21 Bauer HK, Seidl St (1981) Tagungsbericht. Bericht über die 5. Arbeitstagung der Arbeitsgemeinschaft «Cervix uteri». Geburts Frauenheilk 41:69

22 Schlagetter K (1976) Die kolposkopische und zytologische Differentialdiagnose mit besonderer Berücksichtigung der atypischen Umwandlungszone. 3. Tg. Arbeitsgemeinschaft «Cervix uteri». Wiesbaden

23 Deyhle P (1978) Das Dickdarmkarzinom. In Goerttler K (Hrsg) Kolorektale Krebsvorsorge. Wachholz. Nürnberg

24 Gnauck R, Belzer U (1983) Treffsicherheit bei wiederholtem Haemoccult-Screening nach Darmkrebs. Dtsch Ärztebl 80:39

25 Heinrich HC (1982) Zweifelhafter Wert des Haemoccult-Screening auf Dickdarmkrebs. Dtsch Med Wschr 106:693

26 Popp LW (1992) Entwicklung der Vaginosonographie. In Merz E (Hrsg) Vaginosonographie. Enke. Stuttgart S 5

27 Merz E (1992) Vaginosonographie. Enke. Stuttgart

28 Degenhardt F (1990) Atlas der vaginalen Ultraschalldiagnostik. 2. Aufl. Wissenschaftl Verlagsges mbH. Stuttgart

29 Sautter Th (1992) Beurteilung der Adnexregion. In Merz E (Hrsg) Vaginosonographie. Enke. Stuttgart S 36

30 Lappöhn RE, DH Bogchelman (1989) The relation of fertility and ovarian histology after bilateral ovarian wedge resection. Fertil Steril 52:221

31 Sautter Th (1990) Transvaginalsonographie. Lehrbuch und Atlas. Hippokrates. Stuttgart

32 Sautter Th, Mickan H, Haeberle Ch (1991) Transvaginal contrast sonography. In Bouteleb Y, Gzouli A (eds) The treatment of infertility. Parthenon publishing group. England

33 Merz E (1990) Ultrasound in Gynecology and Obstetrics. Textbook and Atlas. Thieme. Stuttgart-New York

34 Hötzinger H (1992) Endosonographie und Strahlentherapie. In Merz E (Hrsg) Vaginosonographie. Enke. Stuttgart S 55

35 Baumann H (1993) pers. Mitteilung des Lektors

36 Hepp H (1994) pers. Mitteilung des Lektors

II Die Sterilitätssprechstunde

Bei einer kompetenten Beratung kinderloser Ehepaare sind heute weitreichende diagnostische und therapeutische Kenntnisse der weiblichen und männlichen Fertilitätsstörungen und deren differenzierte Behandlungsmöglichkeiten notwendig. Die Reproduktionsmedizin hat zudem
II/1. **neue Wege eröffnet, die Fertilitätschancen in bislang aussichtslosen Fällen zu verbessern.**

Ein *für praktische Belange konzipierter Beitrag* über Diagnose und Therapie von Fertilitätsstörungen muß sich zwangsläufig auf gewisse Themenkreise beschränken, ohne sich dadurch jedoch nur mit einer brevierartigen Aufzählung gängiger Methoden oder von Medikamenten begnügen zu müssen. Zudem wird das Vorhaben einer praxisnahen Vermittlung von diagnostischen und therapeutischen Maßnahmen durch die didaktisch etwas *verwirrlichen Klassifizierungsversuche* einzelner Störungen, die zudem als Folge der verschiedenen «Regelkreise» stark ineinandergreifen, nicht gerade erleichtert.

Weitreichende pathophysiologische Abhandlungen, teils noch wissenschaftlich spekulativ oder zumindest nicht erhärtet, würden den Rahmen ebenso sprengen wie allzu detaillierte Beschreibungen einzelner Störungen bzw. Krankheitsbilder. Der modernen Forschung Rechnung tragend, werden uns wichtig erscheinende Punkte dennoch berücksichtigt (z. B. beim Syndrom der polyzystischen Ovarien (PCO-Syndrom)).

1. Diagnostik

1.1 Zur Anamnese

Man unterscheidet eine seit Beginn einer Partnerschaft bestehende *primäre Sterilität (noch nie eine Schwangerschaft eingetreten)* von einer *sekundären, nach Geburten, Fehlgeburten oder Extrauteringraviditäten erworbenen Sterilität.* – Bei einer *Infertilität* ist die *Konzeptionsfähigkeit erhalten*, die Schwangerschaft hingegen kann nicht bis zur Geburt eines lebensfähigen Kindes ausgetragen werden.

Eine Partnerschaft oder *Ehe ist dann als steril* zu bezeichnen, wenn bei 2–3 Kohabitationen pro Woche innerhalb eines Jahres keine Konzeption auftritt. Man rechnet in etwa 10–15 % mit sterilen Paaren. – Im allgemeinen wird die *Sterilitätsabklärung* bereits nach einem Jahr «erfolgloser Bemühungen», meistens beginnend mit der Aufzeichnung einer Basaltemperaturkurve, eingeleitet.

Die Basis für eine differenzierte Sterilitätsabklärung liefern vorerst gezielte, anamnestische Eckdaten,
die auf die mögliche Störung hindeuten. Neben der Aufnahme und Aufzeichnung einer exakten Zyklusanamnese (Menstruationskalender) interessieren bei der persönlichen Anamnese vor allem:

- *endokrine Erkrankungen* (Diabetes mellitus, Hypo-(Hyper-)thyreose, Nebennierenrinden-Funktionsstörungen, hypophysäre Erkrankungen u. a.; *Gewichtsschwankungen* mit extremen Ausschlägen noch oben (Cushing) oder unten (Anorexie, Abmagerungskuren); außerordentliche physische und psychische Belastungen (*Streß*); *Depressionen und andere* psychogene Störungen; Alkohol und Nikotin; *Medikamentenabusus* besonders zentral wirksamer Substanzen (Schlafmittel, Psychopharmaka, Antidepressiva u. a.)
- *Behaarungstyp:* Frage nach dem Behaarungstyp in der Familie (familiärer Hirsutismus)? Wann und wo hat die abnorme Behaarung bei der Patientin begonnen? Ist oder war diese verbunden mit Zyklusstörungen, Libidozunahme, Stimmveränderungen (Tieferwerden der Stimme)? Wie oft wird epiliert?

In der *Familienanamnese* sind es vor allem die mitunter gehäuften endokrinen Erkrankungen, Erbkrankheiten und die schweren psychogenen Störungen u. a., die besonders interessieren.

Daneben beinhaltet eine Befragung alle für eine «erfolgreiche Konzeption» wesentlichen Punkte wie:

- Kinderwunsch, wie lange? Antikonzeption: wie lange, mit was? Beachtung des Konzeptionsoptimums? Kohabitationsfrequenz? Impotentia coeundi? Libido, Frigidität, Anorgasmie, Dyspareunie?

Weitere wichtige Fragen sind solche nach einem eventuell vorhandenen tubaren Faktor, wie nach einem Status nach einer Adnexitis, nach einem abdominalem Eingriff, z. B. nach einer Appendektomie im besonderen u. a.

- Untersuchungsergebnisse des Mannes?

1.2 Einfacher Untersuchungsgang

1.2.1 Einfache klinische Untersuchung

- Größe, Gewicht, Körperbau, typische Merkmale für spezielle endokrine oder Anlage-Störungen (s. u.)
- Mammae: Galaktorrhoe (Sekret: serös oder milchig, spontan oder exprimierbar, reichlich oder wenig)
- Behaarung: *Hirsutismus:* Verstärkte Behaarung am Körper und Gesicht von männlichem Verteilungsmuster (Oberlippe: Schnauzbehaarung; Kinn), Schambehaarung, Behaarung Innenseite des Oberschenkels?

Virilismus: entspricht einem Hirsutismus mit vermännlichenden Organveränderungen (*Hypertrichose:* vermehrte Behaarung des ganzen Körpers oder flächenhaft einzelner Hautabschnitte).

1.2.2 Gynäkologische Untersuchung (s. auch Kap. Gynäkologische Sprechstunde)

Speziell zu beachten:

- *Fluor:* Verdacht auf «Sexually Transmitted Diseases» (STD) (Partner?)
- *Portio:* hypoplastische Portio, Status nach Konisation (Muttermundsatresie), Zervizitis (Chlamydien, Gonorrhoe (GO)?) u. a.
- *Größenverhältnis:* Zervix/Korpus (Hypoplasie: lange Zervix, kleines Korpus?)
- *Ovarien:* Vergrößerte, palpable, polyzystische Ovarien?

1.3 Spezielle Untersuchungen

1.3.1 Basaltemperaturkurve

In der Proliferationsphase des Zyklus liegt die Basaltemperatur < 37°C. Der postovulatorische, thermogenetische Effekt des Progesterons führt zu einem Temperaturanstieg von 0,3–0,6° und ist bei der Beurteilung einer Ovulationsstörung und deren Behandlung eine wichtige Basisuntersuchung.

Der Ovulation geht meistens ein «Temperaturtief» während 1–3 Tagen vor der Temperaturerhöhung voraus. Der Anstieg erfolgt normalerweise relativ steil innerhalb von 1–2 Tagen, bei einer Corpus-luteum-Insuffizienz mehrheitlich treppenförmig. Die sich anschließende, hypertherme Phase bleibt im allgemeinen 12–14 Tage bestehen, um kurz vor Menstruationsbeginn wieder abzusinken.

- *Zur Patientinneninstruktion:* Die Temperaturmessung erfolgt am besten mit einem speziell graduierten Thermometer (Zyklotest®). – Nach mindestens 6 Stunden Schlafdauer sollte, wenn möglich immer zur selben Tageszeit, während 5 Minuten die *Aufwachtemperatur rektal gemessen werden.* Das Ergebnis wird zusammen mit den stattgefundenen Kohabitationen auf ein mitgeliefertes Kurvenblatt übertragen. – Nach 2–3 gemessenen Zyklen (während denen nicht selten bereits die Konzeption erfolgt: hypertherme Phase > 16 Tage) erfolgen die nächsten diagnostischen Abklärungen.

Der LH-Anstieg kann heute mit einem sog. Ein-Stufen-Ovulationstest (Clearplan® u. a.) relativ einfach und sicher nachgewiesen werden. Die Temperaturmessung, als unangenehm empfunden und gelegentlich zu echten «psychologischen Problemen» führend, kann dabei meistens entfallen. Allerdings ist der Test teuer!

1.3.2 Vaginalsmear (Zyklusdiagnostik)

Das Vaginalepithel ist ein sehr sensibler Indikator für die Wirkung von Sexualhormonen. Unter Östrogeneinfluß kommt es zur Ausreifung des Scheidenepithels in allen Schichten. Der unterschiedliche Proliferations- und Funktionsgrad läßt sich am Abstrich, entnommen mit einem angefeuchteten Watteträger aus dem seitlichen Scheidenfornix, sehr gut beurteilen. II/1.

- *Nativbeurteilung (Phasenkontrastmikroskopie)* mit Beurteilung folgender Kriterien: Anteil der Superfizialzellen, Intermediärzellen und Parabasalzellen; Haufenbildung, Fältelung der Zellränder, Pyknose, Zytolyse, Verunreinigung?
- *Zyklusdiagnostik nach Pap.-Abstrich: In der frühen Zyklusphase* findet man nur wenig Oberflächenzellen, hingegen vorwiegend Intermediärzellen mit Erythrozyten, Leukozyten und Bakterien. *Im weiteren Verlauf der Follikelphase:* → Verschiebung der Zellfraktionen zugunsten der eosinophilen, karyopyknotischen Oberflächenzellen mit einzelnen flach liegenden Intermediärzellen. *Zellarmer, sauberer Abstrich! – Mit Einsetzen der Progesteronwirkung kommt es zur Zellfältelung mit Einrollen der Zellränder. Mit zunehmender gestagener Aktivität findet man in Haufen liegende Intermediär- mit nur wenigen Oberflächenzellen. Die Abstriche werden zellreicher. Die Oberflächenzellen treten fast vollkommen zurück. Es kommt zur fortschreitenden Döderlein-Zytolyse. – Atrophe Zellbilder mit typischen Parabasalzellen kommen auch außerhalb der Postmenopause bei fehlender östrogener Aktivität vor.*

Die genannten, hormonalen Veränderungen am Vaginalepithel lassen sich durch den Zytologen als *Karyopyknoseindex oder Eosinophilenindex semiquantitativ erfassen.*

Bei vorhandenem Fluor sollte vorher die vaginale Flora soweit saniert werden, daß dadurch das Abstrichbild nicht verfälscht wird.

1.3.3 Zervixindex

Auch das Zervixsekret macht die hormonellen Veränderungen mit, was sich in einem sich ändernden Zervixindex ausdrückt (Tab. 6 [1]). Es werden dabei Menge des Zervikalsekrets, Spinnbarkeit des Mukus, Farntest sowie die Zervix beurteilt.

Außerhalb der östrogenen Zyklusphase kann der *Mukus* nicht «ausgesponnen» werden. Auch die vollständige Ausbildung des *Farnkrautphänomens* ist nur bei genügender Östrogenwirkung möglich.

Bei abnormer Absonderung aus dem ZK ist der *kulturelle Nachweis* bzw. der Ausschluß von Chlamydien, Gonokokken oder anderer Erreger zu erbringen.

Tabelle 6: Zervixindex nach Insler (1972).

II/1.

Parameter	Bewertung			
	0	1	2	3
Menge des Zervikalsekretes	kein Sekret	wenig Eine geringe Menge Sekret ist im Zervikalkanal feststellbar	vermehrt Ein glänzender Sekrettropfen im äußeren Muttermund. Sekret kann leicht dem Zervikalkanal entnommen werden	reichlich Sekret fließt spontan aus dem Zervikalkanal
Spinnbarkeit	keine	leicht Ein Faden kann ohne abzureißen auf etwa 1/4 des Abstandes zwischen äußerem Muttermund und Vulva gezogen werden.	gut Ein Faden kann ohne abzureißen auf etwa 1/2 des Abstandes zwischen äußerem Muttermund und Vulva gezogen werden.	ausgesprochen gut Ein Faden kann ohne abzureißen über die ganze Distanz zwischen äußerem Muttermund und Vulva gezogen werden.
Farntest	kein bzw. amorphes Sekret	linear feine Linien an einigen Stellen, keine Seitenäste	partiell Gutes Farnkrautphänomen mit seitlichen Verzweigungen an einigen Stellen, an anderen lineare Kristallisation oder amorphes Sekret	komplett Volles Farnblattphänomen über das ganze Präparat
Zervix	geschlossen Mukosa blaßrosa, os externum kaum für dünne Sonde zugängig		teilweise offen Mukosa rosa, Zervikalkanal für Sonde leicht durchgängig	offen Mukosa hyperämisch os externum weit offen

Beurteilung: Die zervikale Reaktion auf eine Stimulierung wird als gut eingestuft, wenn der Index ≥ 8 beträgt.

1.3.4 Postkoitaltest (Sims-Huhner-Test)

Der Postkoitaltest dient der *Beurteilung der Spermatozoenvitalität im präovulatorischen Zervixsekret.*

Nach 48 Stunden sexueller Karenz wird präovulatorisch 4–6 Stunden post coitum mit einer Knopf- oder Plastikkanüle aus dem ZK Zervixsekret aspiriert (Abnahme auch mit einer Platinöse oder mit einer gespreizten anatomischen Pinzette möglich) und bei 400facher Vergrößerung beurteilt.

Der Test ist als semiquantitativ zu verstehen, wobei folgende Kriterien zu beachten sind [2]:

a) gute Qualität und ausreichend Sekret und sofortige Beurteilung
b) keine Kontamination mit Vaginalsekret (saures Milieu)
c) Beurteilung von Anzahl und Bewegungsqualität der Spermien
d) Beachtung von Zervixindex, Zeitintervall nach Koitus, Leukozyten- und Bakterienkontamination.

– *Positiver Test:* mind. 6 propulsive Spermatozoen (oder 10–20 gut mobile) pro Blickfeld (bei 250facher Vergrößerung 20–25 bewegliche Spermatozoen); WHO-Klassifikation (1976) Normaler PCT: 7 Spermien mit guter progressiver Motilität und ohne Agglutination; abnormer PCT: fehlende Spermien, Agglutination, fehlende Motilität.

1.3.5 Endometriumbiopsie

Im Rahmen einer Sterilitätsabklärung kann der Transformationsgrad des Endometriums (eventuell anläßlich einer Hysterosalpingographie oder Hysteroskopie) durch eine Strichkürettage beurteilt werden.

Sie ist allerdings wegen möglicher Nebeneffekte (Blutungen, evtl. erhöhte Abortrate bei bereits erfolgter Nidation (falls die Biopsie erst am 20.–22. Zyklustag oder später durchgeführt wird u. a.) umstritten [3]. Sie ist es aber auch wegen der nicht immer verläßlichen zeitlichen Zuordnung zum Tag des erfolgten LH-Peaks. Ist dieser hingegen bekannt, ist es die *derzeit beste Methode zur Lutealbeurteilung* [16]. Die Strichkürettage, mit der die Entnahme erfolgt, kann allenfalls ohne Anästhesie gemacht werden.

II/1.

Tabelle 7: Klinische Klassifikation anovulatorischer Patientinnen (WHO Scientific Group, Hamburg 1976).

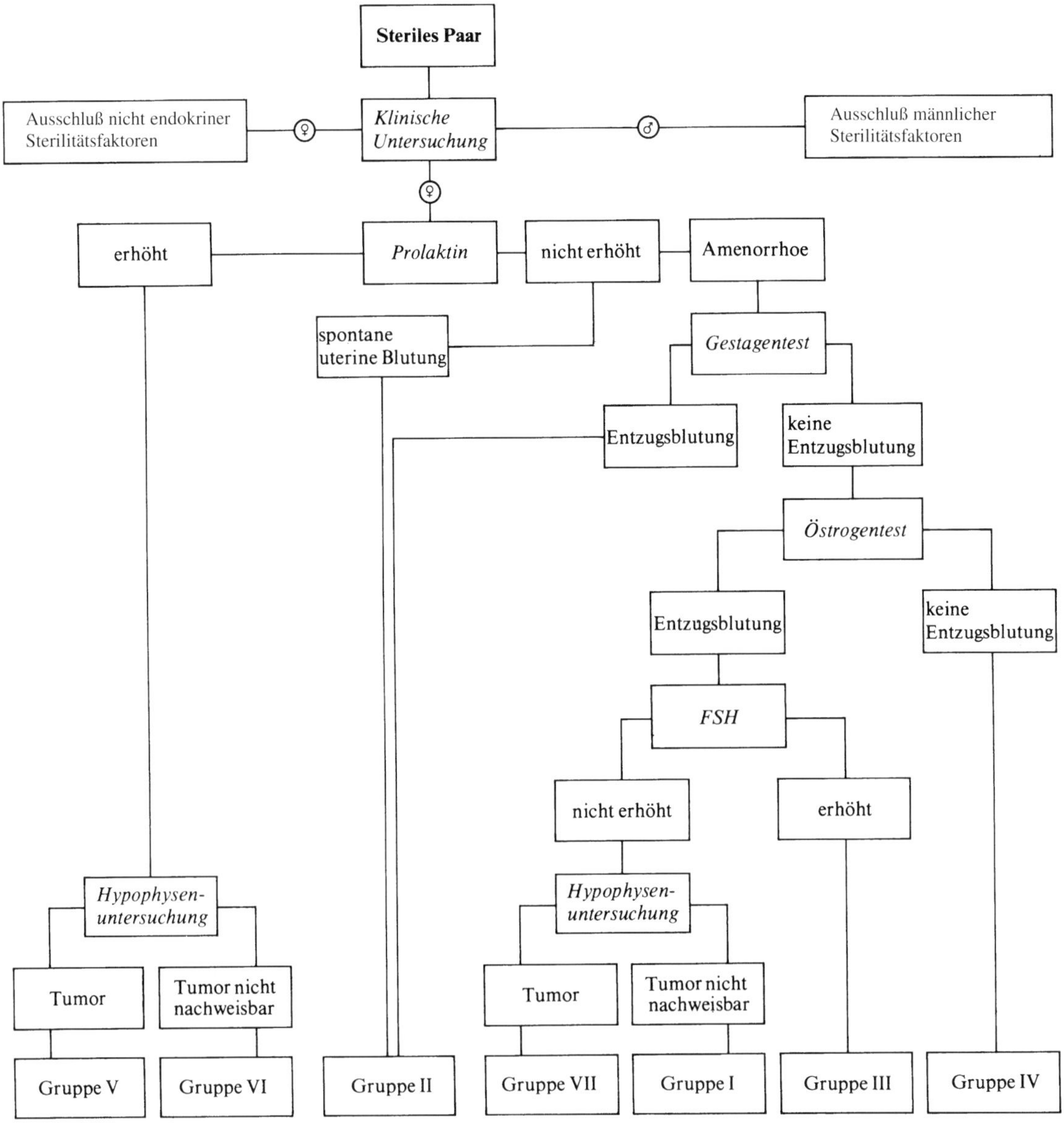

Gruppe I:	hypogonadotrope normoprolaktinämische Ovarialinsuffizienz
Gruppe II a:	normogonadotrope normoprolaktinämische Ovarialinsuffizienz mit Blutungen
Gruppe II b:	normogonadotrope normoprolaktinämische Ovarialinsuffizienz mit Amenorrhö
Gruppe III:	hypergonadotrope Ovarialinsuffizienz
Gruppe IV:	Anomalie des Genitaltrakts (uterine Amenorrhö)
Gruppe V:	Hyperprolaktinämie mit Tumor
Gruppe VI:	Hyperprolaktinämie ohne nachweisbaren Tumor
Gruppe VII:	Ovarialinsuffizienz bei Tumoren im Hypophysen-Hypothalamus-Bereich

1.3.6 Einfache hormonale Funktionstests (und Ablauf einer Abklärung nach einer Klassifizierung nach dem WHO-Schema 1976 (Tab. 7))

Wenn man sich nach Einteilungen der verschie-
II/1. denen endokrinen Störungen (mit oder ohne Sterilität bzw. mit oder ohne Therapiekonsequenzen) umsieht (s. u.), sucht man mit wenigen Ausnahmen vergebens nach allgemein akzeptierten, einheitlichen Klassifikations-Kriterien. Die komplizierte Steuerung der Gonadenfunktion aufgrund verschiedener übergeordneter und ineinandergreifender Mechanismen läßt dies ohnehin nur bedingt zu.

Gebräuchlich ist u. a. die *Einteilung nach diagnostischen Kriterien (WHO Scientific Group, Hamburg 1976), die primär von der Konzentration des Prolaktins (normo- und hyperprolaktinämisch)* und derjenigen der Gonadotropine ausgeht *(hypo-, normo-, hypergonadotrop) (Tab. 7). – Allerdings hat dieses therapiebezogene, diagnostische Schema einige heute nicht mehr akzeptable Nachteile,* mit der Begründung, daß sehr häufige Ursachen der ovariellen Funktionsstörung, nämlich die *hyperandrogenämischen Formen* und die durch Schilddrüsenfunktionsstörungen bedingten, nicht berücksichtigt sind. Entsprechend halten Kaiser und Leidenberger 1991 [3] das von ihnen für die Primärdiagnostik vorgesehene Schema als geeigneter (Tab. 8).

Tabelle 8: Primärdiagnostik bei Amenorrhoe und deren Therapiekonsequenzen.

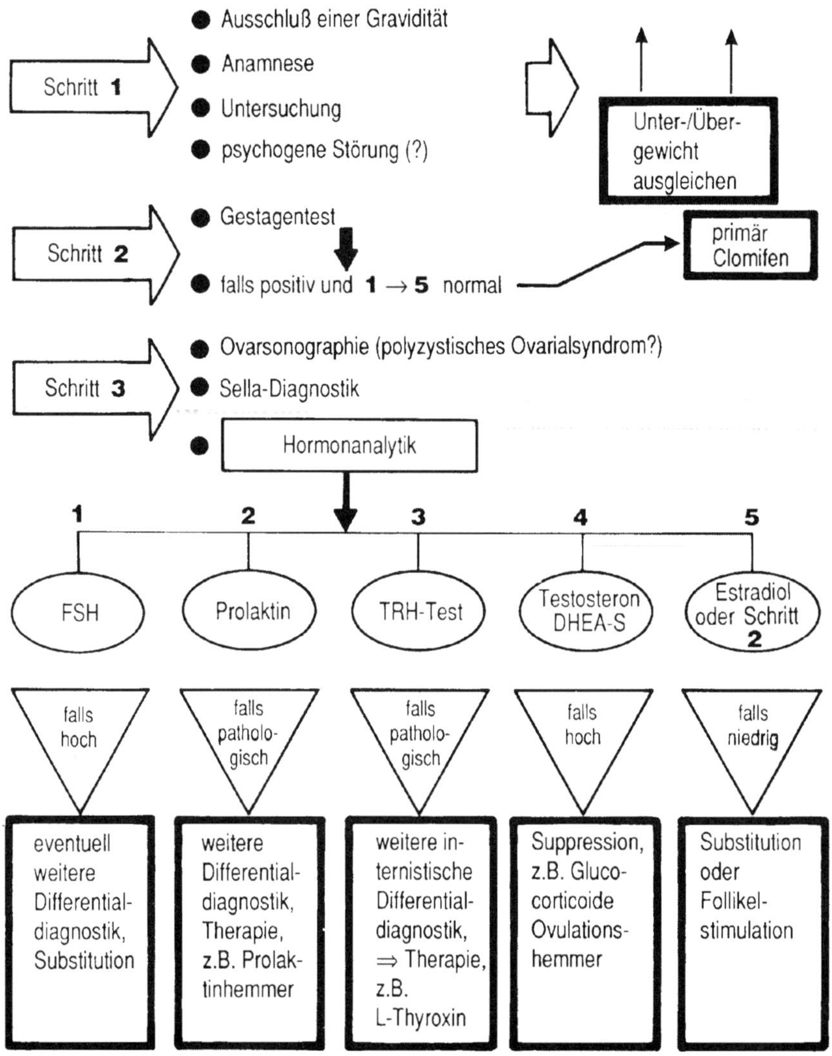

Baltzer und Mickan 1994 [4] hingegen führen das WHO-Schema nach wie vor in extenso auf. Obwohl vor allem der androgene Aspekt im WHO-Schema fehlt, scheint auch uns die Erwähnung und Kurzbesprechung dennoch aus *didaktischen Gründen* wertvoll. Nach Ausschluß nicht endokriner Sterilitätsfaktoren bei der Frau und der männlichen Sterilitätsursachen steht die *Prolaktinbestimmung im WHO-Schema an erster Stelle.*

> *Serum-Prolaktinwerte: Der obere Normwert* liegt im allgemeinen bei 15 ng/l (Schwankungsbreite zwischen 10–30 ng/l); nach deGeyter und Schneider 1993 [5] liegt die Grenze zur Hyperprolaktinämie (in IE gemessen) bei 1000 mIE/l. – Die Werte hängen von den jeweiligen, individuellen Laborstandards ab.

Bei normalem *Prolaktinspiegel und einer Amenorrhoe* wird mit einem *Gestagen-Test* geprüft, ob das Endometrium imstande ist, auf Progesteron zu reagieren. – Allerdings haben die *hormonellen Tests* wie der Gestagentest und insbesondere der Östrogentest aufgrund der aussagekräftigeren Serumbestimmungen von E2, LH, FSH, Progesteron etc. *an Bedeutung verloren.*

> Gestagen-Test: Während 10 Tagen wird dabei die *volle Transformationsdosis* eines reinen Gestagens (ohne östrogene und androgene Partialwirkung) verabreicht [3], z. B. Derivate des Progesterons bzw. des 17-OH-Progesterons.
> Dosierung: 10 Tage 10 mg/p. o./tägl. (Clinovir®, Farlutal®, Provera® (in der Schweiz in dieser Dosierung z. B. nicht erhältlich), Prodafem® u. a.) – Auch die 19-Nor-Testosteron-Verbindungen in Form von Norethisteronazetat (Primolut-Nor®) bzw. Lynesterol (Orgametril®) eignen sich dazu.

Kommt es damit bei ausreichender proliferativer Östrogenwirkung zur sekretorischen Umwandlung und nach Absetzen des Gestagens zur Entzugsblutung, handelt es sich um eine *normogonadotrope, normoprolaktinämische Ovarialinsuffizienz der WHO-Gruppe II* (s. WHO-Schema), wobei man Gruppen mit Blutungen bei anovulatorischem Zyklus, Corpus-luteum-Insuffizienz oder Oligomenorrhoe (Gruppe IIa) oder mit Amenorrhoe (Gruppe IIb) unterscheiden kann.

Fällt der Test (ohne Abbruchblutung) negativ aus, muß bei einem nächsten Schritt das offenbar fehlende Östrogen in Form des *Östrogentests* substituiert werden.

> Östrogentest: am besten mit einem Zweiphasenpräparat [3] oder mit 0,06–0,1 mg Ethinylöstradiol (3–5 Tabl. Progynon C®) oder 1–2 Tabl. Farmacyrol forte® tägl. während 2 Wochen).

Ist der Test negativ (WHO Gruppe IV), liegt eine uterine Amenorrhoe mit *kongenitalen oder erworbenen anatomischen Anomalien vor.* II/2.

Ist jedoch auf den Östrogentest eine endometriale Reaktion vorhanden, handelt es sich *bei erhöhtem FSH* um eine Erschöpfung der Ovarien (WHO-Gruppe III: Klimakterium praecox, «Resistant-ovary»-Syndrom). – Bei *normalem oder niedrigem FSH* hingegen steht eine *hypophysäre oder hypothalamische Insuffizienz (WHO-Gruppe I: hypogonadotrope, normoprolaktinämische Ovarialinsuffizienz) zur Diskussion*, falls ein Hypophysentumor ausgeschlossen werden kann (WHO-Gruppe VII).

Bei *erhöhtem Prolaktinspiegel* spricht man von einer *hyperprolaktinämischen Ovarialinsuffizienz (WHO-Gruppe VI);* ein vorhandener Tumor (Prolaktinom) fällt in die WHO-Gruppe V.

2. Zur Einteilung der verschiedenen Störungen der Ovarialinsuffizienz

(s. auch unter 1.3.6)

Die komplizierte Regelung der Gonadenfunktion bei der Frau läßt eine einheitliche, schematische Einteilung der Funktionsstörungen nicht zu (s. o.) [4].

Außerhalb des WHO-Schemas können die Störungen der Ovarialfunktion wie folgt gegliedert werden [5 u. a.]: Sie können auf verschiedenen Ebenen wie Hypothalamus, Hypophyse, Ovarien oder Uterus ablaufen und werden entsprechend bezeichnet (s. u.). Das peripher sichtbare Resultat dieser Prozesse sind schließlich Follikelreifungsstörungen mit Zyklusirregularitäten bis hin zur Amenorrhoe.

2.1 Hypogonadotrope Ovarialinsuffizienz

2.1.1 Zur Abklärung

Der Begriff der Ovarialinsuffizienz umfaßt ganz allgemein auch Störungen, die nicht im Ovar lokalisiert sind, sondern in übergeordneten Zentren
II/2. wie Hypothalamus und Hypophyse.

Bei dieser Form der Ovarialinsuffizienz sind die FSH und LH-Konzentrationen im Serum so niedrig, daß es weder zur Eireifung noch zur Östrogenproduktion reicht. Die sog. *hypothalamische Amenorrhoe ist dabei die häufigste Manifestation [5],* wobei aufgrund verschiedener hypothalamischer Mechanismen oder Fehlsteuerungen die Gonadotropin-releasing-Hormon (GnRH)-Sekretion und damit Freisetzung der Gonadotropine nicht pulsatil oder inexistent ist. Daraus resultiert eine Amenorrhoe als Folge der ungenügenden Stimulation der Ovarien.

Neben dem *Gestagen- und Östrogentest* steht zur weiteren Abklärung der *GnRH-Test* zur Verfügung, mit dem die hypophysäre und hypothalamische Residualwirkung überprüft werden kann. Das Testergebnis kann anhand der Tabelle 9 [5] überprüft werden. – Alleinige LH- und FSH-Bestimmungen reichen zur Diagnose einer hypogonadotropen Ovarialinsuffizienz nicht aus, da sich eine Störung der pulsatilen Freisetzung der Gonadotropine aus der Hypophyse im Prinzip nur aus dem Pulsmuster von LH und FSH in den in kurzen Abständen entnommen Serumproben ausschließen läßt.

> GnRH-Test: i. v.-Bolusinjektion von 25 µg GnRH (z. B. Relefact-LHRH®). Unmittelbar vor der Injektion und 30 Minuten danach wird Serum gewonnen zur Bestimmung von LH und FSH im Serum.

Bei negativem Test ist keine nennenswerte Gonadotropinfreisetzung mehr vorhanden. Eine *Sella-Untersuchung* mittels einer computertomographischen – oder besser mit einer kernspintomographischen – Untersuchung zum Ausschluß eines Hypophysentumors (WHO-Gruppe VII) wird nötig.

2.1.2 Ursachen

Ursache für die hypothalamische Amenorrhoe ist sehr oft *psychischer (reaktiv-psychogene Ovarialinsuffizienz [4]) oder physischer Streß.*

Eine besondere Form stellt die *Pubertätsmagersucht, die Anorexia nervosa* dar.

Der GnRH-Test zeigt dabei eine präpuberale Reaktion mit Anstieg von FSH ohne LH.

2.1.3 Therapie

Die durch eine hypogonadotrope Ovarialinsuffizienz induzierte Sterilität kann mit Clomifen oder Gonadotropinen behandelt werden (s. u.).

Da jedoch im allgemeinen sehr niedrige Östrogenspiegel vorliegen, ist die Anwendung von Clomifen, besonders bei negativem Gestagentest, wenig erfolgversprechend.

Die *pulsatile Gabe von GnRH* ist daher die Therapie der Wahl (s. u.).

2.2 Normogonadotrope, normoprolaktinämische Ovarialinsuffizienz

Darunter fallen verschiedene Zyklusstörungen als Folge einer Corpus-luteum-Insuffizienz, einer chronischen Anovulation oder einer hyperandrogenämischen Ovarialinsuffizienz.

2.2.1 Corpus-luteum-Insuffizienz

Als Sterilitätsfaktor kommt die Corpus-luteum-Insuffizienz dann in Frage, wenn sie mindestens in drei aufeinanderfolgenden Zyklen nachgewiesen werden kann. Häufig geht der Insuffizienz eine gestörte Follikelfunktion voraus. Die unzureichende Sekretion von Progesteron und Östradiol führt zu einer ungenügenden Proliferation und Transformation des Endometriums [3].

Tabelle 9: Interpretation des GnRH-Testes.

Code	Basalwerte (LH, IE/l)	Diagnose	Code	Stimuliert (LH, IE/l)	Beurteilung
BI	0–6	hypogonadotrop	R0	< 20	negativ
BII	6–12	normogonadotrop	R1	20–40	eingeschränkt
BIII	> 12	hypergonadotrop	R2	> 40	normal

2.2.1.1 Diagnose

Die Basaltemperaturkurve (s. o.), als «semiquantitativer Indikator» für den thermogenetischen Effekt des Progesterons in der Gelbkörperphase ist meistens verkürzt (< 12 Tage). Fakultativ wird auch ein treppenförmiger Anstieg der Temperaturkurve gesehen.

Als Zusatzuntersuchungen können seriell Progesteronbestimmungen im Serum eingesetzt werden, während die alleinige mittluteale Bestimmung nicht ausreicht [5]. – Im weiteren kann am Ende der Lutealphase eine Endometriumbiopsie entnommen werden.

2.2.1.2 Therapie

Da die Gelbkörperschwäche Folge einer gestörten Follikelreifung ist, reicht die hormonelle Stützung mit Progesteron oder humanem Choriongonadotropin (z. B. 5000 IE HCG 2 Tage nach Temperatur-Anstieg und Wiederholung nach 48 Stunden) bei Sterilität nicht aus. Deshalb kommen Clomifen oder alternativ Cyclofenil (Fertodur®) zum Einsatz (s. u.).

2.2.2 Anovulation

Die *anovulatorische Ovarialinsuffizienz* gehört zu den häufigsten Sterilitätsursachen mit wechselnder Charakteristik. Ovulationen und Anovulationen können sich abwechselnd folgen, entsprechend verhält sich der Blutungstyp.

In Fällen von Anovulation mit regelmäßigen Blutungsintervallen werden oft Luteinisierungsvorgänge im nicht rupturierten Follikel nachgewiesen [3]. Im Sinne des LUF («luteinized-unruptured-follicle»)-Syndroms kommt es nicht mehr zur Ovulation.

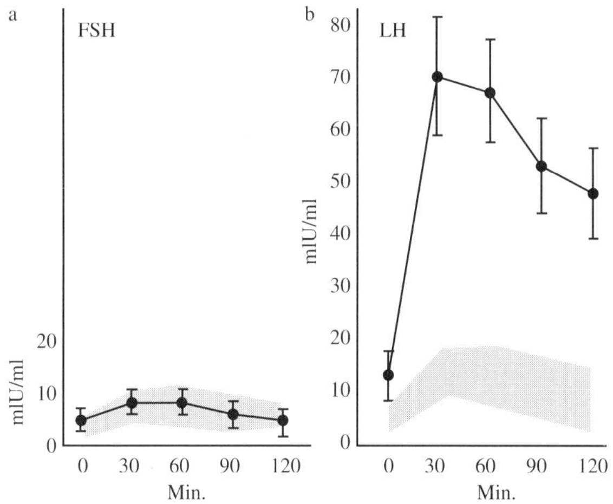

Abbildung 1: Überschießende LH-Sekretion bei 12 Patientinnen mit PCO-Syndrom nach 100 µg LHRH i.v. Der schattierte Bereich entspricht der Reaktion bei 10 unauffälligen Patientinnen. Die Reaktion von FSH ist ungestört.

Die *chronische Anovulation* kann auch durch einen ständig erhöhten Östradiolspiegel bedingt sein, was sich u. a. besonders bei Adipösen durch die extraglanduläre Östrogensynthese im Fettgewebe erklären läßt. – Die Hyperöstrogenämie kann auch Teilfaktor bei der Entstehung polyzystischer Ovarien sein [5]. II/2.

- Therapie: Clomifen, Gonadotropine (s. u.)

2.2.3 Syndrom der polyzystischen Ovarien (PCO-Syndrom; Stein-Leventhal- Syndrom); hyperandrogenämische Ovarialinsuffizienz

2.2.3.1 Pathogenese

Das Syndrom der polyzystischen Ovarien ist eine schwer definierbare Entität [5].

Die primäre Störung beim PCO-Syndrom ist nicht bekannt. Auf verschiedenen Ebenen ablaufende, letztlich androgenetische Mechanismen führen schließlich zum Syndrom der polyzystischen Ovarien.

Häufig beginnt die Störung bereits in der Pubertät und ist mit Übergewicht, mit einer *hyperandrogenämischen Stoffwechsellage* – z. T. auch bedingt durch eine vermehrte Freisetzung von Androgenen adrenaler Herkunft – und dadurch gestörten Follikelreifung verbunden. Aufgrund einer verstärkten Aktivität der 5 α-Reduktase in der Haut und in der Leber kommt es zudem zur Bildung des hochwirksamen Testosteronmetaboliten Dihydrotestosteron [11]. Durch die kontinuierliche *Konversion* von Androgenvorstufen, besonders von Androstendion in Östron im *peripheren Fettgewebe* (dieser Mechanismus wird auch bei der Entstehung des Endometriumkarzinoms angesprochen), kommt es schließlich als Folge der hypophysären Reaktion zur *vermehrten pulsatilen LH-Sekretion* mit einer weiteren Zunahme der Androgenbildung in der Thekazellschicht und im Stroma, während FSH durch Östron und Inhibin supprimiert wird (Abb. 1 [6]). Daraus resultiert ein *hoher LH/FSH-Quotient*. Es kommt zu atretischen Follikeln und zur chronischen Anovulation.

Auch der *Hyperinsulinismus* (häufig bei übergewichtigen Frauen) spielt bei der Entwicklung eines PCO-Syndroms eine Rolle. Es kommt einerseits über eine Stimulation der Rezeptoren in den Thekazellen zur Androgenproduktion [7] und andererseits zur Senkung der SHGB (Sex Hormone-Binding Globulin)-Synthese in der Leber mit Zunahme an freiem Testosteron [8]. – Zudem wird in der Leber eine mit dem Insulin strukturell verwandte Substanz gebildet, der «Insulin-like growth factor» (IGF-1). Unter dem Einfluß des Hyperinsulinismus wird über die Senkung des Transportproteins für IGF-1 dessen freie Verfügbarkeit erhöht [9], was wiederum über die Rezeptoren in der Thekazellschicht eine weitere Zunahme der Androgensynthese verursacht [10].

2.2.3.2 Diagnose

Diese Vielzahl parallel ablaufender Mechanismen führt schließlich zum Vollbild des PCO-Syndroms mit perlmutterfarbigen, glattwandigen und beidseitig vergrößerten Ovarien (sog. «Oyster-Ovaries»).
II/2. Die subkortikalen Follikelstrukturen sind im Ultraschall als sog. Halskettenzeichen («necklace sign») auszumachen.

Histologisch findet man unter der verdickten Tunica albuginea diese perlschnurartig angeordneten, kleinzystischen Follikel und ein darunterliegendes, hyperplastisches Stroma.

Das typische sonographische Bild erlaubt zusammen mit den endokrinen Merkmalen (Tab. 10 [23]) die Diagnose. – Häufiger sind jedoch nur Borderlinefälle auszumachen und nicht das Vollbild des Stein-Leventhal-Syndroms mit Ovarvergrößerung, Zyklusanomalien, Adipositas und Sterilität.

2.2.3.3 Therapie

Ohne *vorhandenen Kinderwunsch* kommen beim PCO-Syndrom *antiandrogenhaltige Ovulationshemmer* (Diane 35®, Neo-Eunomin®), bei nachgewiesenem adrenalen Ursprung der Androgene (DHEA-Sulfat) *Glukokortikoide* zur adrenalen Suppression und mit dem primären Ziel der LH-Suppression, langwirkende GnRH-Agonisten zur Anwendung. GnRH-Agonisten sind bei PCO ohne vorhandenen Kinderwunsch nicht indiziert!

Besteht Kinderwunsch, steht Clomifen (s. u.) als Mittel der ersten Wahl zu Verfügung. Vor Beginn der Medikation sollte jedoch eine evidente Hyperandrogenämie mit langwirksamen Kortisonpräparaten (z. B. Dexamethason 0,5 mg/tägl.) zu Normwerten zurückgeführt werden, was als alleinige Maßnahme gelegentlich bereits ausreicht, Ovulationen zu induzieren.

Im weiteren kommen *Gonadotropine* bei clomifenrefraktären PCO-Patientinnen zur Anwendung (s. u.). Die Ovulationsrate beträgt 97,4 %, die Schwangerschaftsrate 37,7 % und die Überstimulationsrate 11,7 % [12]. – Da gerade beim PCO-Syndrom die Überstimulationsgefahr groß ist, kann man mit gereinigtem FSH – ohne dem endogen bereits vermehrt sezerniertem LH nochmals das im HMG enthaltene LH zuzusetzen – bei niedriger Dosierung (75 IE/dosi FSH (Metrodin®)) in sog. «low-dose»-Verfahren eine größtenteils monofollikuläre Reifung induzieren.

Die *pulsatile Verabreichung von GnRH* – mit besserer Wirkung nach vorgängiger Applikation von GnRH-Agonisten mit einer längeren Suppression der endogenen Gonadotropinsekretion – kann ebenfalls versucht werden.

Die früher vielerorts geübte *Keilexzision* der Ovarien (mechanistische Vorstellung: Reduktion des androgenbildenden Gewebes?) ist heute auch unter mikrochirurgischen Vorzeichen verlassen. Die *laparoskopische Oberflächenkoagulation* mit Laser oder eventuell mit Elektrochirurgie bzw. mit Laserpunktion der Ovarien stellt die letzte Therapiestufe dar, wenn alle anderen Methoden versagt haben und offenbar doch von einem gewissen Erfolg begleitet sind.

2.2.4 Hyperthecosis ovarii

Diese stellt eine spezielle Form des PCO-Syndroms dar, ausgehend von hyperplastischen, luteinisierten Thekazellen mit einer vermehrten Freisetzung von Testosteron und 5 alpha-Dihydrotestosteron, was zu einer ausgeprägten Virilisierung führt. Die LH-Sekretion wird dadurch supprimiert (im Gegensatz zum PCO-Syndrom).

Tabelle 10: Endokrine Merkmale von Patientinnen mit einem PCO-Syndrom im Vergleich zu einer Kontrollgruppe mit normalen Menstruationszyklen (Mittelwerte und 95 %-Konfidenzintervall).

Parameter	PCO-Syndrom	Kontrollen	Signifikanz
LH (IE/l)	6,6 (1,9–22,8)	4,1 (2,0–8,2)	p < 0,005
FSH (IE/l)	4,4 (1,0–7,8)	4,3 (1,3–7,3)	nicht sign.
LH/FSH	1,6 (0,4–6,6)	1,0 (0,5–2,0)	p < 0,005
Testosteron (nmol/l)	3,0 (1,4–6,2)	1,6 (1,1–2,5)	p < 0,001
Freies Testosteron (pmol/l)	64 (8–492)	37 (21–68)	p < 0,025
SHBG (nmol/l)	30 (6–166)	44 (14–131)	nicht sign.
DHEA-S (µmol/l)	6,1 (2,0–11,1)	5,2 (1,6–17,5)	nicht sign.

2.3 Hypergonadotrope Ovarialinsuffizienz

2.3.1 Verschiedene Formen

Diese kommen zustande als Folge einer gestörten Anlage der Gonaden wie beim

- *Ullrich-Turner-Syndrom (Karyotyp: 45,XO):* Kleinwuchs, Hufeisenniere, Cubitus valgus, Pterygium colli, tiefer Nackenhaaransatz, Pigmentnävi mit primärer Amenorrhoe und unvollständiger Entwicklung der sekundären Geschlechtsmerkmale
- bei *verschiedenen Varianten* dieses Syndroms, oder
- *mit erhaltenem Follikelapparat* als *immunologisch bedingte Ovarialinsuffizienz* (in Kombination mit diversen Autoimmunerkrankungen) und als besondere Form
- als *«resistant ovary syndrome»,* als Folge einer immunblockierenden Wirkung auf die ovariellen Gonadotropinrezeptoren mit ausbleibender Wirkung von FSH, oder
- bei einem *Klimakterium praecox* mit sekundärer Amenorrhoe als Folge einer hypergonadotropen Ovarialinsuffizienz vor dem 35. Altersjahr.

Schließlich ist auch die individuell verschiedene Ansprechbarkeit der Ovarien auf eine Gonadotropinbehandlung bekannt («low»-, «normal»- und «high-responders») als Ausdruck einer «relativ hypergonadotropen Ovarialinsuffizienz» [5].

2.3.2 Therapie

Fehlen Follikelstrukturen, sind therapeutische Bemühungen von vornherein zwecklos. Auch die immunologischen Formen haben schlechte Fertilitätschancen, während bei den übrigen die Ansprechrate unterschiedlich ist.

3. Hyperprolaktinämische Ovarialinsuffizienz

3.1 Vorkommen

Eine physiologische Hyperprolaktinämie besteht während der Schwangerschaft und der Laktationsphase. Sonst wird eine Erhöhung der Werte (Hyperprolaktinämie: > 50 ng/l; > 1000 mIE/l, je nach Labor!), häufig verbunden mit einer Corpus-luteum-Insuffizienz, *Amenorrhoe oder Oligomenorrhoe und in der Hälfte der Fälle mit einer Galaktorrhoe (die im allgemeinen später auftritt und nicht mit der Höhe des Prolaktinspiegels korreliert),* in folgenden Situationen gefunden:

- Bei einem *Prolaktinom:* Die Nachweisbarkeitsgrenze liegt bei einer kernspintomographischen Untersuchung bei 4 mm [5]. Die Zellmasse des Tumors korreliert mit dem Ausmaß der Prolaktinämie. Bis zu einem Drittel der Patientinnen mit Hyperprolaktinämie weisen derartige Tumoren auf [3]. Bei größeren Tumoren ist eine Überprüfung des Gesichtsfeldes notwendig. Neben den bildgebenden Methoden, wobei die Röntgen-Aufnahmen durch die Computertomographie und die Kernspintomographie in den Hintergrund gedrängt wurden, sind auch die *übrigen hypophysären Partialfunktionen* zu prüfen. II/3.
- Bei *Medikamenten,* welche die hypothalamische Dopaminsekretion hemmen oder Dopaminrezeptoren blockieren (Chlorpromazin, Haloperidol, Östrogene (Ovulationshemmer!) u. a.)
- Bei *suprasellären Tumoren* (→ Unterbrechung des Dopamintransports), Tumoren des Hypophysenvorderlappens, die in den suprasellären Bereich einwachsen, selbst aber kein Prolaktin produzieren, und
- Bei Hypothyreose mit vermehrter TRH-Sekretion.

Dazu besteht bei einer Hyperprolaktinämie die Möglichkeit der Ausscheidung von Prolaktin mit einem höheren Molekulargewicht («big prolactin», «big-big-prolactin») ohne biologische Wirkung [13] – Eine Behandlung ist in diesen Fällen nicht notwendig.

3.2 Therapie

Makroprolaktinome (Durchmesser > 10 mm), vor allem dann, wenn sie auf eine Prolaktinhemmerbehandlung nicht reagieren, sowie Hypophysentumoren ohne eigene Prolaktinsekretion (Kraniopharyngeom) und supraselläre Tumoren werden einer *neurochirurgischen Behandlung* zugeführt.

Mikroadenome und die funktionelle Hyperprolaktinämie, der meistens ebenfalls ein (noch) nicht erkanntes Mikroadenom zugrunde liegt, werden mit *Dopaminantagonisten* wie Bromocriptin (Pravidel®, Parlodel®) oder Lisurid behandelt (Dopergin®). – Nach neurochirurgischen Eingriffen kommen die Dopaminantagonisten je nach verbliebenem Resttumor zum Einsatz. Die postoperativen Erfolge werden bei günstiger Ausgangssituation mit 90 % der Fälle mit dem Verschwinden der Galaktorrhoe, und mit 60 % der Fälle mit Regulierung des Zyklus beziffert.

Wegen der häufigen Nebenwirkungen einer medikamentösen Therapie sollte einschleichend behandelt werden, besonders dann, wenn höhere Dosen notwendig werden (Therapieschema, Tab. 11 [24]).

Die *Normalisierung des Prolaktinspiegels* bei funktionellen Hyperprolaktinämien (und Mikroadenomen) kann mit 2,5–7,5 mg Bromocriptin in relativ kurzer Zeit erreicht werden, wobei sich eine Galaktorrhoe im allgemeinen nach 2 Wochen

Tabelle 11: Dosierungsschema für Bromocriptin (Parlodel®) mit steigender Dosierung.

	morgens	mittags	abends
1,25 mg (1/2 Tbl.) nachts vor dem Schlafen, Mahlzeit			x
2,5 mg (1 Tbl.) nachts vor dem Schlafen, Mahlzeit			x
2 x 2,5 mg (= 2 Tbl.) mit Mahlzeiten		x	x
3 x 2,5 mg (= 3 Tbl.) mit Mahlzeiten	x	x	x

– Intervall bis zur Dosissteigerung 5–8 Tage
– bei Nebenwirkungen noch länger

II/4.

zurückbildet und nach 12 Wochen gänzlich verschwindet. Die Ovarialfunktion stellt sich nach 4–8 Wochen wieder ein [4].

Wird die Therapie abgesetzt, kommt es erneut zur Hyperprolaktinämie.

Führt eine Prolaktinhemmerbehandlung nicht zur Ovulation oder zu einer Schwangerschaft, kann eine zusätzliche Behandlung mit Clomifen (im allgemeinen bei Hyperprolaktinämie ohne Erfolg) oder mit Gonadotropinen versucht werden, wobei durch die Dopaminantagonisten die Ansprechbarkeit auf diese Substanzen verbessert wird [14]. Auch eine direkte pulsatile Substitution mit GnRH ohne gleichzeitige Suppression der Prolaktinsekretion ist möglich [4]. *Vor jeder Stimulationsbehandlung ist jedoch ein Makroprolaktinom auszuschließen,* um nicht mit dessen Wachstumstendenz mit schwerwiegender Symptomatik (u. a. Gesichtsfeldausfälle bis zur bitemporalen Hemianopsie und völliger Erblindung) während einer eventuell eintretenden Schwangerschaft konfrontiert zu werden.

4. Auslösung der Ovulation

4.1 Clomifenbehandlung

Obwohl die Substanz schon sehr lange im Handel ist (wir haben die durch Clomifen evozierten ovulatorischen Vorgänge am Ovar bereits 1962 per laparoscopiam beobachtet und dokumentiert [21]), ist die Wirkung nicht restlos geklärt. *Clomifen ist ein Antiöstrogen.*

Für die Wirkung sind ausreichende endogene Östrogenspiegel und eine basale Gonadotropinsekretion notwendig. Durch kompetitive Verdrängung der endogenen Östrogene, infolge der strukturellen Ähnlichkeit mit Diäthylstilbestrol, an den hypothalamischen, hypophysären und peripheren Rezeptoren wird ein erniedrigter endogener Steroidspiegel vorgetäuscht und durch eine vorübergehende Blockierung des negativen Östrogenfeedbacks eine vermehrte hypothalamische und hypophysäre Stimulation induziert. Es kommt zur Follikelreifung, Ovulation und zur Bildung eines Corpus luteum.

Clomifen kann stark *antiöstrogene Eigenschaften* entwickeln, so z. B. erkennbar an einem schlechten Zervix-Score mit ungenügender Mukusbildung und Spinnbarkeit (Dysmukorrhoe). Ursache dafür könnte neben der hohen Affinität von Clomifen an die Östrogenrezeptoren in der Zervix und/oder dessen lange Verweildauer sein [3]. Dies macht u. U. eine Substitution nach Beendigung der Clomifenmedikation mit bis zu 100 µg Äthinylöstradiol (z. B. Progynon C®) bis zum 14. Zyklustag nötig (Cave: neg. Feedback!), ist aber umstritten [16]. – Bevor jedoch in weiteren Behandlungszyklen eine Dosissteigerung vorgenommen wird, ist ein genaues Monitoring mit sonographischer Follikelkontrolle und die Ermittlung des präovulatorischen Östrogenspiegels vonnöten. Eine von uns bereits 1966 beobachtete Vierlingsschwangerschaft war die Folge des fehlenden Monitorings bei hohen Clomifengaben ohne zwischenzeitliche Pausen [22].

> Dosierung: Clomid®, Dyneric®, Pergotime® (Clomifenzitrat): ab 5. Zyklustag 50 mg (evtl. steigernd auf 100 oder 150 mg)/tägl./5 Tage

Die Ovulation tritt oft verspätet auf. Sie kann auch mit 5.000 – (10.000) IE HCG induziert werden, falls Clomifen allein nicht genügt und eine normale Follikelreifung vorliegt. Dabei gelten für den Zeitpunkt der Auslösung ähnliche Kriterien wie bei der HMG/HCG-Behandlung, wobei allerdings ein Follikeldurchmesser > 20 mm verlangt wird [16].

Als Nebenwirkungen sind u. a. gelegentlich Hitzewallungen und Schweißausbrüche (antiöstrogener Effekt) zu verzeichnen. Eine Stimulation multipler Follikel ist öfters bei hyperandrogenämischen Frauen bzw. bei einem PCO-Syndrom zu beobachten. Die resultierenden Luteinzysten bilden sich jedoch meistens spontan zurück.

Die Ovulationsrate wird mit 60–80 % der behandelten Patientinnen, die eingetretenen Schwangerschaften mit 20–40 % angegeben. Mehrlingsschwangerschaften werden in 8 % beobachtet [4].

4.2 Epimestrol, Cyclofenil

Epimestrol, als synthetisches Derivat des natürlichen Östriols mit äußerst schwacher östrogener Wirkung, wirkt offensichtlich auf hypothalamisch-hypophysärer Ebene mit einem Anstieg von LH und FSH. Schwangerschaftsraten: ca. 20 % (Erfolge nur bei erhaltener basaler Gonadotropinsekretion); keine Überstimulationen, keine periphere Wirkung auf den Zervix-Score (im Gegensatz zu Clomifen).

Dosierung: 5–10 mg/tägl. (Stimovul®) vom 5.–14. Zyklustag

Cyclofenil, strukturell sowohl mit Diäthylstilböstrol als auch mit Clomifen verwandt, führt ebenso zur Ausschüttung der hypophysären Gonadotropine.

Dosierung: 3 mal 200 mg Fertodur® oder Sexovid® tägl./5 Tage, ab 5. Zyklustag

Gelegentlich können auch Clomifenversager auf Cyclofenil ansprechen, was auf die fehlende periphere, antiöstrogene Wirkung (Zervix-Score!) zurückgeführt werden kann.

4.3 Gonadotropine

Die HMG-HCG-Behandlung ermöglicht eine Stimulation der Ovarien auch bei fehlender basaler Gonadotropinsekretion und wird in den Fällen eingesetzt, in denen mit anderen «Ovulationsauslösern» keine Ovulation erzeugt werden kann.

Außerdem ist die HMG-HCG-Behandlung in die «In-vitro-Fertilisation», in die Inseminationsbehandlung und bei GIFT («gamete intrafallopian transfer») u. a. zur Koordination des Behandlungsablaufs und zur Erzeugung mehrerer Follikel integriert.

Bei der hypergonadotropen Ovarialinsuffizienz ist keine Wirkung zu erwarten (Ausnahme: «resistant ovary-syndrome»). Schwere hypothalamische Amenorrhoen können bei intakter hypophysärer Reaktion mit der pulsatilen GnRH-Therapie angegangen werden.

II/4.

Voraussetzungen für die Durchführung einer Gonadotropintherapie sind die «Erfahrung» des Therapeuten, die Möglichkeiten zur exakten fortlaufenden Follikulometrie und Östradiolbestimmung. – Nur die Anwendung der niedrigst möglichen Dosierung minimiert das Risiko einer Überstimulation, die sich in Luteinzystenbildungen und Mehrlingsschwangerschaften äußert. Die exzessive Überstimulation kann bedrohliche Ausmaße annehmen und sogar letal enden. Sie geht mit groß-volumigen Ovarialzysten, die den Abdominalraum ausfüllen, mit Aszites und Pleuraerguß und Störung der Elektrolyt- und Flüssigkeitsbilanz einher. – Im allgemeinen können diese Nebenwirkungen konservativ beherrscht werden. Operative Interventionen werden nötig bei Zystenruptur, Stieldrehung oder bei einer intraperitonealen Blutung.

Je nach Überwachungsintensität «und Interpretation der Überwachungsparameter» schwankt die *Mehrlingsschwangerschaftsrate* zwischen 15 % und 40 %.

Bei höhergradigen Mehrlingsschwangerschaften haben sowohl der Arzt wie die Eltern eine schwere *Entscheidungsverantwortung.* Die wesentlichen Fragen, mit denen man sich rechtzeitig auseinanderzusetzen hat, sind:

a) Ist man bereit, das damit zusammenhängende Risiko zu tragen?
b) Stimmt man einem Schwangerschaftsabbruch wegen der stark eingeschränkten Überlebenschance (> 3 Embryonen) zu?
c) Kann man einer *selektiven Embryoreduktion zustimmen,* um damit die mütterlichen Risiken zu senken und die Chance für ein gesundes Überleben der verbleibenden Feten zu erhöhen?

Diese Entscheidungen können nur unter Abwägung aller ethisch, moralisch (moral-theologisch) und rechtlich relevanten Gesichtspunkten getroffen werden.

Um jedoch nicht von vornherein in diese «Entscheidungsverantwortung» miteingebunden zu werden, ist bei mehr als drei (reifen) Follikeln ein Abbruch der Behandlung vorzusehen.

II/4. Auch bei korrekt durchgeführter Behandlung ist jedoch eine Überstimulation möglich. Patientinnen und Partner sind jedenfalls vor Behandlungsbeginn dementsprechend aufzuklären.

Seit 1986 sind bereits mehrfach Publikationen zu diesem Thema erschienen, ein Thema, das auch außerhalb der Reproduktionsmedizin großes Medieninteresse erweckt.

Die *Dosierung ist individuell* und richtet sich nicht nach einem starren Schema (siehe z. B. Behandlungsschema mit Clomifen und HMG (Abb. 2)).

Im ersten Behandlungszyklus verabreicht man ab 3.–5. Tag nach Beginn einer spontanen bzw. induzierten Blutung je eine Ampulle HMG (Pergonal®, Humegon® mit je 75 IE FSH und 75 IE LH, gewonnen aus menschlichem Menopausenurin). Die Dosierung wird vorerst niedrig gehalten, um wenn möglich eine multifollikuläre Ovarreaktion zu verhindern.

Bei der ersten Kontrolle am 7. Zyklustag wird die Reaktion durch den Östradiolspiegel und mit Ultraschall überprüft. Ist der Östradiolspiegel noch niedrig und ist im Ultraschall noch kein größerer Follikel erkennbar, wird die Dosis auf 1,5 oder 2 Ampullen erhöht. Die Kontrollintervalle in der aktiven Phase der Follikelreifung sind kürzer anzusetzen, um einerseits den richtigen Zeitpunkt der Ovulationsauslösung zu erfassen und andererseits das Überstimulationsrisiko zu minimieren [18]. – Ein Abbruch der Stimulation empfiehlt sich bei drei und mehr Follikeln mit einem Durchmesser von > 16 mm.

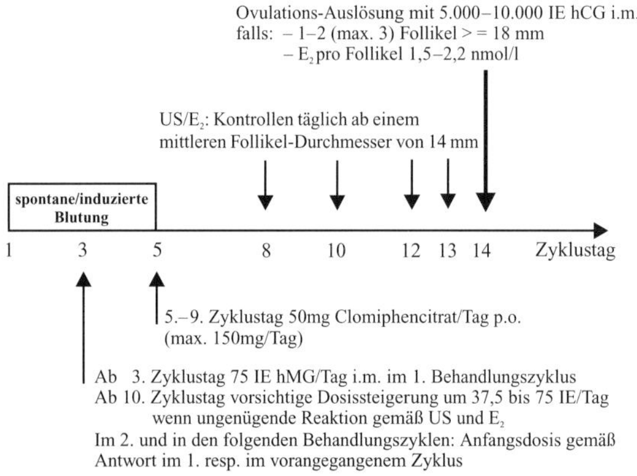

Abbildung 2: Überwachungsprotokoll der Clomiphencitrat- und HMG-Stimulationstherapie an der UFK Bern (n. Birhäuser M).

Ovulationsauslösungstermin: 1 bis max. 2 reife Follikel (18–20 mm Durchmesser im Ultraschall). Östradiolspiegel nicht über 600 pg/ml pro Follikel.

Die *Ovulationsauslösung* erfolgt mit 5.000–10.000 IE HCG (Pergonal®, Profasi®)

Die Lutealphase wird ebenfalls in regelmäßigen Abständen überwacht. Sind keine Überstimulationszeichen auszumachen, wird die Lutealphase meistens gestützt mit HCG (in verschiedenen Abständen und mit verschiedener Dosierung, z. B. 1–2 mal 5000 IE HCG am 5. und 8. Tag nach der Auslösung). Alternativ wird Progesteron empfohlen, z. B. Utrogestan® (100 mg morgens und 200 mg abends über mehrere Tage, oral oder vaginal (möglich)).

Die Erfolgsrate einer Gonadotropinbehandlung beträgt zwischen 11% und 60 %, bezogen auf die Anzahl lebender Kinder [4].

Mit der gleichzeitigen Verabreichung von *Wachstumshormonen* und Gonadotropinen kann bei Patientinnen, die sehr hohe Gonadotropinmengen zur Ovulationsauslösung benötigen, die erforderliche Gonadotropinmenge reduziert werden. Wachstumshormone spielen offenbar eine permissiv-modulierende Rolle bei der ovariellen Antwort auf Gonadotropine.

Eine *Supression der endogenen Gonadotropinsekretion* mit Hilfe von GnRH-Analoga (Decapeptyl®, Zoladex®) ist in Kombination mit HMG/HCG dann zu empfehlen, wenn unter alleiniger HMG-Behandlung eine vorzeitige Luteinisierung und Ruptur eines unreifen Follikels beobachtet wird.

Inzwischen sind auch *reine FSH-Präparationen* verfügbar (Metrodin® à 75 IE FSH), die sich besonders bei der Ovulationsinduktion beim PCO-Syndrom eignen, um bei der bereits gestörten LH/FSH-Ratio nicht noch zusätzlich LH zuführen zu müssen [19].

4.4 GnRH

Die synthetische Herstellung von GnRH und analoger Substanzen hat die *Behandlungsmöglichkeiten hypothalamischer Störungen* beträchtlich erweitert.

Mit der *kontinuierlichen Anwendung* kann im Sinne einer Down-Regulation eine Funktionsruhe der

Hypophyse induziert werden, während mit der *pulsatilen Verabreichung* die Gonadotropinsekretion stimuliert wird. Da die Rückkoppelungsmechanismen zwischen Hypophyse und Ovar erhalten bleiben, sind Überstimulierungen selten.

> Mit einer elektronisch gesteuerten Minipumpe (Zyklomat®) werden in bestimmten Abständen (optimal alle 90 Minuten) Dosen von 2,5 bis zu 20 µg GnRH i. v. oder s. c. pro Impuls abgegeben. – Dauer der Applikation evtl. bis zu 50 Tagen [4].

Die Ovulation kann wie bei einem normalen Zyklus durch endogen stimuliertes LH oder zusätzlich durch HCG ausgelöst werden.

Die Erfolgschancen mit einer pulsatilen GnRH-Applikation sind mit Schwangerschaftsraten bis zu 44 % im ersten Zyklus recht günstig [20].

5. Weitere Sterilitäts-Ursachen

Neben den endokrinen Ursachen sind weitere Faktoren wie *Zervix, Uterus und Tuben* in die Beurteilung miteinzubeziehen, ganz abgesehen von der männlich Sterilität (ein Drittel der Fälle) oder den gemischten Ursachen.

Die Behandlung der *männlichen Sterilität* ist heute weitgehend in die Hände von Spezialisten übergegangen, und die alleinige Beurteilung von Spermienzahl und -mobilität genügt schon längst nicht mehr. Zudem haben komplizierte Methoden der Reproduktionsmedizin in die Behandlung schwerer männlicher Fertilitätsstörungen Eingang gefunden.

Die Therapie *zervixfaktorbedingter Sterilität* beschränkt sich vor allen auf die Dysmukorrhoe und die immunologisch bedingte Sterilität, die z. B. mit einer intrauterinen Insemination angegangen werden kann.

Bei der *uterinen Sterilität* stehen die Fehlbildungen an erster Stelle, wobei die häufigste Form, der Uterus bicornis, z. B. mit einer Metroplastik erfolgreich therapiert werden kann. – *Hysteroskopische (und pelviskopische) Eingriffe* verdrängen jedoch zunehmend die abdominalen Operationsverfahren. – Uterusmyome als Sterilitätsursache können teilweise sowohl pelviskopisch wie eventuell zur vorübergehenden Größenreduktion mit GnRH-Analoga behandelt werden.

Die *tubare Sterilität* ist heute zur pelviskopischen Domäne geworden (s. Kap. IX/1.2.2), mit Ausnahme der Fälle, bei denen eine End-zu-End-Anastomose mikrochirurgisch erstellt werden muß (Stat. nach Tubenligatur).

II/Lit.

Literaturhinweise

1 Insler V, Belmed H, Eichenkrenver I et al (1972) The cervical score – a simple semiquantitative method for monitoring the menstrual cycle. Obstet Gynecol Survey 10:233

2 Insler V, Lunefeld B (1977) Diagnose und Therapie endokriner Fertilitätsstörungen der Frau. Grosse. Berlin

3 Kaiser R, Leidenberger F (1991) Hormonbehandlung in der gynäkologischen Praxis. Thieme. Stuttgart-New York

4 Baltzer J, Mickan H (1994) Gynäkologie. Thieme. Stuttgart-New York S 138

5 de Geyter Ch, Schneider HPG (1994) Ovarielle Funktionsstörungen bei weiblicher Sterilität. In Wulf KH, Schmidt-Matthiesen H (Hrsg) Endokrinologie und Reproduktionsmedizin III. Urban & Schwarzenberg. München-Wien-Baltimore S 185

6 Mauvais-Jarvis P, Kutten F, Mowszowicz J (1981) Hirsutism. Springer. Berlin

7 Barbieri RL, Ryan KJ (1983) Hyperandrogenism, insulin resistance, and acanthosis nigricans syndrome: a common endocrinopathy with distinct pathophysiologic features. Am J Obstet Gynecol 147:90

8 Nestler JE, Powers LP, Matt DW et al (1991) A direct effect of hyperinsulinemia on serum sex hormone-binding globulin levels in obese woman with the polycystic syndrome. J Clin Endocr 72:83

9 Homburg R, Pariente C, Lunenfeld B, Jacobs S (1992) The role of insulin-like growth factor (IGF-1) and IGF-1 binding protein 1 in the pathogenesis of polycystic ovary syndrome. Hum Reprod 7:1379

10 Adashi EY, Resnik CE, D'Ercole J et al (1985) Insulin-like growth factors of intraovarian regulators of granulosa cell growth and function. Rev 6:400

11 Stewart PM, Beastall GH, Shackleton CHL (1990) 5 alpha-reductase activity in polycystic ovary syndrome. Lancet I:431

12 Wang CF, Gemzell C (1980) The use of Gonadotropin for the induction of ovulation in woman with polycystic ovarian disease. Fertil Steril 33:479

13 Whittaker PG, Wilcox T, Lind T (1981) Maintained fertility in a patient with hyperprolactinämie due to big-big prolactin. J Clin Endocrin 53:863

14 Kauppila A, Martikainen H, Puistola U et al (1988) Hyperprolactinemia and ovarian function. Fertil Steril 49:437

15 Spörri St, Hänggi W, Birkhäuser MH (1994) Komplikationen der Sterilitätsbehandlung. Therapiewoche Schweiz 10:284

16 Hepp H (1994): pers. Mitteilung des Lektors

17 Weise H Ch (1991) Durchführung und Überwachung der Gonadotropintherapie. In Lehmann F, Breckwoldt M (Hrsg) Gonadotropine. Enke. Stuttgart S 50

18 Lunenfeld B (1991) Ergebnisse der Gonadotropintherapie. In Lehmann F, Breckwoldt M (Hrsg) Gonadotropine. Enke. Stuttgart S 58

19 Birkhäuser M (1991) Ovarielle Stimulation mit einem «reinen» FSH-Präparat beim polyzystischen Ovarsyndrom. In Lehmann F, Breckwoldt M (Hrsg) Gonadotropine. Enke. Stuttgart S 31

20 Leyendecker G, Wildt L (1991) Die pulsatile GnRH-Therapie der hypothalamischen Amenorrhoe. In Lehmann F, Breckwoldt M (Hrsg) Gonadotropine. Enke. Stuttgart S 21

21 Hochuli E (1964) Clomiphene (MRL-41), eine wirksame Substanz zur Ovulationsauslösung. Geburtsh Frauenheilkd 24:457

22 Hochuli E, Fankhauser B (1967) Vierlingsgravidität und -geburt nach Clomiphenbehandlung; ein kasuistischer Beitrag. Geburtsh Frauenheilkd 27:1044

23 Robinson S, Rodin DA, Deacon A et al (1992) Which hormone tests for the diagnosis of polycystic ovary syndrome? Brit J Obstet Gynaecol 99:232

24 Staub JJ, Althaus B, Wiggli U, Gratze O (1983) Medikamentöse Therapie der Hyperprolactinämie und der Akromegalie. Schweiz Med Wochenschr 113:733

III Klimakterium und Senium

Während der letzten hundert Jahre hat sich die Lebenserwartung der Frau fast verdoppelt, sie beträgt derzeit rund 80 Jahre. Der Zeitpunkt des Eintritts der Menopause hat sich hingegen nur wenig verändert, er liegt etwa um das 50. Lebensjahr (Abb. 3) [51]. Über ein Drittel des weibli-
III/1. **chen Lebens ist somit durch einen latenten Mangel an ovariellen Steroidhormonen gekennzeichnet.**

1. Einleitung

Die physiologischen und pathophysiologischen Auswirkungen von Klimakterium und Senium auf den weiblichen Körper sind schon seit längerer Zeit Gegenstand intensiver Forschungen. Eine adäquate Betreuung dieser Lebensphase der Frau durch Umsetzung von Ergebnissen der Forschung in gezielte prophylaktische und therapeutische Maßnahmen ist nicht nur ein humanes Anliegen, sondern stellt auch eine wichtige gesundheitspolitische Aufgabe dar [35]. Die gesellschaftliche Dimension ergibt sich aus der Tatsache, daß in der industrialisierten Welt etwa 40 % der Frauen über 40 Jahre alt sind und zwei Drittel von ihnen unter klimakterischen Beschwerden bzw. unter deren Folgeerscheinungen leiden [1, 27, 29, 31, 33, 36, 45, 51].

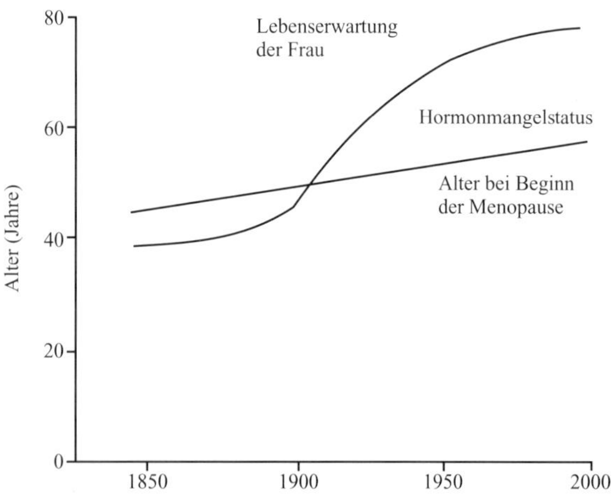

Abbildung 3: Veränderungen von Lebenserwartung und Menopausenalter während der letzten 150 Jahre.

2. Definitionen und Zeitabläufe

Der Begriff Klimakterium steht für jenen Zeitraum im Leben der Frau, in dem der Übergang von der reproduktiven Phase in die Periode der hormonellen Ruhe der Keimdrüsen stattfindet (Abb. 4).

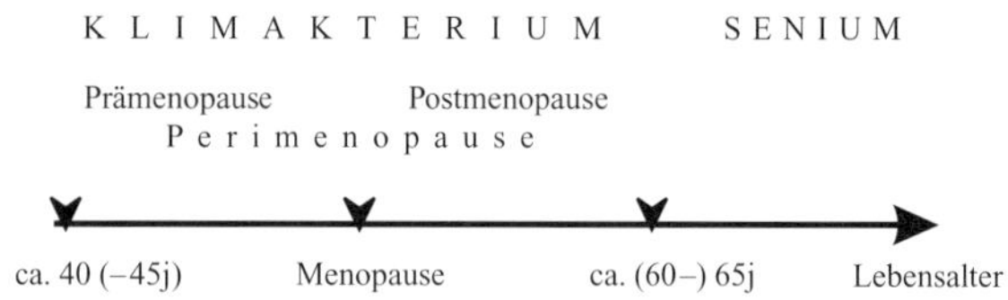

Abbildung 4: Definitionen und Zeitabläufe (Klimakterium und Senium).

Zeitlich liegt dieser Lebensabschnitt etwa zwischen dem 40. und 65. Lebensjahr. Eine wichtige Zäsur während dieser Lebensphase markiert die *Menopause,* die letzte vom Ovar gesteuerte, uterine Blutung. Da, entsprechend ihrer Definition, die Menopause von einem blutungsfreien Intervall von zumindest einem Jahr gefolgt sein muß, kann der Zeitpunkt ihres Eintrittes immer nur rückblickend festgelegt werden.

Der Zeitabschnitt vor der Menopause, der bereits durch vegetative Beschwerden und/oder Blutungsstörungen gekennzeichnet sein kann, wird als *Prämenopause* bezeichnet, der Zeitraum ab einem Jahr nach der Menopause als *Postmenopause.* Im weiteren werden eine frühe und eine späte Prä- bzw. Postmenopause unterschieden.

Die sogenannte *Perimenopause* umfaßt die späte Prämenopause, die Menopause und die frühe Postmenopause.

Etwa um das 65. Lebensjahr beginnt das *Senium* (Abb. 4).

3. Physiologie (Endokrinologie) des Klimakteriums (Tab. 12)

Die Ursache für das Eintreten des Klimakteriums ist eine zunehmende Erschöpfung der Eierstockfunktion durch Atresie der Follikel.

Zu Beginn der Prämenopause ist die weitaus größte Zahl der in den Ovarien zum Zeitpunkt der Pubertät vorhandenen 300.000 bis 500.000 Primordialfollikel bereits degeneriert (Abb. 5) [61].

Tabelle 12: Normwerte der Sexualhormone bei der Frau (Konzentration im Serum pg/ml).

	Frühe Follikelphase	präovulatorisch	Lutealphase	Postmenopause
17β-Östradiol	25–75	300–600	150–250	5–15
Östron	30–60	100–200	80–160	20–50
Östriol	10–30	20–30	15–25	7–10
Progesteron	200–400	800–3000	8000–20000	100–200
Testosteron	200–400	300–500	250–400	250–400
freies Testosteron	0.7–3.8			0.6
Dehydroepiandrosteron-sulfat (DHEA-S) ng/ml	1200–3000			110–610
Androstendion	900–2800			400–1800

III/3.

Da die endokrinen Funktionen von Hypothalamus und Hypophysenvorderlappen jedoch weiter erhalten bleiben, resultiert aus der zunehmenden Erschöpfung der Ovarialfunktion, die sich initial in einer *Abnahme von Inhibin*, einem in den Granulosazellen des reifen Follikels gebildeten Proteohormons, ausdrückt, vorerst ein *Anstieg des Follikel-stimulierenden Hormons (FSH)* im Serum auf das 5–20fache des Ausgangswertes (Abb. 6) [26, 51]. Im weiteren kommt es auch zu einem, graduell allerdings geringeren *Anstieg der Serumwerte für das luteinisierende Hormon (LH)*. Der LH/FSH- Quotient, dessen Wert während der reproduktiven Phase etwa 1 beträgt, nimmt demzufolge schon in der frühen Prämenopause ab; Werte von unter 0,7 signalisieren den Beginn des Klimakteriums.

Als Ergebnis der Rückbildung des Follikelapparates geht die *Ansprechbarkeit der Ovarien auf hypophysäre Reize verloren, und die Synthese der ovariellen Steroidhormone nimmt ab.* Hormonale Kriterien für den Eintritt der Menopause sind Östron-(E1-)Werte im Plasma von unter 40 pg/ml bzw. Östradiol-(E2-)Werte von unter 20 pg/ml (Abb. 6) [26, 51].

Erst nach dem 60. Lebensjahr läßt dann auch die Androgenproduktion, die zuletzt vor allem noch in der Nebennierenrinde erfolgte, nach (Andropause). Die anabolen Hormonwirkungen reduzieren sich auf ein Minimum. Da auch die Sekretion von *Wachstumshormon* weitgehend sistiert, entsteht eine stark katabole Situation, die Alterungsprozesse schreiten rasch fort.

3.1 Prämenopause

In der frühen Prämenopause, die bei manchen Frauen schon vor dem 40. Lebensjahr beginnt, nimmt einerseits die Zahl der Follikel in den Ovarien drastisch ab, andererseits entwickeln sich die noch vorhandenen Primordialfollikel nur mehr selten weiter; trotz reaktiv erhöhter Serumkonzentration von FSH kommt es immer häufiger zum Ausbleiben von Ovulation und Gelbkörperbildung.

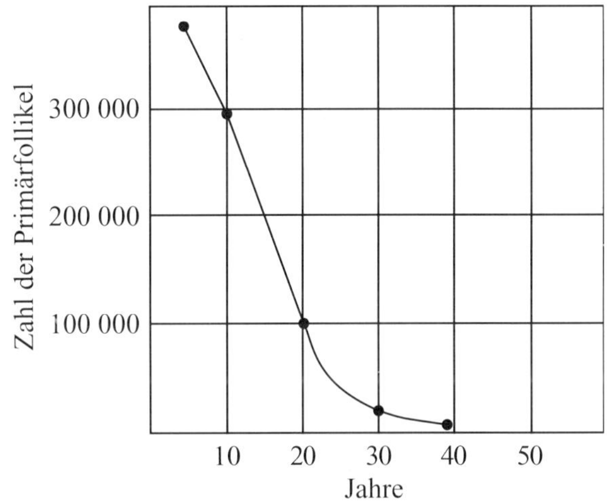

Abbildung 5: Abnahme der Gesamtzahl der in beiden Ovarien vorhandenen Primärfollikel mit dem Alter.

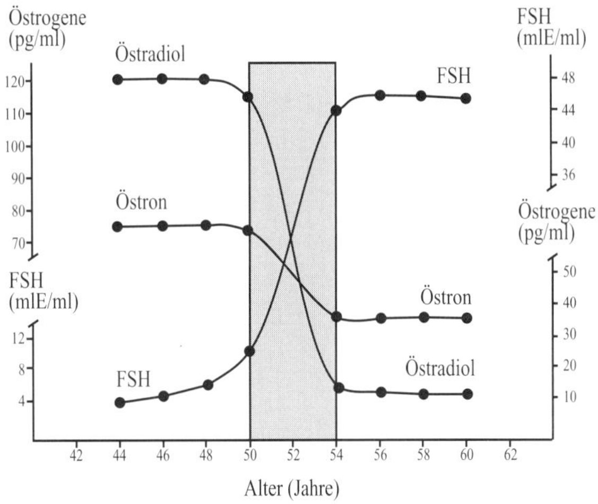

Abbildung 6: Medianwerte der Serumkonzentrationen von E1, E2 und FSH zwischen dem 44. und 60. Lebensjahr (nach [51]).

Die frühe Prämenopause ist somit in erster Linie durch einen Mangel an Gelbkörperhormon (Progesteron) gekennzeichnet (Abb. 7), es besteht vorerst eine relative Dominanz der Östrogene (Östradiol und vor allem Östron).

III/4.

3.2 Perimenopause

Die Produktion der Östrogene in den Ovarien läuft physiologischerweise in zwei Stufen ab: der erste Schritt besteht in der Synthese von Androgenen (C19-Steroidhormone), diese werden dann sekundär in den Follikeln in Östrogene (C18-Steroide) umgewandelt. Als Ausdruck der zunehmenden *Erschöpfung des Follikelapparates* während der Perimenopause findet diese Umwandlung nur noch in reduziertem Maße statt. Es resultiert ein *Absinken der Östrogenspiegel* im Blutserum. Hingegen werden in den Ovarien auch nach der Menopause noch durch viele Jahre hindurch *Androgene* gebildet (Abb. 7).

Die relative Hyperandrogenämie findet ihren Ausdruck in den typischen, klimakterischen Androgenisierungserscheinungen.

3.3 Postmenopause

Während der Postmenopause spielen als Bildungsort für Östrogene vorwiegend die Nebennierenrinde und in zunehmendem Maße auch *extra-glanduläre Produktionsstätten* eine wichtige Rolle (Abb. 8). Vor allem im subkutanen Fettgewebe erfolgt durch Aromatisierung der C19- in C18-Steroide eine *Konversion von Androstendion in Östron (E1) und von Testosteron in Östradiol (E2).*

	Klimakterium			Senium
	Prä-Menopause	Peri-Menopause	Post-Menopause	
Östrogene	=	↓	↓ (⇊)	⇊
Progesteron	↓	⇊	⇊	⇊
Gonadotropine (bes. FSH)	↑	⇈	⇈	↑
Androgene	=	↑	= (↑)	↓
Wachstumshormon	↓	↓	⇊	⇊

Abbildung 7: Auswirkungen von Klimakterium und Senium auf endokrine Parameter.

Die Umwandlungsrate steigt im Alter mit Gewicht und Menge des Fettgewebes an; adipöse Frauen weisen schon primär eine höhere Androgen-Syntheserate in der NNR auf.

Ab etwa dem 60.–65. Lebensjahr kommt dann der Eintritt in die *Andropause*.

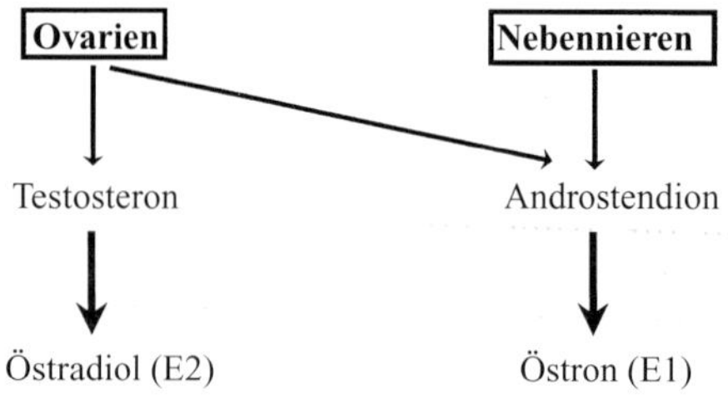

Abbildung 8: Ursprung der endogenen Östrogene im Klimakterium (extra-glanduläre Synthese).

4. Hormondiagnostik (s. auch unter 3. und 6.1.1)

Die Abnahme der Ovarialfunktion kann durch *quantitative Bestimmungen von FSH* und, mit gewissen Einschränkungen, *von Östradiol (E2) im Blutserum* nachgewiesen werden (Abb. 6).

Bei Bewertung der Serum-Östradiolspiegel ist zu berücksichtigen, daß die E2-Produktion in der Perimenopause beträchtlichen Schwankungen unterliegt. Neben der Bestimmung von FSH und Östradiol empfiehlt sich eine *Kontrolle des Prolaktin-(HPRL-)Spiegels,* da eine Hyperprolaktinämie eine Ruhigstellung der Ovarien mit Auftreten von «Wechselbeschwerden» zur Folge hat. Nicht zuletzt ist eine *Evaluierung der Schilddrüsenfunktion* angezeigt, da sowohl Unterfunktion als auch Überfunktion zu Symptomen führen können, die als klimakterisch bedingt interpretiert werden.

5. Vegetative und somatische Auswirkungen (Abb. 9)

Das Klimakterium ist als «natürliches Ereignis mit potentiell krankhaften Folgen» zu bezeichnen.

Sexualhormone erfüllen nicht nur generative Funktionen, sondern sie sind auch für das Psycho-Vegetativum und als Wachstums-, Zellteilungs- und Stoffwechsel-Hormone für zahlreiche Körperfunktionen von Bedeutung.

Prämenopause Postmenopause

Perimenopause

vegetatives Menopausen Syndrom

organisches Menopausen Syndrom

Abbildung 9: Auswirkungen des Mangels an Sexualsteroiden.

Die einzelnen Phasen des Klimakteriums sind durch typische, ganz unterschiedliche Beschwerdebilder charakterisiert. Während die *Prämenopause und die frühe Postmenopause vor allem durch vegetative Beschwerden gekennzeichnet* (Tab. 13 [40]) sind, treten *organische Östrogenmangelsymptome zumeist erst peri- bzw. postmenopausal* als Folge der mangelnden östrogenen Stimulation der peripheren Zielorgane auf (Abb. 9). Zur individuellen Bewertung dieser Symptome bietet sich die Verwendung von sogenannten *Menopause-Scores* an. Historische Bedeutung kommt dem sogenannten *Kupperman-Index* zu [30], der in letzter Zeit durch neuere Bewertungsskalen abgelöst wurde [23, 40].

Tabelle 13: Klimakterische Beschwerden (Auswertung des Krankengutes einer «Wechselambulanz» entsprechend Klimax-Score).

79 %	Hitzewallungen mit Schweißausbrüchen
78 %	Schlafstörungen
16 %	Depression, psych. Alteration
61 %	Nervosität
51 %	Reizbarkeit
57 %	Schwäche, Müdigkeit
43 %	Libidoverminderung
46 %	vaginale Trockenheit, Brennen, Pruritus
41 %	Palpitation, Tachykardie, Herzbeschwerden
37 %	Brustspannen
45 %	Schwindel
49 %	Parästhesien
49 %	Muskelschmerzen
44 %	Kopfschmerzen
68 %	Gelenkbeschwerden
58 %	Hauttrockenheit
40 %	Augenbeschwerden

5.1 Vegetatives Menopausensyndrom

Als charakteristisch für die Prämenopause gelten vasomotorische und neurovegetative Symptome, die in erster Linie durch die Fluktuationen der Östrogenspiegel bedingt sind.

Unser Wissen um die Zusammenhänge zwischen einem Mangel an Sexualsteroiden und Störungen des Vegetativums hat in den letzten Jahren beträchtlich zugenommen [27, 29]. Östrogene stabilisieren das vegetative Nervensystem in den hypothalamischen Zentren in Richtung Parasympatikotonus. Gestagene modifizieren die verschiedenen Östrogenwirkungen.

Im einzelnen bestehen *kausale Zusammenhänge zwischen den Östrogenen und den Neurotransmittern Serotonin und Noradrenalin bzw. den endogenen Opiaten.* E2 stimuliert die Bildung von Serotonin und verzögert den metabolischen Abbau von Noradrenalin. Bei Hypoöstrogenämie kommt es, bedingt durch die gestörte Aktivität der Neurotransmitter und der Katecholamine, zur zentralen Enthemmung vegetativer Steuerungsmechanismen für Kreislauf und Wärmeregulierung, woraus die typischen klimakterischen, vasomotorischen und neurovegetativen Beschwerden mit Hitzewallungen, Schweißausbrüchen und Durchblutungsstörungen bzw. Beeinträchtigung des Tiefschlafes und des Traumschlafes resultieren. Außerdem nimmt die Bildung von Melatonin ab. Da *Melatonin* ein wichtiger Regulator des Schlafrhythmus ist, ergibt sich bei Verminderung der Serumkonzentration dieses Epiphysenhormons ein weiterer Faktor für Schlaf- und damit Befindlichkeitsstörungen im Klimakterium. III/5.

Nicht zuletzt wird durch E2 und durch Progesteron die Bildung endogener Opiate, insbesondere von *Beta-Endorphin* angeregt. Ein Mangel an Sexualsteroiden resultiert daher in Veränderungen der Stimmungslage mit Überempfindlichkeit und Ängstlichkeit. Stärke und Häufigkeit der klimakterischen Beschwerden nehmen von der Prämenopause zur Menopause hin zu und erreichen ihren Höhepunkt etwa 3 Jahre postmenopausal [29].

Alle diese dem klimakterischen Symptomkreis zugeordneten Beschwerden können allerdings auch im Rahmen anderer Zustandsbilder auftreten. Differentialdiagnostisch kommen vor allem die vegetative Dystonie, Über- und Unterfunktionen der Schilddrüse, neurotische Krankheitsbilder, Herz-Kreislauf-Erkrankungen sowie eine larvierte endogene Depression in Frage. Wenn sich diese Beschwerden durch Östrogentherapie nicht beseitigen lassen, muß die Diagnose Klimakterium hinterfragt werden.

Die vegetativen Beschwerden in der Perimenopause sind nicht selten Spiegelbild einer unzureichenden, psychischen Verarbeitung der Vorgänge während dieser Lebensphase, wobei oft auch soziale Momente eine bedeutende Rolle spielen.

All diese Umstände sind zuletzt auch für die *negativen bzw. hemmenden Auswirkungen des Klimakteriums auf die Sexualität* mitverantwortlich.

5.2 Organisches Menopausensyndrom

5.2.1 Zyklusstörungen

Erste Anzeichen für eine beginnende Ovarialinsuffizienz mit verminderter Produktion von Steroidhormonen sind *Zyklusstörungen.*

III/5. Durch erhöhte Sekretion von FSH in der ersten Zyklushälfte reifen die Follikel rascher heran. Diese Beschleunigung der Follikelphase führt zu einer Verkürzung der *Zyklen* (Abb. 10 [57]); diese sind in der Mehrzahl vorerst noch ovulatorisch. Im weiteren kommt es dann immer häufiger zum *Ausbleiben von Ovulation und Gelbkörperbildung.* Der *Mangel an Progesteron* findet sein Korrelat in einer *Zyklusverlängerung* (Abb. 10), das Endometrium wird nur unzureichend transformiert, woraus *Endometriumhyperplasien mit irregulären Blutungen* resultieren.

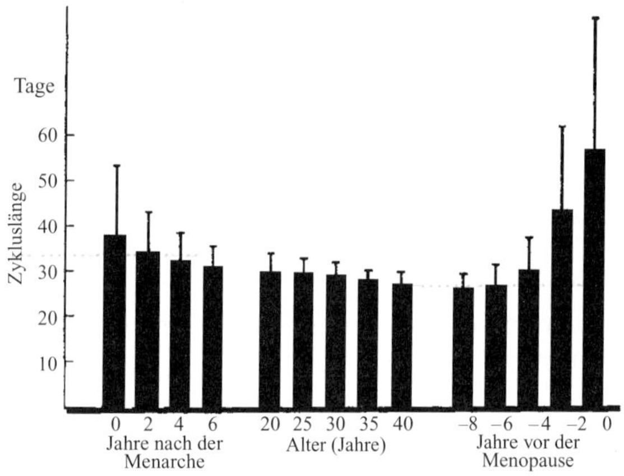

Abbildung 10: Durchschnittliche Zykluslänge während des fertilen Lebensabschnittes.

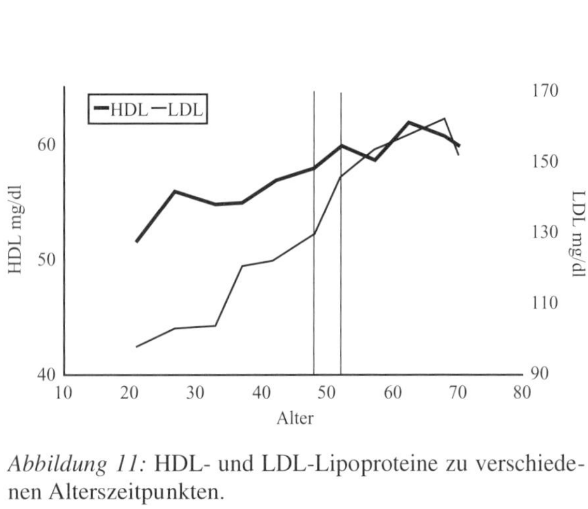

Abbildung 11: HDL- und LDL-Lipoproteine zu verschiedenen Alterszeitpunkten.

5.2.2 Stoffwechselveränderungen und Auswirkungen auf das Herz-Kreislauf-System

Durch Absinken der E2-Produktion während des weiteren Verlaufs des Klimakteriums wird in der Leber nur mehr in vermindertem Ausmaß die Bildung von *SHBG* stimuliert, womit der Anteil an freien, biologisch wirksamen Androgenen im Blutserum ansteigt. Als Folge der *Hyperandrogenämie* kommt es in der Perimenopause nicht selten zum Auftreten von *Androgenisierungserscheinungen* wie z. B. Hirsutismus, Seborrhoe und Haarausfall. Auch ändert sich die Fettverteilung zum männlichen Phänotyp hin. Eine weitere Folge der Hyperandrogenämie besteht in der zunehmenden Entwicklung einer *Insulinresistenz mit Prädisposition zur Entstehung von Altersdiabetes und Hypertonie.*

Klinisch relevant sind die Auswirkungen des Klimakteriums auf den *Lipidstoffwechsel* [2, 8, 20] und das Herz-Kreislauf-System [46]. Bei Mangel an Östrogenen steigen die Serumspiegel der Atherosklerose-verursachenden *Lipoproteine niedriger Dichte = «low density lipoproteins» (LDL)* an, während die Serumspiegel der gefäßprotektiven *Lipoproteine hoher Dichte = «high density lipoproteins» (HDL)* abfallen (Abb. 11 [20]). Verstärkt wird dieser Artherosklerose-fördernde Effekt noch durch die *periphere Insulinresistenz,* mit Ansteigen der Serumspiegel des *«Insulin like growth factor I»* (IGF I, Somatomedin). Als Folge dieses Mechanismus werden vermehrt Rezeptoren für LDL in der glatten Muskulatur der Arterien ausgebildet.

Bedingt durch den Östrogenmangel läßt auch die Bildung von gefäßständigem *Prostazyklin* nach, woraus ein Überrwiegen von *Thromboxan* mit konsekutiv erhöhter Thromboseneigung resultiert.

Nicht zuletzt funktioniert die Parasympatikus-abhängige Freisetzung des gefäßdilatierend wirkenden *Stickmonoxyd (NO), identisch mit dem «Endothelium Derived Relaxing Factor» (EDRF),* in den Gefäßwänden nicht mehr, statt dessen wird vermehrt das vasokonstriktorisch wirkende, von den Gefäßendothelien gebildete Endothelin freigesetzt. Es resultieren neben *Blutdruckschwankungen* vor allem ein *Blutdruckanstieg* und *Herz-Kreislauf-Beschwerden* mit Neigung zu *Tachykardie,* bis hin zu lebensbedrohenden Erkrankungen im Sinne der *Artherosklerose* mit den Folgen *Herzinfarkt* und *Schlaganfall.*

5.2.3 Auswirkung auf die Hirnleistung

Es wird heute angenommen, daß ein Zusammenhang zwischen der Östrogenaktivität und dem Auftreten der Alzheimer-Erkrankung bei postmenopausalen Frauen besteht [25].

Die Nervenzellen sind mit Östrogen- und Progesteron-Rezeptoren ausgestattet. Östrogene stimulieren die Synthese von neurotropen Wachstumsfaktoren, die ihrerseits die Ausbildung von Synapsen anregen, aber auch Rezeptoren für Neurotransmitter induzieren.

Außerdem verschlechtert sich bei Mangel an endogenen Östrogenen die Blutversorgung des Gehirns [18].

5.2.4 Auswirkungen auf die Proteinsynthese

Durch den Östrogenmangel fällt die Freisetzung von Wachstumshormon ab, womit die Proteinsynthese und insbesondere die Bildung von Strukturproteinen wie z.B. von Kollagenen herabgesetzt ist.

Als Folge kommt es zu *atrophischen Veränderungen im Bereich von Haut, Schleimhäuten und Muskeln, aber auch von Gelenkknorpel und Knochen;* Myalgien, Gelenkbeschwerden und Osteoporose sind die Folge [29, 40].

5.2.4.1 Haut- und Schleimhautveränderungen

Insbesondere das *Vaginalepithel ist sichtbares Spiegelbild der östrogenen Wirkung* [15, 42]. Da die Scheidenhaut bei Östrogenmangel nicht mehr hoch genug aufgebaut wird, kann sie ihrer Schutzfunktion nur ungenügend gerecht werden. Folge der Atrophie sind «Kolpitiden» mit «gestörtem Mikroökosystem». Es resultiert die Besiedlung der Scheide mit einer pathologischen Mischflora, besonders Pilzinfektionen sind keine Seltenheit. Da außerdem die Lubrifikation der Scheide nachläßt und das Scheidenrohr insgesamt atrophiert, sind *Kohabitationsbeschwerden* die unausweichliche Folge.

Auch im Vulvabereich kommt es durch die Abnahme der Östrogenproduktion zu Involutionszeichen mit Trockenheit und Pruritus bis hin zur Schrumpfungstendenz im Bereich des Introitus vaginae.

Weitere atrophische Störungen betreffen das Trigonom der *Harnblase* und die *Harnröhre,* die sich beim weiblichen Geschlecht embryonal aus östrogenabhängigem Gewebe entwickelt haben. Folgen sind verstärkter Harndrang, Pollakisurie, Nykturie, Dysurie und schließlich auch Harninkontinenz [6].

Die Östrogenmangel-bedingte, allmähliche Atrophie von Haut und Schleimhaut – letztere umfaßt auch die Konjunktiven und die Mundschleimhaut –, geht der Atrophie der Knochen (Osteoporose) zumeist um mehrere Jahre voraus.

5.2.4.2 Osteoporose [9, 10, 43, 44]

Die Osteoporose ist die häufigste Form der Osteopathien. Sie ist eine mit Frakturen einhergehende Verminderung von Knochenmassestruktur und -funktion, die über die alters- und geschlechtsspezifische Norm hinausgeht. Ge- III/5. meinsam mit der Artherosklerose, der Hypertonie und dem Emphysem ist sie in die Gruppe der gesundheitspolitisch bedeutsamen Erkrankungen der älteren Menschen einzureihen.

- *Epidemiologie:* Die Osteoporose ist einer der wichtigsten Faktoren in bezug auf Morbidität, Mortalität und auf medizinische Kosten. In den USA, Europa und Japan leiden etwa 75 Millionen Menschen an dieser Erkrankung, eine Zahl, die jede dritte postmenopausale Frau einschließt [43, 45].
- *Pathophysiologie:* Die reduzierte Knochen-Masse (-Dichte) ist das Hauptrisiko für osteoporotische Frakturen. Während der Kindheit, der Adoleszenz und der Geschlechtsreife steigt die Knochenmasse an und erreicht in der dritten und vierten Lebensdekade ihren maximalen Wert (*peak-bone-mass*), der dann mit zunehmendem Alter wieder progressiv abnimmt (Abb. 12 [44]). Erwachsene Frauen haben in allen Altersstufen im Vergleich zu Männern weniger Knochenmasse. Die individuelle Höhe der Knochenmasse und die Dauer der fertilen Phase sind für die spätere Entwicklung einer Osteoporose ebenso von Bedeutung wie verschiedene Risikofaktoren (Tab. 14 [43]).

Neben dem in der Nebenschilddrüse gebildeten *Parathormon* sind die *Geschlechtshormone die Hauptregulatoren des Kalziumphosphatstoffwechsels.*

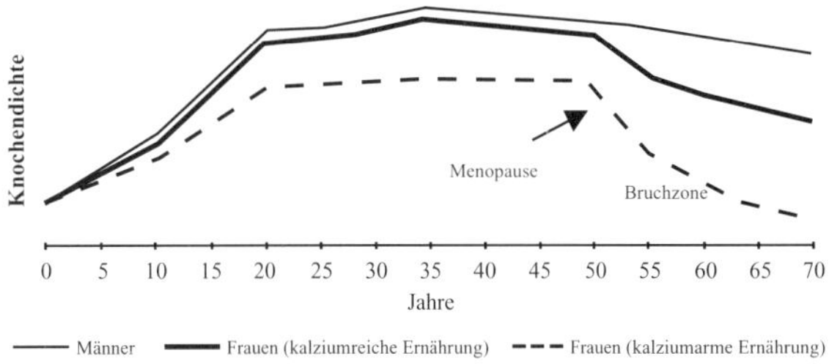

Abbildung 12: Knochendichte in Altersabhängigkeit.

Die Östrogene haben mehrere Ansatzpunkte im Knochenstoffwechsel:

1. Sie steigern die Kalzitonin- und normalisieren die Parathormon-Sekretion
2. Sie hemmen die Osteoklastenaktivität und somit die Knochenresorption
III/5. **3. Sie sind für die Rückresorption von Kalzium in den Nieren von Bedeutung**
4. Sie steigern die Kalziumaufnahme im Darm.

Beginnend mit der Prämenopause kommt es durch den zunehmenden Mangel an weiblichen Steroidhormonen zum Verlust an Knochendichte, der gegenüber dem altersbedingten Knochendichteverlust von Männern 5–10 mal stärker ausgeprägt ist. Zu Beginn des Klimakteriums ist ein Verlust an Knochenmasse von 3–5 % im Jahr keine Seltenheit, später ist nur mehr mit einem Knochenschwund von bis zu 1 % pro Jahr zu rechnen [43, 44].

Tabelle 14: Risikofaktoren für die Entwicklung einer Osteoporose.

Primär (oder idiopathisch)	Sekundär
familiär	
frühe Menopause (z. B. Ovarektomie)	*chronische Niereninsuffizienz*
ovarielle Dysfunktion	
späte Menarche	St. p. Gastrektomie
Oligomenorrhoe	Malabsorptions-Syndrom
Nulliparität	
Hypomenorrhoe	Endokrinopathologie
Turnersyndrom	Hyperprolaktinämie
St. p. Hysterektomie	Hyperparathyreoidismus
	Cushing
	Diabetes mellitus
	Thyreotoxikose
alimentär	Medikamente
Ca-Mangel	Antikonvulsiva
NaCl-reich	Antazida
Anorexie	Kortikoide
Koffein	
Alkohol	
Nikotin	
niedriges Körpergewicht	
Bewegungsarmut	
Leistungssport	

Diagnose der Osteoporose: Zur sicheren Bestimmung des Frakturrisikos sind Messungen der Knochenmasse erforderlich. Es gilt heute als weitgehend sicher, daß eine einzelne Messung der *Knochenmasse* an einer beliebigen Körperstelle eine prognostische Aussage bezüglich eines Frakturrisikos erlaubt, gleich welcher Lokalisation.

Gegenwärtig finden mehrere Grundtechniken für die nicht invasive Bestimmung der Knochendichte Anwendung (Tab. 15):

- Single-Photon-Absorptiometrie (SPA)
- Dual-Photon-Absorptiometrie (DPA)
- Dual-Energie X-ray-Absorptiometrie (DEXA)
- Quantitative Computerisierte Tomographie (QCT) sowie
- Ultraschall-Verfahren zur Messung der Haut- und Unterhautdicke bzw. der Knochendichte.

Da alle diese Methoden ihre Vor- und Nachteile haben, scheint es falsch, eines dieser Verfahren zur Methode der Wahl zu erheben.

Die Festigkeit eines Knochens wird nicht nur alleine durch die Masse an Mineralien bestimmt, sondern auch durch die Konstruktion des Mineralgerüstes und durch dessen biochemische Zusammensetzung. Aus diesem Grund können, in Ergänzung zu den physikalischen Methoden, verschiedene *biochemische Marker,* die eine Aussage bzgl. Knochenumsatz erlauben, in die Diagnose mit einbezogen werden (14).

Im einzelnen sind Marker für die Knochenbildung und Marker für die Knochenresorption zu unterscheiden (Tab. 16): Als Marker der Knochenbildung werden in erster Linie die *Gesamt- und die knochenspezifische Alkalische Phosphatase,* das Serum-Osteokalzin und der Serumspiegel des *Typ I Collagen Propeptides* bestimmt. Vor allem Osteokalzin erlaubt eine gute Aussage hinsichtlich der Osteoblastenaktivität.

Tabelle 15: Aktuelle Osteoporose-Meßtechniken.

	SPA	DPA	DEXA	QCT
Meßort	Radius, Ferse	Wirbel, Becken	Wirbel, Becken	Wirbel
Präzision	1–2 %	2–4 %	1–2 %	2–5 %
Genauigkeit	3 %	10 %	8–10 %	5–20 %
Zeitaufwand	10 min	30 min	5–10 min	10–20 min
Strahlenbelastung	5 mrem	5 mrem	1–3 mrem	100–1000 mrem
Kosten	50 US$	100–150 US$	75 US$	100–200 US$

Tabelle 16: Biochemische Marker des Knochenstoffwechsels.

Knochenbildung	Knochenresorption
Serum-Osteokalzin (bone-gla-protein)	Pyridinolin und Desoxypyridinolin (Harn)
Gesamt- und knochenspezifische alkalische Phosphatase	Hydroxyprolin (Harn)
	Plasma-resistente saure Phosphatase
Serum Typ I-Collagen-Propeptides	Hydroxylysinglycoside (Harn)

Als Marker für die Knochenresorption mit breiter Anwendung stehen *Harn-Kalzium* und *-Hydroxyprolin, Pyridinolin* und *Deoxypyridinolin,* zur Verfügung. Ein vermehrter Knochenabbau geht mit einer erhöhten Ausscheidung an Pyridinolin einher, umgekehrt führt ein Knochenaufbau zur Abnahme der Ausscheidung.

Besonders bei Patientinnen mit metabolischen Erkrankungen gehört neben physikalischen Meßmethoden die Bestimmung biochemischer Marker des Knochenumsatzes zur Routine.

Prävention und Behandlung

– *Sexualsteroide*

Östrogene sind durch Inhibierung der Knochenresorption imstande, den Knochenverlust in allen Körperteilen zu verhindern.

Der Verlust an Knochenmasse bei postmenopausaler Osteoporose sistiert mit Beginn einer Östrogensubstitution. Durch den zusätzlichen, positiven Effekt bestimmter exogen zugeführter Gestagene wie z. B. Norethisteronazetat (NETA) steigt die Knochenmasse sogar wieder signifikant an, und die Knochenformation wird wieder auf prämenopausale Werte gebracht (9, 10).

– *Kalzitonin*

Kalzitonin kann ebenfalls präventiv eingesetzt werden bzw. reduziert bei bereits manifester Osteoporose vor allem im Bereich von Wirbelsäule und Oberschenkel den weiteren Knochenschwund. Der Wirkungsmechanismus besteht in der direkten Inhibierung der Osteoklastenaktivität.

Kalzitonin ist, ähnlich wie die HST in der Lage, in den ersten Jahren nach der Menopause den trabekulären Knochenschwund zu stoppen und ist vor allem bei *«high turnover»-Status* als alternative Therapie bei jenen Frauen anzusehen, die eine Östrogenbehandlung nicht akzeptieren oder bei denen eine Kontraindikation zur HST besteht.

Sehr wesentlich ist auch der gute *analgetische Effekt,* der dafür ausschlaggebend ist, daß *Kalzitonin in erster Linie bei akut-schmerzhaften Wirbeleinbrüchen eingesetzt* wird.

III/5.

– *Biophosphonate*

Die bisher gewonnenen Erkenntnisse weisen darauf hin, daß Biophosphonate als *Analoga des physiologisch vorkommenden Pyrophosphates* in der Lage sind, vor allem auch bei Patientinnen, die unter Glukokortikoidtherapie eine Osteoporose entwickeln, den Knochenschwund zu reduzieren.

– *Kalzium*

Die Wichtigkeit adäquater, kalziumreicher Ernährung in allen Lebensabschnitten ist wohlbekannt. Diese ist die *Grundvoraussetzung für ein normales Knochenwachstum.* Die empfohlene Kalzium-Mindestgabe beträgt 1000 mg/Tag. Allerdings kann auch eine hohe Kalziumzufuhr eine Östrogen/Gestagen-Kombinationsbehandlung in bezug auf Prävention und Therapie des klimakterischen Knochenverlustes nicht ersetzen.

Neben der Kalziummedikation sollten auch einige Vitamine, so z. B. Vitamin D, Vitamin K, Vitamin B 6 und Vitamin B 12 zugeführt werden.

– *Fluoride*

Fluoride stimulieren die Osteoblastentätigkeit und erhöhen den trabekulären Knochengehalt. Allerdings sinkt unter hohen Fluorid-Dosen die kortikale Knochenmasse um 1–2 % ab. Aus diesem Grund ist die Fluorid-Therapie umstritten.

– *Vitamin D-Metaboliten*

Adäquate Vitamin D-Ernährung ist besonders bei älteren Menschen von Bedeutung, empfohlen werden 400–800 IU Vitamin D/tägl.

– *Anabolika und Wachstumshormon*

Die Verwendung von Anabolika ist eine klassische Therapieform der Osteoporose, vor allem im späten Lebensalter. Anabolika führen zu einer gesteigerten Knochenneubildung und erhöhen die Knochenmasse. Eine Langzeitbehandlung ist jedoch wegen des Auftretens von *androgenen Nebenwirkungen* (mitunter Virilisierung und Veränderung der Stimme) und den unerwünschten Effekten auf Lipidstoffwechsel und Leberfunktion nur in beschränktem Maße möglich. Der Einsatz von Anabolika ist jedoch besonders bei Frauen, die mit rascher Geschwindigkeit Knochenmasse einbüßen, die also in die Gruppe der sogenannten *«fast looser»* einzureihen sind, indiziert.

Ein neues, vielversprechendes Prinzip zur Prophylaxe und Therapie der Osteoporose stellt die Verabreichung von *Wachstumshormon* dar.

– *Körperliche Tätigkeit*

Eine ausgewogene körperliche Tätigkeit trägt wesentlich zur Entwicklung und Erhaltung der Knochenmasse bei; längere Immobilisation hingegen verursacht Verlust an Knochenmasse.

III/6. Nicht zuletzt soll festgehalten werden, daß bei den meisten osteoporotisch bedingten Frakturen ein Sturz das auslösende Ereignis darstellt; eine reduzierte Muskelkraft bzw. eine verminderte Wendigkeit oder Beweglichkeit stellen demnach zusätzliche Risikofaktoren dar.

6. Prophylaktische und therapeutische Möglichkeiten

Die mit dem Klimakterium verbundenen, subjektiven Symptome sind, wenn die Beschwerden nicht allzu stark sind, durchaus als physiologisch anzusehen. Die Grenze zum Pathologischen muß aber individuell dort gezogen werden, wo die Patientin unter den Beschwerden leidet.

Jedes prophylaktische und therapeutische Vorgehen im Klimakterium und insbesondere jede *Hormonsubstitutionstherapie* ist streng auf die Patientin auszurichten und hat sich an den im Einzelfall vorliegenden physiologischen und pathophysiologischen Gegebenheiten zu orientieren. Die fehlenden Hormone sind dabei nach den Grundsätzen der Endokrinologie zu substituieren, wie sie auch bei anderen Hormontherapien, so z.B. bei Hyperthyrose oder Diabetes mellitus zur Anwendung kommen. Eine wichtige Rolle spielt in diesem Zusammenhang die Phase des Klimakteriums, in der sich die Patientin befindet.

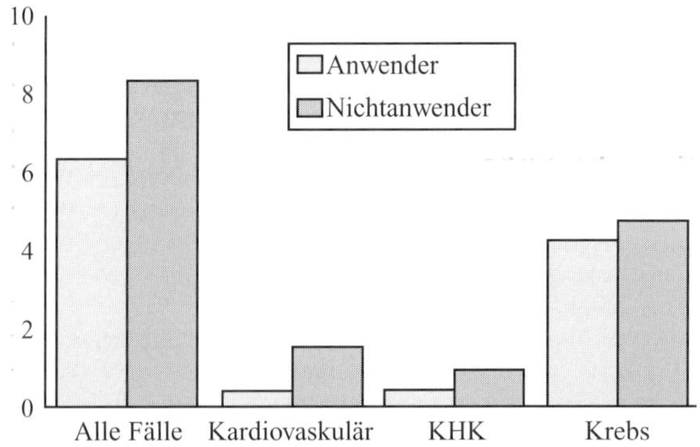

Abbildung 13: Reduzierte Mortalität durch Östrogengabe (nach [46]).

Während in der frühen Prämenopause die Behandlung der vegetativen Beschwerden im Vordergrund steht, sind in der Perimenopause nicht selten auch Zyklusstörungen zu therapieren. Mit dem weiteren Fortschreiten des Klimakteriums gewinnt die Prophylaxe der Atherosklerose (insbesondere Myokardinfarkt und Schlaganfall), sowie der Osteoporose an Bedeutung. Die Reduktion des Risikos dieser Erkrankungen durch Langzeitsubstitution ist belegt (Abb. 13, Tab. 17 [2, 12, 21, 24, 34, 46 u.a.]).

6.1 Untersuchungen vor und unter einer Hormonsubstitutionstherapie (HST)

6.1.1 Voruntersuchungen

Basis jeder HST ist die Erhebung einer umfassenden Anamnese mit besonderer Berücksichtigung der Familienanamnese in bezug auf Osteo-

Tabelle 17: Einfluß einer Östrogen-Substitution (0,625 mg konjugierte Östrogene/die) als Monotherapie bzw. kombiniert mit Gestagen auf das jährliche Mortalitätsrisiko (nach [24]).

		Östrogene		Östrogene + Gestagene	
	Mortalitätsrate/ 100.000 im Alter von 65–74	Relatives Risiko*	Mortalitätsrate Änderung je 100.000	Relatives Risiko*	Mortalitätsrate Änderung je 100.000
Osteoporose-Frakturen	55	0,40	–33	0,28	–40
ischämische Herz-Erkrankungen	592	0,52	–284	0,69	–184

*Relatives Risiko bestimmt nach 10 Jahren Therapie

porose und kardio-vaskuläre Erkrankungen. Von Bedeutung ist weiter die Frage nach Malignomen in der Vorgeschichte, nach Stoffwechselerkrankungen (z. B. auch Gestationsdiabetes), thrombo-embolischen Geschehen, Herz-Kreislauf-Erkrankungen und hypertonen Zustandsbildern.

Bei Patientinnen mit anamnestischer Belastung auf kardio-vaskuläre Erkrankungen wird die Evaluierung des *Lipidprofils* (inkl. Triglyzeride) im Blut sinnvoll sein. Besondere Bedeutung kommt auch dem Blutdruck zu.

Bei Patientinnen mit Lebererkrankungen in der Vorgeschichte ist die Überprüfung der *Leberfunktionsparameter* obligat.

Bei thrombo-embolischen Ereignissen in der Anamnese ist die Erhebung von *Blutungsgerinnungsparametern* indiziert. Zu berücksichtigen ist weiter, ob die Thrombose z. B. im Rahmen einer Begleiterkrankung, so eventuell postoperativ unter Immobilisation, auftrat oder während einer Schwangerschaft bzw. unter der Einnahme von Ovulationshemmern. Im besonderen macht es keinen Sinn, Patientinnen, die möglicherweise in jugendlichem Alter eine Thrombose erlitten hatten, im Klimakterium Östrogene vorzuenthalten [47, 56].

Vor Beginn einer HST sind die üblichen, routinemäßig durchzuführenden *gynäkologischen Untersuchungen,* ergänzt durch *Mammographie* und möglicherweise *Vagino-Sonographie,* vorzunehmen.

Hormon-Bestimmungen sind bei Patientinnen, die unter den typischen klimakterischen Symptomen leiden, nur selten indiziert, da die Hormonserumspiegel keinerlei Aussage in bezug auf den Schweregrad der Symptome zulassen. Hormonprofile sind jedoch immer dann hilfreich, wenn bei Patientinnen zwar eine Amenorrhoe besteht, jedoch keine typische Östrogenmangelsymptomatik vorliegt bzw. bei amenorrhoischen Patientinnen mit einem Lebensalter von unter 40 Jahren. Neben der *Bestimmung von FSH und E2* empfiehlt sich auch eine Kontrolle des *Prolaktin-(HPRL-)Spiegels.* Bei hyperprolaktinämisch bedingter Ovarialinsuffizienz ist eine Östrogengabe kontraindiziert, da die ohnedies vermehrt Prolaktin-sezernierenden Zellen der Hypophyse durch exogen zugeführtes E2 noch weiter stimuliert würden, was möglicherweise eine Adenombildung zur Folge haben könnte. Das therapeutische Vorgehen besteht bei diesen Fällen in einer Senkung des Prolaktinspiegels durch Gabe von Prolaktinhemmern.

Stehen Symptome wie trockene Haut, Haarausfall und Leistungsabfall im Vordergrund, muß an eine *Unterfunktion der Schilddrüse* gedacht werden. Außerdem können klimakterisch interpretierte Beschwerden wie Schweißausbrüche, Hitze und Tachykardie auch durch eine *Hyperthyreose* bedingt sein. Als ergänzende Untersuchung ist bei diesen Fällen zumindest die Bestimmung von Trijodthyronin (T3), Thyroxin (T4) bzw. Thyreotropin (TSH) indiziert.

Knochendichtemessungen sind zwar nicht Inhalt eines Routineprogrammes, sie sind aber sicherlich einerseits bei familiärer Belastung und andererseits bei jenen postmenopausalen Frauen indiziert, die keine subjektiven klimakterischen Beschwerden haben, sich also einer HST nur dann unterziehen würden, wenn die Gefahr einer Osteoporose besteht.

Ein wichtiger Stellenwert kommt weiter der *Abklärung von perimenopausal auftretenden Blutungsstörungen* zu, wobei die Kombination von Vaginosonographie, Hysteroskopie und, bei Verdacht auf maligne Veränderungen, Endometriumbiopsie oder Abrasio heute als Vorgehen der Wahl anzusehen ist [41]. III/6.

6.1.2 Untersuchungen unter HST

Unter der Therapie selbst kann durch Hormonuntersuchungen die medikamentöse Einstellung des E2-Serumspiegels überprüft werden. Anzustreben sind E2-Werte zwischen 50 und 250 pg/ml, also ein Bereich, der dem einer hormonaktiven Frau entspricht [33].

Auch in bezug auf eine mögliche Karzinogenität durch iatrogen bedingte Hyperöstrogenämie sollte unter HST der physiologische Bereich weitgehend eingehalten werden.

Hormonbestimmungen sind auch immer dann angezeigt, wenn trotz HST ein Fortbestehen der klimakterischen Beschwerden berichtet wird.

Ein Fehler wäre es jedenfalls, generell bei allen Fällen, die unter den klassischen, menopausalen Beschwerden leiden und bei denen durch Östrogengabe in üblicher Dosierung keine Verbesserung des Zustandsbildes zu erreichen ist, einfach mit einer Dosiserhöhung zu reagieren, da dieses Vorgehen die Beschwerden möglicherweise noch verstärken würde. Eine E2-Überdosierung kann nämlich die gleichen Beschwerden hervorrufen wie ein Östrogenmangel (s. auch 6.2.6).

Die Messung des E2-Serumspiegels erlaubt es überdies zu überprüfen, ob peroral zugeführte Östrogenpräparate auch tatsächlich resorbiert werden. Oft ist nach peroraler Gabe eine nur kurze Wirkungsdauer zu beobachten, d. h. schon 18–20 Stunden nach erfolgter Einnahme treten die Beschwerden wieder auf [37].

Die *Konsequenzen,* die sich aus den Untersuchungen vor und unter HST ergeben, sind vielfältig: Ein in der Prämenopause *erhöhter FSH-Spiegel bei gleichzeitig normalen E2-Serumwerten* ist als frühes Anzeichen einer beginnenden klimakterischen Störung aufzufassen. Das Östrogendefizit tritt dabei nur phasenweise auf, im Vordergrund steht der Gelbkörperhormonmangel. Dieser Zustand erfordert zunächst keine Kombinationstherapie, sondern lediglich eine *Gestagen-Monotherapie.* Da eine relative Östrogendominanz besteht, würde eine zusätzliche Gabe von Östrogenen die subjektiven

Beschwerden noch verstärken. Ein *hohes FSH bei gleichzeitig zu niedrigem E2* weist hingegen darauf hin, daß das Ovar seine Östrogenleistung gedrosselt hat, es besteht somit die *Indikation zu einer kombinierten Hormontherapie.*

III/6. Nicht zuletzt kann die Vaginalzytologie zur Verifizierung eines Hormonmangels bzw. zur Kontrolle der HST herangezogen werden [15, 42].

6.2 Therapie mit Sexualsteroiden
(s. Präparate-Index)

Das Spektrum der therapeutischen Möglichkeiten ist besonders vielfältig, sowohl in bezug auf die Art und auf die Dosierung der eingesetzten Medikamente, als auch auf die Applikationsweise [4, 55].

Im allgemeinen wird sich, zumindest bei nicht hysterektomierten Patientinnen, eine *zyklische oder kontinuierliche Kombinationstherapie* empfehlen. Die Forderung, zusätzlich zu den Östrogenen auch Gestagene zu verabreichen, ergab sich vor allem aufgrund von Arbeiten aus den USA, die über eine erhöhte Inzidenz von Endometriumkarzinomen unter Langzeit-Monotherapie mit Östrogenen (in relativ hoher Dosis) berichteten [48]. Demgegenüber konnte gezeigt werden, daß durch zusätzliche zyklische oder kontinuierliche Verabreichung von Gelbkörperhormon-Präparaten nicht nur kein erhöhtes Endometriumkarzinom-Risiko besteht, sondern dadurch sogar ein protektiver Effekt auf das Endometrium ausgeübt wird (Abb. 14 [37, 46, 48, 49]).

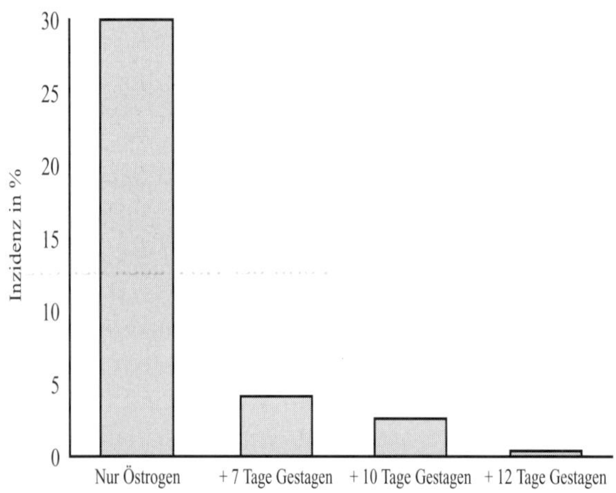

Abbildung 14: Inzidenz von Endometrium-Hyperplasie unter Östrogensubstitution (ohne und mit Gestagenzusatz) (nach [46]).

Eine *Monotherapie,* die allein aus Gestagen- bzw. Östrogen-Medikation besteht, ist bestimmten Indikationen vorbehalten. Die *alleinige Gestagengabe* wird *in der Prämenopause* oder auch bei bestimmten Kontraindikationen für eine Östrogenmedikation indiziert sein. Eine systemische *Östrogenmonotherapie* sollte nur bei hysterektomierten Frauen vorgenommen werden.

6.2.1 Östrogenmedikation

Zur peri- und postmenopausalen Substitution werden natürlich vorkommende Östrogene verwendet, die im Gegensatz zu den synthetischen Östrogenen, wie sie z.B. in der Pille enthalten sind, keine negativen Auswirkungen auf das kardio-vaskuläre System, die Serumlipide, den Kohlehydratstoffwechsel oder die Blutgerinnung haben [29, 33].

Die synthetischen Östrogene (vor allem Äthinyl-Östradiol) sind für eine Substitutionstherapie ungeeignet. Äthinyl-Östradiol besitzt in der zur Therapie erforderlichen Dosierung eine starke Leberaffinität sowie ein sich von den natürlichen Östrogenen unterscheidendes Nebenwirkungsspektrum mit wesentlich höherem Risikopotential.

Im Rahmen einer HST kann das Östrogendefizit durch Präparate, die *17-Beta-Östradiol (E2) als wirksame Substanz* enthalten, oder durch die bei höheren Tieren (z.B. Equiden) natürlich vorkommenden *konjugierten Östrogene* ausgeglichen werden; letztere zeichnen sich besonders durch einen konstanten Serumspiegel und dadurch gute Verträglichkeit aus.

Als 17-Beta-Östradiol-Präparationen kommen Östradiolvalerat, mikronisiertes Östradiol sowie Östradiol-Salben und -Kristalle zum Einsatz (s. Präparate-Index).

17-Beta-Östradiolpräparationen können auf oralem Wege zugeführt werden, wobei sich die kontinuierliche, tägliche Einnahme des Präparates ohne zyklische Pausen durchgesetzt hat (Abb. 16), oder sie können auf parenteralem Wege verabreicht werden. Unter den parenteralen Applikationsmöglichkeiten sind der transdermale Weg, die vaginale Applikation sowie die subkutane bzw. intramuskuläre Verabreichung zu nennen [38].

Die *perorale Gabe* erfordert hohe E2-Dosen (1–2 mg), denn nur diejenigen Substanzmengen, die nach Überwinden der Barriere von Darm und Leber in die Gesamtzirkulation gelangen, sind therapeutisch voll wirksam. Zusätzlich resultiert bei peroraler Gabe eine Leberbelastung mit erhöhter Stimulation der Produktion hepatischer Proteine wie z.B. Gerinnungsfaktoren, Trägerproteinen und Angiotensinogen, einem wichtigen Regulans für Blutdruck und Wasserhaushalt. Ein weiterer Nachteil der peroralen Gabe sind die unmittelbar nach der Medikamenteneinnahme zu registrierenden hohen Wirkstoff-Konzentrationen im Blut (*«Resorptions-Peaks»*), die im Verlauf der folgenden Stunden rasch abfallen [13, 29].

Eine weitere Applikationsmöglichkeit besteht in der *transdermalen E2-Gabe*. Einerseits können *Östrogencrèmes* zum Einsatz kommen, die bei einer Dosierung von tägl. 1,5 mg den gleichen E2-Plasmaspiegel erwarten lassen wie bei täglicher, oraler Gabe von 1–2 mg 17-Beta-Östradiol, andererseits hat sich die transdermale Therapie *mit Hormonpflastern* als sehr wirkungsvoll erwiesen. Mittels eines spezifischen *«Slow releasing»-Systems* gelangt E2 via Hautgefäße direkt in die systemische Zirkulation, d. h. die Applikation mittels Hautpflaster kommt praktisch einer langsamen i. v. Tropf-Infusion gleich. Da der *«first pass»-Effekt* auf die Leber mit seinen bekannten Nachteilen vermieden wird, läßt sich ein therapeutischer Effekt mit einem Minimum an Wirksubstanz erzielen (50 µg E2/tägl.).

Während bei Leberfunktionsstörungen und bei thromboembolischen Ereignissen in der Anamnese eine transdermale Östrogensubstitution der oralen Östrogentherapie vorzuziehen ist, hat die orale Östrogentherapie eine vorteilhafte Wirkung auf das Lipidprofil im Sinne einer *Abnahme des atherogenen LDL/HDL-Index* (Abb. 15 [2, 8, 46]). Eine *Hypertriglyzeridemie* kann sich allerdings unter oraler Östrogentherapie verschlechtern, in diesen Fällen ist die transdermale Östrogen-Substitution vorzuziehen. Diese Form der Therapie hat außerdem keinen Einfluß auf *Fibrinolyse und Blutgerinnung* und empfiehlt sich auch bei Fällen mit *Hypertonie*.

Die *intramuskuläre Hormon-Injektion* ist, wegen der inkonstanten Wirkstoffabgabe, in Hinblick auf eine längerdauernde Therapie als nicht sehr zuverlässig zu erachten. Günstiger ist die *subkutane Implantation eines Hormonkristalles*. Hormonkristalle enthalten 17-Beta-Östradiol in Dosierungen von 25, 50 bzw. 100 mg E2. Als Standard-Medikation werden Kristalle zu 50 mg E2 in etwa sechsmonatigen Abständen s.c. appliziert. Unter dieser Therapie resultiert eine vorteilhafte Wirkung auf die Lipid- und Lipoproteinfraktionen, auf die Knochendichte und auf die postmenopausale, psychovegetative Symptomatik. Vor allem im Hinblick auf eine sonst mangelhafte *Compliance* ist diese Methode als sehr wertvoll zu erachten. Allerdings werden im Anschluß an eine Implantation bei manchen Patientinnen durch längere Zeit hohe E2-Serumspiegel gemessen [16] und die Dauer der Endometriumstimulation kann sehr protrahiert sein [17]. Nicht zuletzt deshalb empfiehlt sich die Überprüfung des E2-Serumspiegels vor der jeweils nächsten Applikation eines Kristalles.

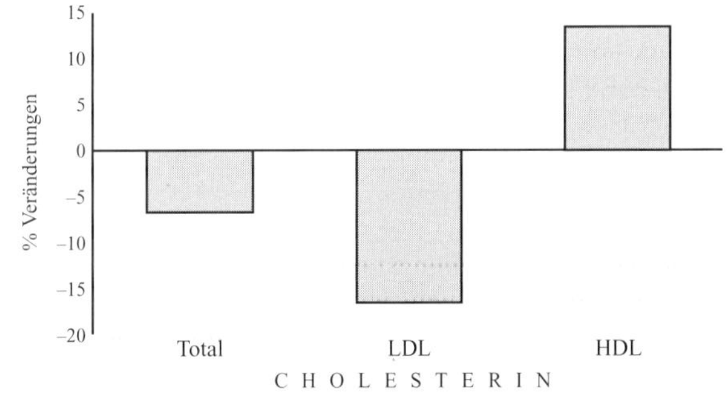

Abbildung 15: Konjungierte Östrogene und Lipidprofil (nach [46]).

Während für die Behandlung von Symptomen wie Wallungen, nächtlichem Schwitzen und Schlafstörungen, sowie für die Therapie von psychologischen Beschwerden die erforderlichen Dosen individuell sehr variieren, sind für die Erhaltung der Knochtendichte bestimmte Mindestdosen, mit entsprechend hohen E2-Plasmaspiegeln erforderlich (Tab. 18). III/6.

Tabelle 18: Tägliche Östrogendosen zur Verhinderung (bzw. Therapie) der Osteoporose.

Wirkstoff	Tägl. Dosis (mg)
konjugierte Östrogene	0,625
Östradiolvalerat	2,0
mikronisiertes β-Östradiol	2,0
Hormon-Pflaster (Östradiol)	0,05

Zur *Prävention und Behandlung atrophischer Veränderungen* von Haut- und Schleimhäuten empfiehlt sich die *topische Applikation von Östriol (E3)*.

Zwar ist E3 zur Prävention der Osteoporose (aufgrund der kurzen Halbwertszeit von nur 20 Minuten) bei einer täglichen Medikation in üblicher Dosis nicht geeignet, allerdings besteht aber auch keine Gefahr einer Endometriumproliferation [29].

Östriol kommt zumeist als Crème, als Salbe oder in Form von Tabletten und Vaginalsuppositorien zur Anwendung (s. Präparate-Index).

Bei atrophischer Kolpitis bzw. urologischer Symptomatik ist während der ersten 2–3 Therapiewochen die tägliche Verabreichung von E3-Vaginalsuppositorien indiziert, als Erhaltungsdosis genügt dann eine Medikation 1–2 mal pro Woche.

Die *topische E3-Therapie* bewirkt einen Aufbau des Epithels von Vulva, Vagina, Urethra und Blase. Es resultieren eine Verbesserung der Vaskularisation und des Füllungszustandes der periurethralen Gefäße, weiter ein Anstieg des Gewebeturgors und nicht zuletzt eine Stärkung der Muskulatur und des Bindegewebes im Bereich von Vulva, Vagina, Urethra, Diaphragma pelvis und Beckenboden [6]. Besteht eine Streßinkontinenz, so kann durch E3-Gabe der Verschlußmechanismus der Harnröhre verbessert werden. Obligat ist diese Form der HST auch bei Urgeinkontinenz und Reizblase.

Weitere Zusatztherapien bei Miktionsstörungen im Klimakterium und im Senium richten sich nach der jeweils bestehenden Symptomatik bzw. nach persönlichen Präferenzen und können folgendes beinhalten: ein Trink- und Miktionstraining vor allem bei Reizblase; eine Balneotherapie; ein Beckenbodentraining bei vorwiegender Streßinkontinenz sowie eine medikamentöse Therapie mit Angriffspunkten an Blasenwand und Urethra bei Urgesituationen und bei Entleerungsstörungen.

In idealer Weise eignet sich die lokale E3-Therapie außerdem als Vorbehandlung vor vaginal-operativen Eingriffen in der Postmenopause. Eine weitere Möglichkeit der topischen Anwendung von E3 besteht bei Kerato-Konjunktivitis im Klimakterium, außerdem werden gute therapeutische Erfolge bei topischer Anwendung von E3 als Gesichtscrème oder als Bestandteil eines Haarwassers III/6. (bei Östrogenmangel-bedingtem Haarausfall) berichtet (s. Präparate-Index).

Alternativ zur topischen E3-Therapie hat sich auch die lokale Therapie mit *Testosteron-haltigen Salben* bewährt (s. Präparate-Index). Neben einer Verbesserung der lokalen Haut-Situation kommt den Testosteron-Derivaten auch bei topischer Anwendung eine positive Beeinflussung der Libido zu [7, 27, 37].

6.2.2 Gestagene

Bei nicht hysterektomierten Patientinnen ist in Ergänzung zur E2-Gabe eine additive Gestagenmedikation obligat, wobei in erster Linie die Dauer der Medikation von Bedeutung ist, im weiteren die Dosierung und die Auswahl des im speziellen Fall geeigneten Präparates.

Die zusätzliche Gestagengabe zur Östrogenmedikation dient der *Prävention des Endometriumkarzinoms* (Abb. 14 [60]). Bei hysterektomierten Patientinnen kann auf eine additive Gestagengabe verzichtet werden.

Unterschiedliche Schemata im Sinne einer *zyklischen oder kontinuierlichen Gestagen-Medikation* erlauben ein weitgehend individualisiertes Vorgehen (Abb. 16). *In der frühen Prämenopause wird sich eine zyklische Gestagen-Monotherapie als zielführend erweisen.* Diese Form der HST empfiehlt sich auch als Prophylaxe bzw. Therapie der Osteoporose oder zur Behandlung von Wallungen. Auf andere Symptome des Klimakteriums hat sie jedoch keinen Einfluß.

In der Perimenopause ist in Ergänzung zur kontinuierlichen E2-Gabe eine zyklische Gestagen-Medikation während eines 10–14 Tage/Zyklus vorzunehmen, wobei die erforderliche tägliche Minimaldosis, die zur Transformation des Endometriums notwendig ist, berücksichtigt werden muß (Tab. 19); allfällige funktionell bedingte Blutungsanomalien lassen sich auf diese Weise korrigieren. Außerdem wirkt sich ein stabiles, zyklisches Hormonprofil positiv auf das Befinden der Patientin aus, womit gerade in diesen Fällen die Compliance erfahrungsgemäß sehr gut ist. Eine Sonderform der zyklischen Gestagengabe kann darin bestehen, daß die Gestagenmedikation in Ergänzung zur Östrogensubstitution nur etwa jeden dritten Monat, in einer Dauer von 10–14 Tagen, erfolgt [37].

Bei Patientinnen, bei denen die Menopause schon mehrere Jahre zurückliegt, kann durch die kontinuierliche Verabreichung einer Östrogen-Gestagen-Kombination die von der Patientin zumeist gewünschte Blutungsfreiheit erreicht werden.

Grundsätzlich kann die Gestagentherapie mit *reinem Progesteron,* mit *Progesteronderivaten* und mit *Derivaten* des *17-Nor-Testosterons* vorgenommen werden. Progesteron bzw. die Derivate des Progesterons sind stoffwechselneutral, sie besitzen keine androgene Partialwirkung und beeinträchtigen nach neueren Erkenntnissen die protektive Wirkung der Östrogene in bezug auf das kardiovaskuläre System nicht [29, 33]. Nachteil der Medikation mit natürlichen Progesteron ist die kurze Halbwertszeit bei oraler Verabreichung. Genügend hohe Spiegel können deshalb nur bei täglicher Gabe in Form von Vaginalzäpfchen oder durch Verwendung spezieller Progesteronpräparationen mit protrahierter Freisetzung des Hormons, so z. B. mit mikronisiertem Progesteron erzielt werden. Den *Derivaten des 17-Nor-Testosterons,* besonders dem in verschiedenen Kombinationspackungen enthaltenen *Norethisteronazetat (NETA),* kommt vor allem eine prophylaktische und im Gegensatz zu den Progesteron-Derivaten auch therapeutische Wirkung in bezug auf die

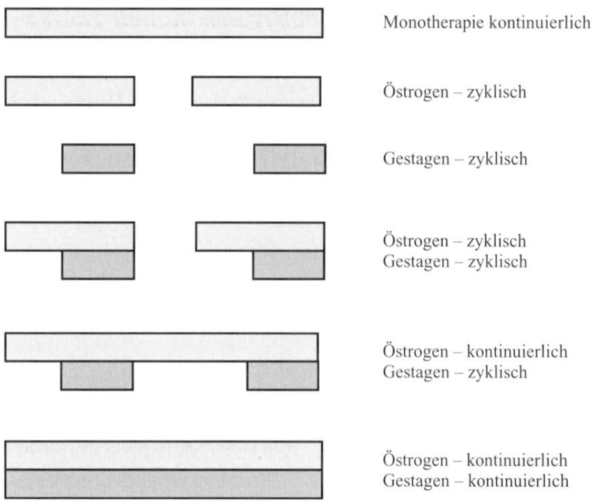

Abbildung 16: Vorschläge zur Hormonsubstitutionstherapie (HST).

Tabelle 19: Tägliche Gestagendosen zur sekretorischen Transformation des Endometriums unter Östrogensubstitution (Dauer der Gestagengabe jeweils insgesamt 10–14 Tage).

Wirkstoff	Tägl. Dosis (mg)
Hydrogesteron	10–20
Chlormadinonazetat	1
Medrogeston	5
Medroxyprogesteronazetat (MPA)	10
Cyproteronazetat (CPA)	1
Lynestrenol	5–10
Norethisteronazetat (NETA)	0,7–2,5
Levonorgestrel	0,075

Osteoporose zu. Außerdem ist ihre zyklusstabilisierende Wirkung unübertroffen. Allerdings scheinen sie den günstigen Einfluß, den die natürlichen Östrogene auf das Herz-Kreislauf-System haben, durch eine negative Beeinflussung des Lipidstoffwechsels und des Blutgerinnungssystems zu beeinträchtigen [29].

Bei erhöhten Androgenspiegeln empfiehlt sich, die Östrogenmedikation mit anti-androgen wirkenden Gestagenen (z. B. Cyproteronazetat = CPA) zu kombinieren.

Gestagenpräparationen können auf oralem und auf parenteralem Wege, so z. B. i. m., als Vaginalsuppositorien oder auch in Salbenform zugeführt werden. Seit einiger Zeit besteht auch die Möglichkeit einer transdermalen Gestagentherapie in Form von Hormonpflastern, da es gelang, NETA in ein transdermales System zu inkorporieren (s. Präparate-Index).

6.2.3 Androgene

Ergänzen läßt sich die Palette an therapeutischen Möglichkeiten der HST durch die Verwendung von Androgenen. Besonders Libidostörungen der Frau, weiter Antriebslosigkeit und depressive Verstimmungszustände, aber auch atrophische Veränderungen im Vulvabereich stellen Indikationen für eine Androgenmedikation dar [7, 27].

Die Androgenmedikation kann auf peroralem Wege oder parenteral, z. B. als Salbe, i. m. oder s. c. bzw. in Form eines Testosteron-Kristalles (zu 100 mg im Handel) erfolgen (s. Präparate-Index). Im allgemeinen genügt die s. c. Applikation von 50 mg Testosteron (Kristall) in sechsmonatigen Abständen.

Da schon geringe Androgen-Dosen positiv psychotrop wirken, sind unerwünschte Nebenwirkungen selten. Bei bestimmten dermatologischen Indikationen, wie z. B. bei Kraurosis vulvae, empfiehlt sich die Applikation einer Testosteronsalbe (s. Präparate-Index).

6.2.4 Spezielle Formen der HST

Neben der Möglichkeit der Androgen-Monotherapie finden auch verschiedene i. m. zu applizierende *Östrogen/Androgen-Kombinationen* Verwendung (s. Präparate-Index). Diese Behandlungsformen sind dann vorzuziehen, wenn die Patientin keine Tabletten einnehmen möchte oder kann bzw., wenn die Behandlung sonst unregelmäßig durchgeführt würde (mangelnde Compliance) oder bei besonders starken «Wechsel-Beschwerden». Die Injektionen sollten alle 4 Wochen verabreicht werden, möglichst nicht in kürzeren, aber auch nicht in längeren Abständen.

Die Kombinationspräparate mit Östradiolestern und Androgenpräparationen mit Depotwirkung werden vor allem bei Fällen von apathischer Depression, bei Psychasthenie oder Libidomangel bzw. Anorgasmie eingesetzt, außerdem bei stark ausgeprägter Osteoporose.

Selbstverständlich ist die Patientin auf die androgenen Nebenwirkungen aufmerksam zu machen (Stimmvertiefung, Hirsutismus, Steigerung der Sexualität, möglicherweise Seborrhoe und Haarausfall). III/6.

6.2.5 Tibolone [28]

In letzter Zeit wurde das therapeutische Spektrum der HST durch eine neue Substanz, nämlich durch Tibolone ergänzt. Tibolone ist ein *gonadomimetisch wirksames Steroid mit progestagenem, östrogenem und zentralem Wirkungsaspekt.* Speziell für die Behandlung von klimakterischen Beschwerden entwickelt, hat es vor allem eine positive Wirkung auf psycho-vegetative Beschwerden. Da Tibolone keine endometriale Proliferation bewirkt, ist keine additive Gestagen-Medikation notwendig. Vorläufige Studienergebnisse besagen, daß Tibolone möglicherweise den postmenopausalen Knochenabbau hemmt. Tibolone wird *vor allem bei postmenopausalen Frauen* eingesetzt, die Dosierung besteht in einer 2,5 mg Tablette tägl., ohne Pause, über einen längeren Zeitraum.

Untersuchungen ergaben, daß die Blutlipide durch Tibolone nicht signifikant beeinflußt werden, und außerdem keine negativen Wirkungen in bezug auf die Blutgerinnung, auf die Leber, auf das Körpergewicht, auf den Blutdruck oder auf den Kohlehydratstoffwechsel zu erwarten sind [28].

6.2.6 Nebenwirkungen unter HST [29, 37]

Unerwünschte Nebenwirkungen unter HST sind selten (unter 5 %) und zumeist harmlos. Sie sind in erster Linie dadurch bedingt, daß die Zufuhr von Hormonen den physiologischen Gegebenheiten nicht voll gerecht werden kann. Dieser Umstand erklärt auch das weite Spektrum der verschiedenen Nebenwirkungen, die unter einer HST auftreten können. Die Beschwerden werden aber selten durch das Agens selbst, sondern vor allem durch die beim Abbau des zugeführten Präparates entstehenden, verschiedenen Metabolite verursacht. Eine Vorhersage der individuellen Verträglichkeit ist auch aus diesem Grund praktisch unmöglich.

Eine wichtige Rolle in bezug auf Nebenwirkungen spielen *Art, Applikationsmodus* und *Dosierung* des Hormonpräparates.

III/6.

Eine zu hohe Östrogengabe hat nämlich eine «down regulation» der Östrogen-Rezeptoren zur Folge. Die Zahl der verfügbaren Rezeptoren und deren Sensitivität nimmt bei Überdosierung ab. In diesen Fällen hilft nur das Aussetzen der HST mit Abwarten der «wash out»-Phase und anschließend nochmaligem Therapiebeginn, diesmal mit niedrigster Dosierung.

- *Blutungsprobleme:* Im allgemeinen stabilisiert sich unter additiver, zyklischer Gestagengabe nach einer Medikationsdauer von einigen wenigen Monaten der Zyklus. Unter kontinuierlicher Östrogen-Gestagen-Substitution kommt es nach kurzer Zeit zur Atrophie des Endometriums und zur Amenorrhoe. Sind trotz regelmäßiger Medikation auch nach etwa 3 Monaten Therapie immer noch irreguläre Blutungen zu registrieren, so ist eine invasive Abklärung der Blutungsursache obligat (s. Kap. 6.1.1).
- *Gewichtszunahme:* Die Interaktionen zwischen Östrogenen auf der einen und dem Somatotropin bzw. dem «Insulin like growth faktor I» (IGF I, Somatomedin) auf der anderen Seite sind nur partiell evaluiert. Gesichert ist, daß ein Absinken der östrogenen Aktivität mit einem Mangel an Wachstumshormon einhergeht, ein Umstand, der für die Gewichtszunahme im Klimakterium und für die Veränderung der Körperformen mitverantwortlich ist [27]. Gemäß den klinischen Erfahrungen können unphysiologisch hohe Östradiolkonzentrationen im Serum, wie sie im Rahmen der Substitutionstherapie manchmal zu registrieren sind, ebenso für eine Gewichtszunahme verantwortlich sein wie auch ein postmenopausales Östrogendefizit. Zahlreiche Untersuchungen haben weiter gezeigt, daß Frauen, die keine Östrogene einnehmen, im statistischen Mittel, postmenopausal eine ebenso starke Gewichtszunahme aufweisen wie Frauen unter HST.
- *Ödeme:* Ein Wasserstau ist zumeist auf einen Mangel an Progesteron zurückzuführen. Progesteron kommt ein Aldosteron-antagonisierender Effekt zu. Durch Progesteronsubstitution, eventuell kombiniert mit zusätzlicher Verabreichung eines potenten Aldosteron-Antagonisten, wie z. B. einer Spironolacton-Präparation (Aldactone®), läßt sich diese Nebenwirkung im allgemeinen weitgehend eliminieren.
- *Venenbeschwerden, Mastodynie:* Die Östrogene besitzen einen vasodilatatorischen Effekt, Gestagene hingegen tonisieren die Gefäße. Durch Progesteronbehandlung, z. B. in Form einer Progesteron-Salbe, läßt sich zumeist eine wesentliche Verbesserung von Venen- oder Brust-Beschwerden erzielen.

Bei Spannungszuständen und Schmerzen im Unterbauch, deren Ursache eine Weitstellung der pelvinen Blutungsgefäße («Varicositas pelvis», «pelvic venous congestion») ist, läßt sich durch i. m.-Verabreichung eines Depot-Gestagen-Präparates oder durch vaginale Applikation von Progesteron-Suppositorien eine wesentliche Erleichterung erzielen [53].

6.2.7 Vermeidung von unerwünschten Nebeneffekten unter HST

Nebenwirkungen sind vor allem in den ersten Monaten der Therapie zu beobachten. Eine Möglichkeit zu ihrer Vermeidung besteht darin, initial *mit einer möglichst niedrigen Östrogendosis zu beginnen;* z. B. sollten bei transdermaler Medikation vorerst Hormonpflaster mit Wirkstoff-Freigabe von 25 µg/tägl. verwendet werden. Bei peroraler Gabe z. B. von konjugierten Östrogenen (0,625 mg) oder bei Präparaten mit kontinuierlichem Gestagenzusatz wäre vorerst eine Verabreichung der Tabletten nur jeden zweiten Tag zu überlegen. Innerhalb von 1–2 Monaten kann dann auf die Erhaltungsdosis übergegangen werden.

Nebeneffekte einer peroralen HST können außerdem durch *Teilung der täglichen Dosis in zwei Teile* oder durch Variation der Tabletten-Einnahme in bezug auf den *Zeitpunkt der Einnahme* gemildert bzw. vermieden werden.

Die perorale Medikation sollte *täglich zur selben Zeit* erfolgen, um größere Hormonschwankungen zu vermeiden und um einen möglichst durchgehenden therapeutischen Plasmaspiegel gewährleisten zu können. Die *morgendliche Gabe* einer Östrogen-Gestagen-Kombination verbessert das subjektive Wohlbefinden und erhöht das Leistungsvermögen. Die *abendliche Einnahme* hingegen hat einen besonders positiven Einfluß auf das Lipidprofil, da während der Nachtstunden eine stärkere Enzymaktivität und eine entsprechend intensivere Proteinsynthese in der Leber stattfinden.

Bei Auftreten von *Magenbeschwerden,* die bei 4 % der Frauen mit oraler Therapie und immerhin 2 % der Frauen mit transdermaler Medikation zu registrieren sind, besteht in erster Linie der Verdacht auf zu hohe Östrogenspiegel [37].

Bei Auftreten von *Gestagen-Nebenwirkungen* (z. B. Brustspannen, «schwere Beine») empfiehlt sich die abendliche Medikation, da durch Überwiegen des Parasympathikus die Gefäße weitgestellt sind. Außerdem ist der Versuch angezeigt, von einem C19- auf ein C21-Derivat zu wechseln bzw. umgekehrt. Besteht eine übermäßige Sensibilität auf Gestagene, z. B. bei ausgeprägter Angina pectoris oder bei starken Kopfschmerzen, kann die additive Gestagengabe auf 3–4 mal pro Jahr beschränkt werden.

6.3 Indikationen für HST

Die Frage, ob alle klimakterischen Frauen substituiert werden sollten oder nur jene, die subjektive und/oder objektive Beschwerden aufweisen, teilt das Spektrum der Indikationen in Prophylaxe und Therapie.

Eine prophylaktische Hormongabe ist immer dann obligat, wenn aufgrund eines besonders frühen Erlöschens der Eierstockfunktion eine Protektion vor Östrogenmangelerscheinungen dringend notwendig erscheint. Tritt die Menopause, z. B. nach chirurgischer Kastration, vor dem 40. Lebensjahr ein, oder handelt es sich um eine Risikopatientin, die empirisch ein hohes Östrogenmangelrisiko aufweist, so ist selbst bei asymptomatischem Zustandsbild eine HST obligat.

Die Tatsache, daß viele postmenopausale Frauen keine subjektiven Symptome angeben, erschwert allerdings nicht selten die Akzeptanz für eine HST. Eine gewisse Hilfestellung ergibt sich bei diesen Patientinnen aus dem Ergebnis der Knochendichtemessung, wenn nämlich die Befunde auf ein Osteoporose-Risiko hinweisen [24, 34].

Weitere Indikationen zur HST bestehen, wenn als Folge des Klimakteriums das Auftreten von *Herz-Kreislauf-Erkrankungen* [8] oder von *Stoffwechselveränderungen* [2] mit möglicherweise schwerwiegenden Krankheitsfolgen zu befürchten ist [21, 24, 39].

Neueren Erkenntnissen zufolge besteht überdies ein Zusammenhang zwischen Immunlage und Sexualhormonen, so ist bei Östrogenmangelzuständen die zelluläre und humorale Körperabwehr herabgesetzt.

Forschungsergebnisse deuten weiter darauf hin, daß eine HST zwar das Auftreten eines *Morbus Alzheimer* nicht verhindern kann, jedoch das Entstehen und das Fortschreiten dieser Erkrankung möglicherweise um Jahrzehnte verzögert. Da durch Östrogen-Medikation in der Postmenopause und im Senium ganz generell eine Verbesserung der Durchblutung verschiedener Organe und Organsysteme des Körpers resultiert, besteht ein weiterer Benefit der HST in einer Verbesserung der zerebralen Blutversorgung [50].

Ein wichtiges Indikationsgebiet für die topische Anwendung von Östrogenpräparationen (besonders von E3) sind *atrophische Haut- und Schleimhautveränderungen*, die zu schwerwiegenden subjektiven Beschwerden und objektiv nachweisbaren krankhaften Erscheinungsbildern führen können.

Die Gabe von Androgenen ist bei schwerer Osteoporose, besonders aber auch bei *Antriebsschwäche* und *depressiven Verstimmungen* angezeigt. Neben ihrer psychotropen Wirkung macht man sich auch die partielle Antiöstrogenwirkung der Androgene in bezug auf die Verhinderung der Östrogen-bedingten Endometriumstimulierung zunutze. III/6.

6.3.1 Beginn und Dauer der Behandlung

Die HST ist ein wichtiges Beispiel für richtig verstandene Präventivmedizin. Neben dem zeitgerechten Beginn kommt auch der Dauer der HST wesentliche Bedeutung zu.

Die Behandlung sollte möglichst schon zu Beginn der Prämenopause einsetzen. Wird länger als 3 Jahre nach der Menopause mit der Hormonsubstitutionstherapie zugewartet, so ist es schon zu einem beträchtlichen Knochenverlust gekommen, der nicht mehr aufzuholen ist [44].

Der Prozeß der Osteoporose läßt sich allerdings zu jedem Zeitpunkt während des Klimakteriums durch HST anhalten, womit verhindert wird, daß die Patientin bezüglich Knochendichte und Knochenmineralgehalt tiefer in die Zone der Frakturgefahr absinkt. Aber nicht nur wegen der Knochensituation, sondern auch wegen der verschiedenen anderen klimakterischen Symptome ist ein Behandlungsbeginn zu jedem Zeitpunkt sinnvoll.

Dopplersonographische Untersuchungen haben weiter ergeben, daß auch bei Beginn einer HST erst viele Jahre nach der Menopause immer noch eine signifikante Verbesserung der Durchblutung in verschiedenen Organen und Organsystemen zu erzielen ist [18].

Bezüglich der Behandlungsdauer ist festzustellen, daß es sich bei der HST zweifellos um eine *Langzeitbehandlung* handelt, insbesondere was die positiven Auswirkungen der Hormonmedikation auf die Knochensituation, das kardio-vaskuläre System, die Blutfette und die Hirnleistung betrifft. Zur Vermeidung von Knochenfrakturen ist das *Fortführen der Therapie während 10–15 Jahren* zu empfehlen, da ein Absetzen der Hormonmedikation zu einem weiteren Knochenverlust, wenn auch im geringeren Ausmaß als unmittelbar perimenopausal, führt.

III/6. Angesichts des unbestrittenen Nutzens einer HST ist es eine der wichtigsten ärztlichen Aufgaben, durch entsprechende Beratung und durch Auswahl des bestgeeigneten Vorgehens die Patientin einerseits zu einem frühzeitigen Therapiebeginn und andererseits zu einer Langzeitmedikation zu motivieren.

6.4 Mögliche Kontraindikationen für HST

Viele der bis vor kurzem noch angeführten absoluten und relativen Kontraindikationen wurden durch die Ergebnisse neuerer Forschungen und epidemiologischer Studien relativiert.

Als Gegenanzeigen gelten heute nur mehr

- **eine schwere Leberschädigung**
- **ein akutes thrombo-embolisches Geschehen**
- **bestehende oder nicht ausbehandelte, östrogenabhängige Tumoren (u. a. Mammakarzinom, Korpuskarzinom) sowie**
- **diagnostisch nicht abgeklärte uterine Blutungen.**

Im übrigen gilt der Satz:

«Die Kontraindikationen von gestern sind die Indikationen von heute.»

Bei einer Reihe von Krankheitsbildern, die vor kurzem noch als Kontraindikationen für eine HST gesehen wurden, hat ein Umdenken eingesetzt.

6.4.1 Erkrankungen des kardio-vaskulären Formenkreises [3, 8, 46, 47]

So vielschichtig der pathogenetische Komplex der sogenannten «kardio-vaskulären Erkrankung» auch ist, das pauschale Verbot einer HST unter Einsatz von Östrogenen bei Gefäßerkrankungen ist heute nicht mehr aufrecht zu halten. Eine Reihe von Untersuchungen zeigte, daß durch Östrogensubstitution die Inzidenz von Myokardinfarkten und von Schlaganfällen signifikant gesenkt werden kann und auch das thrombo-embolische Risiko keineswegs steigt. Aus diesen Gründen ist anzunehmen, daß 17-Beta-Östradiol nicht nur prospektiv eine kardiovaskuläre Protektion zu induzieren imstande ist, sondern darüber hinaus auch auf bereits bestehende Erkrankungen des Herz-Kreislauf-Systems einen günstigen Einfluß ausübt. So konnte bei Patientinnen mit pektanginösen Anfällen durch Medikation mit 17-Beta-Östradiol das stenokardische Beschwerdebild reduziert bzw. eliminiert werden; bei der Mehrzahl von Patientinnen mit labiler Hypertonie kommt es außerdem unter HST zur Stabilisierung des Blutdruckes auf niedrigerem Niveau [33]. Auch besteht heute nicht mehr die Forderung nach Absetzen einer HST vor operativen Eingriffen.

6.4.2 Lebererkrankungen

Im Unterschied zu den klinischen Erkenntnissen bezüglich peroraler oder parenteraler HST bei Erkrankungen des kardio-vaskulären Formenkreises ist das Ausmaß der hepatischen Belastung bei peroraler Steroidgabe bislang nicht ausreichend evaluiert. Es empfiehlt sich deshalb, auf die transdermale E2-Medikation auszuweichen, womit der *«first pass»-Effekt* auf die erkrankte Leber umgangen wird. Auch scheint sicher, daß eine parenterale Medikation mit 17-Beta-Östradiol-Serumkonzentrationen, die im physiologischen Bereich liegen, ein bereits bestehendes hepatisches Krankheitsbild nicht verschlechtert.

6.4.3 Diabetes mellitus

Als Reaktion auf die während des Klimakteriums zunehmende Insulinresistenz reagieren die Betazellen des Pankreas kompensatorisch mit einer gesteigerten Freisetzung von Insulin. Aus diesem Umstand kann eine Erschöpfung der Funktion der Bauchspeicheldrüse resultieren. Durch HST läßt sich dieser Pathomechanismus, der das Auftreten eines Typ II-Diabetes zur Folge haben kann, unterbrechen, es resultiert eine Verbesserung der Glukosetoleranz [56].

6.4.4 Endometriose

Es liegen keinerlei klinische Hinweise vor, die darauf hindeuten, daß eine in der fertilen Lebensphase vorhanden gewesene Endometriose durch eine HST neuerlich aktiviert wird [37].

6.4.5 Uterus myomatosus

Fibromyome werden bei 60 % aller Frauen im mittleren Lebensalter gefunden. Unter HST kann es in seltenen Fällen zu einer mäßiggradigen Zunahme der Myomgröße kommen.

6.4.6 Otosklerose

Da keine Beobachtungen existieren, wonach natürliche Östrogene in der während des normalen Zyklus anzutreffenden Serumkonzentration einen Einfluß auf eine Otosklerose haben, besteht keine Kontraindikation für eine HST [37].

6.4.7 Melanom

Es scheint tatsächlich so zu sein, daß es Melanomzellen gibt, die Östradiol-Rezeptoren exprimieren. Allerdings zeigen selbst Östrogen-Rezeptor-positive Melanomzellen weder unter dem Einfluß von Östradiol noch unter Antiöstrogentherapie mit Tamoxifen ein verändertes Wachstumsverhalten [37].

6.4.8 Mamma- und Endometriumkarzinom

Es scheint mittlerweile festzustehen, daß Östrogene per se nicht krebserzeugend wirken. Unter bestimmten Bedingungen kann ihnen jedoch, insbesondere bei Überdosierung, als Wachstumsfaktor Bedeutung im Sinne einer Co-Karzinogenese zukommen. Allerdings haben Karzinome, die «zufällig» unter HST auftreten, erwiesenermaßen ein günstigeres morphologisches Profil (kleinere Tumorgröße, höherer Differenzierungsgrad, niedrigere Disseminierungsrate) mit deutlich besserer Prognose.

In bezug auf das Mamma-Karzinom hat die Deutsche Gesellschaft für Senologie eine sehr differenzierte Empfehlung ausgearbeitet (Tab. 20 [5, 58]).

Die Richtlinien müssen allerdings immer gemeinsam mit der Lebensqualität, aber auch den metabolischen Risiken bei Östrogenmangelzuständen (Osteoporose, Herz-Kreislauf-Erkrankungen etc.) gesehen werden.

Bezüglich Korpuskarzinom ist anzumerken, daß ein 5 Jahre rezidivfrei ausbehandeltes Korpuskarzinom keine Kontraindikation für eine Substitutionstherapie mit Östrogenen in Kombination mit Gestagenen darstellt. Im übrigen läßt sich durch Zusatz von Gestagenen die Inzidenz z. B. von Endometriumpathologien beträchtlich vermindern (Abb. 14 [11, 60]). III/6.

Ebenso stellt ein Zustand nach Vulva-, Ovarial- oder Zervixkarzinom keine Kontraindikation gegen eine HST dar [54].

6.5 Alternative Behandlungsmöglichkeiten

Trotz umfassender Aufklärung über die Vorteile einer HST im Klimakterium bestehen immer noch vielfältige Ängste bezüglich der angeblichen Gefahren einer Hormontherapie; diese Ängste haben nicht selten eine Ablehnung der HST zur Folge. Umfassende Statistiken besagen, daß sich während der letzten Jahre konstant nur etwa 30 % der Frauen im Klimakterium und Senium einer HST unterzogen haben [29, 45, 51]. Der Bedarf an alternativen Behandlungsmöglichkeiten ist also groß.

Tabelle 20: Empfehlungen der Deutschen Gesellschaft für Senologie zur Hormonsubstitution bei Mammakarzinom. (nach [58]).

Tumor-Hormonrezeptor negativ, keine axillären Lymphknotenmetastasen: – Keine Kontraindikation für eine Östrogen-Gestagen-Substitution – Eine laufende Substitution kann fortgeführt werden – Es wird eine monophasische, kontinuierliche Östrogen-Gestagen-Substitution empfohlen	*Tumor-Hormonrezeptor positiv, keine axillären Lymphknotenmetastasen:* – Substitution mit Gestagenen (z. B. 10 mg MPA/tägl.) Nach 5 Jahren Rezidivfreiheit keine Kontraindikation mehr für Östrogen-Gestagen-Substitution (monophasisch-kontinuierlich), falls negative Zusatzkriterien dazukommen, Tamoxifen 20 mg/tägl. über 5 Jahre
Tumor-Hormonrezeptor negativ, Lymphknotenmetastasen vorhanden: – Unter oder nach der Chemotherapie Substitution mit Gestagenen (z. B. 10 mg MPA/tägl.) – Monophasische, kontinuierliche Östrogen-Gestagen-Substitution nicht kontraindiziert	*Tumor-Hormonrezeptor positiv, axilläre Lymphknotenmetastasen vorhanden:* – Wenn die adjuvante endokrine Therapie mit Anti-Östrogenen (Tamoxifen) die klimakterischen Beschwerden zunächst verschlimmert, vorübergehende Behandlung mit Gestagenen in kontinuierlicher Form (z. B. 10 mg MPA/tägl.)

Falls keine kausale Therapie der klimakterischen Symptome durchgeführt werden kann, da z. B. von der Patientin keine Hormongabe gewünscht wird oder eine HST kontraindiziert ist, wird sich die Behandlung zunächst an der Symptomatik der Beschwerden orientieren. Stehen neurovegetative Symptome im Vordergrund, so können initial *Psychopharmaka* und *Tranquilizer* eingesetzt wer-
III/7. de, die später jedoch durch eine *entsprechende* Lebensweise mit viel Bewegung und weniger Streß ersetzt werden sollten. Vor allem *Psychopharmaka sollten nur als Begleitmedikation* Verwendung finden.

Anders verhält es sich beim Einsatz von *Clonidin* (Catapresan®) [19]. Clonidin ist das wohl bestuntersuchte, nicht hormonale Medikament, das im Klimakterium zur Behandlung von Wallungen eingesetzt wird, und hat sich bei Gegenüberstellung zu Placebo als sehr wirksam erwiesen.

Weitere, nicht hormonale Behandlungsmöglichkeiten bestehen z. B. bei Trockenheit im Bereich der Scheide in einer lokalen Therapie durch Applikation von *nicht-hormonalen Salben und Gleitgels.*

Organ- und Pflanzenextrakte sind, ebenso wie *Homöopathika*, imstande, klimakterische Beschwerden günstig zu beeinflussen [59]. Solche Präparationen können jedoch keinesfalls eine medizinisch notwendige Substitution mit Östrogenen und Gestagenen ersetzen, da ihnen keine Wirkung auf Stoffwechselvorgänge wie z. B. auf Osteoporose und das Herz-Kreislauf-System oder auf atrophische Veränderungen von Haut und Schleimhäuten zukommt. Sie sind allerdings vor allem in der Prämenopause zur Behandlung von psycho-vegetativen Symptomen gut geeignet.

Bei depressiven Verstimmungszuständen kann eine Psychotherapie in Erwägung gezogen werden, da häufig Konfliktsituationen im Gespräch aufgedeckt und therapiert werden können. Auch sind erfahrungsgemäß *diätetische Ratschläge, Balneotherapie in Form von Solebädern, Atemtherapie und Entspannungsgymnastik* hilfreich.

Nicht zuletzt ist die *gute ärztliche Führung der Patientin* eine wichtige Voraussetzung für jedes therapeutische Vorgehen.

7. Empfängnisverhütung in der Perimenopause

Wenn auch nach dem 40. Lebensjahr die Fertilität rasch abnimmt, – mit 40 Jahren beträgt die Konzeptionserwartung noch 3 %, mit 45 Jahren aber nur noch 0,2 % [29] –, verbleibt doch ein gewisses, individuelles Schwangerschaftsrisiko. Immerhin ovulieren noch etwa 90 % der Frauen im Alter zwischen 40 und 55 Jahren, sofern sie noch regelmäßig menstruieren. Dagegen sind bei Frauen mit Oligomenorrhoe nur mehr in einem Drittel der Zyklen Ovulationen zu registrieren.

Effektive Kontrazeption ist bis ein Jahr nach der Menopause angezeigt, wenn diese über dem 50. Lebensjahr liegt bzw. bis etwa 2 Jahre postmenopausal, wenn die letzte Blutung vor dem 50. Lebensjahr stattfand [37]. Eine gewisse Hilfestellung ergibt sich auch durch Bestimmung des FSH-Serumspiegel. Ein konstanter FSH-Wert von 40 mIE/ml und mehr läßt eine Konzeption als höchst unwahrscheinlich erscheinen.

In letzter Zeit sieht man keine absolute Kontraindikation mehr darin, daß Frauen, die keine Risikofaktoren aufweisen, bis zum 45. Lebensjahr eine Kombinationspille mit möglichst geringer Dosierung einnehmen [52]. Generell sind jedoch nicht-hormonale empfängnisverhütende Methoden vorzuziehen.

Vor allem angesichts der Tatsache, daß im fortgeschrittenen Alter eine unerwünschte Schwangerschaft sowohl in sozialer wie auch in medizinischer Hinsicht zumeist problematisch ist, sollte darauf geachtet werden, daß die angewandten kontrazeptiven Maßnahmen einen ausreichenden Schutz bieten.

8. Kosten-Nutzen-Analyse

Die Nutzen-Risiko-Bilanz ergibt bei Verwendung eines adäquaten prophylaktischen und therapeutischen Vorgehens mit Beachtung der geltenden Richtlinien und Kontraindikationen eindeutig einen Benefit für die Hormonsubstitutionstherapie HST (Abb. 13, Tab. 17); Nebenwirkungen und Risiken einer HST sind gering.

Der globale Nutzen einer HST kann entsprechend dem jeweils anvisierten Zeithorizont in *Kurzzeit- und Langzeitwirkungen* eingeteilt werden. Der kurzfristige Nutzen liegt für die Patientin unmittelbar in einer Besserung der zahlreichen, subjektiven klimakterischen Beschwerden. Langfristige Therapieziele bestehen im Vermeiden der bekannten, durch Östrogenmangel bedingten Stoffwechselstörungen [32], wobei heute allgemein akzeptiert ist, daß durch HST vor allem zwei Ziele erreicht werden können, nämlich die Vermeidung

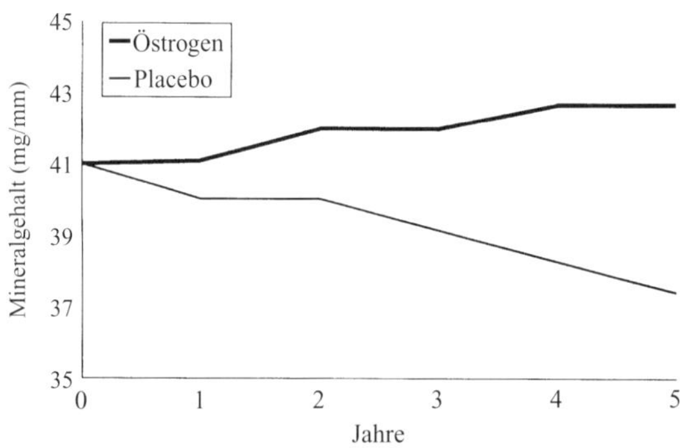

Abbildung 17: Wirkung von HST auf den Knochen (nach [34]).

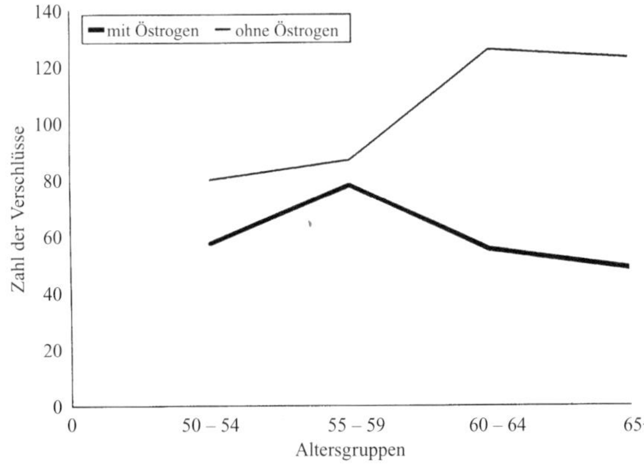

Abbildung 18: Positive Wirkung von Östrogenen auf KHK (nach [21]).

der postmenopausalen Osteoporose (Abb. 17 [24, 34]) und eine positive Beeinflussung des gefürchteten «Stoffwechselsyndroms» (Abb. 18 [8, 21, 24, 35, 39]).

Dieses wird auch als «Syndrom X» bezeichnet und beinhaltet eine Kombination von Risikofaktoren für kardio-vaskuläre Erkrankungen, Apoplexie und Typ II-Diabetes. Zu den Risikofaktoren zu zählen sind Insulinresistenz mit Hyperinsulinämie, Hypertriglyzeridämie, niedrige Serumspiegel von HDL und Hypertonie, also allsamt Stoffwechselpathologien, bei denen sich eine Östrogen-Substitutionstherapie als wirkungsvoll erwiesen hat (Abb. 18). III/8.

Mögliche Gefahren und Nebenwirkungen einer HST lassen sich durch *richtige Indikation* sowie durch die *Auswahl des geeigneten Präparates*, der Dosis und des *Applikationsmodus* auf ein Minimum reduzieren.

Das jeweilige *therapeutische Konzept*, dem ein umfassendes Gespräch mit der Patientin zugrunde liegen muß, ist auch Grundlage für eine entsprechende *Compliance*. Diese wird im ersten Therapiejahr zwar mit bis zu 95 % angegeben, sie sinkt jedoch während der folgenden Jahre kontinuierlich ab und liegt nach 5 Jahren nur mehr zwischen 30 und 60 % [29, 45]. Gerade dieser Umstand muß kritisch gesehen werden, da die HST ja nicht nur imstande ist, atheroprotektiv und osteoprotektiv zu wirken, sondern auch eine kausale Therapie bei einer Reihe von psychischen und somatischen Störungen darstellt.

Die Hormonsubstitutionstherapie ist nicht zuletzt deshalb bei klimakterischen Patientinnen und im Senium als ganzheitliche Alternative zu andernfalls nur symptomatischen Therapieansätzen zu sehen.

III/Lit.

Literaturhinweise

1 Baltzer J, Mickan H (1994) Klimakterium (Prämenopause, Menopause, Postmenopause) und Senium. In Baltzer J, Mickan H (Hrsg) Gynäkologie. Thieme. Stuttgart-New York S 278

2 Barnes RB, Roy S, Rogerio A, Lobo A (1985) Comparison of lipid and androgen levels after conjugated estrogen or Depo-Medroxyprogesterone acetate treatment in postmenopausal women. Obstet Gynecol 66:216

3 Barrett-Connor E (1990) Presentation to the Food and Drug Administration Advisory Committee on Oestrogens and Arterial Disease Risk. Washington DC

4 Bettendorf G, Breckwoldt M, Keller PJ, Kuhl H, Runnebaum B, Teichmann AT (1993) Empfehlungen zur Substitution mit Östrogenen und Gestagenen im Klimakterium und in der Postmenopause. 8. Arbeitstreffen des «Zürcher Gesprächskreises», November 1992. Gynäkol Geburtsh Rundsch 33:39

5 Birkhäuser MH (1994) Hormon-Substitution und die Brust. Journal für Menopause 1/1:13

6 Bitzer J, De Grandi P, Eberhard J et al (1992) Konsensus. Harninkontinenz und Blasenbeschwerden in der Postmenopause. Cilag. Schaffhausen

7 Burger H, Hailes J, Nelson J (1987) Effects of combined implants of oestradiol and testosterone on libido in postmenopausal women. Br Med J I:936

8 Bush T, Barrett-Connor E, Cowan L et al (1987) Cardiovascular mortality and noncontraceptive use of estrogen in women: results from the Lipid Research Clinics Program Follow-Up Study. Circulation 75:1102

9 Christiansen C (1991) Consensus development conference: Prophylaxis and treatment of osteoporose. Am J Med 90:107

10 Christiansen C (1992) Prevention and treatment of osteoporosis: A review of current modalities. Bone 13:35

11 Creasman WT, Henderson D, Hinshaw W, Clarke-Pearson DL (1986) Estrogen replacement therapy in the patient treated for endometrial cancer. Obstet Gynecol 67:326

12 Crique MH, Squarez L, Barrett-Connor E et al (1988) Postmenopausal estrogen use and mortality. Am J Epidemiol 128(3):606

13 De Ligniers B, Basdevant A, Thomas G et al (1986) Biological effects of oestradiol 17ß in postmenopausal women: oral versus percutaneous administration. J Clin Endocrinol Metab 62:536

14 Delmas PD (1993) Biochemical markers of bone turnover for the clinical investigation of osteoporosis. Osteoporos Int 3:81

15 Dyer G, Townsend P, Jelowitz J, Young O, Whitehead M (1982) Dose related changes in vaginal cytology after topical conjugated equine oestrogens. Br Med J 284:789

16 Gangar K, Cust M, Whitehead M (1989) Symptoms of oestrogen deficiency associated with supraphysiological plasma oestradiol concentrations in women with oestradiol implants. Br Med J 299:601

17 Gangar K, Fraser DI, Whitehead MI, Cust M (1990) Prolonged endometrial stimulation associated with oestradiol implants. Br Med J 300:436

18 Gangar K, Vvas S, Whitehead M, Crook D, Meire H, Campbell S (1991) Pulsatility index in internal carotid artery in relation to transdermal oestradiol and time since menopause. Lancet 338:839

19 Gayden J, Bell J, Pollard P (1974) Menopausal flushing: Double-blind trial of a non-hormonal medication. Br Med J 1:409

20 Greenblatt RB (1986) A modern approach to the perimenopausal years. De Gruyter. Berlin-New York

21 Gruchow HW et al (1988) Postmenopausal use of estrogen and occlusion of coronary arteries. Am Heart J 115:954

22 Hartmann B, Tscherne G, Huber JC, Vytiska-Binstorfer E (1994) Zur Problematik der Gebrauchsinformation von Hormon-Substitutionspräparation. Geburtsh Frauenheilkd 54:34

23 Hauser GA, Huber JC, Keller PJ, Lauritzen C, Schneider HPG (1994) Evaluation der klimakterischen Beschwerden (Menopause Rating Scale (MRS)). Zbl Gynaekol 116:16

24 Henderson BE, Paganini-Hill A, Ross RK (1991) Decreased mortality in users of estrogen replacement therapy. Arch intern Med 151:75

25 Hesch RD (1994) Sexualhormone und Wirkungen auf spezielle Überlegungen zum M. Alzheimer. Journal für Menopause 1/1:22

26 Holst T (1982) Hormonelle Diagnostik im Klimakterium der Frau, Habilitationsschrift. Universitäts-Frauenklinik Heidelberg

27 Huber JC (1991) Die Hormontherapie. Ariston. München

28 Kloosterboer HJ, Jaszmann LJB, Kicovic PM (1990) Long-term effects of Org OD 14 in menopausal women on lipid metabolism. Maturitas 12:37

29 Kuhl H, Taubert HD (1987) Hormonsubstitutionstherapie und kardio-vaskuläre-Erkrankungen. Das Klimakterium. Thieme. Stuttgart

30 Kupperman HS, Blatt MHG, Wiesbaden H, Filler W (1953) Comparative clinical evaluation of estrogen preparation by the menopausal and amenorrhoeic indices. J clin Endocrinol 13:88

31 Lauritzen C (1982) Das Klimakterium der Frau. Schering. Berlin

32 Lauritzen C (1990) Das Klimakterium – Therapie und Langzeitprävention. Menopause-Hormonsubstitution heute. 3 Edition informed 117

33 Lauritzen C, Schneider HPG, Nieschlag E (1988) Das Klimakterium und seine Störungen: Grundlagen und Klinik der menschlichen Fortpflanzung. De Gruyter. Berlin-New York

34 Lindsay R (1976) The Menopause, Pathogenesis, Detection and Prevention of Postmenopausal Osteoporosis. In Studd JWW, Whitehead MI (eds) Blackwell Scientific Publications, Ch 14, 156

35 Lobo RA, Speroff L (1994) International consensus conference on postmenopausal therapy and the cardiovascular system. Fertil Steril 61/4:592

36 Lorrain J (Chief Editor) (1994) Comprehensive management of Menopause. Springer. New York

37 Marsh MS, Whitehead MI (1992) Management of the menopause. Br Med Bull 48/2:426

38 Mashchack CA, Lobo RA et al (1982) Comparison of pharmacodynamic properties of various oestrogen formulations. Am J Obstet Gynecol 144:511
39 Meir J, Stampfer M, Goldity GA et al (1991) Postmenopausal estrogen therapy and cardiovascular disease. Ten year follow-up from the Nurse's Health Study. N Eng J Med 325:756
40 Metka M (1994) Die Bedeutung der «Extragenitalen Symptomatik» in der Menopause. Forum Dr Med 2:21
41 Neis KJ, Hepp H (1991) Hysteroskopie. Thieme. Stuttgart
42 Netter FH: Farbatlanten der Medizin. Band III. Genitalorgane. Thieme. Stuttgart
43 Notelovitz M (1992) Osteoporosis: screening, prevention and management. Fertil Steril 59/4:707
44 Novo Nordisk, Medical Department (1993) Hormonsubstitution und Osteoporose. Novo Nordisk, Scientific News Vol V
45 Novo Nordisk, Medical Department (1993) Hormonsubstitution und das klimakterische Syndrom. Novo Nordisk, Scientific News Vol VII
46 Novo Nordisk, Medical Department (1993) Hormonsubstitution und kardio-vaskuläre Erkrankungen. Novo Nordisk, Scientific News Vol IV
47 Novo Nordisk, Medical Department (1994) Neue Aspekte thrombo-embolischer Erkrankungen. Novo Nordisk, Scientific News Vol IX
48 Paganini-Hill A, Ross R, Henderson B (1989) Endometrial cancer and patterns of use of estrogen replacement therapy: a cohort study. Br J Cancer 59:447
49 Persson I, Adami HO, Bergkvist I et al (1989) Risk of endometrial cancer after treatment with oestrogens alone or in conjunction with progesterons: results of a prospective study. Br Med J 298:147
50 Pines A, Ifsmen E, Levo Y, Averbuch M, Lidor A, Drory Y, Finkelstein A, Hetman-Peri M, Moskowitz M, Bari E, Ayalon D (1991) The effects of hormone replacement therapy in normal postmenopausal women: measurement of Doppler-derived parameters of aortic flow. Am J Obstet Gynecol 164:806
51 Rabe T (1990) Klimakterium der Frau. Therapiewoche 40/Sonderheft 5
52 RCGP (1981) Royal College of General Practitioners' Oral Contraceptive Study. Lancet, i:541
53 Reginald PW, Adams J, Franks S, Wadsworth J, Beard RW (1989) Medroxyprogesterone acetat in the treatment of pelvic pain due to venous congestion. Brit J Obstet Gynaec 96:1148
54 Seitzer D (1991) Klimakterium und gynäkologische Malignome: Möglichst auch bei Karzinompatientinnen substituieren. GYNE 12/11:1
55 Strecker JR, Lauritzen CH (1992) Praxis der Hormonbehandlung im Klimakterium. Enke. Stuttgart
56 Studd J, Dubiel M, Kakkar W, Thom M, White P (1978) The effect of hormone replacement therapy on glucose tolerance, clotting factors, fibrinolysis and platelet behaviour in post-menopausal women. In Cook I (ed) The Role of oestrogen/progesteron in the management of the menopause. Lancaster: MTP Press 41
57 Treloar AE, Boynton RE, Behn BG, Brown BW (1967) Variation of the human menstrual cycle through reproductive life. Int J Fertil 12:77
58 Vorschläge der Arbeitsgruppe «Hormonsubstitution in der Postmenopause nach Mammakarzinom» der Deutschen Gesellschaft für Senologie (1990) Zbl Gynäkol 112:1169
59 Warnecke G, Banzhaf A (1987) Ein anderer Weg zur Behandlung des klimakterischen Syndroms. Der Kassenarzt; Deutsches Ärztemagazin 41:1
60 Whitehead MI, Fraser D (1987) Controversis concerning the safety of estrogen replacement therapy. Am J Obstet Gynecol 156:1313
61 Winter GF (1962) Follikelzählungen an den Eierstökken gesunder, nicht schwangerer weiblicher Personen. Zbl Gynäkol 47:18

Präparate-Index

Auswahl geeigneter Präparate für HST

Die mit * bezeichneten Präparate sind auch in
III/Anh. der Schweiz registriert.

Wirkstoff	Dosis (mg)	Handelsname

Östrogene

a) *oral*

konj. Östrogene	0,625	Premarin 0,625*
	1,25	Premarin 1,25*
	0,3	Presomen mite 0,3
	0,6	Presomen 0,6
	1,25	Presomen 1,25
	1,25	Östro Feminal*
	0,625	Transannon mite*
	1,25	Transannon*
Östronsulfat + Equilinsulfat	0,8	Conjugen
Östradiolvalerat	1,0	Progynova mite*
	2,0	Progynova*
	2,0	Östrogynal sine
mikronisiertes β-Östradiol	2,0	Estrofem*
	4,0	Estrofem forte*
Östriol	1,0	Ovestin*
	1,0	Hormomed
	1,0	Oe-Kolp
	2,0	Ovo-Vinces 2000
	2,0	Klimax-E
Östriolsuccinat	2,0	Synapause

b) *parenteral*
für s.c. Implantation

Östradiol (Hormonkristalle)	25	Östradiol implant 25 mg
	50	Östradiol implant 50 mg
	100	Östradiol implant 100 mg

für i.m. Applikation

Östradiolvalerat	10	Progynon Dpt 10*

für transdermale Applikation

Wirkstoff	Dosis (mg)	Handelsname
Östradiol (Gel)	60 mg/100 g	Östrogel*
Östradiol (Emulsion)	10 mg/100 g	Linoladiol*
	Wirkstoff-Freigabe / 24 Std:	
Östradiol (Hormonpflaster)	0,025 mg	Estraderm TTS 25*
	0,05 mg	Estraderm TTS 50*
	0,1 mg	Estraderm TTS 100*
	0,05 mg	Systen*

c) *lokal («topische» Therapie)*

Emulsion		
Östradiol	0,1 mg/1 g	Linoladiol*
Salbe		
Östriol	1 mg/1 g	Oe-Kolp
	1 mg/1 g	Ovestin*
	0,1 mg/1 g	Ortho Gynest*
Supp.		
Östriol	0,5	Oe-Kolp
	0,5	Ovestin*
	0,5	Ortho Gynest*
	3.5	Ortho Gynest D*

«Magistraliter Zubereitungen»

Östradiol-Salbe

Neriforte Fettsalbe	15,0	
Progynon Depot	10 mg Amp. No	I
Ultrabas	100,0	

MDS Östradiolsalbe

Östriol-Haarwasser

Styptanon Amp. No III	
Betnovate Crinale	60,0
Ethanol. dil. ad	120,0

MDS Haarwasser

Gestagene

a) *oral*

mikronisiertes Progesteron	100	Utrogestan*

Derivate des 17-Hydroxyprogesterons

Dydrogesteron	10	Duphaston*
Chlormadinonazetat	2	Gestafortin
Medrogeston	5	Colpro*

Wirkstoff	Dosis (mg)	Handelsname
Medroxyprogesteron-azetat (MPA)	5	Prodafem 5 mg*
	10	Prodafem 10 mg*
Cyproteronazetat (CPA)	10	Andro Diane
Lynestrenol	5	Orgametril*

Derivate des 19-Nortestosterons (Progestagene)

Wirkstoff	Dosis (mg)	Handelsname
Norethisteronazetat (NETA)		
	5	Primolut N*
	10	Primolut Nor*
	0,5/5	Norethisteron 0,5 mg/5 mg Jenapharm
Levonorgestrel	0,25	Norgestrel 0,25 mg Jenapharm

b) parenteral
für i. m. Applikation

Wirkstoff	Dosis (mg)	Handelsname
Hydroxyprogesteron Capronat	250	Proluton Depot 250 mg*

c) lokal («topische» Therapie)
Gel

Wirkstoff	Dosis (mg)	Handelsname
Progesteron Gel	10 mg/1 g	Progestogel*

«Magistraliter Zubereitungen»

Progesteron Salbe

Proluton Depot 250 mg Amp. No I	
Neriforte Fettsalbe	15,0
Ultrabas	100,0

MDS Progesteronsalbe

Progesteron Scheiden-zäpfchen (400)

Progesteroni	0,4 g
Adipis neutralis	q. s.

M. f. supp., d. tal. dos. Nr. XX

Androgene

a) oral

Wirkstoff	Dosis (mg)	Handelsname
Testosteronundeca-noat parenteral	40	Andriol*

b) parenteral
für s. c. Implantation

Wirkstoff	Dosis (mg)	Handelsname
Testosteron (Hormonkristalle) Depot 100	100	Testoviron

für i.m. Applikation

Wirkstoff	Dosis (mg)	Handelsname
Testosteronproprionat	250	Testoviron Depot 250*
Metenolonazetat	20	Jenapharm

«Magistraliter Zubereitungen»

Testosteron Salbe (2 %)

Testosteroni propionylati	2,0
Ultrabas	100,0

MDS Testosteronsalbe

Andere Hormonpräparate

a) oral

Wirkstoff	Dosis (mg)	Handelsname
Tibolone	2,5	Livial

Kombinierte Präparate

a) oral
Östrogene mit zyklischem Gestagenzusatz

Wirkstoff	Dosis (mg)	Handelsname
Östradiolvalerat +	2 mg (21 Tb.)	Cyclo-Progynova
Norgestrel	0,5 mg (19 Tbl.)	(Cyclacur)*
Östradiol + Norethisteron (NETA)	2/2/1 mg 4/4/1 mg –/1 mg/–	Trisequens forte*

III/Anh.

III/Anh.

Wirkstoff	Dosis (mg)	Handelsname
konj. Östrogene + Medrogeston	0,625 mg 5 mg	Premarin plus 0,625*
	1,25 mg 5 mg	Premarin plus 1,25*
Östradiolvalerat + Cyproteronazetat (CPA)	2 mg (21 Tbl.) 1 mg (10 Tbl.)	Climen
Östradiolvaleryt + Medroxyprogesteronazetat (MPA)	2 mg (21 Tbl.) 10 mg	Divina

b) parenteral

für transdermale Applikation (Hormonpflaster)

	Wirkstoff-Freigabe / 24 Std:	
Östradiol Norethisteronazetat (NETA)	0,05 mg 0,25 mg	Estracomb* (Estraderm + Estragest)

Wirkstoff	Dosis (mg)	Handelsname

Östrogene mit kontinuierlichem Gestagenzusatz

Östradiol + Norethisteronazetat (NETA)	2mg 1 mg	Kliogest*

Andere Präparate mit Östrogenen

für i.m. Applikation

Östradiolvalerat + Prasteronenantat (DHEA-Enantat)	4 mg/ml 200 mg/ml	Gynodian Depot*
Östradiolvalerat + Testosteronenantat	4 mg/ml 93,3 mg/ml (entspricht 60 mg Testosteron)	Primodian Depot

IV Entzündungen des Genitaltrakts

Entzündungen des unteren Genitaltraktes können entweder obligat durch sexuelle Übertragung («sexually transmitted diseases» STD) des entsprechenden Erregers (Chlamydien, Neisserien, Herpes-Virus u. a.) oder auch über andere Mechanismen akquiriert werden. Beim IV/1. **Fortschreiten der Erkrankung kommt es zu schweren Infekten (Chlamydien, Neisserien) des inneren (oberen) Genitales, auch als «pelvic inflammatory diseases» (PID) bezeichnet.**

Die epidemiologischen, diagnostischen und therapeutischen Probleme sind bei der meist polybakteriellen Besiedlung sehr vielfältig. An erster Stelle steht die Frühdiagnose. Bei Verdacht auf eine Salpingitis vermittelt nur die Laparoskopie die notwendige diagnostische Sicherheit. Ablative chirurgische Verfahren sind auch bei fortgeschrittenen Entzündungsstadien nur noch selten notwendig. Sie sind möglichst organerhaltenden, pelviskopischen Eingriffen gewichen. Die antibiotische Therapie richtet sich nach dem Erregerspektrum, wobei vor allem die Chlamydien, als die am häufigsten vorkommenden Spezies, besonders zu beachten sind. – Schließlich ist eine obligate Partnerbehandlung (Compliance!) einer der Schlüssel zur Verhinderung von Reinfektionen.

Schwangerschaft und Genitalinfekte haben ihre eigene Problematik, die sowohl die Mutter wie den Feten oder Neonatus betreffen können.

Entzündungen des unteren Genitaltraktes werden mit ihrem spezifischen Erregerspektrum im allgemeinen unter dem Begriff der *«sexually transmitted diseases» (STD)* subsumiert. Im engeren Sinn versteht man darunter die Gonorrhoe, die Lues und die durch Chlamydien, Herpes- und Papillomaviren entstandenen Infekte, im weiteren Sinne die Gardnerella-Vaginose, Mykosen u. a. Einige der Krankheitserreger führen über verschiedene Ausbreitungswege – zu einem großen Teil intrakanalikulär aufsteigend – zu Adnexentzündungen, die im englischen Sprachgebrauch unter dem Titel der *«pelvic inflammatory diseases» (PID)* zusammengefaßt werden.

1. Die Wechselwirkungen zwischen Wirt (Vagina) und Mikroorganismen als Elemente der lokalen «Mikroökologie»

1.1 Die Elemente der «Mikroökologie»

Im Scheidenmilieu wird normalerweise durch die vorhandene Milchsäure ein relativ konstanter pH-Wert von 3,8–4,5 gemessen. Das *saure Milieu* ist Ausdruck von *Wechselwirkungen* zwischen den milchsäurebildenden Döderlein-Bakterien (Laktobazillus azidophilus) einerseits und dem Scheideninhalt bzw. dem Vaginalepithel andererseits.

Die *Freisetzung des Glykogens*, dessen Ablagerung ins Vaginalepithel durch Östrogene gefördert wird, erfolgt durch Zytolyse. Dafür verantwortlich sind die Döderlein-Bakterien, deren Wachstum von der Bereitstellung von Glykogen abhängig ist. Das Glykogen selbst wird seinerseits fermentativ durch Vaginalenzyme zu den einfachen Zuckern Maltose und Dextrose abgebaut, die durch die Vaginalbakterien zu Milchsäure vergoren werden [1]. Diese wiederum hält das vaginale pH tief, womit die vaginale Flora primär auf säurefeste Spezies beschränkt bleibt.

An diesen Abläufen wurden offenbar schon lange Zweifel laut. So sind z.B nicht alle Laktobazillen imstande, Stärke zu produzieren, so daß an der Säureproduktion noch andere Mechanismen mitbeteiligt sein müssen [3]. Chemische Messungen ergaben zudem keine signifikanten Differenzen bei der Glykogenablagerung im Vaginalepithel zwischen prä- und postmenopausalen Frauen [4]. – Dazu kommen verschiedene, teils noch nicht erkannte chemische und physikalische Interaktionen (Temperatur, Feuchtigkeit, O_2-Partialdruck, «Nährstoffe» u. a.), welche offenbar die mikrobiologischen Vorgänge steuern [2].

Trotz dieser im letzten Detail nicht geklärten Kontrollmechanismen zur *Aufrechterhaltung des Ökosystems in der Vagina*, scheint die *östrogene Stimulation* eine wichtige Rolle bei der *normalen bakteriellen Kolonisierung der Vagina* zu spielen [2, 6].

So überwiegen z. B. Bacteroides ssp. in der proliferativen Phase des Zyklus mit 35 % gegenüber nur 27 % in der sekretorischen Phase. Entsprechend fand man häufiger postoperative Infekte in der proliferativen Phase nach Hysterektomien [5].

Die für die *«Mikroökologie»* verantwortlichen Elemente sind somit summarisch das *Vaginalepithel und die östrogene Stimulation*, die in der Vagina vorhandenen *Mikroorganismen* und schließlich die *Interaktionen zwischen Wirt (Vagina) und Mikroorganismen einerseits und diejenigen zwischen der endo- und exogenen Bakterienflora andererseits* [2].

Ein «Mikroökosystem» übrigens, das als Begriff in dieser Form auch bereits in der Laienpresse Eingang gefunden hat unter Titeln wie: «Wie schützen wir unser Ökosystem?», «Saures Milieu hält die Vagina gesund» u. a. [65].

1.2 Die vaginalen Mikroorganismen und ihre Interaktionen

Die normale vaginale Bakterienflora umfaßt verschiedene endogene, primär apathogene (oder nur fakultativ pathogene) Spezies, wie gram-positive und gram-negative Bakterien sowie Anaerobier, und fakultative Anaerobier [2].

Trotzdem herrscht ein mehr oder weniger stabiles Gleichgewicht unter den einzelnen Spezies.

Dieses geht z. B. auch nach lokaler Applikation von Chlorhexidin oder Povidon-Jod über eine kürzere oder längere Zeitdauer nicht verloren [7]. Entgegen diesen Beobachtungen kommt es allerdings bei längerer systemischer Antibiotikaapplikation (Penicillin, Cefazolin) zu deutlichen Verschiebungen mit Überhandnehmen von Pseudomonas oder cephalosporinresistenten Enterokokken [8, 9]. Als weitere Folge der Störung des Gleichgewichts durch Antibiotika kommt es zu einem Befall der Vagina mit Candida. Der Pilzbesiedlung kann man dabei auf sehr einfache Weise mit Yoghurt-Instillationen (besonders beliebt in der Schwangerschaft) oder mit der Einführung von Laktobazillen enthaltenden Vaginaltabletten begegnen. Allerdings nicht immer mit dem nötigen Erfolg, da die exogen zugeführten Bazillen, als solche nicht an die vaginale Umgebung adaptiert, eventuell zu einem gegenteiligen Effekt mit negativer Immunantwort und Resistenzentwicklung endogener Kolonien führen können [2].

Zwischen Bakterien und den oberflächlichen Vaginalstrukturen laufen für die Bindung an die Epithelzellen und Penetration in die Zellen und ins Gewebe jeweils verschiedene Vorgänge ab.

So ist bekannt, daß sich *Gonokokken* mittels verschiedener adhäsiver Mechanismen an das Zylinderepithel binden, nicht aber an das Plattenepithel [10]. Bei Candida albicans als Paraphagen unter der Vaginalflora (Mikroorganismen, die den Wirt nicht schädigen und nur von seinen Abfallprodukten leben) sind sowohl die Oberflächenstrukturen von Candida wie auch Rezeptoren an den Zellen der Vaginalepithelzellen für die Haftung verantwortlich [11, 12]. Die «Clue-Cells» schließlich, als diagnostischer Hinweis für Gardnerella vaginalis, zeugen von der innigen Bindung der Gardnerellen an die Epithelzellen.

Im weiteren entwickeln offenbar viele der pathogenen Mikroorganismen Toxine und metabolische Endprodukte, wie z. B. das Hämolysin der G. vaginalis, dem auch ein leukozytotoxischer Effekt zugeschrieben wird. Ein Effekt, der auch im Nativpräparat an der fehlenden Leukozytose sichtbar wird. Bakterielle Metaboliten, als Produkte der Bacteroides ssp., sind ebenfalls imstande, auf die Leukozyten einzuwirken [2]. IV/1.

Schließlich gibt es offenbar vielfältige *synergistische und antagonistische Wechselwirkungen, zwischen den Mikroorganismen der endogenen Flora untereinander und zwischen diesen und den exogenen Keimen.* So scheint die normale, endogene Flora in gewissem Umfang die Kolonisierung exogener pathogener Keime zu verhindern, während sie selbst unter besonderen Bedingungen (z. B. Keimselektionierung durch Antibiotika) an der Entwicklung verschiedener Formen von Vaginitis, postoperativer Infekte u. a. mitbeteiligt sein kann.

1.3 Allgemeine Hinweise beim Vorliegen eines Vaginalinfektes

Der Inspektion des äußeren Genitales folgt die *kolposkopische Betrachtung des Vulvabereiches* mit vorheriger Betupfung mit fünfprozentiger Essigsäure. Sonst kaum wahrnehmbare Veränderungen (Kondylomrasen) werden so erkannt. – Der normale Untersuchungsablauf und die zum Nachweis spezifischer Entzündungen notwendigen Maßnahmen sind in Kapitel I und den folgenden Abschnitten beschrieben.

Als normale Befunde bei der Beurteilung des Vaginalinhaltes gelten:

- *ph-Wert = 3,8–4,5,* der in etwa mit der Anzahl Laktobazillen (als «Säureproduzenten») korrespondiert, die im normalen Nativpräparat oder im Abstrich überwiegen.
- reichlich Vaginalepithelzellen, Zytolyse je nach Zyklusphase, vereinzelt Leukozyten.
- Sekret «annähernd» geruchsneutral.

Apathogene, endogene Keime können in wechselnder Zahl und Zusammensetzung vorkommen. Ohne Symptome sind diese vorerst bedeutungslos und bedürfen auch keiner Behandlung, da eine solche sogar das interne Gleichgewicht («Mikroökosystem», s. o.) stören könnte. – Exogene Keime zeigen vorerst, als Folge vielfältiger Abwehrmechanismen, in einem für sie nicht überlebensfähigen Milieu keine Wirkung.

IV3. Schließlich resultiert aus dem Zusammenwirken aller der das interne, vaginale Gleichgewicht störenden Faktoren die Kolpitis.
Diese läßt sich je nach Dominanz eines Erregers oder mehrerer Erreger bzw. entsprechend der klinischen Symptomatik einzelnen Krankheitsbildern zuordnen.

Die verschiedenen Mikroorganismen sind daran in unterschiedlicher Häufigkeit beteiligt (Tab. 21 [13]).

Tabelle 21: Relative Häufigkeit der nachgewiesenen Erreger bei Patientinnen mit Fluor vaginalis.

Erreger	Nachweis in %
Gardnerella vaginalis	62
Candidaarten	21
Trichomonas vaginalis	3
Neisseria gonorrhoeae	1
Chlamydia trachomatis	12
Mykoplasmen	16
Zytomegalievirus	3
Herpes-simplex-Virus	1
Andere Erreger	17

Die *Charakteristika der Bakterienflora* sind: Reduktion der aeroben Laktobazillen, Zunahme der anaeroben Laktobazillen und der obligaten Anaerobier wie Gardnerellen und Mykoplasmen neben anderen Anaerobiern.

Somit handelt es sich immer um einen Mischinfekt von Gardnerellen und Anaerobiern.

Möglicherweise kommt es zu einem Synergieeffekt zwischen G.vaginalis und den verschiedensten Anaerobiern (vorwiegend Bacteroides ssp., Peptokokken und Mobiluncus-Arten) mit einem Wachstumsanreiz für die letzteren, welche wiederum durch Bildung von Aminen den fischartigen Geruch entwickeln.

Die bakterielle Vaginose gehört heute zu den sexuell übertragenen Infektionen, wobei zahlenmäßig enge Korrelationen zur Promiskuität bestehen. Auch die hohe Rezidivrate, oft als Ausdruck der zumeist unterlassenen Partnerbehandlung, weist in diese Richtung. Allerdings gibt es Frauen, bei denen auch ohne Sexualkontakt Gardnerellen nachgewiesen werden können [16]. – G. vaginalis ist weder bei Kindern in der Prämenarche, noch (oder selten) bei Virgines zu finden.

2. HPV-Infekte (s. Kap. X)

3. Bakterielle Vaginose (Aminkolpitis)

3.1 Zur Epidemiologie und Pathophysiologie

Die häufigsten symptomatischen Fluorerreger sind G. vaginalis mit dem spezifischen Syndrom der bakteriellen Vaginose.

Zuerst als nichtspezifische Vaginitis beschrieben, wurde 1955 *Haemophilus vaginalis* von Gardner und Dukes als Erreger deklariert [14], später als *Corynebakterium vaginale* umbenannt und schließlich zu Ehren von Gardner definitiv als *Gardnerella vaginalis* bezeichnet. – Die Bezeichnung *bakterielle Vaginose* wurde eingeführt, um damit der lokalen Situation mit verstärktem Fluor ohne klinisch sichtbare, entzündliche Zeichen und der Absenz von Leukozyten zu umschreiben [15], wofür auch der Begriff der *Aminkolpitis* verwendet wird.

3.2 Klinik

Im Vordergrund steht ein lästiger, übelriechender, weiß-gräulicher und gelegentlich leicht schäumender *Fluor. Hingegen fehlen die lokalen Zeichen einer manifesten Entzündung. Subjektive Symptome* wie Brennen, Pruritus, Dyspareunie oder Dysurie werden weniger geäußert, hingegen wird über stetes Nässegefühl geklagt. – Diese Beschwerden als Ausdruck einer bakteriellen Vaginose sind in ihrer Gesamtheit heute viel häufiger als bisher angenommen [93].

3.3 Diagnose

- Die *pH-Bestimmung* ergibt einen pH-Wert > 4,5 (> 4,7 [16]).
- Durch Zugabe von *10prozentiger Kalilaugenlösung* (z. B. 1 Tropfen auf 1 Nativtropfen oder auf einen fluorgetränkten Watteträger) Freisetzung der geruchsintensiven, aus dem Bakterienstoffwechsel der Anaerobier stammenden Amine. Der *Geruch* wird zum *Leitsymptom* und ist nicht zu verkennen.
- Die *«Clue-Cells»* (Schlüsselzellen) werden im Nativpräparat mittels Kontrastphasenmikroskop als dichte Ansammlung von Bakterien im Sinne eines Bakterien-

rasens auf der Vaginalzelloberfläche mit fehlenden Zellgrenzen diagnostiziert. Durch Zugabe von 0,1prozentigem Methylenblau in physiologischer Kochsalzlösung und im Fluoreszenzpräparat sind die Zellen besonders gut zu erkennen.
- «Curved rods» (kommaförmige Bakterien (Mobiluncusarten)), die sich in charakteristischer Weise korkenzieherartig fortbewegen, sind sehr oft entlang der Schlüsselzellen auszumachen.
- Dazu kommt eine hohe Zahl von obligaten *«Begleitkeimen»*.
- Die *Laktobazillen* können fehlen, ebenso die *Leukozyten*.

Mikrobiologische Untersuchungen werden bei rekurrierenden oder therapieresistenten Infektionen notwendig, wozu Transportmedien wie Port-A-Cul zu verwenden sind [97].

Das alleinige Vorhandensein von G. vaginalis genügt nicht zum Nachweis einer bakteriellen Vaginose. Entscheidend für die Diagnose ist das gleichzeitige Vorhandensein von Anaerobiern.

Obwohl der Keim bei etwa 95 % der Frauen mit einer Aminkolpitis mit Keimzahlen von > 10^7/ml gefunden werden kann, findet man ihn auch in niedriger Konzentration bei ca. 40 % der Frauen ohne Symptome [1].

3.4 Therapie

Die Therapie der Wahl ist eines der Imidazolpräparate wie z. B. Metronidazol, Ornidazol oder Tinidazol.

Die systemische Anwendung ist dabei vorzuziehen, da die in der Leber gebildeten Hydroxymetaboliten wirksamer sind. Die Gardnerellen *und* die Anaerobier werden dadurch selektiv gehemmt, nicht aber die Laktobazillen.

Die Partnerbehandlung ist obligat!

Dosierungen (Behandlung mit Ausnahme im ersten Trimester auch in graviditate möglich):
- Metronidazol (Flagyl®, Clont®): 2 g/Einmaldosis (4 Tabletten), nach 48 Std. wiederholen; 500 mg/ 2 mal tägl./5 Tage; bei Therapieversagen: Clindamycin (Dalacin-C®), bevorzugt als Crème [97]
- Ornidazol (Tiberal®): 1500 mg/Einmaldosis (3 Tabletten), abends; 500 mg/2 mal tägl./5Tage
- Tinidazol (Fasigyn 500®): 2 g/Einmaldosis (4 Tabletten).

Alternativen: Lokalbehandlung mit 2prozentiger Clindamycin-Crème (1 mal/tägl. 3–7 Tage); Vaginalspülung mit 3prozentigem Wasserstoffperoxyd.

4. Mykosen

4.1 Zur Epidemiologie

Rund *20 % der asymptomatischen Frauen* weisen in ihrer reproduktiven Phase einen Candidabefall auf, wobei z. B. in England ein rascher Anstieg von 118 auf 200 per 100.000 Frauen während der letzten Dekade zu beobachten war [17, 18]. IV/4.

Wird das Vaginalsekret jedoch regelmäßig phasenmikroskopisch untersucht, scheint u. E. der Pilzbefall noch wesentlich höher zu liegen.

Die Candida-Spezies in der Vagina und im Vaginalsekret stammen zur Hauptsache aus der Perianalregion und werden mittels Sexualkontakt oder «Schmierinfektion» übertragen.

Eine Vielzahl von Faktoren können identifiziert werden, welche den Übergang vom Saprophyten-Stadium zur symptomatischen Vaginitis begünstigen. Dazu zählt in erster Linie die

- *Schwangerschaft*

Sie führt zu einem ausgezeichneten Nährboden aufgrund des hohen Steroidhormonspiegels mit entsprechendem Glykogenangebot in den Vaginalepithelzellen. Daneben kommt es durch die Östrogene zu einer erhöhten Pilzadhärenz an die Vaginalepithelien, wobei offenbar ein Rezeptorsystem zwischen Östrogenen und Pilzen mit Rezeptoren für Östrogene und Progesteron im Cytosol der Candidaerreger mit im Spiel sein soll [19].

Schwangere sind rechtzeitig vor dem Entbindungstermin zu behandeln, um eine Besiedlung und Erkrankung des Neugeborenen zu verhindern. Die Erkrankungswahrscheinlichkeit wird auf > 50 % geschätzt [21]. Es kommt zu Mundsoor und Windeldermatitiden. Besonders gefährdet sind Frühgeborene, die im Extremfall sogar an einer *Candidasepsis* ad exitum kommen können.

Weitere, den mykotischen Befall begünstigende Faktoren sind:

- *Orale Kontrazeptiva:* Die Pille selbst scheint als Wirkstoff nicht für eine erhöhte Pilzaktivität verantwortlich zu sein. Vielmehr sind es die Milieuveränderungen in der Scheide mit einem erhöhten Glukoseangebot, welche das Wachstum der Pilze begünstigen [30].
- *Diabetes mellitus:* Es ist vor allem der schlecht eingestellte D.m., der zur symptomatischen Vaginitis führt.

- *Antibiotika:* Sie eliminieren die protektive, endogene Bakterienflora.

Die natürliche Flora, im speziellen die Laktobazillen, fördert die Kolonisierungs-Resistenz-Mechanismen und verhindert das Candida-Wachstum und die superfizielle Mukosa-Invasion. Daneben kommt es offenbar zu weiteren Laktobazillen-Candida-Interaktionen, z. B. zur Freisetzung von Bacteriocin mit Hemmung der Pilzproliferation und des Wachstums [19].

IV/4.

- *Zytostatikabehandlung:* → Immunsuppression
- *Verschiedenes:* Faktoren, die möglicherweise ebenso wichtig sind, aber vielfach als banal abgetan werden, sollten zumindest Beachtung finden:

Enganliegende Nylonunterhosen ohne «Ventilation», mit vermehrter perinealer Schweißbildung und lokalem Hitzestau. Dazu kommen öffentliche Bäder, Schwimmen in stark chlorierten Bädern, Intimsprays u. a.

Ähnlich wie bei den Gardnerellen ist die normale, vaginale Flora auch an erster Stelle für die *Abwehr* der Pilzkolonisierung und der symptomatischen Entzündung zuständig (s. o.). Hingegen scheinen Phagozyten (Monozyten) keine Rolle zu spielen.

Der *akuten Candidose* liegen meistens die oben genannten prädisponierenden Faktoren zugrunde mit einer akuten Verschiebung des mikrobiologischen Scheidenmilieus durch die Eliminierung einer bestimmten Keimart z. B. durch ein Antibiotikum. Die Pilze finden dadurch einen besseren Nährboden. Der *chronischen Form* hingegen scheint eine Störung des lokalen Immunsystems zugrunde zu liegen [30].

Treten *Rezidive* auf, so ist in erster Linie an eine Reinokulation aus der Perinealgegend, ausgehend von einer persistierenden intestinalen Quelle zu denken. Daneben findet man in etwa 20 % eine Kontaminierung des Partners bei rezidivierender Vaginitis der Partnerin. Eine weitere Quelle für die Reinfektion sind die positiven Prostata-Ejakulat-Proben bei Partnern von Frauen mit rezidivierender Vaginitis. Allerdings hat offenbar noch keine Studie bewiesen, daß eine Partnerbehandlung ein Rezidiv bei der Partnerin verhindern kann [23].

Die Frage der sexuellen Übertragung bleibt somit nicht zuletzt als Resultat widersprüchlicher Aussagen unbeantwortet [19].

4.2 Spezies

Vaginalmykosen werden durch die Gruppe der *Sproßpilze* hervorgerufen, zu denen auch die Hefen gehören. Dominierend im Rahmen der Vaginalinfekte sind die *Candida-Arten.* Häufigste Candida-Art ist die Spezies *Candida albicans.*

Aus einer Mutterzelle bilden sich mehrere Sproßzellen (Blastosporen), die wesentlich größer als Bakterien und an ihrer kugeligen bis ellipsoiden Form und am hellen Zytoplasma erkennbar sind. Aus den Sproßzellen können sich aber auch durch Wachstum in die Länge die septierten und verzweigten, schlauchartigen *Hyphen* bilden. Diese liegen einzeln oder formen ein dichtes Geflecht (*Pseudomycel*) und haben doppelt konturierte Wände.

4.3 Klassifizierung der Vulvovaginalcandidose

Um einheitliche Definitionen für die verschiedenen Erscheinungsformen der Vulvovaginalcandidose z. B. auch bei der Durchführung von klinischen Studien zu haben, ist eine Kommission (Mendling W, Müller J, Rieth H, Weissenbacher ER) tätig geworden und hat am 8. 6. 1991 in Hamburg ein Papier verabschiedet, von dem im folgenden zur Kenntnis genommen wird [90].

Alle o. g. Personen sind Vorstandsmitglieder entweder in der Deutschsprachigen Mykologischen Gesellschaft oder in der Arbeitsgemeinschaft für Infektionen in der Gynäkologie und Geburtshilfe.

Als internationale Begriffe gelten allgemein:

Kolonisation, z. B. des Darmes: Besiedlung ohne Erkrankungszeichen

Mykose: Pilzerkrankung
Levurose: Hefepilzerkrankung
Candidose: Hefepilzerkrankung, verursacht durch eine Candidaart, meistens Candida albicans

Torulopsidose: Hefepilzerkrankung, verursacht durch Torulopsisart, meistens Torulopsis glabrata

Anmerkung: Torulopsisarten sollen nach Kreger-Van Rij (1984) der Gattung Candida zugeordnet werden.

I. Vulvacandidose

Die von Grimmer (1968) vorgeschlagene Einteilung der klinischen Erscheinungsformen der Vulvacandidosen aus dermatologischer Sicht soll beibehalten werden:
- Die vesikulöse Form
- Die diffus ekzematoide Form
- Die follikuläre Form
- Das Candida-Granulom.

Die Formen 1–3 können in fließenden Übergängen vorkommen.

Die reine Vulvacandidose tritt im Alter zwischen 15 und 50 Jahren seltener als die Vaginalcandidose auf. Es ist dann eine Erkrankung der Vulva gemeint, die über die kleinen und großen Schamlippen bis in die Interkruralregion reichen kann.

II. Die Vaginalcandidose, eingeteilt nach klinischen Formen

1. Kolonisation der Vagina:
   - Beschwerden: Keine
   - Nativpräparat aus Vaginalsekret: Evtl. Blastosporen, keine Leukozyten
   - Hefepilzkultur: Positiv
   - Klinisches Bild: Unauffällig
2. Die latente Vaginalcandidose:
   - Beschwerden: Keine
   - Nativpräparat aus Vaginalsekret: Evtl. Blastosporen, keine Leukozyten
   - Hefepilzkultur: Positiv
   - Klinisches Bild: Unauffällig

aber: Die Patientin hat in der Anamnese bereits mindestens einmal auf die Hefepilze mit Krankheitszeichen reagiert.

3. Die leichte Vaginalcandidose:
   - Beschwerden: (meist prämenstrueller) Juckreiz, evtl. Brennen, unspezifischer Fluor
   - Nativpräparat aus Vaginalsekret: Keine Entzündungszeichen (z. B. keine vermehrten Leukozytenzahlen), evtl. Blastosporen
   - Hefepilzkultur: Positiv
   - Klinisches Bild: Keine Kolpitis
4. Die mittelschwere Vaginalcandidose:
   - Beschwerden: (meist prämenstrueller) Juckreiz, evtl. Brennen, evtl. unspezifischer Fluor
   - Nativpräparat aus Vaginalsekret: Meist vermehrte Leukozytenzahlen, meist Döderlein-Flora, evtl. Blastosporen und/oder Pseudomycelien
   - Hefepilzkultur: Positiv
   - Klinisches Bild: Entzündungszeichen, z. B. Kolpitis papillaris
5. Die schwere Vaginalcandidose: IV/4.
   - Beschwerden: Juckreiz, Brennen
   - Nativpräparat aus Vaginalsekret: Entzündungszeichen, z. B. vermehrte Leukozytenzahlen
   - Hefepilzkultur: Positiv
   - Klinisches Bild: Nekrotisierende Kolpitis

Die Vaginalcandidose der Frau tritt fast nur im hormonaktiven Alter auf und geht fast immer mit einer mehr oder weniger starken Beteiligung des Introitus vaginae (Vestibulum) einher, von wo auch der Juckreiz herrührt.

Persistenz der Vaginalcandidose:
Tr otz antimyzetischer, bzw. antimykotischer Behandlung einer Vaginalcandidose persistieren die verursachenden Sproßzellen und die klinischen Erscheinungen.

Rezidiv der Vaginalcandidose:
Nach antimyzetischer, bzw. antimykotischer Behandlung einer Vaginalcandidose mit Hefepilz- und Beschwerdefreiheit kommt es bei der Patientin zum Rückfall in einem zeitlichen Zusammenhang von z. B. 4–12 Wochen.

Chronisch rezidivierende Vaginalcandidose:
Nach antimyzetischer, bzw. antimykotischer Behandlung treten mindestens vier Rezidive innerhalb eines Jahres auf.

Gleiche Definitionen gelten auch für die Vulvacandidose.

III. Bei der Vulvovaginalcandidose sind Vulva und Vagina betroffen. Es gelten die gleichen Unterteilungen wie unter I. und II.

IV. Torulopsidose der Vagina

- Beschwerden: Oft keine; gelegentlich geringes prämenstruelles oder postkoitales Jucken, manchmal mehr oder weniger starker cremiger Fluor ohne besonderen Geruch.
- Nativpräparat aus Vaginalsekret: Reichlich bis massenhaft kleinzellige Blastosporen, kein

Pseudomycel, keine vermehrten Leukozytenzahlen, meist Döderlein-Flora.
- Hefepilzkultur: Positiv.
- Klinisches Bild: Keine Kolpitis.
- Sonstiges: Die Diagnose kann nur durch morphologische und biochemische Differenzierung nach kultureller Anzüchtung der Hefepilze sicher gestellt werden.

IV/4.

V. Grundsatz bei allen Formen von Mykosen

Bei unklarem mikroskopischem Befund ist die kulturelle mykologische Untersuchung immer erforderlich. Sie ist zur Sicherung der Diagnose und ggf. zur Identifizierung des Erregers auch bei anscheinend eindeutigen Fällen immer wünschenswert.

4.4 Allgemeines zur Klinik

Das klinische Bild ist gekennzeichnet durch eine *Vulvitis und/oder Kolpitis.*

Die dominierenden *subjektiven Symptome* sind: Juckreiz, Brennen, Fluor und Dyspareunie.

Objektive Symptome sind:
- fleckige bis diffuse Rötung von Vulva, Vagina und Portio
- weißer bis grauweißer, trocken-krümelig bis salbenartig pastöser Fluor, der durch Blut- und reichliche Leukozytenbeimengungen verändert sein kann
- evtl. membranöse Beläge, nach deren Abwischen leichte Blutungen entstehen können
- an der Vulva häufig zusätzlich Schwellung der Haut und Kratzeffekte.

Selten sind die *vesikulöse und ekzematöse Soorvulvitis,* ebenso die Candida-Follikulitis und die Candida-Granulome.

4.5 Diagnose

In der täglichen Praxis wird die Diagnose in der Regel im *Nativpräparat* gestellt. Von der hinteren seitlichen Scheidenwand entnommenes Material wird mit dem Lichtmikroskop, besser aber mit dem *Phasenkontrastmikroskop* nach Zugabe von 0,9prozentiger NaCl-Lösung betrachtet. Allerdings schließt das Fehlen von Pseudohyphen oder Blastosporen eine Mykose keineswegs aus, da nur eine starke Besiedlung so diagnostiziert werden kann.

Anstelle der üblichen physiologischen NaCl-Lösung, von der ein Tropfen auf den Objektträger gebracht wird, kann bei Verdacht auf Pilzbefall eine 10prozentige Kaliumhydroxydlösung verwendet werden. Hyphen und Sporen werden so besser sichtbar. Diese Technik bewährt sich vor allem bei der gewöhnlichen Lichtmikroskopie.

Im *Pap.-Abstrich* sind Blastosporen hellrot bis violett gefärbt, größer als Kokken, plumper als Laktobazillen und kleiner als Leukozyten. Die Länge der Pilzfäden kann das Sechs- bis Zehnfache des Durchmessers einer Superfizialzelle erreichen! Nativpräparat und zytologischer Abstrich können die *Kultur* allerdings nicht ersetzen, da die Pilze im Mikroskop lediglich in 30–60 % sicher diagnostiziert werden können [30]. Sie ist die zuverlässigste, wenn auch aufwendigste Methode zum Nachweis eines Pilzinfektes.

Dazu stehen sog. Schnell-Tests wie Nickerson's-Medium® oder Mikrostix-Candida-Teststäbchen® zur Verfügung, die aber relativ häufig falsch-negative Resultate ergeben. Besser eignet sich z. B. der *Sabouraud-Glucose-Agar®* (Martius und Hartmann 1983 [20]) oder der *Diagnostik Agar®* nach Kimmig mit Bebrütungszeiten von 24–28 Stunden.

Zur *Abgrenzung von Candida albicans* von den *übrigen Hefearten* bietet sich der sog. *Keimschlauchtest* an. Der Test beruht auf der Fähigkeit von Candida albicans, im Serum bei 37° innerhalb von 90 Minuten bis 3 Stunden Keimschläuche auszubilden [34].

4.6 Therapie

Seit der Einführung spezifischer Antimykotika ist die therapeutische Anwendung verschiedenster bisher benutzter Stoffe stark zurückgegangen.

Farbstofflösungen wie Gentianaviolett, Methylenblau u. a. sind relativ unwirksam, was auch für Kaliumpermanganatbäder gilt. Borsäurelösung, Boraxglycerin usw. sind heute, obwohl vor allem auch in symptomatischer Hinsicht erstaunlich wirksam, wegen angeblicher toxischer Nebenwirkungen (Neugeborene) in Verruf geraten.

Die Behandlung besteht normalerweise in lokaler *Anwendung antimykotisch wirksamer Substanzen* in Form von Salben oder Vaginaltabletten. Die Behandlungsdauer richtet sich je nach den verwendeten Präparaten. Eine Partnerbehandlung wird vor allem bei *subjektiven* Beschwerden (der Partner wird ja nicht vom Gynäkologen gesehen) vorerst in Form einer Lokalbehandlung (subpräputiale Salbenapplikation) angestrebt. Eine Kontrollkultur ist bei zweifelhaftem Erfolg oder Rezidiv jedenfalls angezeigt. Bei *Rezidiv* sollte zusätzlich *systemisch* unter Einbezug des Partners behandelt werden.

Zur Behandlung der Mykosen stehen heute eine ganze Anzahl von Antimykotika zur Verfügung.

In Anbetracht der weiten Verbreitung der Mykosen, besonders unter Einbezug des häufigen Befalls in der Schwangerschaft (in > 30 % der Fälle) und der großen Zahl an Antimykotika, werden im folgenden einige der bekanntesten Substanzen aufgeführt. Vollständige Angaben und Synonymbezeichnungen sowie Applikationsformen und Kontraindikationen in graviditate sind aus den verschiedenen Arzneimittelkompendien oder aus einer Zusammenstellung von Hellwig 1989 [22] zu entnehmen.

Neben den einzelnen pilzwirksamen Antibiotika (Amphothericin B, Natamycin u. a.) stehen heute eine ganze Reihe von synthetischen Chemotherapeutika in Form von Imidazol-Derivaten zur Verfügung.

Chemisch unterscheidet sich unter den Imidazol-Derivaten Clotrimaxol von den übrigen Vertretern, die auch als Miconazolgruppe bezeichnet werden [22]. – Neben diesen altbekannten und zum großen Teil auch bewährten Substanzen – die im folgenden aufgeführt werden –, ist es *eine neue Generation oraler Antimykotika* (Fluconazol, Itraconazol), die in Form von peroralen Einmaldosen das Therapieangebot erweitern und damit die Compliance erhöhen.

Flucoconazol (Diflucan®): 150 mg/ED;
Itraconazol (Triazol®: 400 mg/ED; Sporanox®: 2 mal je 200 mg/1 Tag).

4.6.1 Pilzwirksame Antibiotika

Nystatin: Antibiotikum aus Streptomyces-Arten, wirkt fungistatisch, in hohen Konzentrationen fungizid auf Candida albicans.

Bisher keine Resistenzen. Gehemmt durch Magnesiumionen, Glukose. Bei peroraler Gabe praktisch keine Resorption aus dem Magen-Darm-Trakt.

Cave: Gastrointestinale Störung. *Anwendung bevorzugt lokal*, bei Rezidiven zusätzlich zur lokalen Anwendung systemisch im Sinne der Sanierung des Erregerreservoirs Darm. Keine Kontraindikationen in graviditate und im Wochenbett.

Mycostatin®:
jeweils abends 1–2 Vaginalovula während 15 Tagen (= 1 OP).
Moronal®:
lokal 1–2 Ovula tägl.; p. o. 3 mal tägl. à 500.000 IE

IV/4.

Amphotericin-B: ebenfalls aus Streptomyces-Arten, wirkt fungistatisch. Langsame Resistenzentwicklung.

Geringe intestinale Resorption, gilt als *«Breitspektrum»-Antimykotikum.* Auch wirksam gegen Trichomonas.

Zur Beseitigung des intestinalen Hefereservoirs:

Ampho-Moronal®
2–4 Tabl. 100 mg tägl. in 2 ED für mindestens 10 Tage

Natamycin (Pimarycin): aus Streptomycesarten, auch gegen Protozoen (Trichomonaden) gut wirksam.

Breites Spektrum. Wird gastrointestinal nicht resorbiert, ist jedoch daselbst lokal wirksam. Sehr gut verträglich. Noch keine Resistenzen bekannt. Anwendung lokal, bevorzugt bei Hefe-Protozoen-Mischinfektion. Lokale Applikation in graviditate möglich.

Synogil®: täglich 1 Ovulum à 100 mg, 3–6 Tage.
Pimafucin-Crème®: zur Behandlung von Vulva und Partner.
Pimafucin-Drag.®: zur systemischen Behandlung bei Rezidiven, täglich viermal 1 Drag. während 10–20 Tagen (= 2–4 OP).

4.6.2 Imidazol-Derivate

Es handelt sich um Substanzen, die antimykotisch hochwirksam sind und mit denen gelegentlich auch sonst therapieresistente Fälle geheilt werden.

Interessant sind Imidazole unter anderem auch deshalb, da geringe chemische Veränderungen völlig verschiedene Wirkungen erzeugen können; so zum Beispiel mit *Mebendazol* (z. B. Vermox®) als Wurmmittel.

Clotrimazol: synthetisch, Breitspektrumwirkung.

Sehr gut verträglich. Lokale Applikation in graviditate möglich.

IV/5.

> *Canesten®:*
> Erstinfektion: 2 Vaginaltabl. à 100 mg jeweils abends, 3 Tage lang; Rezidiv: 1–2 mal tägl. 1 Vaginaltabl. 6–12 Tage.
> Canesten 1:
> 1 Vaginaltabl. à 500 mg = Einmaldosistherapie.
> Canesten 3:
> 1 Vaginaltabl. à 200 mg/Crème 3 Tage lang abends.

Weitere Imidazol-Derivate:

> *Miconazol-Derivate* (Monistat®)
> - Vaginal-Ovula: tägl. 1 Ovulum à 100 mg während 15 Tagen.
> - Vaginal-Crème: tägl. 1 Applikatorfüllung während 16 Tagen.
>
> *Econazol* (Gyno-Pevaryl®)
> - Vaginal-Ovula: tägl. 1 Ovulum à 50 mg während 15 Tagen.
> - Vaginal-Crème 1 %: tägl. 1 Applikatorfüllung während 16 Tagen.
> - Gyno-Pevaryl® 150 Combipack: tägl. 1 Ovulum während 3 Tagen, Crème für Vulva- und Partnerbehandlung.
>
> *Isoconazolnitrat* (Gyno-Travogen®)
> - Vaginaltabletten: 1 Tabl. à 600 mg als Einmaldosis.

Für viele der aufgeführten und andere Medikamente gibt es heute die sog. *Einmaldosen* [ED] (s. u. a. Isoconazolnitrat).

Vorteile: evtl. durch Arzt einzulegen (= Sicherheit in der Applikation) oder positive «Patienten-Compliance» (= keine Therapielücken bzw. kein vorzeitiger Abbruch der Therapie)! Die *Wirksamkeit* ist mit derjenigen bei herkömmlicher Applikationsweise vergleichbar (= etwa 90 % und in etwa 10 % bei Reinfektionen).

Ketoconazol: Als Nizoral® im Handel ist dieses Imidazolderivat der zweiten Generation ein hochwirksames *Breitbandantimykotikum* (= gute Verträglichkeit bei Kurzzeitapplikation, aber Risiko der *Hepatotoxizität* bei Langzeitbehandlung).

Die hepatotoxischen Reaktionen sind dosisabhängig und normalerweise passagerer Natur. Cave: Patienten mit Leberfunktionsstörungen! Weitere *Nebenwirkungen* (bei *ungefähr* 10% der Behandelten): Kopfschmerzen, Schläfrigkeit, Nausea, Obstipation oder Diarrhoe, Pruritus, Transaminasen ↑.

Gilt eigentlich als fungistatisch und als *Reservemykotikum* nach Versagen einer externen bzw. vaginalen Therapie sowie zur Partnerbehandlung vor allem bei wiederholten Therapieversagern oder Reinfektionen.

> *Ketoconazol* (Nizoral®) Tabletten à 200 mg:
> - Vaginalmykose z. B. zweimal 1 Tabl. tägl. während 5 Tagen,
> - andere Indikationen: 1 Tabl. tägl. bis 1 Woche nach Verschwinden der Symptome oder negativer Kultur.
> - Bei *Rezidiv:* evtl. über längere Zeit während und nach der Periode. Die besten Resultate erhält man offenbar mit einer täglichen «low-dose» Ketoconazolprophylaxe von 100 mg über 6 Monate [23].
> - Vaginalovula à 400 mg 3 Tage.

Bei *akuter Candidasepsis* wird wie bis anhin den *fungiziden Antimykotika,* besonders Amphotericin-B und Flucytosin (Ancotil®) der Vorzug gegeben.

Als *Präparate der Wahl* müssen heute in Anbetracht ihrer Wirksamkeit, Verträglichkeit, fehlender Resistenzentwicklung sowie mit gewissen Einschränkungen auch im Hinblick auf den Preis *Clotrimazol* und die übrigen Imidazol-Derivate sowie *Natamycin* gelten. – Zu beachten sind die z. T. verschiedenen Markennamen mit *unterschiedlichen regionalen Präferenzen!*

5. Trichomoniasis

5.1 Pathogenität

Die Frage der Pathogenität der Trichomonaden ist immer noch weitgehend spekulativ und basiert auf verschiedenen Theorien bzw. virulenzassoziierten Faktoren [24].

Das Fortschreiten der Erkrankung wird nach neueren Untersuchungen u. a. folgenden Mechanismen zugeschrieben [25]:

- Lebensfähige Protozoen schwimmen frei, teils schwarmförmig in Klumpen über der oberflächlichen Zellschicht.
- Die Virulenz ist gleichsam eine Funktion der adhärenten Potenz der Parasiten an die Epithelzellen. Diese enge Wirt-Parasiten-Beziehung kommt auch durch die Bereitstellung der für die Zellteilung notwendigen Oberflächenstruktur zustande. Im weiteren Verlauf kommt es zur Zytolyse und Schrumpfung des epithelialen Zellzytoplasmas als Folge der adhärenten Parasiten.

5.2 Epidemiologie

Die Angaben über die Erkrankungshäufigkeit variieren in weiten Grenzen, wie dies bereits aus älteren Statistiken (Kontaminierung von 5–20 % aller erwachsenen Frauen; 20–50 % der Frauen mit entzündlichem Fluor; 3–10 % aller sexuell aktiven Männer hervorgeht [26]). Bei diesen Streubreiten spielt auch der unsichere Nachweis eine wesentliche Rolle. Immerhin ist in der täglichen Praxis u. E. die «Konfrontation» mit Trichomonas ein «nicht allzu häufiges» Ereignis, wie übrigens auch deren Nachweis bei Fluorpatientinnen (s. Tab. 1).

In Großbritannien tritt z. B. die Trichomoniasis heute seltener auf als früher. Das zunehmende zervikale Zytologie-Screening soll dabei die Entdeckung der Trichomonaden erleichtern, was sinngemäß zur Behandlung auch asymptomatischer Kontaktpersonen führt. Im weiteren ist auch die zunehmende Verwendung mechanischer Kontrazeptionsmethoden am Zurückgehen von Trichomonadeninfekten mitbeteiligt [93].

Übertragungsmodus: Hauptsächlich durch Sexualkontakt. Die Trichomonadeninfektion wird deshalb auch zu den STD *(Sexually Transmitted Diseases)* gezählt, deren Charakteristik die Bildung von Infektketten unter Sexualpartnern ist. Daraus leitet sich der logische Schluß der simultanen Partnerbehandlung ab.

Trichomonas vaginalis kann im Leitungswasser, physiologischer NaCl-Lösung sowie Seifenlösung 4–24 Stunden überleben. Dies allerdings mit morphologischen Veränderungen, die aber offenbar vorerst die Infektiosität nicht beeinflussen. Die schließliche Überlebensrate beträgt nur 0,1 %. Eine Infektion in diesen Medien wäre also nur bei hohen Konzentrationen von Trichomonas vaginalis denkbar.

Aus *chloriertem Wasser öffentlicher Bäder* konnte offenbar noch *nie* Trichomonas vaginalis isoliert werden.

5.3 Erreger

Trichomonas vaginalis ist eine Subspezies der Trichomonaden aus der Familie der Flagellaten und wurde bereits 1836 vom Pariser Anatomen Alfred Donné [27] in der Vagina entdeckt.

Andere Trichomonadenarten, die beim Menschen vorkommen, nämlich Trichomonas buccalis in der Mundhöhle und Trichomonas hominis im unteren Dünndarm und im Dickdarm sind als Infektionserreger im Genitaltrakt der Frau *nicht* bekannt.

5.4 Klinik

Trichomonas vaginalis besiedelt vor allem die *Vagina* inkl. die Portiooberfläche und die Drüsen des Introitus, daneben aber auch Urethra und weniger häufig bzw. mit kleinerer Erregerdichte Endozervix und Blase. IV/5.

Bis zu 70 % der Trichomonas vaginalis-Infekte sind asymptomatisch.

Der asymptomatische Verlauf wird so erklärt: das momentane vaginale Milieu ist für eine Vermehrung der Trichomonaden ungünstig oder es handelt sich möglicherweise um weniger infektiöse Trichomonasstämme. Trotz fehlender Symptome müssen solche Frauen als *potentielle Infektionsquellen* angesehen werden.

Chronische Entzündung: in der Regel mäßiger Fluor, *Pruritus* und/oder *Dyspareunie*. Klinisch findet man höchstens diskrete Entzündungszeichen, relativ häufig aber einen entzündlichen Zervixabstrich (evtl. Pap. III!).

Akute Entzündung (lediglich etwa 10 % der Infektionen): subjektiv stehen die Symptome Fluor, Pruritus, Dysurie und Dyspareunie im Vordergrund. Daneben gelegentlich Schmierblutungen, Metrorrhagien und Dysmenorrhoe.

Das *objektive* Bild der Trichomonadenkolpitis: entzündlich verändertes Plattenepithel mit roter bis hochroter Farbe und oft typischen, vor allem an der Portio sichtbar umschriebenen, fleckförmigen Rötungen («Strawberry-Look»). In klassischen Fällen besteht dünnflüssiger, grauer bis grünlicher *Fluor* von *schaumartigem* Aussehen und oft üblem Geruch (meist bedingt durch Anaerobier-Superinfektion).

Der pH-Wert liegt > 4,5; die Döderleinflora ist vermindert und die Leukozyten sind, besonders bei Mischinfekt, erhöht.

Beim *Mann* führt der Trichomonadenbefall der Urethra in etwa 40 % zu Symptomen wie Dysurie und Pruritus. Selten werden Samenbläschen, Prostata und die Nebenhoden befallen. In den meisten Fällen kommt es nach frischer Infektion zur spontanen Dekolonialisierung.

Frauen mit Trichomonadeninfekten weisen wesentlich häufiger entzündliche *Adnexprozesse* auf mit nachfolgender Sterilität (wahrscheinlich Superinfektionen). Möglicherweise werden aber auch die *Spermatozoen* durch die vaginalen Epithelzellen gebunden (Mechanismus?) mit Einschränkung der Fertilität. Deshalb sollte *in allen Fällen von Sterilität nach Trichomonaden gefahn-*

det werden. Schließlich besteht offenbar auch eine erhöhte Koinzidenz zwischen Trichomoniasis urogenitalis und Zervixkarzinom [28, 29 u. a.].

5.5 Diagnose

IV/5.

Zum Erregernachweis steht in der Praxis das *Nativpräparat* ganz im Vordergrund.

Die *kulturellen Verfahren* sind aufwendig, teuer und zeitraubend.

Für die Kultivierung benötigt man Spezialnährmedien, die z. B. über 3 Tage bebrütet werden müssen.

Zytologie: viele falsch-positive und falsch-negative Resultate.

Die *Anfertigung eines Nativpräparates* ist einfach:

Aus dem seitlichen Scheidengewölbe entnommenes Vaginalsekret wird auf einem Objektträger mit einem Tropfen physiologischer Kochsalzlösung verrührt und mit einem Deckglas versehen. Für die Betrachtung des Präparates empfiehlt sich ein *Phasenkontrastmikroskop*.

Bei der Beurteilung soll nach den typischen Merkmalen wie Form, *ruckartige Geißelbewegung, undulierende Membran* und *Achsenstab* der Trichomonaden gesucht werden.

Bei reiner Trichomonadeninfektion bzw. akuter Entzündung mit hoher Erregerzahl kann eine Blickdiagnose gestellt werden. Bei den häufigen *Mischinfektionen* ist die *Diagnose schwieriger.* Die Trichomonaden sind neben den Bakterien und/oder Candida nur schwer auffindbar. Die Einschätzung der Eigenbeweglichkeit erfordert am meisten Erfahrung. Die Trichomonaden können mit durch den Kapillarstrom oder durch Bakterien in Bewegung gesetzten Leukozyten und anderen Zellelementen verwechselt werden.

5.6 Therapie

Therapie der Wahl: Systemische Applikation eines *Nitroimidazol-Präparates.* Die Therapie kann eigentlich nur auf diesem Wege durchgeführt werden, da sich bei 80 % der Fälle die Protozoen auch in der Harnröhre, den Bartholinischen und Skeneschen Drüsen einnisten und dort durch eine topische Behandlung eigentlich nicht erreicht werden. Heute noch am meisten verwendetes Mittel ist das Metronidazol (Flagyl®, Ceonit®). Neuere Medikamente der gleichen Klasse sind das Tinidazol (Fasigyn®) und das Ornidazol (Tiberal®).

Eine *lokale Therapie* erübrigt sich in der Regel.

Hingegen ist die zusätzliche lokale Therapie mit einem unspezifischen Desinfiziens, z. B. Polyvinylpyrrolidon mit 10 % Iodum (Betadine®) oder mit einem Antimykotikum mindestens wünschenswert. Dadurch können evtl. bakterielle und/oder Candida-Mischinfektionen gleichzeitig saniert werden.

Die *Partnerbehandlung* ist obligat, manchmal aber aus sog. *psychologischen Gründen* nicht leicht durchzuführen.

Die *Erfolgsquote* bei korrekter Anwendung der systemischen Therapie beträgt nahezu 100 %. Bei *Rezidiven* handelt es sich am ehesten um *Reinfektionen.*

Bei Behandlung mit Flagyl® treten in etwa 10 % *Nebenwirkungen* auf: Unverträglichkeit mit Alkohol, Übelkeit, Brechreiz, gastrointestinale Krämpfe, gelegentlich Fieber, Kopfschmerzen, Verwirrungszustände und andere neurologische Symptome, reversible Leukopenie.

Die *Verträglichkeit* der beiden neueren Präparate, also Tinidazol (Fasigyn®) und auch Ornidazol (Tiberal®) ist möglicherweise besser.

Alle genannten Nitroimidazolderivate haben erwiesene teratogene Potenzen und sollen während der *Schwangerschaft* nicht systemisch gegeben werden.

Bei Trichomoniasis in der Schwangerschaft sollte im ersten Trimenon eine unspezifische lokale Therapie und nachher nur eine lokale Nitroimidazoltherapie durchgeführt werden.

Allerdings sind die Angaben über die Therapieform in der Schwangerschaft in der Literatur unterschiedlich und widersprüchlich!

Ornidazol (Tiberal®)

a. Einmaldosisbehandlung
b. Fünftagesbehandlung

Art der Behandlung	Tagesdosis (Tabletten zu 500 mg) Variante 1	Variante 2
a. Einmaldosisbehandlung	3 Tabletten abends	2 Tabletten plus 1 Vaginaltablette beim Zubettgehen
b. Fünftagesbehandlung	2 Tabletten (je 1 morgens und abends)	2 Tabletten (je 1 morgens und abends) plus 1 Vaginaltablette

Zur Verhinderung einer Reinfektion sollte der Partner in jedem Falle mit derselben oralen Dosis (Variante 1) mitbehandelt werden.

Tinidazol (Fasigyn®)

Nur perorale Applikationsform erhältlich:
4 Tabl. à 500 mg = 1 OP zur Einmaldosistherapie

Metronidazol (Flagyl®)

Perorale Applikationsform 20 Tabl. à 250 mg = 1 OP (zweimal 1 Tabl. während 10 Tagen) auch für Partnerbehandlung. 10 *Vaginaltabletten* à 0,5 g = 1 OP. Kurztherapie: 2 g als ED (Tabl. à 500 mg)

Andere Medikamente mit breitem Spektrum und angeblicher trichomonazider Wirkung wie z. B. Nifuratel (Macmiror®), Vagomycin® u. a. erreichen in der Zuverlässigkeit die spezifischen Trichomonazide nicht.

Trichovac-Vakzine (Solco Trichovac®)

Solco Trichovac®:
dreimal 0,5 ml Laktovakzine i. m. im Abstand von 14 Tagen und Boosterinjektion (einmal 0,5 ml i. m.) nach 1 Jahr.

Der Wirkungsmechanismus wird wie folgt erklärt:

1. Die durch den Impfstoff gebildeten Antikörper reagieren offenbar auf patho-morphologisch veränderte (Kokkoide-) Laktobazillen und führen dadurch zur Wiederherstellung der normalen Azidität und damit zur Konversion des Reinheitsgrades in der Vagina.
2. Die in der Vaginalhaut entstehenden Antigen-Antikörperkomplexe lagern sich an die Trichomonadenmembran → Wachstumsstopp.
3. Laktobazillenmembranbestandteile werden in den Trichomonaden aufgenommen → Zerstörung.

6. Mykoplasmen

6.1 Epidemiologie

Mykoplasmen können zur normalen Genitalflora gehören und sind bei erwachsenen Frauen in Abhängigkeit von der Zahl der Sexualpartner in 35–75 % isolierbar. In der Kindheit und bei Virgines findet man sie in etwa 7 % [33]. IV/6.

Erhöhte Inzidenz bei hormoneller Antikonzeption, in der Gravidität, bei Vorkommen anderer sexuell übertragbarer Erreger.

Übertragung durch Sexualkontakt. Unter der Geburt Kontamination des Kindes möglich (signifikant weniger kindliche Infekte bei Sektio).

6.2 Erreger

Bei den genital vorkommenden Mykoplasmen handelt es sich um Mykoplasma hominis und T-Mykoplasmen (T von englisch «tiny», da kleine Kolonien bildend). T-Mykoplasmen werden auch Ureaplasmen (Ureaplasma urealyticum) genannt. Mykoplasmen sind bakterienähnliche Mikroorganismen und nehmen eine Stellung zwischen Viren, Bakterien und Rickettsien ein.

Von «gewöhnlichen» Bakterien unterscheiden sie sich durch das Fehlen einer Zellwand und durch die Möglichkeit der Wachstumshemmung durch Antikörper.

Mykoplasma hominis hat bei der Frau wahrscheinlich die größere klinische Bedeutung, während das U. urealyticum vor allem bei der Non-Gonokokken-Urethritis beim Mann gefunden wird [41].

6.3 Klinik

Es besteht die gleiche Problematik wie bei anderen Mikroorganismen, die im Genitaltrakt sowohl als harmlose Parasiten als auch als Infektionserreger vorkommen. Ein spezifisches Krankheitsbild existiert nicht. Hingegen findet man in keinem Fall eine reine Döderleinflora (I. Reinheitsgrad).

Mykoplasmen (vor allem M. hominis) wurden als alleinige Erreger bei Patientinnen mit entzündlichem Fluor, bei Amnionitis und Adnexitisfällen gefunden. Der Zusammenhang zwischen Mykoplasmenbefall und gehäuften Aborten bzw. Frühgeburten ist nicht gesichert, ebensowenig die Rolle der Mykoplasmen als Sterilitätsursache.

Allerdings ist eine interessante Feststellung erwähnenswert, daß bei Patientinnen mit *habituellen Aborten* und *ungeklärter Infertilität* eine deutlich erhöhte Quote von T-Mykoplasmen in Endometrium-Kulturen gefunden wurde [31]. Erfolgreiche Behandlung mit Doxycyclin in einem hohen Pro-
IV/7. zentsatz!

6.4 Diagnose

Grundsätzlich auf *zwei Arten: Serologisch* oder durch *direkten Erregernachweis.* Eine Prädisposition für die Mykoplasmenbesiedlung zeigen die Portiooberfläche und der Zervikalkanal, während in der Scheide wenig und in der Urethra am wenigsten Mykoplasmen gefunden werden.

Die serologische Diagnose ist unzuverlässig. Für die kulturelle Züchtung braucht es ein spezielles Transportmedium sowie Spezialnährböden (z. B. nach Hofstetter [35]).

6.5 Therapie

Antibiotika der ersten Wahl sind Tetrazykline, Behandlungsdauer in der Regel 10 Tage, evtl. Partnerbehandlung.

In der Gravidität kann bei T-Mykoplasmen auf Erythromycin, bei M. hominis auf Lincomycin bzw. Clindamycin ausgewichen werden.

Partnerbehandlung: obligat!

Präparate und deren Anwendung:

Vibramycin® (Doxycyclin) Kps. à 0,1 g
– Dosierung: Initial 0,2 g, dann 0,1 g tägl.
Minocin® (Minocyclin) Tabl. à 0,1 g
– Dosierung: Initial 0,2 g, dann 12ständl. 0,1 g
Erythrocin® (Erythromycin) Tabl. à 0,5 g
– Dosierung: zweimal 1 Tabl. tägl./6 Tage
Dalacin-C® (Clindamycin) Kps. à 0,15 g
– Dosierung: viermal 1–2 Kps. tägl./4–8 Tage

7. Chlamydien

7.1 Epidemiologie

Chlamydia trachomatis ist der am häufigsten vorkommende, sexuell übertragbare Mikroorganismus in der Bundesrepublik Deutschland [36].

Auch Sweet schätzte bereits 1982, daß in den USA jährlich 3 Millionen Chlamydieninfektionen neu registriert werden [39].

Als genitale Chlamydieninfektion wird unabhängig vom klinischen Erscheinungsbild die Kolonisation von Cervix uteri und/oder Urethra mit Chlamydia trachomatis vom Serotyp D-K bezeichnet. Sie erhöht z. B. das peripartale Erkrankungsrisiko für Mutter und Kind und bedarf deshalb der Behandlung [37, 38 u. a.]. Daneben kommt es zu schwerwiegenden Adnexentzündungen mit eventuell nachfolgender Tubenobstruktion. So konnten z. B. in Schweden in der Altersgruppe 15–24 Jahren bei jeder zweiten laparoskopisch diagnostizierten Salpingitis Chlamydien nachgewiesen werden [43].

Aus den bisher vorliegenden Daten kann geschlossen werden, daß in den westeuropäischen Ländern die Häufigkeit einer Chlamydieninfektion bei gynäkologischen Patientinnen 5–10 %, in der STD-Sprechstunde jedoch 20–30 % und bei Schwangeren 1–8 % beträgt [38].

7.2 Erreger

Chlamydien nehmen eine Mittelstellung zwischen Viren und Bakterien ein. Von Viren unterscheiden sie sich hauptsächlich dadurch, daß sie DNS und RNS enthalten.

Im Unterschied zu Bakterien lassen sie sich jedoch nur auf vitalen Nährböden kultivieren. Dabei werden mehrere Gruppen mit zahlreichen serologischen Untergruppen unterschieden (s. o.), die sich mit einer gewissen Reserve den verschiedenen Krankheitsbildern (von der Ornithose bis zum Lymphogranuloma venereum) zuordnen lassen.

Die im Genitalbereich vorkommenden Chlamydien, die auch die sog. Einschlußkörperchen-Konjunktivitis verursachen können (Schwimmbad-, Neugeborenen-Konjunktivitis), gehören der Gruppe A an (Chlamydia oculo-genitalis). Dazu führen Serovare der Gruppen A–C zum endemischen Trachom. – Zur Gruppe B zählen z. B. die Erreger der Psittakose bzw. Ornithose.

Chlamydien sind obligate, intrazelluläre Parasiten und dringen durch Phagozytose in das Zylinderepithel der Schleimhäute ein und breiten sich durch ihren besonderen Entwicklungszyklus von Zelle zu Zelle aus. Man unterscheidet dabei die infektiösen, extrazellulär vorkommenden Elementarkörperchen von den intrazellulär vermehrungsfähigen und antibiotikaempfindlichen Retikularkörperchen [40 u. a.].

Aufgrund von Befunden an Zellkulturen bei persistierenden Chlamydieninfektionen wird von der Existenz von intrazellulären Mikroorganismen als sog. kryptische Chlamydienformen gesprochen, die für die Latenz und Persistenz der Erkrankung ausschlaggebend sein könnten [42]. Einer der Gründe, daß auch nach Tetrazyklingabe Chlamydien aus dem Urethral- oder Zervixabstrich in etwa einem Drittel der Fälle noch nachgewiesen werden können

7.3 Klinik

Infektionen mit Chlamydien verlaufen deshalb *häufig* chronisch und werden vorerst nicht erkannt. Lebenslange Infektionen sind beobachtet worden, und die Keimträger scheiden die Erreger entweder gar nicht oder aber über viele Jahre aus.

Seit einigen Jahren gelten Chlamydien als gesichertes infektiöses Agens für folgende Erkrankungen:

- nicht gonorrhoische Urethritis
- Epididymitis, Prostatitis
- Zervizitis, Endometritis
- Salpingitis, PID, Perihepatitis
- neonatale Infekte (Konjunktivitis, Pneumonie, chronische Infekte der oberen Luftwege im Kleinkindesalter).

Während im Genitaltrakt die *Endozervix* am meisten von Chlamydien befallen ist, stellt die *Salpingitis* bzw. *Adnexitis* die häufigste infektiöse Komplikation dar, die als Langzeitkonsequenz Infertilität und/oder Extrauteringraviditäten zur Folge hat.

Besonders skandinavische Autoren vermuten, daß etwa 50% aller Salpingitiden durch Chlamydia trachomatis bedingt sind (s. o.). – So sprechen z. B. auch Gjonnaess et al 1982 [95] von einer Zweidrittel-Beteiligung von Chlamydien beim PID (pelvic inflammatory disease), während Gonokokken relativ selten gefunden wurden. Chlamydien können sowohl anläßlich der Laparoskopie (oder bei operativen Eingriffen) von der Tube oder aus dem Douglas und in der Zervix in wechselnder Frequenz kultiviert werden. Offensichtlich korreliert die Höhe des Antikörper-Titers mit der Schwere der Eileiterentzündung.

Die verschieden angenommene Beteiligung von Chlamydien an PID (große Differenzen zwischen amerikanischen und europäischen bzw. skandinavischen Arbeitsgruppen) hängt zum Teil mit den verschiedenen Entnahmetechniken zusammen. Zudem ist bei diesen obligat intrazellulären Organismen eine erfolgreiche Isolierung und Anzüchtung nur bei frisch infizierten Zellen zu erwarten. IV/7.

7.3.1 Klinik der Chlamydien-Salpingitis

Relativ *milder Verlauf,* Febrilität ±, Persistieren der subakuten bis chronischen Symptomatik über längere Zeit (im Gegensatz zur Gonokokken- bzw. Nicht-Chlamydien-Salpingitis).

Paradoxerweise findet man bei der Chlamydien-Salpingitis trotz des benigneren klinischen Verlaufs die höchste Blutsenkungsrate und relativ schwere lokale entzündliche Veränderungen (Laparoskopie!). Damit sind auch die schlechten Aussichten in bezug auf die spätere Fertilität erklärt [44, 45].

Infertile Frauen mit abnormen Hysterosalpingographien und Infertilität haben dementsprechend höhere Antikörper-Titer! [46].

Als *generalisierte Komplikationen* sind bekannt: Morbus Reiter, selten Endokarditis und bei der Laparoskopie gelegentlich entdeckte Perihepatitiden (Fitz-Hugh-Curtis-Syndrom).

Dazu wurde auch ein vermehrtes Auftreten von zervikaler intraepithelialer Neoplasie (CIN) zusammen mit Chlamydia trachomatis gefunden:

CIN und Chlamydien in 8% oder invasives Zervixkarzinom und Chlamydien in 18% gegenüber 1% in der Kontrollgruppe [91].

7.4 Chlamydia trachomatis-Infektionen in der Schwangerschaft

Im Vordergrund steht bei einer floriden Infektion der *typische, mukopurulente Ausfluß* aus der Zervix. Sonst kann die Erkrankung vom Erscheinungsbild her von einer unspezifischen Zervizitis bis zu den völlig asymptomatischen Verlaufsformen reichen. Ein Zusammenhang mit einem gehäuften Auftreten von vorzeitigem Blasensprung, Chorioamnionitis, Frühgeburt, niedrigem Geburtsgewicht und damit einer erhöhten perinatalen Morbidität und Mortalität scheint wahrscheinlich.

Unter der Geburt kommt es als Folge des direkten Kontaktes mit dem infektiösen Milieu zur Übertragung auf das Kind. In 18–50 % treten eine Einschlußkörperchen-Konjunktivitis, wobei die Blenorrhoeprophylaxe auch mit Erythromycin nicht wirksam ist, und in 11–18 % eine atypische Pneumonie auf. Im weiteren werden Otitiden, Infekte des Nasopharynx und im Spätwochenbett Endometritiden bei der Mutter beobachtet [47].

IV/7.

Ein routinemäßiges Screening auf Chlamydia trachomatis ist in der Schwangerschaft zu empfehlen. Es sollte anläßlich der Erstuntersuchung stattfinden und im weiteren Verlauf der Schwangerschaft zwischen der 30. und 34. SSW wiederholt werden [48].

Bei positivem Ausfall der Untersuchung muß behandelt werden (s. u.). – Es wurden aber auch gegenteilige Meinungen im deutschsprachigen Raum über den Nutzen eines Screenings geäußert [81].

7.5 Diagnostik

Die Standardmethode ist nach wie vor die *Gewebekultur* mit einer Spezifität und Sensitivität von theoretisch 100 %. – Der kulturelle Nachweis wird bei einer Salpingitis mit laparoskopisch gewonnenen Sekretproben aus der Tube oder mit Endometriumproben geführt. Zervikale oder urethrale Abstriche sind in diesen Fällen weniger aussagekräftig, da die Standortflora lange nicht immer mit der aktuellen tubaren Besiedlung übereinstimmt.

Wie bei allen *mikrobiologischen Untersuchungen* kann eine noch so gute Labortechnik die korrekte Materialentnahme nicht ersetzen. Die Chlamydien parasitieren obligat intrazellulär, weshalb im Untersuchungsmaterial vitale Zellen vorhanden sein müssen. Im Zervikalschleim werden deshalb vorerst Schleim und Eiter entfernt. Erst nachher soll, am besten mit dem «Cyto-Brush», Material entnommen werden.

Im klinischen Alltag werden jedoch die geforderten Entnahme-, Lager-und Transportbedingungen nicht immer erfüllt. Nicht zuletzt deshalb wurden neue Tests entwickelt. Sie beruhen auf dem Direktnachweis eines gruppenspezifischen, bei allen Serotypen von Chlamydia trachomatis vorhandenen Antigens durch monoklonale Antikörper. Es sind dies der *Immunoassay (EIA)* mit einer Sensitivität von 65–95 % und einer Spezifität von 92–100 % sowie der *Immunfluoreszenztest (IFT)* mit einer Sensitivität von 50–91 % und einer Spezifität von 96–98 %, jeweils bezogen auf die Gewebekultur [38]. – Die beiden Methoden haben ihre Vor- und Nachteile, sind aber in ihrer Aussage etwa gleichwertig. – Gegenüber der Kultur sind sie rasch durchzuführen und unempfindlich gegenüber Umwelteinflüssen während des Transports [49]. Während die DNA-Hybridisierung bis vor kurzem noch in praktischer Erprobung war [47], ist die ganze Diagnostik heute abgelöst durch die DNA-Sondentechnik oder durch die PCR-Technik (Polymerase Kettenreaktion).

Ein zuverlässiger *zytologischer Nachweis* ist auch unter Berücksichtigung zusätzlicher, über die mehrfach beschriebenen intrazytoplasmatischen, kokkoiden Einschlüsse hinausgehenden Kriterien, nicht möglich.

7.6 Therapie

Medikamente der ersten Wahl, vorab bei der ambulanten Behandlung eines *unkomplizierten Chlamydieninfektes,* sind die Tetrazykline. Sie sind allerdings kontraindiziert bei Kindern, Schwangeren und stillenden Frauen.

Dosierung:
Doxycyclin (Vibramycin®): 100 mg/2 mal tägl./ mindestens 7 Tage, besser 14 Tage, evtl. 3 Wochen.
– *In der Schwangerschaft:*
Erythromycinäthylsuccinat (Erythrocin®) 500 mg/ 4 mal tägl./7–10 Tage (Therapiebeginn wenn möglich nicht vor der abgeschlossenen 14. SSW).
Gelegentlich erhebliche gastrointestinale Nebenwirkungen.
Therapiekontrolle: frühestens 48 Stunden vor Therapieabschluß.

- Alternativen (bei Adnexmitbeteiligung): Ciprofloxacin, Kombination von Cefotetan oder Cefoxitin mit Doxycyclin. – Außerdem können auch mit Azithromycin, einem Prototyp der neueren Makrolidantibiotika, für STD gute Heilungsraten und im allgemeinen mit weniger Nebenwirkungen erzielt werden. So läßt sich bei nicht gonorrhoischen Infekten mit einer einzigen Dosis Azithromycin (Zitromax®) von 1 g ein ebenso gutes Resultat wie mit einer zehntägigen Doxycyclin-Behandlung erzielen. In der Regel können so Infekte mit Chlamydia trachomatis oder Ureaplasma urealyticum bei rund 90 % der Betroffenen behoben werden [92]. – Schließlich hat man auch mit der oralen Verabreichung von Amoxcillin und Ampicillin gute Erfahrungen gemacht. Nicht ganz zu vernachlässigen ist bei den Betalaktamantibiotika die Gefahr, daß die Chlamydien wohl in ihrem Wachstum gehemmt werden, die Elimination der Erreger hingegen ausbleibt [89].

8. Herpes genitalis

Obwohl gegenwärtig die HIV-Viren die «virale Szenerie» beherrschen, treten Herpes simplex-Virus-Infektionen (HSV) nach wie vor in epidemischen Dimensionen auf. Entsprechend häufiger sieht man sich auch mit neonatalen Erkrankungen konfrontiert [50]. Nach der primären Infektion mit HSV bleibt der Infekt lebenslang bestehen, unterbrochen von kürzeren oder längeren Latenzphasen.

Es ist unbestritten, daß Herpes-Infekte vor allem wegen ihres torpiden Krankheitsverlaufes, der fetalen und neonatalen Gefährdung, sowie der therapeutischen Konsequenzen besonders in der Schwangerschaft, auch in Zukunft ihre Aktualität behalten werden.

8.1 Mikrobiologie

Unter einer Gruppe von ca. 40 DNS-haltigen, ca. 120–300 nm großen Viren sind *sechs verschiedene, humanpathogene Herpesviren-Typen* bekannt: HSV-Typ 1 *(HSV-1)* als Erreger des Herpes simplex labialis s. febrilis, der aphtösen Stomatitis, der Keratokonjunktivitis, Meningoenzephalitis sowie der HSV-Typ 2 *(HSV 2),* als Erreger des Herpes genitalis und der schweren herpetischen Allgemeinerkrankung der Neugeborenen. Im weiteren sind es das *Varizellen-Zoster-Virus,* das humane *Zytomegalie-Virus,* das *Epstein-Barr-Virus* und das erst kürzlich identifizierte, humane *Herpes-Virus Typ 6* [51].

HSV-1 und HSV-2 unterscheiden sich von den anderen Subtypen durch ihren zytopathogenen Effekt in verschiedenen Gewebekulturen, der im allgemeinen bereits innerhalb von 24–72 Stunden sichtbar wird.

8.2 Pathogenese und Epidemiologie

Das Besondere beim Herpes-Virus liegt darin, daß es sich als neurotropes Virus in die regionalen lumbo-sakralen Ganglien zurückzieht, dort verbleibt und nach erneuter Replikation (Autoduplikation: Neusynthese der DNS durch DNS-Replicase) reaktiviert, wiederum entlang verschiedener sensorischer Nervenbahnen in die von diesen versorgten Hautbezirke emigriert.

Dort kommt es zu den typischen Hauteffloreszenzen und histologischen Veränderungen in der Schleimhaut und der Epidermis wie zu fokalen Nekrosen, ballonartigen Degenerationen der Zellen, zu vielkernigen Riesenzellformationen und eosinophilen Zellkerneinschlüssen.

Die Reaktivierung in den Ganglien erfolgt periodisch und im Zeitpunkt nicht voraussehbar, jedoch häufiger im Anschluß an eine primäre Infektion. Für die Rezidivauslösung werden Änderungen der Immunitätslage und Aktivierung des Virus bei mechanischen und psychischen Traumen, Allgemeininfekten, Menstruation, intensiver Sonnenbestrahlung u. a. verantwortlich gemacht. IV/8.

Obwohl HSV-1 immerhin in 25–30 % der Fälle einen primären Herpes genitalis hervorruft, sind Rezidive seltener (nur in etwa 14–25 %). Im Gegensatz dazu sind beim HSV-2, das etwa 80 % der Infekte verursacht, in 60–80 % Rezidive zu erwarten [51].

Die meisten Rezidive sind Folge der viralen Reaktivierung in den Ganglien und nicht von Reinfektionen.

HSV-2-Typ-bedingte Infektionen setzen mit Beginn der sexuellen Aktivitäten ein. So kommt es bei 80 % der Patientinnen im Alter von 18–34 Jahren zur ersten herpetischen Manifestation [51]. Neuerdings können auch HSV-2-spezifische Antikörper nachgewiesen werden, während bislang infolge ausgeprägter Kreuzreaktionen zwischen den HSV-1- und HSV-2-Antikörpern bei seroepidemiologischen Studien nur auf das Total seropositiver Patientinnen geschlossen werden konnte. Etwa 16–33 % der Bevölkerung in den USA sind HSV-2-Antikörper-Träger. Etwa zwei Drittel der seropositiven Population sind jedoch asymptomatisch infiziert worden [52].

Faktoren, welche die Seroprävalenz-Rate beeinflussen sind Alter, Rasse (Schwarze sind häufiger infiziert als Weiße), Zivilstand, andere konkomittierende sexuell übertragene Erkrankungen und der sozio-ökonomische Status [53]. – Obschon die genitale HSV-Infektion ein Resultat des sexuellen Kontakts ist, verzeichnen offenbar die meisten Patienten, welche HSV auf ihre Partner übertragen, keine akuten Effloreszenzen zur Zeit der Transmission [54]. Zudem ist eine Serodiskordanz ohne durchgemachten Infekt zwischen Sexualpartnern, trotz Sexualkontakt über Jahre, relativ häufig.

8.3 Klinik

Auf dem Boden einer *akuten Vulvovaginitis* finden sich äußerst schmerzhafte, teils juckende, blasenförmige Eruptionen, die im weiteren Verlauf in Erosionen übergehen und von Rötung und Ödemen begleitet sind sowie häufig bakteriell oder mykotisch superinfiziert sind. Über Verkrustungen kommt es schließlich ohne Narbenbildung zur Abheilung. Obwohl die klinischen Manifestationen dramatisch verlaufen können, sind die asymptomatischen Formen wesentlich häufiger. Eine klinische Einteilung der Herpes-Infekte nach Anamnese, Befunden und Symptomatik kann generell entsprechend der Tabelle 22 erfolgen [64].

IV/8.

Tabelle 22: Klinische Typisierung der Herpes-simplex-Infektion.

Primärer Herpes genitalis
- Stumme Anamnese
- Keine präexistierenden HSV-Antikörper
- Erhebliche Morbidität

Initialer, «non-primärer» Herpes genitalis
- Stumme Anamnese
- Vorbestehende Antikörper
- Wenig beeinträchtigende Morbidität

Rezidivierender Herpes genitalis
- Positive Anamnese
- Vorbestehende Antikörper
- Mäßige lokale Symptomatik

8.3.1 Primärer Herpes genitalis

Ein genitaler Herpes bei noch nicht vorhandenen Antikörpern wird «Primärer Herpes genitalis» genannt. Die Serokonversion erfolgt zwei bis drei Wochen nach der Akutphase. Nach einer Therapie mit Acyclovir kommt es zu einem verspäteten und geringerem Antikörperanstieg, wodurch der serologische Nachweis gelegentlich erst nach Wochen, Monaten oder gar nicht erbracht werden kann [55].

Primäre Infektionen bedingt durch HSV-1 oder HSV-2 sind klinisch nicht voneinander zu unterscheiden. Etwa zwei Drittel aller primären Infektionen sind jedoch HSV-2-bedingt und zwei Drittel der Patientinnen klagen über *Allgemeinsymptome* wie Fieber, Kopfweh, Übelkeit, Myalgien und Rückenbeschwerden.

Obwohl nur in einem kleinen Prozentsatz *intravaginale Läsionen* nachgewiesen werden können, ist vor allem im Zusammenhang mit zervikalen Läsionen mukopurulenter Fluor in beinahe 90 % der Fälle vorhanden. – *Lokale Prodromi* wie Juckreiz, Erythem und Schmerzen gehen den primären Läsionen voraus, die während 4–10 Tagen in wechselnder Folge auftreten können. Nach wenigen Tagen können die einzelnen Effloreszenzen zu größeren, nässenden Ulzera konfluieren, die nachher verkrusten. Die inguinalen Lymphknoten sind meistens verdickt und schmerzhaft. Dysurie ist in etwa 80 % der Fälle zu beobachten. Der ganze Prozeß bis zur kompletten Abheilung dauert im allgemeinen drei Wochen.

Extragenitale kutane Läsionen, die sich meistens auf Hüften und Gesäß beschränken, sind in etwa 20 % zu beobachten. – Gewöhnlich sind mit einem primären Herpes *neurologische Symptome* verbunden. Diese betreffen sowohl das autonome Nervensystem (Urinretention, Konstipation) wie auch die Peripherie (steifer Nacken, Photophobie, Paraesthesien sowie Zeichen einer aseptischen Meningitis im Liquor). Neben Pharyngitiden (in etwa 10 %) werden auch Virusdisseminationen in die Lungen, Leber, Nieren und Nebennieren beschrieben [51].

Neben dem primären Herpes genitalis wird auch von einer *«first-episode nonprimary herpetic vulvovaginitis»* gesprochen [51]. Dieses Erscheinungsbild betrifft etwa 50 % der Patientinnen, die zur Zeit der ersten Symptome bereits serokonvertiert sind. Die Symptomatik ist lokal wie auch allgemein milder und die Episoden sind kürzer (s. auch Tab. 22).

8.3.2 Rezidivierender Herpes genitalis

Die Rezidivrate hängt vom Virustyp ab, der die primäre Infektion verursacht [54]: Der Typ-1 führt in nur 15–25 %, der Typ-2 hingegen in 70–90 % zu Rezidiven. Rezidive sind häufiger unmittelbar im Anschluß an die primäre Infektion. Später werden sie im allgemeinen seltener. Doch ist die Variabilität der Intervalle außerordentlich groß.

Die lokalen und allgemeinen Symptome sind milder und die Läsionen meistens auf die Vulva begrenzt. Die Krankheitsdauer beschränkt sich meistens auf 7–10 Tage (Differentialdiagnose zur primären Infektion (Tab. 23 [56])).

Differentialdiagnose zu anderen Vulvaläsionen: Morbus Behcet, luetische Ulzera, Ulcus molle, Karzinome, Herpes Zoster und andere entzündliche Erkrankungen im Vulvabereich (Mykosen).

8.3.3 Asymptomatische HSV-Infektionen

Ungefähr 1 % der Frauen, die früher mit HSV-2 infiziert wurden, scheiden Viren ohne Symptome mit deutlich geringerem Antikörperanstieg aus [51].

Tabelle 23: Klinische Unterschiede zwischen primärem und rezidivierendem Herpes genitalis.

Primärinfekt	Rezidiv
> 4 Ulcera	1 bis 4 Ulcera
3 bis 10 mm Durchmesser	< 5 mm Durchmesser
Abheilung in etwa 20 Tagen (18,3 ± 1,8 Tage)	Abheilung in etwa 10 Tagen (8 ± 2,8 Tage)
klinisch meist Vulva und Vagina (± Zervix) befallen	klinisch nur Vulva befallen
Lymphadenitis inguinalis	Lymphadenitis inguinalis fehlt
Allgemeinsymptome häufig Fieber, Kopfweh, Myalgien*	Allgemeinsymptome fehlen
AK-Titer wird positiv bzw. steigt mindestens vierfach an	AK-Titer konstant

* nur wenn keine AK gegen HSV 1.

8.4 Schwangerschaft und Herpes genitalis

Man rechnet, daß 8 von 10 Frauen mit rezidivierendem Herpes mindestens eine symptomatische Attacke während der Schwangerschaft haben [57]. Im allgemeinen wird das Krankheitsbild durch die Schwangerschaft nicht negativ beeinflußt. Es sind allerdings Fälle von primärem Herpes genitalis mit viraler Aussaat mit Todesfolge beschrieben. Hingegen hat die Erkrankung entscheidenden Anteil an z. T. schwerwiegenden fetalen und neonatalen Sekundärerkrankungen [58].

Der Infekt kann dabei transplazentar während der mütterlichen Virusausscheidung, aszendierend nach gesprungener Fruchtblase und schließlich durch direkten Kontakt sub partu mit den kontaminierten Geburtswegen erfolgen.

Der früher geäußerte Verdacht in bezug auf eine erhöhte *Abortrate* oder *Prämaturität* bei Schwangeren mit Herpes genitalis hat sich nicht bestätigt, hingegen besteht ein Zusammenhang zwischen einem spät in der Schwangerschaft akquirierten, primären Herpes genitalis und *vorzeitiger Wehentätigkeit* bzw. *fetaler Retardierung* [52]. – *Kongenitale Infekte* führen zu Mikrozephalie, Chorioretinitis und ausgedehnten Narbenbildungen nach Hautläsionen.

Die neonatale Infektion ist die gefürchtetste Komplikation einer mütterlichen HSV-Infektion [59].

Die jährliche Inzidenz (Anzahl neuer Erkrankungsfälle in der Zeiteinheit) in den USA beträgt ein infiziertes Neugeborenes auf 5000 Geburten, wovon trotz adäquater antiviraler Therapie *40% der Neugeborenen sterben* und viele mit Schädigungen überleben!

Die meisten neonatalen Infekte sind offenbar auf eine mütterliche, asymptomatische, virale Aussaat während der Geburt zurückzuführen. Dabei wird etwa eines von 2000 vaginal geborenen Kindern von seropositiven Müttern mit früher durchgemachter Herpessymptomatik infiziert. Das Risiko der neonatalen Infektion bei primärem Herpes genitalis hingegen beträgt satte 50 %, was mit der stärkeren Virusausscheidung, mit dem häufigeren Befall der Zervix und damit direkten Exposition des Feten sowie schließlich mit den fehlenden mütterlichen und transplazentar vermittelten, protektiven Antikörpern erklärt wird [51]. Das Risiko der Transmission von HSV bei einem rezidivierenden Herpes hingegen ist wesentlich kleiner, da die Anzahl Viren im Genitaltrakt geringer ist als beim primären Infekt, das transplazentar vermittelte Immunoglobulin dem Neonaten einen gewissen Schutz bietet und die Zervix üblicherweise bei Rezidiven nicht befallen ist [64]. IV/8.

8.4.1 Geburtsleitung bei rezidivierendem Herpes genitalis

Obwohl die fetale Gefährdung bei asymptomatischem Herpes relativ gering ist, ist beim Vorhandensein lokaler Symptome eine *Sektio* vorzunehmen, am besten vor erfolgtem Blasensprung.

Auch eine Sektio kann jedoch als Folge der verschiedenen Übertragungsmodi einen neonatalen Infekt nicht immer verhindern!

So waren z. B. in einer nationalen Überwachungsstudie in den USA 15 von 184 Kindern mit neonatalem Herpes durch Sektio vor dem Blasensprung entbunden worden [52].

Fehlen hingegen lokale Symptome, kann *vaginal geboren* werden.

Das geringe Risiko einer asymptomatischen Virusausschüttung während einer Geburt und die niedrige Transmissionsrate zum Feten machen eine routinemäßige Sektio überflüssig. Ebenso unnütz sind serienmäßige Kulturen während den letzten SSW, um damit eine mögliche virale Reaktivierung aus den sakralen Ganglien während der Geburt voraussagen zu können. Immerhin könnte eine routinemäßige Kultur anläßlich der Geburt zumindest Hinweise für eine Erkennung neonataler Infekte zu einem möglichst frühen Zeitpunkt liefern, wenn auch das Resultat zu spät eintrifft, um auch noch den Geburtsmodus entsprechend individualisieren zu können.

8.4.2 Geburtsleitung bei primärem Herpes genitalis

Anders verhält es sich bei den allerdings *seltenen primären Infekten in der Schwangerschaft.* Auf der einen Seite hat man es bei einer disseminierenden Infektion mit einer hohen mütterlichen
IV/8. Gefährdung zu tun, was jedenfalls den Einsatz von Acylovir nötig macht. Zudem sieht man sich ebenfalls mit einer relativ hohen fetalen und neonatalen Gefährdung konfrontiert.

Tritt ein Herpes erstmals in der Spätschwangerschaft auf, empfehlen sich wöchentliche Kulturen, da mit einer prolongierten Virusausschüttung und häufigen Reaktivierungen zu rechnen ist.

Nur in Fällen von sicherer Asymptomatik kommt eine vaginale Geburt in Frage [60 u. a.].

Kommt es trotzdem zu einer akuten Gefährdung des Neonaten (so z. B. bei verspäteter Diagnose), kann durch eine intravenöse Acyclovir-Applikation die Ausbreitung der Erkrankung eventuell nachträglich noch verhindert werden [61].

8.5 Diagnose

Das Krankheitsbild ist an sich typisch. Andere Ursachen für ulzeröse Veränderungen sind jedoch auszuschließen (s. o.), weshalb eine *mikrobiologische Bestätigung (virale Kultur) mit hoher Sensitivität verlangt* wird. Dazu braucht es einen Tupfer- oder Watteträger-Abstrich (Grund der Läsion stark «schrubben»!) und ein von einem Viruslaboratorium anzuforderndes Transportmedium mit einer konstanten Temperatur von 4°.

In etwa 90 % kann das Virus innerhalb von zwei Tagen aus Bläschen- oder Pustelninhalt isoliert und typisiert werden, in 70 % aus der Basis des Ulkus und in nur etwa 25 % aus verkrusteten Läsionen.

Mit dem sensitivsten Schnelltest (Sensitivität 65 %) durch Antigennachweis in Objektträgerausstrichen mit Hilfe der indirekten Immunfluoreszenz und typenspezifischen, monoklonalen Antikörpern ist das Resultat innerhalb von 1–2 Stunden zu erwarten.

Der Papanicolaou-Abstrich mit dem Nachweis von intranuklearen Einschlußkörperchen genügt mit seiner etwa 50prozentigen Sicherheit nicht zur Diagnose.

Die herkömmlichen serologischen Tests lassen als Folge der antigenen Ähnlichkeit zwischen den beiden Typen eine HSV-1 und HSV-2-Typisierung nicht zu. Bei einer primären Infektion bringt die Serokonversion 2–3 Wochen nach der akuten Phase zumindest die Bestätigung der Diagnose. – Neue serologische, typenspezifische Assays sind jedoch bereits in verschiedenen Forschungslaboratorien realisiert worden [62].

8.6 Therapie

Acyclovir (Zovirax®), als antiviral wirksame Substanz, ist das Medikament der Wahl bei der Behandlung des Herpes.

Allerdings sind bei ausgeprägter Symptomatik lokale und systemische Zusatzmedikamente in Form von Analgetika und Antiphlogistika notwendig (s. Auswahl: Tab. 24).

Die *topische Behandlung* mit Zovirax-Crème® scheint zumindest die Abheilung primärer Herpes-Effloreszenzen, weniger die der Rezidive, günstig zu beeinflussen.

Theoretisch besser fundiert ist die *systemische Verabreichung* von Acyclovir, da sich die virale Infektion von und zu den regionalen neuralen Ganglien rasch ausbreitet und auch dort in der latenten Phase zu finden ist.

Beim *primären Infekt* können durch die systemische Behandlung (200 mg/5 mal tägl. (400 mg/2 mal tägl.)/10 Tage) die Dauer der Virusausscheidung *und das Auftreten neuer lokaler Effloreszenzen gemindert werden.* Wird die Patientin hospitalisiert, wird am besten intravenös behandelt (5 mg/kg/3 mal tägl.). Bei der *Behandlung von Rezidiven* hat eine Behandlung mit Acyclovir nur Aussicht auf Erfolg im Stadium der Virusausschüttung und ist so den «schwereren» Fällen vorbehalten.

Eine *«suppressive Acyclovir-Therapie» bei rezidivierendem Herpes mit mehr als sechs Attacken jährlich führt offenbar zu einer deutlichen Reduk-*

Tabelle 24:

Lokabehandlung:	
Topika:	– Virunguent®, Edurid®
	– Virexen®
	– Viru-Merz Serol®
Symptomatische Therapie:	– Analgetika, Sedativa, Ermöglichung einer schmerzlosen Harnableitung (evtl. suprapubische Blasendrainage)

tion der Anzahl und der Dauer von Rezidiv-Phasen oder sogar zu deren Verschwinden. Darunter versteht man eine Dauerbehandlung (z. B. mit 2 mal 400 mg p. o. tägl.) mit eventueller Dosisanpassung über Monate, eventuell über Jahre. Nach einem Jahr sollte der suppressive Effekt bei gutem Ansprechen ohne weitere Rezidivneigung nach einem Therapiestopp von 3–6 Monaten vorerst abgewartet und bei einem Mißerfolg die Behandlung über 3 Jahre weitergeführt werden [63].

Mit der verbreiteten Anwendung von Virostatika begannen Berichte über *Resistenzentwicklungen* zu erscheinen. – Bei immunkompetenten Patienten ist die Resistenzentwicklung von Herpesviren selten, was auch für die Langzeitsuppression des Herpes genitalis mit Acyclovir gilt [32].

Im Gegensatz dazu werden bei immunkompromittierten Patienten klinisch relevante Infekte mit resistenten Herpesviren zunehmend häufiger beobachtet (Inzidenz um 5 %). – Konsequenz: breitere Anwendung von viralen Resistenzprüfungen; Alternativmedikament: Foscarnet (Foscavir®), bis jetzt in Einzelfällen mit gutem Erfolg eingesetzt [32].

9. Gonorrhoe

9.1 Epidemiologie, Einteilung, Pathogenese

Die Gonorrhoe gilt im Sinne des Gesetzes (BRD) als eigentliche Geschlechtskrankheit zusammen mit der Syphilis, dem Ulcus molle und der venerischen Lymphknotenentzündung (Lymphogranuloma inguinale).

Nach einem *foudroyanten Anstieg der Infektionen in den siebziger Jahren* mit einer Häufigkeit von gemeldeten weiblichen Infizierten zwischen 120–230/100.000 Personen (in den USA sprach man von einer sich jeder Kontrolle entzogenen Geschlechtskrankheit mit jährlich ca. 2,5 Millionen Neuerkrankungen), ist die Inzidenz in der Zwischenzeit leicht rückläufig. Der damals ungehinderte Anstieg wurde u. a. den «3 P», d. h. der **P**ille, dem **P**ermissiven Verhalten und der **P**romiskuität zugeschrieben. Dazu kommen nach über dreißig Jahren Penicillin-Therapie nun auch penizillinresistente Stämme. Sicher ist die Gonorrhoe als ätiologischer «Spitzenreiter» der STD («sexually transmitted diseases») nun von der Chlamydien trachomatis-Infektion abgelöst worden.

Der Erreger ist der gramnegative Diplokokkus «Neisseria gonorrhoeae».

Er ist ein *Schleimhautparasit,* der unter Bevorzugung von sekretorischem Epithel in die intakte Schleimhaut eindringt und sich subepithelial unter partieller Zerstörung der Mukosa vermehrt, mit entzündlicher Gegenreaktion des Wirtorganismus [67]. Nur bei Kindern und alten Frauen kann auch das Plattenepithel ein adäquates Milieu darstellen. Der Erreger ist von den sog. Neisseriaceae, den Gemellae und Veillonellae oder den sog. Pseudogonokokken zu trennen. Diese zeigen wohl eine große morphologische Ähnlichkeit, sind aber ohne pathogenetische Bedeutung. – Die *Übertragung* erfolgt fast ausnahmslos über den Geschlechtsverkehr. IV/9.

Die Gonorrhoe verhält sich aus epidemiologischer, diagnostischer, klinischer und therapeutischer Sicht wie folgt [66]:

- *Geschlecht:* sowohl beim Mann wie bei der Frau vorkommend
- *Lokalisation:* Unterteilung in eine urogenitale, anorektale, oropharyngeale, konjunktivale und septische Form (oder «untere» und «obere» Gonorrhoe)
- *Symptomatik:* symptomatisch, symptomarm und asymptomatisch
- *Stadium:* akut, subakut, chronisch
- *Antibiotikaresistenz bei Antibiotika der ersten Wahl.*

9.2 Klinik

Bei 50–80 % verläuft die urogenitale Gonorrhoe symptomlos.

Bei Männern ist dieser Prozentsatz bedeutend geringer. Das Risiko, daß ein infizierter Mann seine Partnerin ansteckt, liegt zwischen 80–90 %.

9.2.1 Untere Gonorrhoe

Das gonokokkeninfizierte Ejakulat führt beim Geschlechtsverkehr zu einer Kontamination von Vulva, Vagina und Zervixoberfläche. Die Gonokokken können sich in der Urethralöffnung, in den Ausführungsgängen der Bartholinischen Drüsen, in der Zervixschleimhaut und im Rektum ansiedeln.

Diese sind prozentual wie folgt betroffen: in 95 % die Urethra, in 80 % die Zervixschleimhaut, in 20 % die Bartholinischen Drüsen und in 10 % die Rektalschleimhaut.

Die Haut der Vulva, das leicht verhornende Plattenepithel des Vestibulums und das nicht verhornende Plattenepithel der Vagina bleiben davon verschont [67]. Der Infekt manifestiert sich unilokulär oder in der Mehrzahl der Fälle multilokulär. Der *innere Muttermund* bildet vorerst eine *Barriere.*

Kurze Zeit nach einer Infektion mit Gonokokken treten aufgrund der entzündlichen Reaktion in der
IV/9. Urethra und den Skeneschen Drüsen *dysurische Beschwerden* auf. Wird isoliert die Zervixschleimhaut inokuliert, kommt es nach wenigen Tagen zu einer zervikalen Leukorrhoe, zu eitrigem Fluor, der wiederum die weiteren Prädilektionsstellen erreicht und diese sekundär kontaminiert.

Die *akute Bartholinitis* äußert sich vorerst durch eine Schwellung der Ausführungsgänge mit Sekretstauung in der Drüse und sekundärer Infektion.

Schließlich kommt es zur Abszedierung und ohne chirurgische Intervention zur Perforation auf der Innenseite der kleinen Labien. – Mit der rechtzeitigen *Marsupialisation* kann der Abszeß entleert und für das nachfließende Sekret ein freier Abfluß geschaffen werden. Eine Inzision allein ist ungenügend. Die Inzisionsstelle verklebt erneut und das Rezidiv oder der Übergang in eine *chronische Bartholinitis* sind vorprogrammiert. Eine solche imponiert gelegentlich über Jahre mit einem an- und abschwellenden Lokalbefund unterschiedlicher Größe. Obwohl bei diesen Formen das Sekret meistens klar oder schleimig ist, kann es durchaus zu einer Sekundärinfektion kommen. Deshalb sollten auch diese zystischen Gebilde entleert werden. Auf eine Exstirpation der Drüse sollte man jedoch im allgemeinen verzichten (tiefes Wundbett, blutreiche Operation, häufig Hämatome, Gefahr der narbigen Verziehung im Bereich des Introitus).

Der anorektale Befall kann durch eine Schmierinfektion (Cave: Sexualpraktiken) erfolgen.

Im akuten Stadium ist die Rektumschleimhaut gerötet, zeigt Blutungsneigung und ist mit Eiter belegt, was zu starken Tenesmen führen kann. Die Diagnose führt über das Anoskop mit Sekretentnahme für Kulturen. Geht die Krankheit in ein chronisches Stadium über, ist sie symptomlos, stellt jedoch nach wie vor ein Erregerreservoir dar.

9.2.2 Obere Gonorrhoe

Bei nicht behandelter oder therapieresistenter unterer Gonorrhoe kommt es in etwa 10–15 %, oft zusammen mit der Menstruation, mit Aborten oder instrumentellen Eingriffen zur Aszension. – Dazu wird auch ein lymphogener (z. B. bei liegendem IUD) oder auch hämatogener Ausbreitungsweg diskutiert.

Es kommt vorerst über eine passagere, nur die oberflächlichen Schleimhautpartien erfassende *Endometritis gonorrhoica* rasch zum Eindringen der Gonokokken in die Tuben und Ausbildung einer akuten *Salpingitis gonorrhoica* [67]. Die gonorrhoische Adnexentzündung unterscheidet sich im allgemeinen nicht von durch andere Keime induzierten Verlaufsformen. Die chlamydieninduzierte Adnexitis hingegen imponiert mehrheitlich durch ein blanderes Erscheinungsbild mit Tendenz zur Chronifizierung. Da es sich aber praktisch immer um *Misch- oder Superinfekte* handelt (gramnegative Keime, Anaerobier), gleicht sich die Symptomatik aus.

Als Auslöser von Adnexitiden gelten jedoch heute mehrheitlich (in 75 % der Fälle) die drei durch Sexualkontakt übertragenen Erreger: Chlamydien, Gonokokken, Mykoplasmen.

Die *Beschwerden* mit lokaler Abwehrspannung lokalisieren sich vorerst streng auf die suprasymphysäre Gegend. Fieber ist häufig mit gelegentlich hohen Fieberzacken. Die Senkungsreaktion steigt, gelegentlich verzögert, relativ stark an und gilt ebenso wie das C-reaktive Protein (CRP) und die Leukozytenzahlen als guter Entzündungsparameter.

Referenzwerte für C-reaktives Protein:

< 10 mg/l	– keine Entzündungreaktion
10–50 mg/l	– leichte Entzündungsreaktion
> 50 mg/l	– ausgedehnte Entzündungsreaktion

Jeder Verdacht auf eine Salpingitis ist wegen der hohen Irrtumswahrscheinlichkeit bei der Interpretation des klinischen Bildes und den sich daraus ergebenden Konsequenzen (schwere primäre und sekundäre Komplikationen (Sterilität)) mit einer Laparoskopie abzusichern.

Da sich bei einer akuten Salpingitis das periphere Tubenlumen oft sehr rasch verschließt, kommt es selten zu einer *Peritonitis gonorrhoica.* Hingegen bildet sich rasch eine *Pyosalpinx* mit Pelveoperitonitis. Schreitet der Prozeß weiter, kommt es zum *Tuboovarialabszeß.*

Bekannt ist das Fitz-Hugh-Curtis-Syndrom, dessen Folgen im Sinne einer abgelaufenen *Perihepatitis* (Ausbreitung per continuitatem?) mit verbleibenden, schleierhaften adhäsiven Verklebungen zwischen Leberoberfläche und Zwerchfellkuppen anläßlich einer Laparoskopie verifiziert werden können.

9.2.3 Sonderformen

- *Oropharyngeale Gonorrhoe:* Diese kann sich im nasopharyngealen Raum und auf den Tonsillen abspielen [66]. Entsprechende Sexualpraktiken sind die Auslöser dieser Sonderformen, die im allgemeinen asymptomatisch verlaufen.
  Die orale Gonorrhoe kann isoliert unilokulär oder kombiniert bi- oder multilokulär (in 2,2 bis 12 % in großen Patientenkollektiven), bei gleichzeitig bestehender urogenitaler und/oder anorektaler Gonorrhoe vorkommen [68], was für die Sicherung der lokalen Diagnosen einen nicht unerheblichen Laboraufwand bedeutet!

  Die Diagnose kann wegen der Präsenz von anderen Neisserien (N.meningitidis) als physiologische, oropharyngeale Standortflora erschwert sein [69].

- *Hämatogene Aussaat:* Neben den seltenen Manifestationen wie Meningitis, Myokarditis, Endokarditis und Hepatitis erkranken etwa 1–3 % der Patientinnen mit einer symptomatischen, aber auch asymptomatischen Gonorrhoe an einer fieberhaften *Arthritis und Dermatitis.* Das Krankheitsbild läuft auch unter dem Begriff der *benignen Gonokokkensepis* oder disseminierten Gonokokkeninfektion [70 u. a.].
- *Vulvovaginitis gonorrhoica infantum:* Der Erreger vermag bei Kindern das nur aus wenigen Zellagen bestehende Plattenepithel zu durchdringen und verursacht eine Rötung und Schwellung der Vulva unter Einbezug der Urethralöffnung, der kleinen Labien mit Verklebungen und der Klitoris mit entsprechenden Beschwerden. – In der Postmenopause kommt es zu einer *Kolpitis,* bei der als Folge der Mischinfektion mit Anaerobiern ein typischer Fluor abgesondert wird (Geruch).
- *Gonorrhoe und Schwangerschaft:* Unter der Geburt kann es bei einem gonorrhoisch infizierten Geburtskanal zur *Gonoblennorhoea neonatorum mit eitrig verklebten Lidern* kommen, einer Affektion, die sich u. U. deletär durch Ausbildung eines Hornhautulkus mit Neigung zur Perforation u. a. auswirken kann.

Mit der Credeschen Augenprophylaxe (Einträufeln einer einprozentigen Silbernitratlösung in beide Augen jedes Neugeborenen) als gesetzliche Vorschrift (BRD) konnten diese Fälle, die u. U. zur Blindheit führten, weitgehend eliminiert werden. – Sie wird allerdings in der Schweiz nicht mehr durchgeführt, da sie nicht sicher wirkt und zudem heute die Chlamydien die weit häufigere Ursache der Neugeborenenkonjunktivitiden sind [94].

Die *Konjunktivitis beim Erwachsenen* ist entweder eine Autoinokulation bei zusätzlicher, anderer Lokalisation oder eine Fremdinokulation.

9.3 Diagnose

Das Krankheitsbild ist sehr vielfältig (s. o.). Dementsprechend verhält sich die Symptomatik. Jedenfalls muß die Diagnose mit geeigneten Methoden (Kultur) untermauert werden.

9.3.1 Abstrichentnahme

Es bestehen *gesetzlich vorgeschriebene Abstrichorte* bei urogenitaler Gonorrhoe (BRD [71]) – was beispielsweise in der Schweiz nicht der Fall ist:

Diese sind Urethra, Zervix und Orificium der Bartholinischen Drüsen.

Ein *Rektalabstrich* sollte nach dem derzeitigen Stand der Dinge ebenfalls obligat sein, da u. a. in rund 10 % der Fälle ein isolierter Rektumbefall mit «Reservoirbildung» bzw. chronischem Kontaminationsherd möglich ist.

Jedenfalls ist eine *zweimalige Nachkontrolle* nach abgeschlossener Behandlung zumindest aus Zervix und Rektum obligat.

Bei der Abstrichentnahme mit dem Wattebausch oder mit der Platinöse ist darauf zu achten, bei fehlendem Sekret die Urethra resp. die Ausführgänge der Bartholinischen Drüsen vorher leicht digital auszustreichen.

9.3.2 Nachweismethoden

Die Nachweismethode mit der *Gram- oder Methylenblaufärbung* hat eine *hohe Versagerquote* und eignet sich offenbar nur zur Diagnose einer akuten Urethritis beim Mann. Die typischen intrazellulär liegenden gramnegativen Diplokokken in Semmelform sprechen höchstens für das wahrscheinliche Vorliegen eines Morbus Neisser.

Zum einen liegen die Gonokken oft tief in den Schleimhautfalten und die relevante Sekretentnahme ist dadurch erschwert, und zum anderen kann ein positiver Befund durch das Vorhandensein von Pseudogonokokken (s. o.) und von den morphologisch ähnlichen Bakterien der Mimeagruppe vorgetäuscht werden.

Um *optimale Kulturresultate* zu erhalten, ist eine direkte Beimpfung der *Thayer-Martin-Platten* (Selektivnährböden für Gono- und Meningokokken) und eine Inkubation in CO_2-Brutschränken mit Bebrütung während 24–48 Stunden nötig.

Mit der anschließenden Prüfung der Zuckerfermentationsfähigkeit kann die Speziesdifferenzierung z. B. gegenüber N.meningitidis, die mitunter im Genitaltrakt vorkommen, vorgenommen werden. Falsch positive Re- IV/9. sultate werden dadurch vermieden, mit falsch negativen Resultaten muß hingegen gelegentlich gerechnet werden [72].

Für die Praxis: Beimpfen eines Transportmediums (z.B. nach Stuart), was aber zu einer 20prozentigen Verlustrate an positiven Befunden innerhalb von 24 Stunden führt (deshalb: kurze Transportzeiten).

Alternativlösung für die Praxis bei vorhandener Infrastruktur: Beimpfen der fertigen Nährmedien und anschließend in einem Brutschrank bebrüten. Wird ein Angehen der Kultur festgestellt, wird das entsprechende Nährmedium unverzüglich zur Weiterverarbeitung in das entsprechende Institut gesandt.

Weiter stehen auch immunologische Nachweismethoden zur Verfügung, z. B. mittels eines Enzymimmunoassays (Gonozyme®) aus dem Abstrichmaterial oder gegebenenfalls aus dem Serum mittels Phadebact®-Gonococcus-Schnelltest. Allerdings wird damit nicht die erforderliche diagnostische Sicherheit erreicht.

Die erwähnten kulturellen Nachweismethoden werden allerdings praktisch kaum noch gebraucht (ein Kulturmedium für die Gonokokken ist allenfalls noch der «GO-SLIDE»-Test Roche). Zum Nachweis von Neisserien und Chlamydien benutzt man nun die DNA-Sondentechnik (GEN-PROBE).

Schließlich bringt der *Antikörpernachweis* mittels der Komplementbindungsreaktion bei der unkomplizierten Gonorrhoe nichts, da keine Antikörper gebildet werden. Bei einer komplizierten Erkrankung, z. B. bei einer PID («pelvic inflammatory disease») ist mit einer positiven Antikörperreaktion erst in zwei bis vier Wochen nach Infektionsbeginn zu rechnen. – Auf jeden Fall empfiehlt sich die *Luesserologie* 6 Wochen nach der Infektion, um eine durch Antibiotika maskierte, gleichzeitig erworbene Lues nicht zu übersehen.

9.4 Therapie

Die rasche Diagnose steht am Beginn einer erfolgreichen Behandlung.

Werden Frühdiagnostik und Frühbehandlung verpaßt, muß das ganze antibiotische Instrumentarium eingesetzt werden, um eine Salpingitis als Frühkomplikation und eine sich daraus entwickelnde tubo-ovarielle Abszedierung zu verhindern. Zudem sind auch Spätkomplikationen (chron. Salpingitis, Steriliät, Arthritiden u. a.) zu befürchten.

Penicillin G ist immer noch ein Medikament der ersten Wahl, falls keine gesicherte Penicillin-resistente Gonorrhoe vorliegt, da es die Kriterien, die an ein gonokokkenwirksames Antibiotikum gestellt werden, weitgehend erfüllt. Beim Auftreten von *penizillinresistenten Stämmen* müssen jedenfalls Alternativen eingesetzt werden.

Solche Keime werden besonders aus Südostasien und Westafrika (Sex-Tourismus) eingeschleppt. So waren schon vor mehr als 10 Jahren bereits 42 % aller aus Bangkok stammenden Stämme «PPNG» (Penicillinase-Produzierende N.Gonorrhoeae) mit hoher in vitro-Resistenz auch gegenüber anderen Antibiotika [73]. – Spectinomycin (Trobicin®) eignet sich zur Behandlung der meisten der im «fernen» Ausland aquirierten Infektionen, eventuell sogar Cotrimoxazol (dreimal 3 Tabletten (Bactrim forte®)) [74] oder eine Kombinationstherapie.

Dosierung von Penicillin-G. 4,8 Mio E Penicillin G (Penadur L-A®) i. m.; jeweils 2,4 Mio E in jede Gesäßhälfte. – Zusatzmedikation: Obligatorisch! Probenecid (Benemid®) 1 g p. o. unmittelbar vor der Injektion.

Alternativtherapien (bei Penicillinallergie bzw. -resistenz):

Tetrazykline (Doxycyclin: Vibramycin®:
bei gleichzeitig vorhandenen Chlamydien 100–200 mg/einmal tägl./14–21 Tage, bei Monoinfekt 100 mg/8–10 Tage).
Doxycyclin sollte jedoch besser mit einem Penicillin wie Amoxillin 3 g p. o. mit Probenecid 1 g als initiale Medikation kombiniert werden [96].
Spectinomycin (Trobicin®, Stanilo®):
2 g i. m. als Einmaldosis. Indiziert, vor allem bei Penicillinresistenz (s. o.), ohne Einfluß auf eine gleichzeitig bestehende Syphilis.
Cotrimoxazol (Bactrim forte®): s. o.
Thiamphenicol (Urfamycin®): 2,5 g/ED p. o.
Ceftriaxon (Rocephin®): 250 mg/ED i. m.
Cefuroxim (Zinacef®): 1,5 g/ED i. m.
Erythromycin (Erythrocin®, Erycinum®):
3 g/7 Tage p. o.
Azithromycin (ein Makrolid der neuen Generation):
500 mg/einmal tägl./3 Tage; ED 2 g 1 Tag p. o.
Die sehr gute Wirksamkeit einer Einmaldosis entspricht dabei der mit Doxycyclin bei der Behandlung von Chlamydien. Daher kann auch eine polymikrobielle Infektion therapiert werden [76].

Probenecid verzögert die tubuläre Sekretion von Penicillin in der Niere, womit der Serumspiegel von Penicillin um 50% ansteigt. So liegen auch die Heilungsquoten mit der kombinierten Penicillin/Probenecid-Medikation auch in Regionen, wo die penizillinresistenten Stämme relativ häufig sind, bei > 95 %. Wird auf Probenecid verzichtet, kann es in bis zu 25 % der Fälle zu Therapieversagern kommen. – Mit den zur Behandlung der Gonorrhoe verwendeten Dosen sollte auch eine Lues in der Inkubationsphase ausheilen oder dann zumindest nicht «kaschiert» werden [75].

Bei der Behandlung einer Salpingitis ist das durch Laparoskopie gewonnene Erregerspektrum aus dem Tubensekret entscheidend, da es sich meistens um Mischinfekte handelt. Dementsprechend sind die Antibiotika auszuwählen. Eine Gonokokkensepsis bzw. -Arthritis bedarf hoher Penicillindosen (6–10 Mio. IE/tägl./i. v./Therapiedauer je nach klinischer Situation).

Kommt es zu einem *Behandlungsversager,* ist an folgende Möglichkeiten zu denken: postgonorrhoische Urethritis, Reinfektion, resistente Gonokokken.

- Postgonorrhoische Urethritis: Sie wird bei Männern nach einer Penicillinbehandlung in 30–60 % beobachtet. Etwa die Hälfte dieser Urethritiden sind durch Chlamydien oder Ureaplasmen bedingt, die nicht auf Penicillin ansprechen → Tetracyclinbehandlung.

Leider sind es sehr oft die sog. partnerschaftlichen «psycho-hygienischen» Barrieren, die nicht überwunden werden können und eine erfolgreiche Behandlung ad absurdum führen. – Dennoch ist nur eine Partnerbehandlung, als integraler Bestandteil eines wirkungsvollen therapeutischen Konzeptes imstande, bei sexuell übertragbaren Erkrankungen einen echten Beitrag zu deren Reduktion zu leisten.

10. Pelvic inflammatory disease (PID)

10.1 Eine kritische Betrachtung aus dem Br J Obstet Gynaecol – Ein Kommentar

IV/10.

(1992) 99: 944–945 [77] und (1993) 100: 558–562 [78]

Die mikrobielle Invasion des oberen weiblichen Genitaltraktes verursacht in der Regel eine therapiebedürftige Entzündung des inneren Genitales.

Kenntnisse über Epidemiologie, mikrobielle Ätiologie und Pathogenese sind allerdings z. T. immer noch lückenhaft.

Eine optimale Therapie hat nicht nur die erfolgreiche Bekämpfung der Mikroorganismen zum Ziel, sondern die Erhaltung der Reproduktionsfähigkeit und die Verhinderung von Spätschäden.

Vor über 30 Jahren war in den industrialisierten Ländern eine *ansteigende Inzidenz von PID* zu beobachten. Parallel dazu nahmen unter den für die STD verantwortlichen Mikroorganismen die Chlamydien und Neisserien zu.

So registrierte man z. B. in Großbritannien in den frühen achtziger Jahren eine 50prozentige Zunahme der akuten Erkrankungen bei jungen Patientinnen im Alter zwischen 20 und 24 Jahren [78]. Im Kontrast dazu kam es allerdings in der gleichen Zeitperiode sowohl in Schweden wie in den USA zu einem Rückgang derselben Affektionen [79, 80]. Wie ist das zu erklären? Es sind verschiedene Faktoren, die in den zwei letztgenannten Staaten zu dieser Häufigkeitsdifferenz führten:

- Präventive Maßnahmen (Aufklärung und Gesundheitserziehung der sexuell aktiven Bevölkerung, gezielte Instruktion des medizinischen Personals)
- Frühzeitige Diagnose und Therapie der Chlamydieninfekte und anderer STD
- Partnerbehandlung zur Verhinderung von Reinfektionen.

Zahlreiche Studien haben die *polymikrobielle Ätiologie* von PID nachgewiesen. Chlamydia trachomatis und Neisseria gonorrhoeae spielen dabei die entscheidende Rolle bei akuten Infektionen. Die Rolle von Mycoplasma hominis hingegen bleibt weiterhin unklar.

Mykoplasmen können gelegentlich sogar bei asymptomatischen Patientinnen wie auch bei akuter Salpingitis aus der Tube gezüchtet werden. Serologische Untersuchungen sprechen für eine 30prozentige Beteiligung bei PID [82]. Die Spezies werden aber eher als primär opportunistisch und erst sekundär als pathogen beschrieben, wenn nämlich das Gewebe bereits durch primär pathogene
IV/10. ne Keime wie Chlamydien geschädigt ist.

Das Problem der *«silenten (schleichenden, asymptomatischen) PID»* ist u.a Ausdruck des Ablaufs oder des Ausfalls der *immunologischen Antwort des Wirts auf die bakterielle Invasion.* Die Bedeutung dieses Phänomens zeigt sich sowohl an einem in über 50 % positiven Chlamydien-Antikörpertiter bei Frauen mit tubarer Steriliät, als auch in 50 % bei Frauen ohne vorausgegangene oder zumindest nicht erkannter PID [83].

Eine Reduktion der Inzidenz von PID führt zwangsläufig zu einer solchen von Sekundärfolgen. Die Morbidität nach einer initialen Episode von PID ist eindrücklich und entsprechend dem von Buchan et al 1993 [78] dargestellten Ausmaß unerwartet. Unerwartet auch deshalb, weil beinahe ein Fünftel der Fälle aufgrund verschiedener Probleme letztlich in einer Hysterektomie enden (Tab. 25).

Aufgrund dieser Zahlen wird die *Bedeutung der frühzeitigen Diagnose und einer adäquaten Therapie* verdeutlicht. Da die klinischen Symptome und eventuelle Begleitparameter unzuverlässig sind, ist die Laparoskopie für die Frühdiagnose unentbehrlich [84], eine an sich logische Konsequenz, die schon lange postuliert wird, sich jedoch keineswegs überall durchgesetzt hat.

Eine antibiotische Therapie muß jedenfalls gegen Chlamydien, Neisserien und Mykoplasmen wirksam sein. Damit kann verhindert werden, daß die primär apathogenen, saprophytären aeroben und anaeroben Mikroorganismen im unteren Genitaltrakt sekundär im bereits entzündlich vorgeschädigten Gewebe aktiv werden. – Trotz einer offenbar adäquaten Therapie ist es aber trotzdem nicht in jedem Fall möglich, die tubare Funktion zu erhalten und Spätschädigungen zu verhindern.

Weitere therapeutische Optionen sind deshalb offen, wie z. B. bei der Partnerbehandlung die Absicherung der Compliance (ambulante Behandlung!), u. U. Zusatzmedikationen in Form von nichtsteroidalen (oder steroidalen) Antiphlogistika, Bettruhe (Hospitalisation) versus ambulante Therapie und die *«second look»-Laparoskopie* (mit Adhäsiolyse, falls notwendig).

10.2 Klinik und Erreger (s. auch Kap. IV/1–9)

Nach verschiedenen Prodromi kommt es sehr rasch oder aber auch verzögert zum Vollbild der entzündlichen Adnexbeteiligung, die wiederum verschiedene Stadien durchlaufen kann (Tab. 26 [85]). Die Chlamydienadnexitis hält sich dabei nicht an das übliche Muster. Sie zeichnet sich sehr oft durch chronische, langwierige Verläufe aus mit nachheriger schwartiger Tubendestruktion und tubarer Sterilität. – Die entzündlichen Laborparameter können besonders beim Chlamydieninfekt gelegentlich wenig repräsentativ sein.

Je nach Ansprechen auf die applizierten Antibiotika können sich klinische Symptomatik und entzündlicher Prozeß verschieden verhalten. Man sieht, vor allem nach zu spätem Therapiebeginn, sehr oft ein verzögertes Einschmelzen einer bereits fortgeschrittenen Entzündung mit exzessiver Schwartenbildung.

Tabelle 25: Standardised (indirect standardisation) first event rates per 1000 woman-years for specified outcomes after admission with either pelvic inflammatory disease (PID) or a control event in cohorts of women in the Oxford Record Linkage Study followed from 1970–1985. Number of women shown in parentheses (ab Original).

Outcome condition	Women with PID n = 1200	Women with control conditions n = 10507	Relative risk
Nonspecific abdominal pain	16·7 (155)	1·7 (158)	9·8
Gynaecological pain	3·6 (38)	0·8 (70)	4·5
Endometriosis	2·2 (18)	0·4 (34)	5·5
Hysterectomy	18·2 (152)	2·3 (204)	7·9
Ectopic pregnancy	1·9 (19)	0·2 (14)	9·5

10.3 Therapie

10.3.1 Konservative Therapie

Laparoskopie und Ultraschalluntersuchungen sind für die Diagnose unentbehrlich. Nur auf Grund dieser Untersuchungsresultate kann eine vernünftige Therapie eingeleitet werden. – So sind in den Stadien Ia und Ib (Tab. 26) vorerst konservative Maßnahmen am Platz. Dazu liefern uns die Sekretentnahme aus der Tube und das Ansetzen von bakteriologischen Kulturen für die in Frage stehenden Erregerspezies die nötige therapeutische Grundlage.

Da es sich immer um ein polymikrobielles Spektrum handelt, mit einer im einzelnen nicht zu ermittelnden pathogenen Potenz, sind entsprechend breit abdeckende Antibiotika die Mittel der Wahl. Die hohe Beteiligung von Chlamydien muß entsprechend berücksichtigt werden. So propagierten z. B. Sweet et al 1988 [86] eine Kombination von Cefotetan und Doxycyclin oder eine solche von Cefoxin und Doxycyclin, wobei die Anaerobierwirksamkeit von Cefotetan und Mefoxitin etwa miteinander vergleichbar ist. Tetrazykline müssen genügend lange (bis zu 3 Wochen) und in genügender Dosierung (Doxycyclin: 200 mg tägl.) verabreicht werden. Weitere gute Erfahrungen sind mit Piperacillin, Ciproflaxin u. a. gemacht worden. Da bei Sekundär- oder Superinfektionen immer Anaerobier mitbeteiligt sind, ist eine Kombination mit Metronidazol, zumindest bei der Verwendung von Antibiotika ohne oder mit nur ungenügender Anaerobierwirksamkeit, jedenfalls sinnvoll.

Tabelle 26: Intraoperative Stadieneinteilung der aszendierenden Infektion. (Mod. nach Monif 1983 [85]).

Stadium I a	Frische, seröse oder eitrige Salpingitis mit frei aus dem Fimbrientrichter abfließendem Sekret
Stadium I b	Frische, eitrige Salpingitis mit frei aus dem Fimbrientrichter abfließendem Sekret und Pelveoperitonitis
Stadium II	Konglomerattumor und/oder Abszedierung (Pyosalpinx, Ovarialabszeß, Tuboovarialabszeß, Douglas-Abszeß) mit frischen Adhäsionen
Stadium III	Konglomerattumor und/oder Abszedierungen mit alten, festen Adhäsionen

10.3.2 Invasive Therapie

Die laparoskopische Beurteilung hat auch in fortgeschrittenen Stadien, bei denen eigentlich an der Diagnose nicht mehr zu zweifeln ist, unbestrittene Vorteile.

In den Entzündungsstadien II und III (Tab. 26) muß die antibiotische Therapie jedenfalls mit einer Ableitung des Eiters kombiniert werden.

Abszesse können heute laparoskopisch eröffnet, ausgiebig gespült und drainiert werden. Allenfalls können auch abgekapselte, entzündliche Konglomerate entfernt werden. Die offensichtliche Zunahme schwerer aszendierender Infekte, besonders bei jungen Frauen (s. o.), spricht an sich für Therapieverfahren vorerst ohne ablative Konsequenzen.

Nach Raatz et al 1990 [87] war folgende Methodik mit einer sehr geringen Versagerquote (5,8 % mit nachfolgender Laparotomie (Tab. 27)) belastet:

Tabelle 27: Versagerquote bei endoskopisch-organerhaltender Therapie (1980–1989).

20 (7,2 %) Patientinnen	
4 mal 2. *Laparoskopie* zur endgültigen Behandlung	
3 mal Adhäsiolyse mit erneuter Spülung	
1 mal Entnahme der letzten Tube	
16 (5,8 %) Patientinnen mußten *laparotomiert* werden	*Alter d. Patientinnen*
4 mal Salpingektomie einseitig	(21; 19; 25; 24)
2 mal Adnektomie einseitig	(33; 31)
2 mal Adnektomie + Salpingektomie	(16; 27)
3 mal HE + Adnektomie + Salpingektomie	(40; 49; 40)
5 mal HE + Adnektomie bds.	(46; 36; 52; 44; 44)

Die Liegedauer konnte von zunächst 20 Tagen im Jahre 1980 auf durchschnittlich 14,5 Tage 1989 gesenkt werden.

– *Methodik: Ziel des pelviskopischen Eingriffs: vollständige Adhäsiolyse, Punktion und Eröffnung aller Abszesse mit Aspiration der entzündlichen Sekrete mit ausreichender peritonealer Spülung. – Belassen von 2 Liter Spülflüssigkeit im Peritonealraum, Drainage mit drei Schläuchen. Spülung mit 1 Liter Kochsalz- oder Ringerlösung, über mindestens 48 Stunden Antibiotika.*

IV/Lit. Für die 276 Patientinnen, die innerhalb von 10 Jahren auf diese Weise behandelt wurden, ist das Resultat durchaus erfreulich, wenn man bedenkt, daß diesen schweren Adnexaffektionen vor nicht allzu langer Zeit oft nur mit ablativen chirurgischen Methoden beizukommen war.

Die höchste Versagerquote lag naturgemäß im fortgeschrittenen Stadium III. Technisch besonders heikel ist das stumpfe Ablösen der schwartigen Kapseln mit der Gefahr der Verletzung von Nachbarorganen.

Unter der Berücksichtigung der reichlich komplizierten Spültechnik mit einigen technischen Klippen (Bilanzierung der Spülflüssigkeit, verstopfte Zu- und Ableitungen, intensive Beanspruchung des Pflegepersonals), haben wir nach den Vorgaben von Henry-Suchet 1986 [88] mit guten Erfahrungen auf die Spültechnik verzichtet.

Die antibiotische Initial- oder Begleittherapie richtet sich nach dem Erregerspektrum und dem klinischen Befund und den im Kapitel VI/10. abgehandelten Grundsätzen.

10.3.3 Nachsorge

Daß Patientinnen nach einer schweren entzündlichen Genitalerkrankung einer besonderen Nachsorge mit «second-look»-Laparoskopie (Lösen von Adhäsionen, Neubeurteilung des aktuellen Befundes, insbesondere der «tubaren Fertilität» [77]) bedürfen, zeigt schon die erkleckliche Anzahl von Fällen mit therapierelevanter Spätmorbidität [78]. Man ist zudem verpflichtet, darauf zu dringen, daß es tatsächlich zu einer Partnerbehandlung kommt (wenn möglich: «one-shot»-Behandlung in der Praxis!).

Literaturhinweise

1 Knörr H, Knörr-Gärtner H, Beller FK, Lauritzen C (1989) Geburtshilfe und Gynäkologie. Springer. Berlin-Heidelberg-New York S 600

2 Larsen B (1993) Vaginal flora in health and disease. Clin Obstet Gynecol 36:107

3 Weinstein L, Howard JH (1939) The effect of oestrogenic hormone on the H-ion concentration and the bacterial content of the human vagina, with special reference to the Döderlein bacillus. Am J Obstet Gynecol 37:698

4 Gregoire AT, Kandil O, Ledger WJ (1971) The glycogen content of the human vaginal epithelial tissue. Fertil Steril 22:64

5 Thadepalli H, Savage EW jr, Salem F et al (1982) Cyclic changes in cervical microflora and their effect on infection following hysterectomy. Gynecol Obstet Invest 14:176

6 Larsen B, Galask RP (1982) Vaginal microbial flora: composition and host physiology. Ann Intern Med 96:926

7 Monif GRG (1974) Infectious diseases in obstetrics and gynecology. Harper & Row. Maryland

8 Ohm MJ, Galask RP (1975) The effect of antibiotic prophylaxis on patients undergoing vaginal operations: II. Alterations of the microbial flora. Am J Obstet Gynecol 123:597

9 Ohm MJ, Galsk RP (1976) The effect of antibiotic prophylaxis undergoing total abdominal hysterectomy: II. Alteration of the microbial flora. Am J Obstet Gynecol 125:448

10 Stromberg N, Deal C, Nyberg G et al (1988) Identification of carbohydrate structures that are possible receptors for Neisseria gonorrhoeae. Pro Natl Acad Sci USA 85:4902

11 Tosh FD, Douglas LJ (1992) Characterization of a flucosid-binding adhesin of Candida albicans. Infect Immun 60:4734

12 Gustafson KS, Vercellotti GM, Bendel CM, Hostetter MK (1991) Molecular mimicry in Candida albicans. Role of an integrin analogue in adhesion of the yeast to human endothelium. J Clin Invest 87:1896

13 Hoyme UB, Hirsch HA (1988) Vulvovaginitis. In Käser O, Friedberg V, Ober KG, Thomsen K, Zander J (Hrsg) Gynäkologie und Geburtshilfe. Bd III, Teil 2. Thieme. Stuttgart-New York S 12.15

14 Gardner HL, Dukes CD (1955) Haemophilus vaginalis vaginitis. Am J Obstet Gynecol 69:962

15 Holmes KK, Spiegel C, Amsel R et al (1981) Non specific vaginosis. Scand J Infect Dis Suppl 26:110

16 Biswas MK (1993) Bacterial vaginosis. Clin Obstet Gynecol 36:166

17 Odds FC (1988) Candidosis of the genitalia. In Odds FC (ed) Candida and Candidosis. Ballières Tindall. London p 124

18 Drake TE, Maibach HI (1973) Candida and candidasis: cultural conditions, epidemiology, and pathogenesis. Postgrad Med 53:83

19 Sobel JD (1993) Candidal Vulvovaginits. Clin Obstet Gynecol 36:153

20 Martius J, Hartmann AA (1983) Untersuchungen zur

Nachweissicherheit und Häufigkeit genitaler Mykosen bei Schwangeren. Z Geburtsh Perinat 187:121
21 Martius J (1989) Diagnostik und Therapie von Vaginalinfektionen. Speculum. 7/2:3
22 Hellwig H (1989) Antibiotika-Chemotherapeutika. Thieme. Stuttgart-New York
23 Sobel JD (1986) Recurrent vulvovaginal candidasis: A prospective study of the efficacy of maintainance ketoconazole therapy. N Eng J Med 315:1455
24 Graves A, Gardner WA (1993) Pathogenicity of Trichomonas vaginalis. Clin Obstet Gynecol 36:145
25 Honigberg BM (1990) (ed) Trichomonads: parasitic in humans. Springer. New York p 115
26 Bard DS (1974) Urogenital Trichomoniasis. In Monif GRG (ed) Infectious diseases in obstetrics and gynecology. Harper & Row. Maryland p 206
27 Donné MA (1836) Animalcules observés dans les matières virulentes et le produit des sécrétions des organes génitaux de l'homme et de la femme. C.R. Acad Sci 3:385
28 Buess H, Käser O (1977) Diagnose und Therapie der Trichomoniasis. Schweiz Med Wochenschr 66:1246
29 Decker K (1975) Durch sexuellen Kontakt übertragbare Krankheiten. Bakterien, Mykoplasmen, Clamydien, Protozoen, Pilze. Gynäkologe 8:170
30 Weissenbacher ER (1993) Vaginalcandidosen. Immer kulturell abklären. Sexualmedizin 22:23
31 Stray-Pedersen B, Eng J, Reikvam TM (1978) Uterine T-mycoplasma colonization in reproductive failure. Am J Obstet Gynecol 130:307
32 Reusser P (1994) Virostatika-Resistenz bei Herpesviren: Mechanismen, Häufigkeit und klinische Bedeutung. Schweiz Med Wochenschr 124:152
33 Weissenbacher ER, Penning W (1975) Untersuchung über die Besiedlung des weiblichen Urogenitale mit Mykoplasmen. Zbl Gynäk 97:1632
34 Schwerwitz C, Rassner G (1978) Diagnostik der Candida-albicans-Mykosen in der Gynäkologie mit besonderer Berücksichtigung des Keimschlauchtests. Geburtsh Frauenheilkd 38:53
35 Hofstetter A, Schmiedt E (1970) Mykoplasmenvorkommen bei entzündlichen Erkrankungen des Urogenitaltrakts. Urologe 4:200
36 Hoyme UB (1992) Chlamydia trachomatis-Infektionen in der Schwangerschaft. PerinatalMedizin 4:37
37 Eschenbach DA (1988) Chlamydial infection in pregnancy. III. Meeting International Society for Infectious Diseases in OB/Gyn. München
38 Hoyme UB (1989) Chlamydieninfektionen. Zbl Gynäk 111:65
39 Sweet RL (1982) Chlamydial salpingitis and infertility. Fertil Steril 38:530
40 Moulder JW (1982) The relation of basic biology to pathogenic potential in the genus Chlamydia. Infection 10 (Suppl 1):10
41 Weidner W, Schiefer HG, Brunner H (1983) Chlamydien und Mykoplasmen bei gonorrhoischer Urethritis. Dtsch Med Wochenschr 108:1255
42 Moulder JW, Levy NJ, Schulman LP (1980) Persistent infection of mouse fibroblasts (L cells) with chlamydia psittaci. Evidence for a cryptic chlamydial form. Infection and Immunity. 30:874
43 Weström L, Mardh PH (1982) Genital chlamydial infections in the female. In Mardh PH, Holmes KK, Oriel JD et al (eds) Chlamydial infections. Elsevier Biomedical Press. Amsterdam p 121
44 Weström L (1980) Incidence, prevalence, and trends of acute pelvic inflammatory disease and its consequences in industrialized countries. Am J Obstet Gynecol 138:880
45 Svensson L, Weström L, Ripa KT, Mardh PA (1980) Differences in some clinical and labarotory parameters in acute salpingitis related to culture and serologic findings. Am J Obstet Gynecol 138:1017
46 Henry-Suchet J, Catalan F, Loffredo V et al (1980) Chlamydia trachomatis associated with chronic inflammation in abdominal specimens from woman selected for tuboplasty. Fertil Steril 36:599
47 Hoyme UB (1992) Lit.-Hinweis 36
48 Hoyme UB (1992) Chlamydia trachomatis-Infektionen in der Schwangerschaft. Bericht Standardkomission «Infektionen in der perinatalen Medizin» Dtsch Ges Gynäk Geburtsh Mitteilungen 1:42
49 Cathomas G (1988) Chlamydiendiagnostik. Schweiz Rundschau Med (Praxis) 77:1309
50 Corey l, Spear PG (1986) Infections with herpes simplex viruses. N Engl J Med 314:686
51 Prober CG (1993) Herpetic vaginitis in 1993. Clin Obstet Gynecol 36:177
52 Prober CG, Arvin AM (1989) Genital herpes and the pregnant woman. Curr Clin Top Infect Dis 10:1
53 Johnson RE, Nahmias AJ, Magder LS (1989) A seroepidemiologic survey of the prevalence of herpes simplex virus Type 2 infection in the United States. N Engl J Med 321:7
54 Mertz GJ, Coobs RW, Asheley R et al (1988) Transmission of genital herpes in couples with one symptomatic and one asymptomatic partner. J Infect Dis 157:1169
55 Petersen EE (1992) Erkrankungen der Vulva. Differentialdiagnostik im Bild. Thieme. Stuttgart-New York S 50
56 Schreiner WE, Cerny E, Rüdlinger R (1983) Der Herpes genitalis bei der Frau. Schweiz Rundschau Med (Praxis) 72:1169
57 Arvin AM, Hensleigh PA, Prober CG et al (1986) Failure of antepartal cultures to predict the infant's risk of exposure to herpes simplex virus at delivery. N Engl J Med 317:1246
58 Hutto C, Arvin AM, Jacobs R et al (1987) Intrauterine herpes simplex virus infections. J Pediatr 110:97
59 Whitley RJ (1990) Herpes simplex virus infections. In Remington JS, Klein JO (eds) Infection diseases of the fetus and newborn infant. Saunders. Philadelphia p 282
60 Herger JH, Pazin GJ, Armstrong JA et al (1983) Characteristics and management of pregnancy in woman with genital herpes infection. Obstet Gynecol 145:784
61 Yeager AS (1982) Use of Acylovir in term and premature infants. Am J Med 73:205
62 Sullender WM, LL Yasukawa, M Schwartz et al (1988) Type-specific antibodies to herpes simplex virus type-2 (HSV-2) glycoprotein G in pregnant woman with neonatal herpes. J Infect Dis 157:164
63 Stone KM, Whittington WL (1990) Treatment of genital herpes. Rev Infect Dis 12:610

IV/Lit.

64 Maccato M (1993) Herpes in pregnancy. Clin Obstet Gynecol 36:869
65 Hofmann S (1994) Schützen sie ihr Ökosystem. Wir Eltern 1:50
66 Hartmann A, Elsner P (1988) Geschlechtskrankheiten und HIV-Infektion. In KH Wulf, H Schmidt-Matthiesen (Hrsg) Gutartige gynäkologische Erkrankungen. Bd 8. Urban & Schwarzenberg. München-Wien-Baltimore S 291
67 Baltzer J, Mickan H (1985) Gynäkologie. Thieme. Stuttgart-New York S 405
68 Dickgiesser N, Hartmann AA (1984) Neisseria gonorrhoeae. In Sonntag HG, Müller HE (Hrsg) Infektionserreger in Praxis und Krankenhaus. Bd II. mph. Wiesbaden
69 Noble RC, Cooper RM (1979) Meningococcal colonisation misdiagnosed as gonococcal pharyngeal infection. Brit J Vener Dis 55:336
70 Bart J, Danielson D (1975) Disseminated gonococcal infections (gonococcal septicaemia) In Danielson D, Juhlin L, Mardh PA (eds) Genital infections and their complications. Almquist & Wiksel. Stockholm p 77
71 Hagen W, Bernhardt F (1954) Gesetz zur Bekämpfung der Geschlechtskrankheiten vom 23. Juli 1953. Kommentar. Nachtrag erste und zweite Durchführungsverordnung vom 28. Dezember 1954 und 5. Juli 1955. Vahlen. Berlin-Frankfurt
72 Hartmann AA, Müller E (1979) Nachweis von Neisseria meningitidis im Urogenitaltrakt. Hautarzt 30:305
73 Brown S, Warnnissorn T, Biddle J, Panikabutra K (1982) Antimicrobial resistance of Neisseria gonorrhoeae in Bangkok: Is single-drug treatment passé? Lancet II:1366
74 Rufli T (1975) Die Gonorrhoe heute. Gynäkologe 8:137
75 Schroeter AL, Turner RH, Lucas JB (1971) Therapy of incubating Syphilis. Effectiveness of gonorrhoea treatment. JAMA 218:711
76 Zylka-Menhorn V (1993) Infektionstherapie in drei Tagen. Ein Porträt des neuen Antibiotikums Azithromycin. DIA-GM 17:1239
77 Bevan C, Ridgway GI (1992) Pelvic inflammatory disease. Br J Obstet Gyneacol 99:944
78 Buchan H, Vessey M, Goldacre M, Fairweather J (1993) Morbidity following pelvic inflammatory disease: a record linkage study. Br J Obstet Gynaecol 100:558
79 Weström L (1988) Decrease in incidence of women treated for acute salpingitis in hospital for acute salpingitis. Genitourin Med 64:59
80 Rolfs R, Galaid E, Zaida A (1992) Pelvic inflammatory disease: trends in hospitalisation and office visits, 1979 through 1988. Am J Obstet Gynecol 166:383
81 Bendel TH, Heinzl SH, Pavic N et al (1991) Routinemäßiges Screening auf Chlamydien: in der Schwangerschaft sinnvoll? Schweiz Rundschau Med (Praxis) 80:465
82 Weström L, Mardh P (1990) Pelvic inflammentory disease. In Holmes KK, Mardh P, Sparling PF, Weissner PJ (eds) Sexually transmitted diseases. McGraw-Hill Inc., New York p 596
83 Moore DE et al (1982) Increased frequency of serum antibodies if chlamydia trachomatis in infertility due to distal tubal disease. Lancet II:574
84 Jacobson L, Weström L (1969) Objectivised diagnosis of acute pelvic inflammatory disease. Am J Obstet Gynecol 105:1088
85 Monif GR (1983) The staging of acute salpingitis and its therapeutic ramification. J Reprod Med 28:712
86 Sweet RL, Schachter J, Landers DV et al (1988) Treatment of hospitalized patients with acute inflammatory disease: a comparision of cefotetan plus doxycycline and cefotoxin with doxycycline. Am J Obstet Gynecol 158:736
87 Raatz D, Dressler F, Zöckler R, Widekind C von (1990) Die endoskopisch organerhaltende Therapie der aszendierenden Infektion – 10jährige Erfahrung in der Frauenklinik Berlin-Neukölln. Geburtsh Frauenheilkd 50:982
88 Henry-Suchet J (1986) Laparoscopic treatment of tuboovarian abscesses. J Obstet Gynaecol 6 (Suppl 1):60
89 Martius J (1993) Chlamydia trachomatis in der Geburtshilfe und Gynäkologie. Frauenheilkd Aktuell 4:11
90 Mendling W (1991) Die Vulovaginalcandidose. Dtsch Ges Gynäk Geburtsh Mitteilungen 4:209
91 Hare MJ, Taylor-Robinson D, Cooper P (1982) Evidence for an association between chlamydia trachomatis and cervical intraepithelial neoplasia. Br J Obstet Gynaecol 89:489
92 Majstorovic J (1994) Azithromycin. pharma-kritik 16:25
93 Weissenbacher ER, Jäckel C, Hepp H (1994) Infections in Obstetrics & Gynaecology. A challenge for the 1990's. Robinson College. Cambridge. Der Frauenarzt 35:107
94 Baumann H (1994) Neugeborenenaugenprophylaxe. Pers. Mitteilung des Lektors
95 Gjonnaess H, Dalaker K, Anestad G et al (1982) Pelvic inflammatory disease: etiologic studies with emphasis on chlamydial infection. Obstet Gynecol 59:550
96 ACOG Ratschläge für die Praxis (1994) Gonorrhoe und Chlamydien-Infektionen. Geburtsh Frauenheilkd 54:175
97 Altrichter T, Heizmann WR (1994) Gardnerella vaginalis: Transport, Mikrosokopie, Resistenztestung. Geburtsh Frauenheilkd 54:606

V Endometriose

Die Endometriose ist eine gynäkologische Erkrankung, deren pathophysiologischen Aspekte noch keineswegs abschließend geklärt sind. Die Gründe, die eine Sterilität hervorrufen, sind multifaktoriell. Es existieren z. B. mechanistische Erklärungsversuche bei fortgeschrittener Endo-
V/1. **metriose der Stadien III-IV; letztlich bleiben jedoch alle Theorien derzeit noch spekulativ. Ebenso sind die Behandlungsstrategien immer noch im Fluß, wobei die GnRH-Agonisten noch keineswegs das letzte Glied in der therapeutischen Kette darstellen. GnRH-Antagonisten sind in klinischer Erprobung.**

1. Epidemiologie

Die Endometriose stellt eine Problemerkrankung der Frau während ihrer reproduktiven Phase dar. Prinzipiell kommt sie als *Endometriosis genitalis interna* (Uteruswand; Tubenschleimhaut und Tubenwand), als *Endometriosis genitalis externa (Ovar; Douglas, Sakrouterinligamente; Portio, Vagina, Vulva)* und als *Endometriosis extragenitalis (praktisch ubiquitär) vor.*

Die Endometriosis genitalis interna erscheint im amerikanischen Schrifttum als Adenomyosis uteri, ein Begriff, der bei uns in den pathologisch-anatomischen Befunden verwendet wird [27].

Da exakte epidemiologische Daten fehlen, nicht zuletzt deshalb, weil die Erkrankung auch symptomlos ablaufen kann und demzufolge gar nicht diagnostiziert wird, werden in der Literatur Prävalenzdaten in unterschiedlichen Patientinnengruppen erhoben, die je nach Selektion erheblich schwanken [1]. Die Gruppe mit dem höchsten prozentualen Anteil von bis zu 70–80 % an Endometriose stellen die unerklärlichen Sterilitätsfälle dar. Die möglichen Pathomechanismen, die eine Sterilität hervorrufen, sind jedoch komplex und in ihrer Bedeutung oft unklar. – Daneben werden *genetische und rassische Prädispositionen* vermutet.

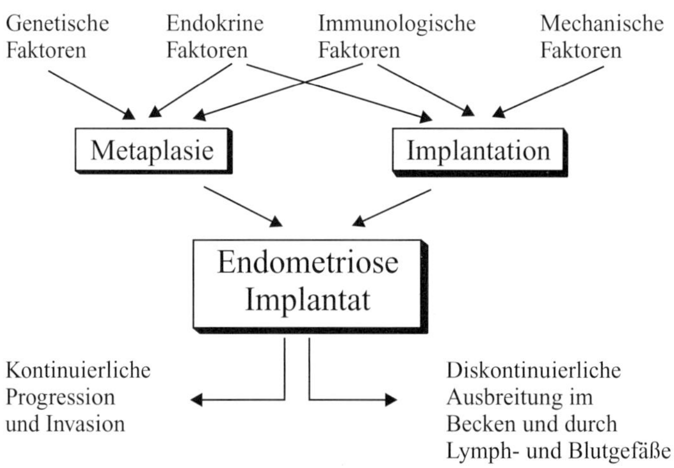

Abbildung 19: Schema der Pathogenese der Endometriose und ätiologisch relevanter Faktoren.

2. Ätiologie

Keine der pathogenetischen Erklärungen ist bis heute wissenschaftlich exakt abgesichert. Dementsprechend existieren zahlreiche Theorien (Abb. 19 [24]).

Die *Implantationstheorie* geht auf die Vorstellungen von Sampson 1921 [2] zurück, nach der vitale Endometriumzellen mit dem Menstrualblut retrograd durch die Tuben in die Bauchhöhle gelangen *(retrograde Menstruation).*

Sie siedeln sich bevorzugt auf dem Peritoneum des kleinen Beckens im Bereich des Douglas oder auf den Ovarien an. Diese Theorie ist immer noch die am meisten verbreitete und stützt sich auf klinische und experimentelle Studien. Nach neueren Beobachtungen scheint die retrograde Menstruation ein physiologisches Phänomen zu sein [3].

Im weiteren ist die *iatrogene Transplantation* anläßlich chirurgischer Eingriffe kein unbekanntes Ereignis.

Da die Narbenendometriose in den Bauchdecken oder Episiotomienarben jedoch relativ selten ist, müssen noch weitere Faktoren hinzukommen, die das Angehen des Transplantates begünstigen.

Auch konnten mikroskopische Studien zeigen, daß über Lymphwege und Blutgefäße eine diskontinuierliche Ausbreitung der Endometriose als «gutartige Metastasierung» möglich ist [4].

Einen weiteren theoretischen Erklärungsansatz sieht man in der Entstehung der Endometriose aus aberrantem, *metaplastischem Zölomepithel.*

Es sind offenbar unterschiedliche Faktoren, die die metaplastische Veränderungen induzieren und schließlich zur Transformation der pluripotenten Zölomzellen in endometriales Gewebe führen.

Schließlich gibt es auch *Kombinationstheorien,* denen zufolge die Endometriose primär durch Metaplasie entsteht und sekundär hämatogen oder lymphogen transplantiert wird.

Letztlich ist es jedoch unerheblich, ob die Metaplasie oder die Transplantation als Ursache für die Entstehung der Endometriose anzusehen ist.

Genetische, endokrine, immunologische und mechanische (im besonderen auch iatrogene) Faktoren spielen im weiteren sowohl bei der Entstehung wie bei der Ausbreitung der Erkrankung eine Rolle (Tab. 28 [1]). Nach der primären Manifestation kann sich der Prozeß sekundär über

Tabelle 28: Primäre Entstehung der Endometriose.

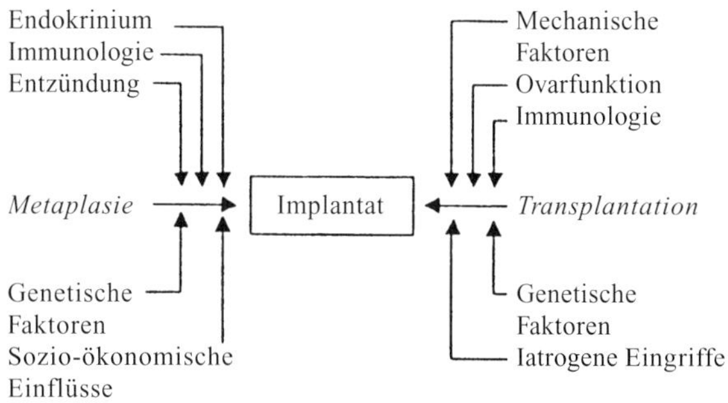

Tabelle 29: Sekundäre Ausbreitung der Endometriose.

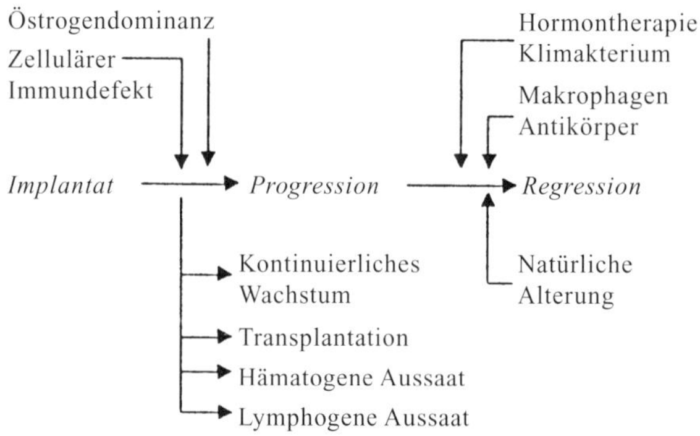

ein kontinuierliches oder diskontinuierliches Wachstum als Zeichen der Progression ausbreiten (Tab. 29 [1]). Ähnliche Faktoren wie bei der primären Entstehung beeinflussen im weiteren den pathophysiologischen Prozeß mit natürlichen Regressionsvorgängen.

Daraus läßt sich für den Kliniker unschwer ableiten, das dieses Ineinandergreifen verschiedener Mechanismen und Krankheitsabläufe bei der Beurteilung und Einleitung adäquater, therapeutischer Maßnahmen berücksichtigt werden sollte.

3. Morphologische Aspekte

V/3.

Die häufigste Lokalisation der Endometriose findet sich mit etwa 60 % der Fälle im Douglas und in etwa der Hälfte der Fälle sind die Ovarien befallen. Eine extragenitale Endometriose außerhalb des kleinen Beckens ist selten, ein Übergreifen auf benachbarte Strukturen (Darm (besonders Rektum und Appendix) oder Ureter) relativ häufig.

Die endometriotischen Herde wachsen entweder polypös vom Peritoneum ausgehend in die Bauchhöhle vor oder sie dringen subperitoneal in das umgebende Bindegewebe ein. Die Ovarendometriose kann zu größeren, zystischen Gebilden führen, die durch den typischen schokoladenartigen Inhalt, als Folge wiederholter Einblutungen, imponieren.

Aufgrund elektronenoptischer Untersuchungen konnte nachgewiesen werden, daß sich die zyklischen Veränderungen am eutopen und ektopen Endometrium, nicht wie primär vermutet, in allen Belangen decken [5]. Die Endometriose reagiert in verschiedener Hinsicht anders auf das endokrine Milieu als das uterine Endometrium, so daß es z. B. zu keiner kompletten, homogenen sekretorischen Transformation in den Endometrioseherden kommt. *Die Endometrioseherde reagieren also nur unvollständig auf ein hormonales Milieu.*

Dennoch sind *zyklische Abläufe im ektopen Endometrium bzw. in den endometriotischen Herden zu erkennen* und prägen das klinische Bild mit zyklischen Exazerbationen.

Der Schweregrad der lokalen Manifestation korrespondiert jedoch nicht immer mit dem klinischen Bild bzw. mit den geäußerten Beschwerden.

Tabelle 30: Mögliche Sterilitätsmechanismen bei Endometriose.

1. Mechanische Faktoren durch tubo-ovarielle Adhäsionen, Zerstörung von Ovarialgewebe
2. Zyklusregulationsstörungen
   - Anovulation
   - anormaler LH-Anstieg
   - LUF-Syndrom
   - Lutealphaseninsuffizienz
3. Hyperprolaktinämie
4. Veränderte Peritonealflüssigkeit mit Störung der Spermatozoen-Oozyten-Interaktion und/oder der Tubenmotilität
   - Prostaglandine
   - Makrophagen, T-Lymphozyten
   - Immunfaktoren

Tabelle 31: Revidierte AFS Klassifikation der Endometriose.

Stadium I (gering):	1– 5 Punkte
Stadium II (mäßig):	6–15 Punkte
Stadium III (schwer):	16–40 Punkte
Stadium IV (ausgedehnt):	> 40 Punkte

Peritoneum Endometriose	< 1 cm	1–3 cm	> 3 cm
Oberflächlich	1	2	4
Tief	2	4	6

Ovar			
Rechts oberflächlich	1	2	4
tief	4	16	20
Links oberflächlich	1	2	4
tief	4	16	20

Douglasobliteration	Partiell	Komplett
	4	16

Ovar Verwachsungen	< 1/3 umwachsen	1/3–2/3 umwachsen	> 2/3 umwachsen
Rechts zart	1	2	4
dicht	4	8	16
Links zart	1	2	4
dicht	4	8	16

Tube			
Rechts zart	1	2	4
dicht	4[a]	8[a]	16
Links zart	1	2	4
dicht	4[a]	8[a]	16

[a] Falls das Fimbrienende der Tube komplett umschlossen ist: 16 Punkte

Schema für die Aufzeichnung endometriotischer Lokalisationen

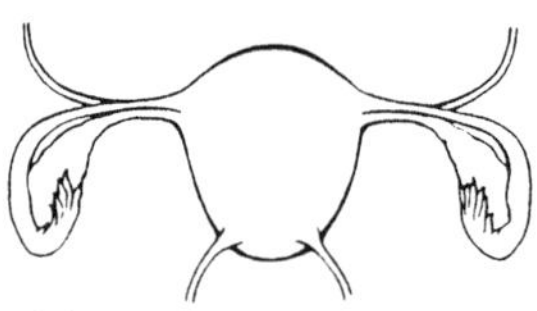

Links Rechts

Schema für die Aufzeichnung zusätzlicher Pathologie

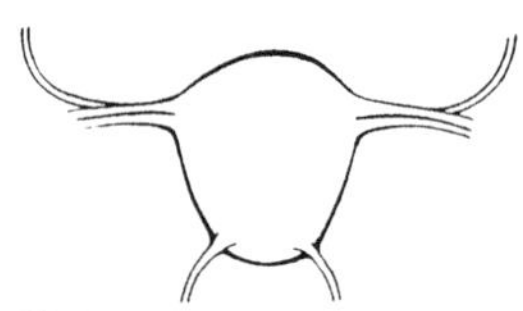

Links Rechts

Kleine Herde sind im Gegenteil sehr oft imstande, als Douglasendometriose im Bereich der Ligg.sacro-uterina und als Endometriosis genitalis interna mit prämenstruellen Beschwerden, Dysmenorrhoe und Dyspareunie stärkere, *invalidisierende Schmerzen* hervorzurufen, als dies größere, endometriotische Ovarialzysten vermögen.

Bei Sterilitätspatientinnen kann nach einer Literaturübersicht in 35–51 % der Fälle eine Endometriose festgestellt werden. Die Pathomechanismen, die die Sterilität bedingen, sind jedoch komplex und in ihrer Bedeutung oft noch unklar (Tab. 30 [6]).

Bei schweren Endometrioseformen kommt es vermutlich durch die Sekretion entzündungsfördernder Mediatoren zur Ausbildung tubo-ovarieller Verwachsungen mit Störung des Eiauffangmechanismus und des Gametentransfers. Obstruktionen im isthmischen Bereich der Tube, fälschlicherweise als Salpingitis isthmica nodosa bezeichnet, sind relativ selten. Die im Zusammenhang mit Ovarialendometriosen auftretenden funktionellen Störungen sind teils auf Anovulationen, auf einen verminderten, mittzyklischen LH-Anstieg, auf die Luteinisierung eines nicht rupturierten Follikels u.a. zurückzuführen (Tab. 30).

Die Endometriose ist eine *fortschreitende Erkrankung* (Tab. 29), die sich oberflächlich und entlang der Organe im Beckenbereich ausbreitet und durch Invasion tiefer gelegener Gewebsschichten die verschiedenen Organstrukturen beeinträchtigt. – Für die Therapieplanung hat sich deshalb die *Klassifizierung des Schweregrades* der Erkrankung anhand der Beschreibung der Endometrioseimplantate und der Sekundärmanifestationen durchgesetzt. Diese 1985 von der American Fertility Society (ASF) *revidierte Einteilung* beruht auf einer Bewertung nach Punkten und auf einer Situsskizze (Tab. 31 [7, 27]).

Die durch Addition ermittelte Punktzahl ergibt das entsprechende Stadium bzw. den Schweregrad der Endometriose (gering, mäßig, schwer, ausgedehnt). Der Befund soll auch auf einer Skizze so authentisch wie möglich festgehalten werden. – Für eine einheitliche Klassifizierung und damit mögliche, vergleichende Therapie-Studien ist die *Anwendung dieser Einteilung empfehlenswert.*

4. Klinik und Diagnose

Das Krankheitsbild ist sehr vielfältig und der oft zyklischen Beschwerden wegen doch mehr oder weniger typisch. Sehr oft verstärken sich die Beschwerden *prämenstruell* und imponieren zu Beginn und während der Menstruation als *sekundäre Dysmenorrhoe* (Tab. 32 [6]). V/4.

Bei *chronischen Unterleibsschmerzen* liegt sehr oft eine Endometriose im kleinen Becken vor. Palpatorisch typisch sind kleinknotige, schmerzhafte retrozervikale Veränderungen.

Bei Unklarheit ist die Situation *laparoskopisch* mit gezielten Gewebeentnahmen zu klären, wonach die Einteilung in Schweregrade vorgenommen werden kann. – Endometriome stellen sich ultraschallmäßig in Form von Strukturen mittlerer Echodichte dar. – Eine Rektoskopie bzw. Sigmoidoskopie orientiert zusammen mit einer Gewebeentnahme über das Einwachsen bzw. Durchwachsen der Darmwand. – Zystoskopie und i.v. Pyelographie gehören auf jeden Fall zum präoperativen diagnostischen Standard.

Differentialdiagnostisch stehen eine *Divertikulitis (-lose)* oder ein *Karzinom des Rektosigmoids* zur Diskussion. Daneben sind es bei schmerzhaften Befunden fortgeschrittene, infektiöse Tuboovarialbefunde und Ovarialtumoren unterschiedlicher Diginität, die differentialdiagnostisch in Betracht zu ziehen sind.

Besonders gefährlich ist der *endometriotische Befall des Rektosigmoids* mit Durchwachsen der Darmwand und der Gefahr der Perforation. Solche Befunde täuschen oft ein Karzinom vor.
Endometriosen des Ovars oder des Douglas können gelegentlich den Ureter komprimieren mit konsekutiver Hydronephrose, weshalb bei jedem Endometrioseverdacht die ableitenden Harnwege dargestellt werden müssen.

Tabelle 32: Symptome der Endometriose.

Klassisch
1. Sekundäre Dysmenorrhoe
2. Diffuse Schmerzen im Beckenbereich, meist zyklusabhängig
3. Dyspareunie
4. Blutungsstörungen (prämenstruelle Schmierblutungen, Hypermenorrhoe)
5. Sterilität

Selten
1. Dyschezie, Dysurie
2. Zyklische rektale Blutungen
3. Zyklische Hämaturie
4. Zyklische Hämoptoe, rezidivierender Spontanpneumothorax

5. Therapie

Es ist eine Erfahrungstatsache, daß die durch eine Endometriose bedingten Beschwerden nach Sistieren der Ovarialfunktion in der Postmenopause zusammen mit dem Befund zurückgehen. Durch hormonale Beeinflussung bzw. Reduktion oder Unterdrückung der Ovarialfunktion kann dieser Effekt weitgehend imitiert werden. Denn grundsätzlich gilt, daß auch die heterotope Korpusschleimhaut auf Sexualhormone (zumindest teilweise) reagiert [8]. Diese Wirkung kann übrigens auch mit einer chirurgischen Ausschaltung der Ovarialfunktion erreicht werden. – Demzufolge stehen uns prinzipiell drei Therapierichtungen zur Verfügung, nämlich die medikamentöse, die chirurgische mit verschiedenen Variationen und das kombinierte Vorgehen.

V/5.

Das ektope Gewebe hat jedoch nicht dieselbe Sensibilität gegenüber hormonalen Stimuli wie das normale Endometrium, womit auch das gelegentlich geringe Ansprechen der Endometrioseherde auf eine hormonelle Therapie erklärt ist.

Tabelle 33: Gestagene zur Endometriosetherapie.

Hormonpräparat	Handelsname (Hersteller)	Dosierung
Medroxyprogesteronazetat	Prodafem/ Clinovir (Upjohn) Farlutal (Farmitalia)	5–10 mg tägl., bei Durchbruchblutungen um 5 mg tägl. erhöhen
	Depot-Clinovir/ Depo-Provera (Upjohn)	150 mg i. m. alle 2 Wochen ab 3. Monat nur 1mal/Monat
Dydrogesteron	Duphaston (Thomae-Duphar) (Kali Duphar)	10mg tägl., bei Durchbruchblutungen um 10 mg tägl. erhöhen, maximal 40 mg tägl.
Chlormadinonazetat	Gestafortin (Merck)	4 mg tägl., bei Durchbruchblutungen um 2 mg tägl. erhöhen
Lynestrenol	Orgametril (Organon)	5 mg tägl., bei Durchbruchblutungen um 5 mg tägl. erhöhen
Norethisteronazetat	Primolut-N Primolut-Nor (Schering)	10–20 mg tägl., bei Durchbruchblutungen um 5–10 mg tägl. steigern

5.1 Konservative, medikamentöse Therapie

5.1.1 Östrogen- und Gestagenrezeptoren

Die zyklusentsprechende morphologische Beeinflussung bzw. Umwandlung der Endometrioseherde durch die Sexualhormone erfolgt jedoch nur unvollständig (s. o.).

Dies dürfte auf die mangelnde Expression von Östrogen- und Gestagenrezeptoren im Endometriosegewebe zurückzuführen sein [9]. So lassen sich im endometriotischen Gewebe nur in 30 % Östrogen- bzw. in 22 % Progesteron-Rezeptoren nachweisen [10], also wesentlich weniger als im normalen Endometrium. Differenziert man nach zytoplasmatischen und nukleären Östrogen- und Gestagenrezeptoren, lassen sich besonders nach Danazol-Therapie wie übrigens auch nach Gestrinon-Behandlung deutliche Unterschiede im normalen Endometrium bzw. in ektopen Implantaten finden.

5.1.2 Gestagene

Die für eine kontinuierliche Gestagentherapie gängigen Präparate sind auf Tabelle 33 (mod.) [9] aufgelistet.

Dabei ist bei den 19-Nortestosteron-Derivaten in höherer Dosierung und in geringerem Maße auch beim Medroxyprogesteronazetat auf die androgenbedingten «negativen» Effekte auf den Lipidstoffwechsel zu achten.

Die Östrogenproduktion des Ovars wird dabei über schon lange bekannte antigonadotrope sowie intraovarielle Mechanismen supprimiert und führt zu einem hypoöstrogenen, hypergestagenen peripheren Effekt mit Transformation und Dezidualisierung der Endometriumherde. Schließlich kann daraus eine Schleimhautatrophie resultieren. Bei Durchbruchblutungen kann die Dosis der Gestagene erhöht (Tab. 33) oder auf eine monophasische Östrogen-Gestagenkombination gewechselt werden.

Eine niedrig dosierte Langzeittherapie mit Gestagenen (z. B. Lynestrenol 5 mg/tägl.) kann wohl die Beseitigung der subjektiven Beschwerden, nicht aber die Ausheilung der Endometriose garantieren [11]. – Erst durch hochdosierte Gestagenapplikation (z. B. 100 mg Medroxyprogesteronazetat tägl.) können Behandlungsergebnisse erzielt werden, die mit der «Standardmedikation» Danazol vergleichbar sind [24].

Gestrinon als synthetisches Gestagen mit antigonadotropen, antigestagenen und antiöstrogenen Eigenschaften wird als sogenannter Hormonantagonist [12 u. a.] im allgemeinen 2 (-3) mal wöchentlich à 2,5 mg verabreicht mit einem raschen Therapieeffekt in bis zu 85–90 % der Fälle [13].

Nebenwirkungen sind überwiegend androgener Natur.

5.1.3 Danazol

Der Wirkungsmechanismus von Danazol (Danatrol®, Winobanin®) ist nicht restlos geklärt. Man spricht ebenfalls von einer antigonadotropen, antiöstrogenen und -gestagenen Wirkung [14], aus der letztlich ein hypoöstrogener Zustand resultiert.

Die verminderte Östrogensynthese führt zur *Follikelreifungshemmung, Anovulation und Amenorrhoe.* Histologisch findet man atrophes Endometrium und regressive Veränderungen am Endometriosegewebe. Zusätzlich wird die Biosynthese von sexualhormonbindendem Globulin (SHGB) in der Leber supprimiert, wodurch sich der Anteil von freiem Testosteron erhöht. Daraus resultiert einerseits eine verstärkte therapeutische Wirkung, andererseits kommt es zu vermehrten androgenen Nebenwirkungen. Beobachtet werden auch Leberzellschädigungen, weshalb sich bei längerer Therapie eine Überwachung der Leberparameter aufdrängt.

Als klinisch etablierte Dosierung gelten 2–3 mal 200 mg/tägl. über 6–9 Monate. Damit kann in 70–90 % eine signifikante Besserung der subjektiven Beschwerden mit einer per laparotomiam (-scopiam) objektivierbaren Reduktion des Endometriosegewebes in 85–95 % erreicht werden. Die unkorrigierte Schwangerschaftsrate beträgt 40–50 % [15]. Besonders gut sprechen offenbar Sterilitätspatientinnen mit leichter bis mäßiger Endometriose an.

Tabelle 34: Nebenwirkungen der hormonellen Endometriosetherapie.

GnRH-Agonisten	Danazol
Hitzewallungen (90 %)	Hitzewallungen (70 %)
Trockene Scheide	Ödeme
Kopfschmerzen	Myalgien
Spotting	Stimmungsschwankungen, psychische Labilität, Depressionen
Glandulär-zystische Hyperplasie des Endometriums	Virilisierung (Hirsutismus, tiefere Stimme, Akne)
Stimmungsschwankungen, Depressionen	Dauerblutungen
Erhöhter Kalziumstoffwechsel im Knochen ↑Ca/Cr und ↑OH-Prolin/Cr	Gewichtszunahme: Mittel: 3,2 kg, Max.: 5,9 kg
	Lipidstoffwechsel ↑Triglyzeride ↑Cholesterin ↑↑LDL ↓↓HDL
	Leberzellenschäden: ↑↑SGOT, SGPT LDH, CPK

5.1.4 GnRH-Agonisten

Die Ausschüttung von GnRH erfolgt pulsatil wie die von LH. Nur dieser Freisetzungsmodus von GnRH führt zur Aufrechterhaltung der Gonadotropinsekretion und damit der Ovarialfunktion [9].

Zugeführtes GnRH wird als Folge verschiedener Veränderungen am Molekül erheblich langsamer aus dem Plasma eliminiert als das native GnRH. Daraus resultiert in der Initialphase nicht nur eine analoge, sondern eine superanaloge Wirkung, die zu einer massiven Ausschüttung von LH und FSH führt. Nach Fortsetzung der Behandlung tritt jedoch ein paradoxer Effekt mit Reduktion der Gonadotropine und konsekutivem Absinken der Ovarialfunktion ein [16]. Durch verschiedene Mechanismen kommt es zu einer Refraktärperiode der Gonadotropin-produzierenden Zellen des Hypophysenvorderlappens. Man spricht von einer *Down-Regulation des GnRH-Rezeptors.* V/5.

Folge davon ist eine reversible Suppression der Ovarialfunktion mit Absinken des 17-Beta-Östradiols im Serum auf Werte < 20 pg/ml, was zu einer *pseudopostmenopausalen* Situation führt, die zur Behandlung der Endometriose benutzt wird. Entsprechend sind jedoch auch die Nebenwirkungen, die auf Tabelle 34 [17] im Vergleich zu denen bei einer Danazolbehandlung aufgeführt sind.

Ungeachtet dessen, welcher GnRH-Agonist zur Anwendung kommt, tritt eine klinische Besserung in ungefähr 90 % der Fälle und eine laparoskopisch feststellbare Reduktion der endometriotischen Herde in rund 80 % ein.

Die subjektiven Symptome besserten sich nach Schweppe 1993 [24] in 70–90 %; pelviskopisch ist eine Regression der Endometrioseherde in 43–87 % objektivierbar, und die unkorrigierten Schwangerschaftsraten lagen bei Sterilitätspatientinnen zwischen 23 und 46 %.

Ein wesentlicher Punkt ist die Frage nach der *optimalen Dosierung.* Es ist offenbar genügend, eine *Östradiolkonzentration von 30 pg/ml* zu erreichen. Damit läßt sich derselbe klinische Effekt erzeugen wie mit noch tieferen Konzentrationen bzw. höheren GnRH-Dosen, dafür aber mit weit weniger Nebenwirkungen [19].

Im weiteren steht die *Dauer der Therapie* zur Diskussion. Detaillierte Analysen einer 6-Monate-Therapie zeigten bereits nach 3 Monaten den maximal erreichbaren klinischen Effekt [20]. Um dem durch die Therapie induzierten Hypoöstrogenismus und dadurch akzelerierten Kalzium-Metabolismus mit rascher Knochendemineralisation zuvorzukommen, wurde deshalb vorgeschlagen, die Therapie nach 3 Monaten zu stoppen und eine

«follow-up-Behandlung» über weitere 3 Monate erst nach ungefähr 6–12 Monaten, nach Wiedererreichen der ursprünglichen, offenbar reversiblen Knochendichte zu wiederholen [20]. Als Zusatzmedikationen kommen Biphosphonat oder Kalzitonin in Frage sowie evtl. Clonidin (Dixarit®) zum
V/6. Ausgleich der mit dem Hypoöstrogenismus verbundenen menopausalen Symptomatik [18, 19].

Verschiedene Studien ergaben in etwa dieselben Erfolgsziffern für die diversen, sich im Handel befindenden GnRH-Agonisten, wie für Danazol [24]. Bei den GnRH-Agonisten überwiegen zusammengefaßt die menopausalen, beim Danazol die androgenen Nebenffekte.

Verschiedene Applikationsarten sind anwendbar: intranasale Sprays, tägliche subkutane Applikationen oder Monats-Depot-Injektionen. Als Depot-Spritzen werden vorwiegend verwendet:

Goserelin (Zoladex® Depot (Implantat s.c. 3,6 mg)), Triptorelinacetat (Decapeptyl® retard, 3,75 mg i.m.), Leuprorelinazetat (Enathone-Gyn®, Carcinil® Mikrokapsel) und Buserelin (Suprefact®, Mikrokapsel).

Bei allen medikamentösen Therapieformen ist jedoch nach Absetzen der Behandlung mit Rezidiven zu rechnen.

5.1.5 GnRH-Antagonisten

Diese blockieren die GnRH-Rezeptoren, was zu einer raschen Freisetzungsstopp von FSH und LH führt. Von Vorteil ist der Wegfall des initialen Stimulus («flare effect») mit temporärer Verschlechterung der Symptomatik, wie sie bei den Agonisten (s. o.) beobachtet werden kann. Eine totale Blockade, die zu einer kompletten Suppression der Ovarialfunktion führt, ist jedoch bei einer Endometriosebehandlung wegen der Nebenwirkungen nicht erwünscht. Die zumindest hypothetischen Vorteile der Antagonisten müssen allerdings noch an größeren klinischen Studien ihre Bestätigung finden [19, 21, 22].

5.1.6 Immunsuppressive Behandlung

Pentoxyphyllin, als Immunmodulator, wurde im Sinne eines neuen Therapiekonzepts bereits erfolgreich im Tierversuch bei Endometriose-assoziierter Fertilitätsstörung eingesetzt [25].

6. Chirurgische Therapie

6.1 Laparoskopische Methoden

Als geläufige laparoskopische Therapiemethoden sind bekannt: *Die Laservaporation und die Thermokoagulation kleinerer Endometrioseherde, die Exzision oder Exstirpation größerer, vorwiegend zystischer Gebilde und die Adhäsiolyse.*

Die *Thermokoagulation* wird mit einem an seiner Spitze auf 100–120°C erwärmten Taststab vorgenommen. Endometrioseherde werden gezielt hitzekoaguliert. Es tritt bräunliches Sekret aus. Stippchenförmige Herde im Bereich des Peritonealblattes, vor allem über den Ligg. sacro-uterina, sind damit gut anzugehen. Die Thermokoagulation ist der Elektrokoagulation vorzuziehen, auch wenn diese mit einem Bikoagulationsgerät (Cave: Ureter) vorgenommen wird. Falls die nötige Infrastruktur vorhanden ist, ist die *Laservaporation* eine sehr brauchbare Methode (s. Kap. X/2.3.2.2).

Die laparoskopische Behandlung ausgedehnter Endometriosen bedarf großer Erfahrung und Geschicklichkeit, da vor allem bei den nicht seltenen adhäsiven Verklebungen und fibrotischen Verwachsungen auch Nachbarstrukturen in Mitleidenschaft gezogen werden können (Sigma, Ureter)!

6.2 Laparotomie

Die chirurgische Entfernung ist heute fast ausnahmslos nur noch in den AFS-Stadien III und IV gegeben. Es sind meistens größere Konglomerattumoren, die auf eine medikamentöse Therapie nicht oder nur ungenügend ansprechen. Der operative Eingriff richtet sich nach der lokalen Situation und wenn möglich nach den Wünschen der Patientinnen im fertilen Alter. Es ist keine Frage, daß im Bereich von Ovar und Tuben organerhaltend nach mikrochirurgischen Grundsätzen operiert werden muß. Zysten sollten zusammen mit dem Zystenbalg enukleiert werden.

Trifft man wider Erwarten auf eine vorher nicht diagnostizierte oder fälschlicherweise als Adnextumor interpretierte Divertikulose, ist der Fachchirurg beizuziehen. Bei einer ausgeprägten endometriotischen Dickdarmmitbeteiligung ist die Resektion nur bei einem stenosierenden und streng lokalisierten Prozeß ins Auge zu fassen, sonst ist vorerst abzuwarten und die medikamentöse Therapie einzuleiten.

6.3 Kombinierte Behandlung

Eine präoperative «Vorbehandlung» bei fortgeschrittenen Stadien hat höchstens dann überbrückend einen Sinn, falls die Operation nicht zum vorgesehenen Zeitpunkt stattfinden kann und die Beschwerden auf andere Weise nicht zu beeinflussen sind. Es ist auch möglich, daß der durch die medikamentöse Therapie induzierte Hypoöstrogenismus eine bröckelige und damit sehr verletzliche Gewebeveränderung in den endometriotischen Herden hinterläßt oder es können nach Abheilung der Endometriose fibrotische Auflagerungen zurückbleiben, was eine Operation zumindest nicht gerade erleichtert [23].

Postoperativ kann eine «Nachbehandlung» durchaus opportun sein, falls kleinere Herde zurückbleiben.

Im Sinne der Forderung nach einem komplexen Therapiekonzept und der damit bisher erzielten guten Behandlungserfolge, wird die kombinierte endoskopische und hormonelle Therapie als sogenannte *«Drei-Stufen-Therapie»* postuliert (Tab. 35 [26]).

Tabelle 35: Drei-Stufen-Therapie

Stufe 1:	Operative Pelviskopie mit gleichzeitiger Durchführung von Thermonekrose oder Exzision makroskopischer Herde, Schokoladenzystenenukleation und ggf. Peritonealadhäsiolyse
Stufe 2:	Endokrin-medikamentöse Therapie zur Östrogensuppression über 3–9 Monate, je nach Modalität.
Stufe 3:	Repelviskopie mit Entfernung von großen Restherden, Fimbrioplastik und Salpingostomie.

V/Lit.

Literaturhinweise

1 Schweppe KW (1989) Pathophysiologie der Endometriose. Gynäkologe 22:279
2 Sampson JA (1921) Perforating hemorrhagic (chocolate) cysts of the ovary, their importance and especially their relation to pelvic adenomas of the endometrial type. Arch Surg 3:245
3 Halme J, Hammond MG, Kulka JF (1984) Retrograde menstruation in healthy women and in patients with endometriosis. Am J Obstet Gynecol 145:333
4 Javert CT (1949) Pathogenesis of endometriosis based on endometrial homeoplasia, direct extension, exfoliation and implantation, lymphatic and hematogenous metastasis. Cancer 2:399
5 Schweppe KW, Wynn RM (1981) Ultrastructural changes in endometriotic implants during the menstrual cycle. Obstet Gynecol 58:465
6 Hucke J, Distler W (1989) Klinische Manifestation und Klassifizierung der Endometriose. Gynäkologe 22:289
7 American Fertility Society (1985) Revised American Fertility Society classification of endometriosis. Fertil Steril 43:351
8 Dizerega SG, Barber LD, Hodgen DG (1980) Endometriosis: role of ovarian steroids inflation, maintenance and suppression. Fertil Steril 33:649
9 Distler W (1989) Hormontherapie der Endometriose. Gynäkologe 22:294
10 Bergquist A, Rannevik G, Thorell J (1981) Estrogen and progesterone cytosol receptor concentration in endometriotic tissue and intrauterine endometrium. Acta Obstet Gynecol Scand (Suppl) 101:53
11 Schweppe KW (1988) Morphologie und Klinik der Endometriose. Gynäkologe 21:51
12 Thomas EJ, Cooke ID (1987) Impact of gestrinone on the course of asymptomatic endometriosis. Br Med J 294:272
13 Azadian-Boulanger G, Secchi J, Tournemine C et al (1984) Hormonal activity profile of drugs for endometriosis therapy. In Raynaud JP, Ojasso T, Martini L (eds) Medical managment of endometriosis. Raven Press. New York p 125
14 Greenblatt RB, Dmowski WP, Mahesh VB, Scholer HFL (1971) Clinical studies with an antigonadotropin-danazol. Fertil Steril 22:111
15 Dmowski WP (1988) Danazol-induced pseudomenopause in the management of endometriosis. Clin Obstet Gynecol 31:829
16 Wuttke W (1988) GnRH und seine Analoge: Biochemische, physiologische und pharmakologische Grundlagen. In Keller PJ (Hrsg) GnRH und GnRH-Analoge in der Gynäkologie. Huber. Bern-Stuttgart-Toronto S 1
17 Henzl MR (1988) Gonadotropin-releasing hormone (GnRH) agonists in the management of endometriosis: a review. Clin Obstet Gynecol 31:840
18 Barbieri RL (1993) Use of GnRH-agonists in endometriosis. In Polan ML, Henzl MR (eds) The clinical use of GnRH superactive analogues: Infertility and reproductive Medicine. Clinics of North America. WB Saunders. Philadelphia p 21
19 Henzl MR (1993) Gonadotropin-releasing hormone and its analogues: from laboratory to bedside. Clin Obstet Gynecol 36:617
20 Henzl MR (1992) Gonadotropin-releasing hormone analogues: update on new findings. Am J Obstet Gynecol 166:757
21 Gordon K, Hodgen GD (1993) Basis for differential therapeutic roles of GnRH agonists versus antagonists in clinical practice. In Polan ML, Henzl MR (eds) The clinical use of GnRH superactive analogues: Infertility and reproductive Medicine. Clinics of North America. WB Saunders. Philadelphia p 201
22 Rock JA, Moutos DM (1992) Endometriosis: the present and the future – an overview of treatment options. Br J Obstet Gynaecol (Suppl) 99:1
23 Thomas EJ (1992) Combining medical and surgical treatment for endometriosis: the best of both worlds? Br J Obstet Gynaecol (Suppl) 99:5
24 Schweppe KW (1993) Stadiengerechte operative und medikamentöse Behandlung der Endometriose. Speculum 10:12
25 Steinleitner A, Lambert H, Roy S (1991) Immunomodulation with pentoxifylline abrogates macrophage-mediated infertility in an in vivo model: a paradigma for a novel approach to the treatment of endometriosis-associated subfertility. Fertil Steril 55:265
26 Mettler L (1993) Kombiniert endoskopische und hormonelle Therapie der Endometriose. Speculum 11:10
27 ACOG Ratschläge für die Praxis (1994) Endometriose. Geburtsh Frauenheilkd 54:161

VI Perioperativer Bereich

Im perioperativen Bereich sind es viele Faktoren, die zusammen den Erfolg oder Mißerfolg eines Eingriffes ausmachen. Die Kausalitäten für allfällige perioperative Komplikationen sind deshalb auf verschiedenen Ebenen, angefangen bei der präoperativen Vorbereitung, und sich fortsetzend während der eigentlichen operativen und nicht zuletzt in der postoperativen Phase, zu suchen. Da die letzte Verantwortung immer beim behandelnden Arzt liegt, sind nicht nur seine technischen Fähigkeiten gefragt. Im besonderen Maße muß auch das gesamte perioperative Umfeld situationsgerecht überblickt werden. Dies erfordert zumindest auch theoretisches Wissen in den Grenzgebieten der Gynäkologie.

Der perioperative Bereich wird durch Vorschriften für Ärzte und den Pflegebereich von Klinik zu Klinik unterschiedlich abgedeckt.

Es gibt deshalb keine einheitlichen Richtlinien.

Diese werden je nach persönlicher Ansicht und meistens aufgrund langjähriger Erfahrung im operativen Fachbereich in Form von Weißbüchern erstellt und den Ärzten und dem Pflegepersonal als Instrument für die Organisation der perioperativen Pflege abgegeben. Es sind meistens starre Schemata, die je nach den Bedürfnissen im Einzelfall modifiziert werden müssen. In diesem Sinn sind die im folgenden wiedergegebenen Vorschläge zu verstehen.

1. Untersuchungen bei Klinikeintritt

1.1 Vor kleineren Eingriffen

1.1.1 Allgemeine Untersuchungen

- Ärztlicher Aufnahmestatus
- Gewicht, Größe, Blutdruck
- Hämoglobin, Hämatokrit, Leukozyten, Blutsenkung, Blutgruppe, Prothrombinzeit, Lues-Serologie?
- Thoraxbild nach Indikation und bei älteren Patientinnen > 50 Jahre
- EKG
- Urinstatus aus Mittelstrahlurin; falls positiv (oder bei Fluor oder Blutungen) → Katheterurin

1.1.2 Gynäkologische Untersuchungen (s. auch Kap. I, IV)

- *Phasenkontrastmikroskopie* nach Materialentnahme aus dem hinteren, lateralen Scheidengewölbe (Vitalzytologie, Beurteilung der Scheidenflora (Döderleinstäbchen, Bakterien, Leukozyten, Trichomonaden, «Clue-Cells» (Schlüsselzellen bei Gardnerelleninfekt), Pilze)). VI/1.
- Eventuell zusätzlich bei Fluor: *Pilznachweis* (Kultur); bei *Gonorrhoe-Verdacht:*

Abstrichentnahme aus der Zervix, Übertragen auf Nährboden zur bakteriellen Kultivierung und zusätzliche Entnahmen aus Urethra und Rektum. *Gezielte bakteriologische Untersuchungen* werden vor allem im Hinblick auf die offenbar «in gewissen Kreisen» immer noch vorhandene Aktualität der Gonorrhoe und deren vielfach asymptomatischen Verlauf (in 50–70 %) im allgemeinen zu wenig ausgeführt. Bei zervikalem (Leukorrhoe) oder rezidivierendem Fluor ist auf jeden Fall nach einer Gonorrhoe zu fahnden.

Chlamydien konkurrieren mit ähnlicher Symptomatik mit der Gonorrhoe. Sie sind die derzeit häufigsten Erreger sexuell übertragener Krankheiten. In etwa 25 % liegen Doppelinfektionen vor.

Da der Chlamydieninfekt ebenfalls in einem hohen Prozentsatz symptomlos verläuft, kann gerade dies zu schwerwiegenden Folgen wie chronische Salpingitis mit Sterilität oder z. B. postpartal zu einer Pneumonie beim Neugeborenen führen.

Als *Nachweismethode* galt bisher die Zellkultur.

Labortechnische und organisatorische (Transport) Probleme limitierten jedoch deren Einsatz in der täglichen Praxis. Ein Kulturmedium für die Gonokokken ist allenfalls noch z. B. der «GO-SLIDE»-Test, Roche. Die Abstriche werden auf das genannte Medium ausgestrichen (z-förmiger Strich mit dem Tupfer, CO_2-Tablette nicht vergessen) und wenn möglich nach 18–24stündiger Bebrütung eingeschickt. Für den kulturellen Nachweis von Chlamydien gibt es keine spezifischen Medien mehr.

Die ganze Diagnostik ist heute jedoch abgelöst durch die DNA-Sondentechnik oder die PCR-Technik nach dem Prinzip der Polymerase-Kettenreaktion. Der DNA-Sonden-Test (GEN-PROBE) kann zum luminometrischen Nachweis von Neisseria gonorrhoeae und Chlamydia trachomatis angewandt werden [15]. Spezifität und Sensitivität sind offenbar hoch (ebenso der Preis).

- *Zytologischer Abstrich, nachholen* (falls nicht vorhanden oder nicht mit dem Kolposkopiebefund übereinstimmend).

1.2 Zusätzliche Untersuchungen vor größeren Eingriffen

- Harnstoff, Kreatinin, Kalium, Blutzucker
- evtl. Lungenfunktionsprüfung
- Urinbakteriologie, quantitativ und qualitativ

VI/1. In etwa 15–20 % finden sich bereits *präexistente Harnwegsinfekte* bei Deszensus und Inkontinenz! Die Behandlung beginnt präoperativ und gezielt!

- Zystoskopie
- Intravenöses Pyelogramm in Fällen mit raumverdrängenden Prozessen, bei Verdacht auf Endometriose und Deszensus uteri II° und III°

Infolge Abknickung des Ureters durch Zug am Ureterknie nach unten sieht man bei Descensus uteri vermehrt einseitige oder doppelseitige *Hydronephrosen.* Diese bilden sich auch bei alten Patientinnen im allgemeinen innerhalb von 4–6 Wochen nach einer Dezensusoperation wieder zurück. Kontrollpyelographie! *Ultraschalluntersuchungen* eignen sich ebenfalls zur Darstellung von Hydronephrosen und können routinemäßig in ein postoperatives «Screening» eingebaut werden.

- Zervix- und Vaginalbakteriologie. Vor größeren Eingriffen können solche Untersuchungen entweder *generell oder gezielt* erfolgen.

Der klinische Nutzen einer *generellen* Zervix- oder Vaginalbakteriologie ist umstritten. Im allgemeinen ist auch im Normalfall ein sehr *breit gestreutes Keimspektrum* (grampositive Keime, gramnegative Keime, Anaerobier, Mykoplasmen usw.) vorhanden.

Durch den bakteriologischen Befund allein wird die Frage nach der *Pathogenität* der einzelnen Erreger nicht beantwortet! Hingegen können solche Untersuchungen wichtige Anhaltspunkte bei der Durchführung einer generellen Prophylaxe und der Wahl des dafür am geeignetsten Antibiotikums liefern. – Da das Erregerspektrum oft von Klinik zu Klinik variiert, kann auch eine Prophylaxe gezielter erfolgen.

- Abnahme von Testblut zur Bereitstellung evtl. benötigter Blutkonserven (sofern nicht Eigenblut vorhanden ist)

Klinik Hirslanden, Zürich, Pflegedienst; Aufnahme und präoperative Abklärungen
Präoperative Abklärungen zuhanden der Anästhesiologie

Erforderliche Untersuchungen

Patienten 40 Jahre:	– ohne Risikofaktoren*: blande Anamnese, voll leistungsfähig		keine Abklärung nötig
	– mit Risikofaktoren*:		Abklärung wie ≥ 60 Jahre
Patienten 40–60 Jahre:	– ohne Risikofaktoren*: blande Anamnese, voll leistungsfähig		EKG, Thorax bei Spitaleintritt
	– mit Risikofaktoren*:		Abklärung wie ≥ 60 Jahre
Patienten ≥ 60 Jahre:	– bei allen:	Thorax p. a.	(evtl. lateral)
		EKG	(evtl. m. Belastung)
		Labor:	Hb, BSR, Lc, Tc, Quick, GOT, GPT. evtl. Gamma-GT, BZ nüchtern, evtl. Harnstoff, Kreatinin.
	– Mit Risikofaktoren*:		wie oben, zusätzlich ausführlicher Bericht vom behandelnden Arzt über das vorhandene Leiden

* Risikofaktoren sind:
- Kardiopulmonale Erkrankungen (insbesondere Hypertonie, Angoranamnese, Rhythmusstörungen)
- Endokrine Erkrankungen (insbesondere Diabetes mellitus, Hyper- resp. Hypothyreoidismus)
- Allergien, welche Behandlung erfordern (insbesondere allerg. Asthma; St.n. allerg. Schock, Medikamente)
- Suchtkrankheiten (insbesondere Nikotin, Alkohol, Drogen)
- Medikamentenabusus (insbesondere Tranquilizer, Sedativa, Laxantien, Diuretika)
- Gerinnungsstörungen
- eingeschränkte Abwehrfunktionen (insbesondere Aids).

- Weitere Verordnungen auf ärztliche Anweisung
- Operationsvollmacht (s. z. B. in [12])
- Beispiel für eine Anordnung präoperativer Abklärungen an einer Belegarztklinik (z. B. Klinik Hirslanden, Zürich, s. S. 112)

1.3 Zusätzliche Untersuchungen vor großen gynäkologischen Eingriffen (z. B. vor Radikaloperationen beim Kollum-Karzinom)

Solche Untersuchungen enthalten das gesamte erweiterte, prätherapeutisch-diagnostische Repertoire.

2. Operationsvorbereitungen

- *Ernährung:* Altes, aber vielerorts noch angewandtes Schema: Leichte Kost am Mittag vor dem Operationstag. Am Vorabend nur noch flüssige Kost oder «Café complet».
- *Abführen:* Am Vortag kleiner Einlauf (z. B. «Practo-Clyss»).
- *Empfehlenswerte Alternativen:* Keine oder der Situation angepaßte Reduktion der Nahrungsaufnahme mit Ausnahme schwerverdaulicher Speisen prä- und auch postoperativ, im besonderen bei vaginalen Eingriffen.
  Man verzichte besser auf die verschiedenen Abführpraktiken und Peristaltikprogramme.

Es sind offenbar nicht nur günstigere «Stoffwechselbilanzen» und der wegfallende Meteorismus nach gestörter intestinaler Symbiose, die zu diesem Vorgehen ermuntern, sondern auch andere Faktoren: keine unnötigen Einläufe, weniger Aufwand und keine Belästigung der Patientinnen und überflüssige Inanspruchnahme von Pflegepersonal!

- *Rasur:* Für kleinere Eingriffe wird nur der Perigenitalbereich rasiert. Zur Vermeidung von Mikrotraumen können die Haare jedoch auch nur mit der Schere gekürzt werden. Für größere Eingriffe (inklusive Laparoskopie) sind sowohl die perigenitale wie abdominale Rasur bzw. die Kürzung der Haare im vorgesehenen Inzisionsbereich wie die Reinigung des Nabels mit Benzin (!) obligat. – Enthaarungscrèmen, die den Patientinnen zur Anwendung vor Klinikeintritt mitgegeben werden, sind weniger zu empfehlen, da nicht selten allergische Reaktionen zu beobachten sind.
  Aus *spitalhygienischen und damit nosokominalen Gründen* sollte die Rasur erst am Operationstag, mit Vorteil auf dem Operationstisch mit unmittelbar nachfolgender Desinfektion erfolgen. Leider ist es eine immer noch weit verbreitete Unsitte, die Rasur am Vortag, womöglich im Patientenzimmer mit den entsprechenden Inkonvenienzen für die Patientin zu machen. VI/2.

Durch die Rasur werden nämlich nicht nur Makrotraumen, sondern auch Mikrotraumen gesetzt. Damit wird die Keimverschleppung in die tieferen Hautschichten gefördert. Je länger das Intervall zwischen dem Eindringen der Keime in die tieferen Schichten und der nachfolgenden Desinfektion bzw. Operation, desto größer die Gefahr eines Wundinfekts!

- *Duschen:* Immer erwünscht: post operationem bereits nach Entfernung der Infusion und eventueller Drains. Die Wundinfekte sind dadurch nicht erhöht! Zu erwähnen sind spezielle Duschfolien, die man über die Wunde kleben kann und diese abdichten.
- *Desinfektion des Abdominalbereichs:* Im Sinne einer «umfassenden» Infektprophylaxe empfiehlt sich die Desinfektion des Abdomens bereits am Vorabend des Operationstages und etwa 1 Stunde vor Operationsbeginn mit 80prozentigem Alkohol. Anschließend Abdecken mit sterilem Tuch.
- *Vaginale Desinfektion:* Bei allen vaginalen und abdominalen Eingriffen, bei denen der Uterus entfernt wird.

> *Am Vorabend der Operation* oder bei längerer Vorbereitung jeweils abends: je 1 Ovulum Polyvinylpyrrolidon mit 10 % Iodum (Betadine®) oder ein Milchsäurepräparat.

Man beabsichtigt, dadurch möglichst sterile Verhältnisse zu schaffen, um bei der Eröffnung des Peritoneums die Peritonealhöhle nicht mit Keimen aus der Vagina zu kontaminieren. Ebenso wichtig ist die nochmalige *ausgiebige Desinfektion* der Vagina auf dem *Operationstisch!*

- Evtl. lokale Applikation von Antibiotika (teils in Kombination mit Mykostatika) (Cave: Sensibilisierung):

> Zum Beispiel Tetracyclin-Ovula: Terramycin®-Ovula, Amphocyclin®-Ovula.

Neben einer momentan wirksamen lokalen Desinfektion der Vagina scheint die kurzfristige präoperative

Applikation eines lokal wirksamen Antibiotikums in *speziellen Fällen* angebracht. Das vielfältige Keimspektrum muß aber möglichst breit erfaßt werden, inklusive die meist vorherrschenden gramnegativen Keime wie auch z. B. die relativ häufig vorkommenden Anaerobier und Chlamydien. Ein Tetracyclin- oder Imidazolpräparat kann deshalb sinnvoll sein.

VI/3. Es stellt sich auch die berechtigte Frage nach einer generellen präoperativen Verabreichung von *Orni-*, *Tini-* oder *Metro-nidazol* (evtl. als ED, beispielsweise mit 4 mal 500 mg Tinidazol (Fasigyn®) bei der häufigen Kontamination mit Anaerobiern und Gardnerellen.

- *Sterile Vorlage:* Nach Desinfektion T-Binde.
- *Entleeren der Blase:* Alle Patientinnen lösen vor Applikation der Prämedikation nochmals spontan Wasser. Bei größeren abdominalen Eingriffen wird auf dem Operationstisch ein Katheter gelegt (s. Kap. VI/6.4 und 6.4.1).
- *Antibiotikaprophylaxe* (s. Kap. VI/9)
- *Thromboseprophylaxe* (s. Kap. VI/10)

3. Postoperative Regeln

- *Postoperative Überwachung:* Nach Anordnung des Fachanästhesisten und/oder Operateurs! Spezielle Kontrolle bei gynäkologischen Operationen: Urin (blutig?) und vaginale Vorlage (blutig durchtränkt?).
- *Flüssigkeitsbilanz:* im allgemeinen Bilanz während den ersten drei postoperativen Tagen nach größeren Eingriffen.
  Die Infusion läuft höchstens während 12–24 Stunden, d. h. sie wird spätestens am Morgen des ersten postoperativen Tags gezogen.
- *Blutverlust und Bluttransfusionen:* Während man bis vor kurzem mit Bluttransfusionen noch viel großzügiger war, wurden aus bekannten Gründen (HIV, Hepatitis usw.) die Indikationen zum Blutersatz weit zurückgesteckt.

Obwohl der Blutverlust bei einer vaginalen Hysterektomie durchschnittlich 200–700 (!?) ml betragen soll, verlangt ein mäßiger Blutverlust bei normalen Kreislaufverhältnissen bei einer gesunden Patientin (mit normalen Hämoglobin- und Hämatokritausgangswerten) während der Operation *keinen Blutersatz.* Eine Volumensubstitution mit Plasmaexpandern genügt in der Mehrzahl der Fälle.

- Indikation zum postoperativen Blutersatz: Meistens erst dann, wenn das Hämoglobin auf 7 g % fällt (Erfahrungswerte z. B. auch aus der Herzchirurgie). Bei akutem Blutverlust mit Schock oder Schockgefahr wird jedoch sofort transfundiert.
- *Redondrain:* Die «Redonflaschen», in welche die Drains abgeleitet werden, sind alle 12 Stunden zu wechseln, sonst ist keine genügende Saugwirkung mehr garantiert. Die Menge des abgesogenen Blutes und Sekretes wird notiert. Eine eventuelle *Ausbilanzierung* durch Blutersatz erfolgt je nach Menge des Aspirates und den aktuellen Hämoglobin- und Hämatokritwerten sowie aufgrund der Kreislaufverhältnisse.

«Redondrains» werden in alle größeren Hohlräume sowohl intra- wie auch extraperitoneal und in die Bauchdecken eingelegt. Besonders bei der *Wertheimschen Radikaloperation* ist die ausgiebige Drainage der einzelnen Wundhöhlen wichtig.

Das subfasziale Einführen eines «Redondrains» beim *Pfannenstielschnitt* ist obligat. Die aspirierten Blutmengen betragen am ersten postoperativen Tag 20–100 ml. Der «Redondrain» wird dann gezogen, wenn innerhalb von 12 Stunden < 20 ml Blut oder Sekret abgesogen werden. *Er wird nicht länger als unbedingt notwendig belassen, da mit zunehmender Liegedauer die Infektionsgefahr durch Kontamination von außen ansteigt!*

- *Auflegen eines Sandsackes* (Gewicht 200–500 g) beim Pfannenstielschnitt: Die große subfasziale Wundfläche wird dadurch komprimiert. Der Sandsack wird im allgemeinen noch 12 Stunden nach Entfernen des «Redondrains» belassen.

Das «Sandsackprozedere» wird meistens nicht als unangenehm empfunden, besonders bei postoperativem Husten mit dadurch möglichem Gegendruck durch die eigenen Hände!

- *Ernährung* (s. auch unter Operationsvorbereitungen): nach kleineren Eingriffen normale Nahrungsaufnahme. – Auch nach größeren Eingriffen wird heute mehrheitlich die normale Ernährung sehr rasch wieder aufgebaut. Dies geschieht sehr oft schon am Operationstag unter Verzicht auf starre Schemata. – Solche gibt es aber immer noch wie z. B.:

Ab 1. Tag post op.: Schleim und Tee; ab 2. Tag post op.: bei in Gang gekommener Darmtätigkeit (Windabgang) Schleim und Zwieback; ab 3. Tag post op. (im allgemeinen nach Darmentleerung) pürierte und anschließend leichte Kost

- *Abführen*, so z. B.:

Ab 1. Tag post op.: täglich nüchtern 1 Tabl. Distigminbromid (Ubretid®), evtl. zusätzliche Laxantien, so z. B. Agarol, Emodella am 2. Tag. – Evtl. Einlauf am 2. Tag post op. (Practo-Clyss®) Bei Verdacht auf Darmatonie mit Meteorismus vorsichtige Stimulation ab 1. Tag post op. mit: Pyridostigmidbromid (Mestinon®) 6stdl. 0,5 mg–1 mg (0,5–1 Amp.) oder Distigminbromid (Ubretid®) 1 Amp. tägl. – Kontraindikationen: Starke Vagotonie, schwere Hypotonie, Myokardinfarkt, Asthma bronchiale, Myotonie, Parkinsonismus u. a.

Solche Stimulationsprogramme können aber durchaus situationsgerecht angewandt werden, d. h. man kann zu einem guten Teil *auf die routinemäßige Applikation von peristaltikanregenden Substanzen* verzichten.

- Als Prophylaxe gegen eine Darmatonie kann den Infusionen Panthenol beigegeben werden:

Panthenol (Bepanthen®) 1000 mg (2 Amp.)/ 1000 ml Infusionslösung bis zum Ingangkommen der Darmtätigkeit.

Der Effekt von Panthenol beruht offenbar auf seiner Eigenschaft, als Bestandteil des Coenzyms A, die Azetylierung von Cholin zu fördern.

Besteht *Verdacht auf Subileus*, erfolgt möglichst frühzeitig das Einlegen einer Magensonde, evtl. einer *«Miller-Abbot»-Sonde.* Wird die Sonde bei den ersten Anzeichen gelegt, kann diese meist bereits binnen 24–48 Stunden wieder entfernt werden. *Abwarten lohnt sich nie!*

- *Verbandswechsel:* Falls kein Verdacht auf ein Wundhämatom oder einen Wundinfekt besteht: Verband möglichst lange in situ belassen (evtl. bis zur Fadenentfernung). Jeder Verbandswechsel bringt die Gefahr einer Kontaminierung durch das Pflegepersonal mit sich. Die Hände von Pflegepersonal und Ärzten sind die wichtigsten Kontaminationsquellen im Spitalmilieu und damit häufigster *Ausgangspunkt des infektiösen Hospitalismus.* Andernorts wird der komplette Verband schon nach 24 Stunden entfernt [11] → Gefahr des Feuchtwerdens des Verbandes und damit der Keimbesiedlung.

Ein *Kompressionsverband* nach Mamma-Operationen wird im allgemeinen 12 Stunden nach Entfernen der «Redondrains» entfernt, da die für diesen Zweck oft benutzten elastischen Klebeverbände nicht selten Hautreizungen (besonders bei Heftpflasterempfindlichkeit) hinterlassen. Zudem wird der Verbandstoff und damit auch die Wunde unter dem elastischen Verband feucht, und die Infektionsgefahr steigt. Anstelle der Klebeverbände sollte postoperativ besser der selbsthaltende «Tubi-Grip» mit einer Aussparung für die gesunde Mamma verwendet werden (z. B. Postmastektomie-Gürtel, Synmedic AG), der auch entsprechend länger belassen werden kann.

VI/3.

Ein Verbandswechsel darf *grundsätzlich* nur mit *desinfizierten Händen bzw. mit sterilen Handschuhen* vorgenommen werden. Die Wunde wird nachher mit einem den Desinfektionsbereich markierenden Desinfiziens bestrichen oder besprüht.

- *Fadenentfernung:* Beim Pfannstielschnitt gewöhnlich am 10. postoperativen Tag, evtl. am 8. Tag. Meistens wird jedoch bei dieser Schnittführung eine Intrakutannaht gesetzt. Immer mehr kommen aber *Klammergeräte* zum Einsatz.

Bei großen unteren medianen Laparatomiewunden evtl. zweiseitiges Entfernen zwischen dem 10. und 14. postoperativen Tag. Bei Mamma-Reduktionsplastiken: je zur Hälfte am 12. und 14. postoperativen Tag. Bei einer Intrakutannaht wird der Faden je nach Material gezogen oder belassen.

- *Dauerkatheter* (s. Kap. 6.4.1 und 6.4.2)
- *Beispiele eines Pflegeschemas für das Pflegepersonal für die abdominale und die vaginale Hysterektomie* (s. S.116–118)

Kommentar: Auf jeder Station sind für alle Eingriffe derartige Schemata und wie die folgenden für eine pflegerische «unité de doctrine» unentbehrlich!

VI/3.

PFLEGESCHEMATA (allgemeine Regeln):
Abd. tot. Hysterektomie / Adnexektomie / Gelegenheitsappendektomie

Vorbereitungen am Vortag
- Labor (nach Verordnung)
- KG-, Befundunterlagen und Ops-Päckli zusammenstellen
- Ernährung: Schleimsuppe am Abend (nüchtern ab 24 Uhr!)
- Bauchnabel mit Benzin reinigen, Duschen
- Abführen mit PC
- 1–2 Betadine-Ovula® hoch einlegen (Patientin 1 Stunde liegenlassen)
- Thromboembolieprophylaxe (siehe Schema), Antiemboliestrümpfe anpassen

Vorbereitungen am Operationstag
- KG- und Befundunterlagen kontrollieren
- Thromboembolieprophylaxe gemäß Schema, Antiemboliestrümpfe
- Antibiotische Prophylaxe gemäß Schema
- Rasur im Ops

Postoperativ
- Kreislaufkontrolle nach Schema
- Spezielle Überwachung: Infusion, Diurese, Verbands- und Drainkontrolle (Beutel der Vaginaldrainage 48 Stunden nicht wechseln)
- Analgetika und Blutentnahmen nach Verordnung
- Thromboembolieprophylaxe gemäß Schema bzw. spezieller Verordnung
- Antibiotische Therapie nur auf Verordnung weiterführen
- Bei Pfannenstielschnitt Sandsack auflegen
- Mobilisation und Physiotherapie (zum Aufstehen Bauchbinde und Antiemboliestrümpfe anziehen)
- Magensonde ziehen (am Abend, falls nicht anders verordnet)
- Teilwäsche, Intimpflege, Mundhygiene nach Bedarf

1. postoperativer Tag
- 1 Tabl. Ubretid nüchtern (täglich bis zum Austritt)
- Labor: Hb, Hk, Lc, BSR, Na, K (Quick nach Verordnung)
- Infusionen: 2,5 l pro 24 Stunden (2 mal 1000 ml Aequifusin und 500 ml Glukose 5 %), 2 Amp. Bepanthen pro Liter Infusion
- Bilanz bis 8 Uhr. Zwischenbilanz um 16 Uhr bei Bedarf
- Thromboembolieprophylaxe gemäß Schema bzw. spezieller Verordnung
- Ernährung: Tee und Schleimsuppe, wenn Abdomen nicht gebläht
- Mobilisation, Physiotherapie und Inhalation
- Ganzwäsche, Intim- und DK-Pflege (2 mal), Mundhygiene nach Bedarf

2. postoperativer Tag
- Labor: Hb, Hk, Lc, BSR, Na, K (Quick nach Verordnung)
- Infusion wie am ersten Tag, Bilanz bis 8 Uhr
- Thromboembolieprophylaxe gemäß Schema (bis zum Austritt)
- Ernährung: Kaffee, Zwieback, evtl. Brei am Abend
- Am Morgen DK ziehen, vorgängig Urinstatus und Urikult
- Bei Urinretention: 1 mal katheterisieren; weiter nach Verordnung
- Mobilisation, Physiotherapie und Inhalation (bis zum Austritt)
- Vaginaldrainage, Redon und sonstige Drainagen auf Verordnung entfernen (in der Regel durch den Arzt). Bei Pfannenstielschnitt 6 Stunden später Sandsäcke entfernen.
- Agarol
- Teilwäsche, Intimpflege, Mundhygiene nach Bedarf

3. postoperativer Tag
- Labor nur auf Verordnung
- Infusion ziehen, falls Patientin Stuhl gehabt hat, sonst nach Verordnung
- Ernährung: Brei, Kompott. Wenn Stuhl gehabt: leichte Kost
- PC, falls Patientin noch keinen Stuhl gehabt hat
- Verbandswechsel, falls notwendig
- Teilwäsche nach Bedarf (bis zum Austritt)

5. postoperativer Tag
- Verbandswechsel (Klammerentfernung)

10. postoperativer Tag
- Fadenentfernung (EKN und eventuell Intrakutanfaden)
  Bei Längsschnitt: Erste Hälfte der Fäden entfernen (zweite Hälfte am 12. postoperativen Tag)

Vor dem Austritt
- Labor: Hb, Hk, Lc, BSR
  Urikult und Urinstatus
- Chefvorstellung

Vaginale Hysterektomie mit Beckenbodenplastik

Vorbereitungen am Vortag
- Labor (nach Verordnung)
- KG-, Befundunterlagen und Ops-Päckli zusammenstellen
- Ernährung: Schleimsuppe am Abend (nüchtern ab 24 Uhr!)
- Abführen mit PC
- 1–2 Betadine-Ovula® hoch einlegen (Patientin 1 Stunde liegenlassen)
- Thromboembolieprophylaxe siehe Schema, Antiemboliestrümpfe anpassen

Vorbereitungen am Operationstag
- KG- und Befundunterlagen kontrollieren
- Thromboembolieprophylaxe gemäß Schema, Antiemboliestrümpfe
- Antibiotische Prophylaxe gemäß Schema
- Rasur im Ops

Postoperativ
- Kreislaufkontrolle gemäß Schema
- Spezielle Überwachung: Infusion, Diurese, Blutung
- Analgetika und Blutentnahmen nach Verordnung
- Thromboembolieprophylaxe gemäß Schema bzw. spezieller Verordnung
- Antibiotische Prophylaxe weiterführen (2. Dosis)
- Mobilisation und Physiotherapie (zum Aufstehen Antiemboliestrümpfe anziehen)
- DK abklemmen, auf gutes Funktionieren der SPL achten!
- Teilwäsche, Intimpflege, Mundhygiene nach Bedarf

1. postoperativer Tag
- 1 Tabl. Ubretid nüchtern (täglich bis zum Austritt)
- Labor: Hb, Hk, Lc, BSR, Na, K (Quick nach Verordnung)
- Infusionen: 2,5 l pro 24 Stunden (2 mal 1000 ml Aequifusin und 500 ml Glukose 5 %), 2 Amp. Bepanthen pro l Infusion

VI/3.

- Bilanz bis 8 Uhr. Zwischenbilanz um 16 Uhr bei Bedarf
- Thromboembolieprophylaxe gemäß Schema bzw. spezieller Verordnung
- Ernährung: Tee und Schleimsuppe, wenn Abdomen nicht gebläht
- Mobilisation, Physiotherapie, Inhalation
- Bei gut funktionierender SPL: DK ziehen, Urikult und Urinstatus
- 3 mal 40 g Urfadyne pro Tag bis zur Entfernung der SPL
- Ganzwäsche, Intim- und DK-Pflege (2 mal), Abspülen erst, wenn allfällig vorhandene Tamponade entfernt ist, Mundhygiene nach Bedarf

2. postoperativer Tag
- Labor: Hb, Hk, Lc, BSR, Na, K (Quick nach Verordnung)
- Infusion wie am ersten Tag, Bilanz bis 8 Uhr
- Ernährung: Kaffee, Zwieback, evtl. Brei am Abend
- Teilwäsche: Abspülen, Naht- und Intimpflege (bis zum Austritt), Mundhygiene nach Bedarf
- Mobilisation, Physiotherapie und Inhalation
- Agarol
- Sitzen auf Schaumgummiring (bis zum Austritt)

3. postoperativer Tag
- Labor nur auf Verordnung
- Infusion ziehen, falls Patientin Stuhlgang gehabt hat, sonst nach Verordnung
- Ernährung: Kaffee, Zwieback, Brei, Kompott. Wenn Stuhl gehabt: leichte Kost
- Mobilisation, Physiotherapie und Inhalation
- PC, falls noch kein Stuhl

5.-8. postoperativer Tag
- Blasentraining 5. p.o. Tag: 1 Stunde abklemmen, 10 Minuten öffnen usw., dann zweistündlich (6. p.o. Tag), dreistündlich (7. p.o. Tag) und vierstündlich (8. p.o. Tag). Jeweils ab 20 Uhr SPL offen lassen

Ab 9. postoperativem Tag
- Resturinbestimmungen: Falls Resturin < 100 ml, SPL ziehen, vorgängig Urikult und Urinstatus
- Nach Entfernung der SPL: Negram 4 mal 0,5 g tägl. (bis zum Austritt)
- Bei Resturin > 100 ml: Ovestin 3 mal 1 Tabl. tägl. (Peri- und PMP). – Dibenzyline 2 mal 1 Tabl. tägl. – Ponstan 3 mal 250 mg tägl.

Vor dem Austritt
- Labor: Hb, Hk, Lc, BSR
- Urikult und Urinstatus
- Chefvorstellung

VI/4.

4. Spezielle perioperative Regeln bei kleineren und größeren vaginalen und abdominalen Eingriffen

4.1 Kleinere Eingriffe

4.1.1 Abortkürettage

Infektionsgefahr: Bei febrilen und septischen Aborten ist auch nach der Ausräumung des Uterus die Infektionsgefahr immer noch groß. Deshalb bedürfen diese Fälle einer strengen Überwachung, um nicht später eine definitive Sterilität bzw. Infertilität zu riskieren. Die Patientin darf *erst dann entlassen werden, wenn Afebrilität, normale Leukozytenwerte, normale Blutsenkungsreaktion und ein negativer Tastbefund und/oder Ultraschallbefund dies erlauben.*

Als Antibiotika kommen nur solche mit weit gestreutem Spektrum auch im gramnegativen Bereich in Frage, z. B. Cephalosporine, Ampicilline u. a. Auf eine gleichzeitig vorhandene Gonorrhoe muß auf jeden Fall geachtet werden. Cave: Anaerobier, Chlamydien (Abortursache?)

Uterotonika: In jedem Fall, vorerst *i. v.*, dann *per-oral.*

> *Parenterale Medikation:* Methylergobasinmaleinat (Methergin®): Einzeldosen à 0,2 mg (1 Amp.) i. v. oder i. m., evtl. kombiniert mit synth. Oxytocin (Syntocinon®): Einzeldosen à 5 I.E. (1 Amp. à 1 ml) i. v., evtl. = 2 Amp
> *Tropfinfusion:* 500 ml Glukose 5 % mit 0,4 mg Methergin + 30 I.E. (–100 I.E.) Syntocinon® (Tropfgeschw. 8–24 Tropfen/Min.)
> *Perorale Medikation:* Methergin®: 3–4 mal 1–2 Drag. (1 Drag. = 0,125 mg) oder 3 mal 0,5–1 ml Tropflösung

Rhesuskonstellation: Prophylaxe mit Anti-D (s. Kap. XXIV/2.)

Ein «unkomplizierter Abort» kann bereits am Op.-Tag entlassen werden (amb. Eingriff).

4.1.2 Messerkonisation

Der *Konisationsstift nach Jung erlaubt,* mit einer besonderen Haltevorrichtung in die Zervix eingeführt, eine optimale Exposition und Umschneidung der Portio (Abb. 20 [1]).

Die ausreichende *Umspritzung des Operationsgebiets mit POR-8®-Lösung* (Sandoz), in einer Verdünnung von 1:20

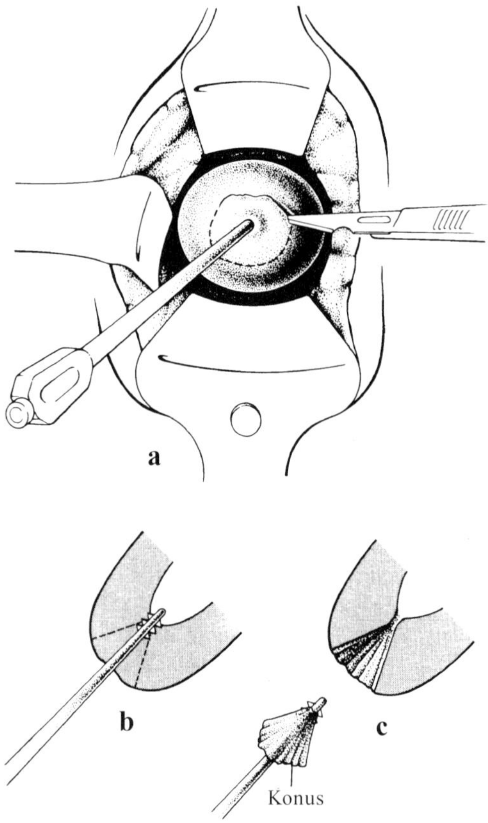

Abbildung 20 *a–c:* Messerkonsisation mit Hilfe des Jung-Stifts.

(die höchstzulässige Gesamtdosis zur Gewebeinfiltration beträgt 5 I.E.), verhindert die sonst übliche starke Blutungstendenz mit unübersichtlichen Verhältnissen. Das Wundgebiet ist dadurch vollständig trocken und weiß verquollen, nachdem der Konus ausgeschnitten ist. – Es *besteht keine erhöhte Nachblutungsgefahr!* Die hämostyptische Wirkung ist vor Abschluß des Eingriffs abgeklungen und eventuell blutende Gefäße werden sofort erkannt.

Die *Zervix sollte nicht vorgängig kürettiert* werden, um dem Pathologen das endozervikale Epithel unversehrt zu überlassen (Cave: Adenokarzinom).

> Die Messerkonisation dient nicht nur der Diagnose. Sie kann bei fehlendem Nachweis einer Invasion, vor allem bei Frauen im Reproduktionsalter, bereits die definitive Sanierung bedeuten.

Mit der rein chirurgischen Methode mit entsprechender Versorgung der Wundfläche mit einer Sturmdorf-Naht oder mit je zwei lateral vom ZK liegenden, tiefen Adaptationsnähten ist die Nachblutungsgefahr gering. Allerdings wird der *Konisationsgrund heute meistens koaguliert.* Man erhält dadurch ein besseres «kosmetisches» Ergebnis mit der Formierung einer praktisch originären Portio bei vielleicht etwas größerer Nachblutungsgefahr.

Nachteil der chirurgischen Methode ist die gelegentlich partielle oder sogar totale Stenosierung des Zervikalkanals (trotz Einlegen eines Drains). Die Entnahme von endozervikalem Zellmaterial ist damit nicht mehr möglich und die Nachkontrollen sind in Frage gestellt. – Jedenfalls sollte mit dem «Zyto-Brush» versucht werden, Zellmaterial zu gewinnen; andernfalls müßte dilatiert werden.

VI/4.

4.1.3 Andere Methoden der Zervixdiagnostik inkl. destruierende Methoden zur Behandlung der CIN (s. Kap.X/4.)

4.1.4 Laparoskopie (s. Kap.IX/1.)

Die Laparoskopie hat zusammen mit den Möglichkeiten der *gynäkologischen endoskopischen Chirurgie* zunehmende Bedeutung erlangt. Die einzelnen Schritte der Operationsvorbereitung sind jedoch dieselben geblieben. Je nach der Art des endoskopischen Eingriffs werden ein oder mehrere Einstiche bzw. Einstichlokalisationen gewählt. Dazu wird das endoskopische Instrumentarium laufend verbessert, was sich aber auch in einer nachhaltigen *Kostensteigerung* ausdrückt. Dies betrifft ganz besonders die Stapler-Instrumente im Einmalgebrauch. Als Ausweg aus dieser materiellen Engnis bieten sich die fortlaufende bipolare Koagulation oder das Anlegen von PDS-Clips an, mit denen auch größere Gewebepartien gefaßt werden können.

Bei den einzelnen perioperativen Schritten bei der Laparoskopie ist technisch folgendes zu beachten:

- *Katheterisieren:* Vor jeder Laparoskopie ist unbedingt die Blase zu entleeren.

  Eine volle Blase erschwert die Übersicht. Zudem kann diese unter Umständen bei der suprasymphysären Einführung eines zweiten Operationsinstrumentes perforiert werden.

- *Einlegen eines Magenschlauches:* Nach Narkoseeinleitung und Intubation sollte in jedem Fall ein Magenschlauch gelegt werden.

  Bei der Einleitung der Intubationsnarkose kommt es durch Maskenüberdruckbeatmung evtl. zu einer ungewollten Aufblähung des Magens und zur Dislokation nach unten in den Einstichbereich. Magenperforationen sind deshalb schon mehrfach beschrieben worden. Mit dem Magenschlauch ist der Magen leer!

- *Intubationsnarkose:* Falls Narkose, dann am besten Intubationsnarkose!

  Bei extremer Trendelenburgscher Lage ist bei Maskenbeatmung die optimale Oxygenierung der Patientin nicht gewährleistet. Die durch den lagerungsbedingten Zwerchfellhochstand reduzierten Atemexkursionen können nur durch Beatmung über einen intratrachealen Tubus ausgeglichen werden. Die Folgen einer Hypoventilation werden damit verhindert.

- *Naht der Inzisionsstelle:* Es empfiehlt sich, die Nabelinzision mit einer durchgreifenden Naht (inkl. Faszie) zu versorgen.

  Nicht selten sieht man im Anschluß an nicht versorgte Einstichstellen bei starken Hustenstößen das Prolabieren von Netzanteilen in die Wunde. Auch Nachblutungen aus der Einstichstelle sind nach chirurgischer Versorgung seltener.

4.1.5 Marsupialisation

Eine Bartholinische Zyste wird mit und ohne entzündliche Veränderungen marsupialisiert. Auf die Inzision oder Exstirpation sollte wenn möglich verzichtet werden.

Die Inzision allein führt regelmäßig zu erneuter Verklebung der Einstichstelle und damit zum Rezidiv.

Die Marsupialisation eignet sich allerdings nur bei gut palpablen oder entzündlich veränderten Zysten.

Wird marsupialisiert, sollte für wenige Tage eine kleine Mèche in die Marsupialisationsöffnung gelegt werden, damit die Drainagestelle nicht wieder verklebt.

Ausschälung und Exstirpation einer Bartholonischen Zyste sind meistens sehr blutreich und die relativ weit ins ischio-rektale Gewebe reichenden Drüsen sind manchmal recht schwierig in toto zu entfernen.

Als Folge dieser nicht immer einfachen Operation entstehen große Wundhöhlen mit entsprechender Blutungsgefahr in einem reich durchbluteten Gewebe. Zudem können im Anschluß an solche «großen Operationen» Vernarbungen im Bereich des Introitus entstehen.

Nachbehandlung: Sitzbäder und Entlassung am 1. oder 2. postoperativen Tag. Der Eingriff kann auch ambulant durchgeführt werden.

Die Größe des Eingriffes bei der *Exstirpation lohnt sich nicht* im Verhältnis zu dem mit dem kleineren Eingriff (Marsupialisation) erreichbaren Resultat.

4.1.6 Zur operativen Behandlung der Zervixinsuffizienz

Die operative Behandlung einer Zervixinsuffizienz kann *prophylaktisch oder als Notfalleingriff* erfolgen.

Die *prophylaktische Cerclage* als Instrument zur Verhütung einer Frühgeburt ist zunehmend umstritten, und dies, obwohl angenommen wird, daß etwa 20–50 % der Spätaborte durch eine Zervixinsuffizienz bedingt sind [2]. Es fehlt an wissenschaftlich fundierten Aussagen über die Ätiologie, über eindeutige Diagnosekriterien und schließlich über den Nutzen der Therapie. Alle diese unsicheren Faktoren haben dazu beigetragen, daß die meist stark zurückgegangenen Operationsfrequenzen von Klinik zu Klinik stark schwanken.

4.1.6.1 Anamnese und Diagnose

Bei den *anamnestischen Angaben* steht ein bereits durchgemachter Spätabort bei nicht zuvor abgestorbener Frucht an erster Stelle. Es folgen eventuelle Mehrfachaborte, ein Status nach traumatischer Dilatation der Zervix (Interruptio) sowie erfolgte Konisationen und Uterusfehlbildungen. Die Bewertung der einzelnen Faktoren erfolgt jedoch sehr unterschiedlich und fällt z. B. im Fall vorangegangener Konisationen auch mit technischen Aspekten zusammen (flache Konisationen u. a.).

Bei den *diagnostischen Kriterien stehen die Untersuchungen in graviditate in ihrer Validität an erster Stelle:*

- Der *klinischen Beurteilung* der Zervix als «Screening» kommt in der Praxis nach wie vor ein hoher Stellenwert zu. Variabilität des Befundes und Unsicherheiten in der Interpretation sind jedoch groß. Der innere Muttermund, als entscheidender Faktor, kann schließlich nicht palpiert werden.
- Demzufolge hat sich die *Ultraschalluntersuchung, die Vaginosonographie,* mit mehr oder minder verläßlichen Daten zur Befundbestätigung bzw. -kontrolle aufgedrängt [2].

Als *normale Maße* für die Zervixlänge gelten > 3 cm, für die Breite < 3 cm und < 8 mm für die Weite des Zervikalkanals in Höhe des inneren Muttermundes. – Bei belasteter Anamnese hat die *Ultraschalluntersuchung erste Priorität.*

4.1.6.2 Operative Verfahren

Dank der Einfachheit des Eingriffs hat sich die *Zervixcerclage nach McDonald* 1963 [3] eingebürgert. VI/4.

- *Prophylaktische Zervixcerclage:* Wird trotz aller Einwände eine Cerclage durchgeführt, erfolgt der Eingriff am besten zwischen der 14.–16. SSW. Die Gefahr eines Frühaborts ist zu diesem Zeitpunkt nicht mehr imminent. Zu einem späteren Zeitpunkt ist der Eingriff technisch schwieriger und das Infektrisiko wird größer [4].

  Die Operation erfolgt in Narkose oder unter Regionalanästhesie. – Mit weichen (Muttermunds-)Klemmen werden die vordere und hintere Muttermundslippe vorgezogen. Nach Zurückdrängen der Harnblase mit dem Spekulum wird die Naht im Bereich des inneren Muttermundes gesetzt. Sie beginnt am besten mit einem doppelt geführten Polydek- oder Mersilen-Faden bei 12 Uhr und wird nach viermaligem Durchstechen von Vaginal- und Zervixwand wiederum bei 12 Uhr geknotet. Das überstehende Fadenende beträgt 2–3 mm, womit die Cerclage später problemlos entfernt werden kann.

  Die Cerclage sollte vorteilhaft unter Tokolyse und Antibiotikaprophylaxe durchgeführt werden. Wie lange sie fortgeführt werden soll, wird verschieden beantwortet.

- *Notfallcerclage oder totaler Muttermundsverschluß:* Die *zervikale Insuffizienz im mittleren Trimenon* mit Prolabieren der Fruchtblase ist ein relativ seltenes Ereignis. – Das klinische Bild ist typisch: Unter Kontraktionen oder nicht wahrnehmbarer Wehentätigkeit eröffnet sich die Zervix. Die Fruchtblase prolabiert mit eventuell sichtbaren fetalen Anteilen. Diese Situation impliziert in den meisten Fällen einen *Notfalleingriff.* Im Gegensatz zu einer Vielzahl von Operationsmodifikationen mit enttäuschenden Resultaten, stehen heute die *Doppelcerclage und der totale Muttermundsverschluß* mit z. T. akzeptablen Ergebnissen in Konkurrenz zueinander. Mit den derzeitigen Möglichkeiten der Aufzucht von extrem unreifen Frühgeborenen stellt sich nach der 24. SSW ohnehin die Frage nach den eventuell besseren extrauterinen Überlebenschancen, insbesondere bei beginnendem Amnioninfektionssyndrom, was jeweils situationsgerecht entschieden werden muß.

Für eine *Doppelcerclage* spricht das geringe zusätzliche Infektrisiko, da der floride Infekt des unteren Eipols neben anderen Faktoren bereits beim Ingangkommen des Aborts eine entscheidende Rolle spielt. Nach Anlegen der Cerclage ist auch der freie Abfluß des kontaminierten Sekrets aus diesem Bereich garantiert [5]. Die zweite Zirkulärnaht ist nötig, da es mit nur einer

Naht nicht gelingt, eine tragfähige Portio zu formieren. Die Fruchtblase bleibt sonst nach wie vor in der Tiefe sichtbar. Sie verschwindet erst nach dem Knoten der zweiten, kranial mit einem Abstand von 0,5–1,0 cm gelegten Naht (Abb. 21).

Im Gegensatz dazu wird beim totalen *Muttermundsverschluß* nach Anfrischen der Portiooberfläche der infektiöse Herd hinter der queren Naht abgekapselt mit der Gefahr einer lokalen Abszedierung. Allerdings berichteten Faisst et al 1993 [6] erst kürzlich über befriedigende Ergebnisse.

Vor der Vornahme des Eingriffs im mittleren Trimester ist mit einer i. v. Tokolyse zu beginnen. Sie sollte während eines Intervalls von ca. 12 Stunden nicht unterbrochen werden. Erst dann sollte der Eingriff vorgenommen werden. Als Folge einer effizienten Tokolyse sinkt die schlaff werdende Fruchtblase unter Beckenhochlagerung zurück. Breitspektrumantibiotika in hoher Dosierung sind bei der infektiösen Ausgangslage obligat, am besten i. v. (Zervixbakteriologie: obligatorisch).

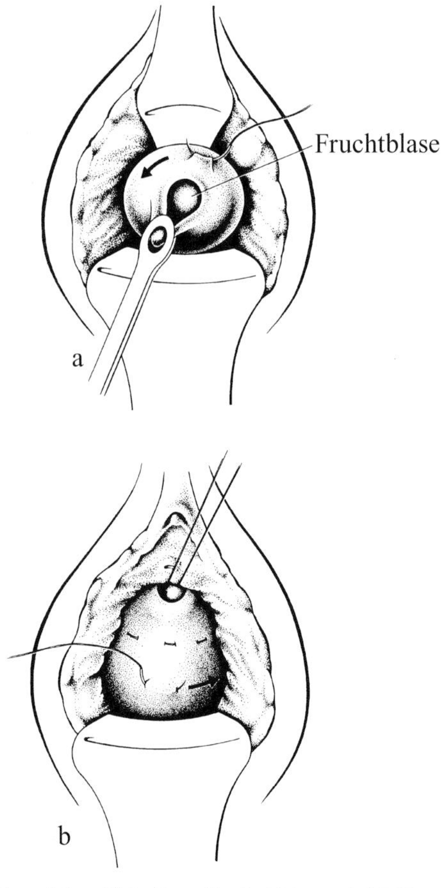

Abbildung 21: **a** Zirkuläre, distale Naht nach McDonald bei 12 Uhr geknüpft; **b** Zirkuläre, proximale und somit doppelt geführte Naht bei 6 Uhr geknüpft.

Nach der Notfallcerclage empfiehlt sich eine *i. v. Tokolyse* über mehrere Tage (mit Überleiten in die perorale Applikationsform?). Klinischer Befund, eventuell einsetzende Wehentätigkeit, entzündliche Parameter und die *Ultraschall-Metrierung* der Zervix beeinflussen das weitere Vorgehen. Davon hängt auch letztlich der Entscheid über eine Klinikentlassung ab. Eine *Induktion der Lungenreife* des Feten empfiehlt sich je nach Gestationsalter.

Die *Fadenentfernung* sollte jedenfalls vor Einsetzen der Wehentätigkeit (Gefahr: Zervixriß) und falls möglich erst in der 37. SSW vorgenommen werden.

- *Komplikationen:* Bei den *Komplikationen steht der vorzeitige Blasensprung mit hoher Infektgefährdung im Vordergrund. Treten Wehen oder entzündliche Zeichen hinzu, muß der Faden entfernt werden.*

Die bakterielle Untersuchung des Fadenmaterials ist obligat und liefert Hinweise für eine adäquate Antibiotikatherapie. Die *Keimbesiedlung* von Fruchtwasser, Zervix, Neonatus und Cerclagefaden ist in den meisten Fällen identisch. Cave: Streptokokken B, Gonokokken, Chlamydien.

Inwieweit die *vorzeitig einsetzende Wehentätigkeit* mit einer liegenden Cerclage in Verbindung gebracht werden kann, ist nicht zu beantworten, aber denkbar.

4.2 Größere vaginale und kombinierte Eingriffe

4.2.1 Vaginale Hysterektomie und Kolporrhaphie

4.2.1.1 Grundsätzliches zur Selektion

Die richtige Selektion der Patientinnen, die für eine vaginale Hysterektomie geeignet sind, ist der wichtigste Schritt zur Vermeidung von Komplikationen und Frustration!

Die Operationsrisiken sind um so größer, je enger der Zugang, je geringer der Deszensus und je voluminöser der Uterus.

Dabei kann die *Laparoskopie* bei Verdacht auf Adhäsionen, Endometriose, chronische Entzündungen der Adnexe oder Divertikulitistumoren wichtige Hinweise liefern, ob der Uterus eventuell unter laparoskopischer Assistenz vaginal entfernt werden kann. *Das Ziel der laparoskopisch assistierten vaginalen Hysterektomie wäre dabei die Vermeidung des abdominalen Eingriffs.* – Während ein

Uterus in der Größe von Mens III–IV mittels *Morcellement* auch heute noch ohne endoskopischen Assistenz auf vaginalem Wege entfernt werden kann (evtl. besser: vorerst endoskopische Entfernung einzelner Myomknoten (s. Kap. IX), sollte man sich bei Verdacht oder Vorhandensein parauteriner Prozesse nicht auf ein vaginales Prozedere einlassen. Falls der vaginale Eingriff trotzdem mißlingen sollte, könnte der Eingriff im schlimmsten Fall immer noch über den «Notausgang» der endoskopischen Assistenz oder der herkömmlichen abdominalen Hysterektomie beendet werden.

Die definitive *Selektion* darf jedenfalls nicht bei der Eintrittsuntersuchung vorgenommen werden. Deszendierbarkeit des Uterus und seine Beweglichkeit sind auf alle Fälle noch vor Inangriffnahme des Haupteingriffs in Narkose zu prüfen.

Dabei darf man sich nicht von einer *Elongatio colli,* die bei älteren Frauen nicht selten anzutreffen ist, irreführen lassen. Nur der Hysterometer orientiert uns über die tatsächliche Länge des Uterus! – Hat man es bei einem Descensus uteri mit einer erheblichen Elongatio zu tun, kann man sich eventuell auf eine hohe Portioamputation im Sinne der althergebrachten Manchesteroperation beschränken, anstatt die vaginale Hysterektomie erzwingen zu wollen.

Besteht eine *Zysto-Rektozele,* ist es nach unserer Erfahrung einfacher und übersichtlicher, in einem ersten Schritt den Uterus zu entfernen und im nachhinein zu kolporrhaphieren. Legt man zusätzlich eine Kunststoffschlinge, wird diese nach der Hysterektomie und der Diaphragmaplastik angebracht.

4.2.1.2 Antibiotika(-prophylaxe) (s. auch Kap. X)

Antibiotika können grundsätzlich *prophylaktisch oder therapeutisch* appliziert werden.

Die Prophylaxe erfolgt meistens ungezielt mit Substanzen mit breitem Spektrum.

Zwecks Erreichen eines hohen Gewebespiegels mit entsprechender antibakterieller Wirkung, muß das Antibiotikum unmittelbar vor Beginn der Operation (spätestens bei Anästhesiebeginn im Operationssaal) appliziert werden (maximaler Gewebespiegel: 20 Minuten nach der Injektion). VI/4.

Von der Prophylaxe profitieren vor allem die vaginalen Eingriffe mit einem Rückgang der febrilen Verläufe und der infektiösen Komplikationen. Sie wird heute als obligat angesehen.

Dafür spricht auch die postoperativ zunehmende Besiedlung des Operationsgebiets mit potentiell pathogenen Keimen (Tab. 36 [7 a, 7 b]). Es geht schon aus dieser Analyse mit einem breitgefächerten Erregerspektrum hervor, daß die Prophylaxe mit einem *Breitspektrum-Chemotherapeutikum* zu erfolgen hat.

Neben der Gefahr der Resistenzbildung bzw. Keimselektion besteht jene der Applikation von Reserveantibiotika, die im Prinzip den postoperativen Infekten vorbehalten sein sollten und schon aus Kostengründen nicht gerechtfertigt sind.

Tabelle 36: Prä- und postoperative Bakterienkulturen vor und nach Hysterektomie ohne Antibiotika-Prophylaxe.

	Vaginale Hysterektomie		Abdominale Hysterektomie	
Organismen	Positive präoperative Kultur	Positive postoperative Kultur	Positive präoperative Kultur	Positive postoperative Kultur
Lactobacillus sp	82.6 %	45.4 %	87.0 %	50.0 %
Staphylococcus aureus	0.0 %	13.6 %	2.2 %	0.0 %
Escherichia coli	21.7 %	72.7 %	30.4 %	75.0 %
Klebsiella pneumoniae	0.0 %	22.7 %	6.5 %	15.0 %
Enterobacter cloacae	0.0 %	0.0 %	0.0 %	5.0 %
Proteus mirabilis	0.0 %	13.6 %	8.7 %	25.0 %
Proteus vulgaris	4.3 %	0.0 %	0.0 %	2.5 %
Proteus morganii	0.0 %	4.6 %	0.0 %	0.0 %
Bacteroides fragilis	4.3 %	31.8 %	17.4 %	35.0 %
Fusobacterium sp	4.3 %	9.1 %	4.4 %	15.0 %

VI/4.

4.2.1.3 Antibiotikatherapie

Subfebrile oder febrile Temperaturen sind nach vaginalen Operationen, vor allem in Kombination mit Kolporrhaphien mit großen Wundflächen, häufig.

Sie sind oft nur Ausdruck einer lokalen *Sekretstauung oder einer Hämatombildung,* allenfalls Ausdruck eines Stumpfinfiltrats. – Wenn man bedenkt, daß bei diesen Eingriffen oft «große» Ligaturen gesetzt werden und die Ligamentstümpfe im Bereich des Vaginalstumpfes miteinander vereinigt werden, ist die «physiologische Abheilung» über ein Stumpfinfiltrat mehr oder weniger ein normaler Vorgang. – Gefährliche Infekte hingegen breiten sich in diesem Bereich sehr rasch über eine Parametritis bis an die Beckenwand aus und führen schließlich zu einem *Stumpf- und/oder Douglasabszeß.*

In den meisten Fällen genügen jedoch vorerst *Antiphlogistika,* so z. B.:

Tabelle 37:

- *Diclofenac-Na (Voltaren®)* 3 mal 25/50 mg tägl. (3 mal 1 Drag.); Voltaren retard® 100 mg oder in Form von Supp. (50 oder 100 mg)
  Cave: gastro-intestinale Beschwerden, Ulkus, Leber- und Nierenschädigung.
  Die Dragées sind mit einer magensaftresistenten Schutzschicht berzogen.
- *Mefenaminsäure (Ponstan®)* 3 mal 250–500 mg/Kps. oder Tabl. tägl. oder Supp. (125 oder 500 mg)
- Bromelin (Traumanase forte®) 4 mal 40 mg tägl. (4 mal 1 Tabl.)
  Kontraindikationen: Hämophilie, hämorrhagische Diathesen.
  Offenbar keine Auswirkungen auf den Magen-Darm-Trakt.
  Generell: Alle Prostaglandinsynthetasehemmer je nach persönlicher Erfahrung!

Ohne eine eventuell unnötige Chemotherapie sind damit febrile Reaktionen meist innerhalb von 48 Stunden abgeklungen. Vaginal Operierte benötigen dadurch weniger Antibiotika.

Eine *Antibiotikatherapie* wird nur in den Fällen notwendig, in denen hohes Fieber persistiert oder andere Zeichen eines klinisch manifesten Infekts bestehen.

Neben dem Fieber, dem CRP ↑ und der Leukozytose ist ein rascher Anstieg der *Blutsenkungsreaktion mit Werten von über 80–100 mm/Std.* ein außerordentlich zuverlässiger Parameter für entzündliche Abläufe im Genitalbereich.

Als *Antibiotikum* stehen Aminopenizilline, Cephalosporine der zweiten und dritten Generation oder je nach Erregerspektrum andere Antibiotika zur Verfügung. Eventuell vorhandene Abszedierungen sind ultraschallgeführt zu punktieren und zu drainieren.

4.2.1.4 Thromboseprophylaxe (s. Kap. 9.)

4.2.1.5 Drainagen (s. Kap. 4.3.3.2 und 5.2.6)

4.2.1.6 Tamponaden

Grundsätzlich sollte man (auch bei einer Plastik), eine sorgfältige Hämostase vorausgesetzt, *auf eine Tamponade verzichten.*

Es ist ein Irrtum zu glauben, eine gewissenhafte Blutstillung mit einer Tamponade ersetzen zu wollen. Arterielle Blutungen finden dann vorerst unerkannt u. U. hinter der Tamponade statt, mit eventuell ausgeprägter Hämatombildung trotz Tamponade.

Da im allgemeinen bei liegender Tamponade vermehrt Schmerzen geäußert werden, sind diese, eventuell bedingt durch eine Hämatombildung, nur schwer zu interpretieren. Bei einem Verzicht auf eine Tamponade hingegen kann die Blutung nach außen jederzeit kontrolliert werden.

4.2.1.7 Nahtpflege

Bereits nach dem ersten postoperativen Tag erfolgt die lokale Nahtpflege (Dammnaht) durch tägliches Abspülen mit einer Desinfektionslösung (z. B. mit 1 Promille Desogen®-Lösung).

Bei Anzeichen einer p. s.-Heilung empfiehlt sich zusätzliches Abtupfen der Naht mit einem gefärbten Desinfektionsmittel. – Nach dem 5. Tag haben sich allgemein Kamillensitzbäder als Reinigungsbad eingebürgert. Der «Glaube an die Kamille» sollte dabei nicht überfordert werden. Man hat aber damit zumindest keine allergischen Hautreizungen zu befürchten. Doch ist eine *strenge spitalhygienische Überwachung dieser Bäder,* die z. T. nur zur Unterbrechung des monotonen Spitalalltags verordnet werden, angezeigt. Trotz allem: die Bäder sind bei den Patientinnen sehr beliebt.

4.2.1.8 Entlassungsuntersuchungen nach vaginalen Eingriffen und Nachbehandlung

Dabei ist besonders auf die Verletzlichkeit eventuell noch nicht abgeheilter Nähte zu achten (Untersuchung: mit einem Finger) und falls nicht unbedingt nötig (nachträgliche Tupferentfernung!) ohne Speculum! Wichtig sind alte Hämatome oder Stumpfinfiltrate palpatorisch, möglichst sorgfältig zu erfassen, damit die richtige Nachbehandlung angeordnet werden kann (situative Rezeptur von Chemotherapeutika, Antiphlogistika, Eisenpräparate, Sitzbäder). Als *Laborresultate* müssen vorliegen: BSR, Hämoglobin, Hämatokrit, Leukozyten, Thromboplastinzeit bei Antikoagulation mit Cumarinen, Urinbefund inkl. Bakteriologie.

Bei einem Stumpfinfiltrat ist im allgemeinen die Blutsenkungsreaktion noch hoch (50 mm/Stunde), bei einem Hämatom sind die Hämoglobinwerte noch tief (< 10 g/dl).

Jedenfalls sollten im Anschluß an den Klinikaufenthalt antiseptische Salben oder Ovula, bei älteren Patientinnen vorzugsweise mit Östrogenzusatz, verordnet werden.

Im Prinzip kann eine einfache vaginale Hysterektomie nach 1–2 Tagen entlassen werden.

Das z. B. für endoskopische Eingriffe in Anspruch genommene Argument der kürzeren Hospitalisationsdauer würde damit zumindest in einem «günstigen» Fall wegfallen. – Ein *Merkblatt,* das jedoch die verbale Aufklärung der Patientin über Art und eventuelle Folgen eines Eingriffs während ihres Klinikaufenthaltes niemals ersetzt, aber alles Wesentliche zur Patienteninformation zusammenfaßt und der jeweiligen *«Klinikphilosophie»* entspricht, muß unbedingt mit nach Hause gegeben werden. Dieses Merkblatt kann wie folgt aussehen: VI/4.

Merkblatt für Operierte nach Entfernung der Gebärmutter

Warum wurde operiert?

Am häufigsten wird die Gebärmutter wegen einer Senkung entfernt, welche oft zu Störungen beim Wasserlassen führt. Andere Gründe, welche zur Entfernung der Gebärmutter führen, sind:
Gutartige Veränderungen, welche Blutungen verursachen, wie z.B. Myome oder Schleimhautpolypen sowie früherfaßte Vorstadien von Gebärmutterkrebs.
Die Entfernung der Gebärmutter ist ein häufiger operativer Eingriff.

Was wurde entfernt?

In der Regel wird bei dieser Operation lediglich die Gebärmutter entfernt. Manchmal ist es aber notwendig, auch die Eierstöcke und Eileiter zu operieren. Bei der durch die Scheide (vaginal) durchgeführten Operation sind keine Narben sichtbar.

Bei der Operation einer Senkung (oder Vorfall) wird die Scheide, die sich häufig zusammen mit Blase oder Enddarm ebenfalls senkt, neu geformt.

Welches sind die Folgen?

a) Entfernung der Gebärmutter vor den Wechseljahren.
Nach der Operation ist weder eine Periodenblutung noch eine Schwangerschaft möglich. Die Eierstöcke setzen ihre Hormonproduktion fort. Allfällige Wechseljahrbeschwerden sind also von der Operation unabhängig.

b) Entfernung der Gebärmutter und der Eierstöcke vor den Wechseljahren
Blutungen und Schwangerschaften sind nicht mehr möglich. Es kann nach der Operation zum Auftreten von Wechseljahrbeschwerden kommen. Diese können mit Medikamenten leicht behandelt werden.

c) Entfernung der Gebärmutter mit oder ohne Eierstöcke nach den Wechseljahren
Es treten keine Änderungen auf, da die Eierstöcke zum Zeitpunkt der Operation die Produktion von Hormonen bereits weitgehend eingestellt haben.

Wie soll man sich nach der Entlassung aus dem Spital verhalten?

1. Solange ein Ausfluß aus der Scheide besteht, sollten Sie täglich ein warmes Kamillensitzbad nehmen. Duschen und Abwaschen im Stehen ist dem Vollbad vorzuziehen. Am Abend führen Sie die von uns rezeptierte Vaginalcrème in die Scheide ein. – Besteht ein «Bauchschnitt», kann in der Regel nach der Rückkehr aus der Klinik ebenfalls ohne Gefahr geduscht werden.
2. Zur Verhütung von Harnwegsinfektionen sollten Sie das von uns vorgeschriebene Medikament regelmäßig einnehmen und zwar bis die Packung leer ist. Das allfällige Rezept erhalten Sie am Tage des Spitalaustrittes.
3. Wurden Sie wegen einer Scheidensenkung und/oder wegen schlechtem Blasenverschluß operiert, sollten Sie während einiger Wochen mehrmals täglich während einigen Minuten die Beckenbodenmuskulatur trainieren. Dies erfolgt durch rhythmisches Betätigen der After- und Blasenschließmuskulatur.
4. Während 6 Wochen sollten Sie sich körperlich schonen, d.h. keine Lasten über 5kg heben und keine schweren Arbeiten verrichten.
5. Sexuelle Beziehungen sollen möglichst früh nach der Operation (spätestens nach 6 Wochen) wieder aufgenommen werden. Sie werden durch den Eingriff nicht beeinträchtigt. Die Scheide ist genau so tief und die Scheidenwände haben von ihrer Elastizität nichts eingebüßt. Falls es beim ersten Verkehr zu leichten Schmerzen kommt, verwenden Sie am besten ein Gleitmittel (z.B. Dienöstrol®-Crème) oder die von uns rezeptierte Vaginalcrème.
6. Bei besonderen Beschwerden, Blutungen oder Schmerzen melden Sie sich bei Ihrem Hausarzt.

VI/4.

Die Erfahrung zeigt, daß trotz ausführlicher mündlicher Information den Patientinnen das *nötige «Basiswissen»* zur Erkennung wichtiger Zusammenhänge nach erfolgter Operation *fehlt.* Zudem kann auch die Information vom Krankenhausarzt ungenügend sein (mangelndes psychologisches Geschick usw.). Ein einfaches und verständlich gehaltenes Merkblatt ist deshalb für die Patientin wichtig und unentbehrlich. Einzelheiten können im häuslichen Milieu auch besser überdacht und verarbeitet werden als unter dem Druck der Spitalatmosphäre. Anläßlich der obligaten Nachkontrollen werden abschließend Unklarheiten bereinigt.

Katheterträgerinnen haben sehr oft bei Spitalaustritt noch einen Harnwegsinfekt oder nach dem Klinikaustritt ein Rezidiv. Deshalb empfiehlt sich nach einem größeren vaginalen Eingriff mit einem oft über mehrere Tage liegenden urethralen Dauerkatheter eine Harnwegstherapie/-prophylaxe über den Klinikaufenthalt hinaus. Dazu haben sich z. B. Nitrofurantoin oder Norfloxacin, als neueres Präparat, bewährt. Besser ist es in jedem Fall, postoperativ eine suprapubische Drainage zu legen mit geringerem Infektrisiko.

Nitrofurantoin (Furadantin®): 3 mal 50 mg (3 mal 1/2 Tabl.) tägl. als Langzeitprophylaxe/-therapie oder in der Retard-Form tägl. 1 mal 100 mg (tägl. 1 Tabl.).
Am verbreitetsten ist derzeit wahrscheinlich die Abgabe von *Norfloxacin (Noroxin®)* bei floriden Infekten in einer Dosierung von 2 mal 400 mg tägl.

Liegt eine *Urinbakteriologie* vor, wird selbstverständlich gezielt behandelt.

4.2.1.9 Nachkontrollen

Im Interesse der Patientinnen und des Operateurs sollten alle vaginalen Hysterektomien und Kolporrhaphien, vor allem aber Inkontinenzoperationen *(immer nach vorausgegangener Absprache mit den einweisenden Ärzten)* nachkontrolliert werden:

Erste Kontrolle nach 3 Monaten	
Zweite Kontrolle nach 1 Jahr	zwischenzeitlich
Dritte Kontrolle nach 3 Jahren	durch den einweisenden Arzt
Weitere Kontrollen in Abständen von 2 Jahren	

Nur auf diese Weise gelingt es, den Erfolg oder Mißerfolg einer Operation zu beurteilen und das *Krankengut kritisch zu sichten.* Eventuelle Konsequenzen wie Änderungen des operativen Vorgehens ergeben sich nur aus Verlaufsbeobachtungen. Nachkontrollen durch den Operateur haben auch den Vorteil, daß die Patientinnen bei Auftreten von Kohabitationsbeschwerden oder bei nicht behobener Inkontinenz entsprechend beraten werden. Ist dies nicht der Fall, kommt es zum Arztwechsel und in vielen Fällen als Konsequenz davon zu einer (fast «zwangsläufigen») Reoperation usw.

4.2.2 Kombinierte Eingriffe; Schlingenoperation

Prinzip: Die unter die Urethra gebrachten Schlingenanteile müssen über der Rektusfaszie lose miteinander vereinigt werden. Unter dem über der Rektusfaszie überstehenden Schlingenanteil sollte der kleine Finger bequem eingeführt werden können. Besser eignet sich das *lockere Vereinigen und Knüpfen der Schlinge über einem Hegarstift Nr. 13.*

Dadurch wird das Ausmaß des «Zuges auf der Schlinge» ± standardisiert. *Bei zu straffem Zug* unter dem Blasenhals führt dies regelmäßig zu *schweren Miktionsstörungen.* Die Patientinnen sind manchmal nur noch imstande, stehend und mit großer Mühe Wasser zu lösen. Der Vorteil der mit der Operation erreichten Kontinenz wird durch diese Inkonvenienz der Miktion oft mehr als aufgehoben.

Andere Verfahren, die Schlinge optimal zu zügeln, entbehren fundierten theoretischen Vorstellungen.

Kommt die Miktion nach Entfernung des Katheters nicht in Gang, sollte möglichst bald (je nach den lokalen Wundverhältnissen im suprasymphysären Bereich) eine *suprapubische Drainage* (s. Kap. 6.4.1) gelegt werden. Gelegentlich müssen die Patientinnen damit entlassen werden, was an sich problemlos ist.

Bei bereits *primärem Anlegen einer suprapubischen Drainage* kann das breit eröffnete Cavum Retzii mit evtl. ausfließendem Urin kontaminiert werden. Voraussetzung zu dieser Drainage-Variante, die jedenfalls zu empfehlen ist, ist jedoch ein unauffälliger Urinstatus (inkl. Bakteriologie).

Hat sich die Spontanmiktion etabliert, besteht meistens über längere Zeit eine *«Urge-Symptomatik»*. Eine entsprechende (oft mehrmals zu variierende) medikamentöse Therapie ist unumgänglich! Achtung: *Compliance* (Medikamenteneinnahme!) (s. Kap. VII/5.2).

4.3 Größere abdominale Eingriffe

4.3.1 Abdominale Hysterektomie

Ursachen für fieberhafte Verläufe sind an erster Stelle Harnwegsinfektionen, dann Vaginalstumpfinfekte, Infektionen der abdominalen Wunde, gelegentlich Thrombophlebitiden und während den ersten postoperativen 48 Stunden die Lungenatelektase (vor allem bei Temperaturen > 38°).

Die *Differentialdiagnose* zwischen diesen verschiedenen Ursachen für fieberhafte Verläufe ist nicht selten dadurch erschwert, daß die dafür verantwortlichen Gründe oft kombiniert sein können.

- *Dauerkatheter:* Ein Dauerkatheter wird unmittelbar vor der Operation eingelegt.
  Der Dauerkatheter erleichtert während der ersten postoperativen Phase eine genaue Bilanzierung. Eine Liegedauer während 24 Stunden ist berechtigt, da die Blase in vielen Fällen nicht spontan entleert werden kann und oft mehrfach katheterisiert werden muß. Transitorische Bakteriurien führen nach dieser kurzen Liegedauer praktisch immer zur spontanen Abheilung.
- *Einlegen und Entfernen eines mit Desinfektionsmittel getränkten Vaginalstreifens:* Das abdominale Einlegen eines mit Desinfektionsmittel getränkten Streifens in die Vagina erfolgt unmittelbar nach Entfernung des Uterus und Eröffnen der Vagina, um die Kontaminationsgefahr mit aus der Vagina in die Peritonealhöhle eingeschleppten Keimen zu verringern.
  Es ist wichtig, den Streifen sofort nach Operationsschluß noch auf dem Operationstisch zu entfernen. Der Streifen wird sonst oft liegengelassen und führt zwangsläufig zu Sekretstauungen und zu schweren lokalen Infektionen.

4.3.2 Abdominale Kolposuspension (s. Kap. VII/4.2.1)

4.3.3 Radikale Hysterektomie

4.3.3.1 Blasenstörungen

Die oft sehr lange andauernde *Blasenentleerungsstörung* (s. Kap. XI/2.3.1.5) zwingt vorerst zu einer adäquaten, länger dauernden suprapubischen Blasendrainage.

Diese ist im Minimum 12–14 Tage zu belassen und die Urinvolumina sind durch intervallweises Abklemmen des Katheters an die Normkapazität heranzuführen. Der Katheter bleibt bis zu einem Resturin < 100 ml liegen und die Patientin muß spätestens bei einem Urinvolumen von 400 ml Drang verspüren und miktionieren können, sonst ist die Drainage längerfristig fortzuführen. Gleichzeitig sind die Patientinnen mittels «Blasendrill» (s. Kap. VII/5.) so zu führen und anzuleiten, daß sie imstande sind, spätestens nach 4 Stunden auch bei nicht drangerzeugenden Urinvolumina die Blase zu entleeren. Ohne medikamentöse Begleittherapie mit Parasympathikomimetika, Spasmolytica u. a. führt die *Neukonditionierung* der Blase jedoch nicht zum Ziel.

> Blasenstörungen sowie urologische Komplikationen können nach einer Radikaloperation so in den Vordergrund treten, daß diese die Lebensqualität mehr beeinträchtigen als Sekundärfolgen des Grundleidens.

VI/4.

4.3.3.2 Drainagen

Die *postoperative Drainage von Wundhöhlen* erfolgt am besten über Redon-Drains, wobei auch kleinlumige Drains (< 16 mm Durchmesser) in beiden retroperitonealen Räumen genügen. Nach anfänglichen blutig-serösen Exsudaten von 200–500 ml können diese nach Aufklaren und bei Sekretmengen < 50 ml entfernt werden. Ob eine ausgiebige Drainage das Auftreten späterer *Lymphzysten* verhindert, wird kontrovers beantwortet (s. Kap. XI/2.3.1.4). Hingegen können auf dem Boden größerer Sekret- und Blutansammlungen in den großen Beckenwundhöhlen Infekte und Fibrosierungen entstehen, die zur Beeinträchtigung der Ureterfunktion bis zur Stenosierung oder Fistelbildung führen können. Zum besseren Sekretabfluß und zur Resorptionsförderung durch das Peritoneum wird deshalb zunehmend auf eine Peritonealisierung der Wundgebiete (-höhlen) verzichtet.

4.3.3.3 Antibiotika

Da es sich in den meisten Fällen um einen langdauernden Eingriff in einem kontaminierten Gebiet handelt (infiltrativ wachsende Karzinome sind immer infiziert), ist ein *adäquater und hochdosierter Einsatz von Antibiotika* indiziert. Der Urotrakt ist besonders infektanfällig und die Bekämpfung eines Harnwegsinfektes hat wegen eventueller Spätfolgen bis zur Pyonephrose prioritäre Bedeutung.

4.3.3.4 Nachkontrollen

Die *Nachkontrollen erfolgen vierteljährlich, nach 2 Jahren halbjährlich und nach 5 Jahren jährlich.* – Nach 6 Wochen und spätestens nach einem Jahr sind Kontrollen des ableitenden Harnwegsystems notwendig (i. v. Pyelographie, Ultraschall). Bei Stenosierungen oder abnormem Ureterverlauf sind weitere Untersuchungen wie CT oder MRI notwendig. Bei Verdacht auf ein Rezidiv ist die Ultraschall- oder CT-geführte Punktion bzw. Biopsie vorzusehen.

5. Komplikationen bei vaginalen und abdominalen Eingriffen. Prophylaxe und Therapie

VI/5.

5.1 Vaginale Hysterektomie (mit oder ohne Korrektur)

Obwohl die vaginale Hysterektomie im allgemeinen ein relativ einfacher Eingriff ist, wird man trotzdem immer wieder mit Komplikationen konfrontiert. So geht auch aus der Statistik der Arbeitsgemeinschaft Schweizerischer Frauenkliniken klar hervor, daß gerade die einfache vaginale Hysterektomie die höchste Quote an Blasenläsionen im Vergleich zu anderen Eingriffen aufweist [1] (s. Kap. 6.).

Die Blasenläsionen sind bei adäquater Technik jedoch zu einem großen Teil vermeidbar.

Wenn wir noch die nicht unbeträchtlichen *urologischen Komplikationen,* besonders Ureterverletzungen, bei der *laparoskopisch assistierten vaginalen Hysterektomie* hinzuzählen, so ist vorerst kaum mit einer Reduktion dieser Läsionen zu rechnen. Ob man diese dann schlußendlich der abdominalen oder der vaginalen Phase anlastet, ist im Endeffekt ohne Bedeutung.

5.1.1 Zeitpunkt der Operation, Blutverlust

Es herrscht vielfach die Meinung, daß während der Menses wegen erhöhter Blutungsneigung und erhöhter Morbidität (Infekte) nicht operiert werden sollte. U. E. besteht kein Zusammenhang und es ist vielfach aus äußeren Gründen schon gar nicht mehr möglich, auf solche «Details» Rücksicht zu nehmen.

Der *Blutverlust* ist bei jüngeren Patientinnen im allgemeinen höher, während bei den > 60jährigen Patientinnen sowohl der Blutverlust als auch Nachblutungen deutlich geringer sind, da bei atrophem Gewebe und Gefäßsklerosierungen die Durchblutung im Gewebe vermindert ist [1].

5.1.2 Intraoperative Läsionen

5.1.2.1 Blasenverletzungen

Die Blase ist bei der einfachen vaginalen Hysterektomie mit einer Läsionsrate von 0,99 % (unter 5864 Eingriffen) am meisten gefährdet (!), während bei einer zusätzlichen Raffung dieser Prozentsatz nur 0,47% (unter 9821 Eingriffen) beträgt [1].

Diese Differenz ist wahrscheinlich darauf zurückzuführen, das die lokalen Verhältnisse im Bereich der Übergangsfalte der Blase bei einem Deszensus und Zystozele übersichtlicher sind. Blase und Peritoneum sind zudem leichter zu differenzieren. – Um die Blase besser abgrenzen zu können, kann man z.B die Blase mäßig füllen (eventuell mit Methylenblau), wodurch Verletzungen zumindest sofort erkannt werden.

Die Inzision des vermeintlichen Peritoneums ist erst dann vorzunehmen, wenn die *Blase sicher davon differenziert* werden kann. Die Präparation bis zu diesem Operationsschritt erfolgt am besten stumpf, sei es mit einem Stieltupfer oder mit einem durch den Operateur sorgfältig geführten Spekulum. – Eine Läsion ist sofort zu schließen. Nachher: Installation von «Blaulösung»: Prüfen der Dichtigkeit.

> Läßt sich die vordere peritoneale Umschlagfalte bei geringem Deszensus nicht leicht auffinden, wird vorerst der Douglas eröffnet. Nach Durchtrennen der Ligg. sacro-uterina und der Parametrien wird der Uterus mobiler und der Zugang zur vorderen peritonealen Umschlagfalte problemlos!

5.1.2.2 Verletzung des Rektums

Die Verletzung des Rektums ist selten. Die Eröffnung wird sofort verschlossen.

5.1.2.3 Verletzung des Ureters (s. Kap. 6.2)

5.1.3 Die intraoperative bzw. frühe postoperative Blutung

Blutungen aus größeren Gefäßen (A. uterina, aus dem Adnexstumpf u. a.) werden intraoperativ erkannt und die Gefäße ligiert. Kleinere Blutungen, besonders aus den Vaginalrändern, sind am besten mit der Bikoagulationszange zu koagulieren.

Das Operationsgebiet muß bluttrocken sein.

Die *Nachblutung* aus größeren Gefäßen erfolgt meistens am Operationstag. In einigen Fällen ist man gezwungen, abdominal zu revidieren.

Seltene aber bedrohliche *Blutungsquellen:*

Bei *massiven Blutungen* wird die abdominale Revision dann notwendig, wenn es z. B. aus dem *Adnexstumpf* (evtl. aus einem beim Peritonealverschluß im Bereich des Lig. infundibulo-pelvicum angestochenen Gefäß) *intraperitoneal* blutet. Es ist auch möglich, daß die Ligatur der Adnexstümpfe abgleitet. Wie z. B. die Ligamentstümpfe durchstochen und ligiert werden sollen, geht aus Abbildung 22 (1, mod. n. Nichols [10]) hervor.

Sind die *Uteringefäße die Blutungsquelle,* beginnt es meistens nach einer gewissen Zeit nach außen zu bluten, vor allem dann, wenn der Vaginalstumpf offen gelassen wird. Wird der Vaginalstumpf während der Operation verschlossen, kommt es vorerst zu einem Hämatom im Bereich des Vaginalstumpfes und des Retro-Peritonealraumes mit anschließender Entleerung von Blutkoagula nach außen.

Blutet die Patientin primär nach außen, ist die Blutungsquelle meist im Vaginalstumpfbereich, d. h. in der Vaginalhaut bzw. deren Rändern zu suchen.

5.1.3.1 Blutung in den Vaginalstumpf

Blutungen in den Vaginalstumpf sind wahrscheinlich viel häufiger, als man annimmt. Da die Blutung meistens auf den Stumpf beschränkt bleibt, ist auch der Blutverlust relativ gering. Der Kreislauf wird dadurch nicht beeinträchtigt. Erst postoperative Hämoglobin- und Hämatokritvergleiche mit früheren Werten lassen ein solches Ereignis vermuten. Lokal- und Ultraschallbefund (wegen der weichen Konsistenz des Hämatoms schwer zu interpretieren) zusammen mit Hämoglobin- sowie Hämatokritabfall ergeben die Diagnose. Diese Blutungen sind meist Folge ungenügender perioperativer Hämostase. Auch ein offener Vaginalstumpf hat keine Alibifunktion, eine in jedem Fall peinliche Blutstillung zu vernachlässigen!

Versucht man, digital oder mit einer Kornzange die Vaginalwunde zu spreizen, um das Hämatom ablaufen zu las-

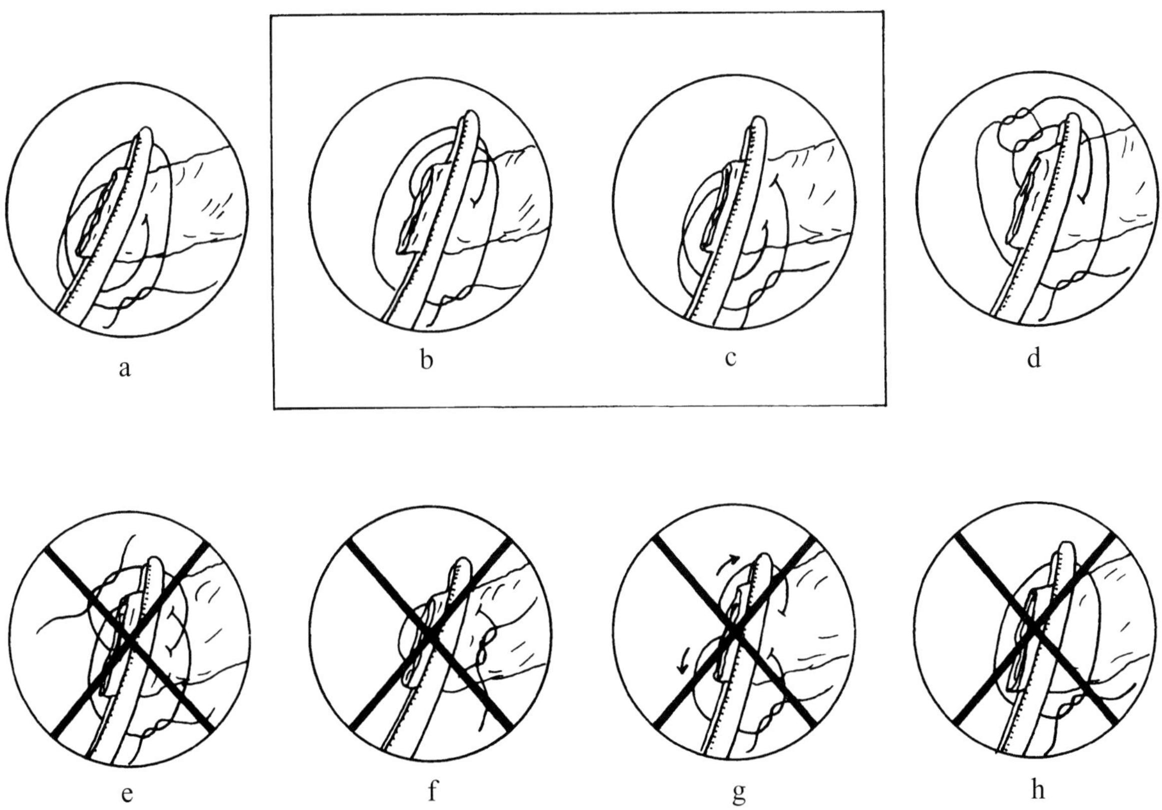

Abbildung 22: **a–h** Stich-Knoten-Variationen **(b)** zur Unterbindung des Lig. infundibulo-pelvicum; **(c)** sog. Heany-Stitch zur Versorgung des Lig. sacro-uterinum und Lig. cardinale.

sen, bringt man evtl. die meistens nach einiger Zeit zur Ruhe kommende Blutungsquelle durch mechanische Manipulation erneut zum Bluten. Zudem ist das *blinde und ungezielte Herumstochern gefährlich* (z.B. Perforation des Peritoneums)! Weiterer Nachteil ist die erhöhte Infektionsgefahr durch Einbringen von Keimen aus der Vagina.

Also *abwarten:* Das Hämatom entleert oder organisiert
VI/5. sich ohnehin zu einem späteren Zeitpunkt. – Bei Verwendung von resorbierbarem Nahtmaterial beginnt der primär verschlossene Vaginalstumpf infolge der rasch nachlassenden Festigkeit des Fadens bald zu klaffen. Damit ist die Drainage nach außen ebenfalls gewährleistet.

5.1.3.2 Retrovesiko- bzw. -peritoneale Blutung

Häufigste Hämatomlokalisationen sind der *Vaginalstumpf, der retrovesikale und der retroperitoneale* Raum.

Die Blutung in den *retrovesikalen oder retroperitonealen* Raum stammt erfahrungsgemäß meistens aus retrovesikal gelegenen kleinen arteriellen Gefäßen nach ungenügender Blutstillung oder aus einem kleinen Gefäß im scharf durchtrennten «Septum-supravaginale». Seltener entstehen diese Hämatome aufgrund einer spritzenden A. uterina (Entleerung nach außen).

Diese *Hämatome* lassen sich im allgemeinen etwa 6–8 Stunden nach der Operation *retro-symphysär* gut abgrenzen. Sie können sich (meistens einseitig) auch retroperitoneal bis gegen die Nierenloge ausbreiten. Im Gegensatz zu einem Hämatoperitoneum kommt es bei diesen Patientinnen selten zu einem schweren Schockzustand. *Die Differentialdiagnose gegenüber einem Hämatoperitoneum ist einfach (das retroperitoneale Hämatom läßt sich palpatorisch immer abgrenzen).*

Unter streng konservativem Vorgehen mit Blutersatz kann diese Situation meist ohne operative Revision beherrscht werden. – Revidiert man, sind die retroperitonealen Verhältnisse außerordentlich unübersichtlich und die Blutungsquelle kann in vielen Fällen nicht gefunden werden. Man muß sich deshalb sehr oft nach Ausräumen des Hämatoms mit dem Einlegen eines dicken Drains begnügen.

Antibiotika sind in solchen Fällen obligat, da das Hämatom einen idealen Nährboden für eine Keimbesiedelung darstellt.

Als *Ultima ratio* bei unstillbaren und nicht identifizierbaren Blutungsquellen: *Ligatur der A. iliaca interna,* evtl. auf beiden Seiten.

Cave: Bei der Ligatur Verletzungen der unmittelbar anliegenden Vene vermeiden! *Am besten ligiert man unmittelbar vor dem Abgang der A. uterina!* (Abb. 23).

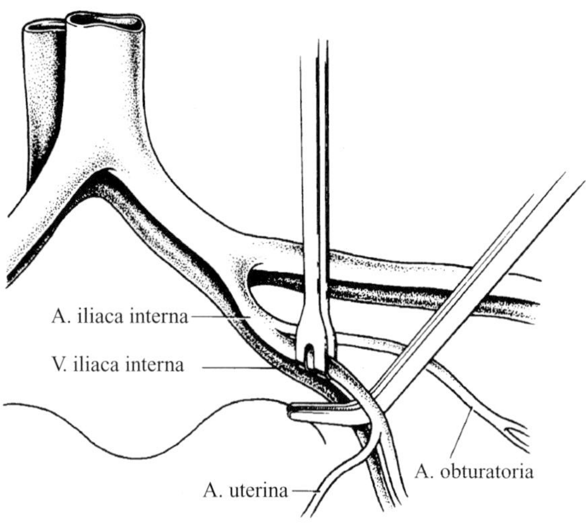

Abbildung 23: Ligatur der A. iliaca interna. Die Klemme liegt unter der A. iliaca interna (mit der Babcock-Klemme angehoben) und faßt den durchzuziehenden Faden.

Wird die *Vene verletzt* oder ist der unmittelbare Ligatureffekt ungenügend: Logothetopoulos-Tampon oder breites Fassen der vermuteten Blutungsquelle mit einer weichen Gefäßklemme, deren Griff das Abdomen weit überragt. Entfernen derselben 24 Stunden post operationem.

5.1.4 Die späte postoperative Blutung

Die Blutung tritt meistens als Folge einer *Antikoagulation* auf, wenn z.B. unter *Cumarinen* die Quickwerte den kritischen Wert von 30 % unterschreiten. Solche Blutungen sind im allgemeinen zwischen dem 6. und 8. postoperativen Tag zu erwarten. Zu diesem Zeitpunkt beginnt sich das resorbierbare Nahtmaterial teilweise aufzulösen und die Quickwerte erreichen die tiefsten Werte.

Wird bei einer Patientin eine Thromboseprophylaxe z.B. mit *Liquemin subcutan®* oder niedermolekularen Heparinen durchgeführt, können solche Blutungen auch zu einem früheren Zeitpunkt auftreten.

Die Therapie besteht vorerst in der Wiederherstellung normaler Gerinnungsverhältnisse mit Vitamin K_1 oder Protamin-Sulfat (wird auch gegeben, wenn die Gerinnung nach Liquemin subcutan® nicht meßbar beeinträchtigt ist).

Antidot bei Dicumarinbehandlung:
Vitamin K_1 (Konakion®) 1–2 Amp. à 10 mg langsam intravenös.
Antidot nach Liquemin subcutan®:
Protamin-hcl in wäßriger Lösung (Protamin 1000 Roche®) 1 Amp. à 5 ml. Bei unbekannter Heparin-Konzentration anfänglich nicht > 1 ml *i.v.* verabreichen. Allg. Dosierungsrichtlinie: *50 % der zuletzt applizierten Heparindosis durch adäquate Protaminmenge neutralisieren (1 ml Protamin 1000 Roche® neutralisiert in vitro 1000 USP-E Heparin).*
Mit Protamin-hcl ist eine Sofortwirkung zu erzielen, mit Konakion ist die Normalisierung des Prothrombinspiegels erst in 12–24 Stunden zu erwarten.

Es ist aber durchaus möglich, daß es infolge Blutung aus kleineren und größeren arteriellen Gefäßen zu einem massiveren Blutverlust kommt, so daß eine *chirurgische Blutstillung* notwendig wird.

Bei Dauersickerblutungen können Tamponaden über wenige Stunden (höchstens 24–48 Stunden) evtl. einen Blutungsstopp herbeiführen. Der Tampon kann entweder trocken eingelegt oder mit POR-8 Lösung® (vasokonstriktorisch wirksam), Topostasin® (Thrombinpräparat) oder Cyklokapron® (Fibrinolysehemmer) getränkt werden.

Zur Blutstillung können *weitere Medikamente* Verwendung finden, die teils auf den Gerinnungsvorgang, teils auf die Gefäße direkt einwirken.

5.1.5 Blutungskomplikationen nach Hysterektomie; eine Zusammenstellung aus der Statistik der Arbeitsgemeinschaft Schweiz. Frauenkliniken (ASF) (Tab.38 [1])

Die vaginalen Nachblutungen nach einfacher vaginaler Hysterektomie sind erwartungsgemäß weniger häufig als im vaginalen Hysterektomiekollektiv mit Kolporrhaphien (1,48 % vs. 1,96 %), aber zahlreicher als nach abdominalen Hysterektomien. – Während im weiteren *die einfache vaginale Hysterektomie mit einer relativ hohen intraabdominalen Nachblutungsrate* (Abgleiten von Ligaturen und Blutungen aus dem Adnexstumpf oder Anstechen des Lig. infundibulo-pelvicum) belastet ist, ist die *höhere retroperitoneale Nachblutungsfrequenz (aus dem Bereich der A. uterina oder bei retrovesikalem Ursprung)* bei vaginalen Eingriffen gegenüber derjenigen bei abdominalen Hysterektomien verständlich. VI/5.

5.1.6 Intraoperative Maßnahmen zur Verhinderung postoperativer Nachblutungen

Dazu gehört in erster Linie die *Blutstillung*. Gerade diese ist im vaginalen Operationsgebiet oft sehr mühselig, und eine Bluttrockenheit des Operationsfeldes in manchen Fällen fast nicht zu erreichen. Es besteht bei den Gynäkologen jedoch vielfach die Meinung, daß es weniger auf die Blutstillung als auf das rasche Operieren ankommt. Die Frequenz operativer Nachblutungen ist aber nur mit einer peinlichen und oft auch zeitraubenden intraoperativen Blutstillung auf ein erträgliches Maß zu senken! *Meteorologische Einflüsse* lassen sich kaum für vermehrte Blutungen bei vielfach immer denselben Operateuren verantwortlich machen.

Ganz «unchirurgisch» gelingt es, mit vorsichtigem «Wischen» mit dem Stieltupfer über den ligierten Vaginalstümpfen z. B. noch locker sitzende Ligaturen zu erkennen. Man kann mit diesem einfachen Trick jede potentielle Blutungsquelle eruieren. In ähnlicher Weise

Tabelle 38: Blutungskomplikationen nach Hysterektomie.

Postoperative Blutungskomplikationen	Alle abdominalen n = 21965	[%]	Abdominale bei Malignom n = 2380	[%]	Abdominale ohne Malignom n = 19585	[%]	Alle vaginalen n = 15685	[%]	Vaginale mit Zusatz (Raffung) n = 9821	[%]	Vaginale ohne Zusatz n = 5864	[%]
Nachblutung in Bauchdecken	438	1,99	33	1,39	405	2,07						
Vag. Nachblutung (mind. Tampon. od. Transfus.)	116	0,53	8	0,34	108	0,55	280	1,79	193	1,96	87	1,48
> 2 postoperative Bluttransfus.	261	1,19	54	2,27	207	1,06	130	0,83	95	0,97	35	0,60
Intraabdominale Nachblutung	73	0,33	13	0,55	60	0,31	42	0,27	21	0,21	21	0,36
Retroperitoneale Nachblutung	56	0,25	8	0,34	48	0,25	55	0,38	37	0,38	18	0,31
Nachblutung aus anderen Gründen	42	0,19	4	0,17	38	0,19	41	0,26	29	0,29	12	0,20
Nachblutung bei Gerinnungsstörung	27	0,12	5	0,21	22	0,11	16	0,10	12	0,12	4	0,07
Postop. Blutungsschock	17	0,08	4	0,17	13	0,07	17	0,11	15	0,15	2	0,03

geht man im Bereich der Blasenhinterwand vor, der oft Ausgangspunkt von Blutungen in den retrovesikalen bzw. retroperitonealen Raum ist.

Schließlich ist darauf zu achten, daß zwischen der Blasenfaszie und der Vaginalhaut kein Hohlraum entsteht, in dem sich ein Hämatom bilden kann. Die Vaginalhaut muß an die Faszie adaptiert werden.

VI/5.

Falls eine *generelle Antikoagulation* betrieben wird, ist es *besser*, zumindest die Vaginalhaut im Stumpfbereich *z.B. mit einer fortlaufenden Überwendlingsnaht zu schließen*, da die lokale Blutstillung damit besser gewährleistet ist.

8-Ornithin-Vasopressin (POR-8®) Applikation:

Die POR-8® Applikation bei der Präparation des vaginalen Operationsgebietes ist sehr *nützlich.*

Die hämostyptische Wirkung erleichtert die Übersicht, so daß die Schichten besser präpariert werden können. Der hämostyptische Effekt dauert 10–20 Minuten. Es kommt oft zu einer reaktiven Hyperämie. Dies wirkt sich aber insofern nicht ungünstig aus, als dadurch die nicht ligierten Gefäße während der Operation wieder zu bluten beginnen, sichtbar werden und dementsprechend gefaßt werden können. Es ist deshalb nach POR-8® Verwendung nicht mit vermehrten Nachblutungen zu rechnen.

5.1.7 Einfluß vorausgegangener Operationen oder pelviner Begleiterkrankungen

Diese Entität hat seit der Propagierung der laparoskopisch assistierten vaginalen Hysterektomie einen anderen Stellenwert erhalten.

Obwohl von «gewieften Operateuren» nach wie vor *vaginale Operationen unter erschwerten Bedingungen* ausgeführt und auch zu Ende geführt werden können, scheint sich eine gewisse Neuorientierung anzubahnen, zumal es immer weniger vaginal versierte Operateure gibt. Es erscheint deshalb sinnvoll, bei im kleinen Becken konkomittierenden Erkrankungen die Machbarkeit bzw. das Risiko eines vaginalen Eingriffs per laparoscopiam vorerst abzuschätzen. Bestehen Zweifel, so kann unter endoskopischer Mobilisierung des Uterus und unter Entfernung von endometriotisch oder entzündlich veränderten Adnexen oder nach endoskopischer Adhäsiolyse die Gebärmutter in einer zweiten Phase (doch noch) vaginal entfernt werden (s. Kap. IX/1.7). Auch größere Myomknoten lassen sich so vorerst auf endoskopischem Weg entfernen. *Damit kann zumindest ein abdominaler Eingriff mit langer Hospitalisationsdauer umgangen werden.*

Da diese Eingriffe vorerst noch keineswegs Allgemeingut sind, werden im folgenden die bei einem rein vaginalen Vorgehen notwendigen Schritte aufgezeichnet. Dabei stellt eine vorausgegangene pelvine Operation im allgemeinen keine Gegenindikation zu einer vaginalen Gebärmutterentfernung dar.

Die Beurteilung von Beweglichkeit, Deszensus und Größe des Uterus in Narkose, im Zweifelsfall der laparoskopische Befund, entscheiden über das Vorgehen.

Bei einem Status nach Sectio kann manchmal die vordere peritoneale Umschlagfalte primär nicht eröffnet werden. In diesem Fall wird zuerst das Douglasperitoneum inzidiert.

Adhäsionen werden auf die gleiche Weise behandelt wie bei abdominalen Operationen. Die vorsichtige Präparation nahe am Uterus verhindert Verletzungen von Nachbarorganen.

Bei Douglasendometriosen kann meistens der Douglas primär nicht eröffnet werden. Zur Vermeidung von Läsionen des Rektums oder des Rektosigmoids ist es ratsam, im «gefährlichen Bereich» Endometrioseherde und Uterusmyometrium zurückzulassen, bis man in die freie Bauchhöhle gelangt. Hormonale Nachbehandlungen sind in diesen Fällen vorzusehen.

Große Vergleichskollektive von vaginalen Operationen mit und ohne vorausgegangene pelvine Operation zeigen dieselben Morbiditätsraten.

5.1.8 Morcellieren des Uterus

Die Größe des Uterus ist nur einer der Faktoren bei der Entscheidung: abdominales oder vaginales Vorgehen? Eine noch für eine vaginale Uterusexstirpation vertretbare Uterusgröße liegt ungefähr bei derjenigen entsprechend dem 3. und 4. Schwangerschaftsmonat. Größere Uteri sollten abdominal oder kombiniert endoskopisch entfernt werden. Wichtiger als die Größe ist allerdings die Beweglichkeit des Uterus bzw. der Zugang zum Uterus. Ein Morcellement vereinfacht den Eingriff.

Vor dem Morcellieren müssen beidseits die Uteringefäße ligiert sein. Der perioperative Blutverlust ist nicht erhöht. Die Zervix sollte vorne und/oder hinten gespalten werden, so daß man rasch zu den meist leicht enukleierbaren Myomknoten Zugang erhält. Auf diese Weise gelingt es auch, große submuköse Knoten leicht zu fassen. Der weitere Ablauf der Operation bietet keine Schwierigkeiten mehr.

Die Morbidität (Fieber, Hämatom usw.) nach Morcellieren größerer Uteri ist gegenüber derjenigen nach «normalen» Hysterektomien nicht oder nur unwesentlich erhöht.

5.1.9 Entfernung von Tuben und Ovarien (Appendix?)

Entfernung der Tuben: Obwohl ein Post-Hysterektomie-Prolaps der Tube oder eine maligne Erkrankung der Tube selten sind, wird die Meinung vertreten, wenn möglich in jedem oder zumindest in vielen Fällen die Tube mitzuentfernen. Als wichtigster Grund wird die im Anschluß an die Operation auftretende Gefahr einer Entzündung der Resttube angegeben.

Die Tube ist technisch relativ einfach zu entfernen, und man könnte sich von diesem Standpunkt aus der obigen These anschließen. Allerdings müßte man die Peritonealisierung sehr oft vernachlässigen. Eine Infektion der zurückgebliebenen Tuben ist ein sehr seltenes Ereignis oder aber wird als solches selten erkannt.

Entfernung der Ovarien: Im Grunde genommen sollten bei der vaginalen Hysterektomie die gleichen Regeln gelten wie bei der abdominalen, indem von einer gewissen Altersgrenze an (variiert von Klinik zu Klinik) die Ovarien mitentfernt werden.

Auch der erfahrene vaginale Operateur muß jedoch zugestehen, daß es längst nicht in jedem Fall ohne zusätzliches operatives Risiko und Akribie gelingt, die Ovarien mit zu entfernen. Nutzen oder eventueller Schaden bei einer solchen Operation müßten deshalb in jedem Fall gegeneinander abgewogen werden.

Dies ist mit ein Grund, daß bei Operationen von Korpuskarzinomen mehrheitlich dem abdominalen Weg der Vorzug gegeben wird.

Aufgrund dieser Tatsachen ist es in den Fällen ohne Deszensus des Genitales und bei der Notwendigkeit, die Ovarien zu entfernen, wahrscheinlich sinnvoller, die Adnexektomie zuerst auf endoskopischen Weg vorzunehmen. Ein Weg, der übrigens auch beim Korpuskarzinom beschritten wird (evtl. zusammen mit einer Lymphonodektomie), um damit die nachfolgende abdominale Hysterektomie vor allem bei den «high risk»-Patientinnen (Adipositas, Hypertonie, Diabetes) zu umgehen.

5.1.10 Verhindern einer postoperativen Enterozele

Häufigkeit: Die Enterozelenhäufigkeit wird in der Literatur verschieden hoch angegeben und schwankt zwischen 1–2 %, dürfte aber tatsächlich höher liegen. VI/5.

Es geht aus den Statistiken meistens nicht hervor, ob man damit nur die Enterozelen meint, die wieder zur Reoperation führen. Vielfach sind Enterozelen vorhanden, ohne daß diese zu Beschwerden (z. B. Kohabitationsstörungen) führen, die eine Reoperation notwendig machen.

Verhütung einer Enterozele;
zu beachten sind folgende drei Punkte:

1. Möglichst hoher Verschluß des Peritoneums, wobei das hintere Peritonealblatt sowie der retrovesikale Peritonealüberzug *möglichst weit oben* gefaßt und miteinander vereinigt werden.
2. Solider Stumpfverschluß, solide Fixation (Abb. 24).
   Fixation der Vagina an die Ligg. rotunda wie an die Ligg. sacro-uterina.
3. Die hintere Kolpoperineoplastik muß möglichst hoch ins hintere Scheidengewölbe führen. Auch die potentielle Bruchpforte wird präventiv auf diese Art zusätzlich gesichert.

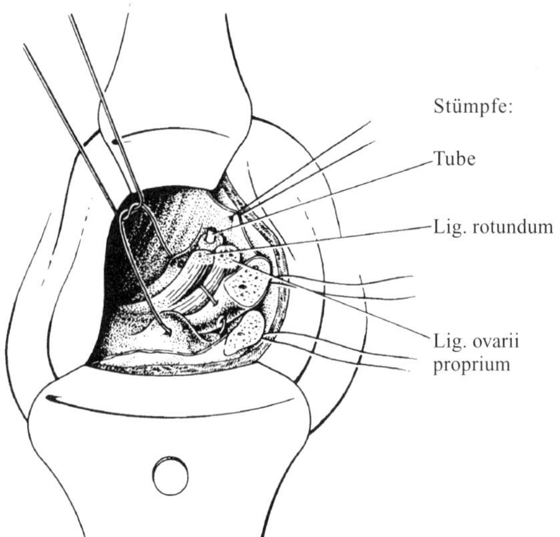

Abbildung 24: Modifizierte Heaney-Naht. Die linksseitige semizirkuläre Naht faßt von vorne nach hinten fortlaufend: Blasenperitoneum (3–5 cm innerhalb des mit Haltefäden markierten Peritonealrands), Lig. rotundum, Peritoneum, Lig. sacrouterinum, hinteres Peritonealblatt (hoch durchstoßen).

Bei dieser Schnittführung hat man jedoch darauf zu achten, daß später keine Kohabitationsstörungen auftreten. Das Ende des hinteren Kolpotomieschnittes muß aber bis zu 1 cm vor den Vaginalstumpf zu liegen kommen. In vielen Fällen kann auf eine Vaginalhautresektion im hintersten Drittel der Vagina verzichtet werden. Sehr oft genügen nur weitausgreifende Nähte, die die Vaginalhaut zusammen mit der perirektalen Faszie vereinigen und zu
VI/5. einer tragfähigen Narbenplatte verhelfen.

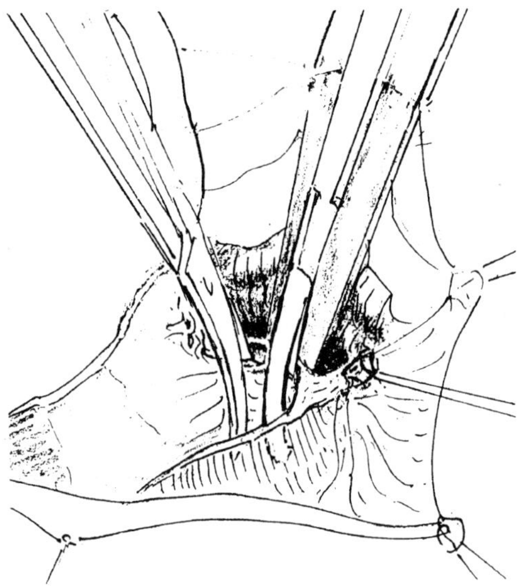

Abbildung 25: Darstellen der Faszienmanschette und Abklemmen des Lig. cardinale.

5.2 Abdominale Eingriffe

5.2.1 Die intrafasziale Hysterektomie-Technik

Die intrafasziale Technik scheint gegenüber anderen technischen Varianten Vorteile zu bieten.

So ist das Umschneiden der Zervixfaszie nach präliminärer Umstechung der zervikalen Äste der A. uterina praktisch blutungsfrei. Nach der Inzision der Zervixfaszie muß die Blase weniger abpräpariert bzw. abgeschoben werden, was ebenfalls weniger blutreich ist. Zudem ist die Blase weniger gefährdet.

Die parametrane Klemme liegt in einer Faszienmanschette und man kommt damit nicht mit dem Ureter in Konflikt (Abb. 25).

Das Eröffnen der Vagina erfolgt immer von hinten. Sie ist einfacher als die von vorne. Das Umschneiden der Portio nach lateral und vorne erfolgt unter Sicht.

Die Fixation des Vaginalstumpfes wird unter Mitnahme der Zervixfaszie zusätzlich gefestigt (Abb. 26). Zusätzliche Fixationen mit Verlagerungen der Vaginalachse und Dyspareuniefolgen erübrigen sich.

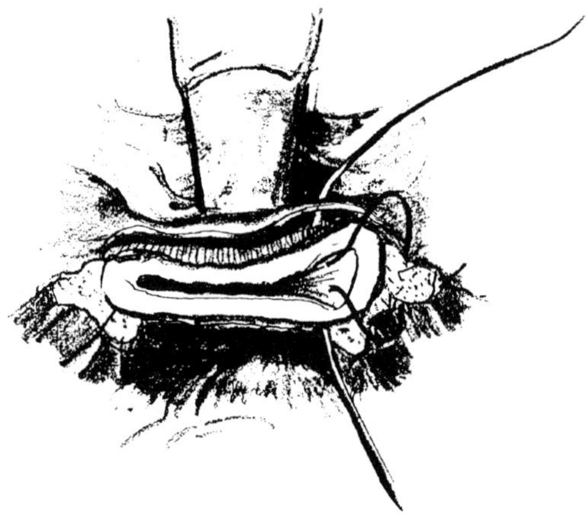

Abbildung 26: Fixation des Vaginalstumpfes, Ecknaht mit Fassen von Lig. sacrouterinum, Vagina, Parametrium und vorderem Zervixfaszienrand (Stichrichtung: von hinten nach vorne).

5.2.2 Verhütung eines Bauchdeckenhämatoms

Ein Bauchdeckenhämatom entsteht beim Pfannenstielschnitt im subfaszialen, beim Wechselschnitt im subkutanen Raum.

Blutungsquellen sind beim Pfannenstielschnitt vor allem die sich in die Faszie retrahierenden Gefäße. Die Faszienaustrittstellen sind jedoch auch bei retrahierten Gefäßen leicht auszumachen. Sie sind auch ohne sichtbare Blutungsquelle zu umstechen oder zu koagulieren. Mit der *Bikoagulationstechnik,* die sich beim Eröffnen und Verschluß des Abdomens in allen Etagen anbietet, ist eine rasche und gezielte Blutstillung möglich. Unnötig tiefe und breite Nekrosen können damit vermieden werden.

Bei einer gleichzeitig vorgenommenen *Kolposuspension* ist auch an eine Blutungsquelle im Cavum Retzii zu denken.

Die Hämatome treten meistens unmittelbar postoperativ bei ungenügender lokaler Blutstillung auf (Cave: Extubation mit Würgeeffekt und Husten nach intratrachealer Narkose → Abgleiten von Ligaturen).

Bei der Extubation soll deshalb das Operationsgebiet über die Absaugperiode hinaus durch einen Assistenten komprimiert werden. Auch Hustenstöße in der frühen postoperativen Phase können zum Abgleiten von Ligaturen führen.

Die durch den *eingelegten Redondrain abgesogene Blutmenge ist nicht repräsentativ* für das Vorhandensein oder Nichtvorhandensein eines Hämatoms!

Auch bei geringen abgesogenen Blutmengen kann ein großes subfasziales Hämatom entstehen, da z. B. die Öffnungen im Redondrain verstopft sein können und damit der Absaugeffekt ungenügend ist.

Klinisch kann das subfasziale Hämatom mit einer deutlich palpablen Vorwölbung evtl. bis zum Nabel *eindeutig diagnostiziert* werden. Auf jeden Fall steigt es auf bis zur oberen Begrenzung der Ablösungsstelle der Faszie und kann auch im Ultraschall nachgewiesen werden.

5.2.3 Ausräumen eines Hämatoms

Bei kleineren Hämatomen kann im allgemeinen zugewartet werden, obgleich man wahrscheinlich bei den heutigen «kosmetischen Auflagen» am besten gleich interveniert, das Hämatom ausräumt und die Blutungsquelle versorgt. Sonst kommt es meistens nach kurzer Zeit zu einer Dehiszenz im Narbenbereich mit Entleerung des Hämatoms. Zudem ist über längere Zeit mit der typischen, bläulichen Hautverfärbung zu rechnen.

Geht hellrotes Blut aus den Redon-Drains ab und hat sich noch kein Hämatom ausgebildet, kann man mit Kompression (Sandsackauflagen) und Hämostyptika (Hämostatika) versuchen, die Blutung zu stoppen.

Hämostypika: Etamsylat (Dicynone®): 250–500 mg i. v. pro dosi u. a.

Verzichtet man auf eine chirurgische Hämatom-Entleerung, beschleunigt das Auflegen antiphlogistischer Pasten oder die systemische Applikation antiphlogistischer Substanzen (z. B. Voltaren®) die Resorption.

5.2.4 Andere Blutungsquellen (s. Kap. 5.1.3 u.a.)

5.2.5 Offengelassenes Peritoneum versus Peritonealverschluß

Läßt man das Peritoneum über dem Wundgebiet und über dem verschlossenen Vaginalstumpf offen, kommt es zur *peritonealen Resorption* der austretenden Sekretmengen inklusive Blut. VI/5.

Diese Beobachtung wurde schon mehrfach anläßlich großer chirurgischer Eingriffen gemacht, bei denen entweder das Peritoneum nicht verschlossen werden kann (z. B. nach Deperitonisierung des kleinen Beckens bei einem Ovarialkarzinom) oder einfach offengelassen wird (z. B. bei der paraaortalen Lymphonodektomie). Diese Beobachtungen hat man sich auch bei der Hysterektomie zu Nutzen gemacht.

Ein *Vorteil* ist der Wegfall des zur Peritonisierung notwendigen Zeitaufwands und die rasche peritoneale Resorption. Die Infektparameter sind dadurch nicht erhöht und Adhäsionen im späteren Verlauf offenbar nicht gehäuft.

Es sollte sich jedoch genügend Peritoneum oder ein mobiles Rektosigmoid zum Abdecken des Vaginalstumpfes anbieten, da die seltene Eventualität des Prolabierens einer Dünndarmschlinge in die Vagina doch einmal Tatsache werden kann (eigener Fall, allerdings bei einem Ovarialkarzinom ohne peritoneale Abdeckung!).

5.2.6 Offener versus geschlossener Vaginalstumpf

Ein Thema, das auch bei der vaginalen und abdominalen Hysterektomie immer noch aktuell ist und (immer noch) *kontrovers* beantwortet wird.

Um diesem Dilemma auszuweichen, schlägt z. B. Schwarz 1987 [8] vor, bei *bluttrockenem* Operationsgebiet und fehlenden entzündlichen Veränderungen die Vagina zu schließen. Man erreicht damit in den meisten Fällen eine pp-Abheilung ohne Stumpfinfiltrat und ohne einen über längere Zeit persistierenden Sekretabgang. Das über dem Stumpf offen gelassene Peritoneum sollte die rasche lokale Abheilung unterstützen. Ein primärer Vaginalverschluß mit dem Stapler (mit absorbierbaren Copolymer-Klammern) ohne «innere Peritonisierung» soll dabei gegenüber anderen Verschlußtechniken (Peritoneum- und Vaginalverschluß) deutliche Vorteile (kürzere Narkose- und Operationsdauer, blander postoperativer Verlauf, kürzere Aufenthaltsdauer) ergeben [14]. – Ist das Wundgebiet hingegen feucht oder bestand schon präoperativ eine Zervizitis oder Kolpitis, wird empfohlen, den *Vaginalstumpf* offen zu lassen.

Bleibt der Vaginalstumpf offen oder wird er nur teilweise geschlossen, kann das Wundsekret zusätzlich über ein T-Drain abgeleitet werden. Die Wirkung auf Infektparameter durch eine zusätzliche Drainage wird allerdings unterschiedlich beantwortet. T-Drain und Antibiotikaprophylaxe können jedoch zusammen eine *additive Wirkung* entfalten.

5.2.7 Der lokale Wundinfekt und weitere infektiöse Komplikationen

Nach dem 2. und 3. postoperativen Tag auftretendes Fieber nach Hysterektomien läßt in der Mehrzahl der Fälle auf ein entzündliches Vaginalstumpfinfiltrat, auf einen beginnenden lokalen Infekt der Bauchdecken oder auf einen Harnwegsinfekt schließen. Oft sind die *Ursachen kombiniert.*

Abgesehen von diesen mit dem lokalen Operationsfeld in Zusammenhang stehenden Infektionen sind selbstverständlich die außerhalb des Operationsgebietes ablaufenden entzündlichen Komplikationen *differentialdiagnostisch* in Erwägung zu ziehen:

Im Vordergrund stehen dabei die pulmonalen Komplikationen.

Andauerndes und unbeeinflußbares Fieber läßt auf eine Fistelbildung im retroperitonealen Raum mit *Urinphlegmone* schließen.

Tabelle 39: Erreger bei Infektionen im kleinen Becken. Aerobier

Grampositive Kokken	Streptokokken Staphylokokken
Grampositive Stäbchen	Diphtheroides Listeria monocytogenes
Gramnegative Stäbchen	Escherichia coli Klebsiella Pseudomonas Proteus Enterobacter Serratia
Anaerobier	
Grampositve Kokken	Peptostreptococcus Peptococcus
Grampositive Stäbchen	Clostridium
Gramnegative Stäbchen	Bacteroides Fusobacterium

Vermutet man einen *Vaginalstumpfinfekt* (gilt auch für die vaginale und abdominale Hysterektomie), müssen Antibiotika frühzeitig eingesetzt werden, um eine Abszedierung und Ausbreitung ins kleine Becken (Douglasabszeß) zu verhindern. Werden sie zu spät eingesetzt, führt dies oft zu einer verzögerten Einschmelzung und langwierigen, chronisch-indurativen Entzündung.

Da es sich in den meisten Fällen um eine polybakterielle Infektion handelt, sind entsprechend breitspektrige Antibiotika einzusetzen. Am besten kombiniert man ein Cephalosporin oder Ampicillin mit Clindamycin oder Metronidazol. Besonders zu beachten ist der Enterokokkeninfekt, der weder auf Cephalosporin noch auf Antibiotikakombinationen ohne Penicillin oder Ampicillin anspricht. Liegt der Infekt in den Bauchdecken, ist mit penizillinresistenten Staphylokokken zu rechnen. – Die häufigsten Erreger bei Infektionen im kleinen Becken sind auf Tabelle 39 [9] aufgeführt.

Der *Vaginalstumpfabszeß* entsteht jedoch meistens aufgrund eines sekundär infizierten Hämatoms. Die pelvine Exploration ergibt einen extrem druckempfindlichen Vaginalstumpf von weicher Resistenz. Das Ausmaß des Hämatoms bzw. der Abszedierung kann mit Ultraschall verifiziert und unter Sicht punktiert werden. Anschließend wird eine Kolpotomiestelle im Vaginalstumpfbereich vorsichtig gespreizt und der Eiter vollständig entleert. Ein «Stochern» in der Tiefe ist jedoch obsolet (Gefahr der Perforation des Peritoneums!).

Abdominale Wundinfekte sind vor allem bei Pfannenstielschnitten (große Wundfläche!) zu beobachten, bedeutend weniger bei unteren medianen Laparotomien. Es ist deshalb sinnvoll, bei Verdacht auf einen infektiösen intraabdominalen Prozeß eher eine untere mediane Laparotomie zu wählen.

Lokal wirksame Antiphlogistika über der abdominalen Wunde beschleunigen die Abszedierung. Ist eine Abszeßbildung nachzuweisen, wird der Abszeß sogleich eröffnet. Bakteriologie (inkl. Untersuchung auf Anaerobier mit Überimpfung auf geeignete Nährböden)!

Lokale Infektionsprophylaxe: Die Wirksamkeit einer Instillation von lokal wirksamen Antibiotika in eine abdominale Wunde, so z. B. von Kanamycin-Lösung®, Bacitracin®, Polybactrin® oder Betadine® ist umstritten. Das Instillieren bzw. Spülen wird aber vielfach geübt.

Lebensbedrohlich wird die Situation bei einer gramnegativen Sepsis mit Endotoxinschock, einer Clostridiensepsis, einer nekrotisierenden Fasziitis oder einer septischen pelvinen Thrombophlebitis mit Dissemination septischer Emboli.

5.2.8 Prävention infektiöser Komplikationen

- *Timing der Operation:* Bei einem floriden genitalen Infekt ohne Notwendigkeit einer chirurgischen Intervention (Wahloperation) ist diese zu postponieren. Kolpitiden und Zervizitiden sind vorzubehandeln.
- *Antibiotikaprophylaxe:* Bei vaginalen Hysterektomien obligat, bei abdominalen je nach potentiellen Infektionsrisikofaktoren (Diabetes u. a.).
- *Hämostase:* Sie ist der Schlüssel zur Infektprävention.
- *Adäquate Wundgebietsdrainage:* Die rechtzeitige Entfernung der Drains verhindert eine eventuelle intraluminale Aszension von Keimen und einen Sekundärinfekt.
- *Atraumatisches Operieren!*
- *Optimale Spitalhygiene*

5.2.9 Komplikationen und deren Prävention bei der Schlingenoperation (am Beispiel der Lyoduraschlinge)

Zur Methodik: Das vorsichtige digitale *Formieren der retrosymphysären und paraurethralen Kanäle* und das ebenso vorsichtige Durchziehen der Lyoduraschlinge mit einer leicht gekrümmten und schlanken Faßzange verhindern Blutungen aus diesem Bereich. Solche sind schwer zu beherrschen und meistens nur auf abdominalem Weg zu stillen.

Zur lokalen Infektionsprophylaxe: Instillation von Bacitracin® (Bacitracin) oder hochdosiertem Penicillin® (lokal bakterizid).

Da das supra- und retrosymphysäre Wundgebiet mit dem vaginalen kommuniziert, lohnt es sich, ein lokal wirksames Antibiotikum zu instillieren. Entwickelt sich trotzdem eine Infektion, so kommt es regelmäßig zu einer Mitbeteiligung des abdominalen Wundgebietes bis zur Abszeßbildung. Die Übergewichtigen, die den Hauptanteil bei schweren Inkontinenzformen darstellen, sind mit ihren adipösen Bauchdecken besonders gefährdet.

Wichtiger als eine lokale Chemoprophylaxe ist jedoch die strikte Trennung beider Operationsgebiete (Tücher, Plastik-Folie) und eine *Operation mit zwei verschiedenen Operationsequipen.* VI/5.

Eine Tamponade wird nur dann eingelegt, wenn der Zugang zum Operationsgebiet über einen Froschmaulschnitt erfolgt.

5.2.10 Kolposuspension (s. Kap. VII/4.2.1)

Kommentar [13]

Perioperativer Bereich

Gerade im Zusammenhang mit den endoskopischen Eingriffen werden viele chirurgische Prinzipien neu überdacht. Beim Vergleich der sogenannten Schemen verschiedener Kliniken fällt auf, wie stark diese durch «Hausmittel» geprägt sind (Maßnahmen für die Prophylaxe einer Darmatonie, hygienische Vorbereitungsmaßnahmen präoperativ etc.). Man ist dann oft erstaunt, wie wenig sich diese Unterschiede auf den postoperativen Verlauf auswirken und kommt deswegen zum Schluß, daß oft weniger Aufwand (Verzicht auf subkutane Redondrainagen, Verzicht auf langwierige Desinfektionsprozeduren, Verzicht auf Peritonealisierung des kleinen Beckens etc.) nicht zu einer Verschlechterung der Qualität, wohl aber zu einer Verbesserung der Ökonomie beitragen.

Literturhinweise

1 Hochuli E (1993) Perioperative Gynäkologie (Hrsg) Springer. Berlin-Heidelberg-New York
2 Berg D (1991) Zerklage bei Zervixinsuffizienz. Gynäkologe 24:215
3 McDonald IA (1963) Incompetent cervix as a cause of recurrent abortion. J Obstet Gynaec Brit Emp 70:105
4 Charles D, Edwards WR (1981) Infectious complications of cervical cerclage. Am J Obstet Gynecol 141:1065
5 Hochuli E, Vogt P (1985) Die «Doppelcerclage». Die Zervixinsuffizienz im mittleren Trimester und ihre Behandlung. Geburts Frauenheilkd 47:537
6 Faisst K, Huch R, Huch A (1993) Der totale Muttermundsverschluß. Erfahrungen am Universitätsspital Zürich von 1983–1992. Schweiz Gynäk Kongr. Lugano
7 a Ohm MJ, Galask RP (1975) The effects of antibiotic prophylaxis on patients undergoing vaginal operations. II. Alterations of the microbial flora Am J Obstet Gynecol 123:597
7 b Ohm MJ, Galask RP (1976) The effects of antibiotic prophylaxis on patients undergoing total abdominal hysterectomies. II. Alterations of the microbial flora. Am J Obstet Gynecol 125:448
8 Schwarz H (1988) Postoperative fever following hysterektomie. Acta Obstet Gynecol Scand 63:711
9 Breen JL, Delia JE (1988) Postoperative septic pelvic thrombophlebitis. In Nichols DH (ed) Clinical problems, injuries, and complications of gynecologic surgery p 11
10 Nichols DH (1988) Transvaginal oophorectomy and salpingo-oophorectomy. In Nichols DH (ed) Clinical problems, injuries and complications of gynecologic surgery. Williams & Wilkins. Baltimore p 130
11 Hepp H (1994) pers. Mitteilung des Lektors
12 Hochuli E (1985) Geburtshilfe, Gynäkologie und Grenzgebiete. 2. Aufl. Huber. Bern-Stuttgart-Toronto
13 Rageth Ch (1994) pers. Mitteilung des Lektors
14 Nagele F, Kurz Ch, Husslein P (1994) Abdominale Hysterektomie ohne innere Peritonealisierung: Primärer Vaginalverschluß mit dem Stapler oder offene und drainierte Scheide. Geburtsh Frauenheilkd 54:228
15 Baumann H (1995) pers. Mitteilung des Lektors

VI/6.

6. Urologische Komplikationen

Urologische Komplikationen während eines Eingriffs und entsprechende Folgeerscheinungen sind offenbar nicht immer zu umgehen!

Auf Tabelle 40 gibt eine Statistik der Arbeitsgemeinschaft Schweizerischer Frauenkliniken (ASF, 1983–1989 [1]) die *intraoperativen Läsionen* verschiedener Organe inklusive *Blase und Ureter* nach Hysterektomien wieder. Die in der Tabelle aufgelisteten Operationstypen sind als orientierende, grobgerasterte Analyse ohne differenziertere Angaben über Diagnosen und eventuelle Zusatzeingriffe zu verstehen.

Unter den *urologischen Komplikationen* finden sich z. B. im Rahmen der abdominalen Hysterektomien bei Malignomen deutlich vermehrten Ureterläsionen gegenüber den anderen Eingriffen ohne Malignome.

Erstaunlicherweise ist die Blase bei einer einfachen vaginalen Hysterektomie mit einer Läsionsrate von 0,99 % (58 mal) am meisten gefährdet.

Zu ganz ähnlichen Zahlen kamen auch Schmidt und Stark 1981 [3]. Die *Ureteren* wurden generell wesentlich häufiger bei der abdominalen Hysterektomie in Mitleidenschaft gezogen, nämlich in 0,14 % (30 mal) gegenüber nur 0,03 % (4 mal) bei den vaginalen Hysterektomien.

Auf Tabelle 41 finden wir die diversen *urogenitalen Fisteln* nach Hysterektomien. – Auffallend hoch ist die «abdominale Hysterektomie ohne Malignom» (Uterus myomatosus, benigne Adnexerkrankung u. a.) mit Urogenitalfisteln belastet. Besonders häufig ist die Vesikovaginalfistel.

Es sind also keineswegs nur die Karzinome, welche Fisteln implizieren, eine Beobachtung, die auch schon Tauber und Sturm 1985 [2] aufgrund einer Zusammenstellung aus verschiedenen Zentren gemacht haben.

Aus den Einzelfallanalysen geht hervor, daß in der Mehrzahl der Fälle intraoperativ keine Organläsionen beschrieben wurden. Diese wurden entweder nicht erkannt oder sind erst später entstanden (Nekrosefisteln).

Der Schaden könnte jedoch begrenzt werden, falls schon beim geringsten Verdacht nach einer Verletzung intensiv gesucht wird, diese erkannt und nach den einfachsten Regeln zur Wiederherstellung der Kontinuität behandelt wird.

Gerade die Tatsache, daß Läsionen oder Fistelbildungen im Urogenitaltrakt oft bei den sogenannt einfachen Operationen auftreten und womöglich ein Fachurologe nicht immer für die «Reparatur» zur Stelle ist (oder nicht gerne abgerufen wird(?)), macht deutlich, daß **jeder operativ tätige Gynäkologe zumindest mit einer urologischen Minimalversorgung vertraut sein sollte.**

6.1 Ursachen und Prävention von Verletzungen im ableitenden Harnwegsystem

6.1.1 Ursachen

- *Genitale Mißbildungen* sind sehr oft mit Anomalien des Urotraktes verbunden.
- *Endometriosen* können vor allem im Bereich des Lig. sacro-uterinum zu Ureterobstruktionen führen. Eine operative Behandlung ist besonders heikel und bedarf gelegentlich der Freilegung des Ureters.
- Bei *raumfordernden Veränderungen* (entzündliche Konglomerate, Uterus myomatosus, Ovarialtumoren) sollte der Ureter zuerst retroperitoneal aufgesucht werden.
- *Vorausgegangene Operationen,* z. B. nach einer Sektio, verursachen oft innige Verwachsungen zwischen Zervixvorderwand und der Blase, die scharf durchtrennt werden müssen.
- *Karzinome:* durch die jeweiligen präoperativen Abklärungen des Urotraktes ist man in den meisten Fällen schon im voraus auf eventuelle Verdrängungen oder Stauungen vorbereitet.

VI/6.

6.1.2 Prävention von Blasen- und Ureterverletzungen

- *Präoperatives Pyelogramm: Ein i.v. Pyelogramm oder zumindest eine Ultraschallbeurteilung ist immer dann indiziert, wenn raumverdrängende Prozesse oder ein Deszensus uteri II. – III. Grades vorliegt.* Damit kann ein abnormer Verlauf oder bei einem Deszensus das eventuelle Ausmaß einer Stauung und deren Behebung nach der Operation kontrolliert werden.

Tabelle 40: Intraoperative Läsionen bei Hysterektomien.

Intraoperative Komplikationen	Alle abdominalen n = 21965	[%]	Abdominale bei Malignom n = 2380	[%]	Abdominale ohne Malignom n = 19585	[%]	Alle vaginalen n = 15685	[%]	Vaginale mit Zusatz (Raffung) n = 9821	[%]	Vaginale ohne Zusatz n = 5864	[%]
Läsion des Dünndarms	40	0,18	9	0,38	31	0,16	1	0,01	1	0,01	0	0,00
Läsion des Dickdarms	34	0,15	15	0,63	19	0,10	27	0,17	23	0,23	4	0,07
Läsion der Blase	182	0,83	18	0,76	164	0,84	104	0,66	46	0,47	58	0,99
Läsion des Ureters	30	0,14	9	0,38	21	0,11	4	0,03	3	0,03	1	0,02
Läsion großer Gefäße	15	0,07	6	0,25	9	0,05	6	0,04	4	0,04	2	0,03
Läsion anderer Organe	10	0,05	2	0,08	8	0,04	4	0,03	2	0,02	2	0,03
Läsion durch Gynäkologen behoben	95	0,43	14	0,59	81	0,41	56	0,36	32	0,33	24	0,41
Läsion durch Facharzt behoben	37	0,17	17	0,71	20	0,10	9	0,06	5	0,05	4	0,07

Tabelle 41: Urogenitale Fisteln.

Diverse postoperative Komplikationen	Alle abdominalen n = 21965	[%]	Abdominale bei Malignom n = 2380	[%]	Abdominale ohne Malignom n = 19585	[%]	Alle vaginalen n = 15685	[%]	Vaginale mit Zusatz (Raffung) n = 9821	[%]	Vaginale ohne Zusatz n = 5864	[%]
Vesikovaginalfistel	21	0,10	2	0,08	19	0,10	4	0,03	2	0,02	2	0,03
Andere Fistel	15	0,07	7	0,29	8	0,04	0	0,00	0	0,00	0	0,00
Ureterovaginalfistel	7	0,03	2	0,08	5	0,03	3	0,02	2	0,02	1	0,02
Rektovaginalfistel	7	0,03	3	0,13	4	0,02	4	0,03	3	0,03	1	0,02

Prä- oder postoperative Ultraschalluntersuchungen können das i. v. Pyelogramm meistens dann ohne Informationsverlust ersetzen, wenn es um den Nachweis von Sekundärfolgen nach Ureterobstruktionen geht *(Darstellen von Niere und erweitertem Nierenbecken).*

VI/6. **So kommt es erfahrungsgemäß bei Eingriffen mit der nötigen Vorwarnung zu weniger Ureterläsionen als bei sog. banalen Eingriffen.**

- *Präoperatives Einlegen eines Ureterkatheters bei zu erwartenden intraoperativen Schwierigkeiten*

Ein hochgeschobener Katheter kann bei fibrotischen Veränderungen auch falsche Sicherheit vermitteln. So kann der Katheter z. B. als fibrotischer Strang fehlinterpretiert werden. – Anders ist die Situation offenbar bei der *laparoskopisch assistierten vaginalen Hysterektomie,* bei der aus «technischen Gründen» der Ureter potentiell gefährdet ist. Vorschlag: Hochschieben einer *Ureterleuchte,* um den Ureter sichtbar zu machen [5].

- *Visualisieren des Ureters und Präparation des Ureters*

- *Präoperative (Chromo-) Zystoskopie*

Sie ist vor allen größeren gynäkologischen Eingriffen obligat. Damit können eventuelle Blasenveränderungen (Divertikel, Tumoren u. a.), doppelt angelegte Ureter oder Abflußstörungen bzw. Nierenfunktionsstörungen gröberen Ausmaßes (verzögerte Blauausscheidung) identifiziert werden.

6.1.3 Prädilektionsstellen

6.1.3.1 Blasenläsionen bei der abdominalen Hysterektomie

Diese erfolgen meistens bei der *Eröffnung des Peritoneums parietale* nach bereits vorausgegangenen Eingriffen.

Die Eröffnung hat daher immer möglichst nabelwärts unter vorsichtiger Präparation und Anheben des Peritonealblattes zu erfolgen.

Eine weitere kritische Situation ist die *Abpräparation der Blase von der Zervix.*

Die Inzision des Peritonealblattes darf nicht zu nahe am Uterus erfolgen, da man dadurch leicht in die «falsche Schicht» gelangt. Sie erfolgt vorzugsweise von lateral her unter leichtem Untertunneln und Spreizbewegungen mit der Schere. Dank der intrafaszialen Absetztechnik muß die Blase zudem weniger abpräpariert bzw. abgeschoben werden.

Wird die Blase verletzt, wird sie vorerst soweit mobilisiert, daß das Leck spannungsfrei, am besten in zwei Schichten genäht werden kann (Abb. 27 [4]).

Die Naht kann aber auch unter Anwendung von zwei Einzelknopfnahtreihen erfolgen.

Als *Nahtmaterial* wird im deutschen Schrifttum vorzugsweise den absorbierbaren, synthetischen Materialien, im angloamerikanischen immer noch z. T. dem chromierten Catgut der Vorzug gegeben.

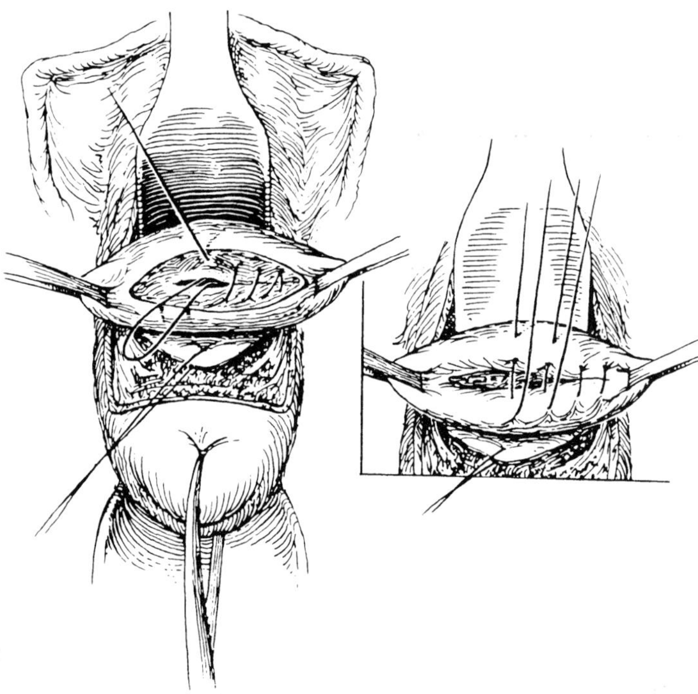

Abbildung 27: Zweischichtige Naht einer Blasenverletzung. 1. Naht: fortlaufend; 2. Naht: Einzelknopfnähte.

6.1.3.2 Ureterläsionen bei der abdominalen Hysterektomie

- *Gefährdung im Bereich des Lig. infundibulo-pelvicum.* Die kritische Stelle liegt an der Kreuzungsstelle von Ureter und Iliakalgefäßen, besonders bei Tumoren, die an die Beckenwand fixiert sind.

Werden die Adnexe abgesetzt, hat die Inzision des Peritoneums jedenfalls lateral zwischen Lig. rotundum und Lig. infundibulo-pelvicum zu erfolgen. Ist das Peritoneum eröffnet, kann das Lig. infundibulo-pelvicum gefahrlos unterfahren und ligiert werden, da der Ureter ohne Schwierigkeiten visualisiert und eventuell präpariert werden kann. Er verläuft auf der Innenseite des medialen Blattes des Peritoneums.

Die Präparation im retroperitonealen Raum unter Sicht ist auf alle Fälle günstiger, als das Peritoneum direkt über dem Ureter zu spalten!

- *Gefährdung im Bereich der Ligg. sacrouterina:*

Eine Endometriose kann in diesem Bereich zu narbigen Verziehungen führen. Im weiteren ist der Ureter bei weit ausgreifenden Nähten bei der Medialisierung der Ligg. sacro-uterina (sog. McCall-Nähte) bzw. bei der Stumpffixation gefährdet.

- Gefährdung an der Kreuzungsstelle mit der A. uterina und beim Eintritt in die Blase:

Das Absetzen der Parametrien innerhalb der Zervixfaszienmanschette schont den Ureter!

Bei Radikaloperationen ist eine zu starke Denudierung des Ureters, besonders an der Eintrittsstelle in die Blase, zu vermeiden, um einer späteren Nekrosefistel vorzubeugen.

- Gefährdung beim Peritonealisieren:

Da der Ureter eng am medialen Peritonealblatt anliegt, ist er besonders bei entzündlichen oder endometriotischen Veränderungen oder nach Radikaloperationen mit Lymphonodektomie während eines Peritonealisierungsversuchs (Abknickung oder Mitnahme in die Naht) gefährdet.

In diesen Situationen sollte jedenfalls auf einen Peritonealverschluß verzichtet werden.

6.1. 3.3 Gefährdung von Blase und Ureter bei der vaginalen Hysterektomie

Auch bei der einfachen vaginalen Hysterektomie sind Prädilektionsstellen auszumachen: Sie liegen im Bereich des Blasenbodens beim stumpfen Abschieben der Blase und an der vorderen Umschlagfalte beim Eröffnen des Peritoneums (Blasenläsion) bzw. beim Absetzen des Uterus von den Ligamenten und Gewebebündeln (Ureterläsion). Der Gebrauch von Klemmen erleichtert dabei unter «Innenrotation» derselben die *Distanzierung gefährdeter blasen- und ureternaher Gebiete. Das unmittelbar an den Klemmen anliegende Gewebe kann dadurch sehr leicht wegpräpariert* VI/6. *bzw. mit einem Stieltupfer stumpf weggeschoben werden.*

6.2 Ureterverletzung während des Eingriffs

6.2.1 Ligatur oder Klemmenverletzung

Nach einer versehentlichen Ligatur wird diese geöffnet und die Uretertätigkeit beobachtet. Falls keine sichtbare Beeinträchtigung der Funktion und der Blutversorgung vorhanden ist, kann auf weitere Maßnahmen verzichtet werden. Ähnlich verhält man sich bei einer Klemmenverletzung. Vorsichtigerweise sollte man jedoch eine *Pigtail-Silastikschiene über einige Tage einlegen.*

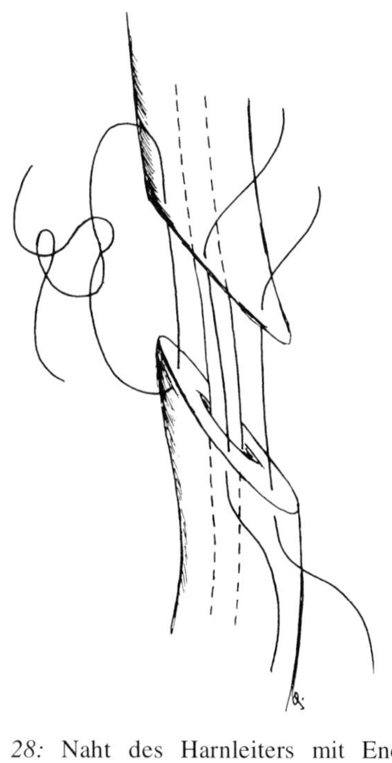

Abbildung 28: Naht des Harnleiters mit End-zu-End-Schräganastomose.

Ist der abgeklemmte Ureteranteil hingegen *devitalisiert,* muß das entsprechende Segment reseziert und End-zu-End über einer Schiene *anastomosiert* werden (Abb. 28). – Liegt die lädierte Stelle blasennahe, ist eine *Ureterozystoneostomie* vorzuziehen

VI/6. Die extraperitoneale Saugdrainage ist obligat, da die Nahtstelle bis zum einwandfreien Funktionieren undicht sein kann. Lecks werden damit ebenfalls frühzeitig sichtbar.

6.2.2 Durchtrennter Ureter

Ist der Ureter durchtrennt, hängt das weitere Vorgehen von der Lokalisation der Verletzung und der Möglichkeit einer spannungsfreien Naht ab.

Läßt sich der Ureter nicht ohne Spannung adaptieren, kommt nur die *Ureterozystoneostomie* in Frage.

Die Blase muß dazu mobilisiert und anschließend an den M.ileopsoas fixiert werden («Psoas-hitch»-Prozedere). Blase und Ureter werden einander so genähert, daß die Naht spannungsfrei erfolgen kann. Nach Eröffnung der Blase erfolgt die submuköse Verlagerung des Ureters im Sinne einer *Refluxplastik.* Ist eine spannungsfreie Naht nicht möglich, bietet sich – wie übrigens auch bei kleiner Blasenkapazität (< 250–300 ml) – die *Boari-Plastik* an. Der fehlende Ureteranteil wird dabei durch einen zu einem Schlauch umgeformten Blasenlappen ersetzt.

Sind diese Möglichkeiten ausgeschöpft, bleibt schließlich noch die *supravesikale Ableitung.* Meistens gehören jedoch diese Eingriffe nicht zum Primärrepertoire zur Versorgung akzidenteller Verletzungen.

Liegt die Verletzung im mittleren oder oberen Drittel, steht eine *Transureterostomie* oder eine *Ureterkutaneostomie* zur provisorischen Überbrückung zur Diskussion.

Der Verlust einer Niere sollte auf jeden Fall vermieden werden.

6.2.3 Ureterschädigung im späteren Verlauf

Die Behandlung einer obstruktiven Verletzung des Ureters geschieht 1) vorerst über eine Drainage und 2) über eine Wiederherstellung der Kontinuität.

- *Drainage:* Sie geschieht am besten über eine Nephrostomie. Das perkutane Verfahren ist dabei weniger invasiv und bietet sich für einen anterograden Passageversuch mit einer Ureterschiene oder einem Pigtailkatheter an, um die Verletzung zumindest passager zu überbrücken. In der Mehrzahl der Fälle gelingt es allerdings nicht, einen erfolgreichen «Katheterbypass» zu legen.
- *Wiederherstellung:* Der Zeitpunkt dazu ist erst dann gekommen, wenn sich sowohl die biochemischen wie auch die lokalen Verhältnisse normalisiert haben. Vor allem dürfen keine entzündlichen Zeichen mehr vorhanden sein. Zumeist muß also eine Zeitspanne zwischen 3 und 4 Monaten abgewartet werden.

6.3 Urogenitalfisteln

Heute stehen Fisteln nach gynäkologischen Eingriffen im Vordergrund, während früher die geburtshilflich bedingten Fisteln dominierten.

Je nach Lokalisation unterscheidet man: vesikovaginale, ureterovaginale, vesikozervikale und urethrovaginale Fisteln. Die vesikovaginalen Fisteln sind dabei am häufigsten (siehe auch Tab. 41).

Der *unfreiwillige Abgang einer urinartigen Flüssigkeit* aus der Vagina, kurze Zeit nach einem gynäkologischen Eingriff, ist dabei neben einer in Betracht kommenden Inkontinenz ein beinahe untrügliches Zeichen für das Vorliegen eines Lecks.

Tritt der Urinabgang innerhalb der ersten 10 postoperativen Tage auf, besonders in den ersten 48 Stunden, handelt es sich am ehesten um eine während der Operation übersehene Verletzung von Blase oder Ureter. Später auftretende Fisteln (sog. Nekrosefisteln) haben verschiedene Ursachen (Durchblutungsstörungen → Devitalisierung, falsch gelegte Nähte, Nahtinsuffizienz u. a.).

6.3.1 Konservative Therapie

Effiziente Urinableitung, Infektbekämpfung, Urinsanierung und reichliche Flüssigkeitszufuhr sind dabei die Eckpfeiler der konservativen Therapie.

Die Heilungstendenz wird dabei durch Betupfen der vesikovaginalen Fistelränder mit Argentum nitricum und Desinfizientien sowie der Applikation von Östrogenen gefördert.

Je nach Ätiologie der Fisteln können sie sich innerhalb von 6 Wochen nach konservativer Therapie (mit oder ohne Katheter) spontan schließen. Dabei besteht jedoch die Gefahr einer Stenosierung bis zum Verlust der Niere über verschiedene Mechanismen (Pyonephrose, Stauungsatrophie u. a.). Deshalb sind regelmäßige Kontrollen (Ultraschall) unerläßlich.

Der größere Teil (ca. zwei Drittel der Fälle) hingegen muß operativ verschlossen werden.

6.3.2 Chirurgische Therapie

Besonderes Augenmerk ist auf die primäre Rekonstruktion zu legen, da Sekundäroperationen infolge zunehmender Vernarbungen und Gewebeverlust weit weniger Erfolg versprechen.

6.3.2.1 Diagnose, Operationsvorbereitung

Mit einer differenzierten gynäkologisch-urologischen Untersuchung werden die für die *Indikationsstellung* und die für den *Zeitpunkt der Operation* wichtigen Daten erfaßt [6]. – Das *therapeutische Vorgehen* und die *Prognose* hängen vor allem von den vorherrschenden *lokalen Verhältnissen* ab: Gewebeverlust, narbige und/oder entzündliche Veränderungen, Fixation der Fistel an benachbarte Strukturen, Stenosierung der Vagina u. a. – Der *Fistelverschluß* darf u. a. erst dann vorgenommen werden, wenn sich Blasen- und Vaginalschleimhaut normalisiert haben (keine Ödembildung, keine Infektzeichen, normale Farbe und Konsistenz).

Unmittelbar post operationem entdeckte Fisteln sollten sofort operiert werden, später aufgetretene 3–4 Monate nachher.

Die *Operationsvorbereitung* konzentriert sich vor allem auf lokale Maßnahmen mit Spülungen, Sitzbädern und Östrogenapplikationen, gelegentlich über mehrere Wochen.

6.3.2.2 Zur Operationstechnik

Entscheidend für den Erfolg eines Fistelverschlusses ist die Erfahrung des Operateurs, nicht die Zugehörigkeit zu einer Fachrichtung!

Die Gynäkologen haben im allgemeinen mehr Erfahrung mit den vaginalen Methoden, die Urologen mit den abdominalen. Bei komplizierten und kombinierten Fisteln ist eine Zusammenarbeit zwischen Gynäkologe und Urologe jedenfalls empfehlenswert.

VI/6.

Der *vaginale Fistelzugang* ist zweifellos der einfachste und gleichzeitig der erfolgversprechendste. Vesikovaginale und urethrovaginale Fisteln sind dafür besonders geeignet, während ureterale am ehesten über den transperitonealen oder retroperitonealen Zugang angegangen werden. Für einen vaginalen Versuch gibt es dennoch verschiedene Kontraindikationen, die aber zahlenmäßig nicht ins Gewicht fallen (so z. B. postaktinische Veränderungen, bereits vorausgegangene Operationen und große Fisteln mit einem Durchmesser von > 2,5 cm).

- *Grundsätze für eine erfolgreiche Fisteloperation sind:*
  - *a) Optimale Sichtverhältnisse und ungehinderter Zugang zum Objekt!*
  - *b) Möglichst gewebeschonende Mobilisation der beiden Hohlorgane, damit die Naht der Fistel spannungsfrei erfolgen kann.*
  - *c) Falls nötig, zusätzliche Deckung der Fistel mit gut vaskularisiertem Gewebe (Lappenplastiken).*

Der Fistelverschluß, ein- oder besser zweischichtig, darf keine Hohlräume hinterlassen. Als Nahtmaterial werden meistens atraumatische, absorbierbare Fäden (3–0 bzw. 4–0) verwendet.

- Die *hohe Kolpokleisis nach Latzko* ist mit einer Erfolgsquote von rund 90 % die von den Gynäkologen am meisten bevorzugte Operationstechnik. Nach Käser 1986 [7] kam es beispielsweise in über 100 Fällen nur 2 mal zu einem Rezidiv.
- Zur Technik zum Verschluß der verschiedenen Fistelarten s. u. Käser et al 1982 [8], Hochuli et al 1993 [1]

6.3.2.3 Zur postoperativen Überwachung

Fehler in der Überwachung können das operative Resultat durchaus in Frage stellen. An erster Stelle steht die suffiziente Urinableitung. Anfänglich wird bis zum Verschwinden der Makrohämaturie über einen transurethralen Katheter gespült. Die suprapubische Blasendrainage (synchron mit der urethralen oder später gelegt) wird im allgemeinen nach 5 Tagen stufenweise abgeklemmt und erst bei einem Resturin von < 100 ml entfernt. Die Nachkontrolle des Resturins erfolgt mittels Ultraschalluntersuchungen.

VI/6. Neben der Kontrolle der Urinausscheidung (Cave: Ureterobstruktion) werden postoperativ Östrogene und, je nach Urinbakteriologie, *antibakterielle Substanzen* verabreicht.

6.4 Urinableitung und Infektionsprophylaxe

Die *häufigste Komplikation* nach gynäkologischen, vor allem nach vaginalen Operationen ist zweifellos die *Harnwegsinfektion.* Führendes und zuverlässiges Symptom ist die *Bakteriurie.* Bakteriurie und Harnwegsinfektionen werden deshalb oft als Synonyma gebraucht.

Von einer echten bzw. signifikanten Bakteriurie wird im allgemeinen bei einer Ausscheidung von > 100.000 pathogenen Keimen/ml in spontan gelöstem Urin, von einer *Kontamination* bei einer solchen von < 10.000 Keimen gesprochen. Bei Punktions- und Katheterurin liegt die Kontaminationsgrenze bei 1000 Keimen/ml.

Eine *signifikante Bakteriurie* gilt aber streng genommen nur als *abnormer Laborbefund,* wobei die Methodik der Uringewinnung und die Handhabung und Auswertung der Objektträger-Eintauchnährböden als mögliche *Fehlerquellen* mitberücksichtigt werden müssen!

Eine *Pyurie* (10 Lc/Gesichtsfeld bei 400facher Vergrößerung) stellt einen weiteren brauchbaren Indikator einer Harnwegsinfektion dar.

Beim Vorhandensein einer *Harnwegssymptomatik* (Dysurie, Pollakisurie, Strangurie) beträgt die Übereinstimmung zwischen signifikanter Bakteriurie (Annahme: > 10.000 Keime/ml Urin) und Pyurie fast 90 %.

Die *Indikation* zur *antiinfektiösen Chemotherapie* stellt sich deshalb streng genommen erst dann, wenn eine Harnwegsymptomatik mit einer Bakteriurie bzw. Pyurie gekoppelt ist.

Die häufigen *postoperativen Harnwegsinfektionen* nach vaginalen Operationen sind auf verschiedene Faktoren zurückzuführen:

Eine erhöhte Infektanfälligkeit kommt bereits durch die weitgehende Präparation und Freilegung der Blase zustande, was zu Innervationsstörungen und damit zur Gefahr der postoperativen Blasenatonie führt. Dazu addiert sich der infolge des oft schon lange bestehenden Deszensus von Blase und Uterus erniedrigte Blasenwandtonus. Im weiteren führen periurethrale Ödeme, evtl. lokale Hämatombildungen und Infekte zur Behinderung der normalen Miktionsfähigkeit. Diese sich summierenden Faktoren führen in den meisten Fällen zwangsläufig zum *Blasenkatheterismus* und damit zur *eigentlichen Infektionsquelle.*

Nach einmaligem *Katheterismus* ist bereits mit einer Infektionsquote von 2–4 % zu rechnen. Die hohe Infektionsrate nach vaginalen wie auch nach abdominalen Operationen ohne Dauerkatheter erklärt sich wahrscheinlich durch den häufig notwendigen Einzelkatheterismus. Sie steigt jedoch bei liegendem Dauerkatheter nochmals erheblich an.

Kass 1957 [9] sah schon nach 24 Stunden in 50 % der Fälle mit Dauerkatheter Bakteriurien und nach 4 Tagen sogar in 98–100 %! Diese schlechten Resultate führten vielfach zur Aufgabe des routinemäßigen Katheterismus.

Diese schlechten Ergebnisse führten zwangsläufig zur Suche nach *neuen Methoden der Infektionsverhütung* wie z. B.: *geschlossenes Ableitungssystem, Instillation oder Dauerinfusion von antiseptischen Lösungen* in die Blase mittels eines doppelläufigen Katheters, *prophylaktische Behandlung mit Antibiotika und Chemotherapeutika* und *suprapubische Blasendrainage.*

6.4. 1 Die suprapubische Blasendrainage

Die suprapubische Urinableitung hat heute den transurethralen Katheter weitgehend verdrängt.

Sie weist *wesentliche Vorteile* auf. Einerseits ist die Gefahr eines Urininfektes deutlich geringer, andererseits stellt sie einen wesentlichen Beitrag für einen besseren Patientenkomfort dar (weniger Belästigung, uneingeschränkte Mobilität). Häufige transurethrale Katheterisierungen werden dadurch vermieden. Die spontane Miktion tritt durchschnittlich früher ein als mit der üblichen Harnableitung. Mit der sog. *«Do it yourself-Technik» (Harnentleerung nach Bedarf)* entlastet die Patientin auch das Pflegepersonal, was besonders heute unter ganz anderen Prämissen zu sehen ist.

Trotzdem kommt es gelegentlich zu *Komplikationen.* Eine *Makro-Hämaturie* kann, allerdings sehr selten, sogar zur Blasentamponade führen, ein Blutgerinnsel zur Verlegung des Katheterlumens. Die suprapubische Drainage sollte heute bei praktisch allen gynäkologischen Eingriffen gelegt werden, bei denen eine Drainage von mehr als

24–48 Stunden notwendig wird. Besonders wichtig ist die Urinableitung bei *Inkontinenzoperationen,* bei denen es oft längere Zeit bis zum Ingangkommen der normalen Entleerungsmechanismen braucht. Ähnlich verhält es sich nach vaginalen, mit Kolporrhaphien kombinierten Eingriffen.

– *Zur Technik der suprapubischen Drainage*

Routinemäßig wird die Drainage (ohne spätere Belästigung der Patientin) schon auf dem Operationstisch gelegt, dies sowohl nach vaginalen Eingriffen, als auch während einer Kolposuspension vor Schluß der Abdominalwunde.

Material: Die heute von verschiedenen Firmen angebotenen, steril verpackten Sets (Preis von etwa 20 Fr. bis zu 50–60 Fr.) enthalten je nach Preislage einen Troicart (zweiteilig mit Hülse), einen Drainagekatheter, ein Fixationsplättchen aus Plastik, einen Dreiweghahn als Verbindungsstück zwischen dem Drainagekatheter und dem Schlauch des Urinbeutels, einen Pinsel und Klebstoff. – Zusätzlich werden benötigt: 1 Blasendauerkatheter, evtl. 500 ml physiologische Kochsalzlösung, 1 Lokalanästhetikum, 1 Hautdesinfektionsmittel, Wundspray und Urinbeutel.

Technik der Einlage (als Beispiel: Cystocath®): Die Blase muß gefüllt sein! Der Füllungsgrad kann perkutorisch oder durch Ultraschall (adipöse Patientinnen!) überprüft werden. Zum Erreichen eines idealen Füllungsgrades empfiehlt sich postoperativ die Entleerung der Blase und das anschließende Wiederauffüllen mit 500 ml physiologischer Kochsalzlösung über einen Blasenkatheter.

Die Punktion erfolgt 3–4 cm oberhalb des oberen Symphysenrandes, in der Regel in der Medianlinie (nach Möglichkeit nicht direkt durch Operationsnarben). An der wachen Patientin wird die Haut und das darunter liegende Gewebe in der Punktionsrichtung nach vorgängiger Hautdesinfektion lokalanästhesiert. Nach einer kleinen Stichinzision der Haut wird der Troicart in einem Winkel von 45° vorsichtig symphysenwärts vorgeschoben. Nach Eindringen in die Blase wird der Troicart entfernt. Die Hülse bleibt in situ. Nach Vorschieben des Katheters durch die Hülse wird auch diese entfernt. An der Punktionsstelle wird ein Wundspray aufgetragen. Anschließend werden die Haut im Bereich der Punktionsstelle und die Unterseite des Fixationsplättchens mit Klebstoff bestrichen. Der Katheter wird nun durch eine dazu vorgesehene Perforation in der Mitte des flexiblen Plastikplättchens durchgezogen und nach Ankleben des Plättchens über eine «Schienung» seitlich herausgeführt. Nach Anbringen des Dreiweghahns kann die suprapubische Ableitung mit einem Urinbeutel verbunden und der Blasenkatheter entfernt werden.

Weiteres Vorgehen: Bis die Spontanmiktion in Gang kommt, wird die suprapubische Drainage täglich über mehrere Stunden (2–4 Stunden) geschlossen. Ist die Spontanmiktion innerhalb von 3 Tagen nicht möglich, kann die Patientin in regelmäßigen Intervallen oder bei Dranggefühl durch Öffnung des Hahns den Urin selbst ablassen. Die *Drainage* kann bei einer *Restharnmenge von < 100 ml entfernt werden.*

Alternativ kann die suprapubische Blasendrainage auch «umgekehrt» angelegt werden. Entweder führt man einen relativ dünnlumigen und gebogenen Trokar durch die Urethra und Blase zur vorderen Bauchwand, durchstößt diese und führt den Katheter in die Trokarhülse und damit in die Blase oder man benutzt dazu einfach eine gebogene Klemme [27, 28]. VI/6.

6.4.2 Transurethralkatheter – Infektionsprophylaxe

Der transurethrale Katheter hat nur noch ein beschränktes Anwendungsgebiet, so z. B. zur *Ausscheidungskontrolle* nach abdominalen Routineeingriffen (Hysterektomien, Kaiserschnitte) über 24–48 Stunden, bei Hämaturien und Blasenspülungen, bei Fisteloperationen und beim Nichtfunktionieren einer suprapubischen Drainage.

Nachteile der transurethralen Drainage sind der fehlende «Komfort» für die Patientinnen und die *erhöhte Zahl von Harnwegsinfektionen.*

So sahen wir trotz geschlossener Urinableitung am 5. Tag nach Entfernung des Katheters in einem Viertel der Fälle und am 10. Tag sogar in der Hälfte der Fälle Harnwegsinfekte [16].

Aus diesen Gründen scheint, trotz geschlossener Ableitungssysteme, eine systemische Chemoprophylaxe indiziert, auf die man bei der suprapubischen Ableitung jedoch zumeist verzichten wird. – Dazu können Substanzen wie Nitrofurantoin, Norfloxacin u. a. verwendet werden.

> Wahrscheinlich bessere Alternative: Beim Entfernen des Katheters Applikation einer Einmaldosis von 3 Tabletten Co-trimoxazol (Bactrim forte®) oder 3 g (Beutel Gran). Fosfomycin (Monuril®), was auch zur Behandlung unkomplizierter Harnwegsinfekte genügt.

– *Urinkontrollen:* Bei Entfernung des Katheters, nach Rekatheterisierungen und bei Klinikaustritt.

6.4.3 Spontanmiktion und Rekatheterisierungen

Damit nach Entfernung der Urinableitung (sowohl transurethral wie suprapubisch) die Spontanmiktion möglichst rasch wieder in Gang kommt, kön-

nen *postoperativ Parasympatikomimetika* zur Unterstützung der Detrusoraktivität, evtl. zusammen mit einem α-Rezeptorenhemmer (z. B. Regitin®) zur Relaxation der Blasenhalsregion, verabreicht werden. Die Zahl notwendiger Rekatheterisierungen (bei suprapubischer Ableitung eher selten) läßt
VI/7. sich dadurch reduzieren.

> *Therapieschema:* z. B.: Distigurinbromid (Ubretid®) 5 mg tägl. (1 Tabl.) morgens nüchtern
> oder: Carbamoxyl (Doryl®) bis zu 4 mal 4 mg tägl. (4 mal 2 Tabl.), oder:
> beide Medikamente zusammen mit verschiedenen Angriffspunkten

Dazu kommen Medikamente zum Einsatz, die bei einer Reizblase Verwendung finden (s. auch Kap. VII/5.2), so z. B. Flavoxat, Phenylpropanolamin oder Kombinationspräparate.

Erfolgt die Spontanmiktion nicht innerhalb von 24 Stunden, muß nochmals suprapubisch drainiert werden.

Mehrere Einzelkatheterisierungen sind nicht zu empfehlen (Infekte, Belastung für Patientin und Pflegepersonal). Besonders nach Inkontinenzoperationen ist es falsch, die Drainage vorzeitig zu entfernen. Nicht nur neurogene Faktoren, sondern auch lokale Schwellungen oder Hämatome im Operationsgebiet sind die Gründe für eine Harnverhaltung.

7. Intestinale Komplikationen

Die enge anatomische Nachbarschaft zwischen genitalen und intestinalen Organen bringt es mit sich, daß sowohl gutartige wie bösartige Erkrankungen beide Bereiche zusammen betreffen können.

Dabei kommt es oft zu organ-übergreifenden, entzündlichen (z. B. Divertikulitis, Adnextumoren mit schwartigen Verwachsungen bzw. Konglomerate) oder es sind karzinomatöse Erkrankungen mitbeteiligt. Zwangsweise kommt man deshalb gelegentlich bei chirurgischen Interventionen mit dem Intestinum in Konflikt.

Funktionsstörungen im Intestinalbereich werden vorwiegend in der postoperativen Phase größerer gynäkologischer Eingriffe beobachtet.

7.1 Intraoperative Problematik

Im Vordergrund stehen akzidentelle Verletzungen eines Dünndarmsegments oder seltener eines Dickdarmabschnitts.

7.1.1 Dünndarmverletzungen

Während kleine Serosarisse im allgemeinen keiner Übernähung bedürfen, erfolgt bei offenem Darmlumen die Versorgung vorzugsweise über eine einreihige Naht mit absorbierbarem Nahtmaterial (Abb. 29).

Die technisch einfachste Nahtvariante ist die Allschichtnaht nach Albert.

Ist der Darmeinriß zu groß oder sind auf kurzer Strecke mehrere Läsionen vorhanden, steht eine *Dünndarmresektion* zur Diskussion.

7.1.2 Dickdarmläsionen

Darmeröffnungen erfolgen meistens im Bereich des Rekto-Sigmoids anläßlich der Präparation von Divertikulitistumoren oder von größeren endometriotischen Herden. Auch bei malignen Ovarialtumoren ist mit einem Darmbefall zu rechnen,

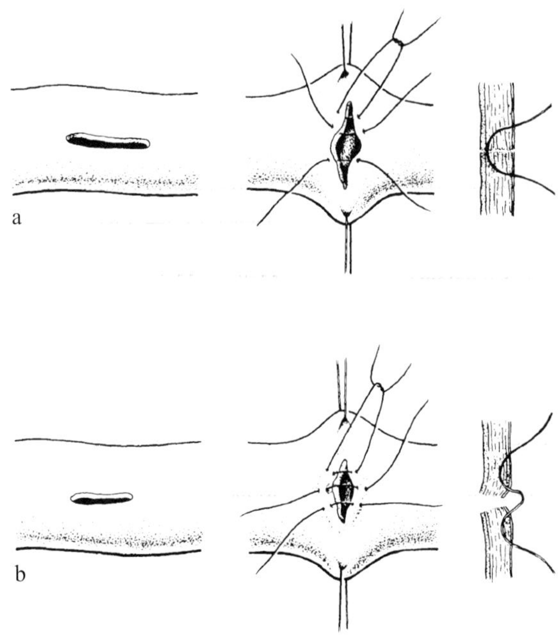

Abbildung 29: Quere einschichtige Naht einer Dünndarmläsion. **a** Albert-Naht; **b** Lembert-Naht.

was relativ häufig zu Dickdarmresektionen führt. Im Gegensatz zum Dünndarm sind bereits kleine Serosarisse zu nähen, da sonst die Schleimhaut durch die dünne Muskelschicht prolabiert und es damit sekundär zur Perforation kommt.

In Fällen, in denen eventuell mit einer Darmresektion zu rechnen ist, ist eine *präoperative Vorbehandlung* mit anterograden Spülungen (mit X-Prep-Liquid®, Fortane® u. a.) eine absolute Notwendigkeit. Tritt jedoch bei einem nicht vorbereiteten Darm fäkaler Inhalt ins freie Abdomen aus, ist eine Anastomose oder eine größere Naht ohne Entlastungskolostomie meist nicht mehr opportun.

7.1.3 Postoperative Probleme

Während ein mechanischer Ileus rechtzeitig einen das mechanische Hindernis beseitigenden Zweiteingriff verlangt, verhält man sich bei einem paralytischen Ileus vorerst konservativ.

7.1.3.1 Paralytischer Ileus

Während der konservativen Behandlungsversuche hat man differentialdiagnostisch auf jeden Fall eine Obstruktion auszuschließen (Tab. 42, mod. nach Nagel und Beck 1979 [10]).

Ein paralytischer Ileus kann sich übergangslos aus der ca. 3–4 Tage dauernden physiologischen Darmruhe nach größeren Eingriffen entwickeln. Die peristaltische Aktivität bleibt reduziert oder sie sistiert ganz. Darmgeräusche sind selten und/oder klingend. Schließlich ist das Abdomen extrem aufgetrieben mit tympanitischem Klopfschall. Dazu kommen Dyspnoe (Zwerchfellhochstand), Erbrechen und Tachykardie.

Im Röntgenbild werden multiple *Spiegelbildungen* sichtbar, bei einer Perforation eine subphrenische Luftsichel.– Die Spiegel ergeben beim Dickdarmileus ein typisches Haustrierungsmuster, nicht zu verwechseln mit den sog. Kerckringschen Falten bei einem Dünndarmileus. VI/7.

- *Therapie:* Peristaltikanregende Medikamente müssen frühzeitig zur Anwendung kommen.

Prophylaktisch wie therapeutisch hat sich z. B. Digistinbromid (Ubretid®) als Cholinesterasehemmer bewährt, was zu einer langsamen und längerdauernden Steigerung von Tonus und Peristaltik führt. Daneben stehen als weitere Vertreter dieser Gruppe Mestinon® oder Prostigmin® in individueller Dosierung zur Verfügung.

Eine ausgewogene Infusionstherapie hat die Elektrolytverluste auszugleichen (insbesondere Kalium) und eine bedarfsadaptierte Nährstoffzufuhr in Form von Aminosäuren und Energieträgern sind die Grundlage für eine anabole Stoffwechsellage mit positiver Stickstoffbilanz.

So gelingt es mit Eiweiß-/Fett-/Glukose- und Elektrolytkombinationen (z. B. Vitrimix®) oder mit einer «All in one»-Lösung [11], katabole Zustände zu vermeiden.

- *Antibiotika:* Da sehr oft infektiöse Komponenten die Situation zusätzlich erschweren, sind je-

Tabelle 42: Differentialdiagnose des postoperativen Ileus.

Pathophysiologie, Ursachen	Physiologische Darmruhe	Paralytischer Ileus	Mechanischer Ileus
Verlauf und Zeit	Normalerweise nicht länger als 3–4 Tage	Fließender Übergang aus der postoperativen Darmatonie	Nicht vor dem 5.–6. Tag
Begleitsymptome (Meteorismus)	Mäßiger Meteorismus,	Diffuser Meteorismus	Meteorismus mit Darmsteifungen
Schmerzsyndrom	Kein Druckschmerz	Abwehrspannung	Umschriebener Druckschmerz
Röntgenbild (Spiegelbildungen)	Keine oder nur vereinzelte Spiegel	Multiple Spiegelbildungen bei Perforation Luftsichel subphrenisch!!	Spiegelbildungen: Lokalisiert, isoliert
Schmerzen	Keine	Dauerschmerz	Wechselnde, kolikartige mit freiem Intervall
«Äußere» Sondenzeichen	Magensonde: Atonie mit geringer Überlaufentleerung	Magensonde: Deutliche Überlaufentleerung; Dünndarm atonisch	Magensonde: Überlaufentleerung. Beschaffenheit entsprechend Lokalisation der Obstruktion

denfalls hochdosiert Antibiotika mit breitem Spektrum zu applizieren.

- *Magen- oder Miller-Abbott-Sonde:* Das Einlegen der Sonden (Magen- oder Darmatonie) hat frühzeitig, jedenfalls vor übermäßiger Überblähung, zu geschehen.

VI/8. Aufgrund der abgesogenen Sekretmengen und deren Zusammensetzung hat die Elektrolytsubstitution zu erfolgen (Tab. 43 [12]).

Tabelle 43: Natrium-, Kalium- und Chloridgehalt einiger wichtiger Körperflüssigkeiten.

	Na [mmol/l]	K [mmol/l]	Cl [mmol/l]
Serum	145	4	100
Ödeme, Transsudat	145	5	110
Schweiß	45	5	50
Magensaft sauer	50	10	100
Magensaft neutral	100	10	100
Dünndarmsonde[a]	110	5	105
Stuhl geformt	10	10	15
Diarrhoe	80	30	60

[a] Große Streubreiten.

7.1.3.2 Mechanischer Ileus

Häufigster Grund einer Dünndarmobstruktion sind *Briden bzw. Adhäsionen (seltener: Volvulus, Inkarzerationen, Invaginationen und Entzündungen). Bei einem Dickdarmileus sind es Tumoren* und sonstige Verlegungen des Lumens.

Wellenförmige Darmbewegungen mit hochgestellten Darmgeräuschen werden bei dünnen Bauchdecken sicht- und hörbar, verbunden mit *kolikartigen Beschwerden. Treten entzündliche Zeichen hinzu, besteht Verdacht auf Infarzierung.*

Die Lokalisation des Hindernis gelingt meistens mit einem Schluck Gastrografinlösung oder mittels Koloskopie.

Die operative Revision orientiert schließlich über das Ausmaß der Obstruktion und eventuell notwendiger Resektionen zur Beseitigung des Hindernisses.

8. Zur Wahl des Nahtmaterials bei gynäkologischen Operationen

Eine der Voraussetzungen für eine möglichst ungestörte Wundheilung ist neben der Operationstechnik die richtige Wahl des Nahtmaterials und eine einwandfreie Nahttechnik [13, 14 u. a.].

8.1 Die Wundheilung und damit in Zusammenhang stehende Faktoren

Für das Gelingen und die Abheilung einer Naht werden vorausgesetzt:

1. Gesundes, nicht infiziertes Gewebe mit normaler Durchblutung
2. Spannungsfreie Naht bzw. Adaptation
3. Atraumatisches Operieren im Wundbereich mit *entsprechender Nahttechnik und adäquatem Nahtmaterial.*

Dazu gibt es jedoch eine *Reihe von Inkonvenienzen* wie z. B. unzureichende Knüpftechnik für entsprechendes Nahtmaterial und fehlerhaftes Handhaben der einzelnen Fäden (so brechen z. B. feine, monofile Fäden leicht im Knoten bei zu starker Knüpfbelastung), die eine Naht beeinträchtigen können.

Dazu kommt die Gefahr einer *Infektion* des Nahtmaterials (sitzt z. B. eine Infektion bei einem geflochtenen Faden zwischen den Faserbündeln, ist das ein idealer Bakterien-Nährboden). Die Abheilung führt nur über langwierige, lokale Infekte (Fadenfisteln!).

Die Belastbarkeit einer frisch geheilten Wunde hängt offensichtlich von der Kollagenbildung im betreffenden Gewebe ab. Die *Faserfestigkeit* nimmt vom 6. Tag an rasch zu, um etwa *nach 14 Tagen ihren Höhepunkt* erreicht zu haben.

Das *Peritoneum* ist allerdings schon bereits 2 Stunden nach einer Operation durch ausgetretenes Fibrin derart verklebt, daß z.B. eine Darmwunde zu diesem Zeitpunkt als gas- und flüssigkeitsdicht angesehen werden kann. Auch die Reißfestigkeit ist nach 1–2 Tagen bereits so, daß die normale Darmtätigkeit zu keiner Dehiszenz führt. *Epithelgewebe* heilt demgegenüber erst innerhalb von 8 Tagen ab. *Faszien* brauchen für die belastbare Abheilung etwa 11–16 Tage. Die längste Heilungsdauer mit 3–4 Wochen besitzen die *Sehnen.*

Über die Festigkeit der ausgereiften Narbengewebe gehen allerdings die Meinungen stark auseinander.

Allgemeine Faktoren, die für eine gestörte Wundheilung von Bedeutung sind: Alter der Patientin, ausgeprägte Anämie, Vitamin-C-Mangel, hormonale Einflüsse (gilt in erster Linie für die *Glukokortikoide!*), Röntgenstrahlen, Medikamente (z. B. hohe Gaben von Psychopharmaka) usw.

Lokale Störfaktoren: Wundspannung, Flüssigkeitsansammlungen bei ungenügender Drainage oder Blutstillung, Fettgewebsnekrosen, Fremdkörpergranulome (Talg) und schließlich die Wundinfektionen.

Als Extremfall einer gestörten Wundheilung gilt der *Platzbauch,* wofür sowohl allgemeine wie lokale bzw. technische Faktoren (mangelnde Nahttechnik) verantwortlich gemacht werden.

In den Ablauf einer normalen Wundheilung interferiert sehr wesentlich das *Nahtmaterial,* dessen Bedeutung oft unterschätzt wird.

Zudem ist das Nahtmaterial meistens der *«souveränen Obhut der Operationsschwester»* unterstellt, und dem chirurgisch Tätigen fehlen zur Mitsprache die Grundbegriffe über das verwendete Material bzw. dessen Eigenschaften. Im weiteren wird das konventionelle Nahtmaterial ständig weiter entwickelt und verbessert, so daß das Angebot brauchbarer Kunststoffe z.Z. so groß ist, daß auch für den Eingeweihten die Übersicht nicht einfach ist.

Heute spielen besonders *wirtschaftliche Aspekte* eine nicht zu unterschätzende Rolle, umso mehr, als *Nahtmaterialien gleicher Güte oft preislich stark voneinander abweichen!*

Besonders hervorzuheben ist in diesem Zusammenhang, daß in *Unkenntnis* der Vorzüge bzw. Nachteile des verwendeten Materials auch *falsche Nahtmittel* Verwendung finden können, die zudem noch *teurer* zu stehen kommen.

Der *Fadenaufbau kann dabei im Prinzip monofil, geflochten oder geschlagen, ummantelt oder pseudomonofil sowie beschichtet sein.* Für die Gewebereaktion entscheidend sind sowohl die Ausgangssubstanz wie auch der Nahtaufbau!

8.2 Nahtmaterialien

Grundsätzlich stehen uns resorbierbare, absorbierbare und die nicht re- bzw. absorbierbaren Fadenmaterialien zur Verfügung (Tab. 44).

8.2.1. Resorbierbares Nahtmaterial

Das aus der Submukosa des Schafdarms oder aus der Serosa des Rinderdarms stammende reine Eiweißprodukt aus kollagenem Bindegewebe ist als *Catgut das am längsten verwendete Produkt.* Die normale Resorptionszeit beträgt 6–8 Tage; durch *Chromierung* wird diese auf 15–20 Tage verlängert. Die einzelnen Fadenstärken variieren unter sich sehr stark, womit sich natürlich auch die Reißkraft im linearen Zug jeweils ändert.

Tabelle 44: Klassifikation des Nahtmaterials.

Absorbierbar/resorbierbar	
Synthetisch	Polyglactin 910 (Vicryl)
	Polyglykolsäure (Dexon)
	Polydioxanol (PDS)
	Polyglykonat (Maxon)
	Polytetrafluoraethylen (Gore-Tex)
Nichtsynthetisch	Catgut
	Chromcatgut
Nicht absorbierbar/resorbierbar	
Synthetisch	Polyamid (Ethilon, Nylon, Perlon, Supramid, Suturamid, Suprylon)
	Polypropylen (Prolene, Polylene)
	Polyester (Dacron, Ethiflex, Flexafil, Impralen, Mersilene, Silk Polydek, Sterilene, Teflon, Terylene, Ti-Cron)
Nichtsynthetisch	Seide

Die rasche enzymatische Auflösbarkeit im Gewebe, unter Mitwirkung randständiger und infiltrierender Makrophagenderivate, macht das Catgut für schnellheilende Gewebe geeignet wie z. B. am Peritoneum. Mit gewissen Vorbehalten kann deshalb Catgut für die Peritonealnaht immer noch verwendet werden.

Da *Chromcatgut,* bei dem eine homogene Chromierung offenbar nur schwerlich zu erreichen ist, offenbar die stärksten Gewebereaktionen auslöst, wird heute (in unseren Regionen) – abgesehen von Spezialfällen (s. Kap. 6.1.3.1) – mehrheitlich von einer *Verwendung Abstand genommen.*

Es ist aber nicht zu übersehen, daß der Chromcatgut noch vor 10 Jahren in den USA der Faden Nummer 1 war [15], und von uns auch noch 1985 uneingeschränkt empfohlen wurde. Tempora mutantur [16]!

8.2.2 Absorbierbares Nahtmaterial

Polyglykolsäure (Dexon®) und Polyglactin 910 (Vicryl®) übertreffen als synthetische Nahtmaterialien die resorbierbaren Produkte in ihrer Reißfestigkeit um etwa 50 %, die im Gegensatz zu den resorbierbaren Fäden auch im infizierten Gewebe erhalten bleibt.

Der rein hydrolytische Abbau (innerhalb von 9 Monaten) führt zu deutlich *geringeren Gewebereaktionen*. Gründe dafür sind neben einem konstanten Abbau die fehlende Dochtwirkung.

Polydioxanol (PDS®) und Polyglykonat (Maxon®) ergänzen das Angebot von absorbierbaren Materialien, wobei gewisse Unterschiede hinsichtlich Reißkraft, linearer Zugfestigkeit u. a. auszumachen sind.

VI/8.

8.2.3 Nichtabsorbierbares/nichtresorbierbares Nahtmaterial

Als Hauptvertreter gelten die vollsynthetischen Materialien wie *Polyamid, Polypropylen sowie Polyester* (s. Tab. 44).

So gibt es z. B. unter den Polyesterfäden ein großes Angebot verschieden beschichteter und geflochtener Fäden mit guter Geschmeidigkeit und Knüpfbarkeit. *Damit erreichen sie die Qualitätsmerkmale eines monophilen Fadens.*

Neuerdings wird ein aus reinem gereckten Polytetrafluoräthylen hergestellter monofiler, nicht resorbierbarer Faden, der auch langfristig nicht durch enzymatische Aktivitäten geschwächt wird, angeboten (Gore-Tex®). Er eignet sich z. B. für Kolposuspensionsoperationen.

8.2.4 Präferenzen bei der Wahl des Nahtmaterials

Obwohl sich keine verbindlichen Regeln aufstellen lassen (die Vielfalt des angebotenen Materials ist zu groß und die Meinung der chirurgisch tätigen Gynäkologen zu verschieden), fällt **heute die Wahl in erster Linie auf absorbierbares, dünnkalibriges und monophiles Material. Von Vorteil sind dabei abziehbare, atraumatische Nadeln.**

Dickes Fadenmaterial ist bei der heutigen Fadenqualität in den meisten Fällen nicht mehr nötig und auch von Nachteil, da es schon volumenbedingt den Fremdkörperreiz fördert.

8.2.4.1 Hautnaht

In *üblicher Technik* kommen am besten monofile Kunststoffäden mit atraumatischer Nadel in Frage, wobei schon aus wirtschaftlichen Überlegungen mit dem Nadelhalter geknotet werden sollte.

In Konkurrenz dazu steht aufgrund der bekannten kosmetischen Auflagen die *Intrakutannaht,* die auch beim medianen Längsschnitt durchaus appliziert werden kann. Am besten eignet sich dazu ein nichtabsorbierbarer Kunststoffaden (z. B. 4/0 Prolene®).

Bei zu großem Auseinanderklaffen der Hautränder wird die Adaptation durch eine fortlaufende Subkutannaht (z. B. mit Vicryl Rapid® 4/0) erleichtert.

Absorbierbares Material hingegen hinterläßt oft einen kleinen Wulst und gelegentlich eine Verfärbung der Narbe mit eventueller Keloidbildung (?) und sollte nicht verwendet werden (wobei die Maxon-Naht allerdings gute, die Vicryl-Naht hingegen schlechte Resultate ergeben soll [29]).

Klammergeräte garantieren einen sehr schnellen Wundverschluß mit optimaler Adaption.

8.2.4.2 Subkutannaht

Devise: möglichst wenig, kleinkalibriges Fadenmaterial einbringen (s. o.). So wird z. B. bei plastischen Operationen (Mamma) üblicherweise auf eine Subkutannaht verzichtet.

8.2.4.3 Fasziennaht

Wird die Faszie als solche separat genäht, verwendet man vorzugsweise absorbierbares Material der Stärke 2/0.

Bei Einzelnähten beim medianen Längsschnitt sollte darauf geachtet werden, die Nähte weit ausgreifend und in genügenden Abstand voneinander (1 cm) zu setzen. Beim Faszienquerschnitt kann fortlaufend unter Mitnahme beider Faszienblätter genäht werden.

8.2.4.4 Allschichtnaht

- *«Mass-Closure»-Techniken,* sog. Allschichtnähte scheinen sich mehr und mehr durchzusetzen, die zusammen mit der *Everett-Naht* (Abb. 30) ihre Verbreitung gefunden haben.

Als Nahtmaterial für die Everett-Naht hat sich Polyglyconat (Maxon®) als geschlungener Faden der Stärke 0/1 bewährt. Das Peritoneum wird dabei in der von uns bevorzugten Modifikation nur tangential gefaßt und nicht durchstochen, die Faszienblätter einzeln und breit ohne Mitnahme von Muskulatur. Ein Narbenbruch ist bei richtiger Technik (ohne Interposition von Fettgewebe in die Naht) nicht zu befürchten. Die lose angelegte Naht (keine Spannung!) kann mit Einzelknopfnähten verstärkt und so gesichert werden, daß sich kein Fettgewebe interponieren kann.

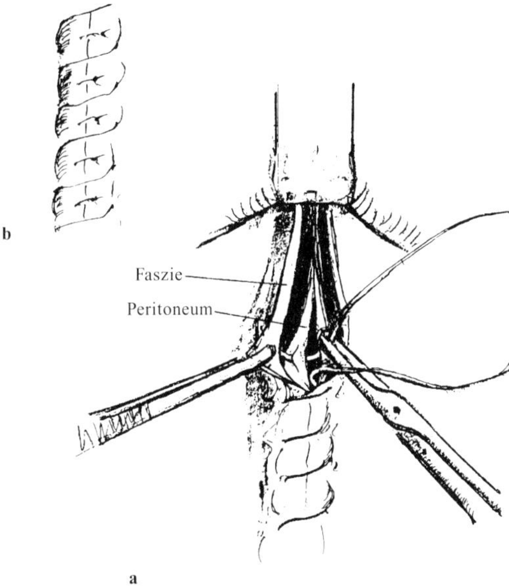

Abbildung 30: Modifizierte Everett-Naht; *b* Schlußbild mit zusätzlichen Einzelknopfnähten.

Vorteile: Schneller Verschluß (keine vermehrten Narbenhernien!)

- *Wechselschnitt: Die Hautinzision erfolgt quer wie beim Pfannenstielschnitt, die Faszieninzision längs: eine ideale Alternative zum Pfannenstielschnitt!* Vorteile: Rascher Verschluß, weniger Beschwerden, keine subfaszialen Hämatome (Cave: sorgfältige Blutstillung im abgelösten, subkutanen Raum).

Andere Verschlußtechniken bringen offenbar ebenso gute Resultate [17, 18, 19]), wobei z. T. *das Peritoneum ohne Nachteile gar nicht mehr genäht wird.* – Als mehrschichtige Einzelknopfnaht steht auch die «Smead-Jones-Naht» zur Verfügung.

8.2.4.5 Hohlorgane (s. Kap. 7.1)

Moderne Chirurgie beinhaltet adäquates Nahtmaterial. Inertes, synthetisches und absorbierbares Nahtmaterial entspricht zusammen mit fein kalibrierten und abziehbaren Nadeln den heutigen Ansprüchen.

9. Prophylaxe und Therapie thromboembolischer Komplikationen

Trotz mehrheitlich generell durchgeführter Thromboseprophylaxe (allerdings mit verschiedenen Methoden), treten nach wie vor thromboembolische Komplikationen und tödliche Lungenembolien im Zusammenhang mit Operationen auf. VI/9.

So finden sich *gesicherte Lungenembolien* in einem abdominalen und vaginalen Hysterektomiekollektiv unter insgesamt 37.650 Operationen in 0,62 % der Fälle, davon in etwa 25 % bei vaginalen Hysterektomien (Tab. 45 [1]).

Die tödliche Lungenembolie steht nach wie vor als Todesursache im Zusammenhang mit der Operation an erster Stelle (Tab. 46 [1]). Unsere Anstrengungen im prophylaktischen Bereich sind deshalb noch keineswegs befriedigend.

9.1 Prophylaxe

Die prophylaktischen Maßnahmen müssen in *drei Phasen* ablaufen: präoperativ, intraoperativ und postoperativ.

9.1.1 Präoperative Maßnahmen

Während der präoperativen Wartefrist muß in der Klinik streng darauf geachtet werden, daß die Patientinnen nicht unnötig immobilisiert werden. Die präoperative Bettlägerigkeit führt in vielen Fällen zur klinisch vorerst inapparenten Thrombose!

Besonders Gefährdete erhalten zusätzlich Massagen und straffe Beinbandagen. Unter den vaginalen Eingriffen neigt die *vaginale Hysterektomie + Korrektur* besonders zu thromboembolischen Komplikationen. Dazu gehören auch die Patientinnen mit einem eben durchgemachten diagnostichen Eingriff (z. B. Kürettage) oder jene, die bis zum Spitaleintritt unter *Ovulationshemmern* stehen. – In nicht dringlichen Fällen sollten die Ovulationshemmer mindestens einen Monat vor der vorgesehenen Operation abgesetzt werden. Dies gilt besonders für östrogenbetonte Präparate. Allerdings spielen bei dem unter Ovulationshemmern erhöhten Thromboembolierisiko auch Gestagene, vermutlich infolge der von der Metabolisierungsweise abhängigen östrogenen Potenz, eine Rolle.

Tabelle 45: Thromboembolische Komplikationen nach Hysterektomie.

Postoperative thrombo-embol. Komplikationen	Alle ab-dominalen n = 21965	[%]	Abdomi-nale bei Malignom n = 2380	[%]	Abdomi-nale ohne Malignom n = 19585	[%]	Alle vaginalen n = 15685	[%]	Vaginale mit Zusatz (Raffung) n = 9821	[%]	Vaginale ohne Zusatz n = 5864	[%]
Verd. auf Lungenembolie	125	0,57	25	1,05	100	0,51	51	0,33	37	0,38	14	0,24
Gesicherte Lungenembolie	104	0,47	23	0,97	81	0,41	24	0,15	21	0,21	3	0,05
VI/9. Verdacht auf tiefe Venenthrombose	46	0,21	11	0,46	35	0,18	17	0,11	14	0,14	3	0,05
Gesicherte tiefe Venenthrombose	42	0,19	11	0,46	31	0,16	12	0,08	12	0,12	0	0,00

Tabelle 46: Postoperativer Exitus nach Hysterektomie (n = 37650).

	Im Zusammenhang m. Operation n = 22	Kein Zusammenhang m. Operation n = 16	Zusammenhang mit Operation nicht klar n = 6
Lungenembolie	13	2	
Ileus	2	3	
Infektion	2	5	
Blutung oder Gerinnungsstörung	2	2	
Nicht eruierbar	3	4	6

Thromboembolische Komplikationen sind *häufiger* nach Anwendung von *Kombinations- oder Zweiphasenpräparaten,* seltener nach alleiniger Gestagenbehandlung (Minipille).

Mit den neuen Präparaten mit niedrigster Dosierung können die obgenannten Bemerkungen bzw. Vorschriften allerdings relativiert werden.

9.1.2 Intraoperative Maßnahmen

Eine venöse Stase in den unteren Extremitäten sollte durch geeignete Lagerung verhindert werden. Der Ausgangspunkt schwerer embolischer Zwischenfälle liegt meistens im venösen Abflußbereich der unteren Extremitäten oder im kleinen Becken.

Bei Extremitätenflachlagerung kann die Behinderung der venösen Zirkulation durch das Unterschieben einer Rolle unter die Kniekehle oder «Manschetten-Behandlung» verhindert werden, bei vaginalen Operationen durch eine geeignete Hängevorrichtung mit Fußschleudern (keine Knieschalen!).

Die *Thrombose beginnt meistens prä- oder intraoperativ!* Prophylaktische Maßnahmen haben nur dann einen Sinn, wenn sie *frühzeitig einsetzen!*

Deshalb sind *Medikamente zur Thromboseprophylaxe* vor Beginn oder bereits am Vorabend der Operation anzuwenden. Vorzugsweise kommen heute Heparine, neuerdings die niedermolekularen und unfraktionierten zur Anwendung. Dextraninfusionen sind eher zweite Wahl.

9.1.3 Dextraninfusionen

Hochmolekulares Dextran 70 wird im allgemeinen während des Eingriffs (500 ml) sowie während der nächsten zwei Tage verabreicht. Die Dextraninfusionen können evtl. bei entsprechender Gefährdung fortgesetzt werden bis zur Vollmobilisation.

Dextranwirkung: Verhinderung eines Volumenverlustes (mit entsprechender Wirkung auf die Zirkulation)! Die Hämodilution und damit die Verminderung der Viskosität sind weitere Ursachen der antithrombotischen Wirkung. Dazu kommt eine Beeinflussung der Gesamtgerinnung (Reduktion der Thrombozytenaktivität, Veränderung der Fibrinstruktur, Einfluß auf Faktor VIII und Fibrinolyse u. a.) im Sinne einer vorübergehenden *Hypokoagulabilität.* Mit *Routinemethoden* können allerdings keine *faßbaren Veränderungen im Gerinnungssystem* nachgewiesen werden!

Mit Dextran allein ohne zusätzliche Antikoagulation kann eine Reduktion von tiefen Venenthrombosen (gesichert mit dem J^{125}-Fibrinogentest) und tödlichen Embolien erreicht werden.

Hohl et al 1980 [20] fanden allerdings mit 3 mal 5000 IE Heparin/tägl. eine Senkung der Thromboserate auf 1,7 %, im Vergleich zu nur 14,4 % unter Dextran.

Dextran 70 oder Dextran 40? Aufgrund theoretischer Überlegungen, tierexperimenteller Ergebnisse und bereits vorliegender klinischer Resultate kommt den Dextran-40-Lösungen wohl grundsätzlich der gleiche Effekt zu wie den Dextran-70-Präparaten. Welches der beiden Präparate zur Thromboseprophylaxe gewählt wird, scheint demnach eine untergeordnete Rolle zu spielen.

Eventuelle Nachteile von Dextraninfusionen: Anaphylaktische Reaktionen, unklare Störungen der Blutgerinnung, bei alten und herzinsuffizienten Patientinnen evtl. Volumenüberlastung.

Möglicherweise sind *anaphylaktische Reaktionen* postoperativ häufiger oder werden intraoperativ weniger erkannt, was zumindest auf leichtere Reaktionen zutreffen könnte. – Cave: Auch *intraperitoneale Dextranapplikationen* zur Adhäsionsprophylaxe können zu anaphylaktischen Reaktionen führen.

Schweregrade anaphylaktischer Reaktionen

Schweregrad	Symptomatik
I	Hauterscheinungen
II	Deutliche, aber nicht lebensbedrohliche Kreislaufreaktionen (Tachykardie, Hypotension), gastrointestinale Störungen (Nausea), Dyspnoe
III	Schock, lebensbedrohlicher Spasmus glatter Muskulatur (Bronchien usw.)
IV	Herz- und/oder Atemstillstand

Notfalltherapie bei anaphylaktischen Reaktionen

	Klinische Symptome und Schweregrad	Maßnahmen
I	Hautreaktionen	Antihistaminika
II	Tachykardie, Blutdruckabfall, Nausea, Erbrechen	Antihistaminika und Kortikosteroide
III	Schock, Bronchospasmus	1. Adrenalin i. v. 0,05–0,1 mg 2. Kortikosteroide (z. B. Prednison 1000 mg i. v.) 3. Infusion (Albumin 5 %, PPL)
IV	Herz- und/oder Atemstillstand	Adrenalin, Kortikosteroide, Infusion und Reanimation

Nach Ring und Messmer, 1977 [21].

Für die *DIAR (Dextran-induzierte-anaphylaktoide-Reaktionen)* bestehen offenbar zwei nebeneinander hergehende Pathomechanismen:

- *leicht verlaufende* Reaktionen *ohne Beteiligung von Antikörpern* und
- *schwere durch Immunkomplexe vermittelte* Aggregatanaphylaxien mit Beteiligung des Dextrans als Antigen, zusammen mit präformierten dextranreaktiven Antikörpern (DRA), vorwiegend der IgG-Klasse. Das Risiko einer Unverträglichkeitsreaktion ist dabei *unabhängig vom Molekulargewicht* des infundierten Dextrans (also idem bei Dextran 40 und 70)!

Als gesichert gilt heute, daß mit einer *Prophylaxe mit Haptendextran* eine Relativierung anaphylaktoider Reaktionen möglich ist [22]. Eine 100prozentige Sicherheit wäre aber nur dann gegeben, wenn vorher der DRA-Titer bekannt wäre und die Haptendosis entsprechend adaptiert werden könnte. – Als monovalentes Hapten wird heute ein niedermolekulares Dextran mit einem Molekulargewicht um 1000 Dalton verwendet (Promit®). VI/9.

Vor jeder Erstinfusion von Dextran müssen deshalb nach dem heutigen Stand des Wissens *20 ml Hapten (Promit®) vorinjiziert* werden. Eine erneute Applikaton wird notwendig, falls zwischen zwei Dextraninfusionen ein Intervall von > 48 Stunden liegt.

9.1.4 Perioperative Thromboseprophylaxe mit kleinen Dosen von Heparin («Low-dose-Heparin» Prophylaxe)

Im menschlichen Plasma existiert ein natürlicher Inhibitor von Faktor X, der mit Antithrombin III und mit dem Heparin-Co-Faktor identisch ist und dessen Wirkung durch kleinste Mengen von Heparin verstärkt wird. Für die Neutralisation des in zentraler Stellung im Gerinnungssystem stehenden Faktor X werden viel geringere Mengen des Inhibitors und dementsprechend kleinere Dosen von Heparin benötigt als z. B. für die Inaktivierung von einmal gebildetem Thrombin. Die zur Thromboseprophylaxe notwendigen kleinen Heparindosen verändern deshalb die Gerinnungszeit nicht systemisch. – Ein perioperativ erworbener *Antithrombin-III-Mangel* wird als Ursache für das Versagen einer Heparinprophylaxe diskutiert. Auch ein angeborener Synthesedefekt führt zu einem erhöhten Thromboserisiko (Thrombophilie) und kann mit der Zufuhr von AT-III-Konzentraten behoben werden.

Dosierungsschema: Beginn mit 5000 E Liquemin® subkutan (oder einem anderen Präparat) 2 Stunden präoperativ, darauf alle 12 Stunden je 5000 E Heparin subkutan bis zum Entlassungstag. Das Schema kann variiert werden: entweder kürzere Intervalle (z. B. 8stündlich) oder bei besonderer Blutungsneigung Beginn mit der Prophylaxe erst postoperativ usw. Wegen den häufig notwendigen Injektionen und evtl. lokalen Nebenwirkungen (Hämatome!) wurde z. B. beim Liquemin® subkutan eine kleinvolumige Ampulle à 0,25 ml mit 5000 E entwickelt. Es ist darauf zu achten, daß unmittelbar nach der subkutanen Injektion die Injektionsstelle von der Schwester und anschließend von der Patientin selbst während einiger Minuten komprimiert wird!

VI/9.

Mit der Verabreichung von kleinen Heparindosen sollte bereits vor der Operation begonnen werden. Damit wird die Aktivität vom Faktor X rechtzeitig gehemmt und verhindert, daß das Gerinnungssystem in die normalerweise nach Operationen eintretende Phase einer Hyperkoagulabilität gerät (frei werdende Gewebethrombokinase).

- *Kontraindikationen:* Hämorrhagische Diathese, schwere Niereninsuffizienz, maligne Hypertonie.
- *Kontrolle der «Low-Dose-Heparin» Prophylaxe:* In der Regel keine Laborkontrollen.

Empfehlung: Präoperativ Bestimmung der Gesamtgerinnung und Thrombozytenzählung.

Randomisierte Studien in allgemeiner Chirurgie, Orthopädie und Urologie erbrachten unter insgesamt 16.000 Patienten folgendes, summarisches Ergebnis [23]:

Subkutanes Heparin verhindert die Hälfte aller Lungenembolien und zwei Drittel der tiefen Venenthrombosen.

Ähnliche Resultate liegen nach gynäkologischen Operationen vor. Die präoperative Gabe von Heparin verbessert dabei das Ergebnis im Vergleich zu einem erst postoperativen Prophylaxebeginn [24].

- *Vorteil der Methode: Kein Laboraufwand!*
- *Nachteil der Methode:* Gelegentlich kleinere Hämatome im Bereich der Injektionsstelle. Die Gefahr einer Hämatombildung im Wundbereich und postoperativer Nachblutungen ist tendenziell höher als ohne Prophylaxe.

Werden die Heparindosen in kürzeren Abständen (alle 8 Stunden) injiziert, so relativiert sich die möglicherweise bessere antithrombotische Wirkung gegenüber der Zunahme der postoperativen Blutungsneigung

- *Nebenwirkungen: Heparinbedingte Thrombozytopenien* können in 1–2 % der Fälle innerhalb der ersten 4–6 Tage nach Behandlungsbeginn einen Thrombozytenabfall auf 100.000–50.000 zur Folge haben.

Bedrohlicher, aber viel seltener ist das sog. «White-Clot»-Syndrom mit Bildung multipler venöser und arterieller Thrombosen [24].

9.1.5 Thromboembolieprophylaxe mit niedermolekularen Heparinen

Die vor einiger Zeit eingeführten niedermolekularen Heparine weisen, im Vergleich zur konventionellen Heparintherapie, verbesserte pharmakodynamische Eigenschaften auf.

Das mittlere Molekulargewicht beträgt 4000–6000 Dalton, das des konventionellen Heparins hingegen 14.000 Dalton. Die Inhibierung von Faktor Xa ist stärker als die des normalen Heparins, diejenige der PTT und des Thrombins hingegen sehr viel geringer.

In den derzeit verfügbaren, verschiedenen niedermolekularen Präparaten sind die jeweils klinisch geprüften Dosierungen in Form von Einheiten angegeben. Diese sind von Präparat zu Präparat verschieden. Somit gibt es für *jede Substanz eine präparatspezifisch wirksame Dosis.*

Dosierungen: Fraxiparine® 1 mal 7500 E, Enoxaparin® 1 mal 30 mg, Heparin-NM-DHE® 1 mal 1500 E, Low-Liquemin® 1 mal 2500–5000 E, Sandoparin® 1 mal 3000 E, Embolex® 1 mal 3000 E + 0,5 mg Dihydroergotaminmesilat.
Erste Injektion: im allgemeinen 2 Stunden vor der Operation; zweite und weitere Injektionen im allgemeinen jeweils 24 Stunden später. Bei hoher Gefährdung eventuell zweimalige Applikation der Standarddosis täglich.

- *Antidot gegenüber der Heparinwirkung:* Als Antidot gegen die gerinnungshemmenden Effekte des unfraktionierten Heparins kommt *Protaminchlorid* zum Einsatz (1 ml Protamin-Roche® neutralisiert 5000 IE Heparin). Der Gerinnungseffekt wird durch intravenös verabreichtes Protaminchlorid rasch und vollständig aufgehoben. Bei den niedermolekularen Heparinen erfolgt die Protamindosierung hingegen je nach Präparat, wobei der gerinnungshemmende Effekt allerdings nur in etwa 8 % zur Wirkung kommen soll (?) [24].

In der Literatur finden sich recht zahlreiche Berichte über schwere *allergische Reaktionen auf Protamin*, die vom Exanthem und einer Urtikaria über Bronchospasmen und massiven Blutdruckabfall (anaphylaktischer Schock) bis hin zu Todesfällen reichen [30]. Grundsätzlich sind alle jene Patientinnen gefährdet, die schon einmal Protamin erhalten haben.

9.1.6 Kombination mit Dihydroergotamin (DHE)

DHE führt zu einer selektiven Venentonisierung und damit zur Steigerung der venösen Strömungsgeschwindigkeit. Die Kombination Heparin/DHE (2500 Heparin + 0,5 mg DHE 2 mal tägl.) soll gegenüber der alleinigen Verabreichung von Heparin zu einer *signifikant niedrigeren Thromboserate und Reduktion der Blutungskomplikationen* führen. Die Heparindosis läßt sich dabei ohne Wirkungseinbuße durch den Dihydroergotaminzusatz verringern.

Auch niedermolekulare Heparine werden mit DHE kombiniert (z. B. Embolex®, 3000 E + 0,5 mg DHE, u. a.)

Das *Risiko* der offenbar seltenen *vasospastischen Reaktionen* (Ergotismus) mit einer der Herstellerfirma bekannten Inzidenz von 2:100.000 (?), ist bei rechtzeitiger Diagnose und entsprechenden Gegenmaßnahmen (Nitroprussid-Natrium [Nipride®]-Infusion) oder Naftidrofuryloxalat i. v. [Praxilene®] oder Pentoxifyllin [Trental®] + Dextran i. v.) zu minimieren. Die bekannten Zwischenfälle sollten nicht Auslöser sein, den «überragenden therapeutischen Nutzen» des Heparin-Dihydergot® in Frage zu stellen [31].

9.1.7 Thromboseprophylaxe mit Cumarinpräparaten

Die Cumarinderivate wirken als indirekte Antikoagulanzien über eine kompetitive Hemmung des Vitamin K und blockieren damit die Synthese der Gerinnungsfaktoren II, VII, IX und X in der Leber.

Aus der Reihe der Cumarine stehen uns verschiedene Präparate mit verschieden raschem Wirkungseintritt (36–90 Stunden) und verschieden langer Wirkungsdauer (5–8 Tage) zur Verfügung.

Ein Präparat mit langsamem Wirkungseintritt und langer Wirkungsdauer, z. B. Phenprocoumon (Marcoumar®) eignet sich gut zur postoperativen Prophylaxe, da das leicht steuerbare Präparat zu nur mäßigen Schwankungen des Prothrombinspiegels führt und damit die Quickwerte nach Initialbehandlung mit kleinen Dosen im prophylaktischen bzw. therapeutisch wirksamen Bereich gehalten werden können.

Die Antikoagulation sollte während des ganzen Spitalaufenthaltes beibehalten werden, um auch *Spätembolien* zu verhindern.

Nach initial genügender Senkung ist im allgemeinen zwischen dem 6. und 10. postoperativen Tag ohne weitere Medikation ein rasches Ansteigen des Prothrombinspiegels zu beobachten. Gerade während dieser Phase müssen aber die prophylaktisch wirksamen Quickwerte gehalten werden (zwischen 20–40 %).

Ein ungewollt rascher Anstieg des Prothrombinwertes fällt zeitlich oft mit dem Ereignis der Spätembolie zusammen!

Dosierungsschema: VI/9.

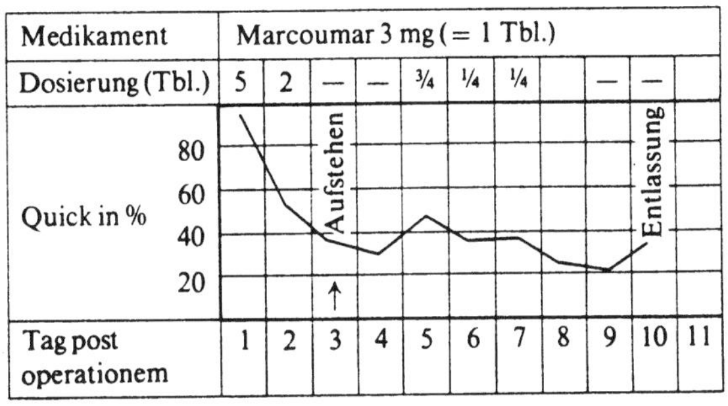

Je nach Thrombosegefährdung und Operationstyp Beginn einer peroralen Dicumarolapplikation bereits nach 24 Stunden oder spätestens nach 48 Stunden post operationem. Initialbehandlung: im allgemeinen mit 15 mg (5 Tabl.) bei normalem Ausgangsquick. – 2. Behandlungstag: durchschnittlich 6 mg (2 Tabl.). Weitere Dosierung je nach Quickwert. Die Quickwerte sind unmittelbar nach der Operation oft erniedrigt (Narkose, Medikamente, Dextraninfusionen u. a.), eine schematische Dosierung ist deshalb nicht immer möglich!

Nach unserer Erfahrung liegt der optimale Einstellungsbereich bei einem Prothrombinspiegel zwischen 30 und 40 %. Es ist unbestritten, daß diese Quickwerte nicht im optimalen Therapiebereich liegen. Die klinischen Erfahrungen zeigen jedoch, daß mit hoher Wahrscheinlichkeit tödliche Embolien vermieden werden und man zudem nicht in den Grenzbereich bedrohlicher Nachblutungen gerät. Letztere sind vor allem bei einem Prothrombinwert < 30 % zu befürchten.

Möglicherweise besteht ein ähnlicher protektiver Mechanismus auf den Gerinnungsablauf wie bei der Prophylaxe mit Heparin, so daß kleinere Dicoumaroldosen durchaus ausreichen. Jedenfalls ist ein Abfall des Gerinnungsfaktors VII in unterschiedlichem Ausmaß unmittelbar nach Beginn einer Cumarinbehandlung bekannt. Allerdings stehen mehrere Thromoboplastinpräparate zur Verfügung, die verschieden auf die Verminderung der Faktoren II, VII und X reagieren. Entsprechend verhalten sich die Grenzen des sog. therapeutischen Bereichs [25].

- *Vorteile der Methode: Perorale Applikation, keine Injektionshämatome.*
- *Nachteile der Methode: Laboraufwand, Kenntnisse der Dosierungsrichtlinien.*
  - Marcoumarnekrose: Sie entsteht möglicherweise auf der Basis einer allergisch-toxischen Gefäßwandreaktion und kann in einer Frequenz von bis zu 1 % zu Nekrosen führen, die sogar eine chirurgische Revision mit nachfolgender plastischer Deckung erfordern.
  - *Interaktionen mit Beeinträchtigung des Prothrombinspiegels* sind mit verschiedenen Medikamenten bekannt: so z. B. mit Phenylbutazon, Salizylaten und Antibiotika.
- *Kontraindikationen:* Hämorrhagische Diathesen, Leberparenchymschäden, Schwangerschaften.

VI/9.

Überdosierung: Verabreichung des Antidots Vitamin K1 (Konakion® 10–20 mg i. v.).

Die Cumarinprophylaxe hat vor allem seit der Einführung der niedermolekularen Heparine an Bedeutung verloren und wird (wenn überhaupt) nur noch selten eingesetzt [29].

9.1.8 Heparine und Cumarine in der Schwangerschaft

Niedermolekulare Heparine passieren offenbar ebenso wenig die Plazentarschranke wie die hochmolekularen. Beide Substanzen sind schwangerschaftskompatibel [26, 32]. Wie es sich mit dem unter einer längeren unfraktionierten Heparinverabreichung bekannten *Osteoporoserisiko* beim niedermolekularen Heparin verhält, muß sich noch weisen.

Cumarine sind in der Schwangerschaft wegen ihrer Plazentagängigkeit kontraindiziert

9.1.9 Thrombozytenaggregationshemmer

Die viel diskutierten Thrombozytenaggregationshemmer (Salizylpräparate u. a.) spielen vorwiegend bei den arteriellen Thrombosen eine Rolle. Lediglich dem Hydroxychloroquinsulfat (Plaquenil®) schreibt man eine gewisse antithrombotische Wirkung im venösen Schenkel zu.

Erklärung: Zelluläre Thrombogenese durch Aggregation und Adhäsion bei rascher Blutströmung (Arterien) im Gegensatz zur primär plasmatischen Thrombogenese bei langsamer Strömung im venösen Abflußgebiet!

9.1.10 Begleitende physikalische Maßnahmen

Die wichtigste aller Maßnahmen ist die *Frühmobilisierung (elastische Gummistrümpfe!),* wenn immer möglich schon am Operationstag. Je rascher die Vollmobilisation erreicht wird, desto geringer ist das Thromboembolierisiko.

Ist die Frühmobilisierung aus irgend einem Grund nicht möglich, darf nur unter optimaler Antikoagulation mobilisiert werden. Dies trifft erfahrungsgemäß meistens Patientinnen, die an sich schon ein hohes Gefährdungspotential haben (Obesitas, extreme Varikosis u. a.).

9.1.11 Aktueller Stand und Ausblick

Niedermolekulare Heparine sind mehr und mehr im Trend, haben aber die herkömmlichen Heparine (noch) nicht verdrängt.

Sie haben möglicherweise einen besseren Wirkungsgrad bei annehmbarer Komplikationsrate (mit einer ähnlichen Nachblutungsfrequenz wie beim herkömmlichen Heparin). Je nach Gefährdungsmoment kann die Dosis allenfalls modifiziert werden. *Allerdings ist diese Prophylaxeform etwa 20–30 % teurer als diejenige mit unfraktioniertem Heparin. – Von großem Vorteil ist die nur einmalige, höchstens zweimalige Applikation bei hoher Gefährdung.*

Eine akzeptable Variante oder Alternative (s. bei Kontraindikationen für Heparine) sind Dextraninfusionen.

Eine Cumarinprophylaxe im Anschluß daran ist sinnvoll, um damit auch eventuelle Spätembolien abdecken zu können. Aufgrund von notwendigen Infusionen mit Dextran und des Laboraufwands bei Cumarinen ist diese Form der Prophylaxe jedoch in den Hintergrund getreten (s. o.).

9.2 Therapie

Da auch durch eine *generelle Prophylaxe* Thromboembolien bis heute noch nicht verschwunden sind und die Embolie nach wie vor an erster Stelle der postoperativen Todesursachen steht (s. Tab. 46), hat man sich immer wieder mit den Behandlungsprinzipien dieser schweren Komplikationen auseinanderzusetzen.

Um das Thromboseembolierisiko so niedrig wie möglich zu halten, sollte daher eine generelle und altersunabhängige Prophylaxe erfolgen.

9.2.1 Behandlung der oberflächlichen Thrombose

Im allgemeinen besteht *keine Emboliegefahr* bei Auftreten einer oberflächlichen Thrombose (Thrombophlebitis). Die Lokalbehandlung geschieht im akuten Stadium mit Alkoholumschlägen, Salben mit Heparin- und/oder Phenylbutazonzusätzen, zusammen mit einer systemischen Verabreichung von Antiphlogistika. Die Patientinnen werden meistens weiter mobilisiert.

Bei besonders gefährdeten Patientinnen (Thrombo-Embolie-Anamnese, Übergewicht usw.) empfiehlt sich gleichzeitig das Einleiten einer Thrombose-Prophylaxe.

Nach Abschluß der Initialbehandlung straffer, elastischer Verband oder Gummistrümpfe, wobei die betroffenen Venenstränge zusätzlich mit einem komprimierenden Gummikissen bandagiert werden.

9.2.2 Therapie der tiefen Thrombose

Sofortiger Therapiebeginn wegen Emboliegefahr und zur möglichst raschen Rekanalisierung! Evtl. gefäßchirurgische Intervention (Fogarty-Katheter). Kombinierte Behandlung mit Heparinen und Cumarinpräparaten.

Heparin-Therapie: Beginn mit 5.000–10.000 E Heparin i.v. Anschließend Dauertropf mit Heparin in einer Dosierung von 40.000 E Heparin innerhalb der ersten 24 Stunden. Die weitere Dosierung erfolgt nach den Resultaten des Gerinnungslabors. Nach Abklingen der klinischen Symptomatik Übergehen auf Heparin subkutan, niedermolekulare Heparine oder auf ein Cumarinpräparat, wobei die Heparindosis überlappend sukzessive reduziert wird.

- *Mobilisieren:* Nach Verschwinden der klinischen Symptomatik *und* optimal eingestellter Antikoagulation.
- *Zusätzliche Maßnahmen bei tiefer Thrombose:* Hochlagern des Beines bei tiefer Femoralisthrombose, am besten auf einer Schiene mit leicht gebeugtem Kniegelenk. Lokalbehandlungen mit Alkoholwickeln (50prozentiger Alkohol und gleiche Menge Wasser).

  Evtl. zusätzlich Medikamente zur arteriellen Gefäßdilatation, da es immer zu einer arteriellen Gefäßkonstriktion kommt mit entsprechender Verschlechterung der Mikrozirkulation in der Peripherie (z. B. Beta-Pyridylcarbinol [Ronicol®]).
- *Zur Behandlung mit Streptokinase:* Im Prinzip können sowohl die tiefen Thrombosen wie auch die Embolien mit Streptokinase behandelt werden. Die Behandlung gehört in die Hände eines *Spezialisten!* Sie hat frühzeitig zu erfolgen. VI/9.

  Besondere Laboruntersuchungen (z. B. Streptokinase-Toleranzbestimmung). Nebenwirkungen: Evtl. Blutdruck-Abfall, Flush, Fieber usw.
- *Chirurgische Behandlung:* Nach vorausgegangener Lokalisation der Thrombosierung Indikation zur Operation durch Angiologen bzw. Gefäßchirurgen. – Ob primär eine chirurgische oder medikamentöse Therapie zur Diskussion steht bzw. erfolgt, richtet sich meistens nach den «lokalen» Verhältnissen.

  Mit chirurgischen Maßnahmen wird unter Umständen bei ausgedehnter Thrombosierung eine bessere Rekanalisierung erreicht und damit die Gefahr eines *postthrombotischen Syndroms* reduziert.

9.2.3 Therapie der Lungenembolie

Gleiches Behandlungsprinzip wie bei der tiefen Thrombose (mit Ausnahme der chirurgischen Behandlung). Zusätzliche Maßnahmen: Hochlagerung des Oberkörpers, Sauerstoffapplikation durch Nasensonde, Analgetika, evtl. gefäßerweiternde Medikamente, evtl. je nach kardialer Situation Herz-Kreislaufmittel.

VI/9./Lit.

Literaturhinweise

1 Hochuli E (Hrsg) (1993) Perioperative Gynäkologie. Springer. Berlin-Heidelberg-New York
2 Tauber R, Sturm W (1985) Nahtmaterialien und Nahttechniken bei Ureter- und Blasenläsionen beim Fistelverschluß. In Hepp H, Scheidel P (Hrsg) Nahtmaterialien und Nahttechniken in der operativen Gynäkologie. Urban & Schwarzenberg. München S 109
3 Schmidt H, Stark G (1981) Ergebnisse der Erhebungen postoperativer Komplikationen. In Stark G (Hrsg) Problematik in der Qualitätssicherung in der Gynäkologie. Demeter. Gräfeling
4 Mattingly RF (1988) Accidental cystotomy during vaginal hysterectomy. In Nichols DH (ed) Clinical problems, injuries and complications of gynecologic surgery. Williams & Wikins, Baltimore p 156
5 Wilke G, Rath W, Kulenkampf D, Kuhn W (1993) Die laparoskopisch assistierte vaginale Hysterektomie (LAVH) mit dem Endo GIA Tm 30. Geburtsh Frauenheilkd 53:384
6 Almendral A (1993) Urogenitalfisteln. In Hochuli E (Hrsg) Perioperative Gynäkologie. Springer. Berlin-Heidelberg-New York S 167
7 Käser O (1986) Vesikovaginale Fisteln. Operation nach Latzko. In Bender HG, Beck L (Hrsg) Operative Gynäkologie. Springer. Berlin-Heidelberg-New York S 113
8 Käser O. Iklé FA, Hirsch HA (1982) Atlas der gynäkologischen Operationen. 4. Aufl. Thieme. Stuttgart-New York
9 Kass EH (1957) Bacteriuria in the diagnosis of infections of the urinary tract. Arch Intern Med 100:709
10 Nagel M, Beck L (1979) Postoperatives akutes Abdomen in der Gynäkologie. In Beck L. (Hrsg) Intra- und postoperative Komplikationen in der Gynäkologie. Thieme. Stuttgart S 209
11 Leutenegger A, Dillier C (1990) Einfache, sichere postoperative Ernährung mit einer gebrauchsfertigen All-in-one-Lösung. Schweiz Med Wochenschr 120:1228
12 Truninger B (1976) Wasser- und Elektrolythaushalt. Thieme. Stuttgart
13 Nockemann PF (Hrsg) (1980) Die chirurgische Naht. Thieme. Stuttgart
14 Hepp H, Scheidel P (1985) Nahtmaterialien und Nahttechniken in der operativen Gynäkologie. Urban & Schwarzenberg. München-Wien-Baltimore
15 Hartko WJ, Ghanekar G, Kemman E (1982) Suture materials currently used in obstetric-gynecologic surgery in United States: a questionnaire survey. Obstet Gynecol 59:241
16 Hochuli E (1985) Geburtshilfe, Gynäkologie und Grenzgebiete. Huber. Bern-Toronto
17 Sorosky JL, Hewett WJ, Kaminski PF, Podczaski ES (1991) Primary mass closure of fascial incisions using a continous absorbable suture. Gynecol Surg 7:41
18 Montz FJ, Creasman WT, Eddy G, Disaia PJ (1991) Running mass closure of abdominal wounds using absorbable looped suture. Gynecol Surg 7:107
19 Tulandi T (1988) Closure of laparotomy incisions with or without peritoneal suturing and second look laparoscopy Am J Obstet Gynecol 158:536
20 Hohl MK, Lüscher KP, Tichy J et al (1980) Prevention of postoperative thromboembolism by Dextran 70 or low-dose Heparin. Obstet Gynecol 55:497
21 Ring J, Messmer K (1977) Incidence and severity of anaphylactoid reactions to colloid volume substitutes. Lancet I:466
22 Gruber UF, Wettler H, Allemann U et al (1982) Prophylaxe allergischer Dextran-Reaktionen durch Vorinjektion von 20 ml Hapten bei 12.000 Patienten in der Schweiz. Schweiz Rdsch Med (Praxis) 71:1092
23 Collins R, Scrimgeour A, Yusuf S, Petra R (1988) Reduction in fatal pulmonary embolism and venous thrombosis by perioperative administration of subcutaneous heparin. N Engl J Med 318/18:1162
24 Basic-Micic M, Breddin HK (1991) Neue Aspekte in der perioperativen Heparinanwendung. Gynäkologe 24:59
25 Marti P, Beck EA (1983) Standardisierungsprobleme bei der Überwachung der oralen Antikoagulation durch die Thromboplastinzeit nach Quick: Versuch einer Standortbestimmung für die Schweiz. Schweiz Med Wochenschr 113:1593
26 Harenberg J, Leber G, Zimmermann R, Schmidt W (1987) Thromboemboliepropylaxe mit niedermolekularem Heparin in der Schwangerschaft. Geburtsh Frauenheilkd 47:15
27 Baker TH, Johnson WA (1969) The Frankfurt technique of suprapubic bladder drainage. Obstet Gynecol 34:728
28 Schüssler B (1992) Die transurethral angelegte suprapubische Harnableitung. Frauenheilkd Aktuell. 2:32
29 Hepp H (1994) pers. Mitteilung des Lektors
30 Gysling E (1992) Nebenwirkungen aktuell. Protamin. pharma-kritik 14:75
31 Kakkar VV (1983) Nutzen-Risiko-Dimension von Heparin-Dihydroergotamin. Dtsch Med Wochenschr 108:1536
32 Schneider D, Heilmann L, Harenberg I (1995) Zur Plazentagängigkeit von niedermolekularem Heparin. Geburtsh Frauenheilkd 55:93

10. Perioperative Antibiotika-prophylaxe – Antibiotika in der Behandlung perioperativer Infekte

Bakterielle Infekte – namentlich in Form von Nosokomialinfekten – haben nach wie vor eine herausragende Bedeutung unter den perioperativen Komplikationen. Dies geht schon rein zahlenmäßig aus einer summarischen Zusammenstellung infektiöser Komplikationen bei 37.650 Hysterektomien aus der gemeinsamen Statistik Schweizerischer Frauenkliniken hervor (Tab. 47).

Verständlicherweise versucht man mit einer geeigneten *Antibiotikaprophylaxe* diese immer wiederkehrenden und teils bedrohlichen infektösen Abläufe in den Griff zu bekommen.

Mit der laufenden Neueinführung antimikrobieller Substanzen erhält die antibiotische Therapie und Prophylaxe immer wieder neue Akzente und Dimensionen.

Dabei spielen Wahl der adäquaten Substanz, Einsatz eventueller Antibiotikakombinationen und deren Synergismen, optimale Dosierung und Kenntnisse über mögliche Nebenwirkungen eine entscheidende Rolle.

Der Umgang mit Antibiotika erfordert deshalb ein Basiswissen, ohne das keine vernünftige Behandlung betrieben werden kann. – Außerdem ist die Zahl an «Novitäten» dauernd im Steigen begriffen (Quinolone, Cephalosporine der dritten Generation, Carbapeneme, Monobaktame), so daß sich selbst der Erfahrene gelegentlich schwer tut, einen nur auf rationalen Grundsätzen (z. B. je nach der lokalen Resistenzlage) basierenden Therapieplan einzuhalten. Die intensive Werbung der Industrie, die infolge hoher Entwicklungskosten an einer raschen und möglichst breiten Antibiotika-Anwendung verständlicherweise interessiert ist, hilft kaum, Vor- und Nachteile dieser Neuentwicklungen gegenüber bereits etablierten Medikamenten über eine dazu notwendige Zeitspanne kritisch einzuschätzen. VI/10.

Doch gerade bei nosokomialen Infekten mit der Selektion hochpathogener Keime und der Resistenzentwicklung einzelner Bakterienspezies ist die resistenzgerechte, im Einzelfall tatsächlich wirksame und nicht die großzügige Applikation der entscheidende Faktor.

Es ist noch nicht allzu lange her, als anläßlich der *Einführung der Cephalosporine der dritten Generation* vor den Gefahren der kritiklosen Anwendung dieser «Supersubstanzen» gewarnt wurde [1]. In der Zwischenzeit haben sich eine ganze Reihe dieser Substanzen auf dem Pharma-Markt etabliert. Weitere sind in klinischer Erprobung. Die Indikationen der primär als Reserveantibiotika eingestuften Substanzen haben sich jedoch trotz allem sowohl zur Behandlung banaler Infekte als auch zur perioperativen Prophylaxe ausgeweitet.

Tabelle 47: Infektiöse Komplikationen nach Hysterektomie[a].

Postoperative infektiöse Komplikationen	Alle abdominalen n = 21965	[%]	Abdominale bei Malignom n = 2380	[%]	Abdominale ohne Malignom n = 19585	[%]	Alle vaginalen n = 15685	[%]	Vaginale mit Zusatz (Raffung) n = 9821	[%]	Vaginale ohne Zusatz n = 5864	[%]
Harnwegsinfekt	3546	16,14	449	18,87	3097	15,81	3207	20,45	2603	26,50	604	10,30
Fieber > 2 postop. Tagen > 38C	511	2,33	62	2,61	449	2,29	417	2,66	276	2,72	150	2,56
Infekt. Vaginalstumpf	134	0,61	7	0,29	127	0,65	344	2,19	200	2,04	144	2,46
Infektion in Bauchdecken	385	1,75	71	2,98	314	1,60	21	0,13	15	0,15[b]		
Andere postop. Infektionen	204	0,93	26	1,09	178	0,91	141	0,90	94	0,96	47	0,80
And. intraabdominale Infektionen	27	0,12	7	0,29	20	0,10	28	0,18	14	0,14	14	0,24
Peritonitis (als Komplikation)	13	0,06	3	0,13	10	0,05	18	0,11	9	0,09	9	0,15
Sepsis mit septischem Schock	12	0,05	2	0,08	10	0,05	5	0,03	4	0,04	1	0,02
Sepsis ohne septischer Schock	35	0,16	12	0,50	23	0,12	25	0,16	17	0,17	8	0,14
Tuboovarialabszeß (als Kompl.)	1	0,00	0	0,00	1	0,01	5	0,03	1	0,01	4	0,07

[a] Doppelkodierungen möglich.
[b] mit Schlinge

Alleiniges Fieber ohne typische Laborbefunde oder ohne entsprechenden klinischen Verlauf ist ein *ungenügendes Symptom zur Einleitung einer antibiotischen Therapie.* Die Erfahrung zeigt, daß es im nachhinein oft zu schweren therapeutischen und diagnostischen Irrtümern (Maskierung des Krankheitsbildes) kommen kann, wenn die *Indikation* zur antibiotischen Therapie nicht *streng genug* gestellt wurde.

VI/10.

Es sollte deshalb nie versäumt werden, vor Therapiebeginn Bakterienkulturen anzulegen.

10.1 Häufigste pathogene Keime in der Gynäkologie

Zur Identifikation müssen adäquate Methoden eingesetzt werden.

Dies gelingt jedoch in einigen Fällen nicht oder zu spät. Zudem kann es unter der Behandlung zu einer Änderung des Erregerspektrums kommen.

Wird zum Beispiel bei einer noch nicht abszedierenden akuten Adnexitis eine antibiotische Therapie eingeleitet, spricht diese nicht an und kommt es sekundär zur chirurgischen Intervention, so sind die dabei gefundenen Mikroorganismen möglicherweise nicht mehr identisch mit den primär für die Infektion verantwortlichen *(Erregerwechsel!).*

Der Gynäkologe ist jedoch aus verschiedenen Gründen oft gezwungen, eine antibiotische Therapie ohne ein aussagekräftiges, bakteriologisches Resultat einzuleiten. Deshalb ist die Kenntnis der mehrheitlich vorkommenden pathogenen Keime, die zu schweren pelvinen Infektionen führen können, unumgänglich.

Grundsätzlich sind bakteriologische Abstriche am Ort der Infektion zu entnehmen (z. B. aus Tuben- oder Douglasexsudat bei der akuten Adnexitis). In der Praxis ist dies in vielen Fällen jedoch nicht möglich. *Zervixkulturen* (+ Kulturen aus Urethra und Rektum) sind bei Genitalinfektionen in jedem Fall anzulegen. Es ist aber keineswegs gesichert, daß die in der Zervix nachgewiesenen Bakterien im speziellen Fall auch für die betreffende Genitalinfektion verantwortlich sind.

Die überwiegende *Mehrheit der pelvinen Infektionen ist bedingt durch* bereits *endogen vorhandene Mikroorganismen.*

Es handelt sich um Keime der normalen Genitalflora, die u. a. bei allgemeiner Resistenzverminderung (z. B. in der postoperativen Phase) oder bei konkomittierenden Erkrankungen pathogen werden.

Entnimmt man zum Beispiel routinemäßig Abstriche aus der Vagina, so findet man ein *breites Spektrum von grampositiven und gramnegativen Keimen wie auch von Anaerobiern.*

Die allgemein beobachtete *Zunahme von Anaerobierinfekten* um etwa das Dreifache ist wahrscheinlich z. T. durch die bessere Anzüchtung und neue Transportmedien zu erklären.

Bei schweren Infektionen beläuft sich der *Anaerobiernachweis* bei optimaler Entnahmetechnik (mit der Spritze entnommener Eiter → Verschluß der Spritze → Transport ins klinikeigene Labor → Anzüchtung der Keime) nach Hirsch (1988 [2]):

auf 80 % bei vaginalen Wundinfekten nach Hysterektomie
auf 66 % bei Bakteriämie nach septischen Aborten
auf 60 % bei Adnexitiden
auf 40 % bei abdominalen Wundinfekten nach Hysterektomie.

Endogene Anaerobier, die zu einer pelvinen Genitalinfektion führen können, sind Bacteroides fragilis, andere Bacteroidesarten, Peptokokken, Peptostreptokokken, Fusobakterien und selten Actinomyces-Arten.

Eine eminente Bedeutung kommt der *großen Gruppe der gramnegativen Enterobakterien* zu.

Escherichia coli dominiert zahlenmäßig. Daneben finden sich regional verschieden Proteus mirabilis, Klebsiellen und Enterobacter u. a., während Pseudomonaden selten Erreger einer initialen Entzündung sind. Sie sind jedoch in klassischer Weise bei Hospitalinfekten mitbeteiligt.

Exogene Bakterien, die für Genitalinfektionen in Frage kommen, sind:

Beta-hämolysierende Streptokokken (vor allem der Gruppe B), Staphylokokken und Mycobacterium tuberculosis. Staphylokokken gehören auch zur «normalen» Keimflora der Vagina, sind aber heute selten für eine genitale Infektion verantwortlich. Hingegen ist Staphylococcus aureus der am häufigsten gefundene Keim bei kutanen Wundinfektionen.

Eine *andere Dimension* stellen die *«STD»-(Sexually Transmitted Diseases) verursachenden Spezies* dar (Chlamydien [!] u. a.), die sich durch spezielle Krankheitsbilder und therapeutische Probleme (s. Kap. IV) auszeichnen.

10.2 Rationaler Einsatz der Antibiotika

Die für einen infektiösen Krankheitsverlauf besonders bedeutsamen gramnegativen Bakterien haben von Klinik zu Klinik wechselnde Sensibilitäten. Ein Grund dafür ist der häufige Einsatz antimikrobieller Substanzen mit einer sich darunter zwangsläufig verändernden Resistenzlage der einzelnen Bakterienspezies. So konnte man beispielsweise mehrfach beobachten, daß sich die Resistenz von Klebsiellen unter Ampicillin und Cephalosporinen zur Infektionsprophylaxe bei gynäkologischen Operationen im Laufe der Zeit deutlich veränderte [3]. Eine Zusammenstellung von File und Tan 1990 [5] zeigt unter Berücksichtigung der für die Klinik bereits gemachten Einschränkungen (ungleiche Sensibilitäten der Bakterienspezies auf Antibiotika von Klinik zu Klinik), die Wirkung neuerer Substanzen auf die in der Gynäkologie häufig anzutreffenden Keime (Tab. 48).

10.2.1 Penicilline und allgemeine Bemerkungen

Penicillin G als bakterizide Substanz, wird heute in der Gynäkologie nur noch selten eingesetzt. An seine Stelle sind überwiegend die *Aminopenicilline* getreten. Bei einem wirkungsadaptierten Dosis/Preisvergleich ist Ampicillin deutlich billiger.

- *Penicillin G (Benzylpenicillin)* wird durch die Magensäure inaktiviert und muß deshalb parenteral gegeben werden. Allerdings sind bei schweren Infektionen Tagesdosen von 30–50 Mio. IE notwendig. *Penicillin V (Phenoxymethylpenizillin)* hingegen ist magensaftresistent und kann oral verabreicht werden, eignet sich aber nicht zur Behandlung schwerer Infekte, da die Plasmaspiegel nicht zuverlässig steuerbar sind.
- *Ampicillin* zeichnet sich gegenüber Penicillin G durch seine größere Wirksamkeit gegenüber Escherichia coli und Proteus mirabilis aus, was gerade bei gynäkologischen Infekten ausschlaggebend ist. Ampicillin ist zudem die wirksamste Substanz gegenüber Enterokokken. Der Effekt von 6–12 g Ampicillin entspricht jenem von 30–50 Mio. E Penicillin G. VI/10.
- *Amoxicillin* hat dieselbe in-vitro-Wirkung wie Ampicillin. Aufgrund seiner deutlich besseren enteralen Resorption eignet es sich besonders gut zur oralen Applikation. Diese ist offenbar zweimal so hoch wie diejenige von Ampicillin. Trotzdem sind gastrointestinale Komplikationen (Durchfälle) offensichtlich weniger häufig und auch weniger schwerwiegend. Aminopenicilline sind jedoch mit Ausnahme der Kombinationen mit Clavulansäure (s. u.) und Sulbactam nicht penizillinasefest.
- *Clavulansäure* – als erster Beta-Laktamaseinibitor – wird zusammen mit Amoxicillin als Kombinationspräparat eingesetzt. Clavulansäure hat an sich keine oder nur eine unbedeutende antibakterielle Wirkung und ist deshalb nur in Kombination mit einem wirksamen Antibiotikum sinnvoll.

Tabelle 48: Wirksamkeit von parenteralen Breitspektrum-Beta-Laktamantibiotika.

Bakterien	Ampicillin und Sulbactam	Mezlocillin/ Piperacillin	Ticarcillin und Clavulansäure	Ceftriaxon/ Ceftizoxim/ Cefotaxim	Cefoperazon	Ceftazidim	Imipenem/ Cilastatin	Aztreonam
Grampositive								
Streptococcus pyogenes	+++	+++	+++	+++	+++	+++	+++	0
Staphylococcus aureus	+++	0	+++	+	++	+	+++	0
Enterokokken (E. faecalis)	+++	+++	++	0	+	0	+++	0
S. pneumoniae	+++	+++	+++	+++	+++	++	+++	0
Gramnegative								
Hemophilus	+++	0	+++	+++	+++	+++	+++	+++
Enterobacteriaceae	+	+++	+++	+++	+++	+++	+++	+++
Pseudomonas	0	++/+++	+	0/+	++	+++	+++	+++
Anaerobsier								
Bacteroides fragilis	+++	++	+++	0/+	0/+	0/+	+++	0

0, < 50 % der Kulturen empfindlich; +, 50 bis 75 % empfindlich; ++, 75 bis 90 % empfindlich und +++, 90 % empfindlich.

Das antibakterielle Spektrum dieser Kombination entspricht etwa dem der Cephalosporine der zweiten Generation. Als Antibiotikum der Wahl hat sie sich vor allem bei respiratorischen (postoperativ: Atelektase/Pneumonie) und beginnenden lokalen Infekten bewährt.

VI/10. – Die neueren Penicilline *(Acylaminopenicilline)* werden vorwiegend bei nosokomialen, gramnegativen Infekten eingesetzt. *Piperacillin, Mezlocillin* und *Azlocillin* erfassen ein breites Spektrum sowohl im gramnegativen aeroben wie anaeroben Bereich inklusive Bacteroides fragilis.
- Die *Carboxypenicilline (Carbenicillin und Tricarcillin)* zeichnen sich gegenüber den Ampicillinen durch eine verbesserte Wirkung gegenüber Enterobakterien und Pseudomonas aeruginosa aus.
- Die *Derivate der Isoxazolylpenicilline (z.B. Oxacillin, Cloxacillin, Flucloxacillin)* sind generell resistent gegen Staphylokokkenpenizillinase und werden entsprechend gezielt eingesetzt (z. B. Mastitis puerperalis).

Dosierungen einiger der in der Gynäkologie häufig verwendeten Penicilline:
Penicillin G (z. B. Penicillin G Hoechst®, Megacillin®): 0,5–1,0 Mio IE 3–4 mal tägl. bis zu 6 mal 5 Mio IE i. v.; Penicillin V: z. B. Ospen® 400.000–800.000 IE/4 mal tägl. p. o. oder Fenoxypen® 1–1,5 Mio IE/3 mal tägl. p. o.
Ampicilline und Ampicillinanaloga: z. B. Binotal® 0,5–1,0 g/4 mal tägl. p. o.; 150–200 mg/kg i. v.; Amoxicillin: z. B. Clamoxyl® 375–750 mg/3–4mal tägl. p. o.; 3 mal 1–2 g i. v.); Amoxicillin/Clavulansäure: z. B. Augmentin®, Augmentan® «375»-«625»/3 mal tägl. p. o. (entspricht jeweils 250 mg bzw. 500 mg Augmentin + Clavulansäure) oder 3–4 mal 1,2 g–2,2 g i. v. (als Kurzinfusion).

10.2.2 Cephalosporine

Die laufenden Neuentwicklungen auf dem Cephalosporinmarkt machen es nicht leicht, das jeweils für eine Klinik optimale Präparat einzusetzen. Obwohl sich die antibakteriellen Spektren der kommerziell verwendeten Substanzen in etwa ähnlich sind, gibt es doch teils beträchtliche pharmakologische (-kinetische) Unterschiede, was sich z. B. auch in einer verschieden langen Halbwertszeit ausdrücken kann.

Die Cephalosporine werden in verschiedene Gruppen unterteilt. Die der *ersten Generation* (z. B. Cefalotin oder Cefazolin) sind nach wie vor ausgezeichnet wirksam gegen grampositive Kokken. Cefazolin (Kefzol®) wird übrigens immer noch zur Antibiotikaprophylaxe verwendet, vorzugsweise bei Patientinnen ohne besondere Risiken für eine erhöhte infektiöse Gefährdung. Dabei ist auch der Kostenfaktor mitzuberücksichtigen.

Die *Cephalosporine der zweiten Generation* (z. B. Cefamandol) haben ein breites Spektrum unter Einbezug von gramnegativen Keimen. Sie sind auch gegen Neisserien sowie gegen einzelne Enterobakterien wirksam. Dem Cefoxitin (Mefoxitin®), einem der Vertreter dieser Gruppe, attestiert man auch eine antibakterielle Aktivität gegenüber Bacteroides fragilis. Das Wirkungsspektrum entspricht in etwa dem des Piperacillins (s. o.).

Schließlich sind die *Vertreter der dritten Generation* zwar etwas weniger aktiv gegen Staphylokokken, dafür aber umso mehr gegen Enterobakterien und sind daher besonders nützlich in der Bekämpfung nosokomialer Infekte. Ceftriaxon (Rocephin®) zeichnet sich durch seine lange Wirkungsdauer von über 24 Stunden aus und eignet sich deshalb auch zur ambulanten Behandlung schwerer Infektionen (eine Injektion pro die). Ceftazidim (Fortam®) erfaßt auch Pseudomonas aeruginosa und Serratia.

Neben dieser Gruppeneinteilung gibt es auch eine Klassifizierung nach den mikrobiologischen (pharmakodynamischen) Eigenschaften der Cephalosporine (Tab. 49 [11, 12]).

Kreuzallergien sind bei allen Cephalosporinen mit Penicillinen möglich. In praxi heißt das, daß bei bekannter Penicillinallergie auch Cephalosporine – falls möglich – vermieden werden sollten. Die *oral anwendbaren Cephalosporine* sind nicht erste Wahl, sie können aber eventuell zur ambulanten Weiterbehandlung eingesetzt werden. Allerdings sind seit kurzem auch orale Cephalosporine der zweiten Generation (Cefuroxim axetil) und der dritten Generation (Cefixim, Cefpodoxim proxetil) im Handel. Vorteile dieser neuen Präparate sind die verstärkte Wirkung gegenüber Haemophilus, die Stabilität gegenüber Betalaktamasen und das günstige Dosierungsschema (zweimalige Applikation täglich) [12].

Tabelle 49: Klassifizierung der Cephalosporine nach ihren mikrobiologischen (pharmakodynamischen) Eigenschaften (modifiziert nach Williams, 1987 [11]). Gruppe I entspricht der ersten Generation, Gruppe II a der zweiten und die Gruppen II b bis IV der dritten Generation.

Gruppe	Mikrobiologie	Parenteral	Oral
I	Hohe Aktivität gegen Grampositive Bakterien	Cefalotin Cefazolin Cefazedon	Cefalexin Cefradin Cefadroxil Cefaclor Cefprozil Loracarbef
II a	Hohe Aktivität gegen Enterobacteriaceae	Cefamandol Cefuroxim Cefotiam	 Cefuroxim axetil Cefotiam hexetil
II b	Sehr hohe Aktivität gegen Enterobacteriaceae	Cefotaxim Ceftriaxon Ceftizoxim Cefmenoxim	Cefixim Cefpodoxim proxetil Cefetamet pivoxyl Ceftibuten Cefdinir
III	Hohe Aktivität gegen Pseudomonas und verwandte Spezies	Cefoperazon Cefsulodin* Ceftazidim	
IV	Aktivität gegen Bacteroides ragt hervor	Cefoxitin Latamoxef Cefotetan	

* ausschließliche Aktivität gegen Pseudomonas

VI/10.

Dosierungen: Cephalosporine erste Generation: z. B. Kefzol®: 500 mg-1 g/4–8stündl. i. v., i. m., max. TD 12 g.
Cephalosporine zweite Generation: z. B. Mandokef®: 500 mg-1 g-2 g/4–8stündl. i. v., i. m., max TD 12 g; Mefoxitin®: 1 g/3–4 mal tägl. (bei grampositiven Erregern) und 2 g/3–4 mal tägl. (bei gramnegativen Erregern).
Cephalosporine dritte Generation: z. B. Fortam®, Fortum® (bei Pseudomonas und Serratia wirksam): 1–2 g i. v./2–3 mal tägl.; Claforan® (bei Grampositiven z. B. weniger wirksam als Cefomandol, hingegen wirksamer bei Gramnegativen, nicht aber bei Pseudomonas): 1–2 g/3 mal tägl.; Rocephin® (wenig aktiv gegen Staphylokokken, Pseudomonas, Serratia und Bacteroides ssp., einschließlich einiger Stämme von B.fragilis): 1–2 (–4 g)/1 mal, evtl. 2 mal tägl.

10.2.3 Weitere Beta-Laktam-Antibiotika

In dieser Gruppe sind *verschiedenste Antibiotika* vereinigt (s. auch unter Penicillinen der neueren Generation). So wird das Flucloxacillin (Staphylex®, Floxapen®) zusammen mit Dicloxacillin (Dichlor-Stapenor®) als penicillinasefestes Antibiotikum erster Wahl eingesetzt. – Unter den sog. *Breitspektrumpenizillinen* ist Piperacillin (Pipril®) besonders geeignet gegen gramnegative und anaerobe Keime und entspricht in etwa dem Wirkungsspektrum von Mefoxitin® (s. o.). Penicillinasefeste Keime hingegen werden nicht miterfaßt.

- *Imipenem/Cilastin* (Zienam®, Tienam®), als erstes Präparat der Carbapeneme, hat das breiteste Spektrum der bisher bekannten Antibiotika. Imipenem hat deshalb sein Indikationsgebiet im Bereich schwerer gynäkologischer Infekte, besonders in der perioperativen Phase. Es sollte als *Reserveantibiotikum der Wahl* für diese Fälle verfügbar bleiben.

Einschränkungen sind hinsichtlich Wirksamkeit bei methicillinresistenten Staphylokokken, Pseudomonas und Corynebakterien zu machen. Schwere Enterokokkeninfekte sind in Kombination mit Aminoglykosiden anzugehen. – Hingegen scheint die Resistenzentwicklung unter Imipenemtherapie selten zu sein (außer bei Pseudomonasinfekten).

Aztreonam (Azactam®) als erster Vertreter der Monobaktame wirkt nur gegen aerobe, gramnegative Keime.

VI/10.

Dosierungen: Floxapen®: 500 mg/3–4 mal tägl. p.o. oder 1–2 g/3–4 mal tägl. in Kurzinfusionen; Pipril®: 2–4 (–6 g) g/3–4 mal tägl. i.v.; Zienam®, Tienam®: 0,5–1,0 g/3–4 mal tägl. i.v.; Acactam®: 1–2 g/2–4 mal tägl. i.v., i.m. (nur bis 3 mal 1 g).

10.2.4 Tetrazykline

Obwohl Tetrazykline ein relativ breites Wirkungsspektrum besitzen, wird ihre Anwendung durch die zunehmende Resistenz gegenüber verschiedenen Keimen eingeschränkt. In normaler Dosierung wirken sie nur bakteriostatisch. Als Antibiotikum erster Wahl zur ambulanten Behandlung der immer häufigeren Chlamydieninfekte (ebenso der Mykoplasmen) sind Tetrazykline hingegen unbestritten. Zudem werden Tetrazykline dann zusätzlich notwendig, falls bei schweren, intraabdominellen STD-Erkrankungen («Sexually Transmitted Diseases») Chlamydien mitbeteiligt und diese nicht bereits mit hoher Effizienz anderweitig, z.B. durch Ciprofloxacin (?) oder Azithromycin [13] abgedeckt sind. *Doxycyclin* (z.B. Vibramycin®) ist heute die wichtigste Substanz in dieser Gruppe.

Dosierungen: Vibramycin®: 100 mg/1–2 mal tägl.; Vibravenös®: initial 200 mg als ED, dann 100–200 mg tägl.

10.2.5 Makrolide

Makrolide (Spiramycin, Erythromycin u.a.) haben ein ähnliches Wirkungsspektrum wie Penicillin. Sie sind deshalb eine wichtige Alternative zu Penicillin. Wegen der guten Empfindlichkeit von Chlamydien und Mykoplasmen (übrigens auch bei Gonorrhoe als Einmaldosis im Gebrauch (Rovamycin®) kommt Erythromycin als Prototyp dieser Gruppe als Tetrazyklin-«Ersatz» in der Schwangerschaft zum Einsatz.

Dosierungen: Erythrocin®: 0,25–0,5 g/3–4 mal tägl. i.v.; 0,5–1,0 g/tägl. p.o. Rovamycine®: Tabl. 1,5–3,0 Mio U.I. 2 mal tägl. p.o.

Ein Makrolid der neuen Generation, der Azalid-Klasse (*Azithromycin* (Zithromax®), strukturell dem Erythromycin ähnlich), kann wegen der langen Halbwertszeit einmal am Tag verabreicht werden (Compliance!).

Eine Einmaldosis (1 g/tägl.) hat bei einem unkomplizierten Chlamydieninfekt offenbar denselben Effekt wie eine Therapie mit niedrigen Dosen über 5 Tage, oder eine solche mit Doxycylin in üblicher Dosierung über 7 Tage. Neisserien sollen ebenfalls ansprechen [13].

10.2.6 Lincosamide

Clindamycin wurde dabei aus Lincomycin mit verbesserten pharmakinetischen Eigenschaften entwickelt. Obwohl Clindamycin auch gegen die meisten grampositiven Kokken (inklusive penizillinaseproduzierende Staphylokokken) wirksam ist, liegt sein hauptsächlichstes Anwendungsgebiet in der Behandlung von Anaerobierinfekten.

Mit Ausnahme gewisser Clostridienarten und einiger Fusobakterien werden praktisch alle Anaerobier beeinflußt, hingegen nicht die aeroben, gramnegativen Bakterien und Enterokokken. Als schwerwiegende Nebenwirkung ist die *pseudomembranöse Enterokolitis* (in etwa 10% der Fälle nach langdauernder und hochdosierter Therapie) mit Wachstum von clindamycinresistenten und toxinproduzierenden Clostridien bekannt und gefürchtet. Diese wurde schon früher (Tetrazykline) und bei anderen Antibiotika (Ampicillin, Cephalosporinen u.a.) vereinzelt beobachtet. Nicht alle Durchfälle bedeuten jedoch eine pseudomembranöse Kolitis!

Diagnose: Die korrekte Abklärung besteht in der Ausführung einer Rekto-Sigmoidoskopie mit Nachweis der Pseudomembranen und Entnahme von Material zur Bakterienkultivierung. *Therapie:* Vancomycin (s.u.).

Dosierungen: Dalacin-C®: 150–300 mg/3–4 mal tägl. p.o.; 600 mg/3–4 mal tägl. i.v.

10.2.7 Chinolone

Die Chinolone sind eine Weiterentwicklung der Nalidixinsäure und vertreten eine Stoffklasse, die auch bei der antimikrobiellen Therapie im gynäkologischen Bereich valable Alternativen anbietet. Es stehen dabei verschiedene Chinolone zur Verfügung wie Norfloxacin, Ciprofloxacin u.a. – Norfloxacin (Noroxin®, Barazan®) sollte wegen seiner schlechten Bioverfügbarkeit nur bei Harnwegsinfekten eingesetzt werden. Bei guter Empfindlichkeit gegenüber Chlamydien ist Ciprofloxacin (Ciprobay®, Ciproxin®) ein Medikament der Wahl bei schweren gynäkologischen Infekten mit Verdacht auf Chlamydienmitbeteiligung. Der Therapieeffekt Chlamydien gegenüber wird jedoch unterschiedlich beurteilt [14].

Dosierungen: Noroxin® (auch gegen Pseudomonaden wirksam): 400 mg/2 mal tägl. p. o.; Ciproxin®: 250–500 mg/2 mal tägl. i. v.

10.2.8 Aminoglykoside

Unter den Aminoglykosiden hat sich bereits vor einigen Jahren eine ähnliche Entwicklung neuer Substanzen angebahnt wie bei den Cephalosporinen. Nach Gentamycin fanden *Tobramycin, Amikacin und Netilmycin u. a. rasch Verbreitung.*

Ein grundsätzlich überlegenes Aminoglykosid der ersten Wahl gibt es nicht, allenfalls ein optimales für den Einzelfall.

Tobramycin und Amikazin können auch bei gramnegativen, gentamycinresistenten Bakterien eingesetzt werden, während Netilmycin (vorzugsweise wie Amikazin gegen Pseudomonasinfekte wirksam) eine gegenüber den anderen Substanzen vergleichsweise geringere Toxizität aufweist. Aminoglykoside sind dosisabhängig *nephrotoxisch* und auch *ototoxisch,* so daß sich bei höherer Dosierung eine Überwachung der für die einzelnen Substanzen unterschiedlich kritischen Plasmaspiegel aufdrängt.

Nephrotoxizität und Ototoxizität sind somit die limitierenden Faktoren.

Dosierungen: Amikin®, Biklin®: 15 mg/kg/2–3 mal tägl. i. m., i. v. als Kurzinfusion (bei Harnwegsinfekten Dosisreduktion um die Hälfte). Gernebcin®, Obracin®: 2–3 mg/kg/2–3 mal tägl. i. m., i. v. in Kurzinfusion. Netromycin®: 4.5–6 mg (-7.5 mg)/kg/2–3 mal tägl. i. m., i. v.

10.2.9 Cotrimoxazol und andere Sulfonamid-Trimethoprim-Kombinationen

Cotrimoxazol ist mit seinem Wirkungsspektrum in der Gynäkologie nützlich und zudem sehr kostengünstig. Die Kombination von Sulfonamiden mit Diaminopyrimidin-Derivaten ist wesentlich wirksamer, weshalb die Sulfonamid-Monotherapie nicht mehr üblich ist.

Die Kombination führte u. a. zu einem erweiterten Wirkungsspektrum, zu Bakterizidie und zur Verlangsamung der Resistenzentwicklung. Infolge der unterschiedlichen Bioverfügbarkeit beider Komponenten wird jedoch das optimal wirksame synergistische Verhältnis von 1:20 nicht in allen Geweben und Körperflüssigkeiten erreicht.

Dosierungen: Eusaprim forte® (Sulfamoxol + Trimethoprim); Bactrim forte® (Sulfomethoxazol + Trimethoprim): 800 mg/160 mg/2 mal tägl.

VI/10.

10.2.10 Weitere Antibiotika

Darunter fallen *Chloramphenicol, Thiamphenicol, Spectinomycin, Vancomycin u. a.*

Wegen der Hämatotoxizität sind die Indikationen für *Chloramphenicol* (Paraxin®) und *Thiamphenicol* (Urfamycin®) erheblich beschränkt (z. B. auf (Para-)Typhus). Das «Gray-Syndrom» beim *Neugeborenen* ist als echte Chloramphenicol-Intoxikation infolge Leberunreife bekannt.

Bei einer Behandlungsdauer von mehr als 10 Tagen oder bei einer Therapie mit erhöhten Dosen sind Blutbildkontrollen notwendig. – *Spectomycin* (Trobicin®) wird häufig zur «one-shot»-Therapie bei Gonorrhoe eingesetzt (wie übrigens auch das Urfamycin).

Aus der *Gruppe der Glykopeptide* sind Vancomycin (Vancocin®) und Teicoplanin (Targocid®) Substanzen, die wirkungsvoll bei nosokomialen grampositiven Infektionen eingesetzt werden können, da die Resistenzentwicklung gegenüber Staphylo- und Streptokokken in den Kliniken zunehmend Bedeutung erlangt [15].

- *Vancomycin* kommt auch bei der pseudomembranösen Enterokolitis durch Clostridium difficile zum Einsatz.

Dosierungen: Paraxin®: 40(–80) mg/kg/4(–6)mal tägl. p. o., i. v., TD nicht mehr als 25–30 mg. Urfamycin®: 500 mg/3 mal tägl. p. o., i. m., i. v. (bei Gonorrhoe: 2,5 g als ED). Trobicin®: 2–4 g, bei 4 g (10 ml !) Injektionsflüssigkeit auf beide Gesäßhälften aufteilen. Vancomycin®, Vancocin® (bei pseudomembranöser Enterokolitis): 0,5 g/4 mal tägl. i. v.

Anmerkung zu den einzelnen Dosierungen: Vor der Applikation jeweils Beipackzettel beachten, die auf Besonderheiten bei der Applikationsweise, Applikationsdauer, Wirkung und Nebenwirkung und anderes mehr hinweisen. Dosierungen kontrollieren! – Die Nephrotoxizität einzelner Antibiotika (Aminoglykoside u. a.) ist dabei besonders zu beachten.

10.3 Zur Wahl eines Antibiotikums bei Infekten im (perioperativen) gynäkologischen Bereich

VI/10. **Grundsätzlich gilt, nicht unmittelbar lebensbedrohlichen Infektionen vorerst nur mit einem Antibiotikum gezielt oder breit abdeckend zu behandeln. Chemotherapeutika mit bakterizider Wirkung sind vorzuziehen.**

Bei noch nicht bekanntem Erreger stehen die *Ampicillinpräparate oder eines der Aminopenicilline als Medikamente der ersten Wahl* zur Verfügung. Die Kombination von Amoxicillin mit Clavulansäure hat dabei eine große Verbreitung gefunden, wobei die Dosisrelationen, die in den einzelnen Herstellerländern variieren können, zu beachten sind. Die jeweilige Dosis richtet sich nach der Schwere der Infektion oder dem Pathogenitätsrisiko der vorhandenen Erreger (s. Dosisrichtlinien unter 10.2).

Dabei ist zu beachten, daß die Sensibilität von gramnegativen und anderen Keimen von Klinik zu Klinik wechseln kann. Mit ein Grund dafür ist die unter den heutigen antibiotischen «Konsumgewohnheiten» sich ständig verändernde Resistenzlage, wozu die heutigen Antibiotika-Prophylaxegewohnheiten das ihre dazu beitragen.

Als Alternativen bieten sich die *Cephalosporine* an, wobei die eingangs gemachten Bemerkungen über die Bedeutung von Reserveantibiotika zu berücksichtigen sind. So sollte bei nicht lebensbedrohlichen Infekten primär auf Cephalosporine der dritten Generation verzichtet werden. Sind Chlamydien mitbeteiligt, kann man bei schwereren Infekten *Ciprofloxacin* einsetzen.

Imipenem, mit dem derzeit breitesten Spektrum, eignet sich als Reserveantibiotikum bei schweren Infekten, ohne auf diverse *Antibiotikakombinationen* zurückgreifen zu müssen. Stehen solche dennoch zur Diskussion, können Aminopenicilline (oder Cephalosporine) mit Aminoglykosiden kombiniert werden. Eine Clindamycin-Aminoglykosidkombination ist in den Fällen vorzuziehen, in denen ein Verdacht auf eine Anaerobierinfektion oder bereits ein manifester Infekt vorhanden ist. Alternativ zum Clindamycin kann aber auch besonders bei leichteren oder mittelschweren Anaerobierinfekten das auch interavenös zu verabreichende Nitroimidazol verwendet werden.

Bei auf andere Weise nicht zu beherrschenden Infekten kann als sogenannte antibiotische Notfalltherapie eine Dreierkombination mit Ampicillin/Clindamycin/Gentamycin zur Diskussion stehen, womit zumindest theoretisch, praktisch das gesamte mögliche bakterielle Spektrum erfaßt wird.

Durch die zur Verfügung stehende Auswahl potenter Antibiotika und bei Kenntnis der bakteriellen Ausgangssituation wird man aber meistens mit einer der neueren Substanzen (Aminopenicilline, Piperacillin, Ciprofloxacin, Cefoxitin und Cephalosporine der dritten Generation, Imipenem) mit hoher antibakterieller Potenz und weitem Spektrum gegen die meisten im gynäkologischen Bereich vorkommenden Bakterienspezies (s. unter 10.2) auskommen.

Jedenfalls ist bei der Anwendung von Aminopenicillinen die fehlende Wirkung auf Klebsiellen (Penicillinlücke), bei Cephalosporinen auf jene bei Enterokokken (Cephalosporinlücke) zu berücksichtigen.

Zur Behandlung weniger schwerwiegender Infekte oder auch von Harnwegsinfektionen stehen in erster Linie die *Benzylpyrimidin-Sulfonamidkombinationen* zur Verfügung. Ebenso gut eignet sich für die Behandlung von Harnwegsinfektionen das Norfloxacin.

10.4 Dauer der Therapie und Vorgehen bei Behandlungsmißerfolg

Behandlungsdauer: 2 Tage über die «klinische Heilung» hinaus, z. B. bis 2 Tage nach Erreichen der Afebrilität bzw. Rückbildung der klinischen Symptomatik.

Nichtansprechen auf die antimikrobielle Behandlung: Die Entfieberung tritt bei den meisten schweren Infektionen (vor allem in Begleitung von Bakteriämien) eventuell nicht vor 48–72 Stunden nach Beginn der Chemotherapie ein. Deshalb sollte die primär gewählte Therapieform erst dann geändert werden, wenn die Entfieberung nicht innerhalb dieser Frist eintritt, der klinische Zustand sich deutlich verschlechtert (Schocksymptomatik, Gerinnungsstörungen u. a.) oder die in der Zwischenzeit erhaltenen bakteriologischen Resultate eine Änderung des Therapieschemas verlangen.

Nicht drainierte Abszesse, virale Infektionen, extragenitale bakterielle Entzündungen können auch für die Therapieresistenz verantwortlich sein.

Wichtig ist ebenfalls die Überprüfung der Dosierung der primär gewählten Antibiotika.

Bei der heutigen Resistenzlage der Bakterien genügt bei schweren pelvinen Infektionen die *Antibiotikaapplikation allein oft nicht.* Gelegentlich kommt man damit zu spät und die Abszedierung ist nicht aufzuhalten. Es gilt daher der Grundsatz, die *chirurgische Exploration* früh- bzw. rechtzeitig durchzuführen. Vielfach gelingt es nur mit einer aggressiven, sogar ablativen chirurgischen Intervention, die Genitalinfektion zu beherrschen. *Antibiotika* ersetzen *ungenügende Drainagen* nicht!

10.5 Antibiotikaprophylaxe

Die Antibiotikaprophylaxe ist heute bei vielen gynäkologischen Eingriffen mit erhöhtem infektiösen Risiko ein integraler Teil im ganzen Behandlungskonzept.

So ist man der Meinung, daß die infektiöse Morbidität nach einer vaginalen Hysterektomie mittels einer perioperativen Prophylaxe signifikant reduziert werden kann, während dies bei der abdominalen Hysterektomie weniger eindeutig ist [5, 6 u. a.].

Tabelle 50: Einfluß der Antibiotika-Prophylaxe.

	Primäre Sectio caesarea mit Prophylaxe	ohne Prophylaxe
Anzahl	2717	7040
Sepsis postoperativ	20 (0,7 %)	99 (1,4 %)
Sepsis im Wochenbett	9 (0,3 %)	27 (0,4 %)
Sepsis und Schock	0	2 (0,02 %)
Wundinfekt	35 (1,3 %)	116 (1,6 %)
Fieber ≥ 38°C postoperativ	49 (1,8 %)	205 (2,9 %)
Fieber ≥ 38°C Wochenbett	113 (4,1 %)	357 (5,0 %)
andere Infekte abdominal	4 (0,1 %)	28 (0,4 %)
andere postoperative Infekte	17 (0,6 %)	89 (1,2 %)
Endometritis	39 (1,4 %)	244 (3,4 %)
Antibiotikatherapie	164 (6,0 %)	1204 (17,1 %)
	Sekundäre Sectio caesarea mit Prophylaxe	ohne Prophylaxe
Anzahl	5362	6331
Sepsis postoperativ	7 (0,1 %)	39 (0,6 %)
Sepsis im Wochenbett + Schock	9 (0,2 %)	55 (0,8 %)
Wundinfekt	103 (1,9 %)	202 (3,3 %)
Fieber ≥ 38°C postoperativ	106 (1,9 %)	316 (4,9 %)
Fieber ≥ 38°C Wochenbett	223 (4,1 %)	573 (9,0 %)
andere Infekte abdominal	18 (0,3 %)	39 (0,6 %)
andere postoperative Infekte	36 (0,7 %)	139 (2,2 %)
Endometritis	127 (2,4 %)	287 (4,5 %)
Antibiotikatherapie	305 (5,6 %)	1629 (25,7 %)

Dies wird zum Teil dadurch erklärt, daß die Infektionsanfälligkeit bei der abdominalen Hysterektomie ohnehin geringer und somit der Nutzen der Prophylaxe schwerer abzuschätzen ist. Unbestritten hingegen ist die Prophylaxe bei großen gynäko-onkologischen Eingriffen. – Nimmt man die Zahlen der Arbeitsgemeinschaft Schweizerischer Frau- VI/10.
enkliniken, kann die infektiöse Morbidität durch eine Antibiotikprophylaxe auch im geburtshilflichen Sektor sowohl bei der primären, als auch ganz besonders bei der sekundären Sectio – bei dieser gesamthaft betrachtet – auf weniger als die Hälfte reduziert werden (Tab. 50 [4]).

Aus fast allen Studien ergibt sich, daß die Häufigkeit perioperativer *Harnwegsinfektionen durch die perioperative Prophylaxe nicht beeinflußt wird.* Nach unseren Resultaten sind dafür in erster Linie der Katheterinfekt (vorwiegend beim Urethralkatheter) bzw. die Liegedauer des Katheters über den antibiotischen Schutz hinaus verantwortlich.

10.5.1 Auswahl der für eine Prophylaxe sinnvollen Antibiotika

Die Auswahl des jeweiligen Antibiotikums wird durch das zu erwartende Keimspektrum und die empirisch zu ermittelnde Antibiotikaempfindlichkeit bestimmt, ohne daß jedoch dadurch die völlige Abdeckung des möglichen Spektrums gesichert ist. Dabei sind die im gynäkologischen Bereich zu erwartenden Bakterienspezies besonders zu beachten.

Die meistens angewandten und auch in ihrer Wirksamkeit erprobten Substanzen sind auf Tabelle 51 aufgeführt.

Tabelle 51: Antibiotikaprophylaxe. Häufig angewandte antibakterielle Substanzen[a].

Sustanz		
Cefazolin	1–2 g i. v.	(Evtl. Wiederholung nach 6–8 h)
Cefoxitin	1–2 g i. v.	(Evtl. Wiederholung nach 6–8 h)
Cefamandol	1–2 g i. v.	(Evtl. Wiederholung nach 6–8 h)
Cefotaxim	1–2 g i. v.	(Evtl. Wiederholung nach 6–8 h)
Ceftriaxon	1–2 g i. v.	(Evtl. Wiederholung nach 6–8 h)
Ampicillin	1–2 g i. v. (1,2–2,2 g)	(Evtl. Wiederholung nach 6–8 h)
Amoxicillin + Clavulansäure	1–2 g i. v.	(Evtl. Wiederholung nach 6–8 h)
Piperacillin	1–2 g i. v.	(Evtl. Wiederholung nach 6–8 h)
Doxycyclin	100–200 mg i. v.	
Metro-(Or-)nidazol[b]	500 mg	(Evtl. Wiederholung nach 6–8 h)

[a] Unter Beachtung der im Text vorgebrachten Vorbehalte.
[b] Meist in Kombination gebraucht.

Substanzen wie Cephalosporine der dritten Generation, Quinolone oder Carbapeneme sind u. E. keine Mittel zur Prophylaxe, auch wenn an ihrer Wirksamkeit nicht zu zweifeln ist. Die Effizienz ist jedoch nicht größer, so daß ihre Verwendung zur Prophylaxe weder medizinisch noch
VI/10. **wirtschaftlich sinnvoll ist [7].**

10.5.2 Zur Frage der Resistenzentwicklung

Die Wirksamkeit eines Betalaktams und der Resistenzmechanismus des Mikroorganismus werden durch verschiedene Faktoren bestimmt (Tab. 52 [12]).

Während vor 10–20 Jahren die Betalaktamasen als Hauptursache für die Resistenzentwicklung von Bakterien gegenüber Betalaktam-Antibiotika angesehen wurden, können offenbar seit Mitte der achtziger Jahre plasmidkodierte Enzyme auch die Cephalosporine der dritten Generation inaktivieren. Obwohl diese Bakterienenzyme offenbar noch selten zu beobachten sind, treten sie in einzelnen Kliniken bereits endemieartig auf. Sie kommen in der Hauptsache bei Enterobacter, Pseudomonas, Serratia und Proteus, also bei den bekannten Hospitalkeimen vor [8].

Auch Chinolone sind von dieser Resistenzentwicklung mitbetroffen. So sank z. B. die Empfindlichkeit von Staphylokokken innerhalb von 5 Jahren von ehemals 94 auf 67 % ab, jene von Enterobakterien allerdings nur unwesentlich [9].

Auch diese aktuellen Beobachtungen lassen es als sehr fragwürdig erscheinen, sogenannte Reserveantibiotika mit der Gefahr der Keimselektionierung und der Resistenzentwicklung prophylaktisch einzusetzen.

Tabelle 52: Hauptsächliche Resistenzmechanismen ausgewählter Mikroorganismen gegen Betalaktamantibiotika.

Keine Zellwand	Chlamydien und Mykoplasmen
Schlechte Penetration	Pseudomonas aeruginosa (Bacteroides fragilis)
Geringe Affinität zum Rezeptor (PBP)	Staphylokokken (Methicillin-resistent) Streptokokken (Penicillin-G-resistent) Enterokokken
Zerstörung durch Betalaktamasen	Enterobacteriaceae Haemophilius influenzae (Bacteroides fragilis)

Im weiteren empfiehlt sich die nur einmalige Applikation des prophylaktischen Agens und ein Wechsel in Abständen von 1–2 Jahren, um damit eventuell besser einer Resistenzentwicklung vorzubeugen zu können.

Amerikanische Forscher sprechen heute von einer ernsten Krise der Antibiotika-Resistenz und glauben sogar, am Beginn einer «post-antimikrobiellen Ära» zu stehen, in der man wieder mit bakteriellen Infektionen zu tun haben wird, deren Erreger gegen alle verfügbaren Antibiotika resistent sind [16, 17]. Unter den «Top Ten» der «multiple drug resistent microbes» befinden sich schon heute Bakterienspezies wie Staphylococcus aureus und Enterokokken, welche auch die Gynäkologen interessieren [18].

10.5.3 Zur Aplikationsweise bei Kurzzeitprophylaxe

Die optimale Applikationsform ist die intravenöse Injektion, obwohl auch von Erfolgen bei intravaginaler Anwendung lokal wirksamer Substanzen (z.B mit Metronidazol, Betadine® u. a.) berichtet wird.

Die Injektion hat vor Operationsbeginn zu erfolgen.

Entsprechend dem organisatorischen Ablauf einer Operation bietet sich die Injektion zum Zeitpunkt der Narkoseeinleitung, also ca. 20–30 Minuten vor dem eigentlichen Operationsbeginn, an.

Bereits 20 Minuten später ist z. B. nach 1 g Cefoxitin oder Cefamandol i. v. die Konzentrationsspitze im Gewebe nachzuweisen [10]. Anschließend kommt es innerhalb von 2 Stunden zu einem raschen Absinken der Gewebekonzentration bis auf kaum noch meßbare und damit unwirksame Spiegel. Nicht die Serumkonzentration eines Antibiotikums, sondern dessen Bioverfügbarkeit und Gewebekonzentration sind die für die Wirksamkeit wichtigen Faktoren.

Eine einmalige Antibioktikagabe in üblicher Dosis reicht in der Mehrzahl der Fälle aus (Tab. 51). Es stellt sich lediglich die Frage einer Zweitinjektion bei einer Operationsdauer von mehr als 2 Stunden, da es besonders bei Antibiotika mit geringer Halbwertszeit zum raschen Absinken der Gewebespiegel kommt (s. o.).

Literaturhinweise

1 Lang E (1983) Nochmals zur Frage der «Supercephalosporine». Antibiotika in der Praxis 9:34
2 Hirsch HA (1988) Antibiotikaprophylaxe bei gynäkologischen Operationen. Gynäkologe 21:39
3 Dipsmoor MJ, Gibbs RS (1988) The role of the newer antimicrobial agents in obstetrics and gynecology. Clin Obstet Gynecol 31:423
4 Litschgi M (1992) unveröffentlicht (ASF)
5 File MT, Tan JS (1990) Treatment of bacterial skin and soft tissue infections. Surg Gynecol Obstet (Suppl) 172:17
6 Hemsell DL (1986) Prophylactic antibiotics for abdominal and vaginal hysterectomy. In Buchsbaum HJ, LA Walton (eds) Strategies in gynecological surgery. Springer. New York-Berlin-Heidelberg p 105
7 Peters G (1987) Perioperative Antibiotikaprophylaxe in der Chirurgie. Dtsch Med Wochenschr 112:644
8 Wiedemann B (1993) Schweiz Dtsch Mikrobiol Workshop, Hoffmann-La Roche. Basel
9 Auckenthaler R (1993) Schweiz Dtsch Mikrobiol Workshop. Hoffmann-La Roche. Basel
10 French MA, Quintiliani R, Nightingale CH et al (1983) Serum and tissue concentrations of cefotoxin and cefomandole in women undergoing hysterectomy. Obstet Gynecol 61:42
11 Williams JD (1987) Classification of cephalosporins. Drugs 34 (Suppl 2):15
12 Kees F (1993) Die neuen oralen Cephalosporine. DIA-GM 14:11
13 Johnson RB (1991) The role of azalid antibiotics in the treatment of chlamydia. Am J Obstet Gynecol 164:1794
14 Martius J (1993) Chlamydia trachomatis in der Geburtshilfe und Gynäkologie. Frauenheilkd Aktuell 4:11
15 Waldvogel FR (1993) Therapie von resistenten, grampositiven Infekten: Stellenwert der Glykopeptid-Antibiotika Vancomycin und Teicoplanin. Schweiz Med Wochenschr 123:2353
16 Meyer R (1994) Antibiotika-Resistenzen weltweit auf dem Vormarsch. Gynäkol Prax 18:165
17 Cohen MW et al (1992) Epidemiology of drug resistance: Implications for a post-antimicrobial aera. Science 257:1055
18 Gibbons A (1992) Exploring new strategies to fight drug-resistant microbes. Science 257:1036

Basisliteratur

Helwig H (1989) Antibiotika-Chemotherapeutika. Thieme. Stuttgart-New York

Linder M (1990) Perioperative Antibiotikumprophylaxe bei gynäkologischen Routineoperationen. Med Diss Zürich

Petersen E, Daschner F, Pelz K et al (1983) Antibiotika-Prophylaxe bei Hysterektomie. Geburtsh Frauenheilkd 43:492

Diverse Arzneimittelkompendien

VII Harninkontinenz Diagnose und Therapie

Harninkontinenz, Blasen- und Miktionsstörungen sind weitverbreitete Leiden. Die oft komplexen Ursachen bedürfen einer differenzierten Abklärung. Therapieerfolge sind eng mit den aufgrund von gynäko-urologischen (urodynamischen) Resultaten getroffenen Maßnahmen verbunden. Mißerfolge sind bei insuffizienter Abklärung und unangemessener Behandlung häufig.

VII/1.

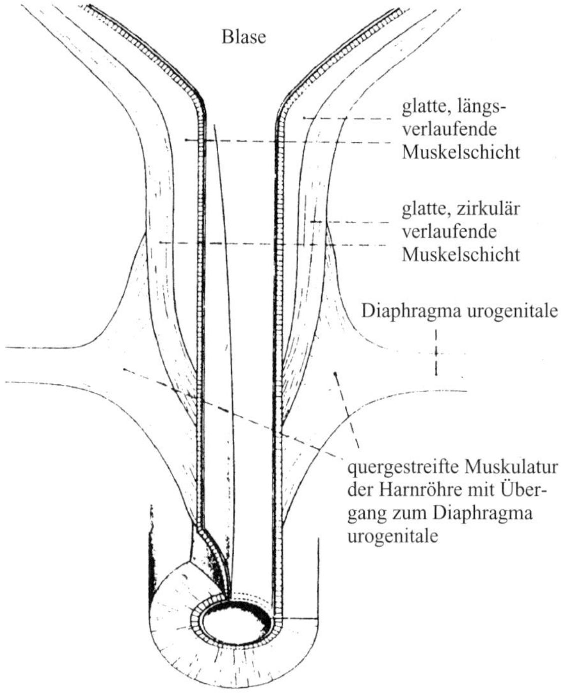

Abbildung 31: Schematische Darstellung der Muskulatur des Blasenausgangs und der Harnröhre.

1. Zur Anatomie und Physiologie der urethro-vesikalen Einheit

Nach älteren Vorstellungen waren es eine glattmuskuläre *Lyssosphinkterschleife* am Blasenausgang und ein zirkulär angeordneter, quergestreifter *Rhabdosphinkter* der Urethra, die den Urethralverschluß garantierten. – Dieses Schema hat sich als zu einfach erwiesen.

Die *glatte Blasenmuskulatur* geht vielmehr aus einer netzförmig angeordneten äußeren longitudinalen, mittleren zirkulären und inneren longitudinalen Muskelschicht kontinuierlich in die teils längs, schräg und spiralförmig verlaufende *glatte Harnröhrenmuskulatur* über. Nur das Trigonum vesicae besteht aus einem faserreichen, festen Bindegewebe mit nur dünnen Muskelzügen. – Die schräg bis zirkulär verlaufende *quergestreifte Muskulatur*, ausgehend vom Diaphragma urogenitale, die im wesentlichen aus dem M. transversus perinei profundus hervorgeht, umgibt und durchzieht vor allem das mittlere und äußere Urethraldrittel als M. sphincter urethrae externus (Rhabdosphinkter). Das *Harnröhrenlumen* wird von einer in Längsfalten angelegten Schleimhaut ausgekleidet, an die sich eine von elastischen Elementen und dünnwandigen Venen durchsetzte Bindegewebsschicht (Submukosa) bis zur Tunica muscularis anschließt (Abb. 31 [1, 2]).

Für den *Urethraverschluß* sind *in Ruhe* die glatten Muskelfasern, die elastischen Fasern, der periurethrale Gefäß-Plexus und das Urethraepithel zuständig, während in *Streßsituationen* die quergestreifte Urethralmuskulatur mit dem Diaphragma urogenitale *für die Transmission* und damit den Ausgleich des intraabdominalen Druckanstiegs auf den Urethradruck verantwortlich ist.

Ein *Training der Beckenbodenmuskulatur* mit entsprechenden physiotherapeutischen Übungen kann deshalb bei intakten und/oder nicht denervierten muskulären Verhältnissen zu einer Verbesserung der Urethraverschlußfunktion führen [4].

Der Ablauf einer normalen Miktion und im weiteren das Zustandekommen der Kontinenz verlangen koordinierte *motorische und sensorische Impulse wie Reflexe* in den zentralen, ganglionären und peripheren neuralen Bereichen.

Die *somatische Innervation über den N. pudendus (S2–S4)* versorgt motorisch die quergestreifte Muskulatur des Beckenbodens und der Urethra, sensorisch Blase und Urethra.

Der *Detrusor vesicae*, bestehend aus glatter Muskulatur, wird motorisch von den *parasympathischen Nn. pelvici* aus den intermediolateralen Kernen des *sakralen Miktionszentrums (S2–S4)* innerviert. – Die präganglionären Axone verlassen das Spinalmark über die vorderen Wurzeln; die Umschaltung erfolgt im Plexus pelvicus oder in intramuralen Ganglien.

Die *sympathischen Nn. hypogastrici* stammen aus den intermediolateralen Kernen der Segmente Th10–L2. Die präganglionären Axone kommen über die ventralen Spinalwurzeln zum Grenzstrang, formen sodann die Nn. hypogastrici und erreichen ihre Zielorgane über den Plexus hypogastricus.

Die *neurale Versorgung von Blase und Urethra stellt,* in Anbetracht der engen Nachbarschaft der Neurone des N. pudendus, des Plexus pelvicus und der Verflechtung von Sympathikus und Parasympathikus im Bereich von Blase und Urethra, eine funktionelle Einheit dar.

Die parasympathischen Fasern leiten die motorischen Impulse zur Blase, die sympathischen leiten diese sowohl inhibitorisch zur Blase als auch stimulierend zum Blasenhals und zur proximalen Urethra. Übergeordnet regulieren zentrale Abläufe die peripheren Mechanismen.

Eine vereinfachte Darstellung der komplexen, neuralen Versorgung zeigt Abbildung 32.

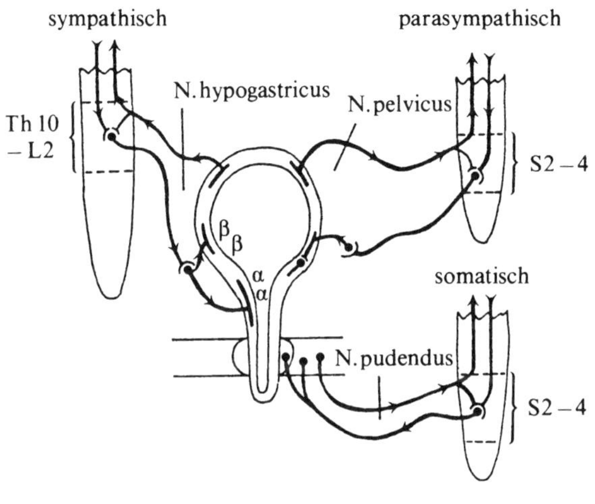

Abbildung 32: Zur Innervation von Blase und Beckenboden.

Diese *ineinandergreifenden, neuralen und muskulären Funktionen* machen verständlich, daß selbst die über 200 verschiedene Operationsverfahren, die zur Behandlung der Inkontinenz eingesetzt werden, gelegentlich nicht imstande sind, die urodynamischen Meßdaten zuverlässig in eine *befriedigende Therapie* umzusetzen. Darüber hinaus gelingt es trotz einer Vielzahl zur Verfügung stehender Medikamente vielfach nicht, die schweren sensorischen und/oder motorischen und besonders die iatrogen ausgelösten, postoperativen Miktionsstörungen rasch und dauerhaft zu beheben.

Medikamentös läßt sich der cholinerg, parasympathisch innervierte Detrusor vesicae durch Parasympathikomimetika (Tonussteigerung) und durch Parasympathikolytika (Tonussenkung) beeinflussen. – Die Stimulation der Betarezeptoren (mit Betamimetika) hingegen führt im Bereich von Detrusor, Trigonum und proximaler Urethra zur Muskelerschlaffung, die der Alpharezeptoren (mit Alphaadrenergika) zur Muskelkontraktion im Blasenhalsbereich. Umgekehrt steigern Betablocker den Urethraverschlußdruck, Alphablocker senken ihn.

VII/1.

Diese Erkenntnisse sind heute Grundlage der medikamentösen Behandlung verschiedenster Störungen im Bereich Blase-Urethra.

Die Kontinenz hängt somit von folgenden wesentlichen Faktoren ab:

- vom sogenannt kombinierten, «internen» urethralen Sphinktermechanismus (glatte Muskulatur, elastische Fasern, Urethralschleimhaut und subepitheliale Gefäße). Einen anatomisch eindeutig definierten Sphinkter gibt es nicht.
- vom «externen» Sphinktersystem, ausgehend von der quergestreiften Beckenbodenmuskulatur
- von einer intakten anatomischen Verankerung im Bereich der proximalen Urethra und des urethrovesikalen Übergangs und
- von einer intakten Innervation.

Solange das physikalische Prinzip Urethradruck – Blasendruck durch das ungestörte Zusammenspiel dieser Faktoren nicht durchbrochen wird, ist die Kontinenz gewährleistet.

2. Inkontinenzformen

Die Inkontinenz ist ein häufiges Ereignis (die Häufigkeitsangaben schwanken allerdings in der Literatur sehr stark [7]), bei welchem der unwillkürliche Urinabgang zu einem psychosozialen und/oder hygienischen Problem und so zur Krankheit wird. VII/2.

In einer kürzlich veröffentlichten Studie von Mäkinen et al 1992 [9], die auf einer anonymisierten Fragebogenaktion unter insgesamt 5247 Frauen im Alter von 25–55 Jahren beruhte, waren insgesamt 20,1 % der Befragten durch die Inkontinenz beeinträchtigt. Aufgrund der anamnestischen Angaben nahm man bei 73 % dieser Frauen eine Streßinkontinenz an.

Die Einteilungen und Definitionen sind international nicht einheitlich. Eine im deutschen Schrifttum geläufige Klassifikation ist auf Tabelle 53 [5] wiedergegeben.

- Bei *Streß- oder Belastungsinkontinenz* führt die intraabdominale Druckerhöhung (Husten u. a.) bei insuffizientem urethro-vesikalen Verschluß zum unwillkürlichen Urinabgang.

In den meisten Fällen ist die Streßinkontinenz mit einem *Deszenus von Uterus und Blase* (Zystozele) verbunden (Abb. 33 [29]). Bei mehr als einem Drittel ist dafür jedoch die hypotone Urethra verantwortlich.

Immer noch verbreitet ist die Einteilung der Streßinkontinenz in *verschiedene Schweregrade [6]:*

- Schweregrad I: Urinabgang bei Husten, Lachen, Niesen
- Schweregrad II: Urinabgang beim Heben schwerer Lasten, Treppensteigen, Laufen
- Schweregrad III: Urinabgang im Stehen.

- Bei der *Urgeinkontinenz* kommt es trotz intaktem vesiko-urethralen Verschlußmechanismus aufgrund eines imperativen Harndrangs zum Urinabgang. Sie ist sehr oft mit weiteren Symptomen wie Pollakisurie, Nykturie und Dysurie verbunden.

Bei der *motorischen Form* lösen unwillkürliche, nicht unterdrückbare Detrusorkontraktionen den Harndrang aus. – Bei der *sensorischen Form* ist die Blasendehnungsfähigkeit deutlich vermindert, so daß es bei zunehmender Blasenfüllung sehr rasch zu einem unphysiologischen Anstieg des Blaseninnendrucks kommt. Beiden Inkontinenzformen liegen verschiedene Ursachen zugrunde (Infekte, neurologische Erkrankungen u. a.), die vielfach trotz aller angewandten Untersuchungstechniken im einzelnen nicht zu erfassen sind [5]. – Von einer *Blaseninstabilität* wird bei einer hyperaktiven Blase mit erhöhter Kontraktilität (Druckschwankungen mit kleiner Amplitude) während der Blasenfüllung gesprochen [15]. Intravesikale Druckwellen von > 15 cm H_2O hingegen werden als ungehemmte Detrusorkontraktionen bezeichnet [37].

Die Urgeinkontinenz ist sehr oft mit einer Streßinkontinenz assoziiert, wobei allerdings die prozentualen Anteile aus verschiedenen Untersuchungskollektiven sehr stark schwanken [7]. Dies hängt meist mit der divergenten Auslegung von Untersuchungresultaten zusammen.

Tabelle 53: Einteilung der Harninkontinenz.

Streßinkontinenz:
- Blasendruck übersteigt bei Belastung den Harnröhrendruck
- keine spontanen Detrusorkontraktionen, unauffällige Blasensensibilität

Dranginkontinenz:
- Urinabgang bei imperativem Harndrang
- intakter Harnröhrenverschlußmechanismus
- motorisch: mit nicht beeinflußbaren Detrusorkontraktionen
- sensorisch: ohne unkontrollierte Detrusoraktivität

Reflexinkontinenz:
- Harnverlust bei selbständigen, unkontrollierten Blasenkontraktionen ohne Harndrang als Folge anomaler spinaler Reflexe

Überlaufinkontinenz:
- Harnverlust bei großen Restharnmengen
- erhöhter Blasendruck durch Blasenwandüberdehnung
- Blasendruck über Harnröhrendruck
- keine Detrusorkontraktionen

Extraurethrale Inkontinenz:
- Urinabgang durch andere Kanäle als die Urethra

Störung	Streßinkontinenzhäufigkeit	
rotatorischer Deszensus	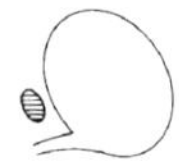	36 %
vertikaler Deszensus	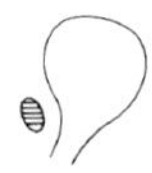	23 %
Zystozele	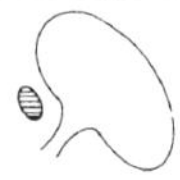	5 %
hypotone Urethra	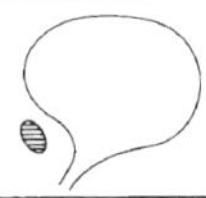	36 %

Abbildung 33: Häufigkeit der Streßinkontinenz bei Deszensus, Zystozele und hypotoner Urethra.

Im allgemeinen darf man davon ausgehen, daß in einem gynäkologischen Krankengut die Streßinkontinenz überwiegt, gefolgt von den gemischten Formen und der reinen Urge-Inkontinenz.

- Unter den *gemischten Inkontinenzformen* verstehen wir eine Streßinkontinenz kombiniert mit einer sensorischen und/oder motorischen Urgeinkontinenz.
- Die *Überlaufinkontinenz* wird z. B. nach Wertheimscher Radikaloperation als Folge der Blasendenervation gesehen.

3. Diagnostik

Grundlage jeder rationalen Therapie der Harninkontinenz stellt die exakte Differentialdiagnose der genannten Inkontinenzformen dar. Therapiekonzepte ohne eine verläßliche Diagnostik stehen auf schwachen Füßen.

3.1 Klinische Daten

Nach den Empfehlungen der «Arbeitsgemeinschaft Urogynäkologie» 1993 zur urogynäkologischen Diagnostik und Therapie besteht eine sogenannte *Stufendiagnostik* aus den auf Tabelle 54 [8] genannten Punkten.

Vor jeder operativen Behandlung hat die Abklärung mit den vorgenannten Methoden zu erfolgen. Eine Rezidivinkontinenz geht sehr oft auf eine falsche Indikationsstellung, die zur Primäroperation führte, zurück.

- Die *gezielte Anamnese* gibt zwar Hinweise für das Vorliegen einer der Inkontinenzformen. Die verschiedenen, zirkulierenden Fragebogen mit diversen Scores sind jedoch zur exakten Identifikation nicht ausreichend. Eine differenzierte Abklärung kann damit nicht umgangen werden.
- Das Resultat der *gynäkologischen Untersuchung* VII/3.
ist mitentscheidend für die Wahl des Operationsverfahrens. Im einzelnen sind die pathomorphologischen Befunde wie Grad des Deszensus von Blase und Uterus, Zustand der Beckenbodenmuskulatur, Trophik der Vaginalhaut und Beschaffenheit des Vaginalmilieus die wesentlichen Faktoren. Dabei ist der Befund sowohl in Ruhe wie im Pressen bei voller Blase zu prüfen. Besonders zu achten ist auf einen eventuell durch eine große Zystozele, durch eine Rektozele oder Enterozele hervorgerufenen *Quetschhahnmechanismus,* der fälschlicherweise eine Kontinenz vortäuschen kann (sog. larvierte Inkontinenz). Deshalb sollte ein «Streß-Test» nur nach erfolgter Reposition des Genitales und bei voller Blase ausgeführt werden.

Die Patientin wird vorerst im Liegen aufgefordert, kräftig zu husten und zu pressen. Geht kein Urin ab, kann die «Übung» im Stehen mit gespreizten Beinen wiederholt werden. Während bei der reinen Streßinkontinenz unmittelbar nach dem Hustenstoß Urin abgeht, kann man bei einer motorischen Urgeinkontinenz oft einen verzögerten und länger anhaltenden Urinabgang beobachten [12].

Beim *Bonney-Test* wird der vesikourethrale Übergang mittels zwei gespreizter Finger angehoben. Kommt es trotzdem nach der Aufforderung zum Husten zum Urinabgang, ist eine Streßinkontinenz wahrscheinlich. Der Test ist jedoch zu sehr der subjektiven Interpretation des Untersuchers unterworfen. Je nach Elevation

Tabelle 54: Stufendiagnostik

1. Gezielte Anamnese unter besonderer Berücksichtigung von Inkontinenz-, Infekt- und Sexualanamnese, Miktionsbeschwerden sowie Erfassung bisheriger und aktueller Therapie.
2. Gynäkologische Untersuchung unter besonderer Berücksichtigung pathologischer Veränderungen der Beckenbodenanatomie (in Ruhe, bei Husten, Pressen und Kneifen), Nachweis von Atrophie- und Infektzeichen.
3. Klinische Untersuchung des Blasenverschlußmechanismus durch wiederholtes Husten und Pressen bei gefüllter Harnblase (liegend und stehend). Bei Deszensus der Vaginalwand und des Uterus muß der Streßtest nach Reposition wiederholt werden, um eine larvierte Inkontinenz zu erkennen.
4. Restharnbestimmung (bevorzugt mittels Ultraschall).
5. Harnuntersuchung (Teststreifen, Sediment, Kultur, gegebenenfalls Abstrich zum Chlamydiennachweis).
6. Orientierende Sonographie der ableitenden Harnwege (wird empfohlen).
7. Urodynamische Funktionsdiagnostik: Zystometrie und Urethrozystometrie.
8. Sonographische bzw. radiologische Darstellung (laterales Urethrozystogramm) der zystourethralen Morphologie.
9. Urethrozystoskopie, gegebenenfalls Kalibrierung der Harnröhre.
10. Bei Miktionsstörungen gegebenenfalls Uroflowmetrie.

des urethro-vesikalen Übergangs und/oder Kompression der Urethra durch die untersuchenden Finger kann trotz vorhandener Inkontinenz eine Kontinenz vorgetäuscht werden. – In ähnlicher Weise kann auch ein Arabinpessar verwendet werden. Führt das eingelegte Suburethralpessar zur Kontinenz, so weist dies auf ein insuffizientes Widerlager bzw. auf eine Streßinkontinenz hin.

VII/3.

Zum Nachweis und zur Quantifizierung des Urinverlusts kann auch der *«Pad-weighing»-Test* eingesetzt werden [38]. Damit werden vorgelegte Binden in verschiedener Ausführung nach unterschiedlichen zeitlichen Intervallen (z. B. im Labor während 1 oder 2 Stunden mit definiertem Übungsprogramm oder zu Hause über 24–48 Stunden) gewogen. Beim Labortest soll der normale Urinverlust 2 g/h nicht überschreiten; zu Hause innerhalb von 24 Stunden < 8 g betragen. Allerdings ist die Reproduzierbarkeit des Testergebnisses beschränkt mit einer Variationsbreite zwischen 50–150 % gegenüber dem Ausgangswert. Die verschiedenen Inkontinenzformen können damit nicht differenziert werden.

3.2 Apparative Diagnostik

Die apparative Diagnostik dient der Objektivierung der vesikalen Reservefunktion, der urethralen Verschlußfunktion, der Miktion, der Morphologie, der urethrovesikalen Funktionseinheit und deren Störungen [8].

Die Untersuchung muß nach anerkannten Normen und mit einer standardisierten Technik durchgeführt werden. Der Befundbericht muß alle relevanten Meßdaten enthalten, die Ergebnisse werten, und zu einer Diagnose und Therapieempfehlung führen.

Die apparative Diagnostik beinhaltet sog. morphologische Untersuchungen, wie Sonographie und Radiologie, sowie urodynamische wie Zystometrie, Urethro-Zystometrie und Uroflowmetrie.

3.2.1 Morphologische Diagnostik

Zur bildlichen Darstellung der urethrovesikalen Einheit hat sich das laterale Urethrozystogramm bewährt, das allerdings in letzter Zeit durch die Perinealsonographie (Introitussonographie [10]) und andere sonographische Methoden Konkurrenz erhalten hat.

3.2.1.1 Laterales Urethrozystogramm

Das Röntgenbild als Momentaufnahme vermittelt nur eine statische Information und muß im Kontext mit dem klinischen Befund und den funktionellen urodynamischen Ergebnissen gesehen und interpretiert werden.

Die Blase wird mit 300 ml gefüllt (120 ml Urographin®, 80 ml H_2O, 100 ml Luft), der Urethraverlauf mit einer graduierten Kette oder einem Docht sichtbar gemacht und der Meatus urethrae externus vorzugsweise mit einem Metallclip markiert. Beurteilt werden Blasenform (Zystozelenbildung), Urethraverlauf (vertikal/horizontal), Lage bzw. Abstand des Scheitelpunktes des hinteren urethrovesikalen Winkels zum unteren Symphysenrand sowie die Winkel α und β nach Green [11] (Abb. 34 [12]). Zur Beurteilung werden Bilder in Ruhe und beim Pressen herangezogen.

Es war das Verdienst von Green 1975, der mittels des lateralen Urethrozystogramms erstmals versuchte, die urethrovesikalen Meßdaten mit den Symptomen der Streßinkontinenz in Deckung zu bringen. Beim sog. *Green-Typ I* geht der hintere urethro-vesikale Winkel, der normalerweise 90–100° beträgt, verloren. Die Achse Urethra/Blasenboden streckt sich. Es sind dies Befunde, die sehr oft mit einer Streßinkontinenz assoziiert sind. – Beim *Typ II* kommt zum Verlust des hinteren urethro-vesikalen Winkels noch ein Deszensus von Urethra und Blasenboden nach unten und hinten hinzu, was schließlich zum abnormen, praktisch horizontalen Verlauf der urethralen Achse führt und als *rotatorischer Deszensus* benannt wird (Abb. 35 [39]).

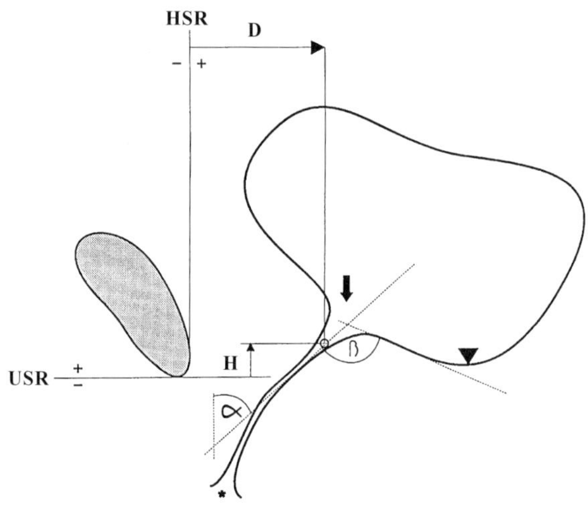

Abbildung 34: Definitionen zum lateralen Urethrozystogramm.

USR = Unterer Symphysenrand
HSR = Hinterer Symphysenrand
H = Höhe zum USR
D = Distanz zum HSR nach Eberhard
α = Inklinationswinkel der proximalen Urethra nach Green (30–45°)
β = Retrovesikaler Winkel nach Green (90–100°)
° = Meatus urethrae internus (MUI)
* = Meatus urethrae externus (MUE)
↓ = Trichter der proximalen Urethra
▼ = Tiefster Blasenpunkt
Urethralänge (ohne Trichter) = Urethra von MUI bis MUE

Für eine Streßinkontinenz sprechen:

Die Verflachung des hinteren urethrovesikalen Winkels (Winkel β) bis zu 180°; eine Trichterbildung des «Blasenauslasses» und Verkürzung der proximalen Urethra beim Pressen; Tiefertreten des Meatus urethrae internus; ein Green-Typ I; ein Green-Typ II je nach Ausmaß des Quetschhahnmechanismus (larvierte Inkontinenz?).

Die Lage des Meatus urethrae internus im bezug zum unteren Symphysenrand und der Grad der Zystozelenbildung sind bei der *Wahl des Operationsverfahrens* wesentliche Faktoren (z.B. bei der Entscheidung abdominales versus vaginales oder kombiniertes Verfahren). – Im weiteren eignet sich die Urethrozystographie zur *vergleichenden Dokumentation* der prä- und postoperativen Situation, wobei wir als Meßgrößen die *Kranialverlagerung des Meatus urethrae* internus und dessen *Ventralverlagerung (symphysenwärts)* ermitteln und diese durchaus in Kongruenz zum Operationserfolg oder -mißerfolg gebracht werden können (Abb. 36 [13]).

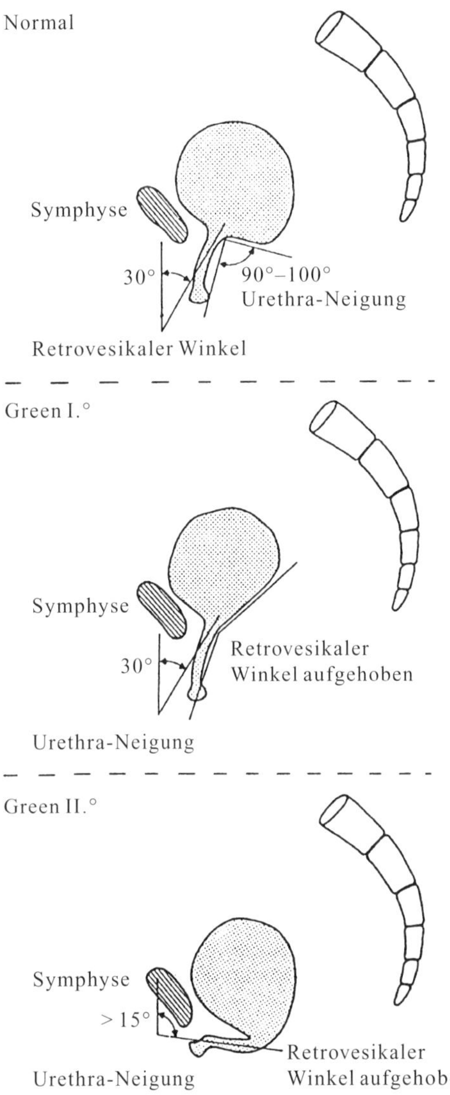

Abbildung 35: Befunde im lateralen Zystourethrogramm.

VII/3.

3.2.1.2 Sonographische Messungen

Der Vorteil der Perinealsonographie zur Erfassung der Morphologie im Blasen-Urethraübergang liegt neben dem Wegfall der Strahlenbelastung in der beliebigen Wiederholbarkeit, bedarf aber nach Voigt et al 1993 [10] auch der größeren Erfahrung der Einschätzung. In Kombination mit Druckmessungen eröffnen sich jedoch interessante Perspektiven.

Im Vergleich mit der Aussagekraft des lateralen Urethrozystogrammes zeigt die *Perinealsonographie* nach Schär et al 1994 [32] mit Ausnahme des Blasenhalstrichters eine bessere Darstellung aller relevanten Inkontinenzbefunde, insbesondere der Mobilität des Blasenhalses beim Pressen.

Mit einer standardisierten vaginalen Ultraschalltechnik wurde die Blasenhalsmobilität bei kontinenten und inkontinenten Patientinnen miteinander verglichen, wobei die klinische Aussage nach Bolhuis und Vierhout 1995 [42] allerdings limitiert bleibt.

Die *transrektale Endosonographie* war nach Debus-Thiede et al 1994 [33] bezüglich Beurteilbarkeit des Operationserfolges der Urodynamik gleichwertig oder sogar überlegen. Sie ist in der Lage, sowohl in der dynamischen Untersuchung die Mobilität des Blasenhalses darzustellen (vertikaler vs. rotatorischer Deszensus), als auch einen Eindruck von der Funktion des Blasenhalses zu geben (Trichterbildung im Blasenhalsbereich bei Husten und Pressen). Aufgrund ihrer Untersuchungen schließen die Autoren, daß bei postoperativen Nachkontrollen auf die invasive Katheterdiagnostik zugunsten der «weniger» invasiven Endosonographie verzichtet werden könne.

VII/3.

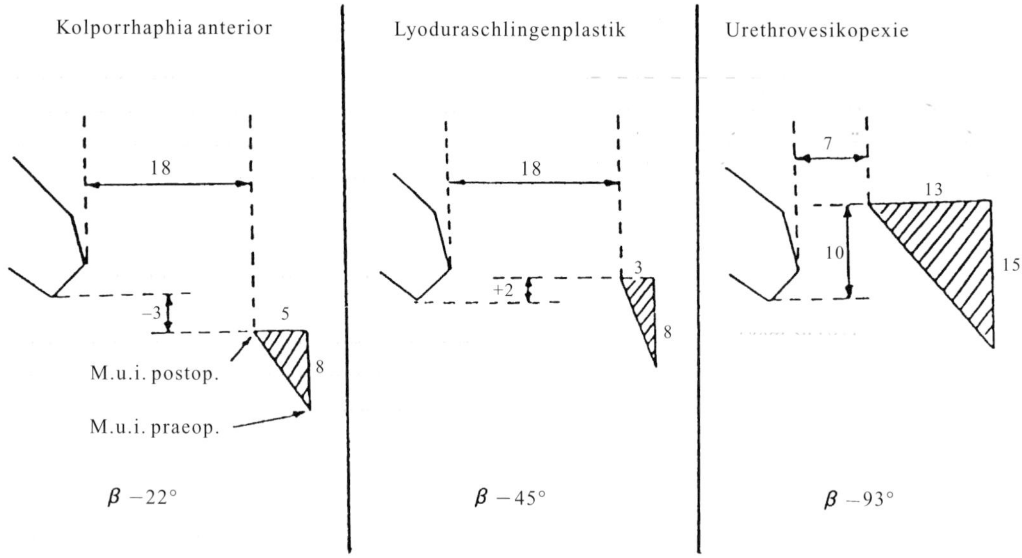

Abbildung 36: Verlagerung des Meatus urethrae internus und Verkleinerung des Winkels β durch Inkontinenzoperation. Die beste Neupositionierung gelingt mit einem Suspensionsverfahren, wobei die verschiedenen Ausgangssituationen in Betracht gezogen werden müssen. Zu beachten ist das schlechte Ergebnis bei der Kolporrhaphia anterior (Mittelwerte aus dem Preßbild des lateralen Urethrozystogramms, Distanzen in mm, M.u.i. = Meatus urethrae internus).

3.2.2 Urodynamische Untersuchungsmethoden

3.2.2.1 Zystotonometrie

Die Zystotonometrie gilt als *wichtigste differentialdiagnostische Methode* zur Unterscheidung der verschiedenen Inkontinenzformen. Sie ermöglicht Aussagen über die *Blasenmotorik und -sensorik.* Sie dient somit in erster Linie zum Nachweis einer *Urgeinkontinenz* (Dranginkontinenz).

Durch kontinuierliches Füllen der Blase werden Fassungsvermögen, imperativer Harndrang, Detrusorkontraktionen mit (Hustenstöße) oder ohne Provokation registriert. Die Metrierung muß mit einer abdominalen Druckableitung (rektale Druckmessung) kombiniert werden, um die Detrusorwellen von den abdominalen Druckschwankungen unterscheiden zu können. – Eine *Urethralverschlußinsuffizienz* hingegen kann mit der Zystotonometrie *nicht erfaßt* werden.

- Eine *motorische Urgeinkontinenz zeigt sich als hyperaktive Blase mit Detrusorkontraktionen (s. o.).*
- Die *sensorische Urgeinkontinenz* imponiert durch einen frühen Harndrang bei kleinem Blasenvolumen mit unwillkürlichem Urinverlust (s. o.).

Eine Urgeinkontinenz schließt jedoch eine Streßinkontinenz nicht aus. Beide Formen kommen kombiniert in einer in der Literatur unterschiedlich angegebenen Frequenz vor [7].

Besonders die länger andauernde Streßinkontinenz ist oft mit einer dadurch konditionierten, geringen Blasenkapazität (Urgekomponente) kombiniert, ein von Eberhard et al 1991 [15] beobachtetes Phänomen, daß allerdings nicht allgemein akzeptiert ist [35].

3.2.2.2 Urethrozystotonometrie

Die urodynamische Druckmessung mit Mikrotiptransducer hat in der Diagnostik der Verschlußinsuffizienz und in Kombination mit den übrigen Methoden für die Wahl des adäquaten Operationsverfahrens neue Perspektiven eröffnet. Es scheint dabei weniger wichtig, die urethrovesikalen Druckverhältnisse gelegentlich «pseudoexakt» zu quantifizieren, als aufgrund der *synoptischen Betrachtung des gesamten Kurvenverlaufs* zu einer stichhaltigen Aussage zu kommen.

Es soll dabei unter *standardisierten Bedingungen* und grundsätzlich im Stehen und im Liegen mit der Mikrotiptransducermethode sowohl in Ruhe *(Ruheprofil)* als auch beim Husten (Streßprofil) gemessen werden [14].

Klinisch relevant sind nur die Parameter des Urethraverschlußdruckprofils, die sich bei der kontinuierlichen elektronischen Aufzeichnung aus der Subtraktion des Blasendrucks vom Urethradruckprofil ergeben.

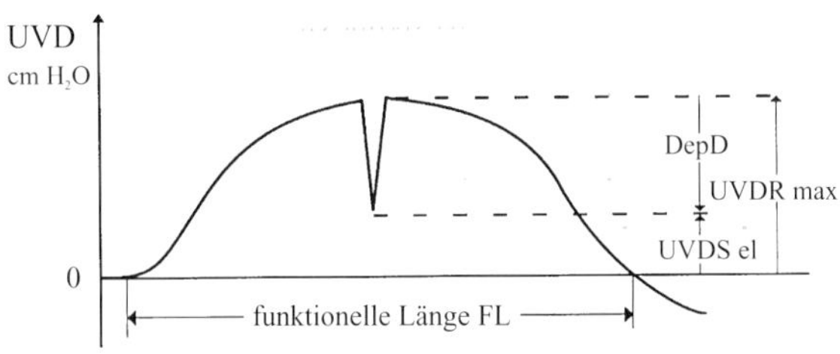

Abbildung 37: Die Abbildung zeigt das Urethraverschlußdruckprofil mit einem Hustenstoß am Ort des maximalen Urethraverschlußdruckes (UVDR max).

Der normale *Urethraruhedruck* garantiert in Ruhe während der Füllungsphase dank der entsprechenden anatomischen Strukturen den positiven Verschlußdruck und damit die Kontinenz.

Die *Höhe des max. Verschlußdrucks in Ruhe* (UVDR max. [15] zeigt eine lineare Regression in *Abhängigkeit vom Alter,* wobei für den unteren Normwert folgende Formel gilt: UVDR max in cm H_2O = 100 minus Altersjahre der Patientin.

Streßinkontinente Frauen weisen in Ruhe durchschnittlich *tiefere Urethralverschlußdrucke* auf, was bei der Wahl von Operationsverfahren von Bedeutung ist. Bei einem tief gelegenem Meatus urethrae internus muß jedenfalls eine Kolposuspension oder ein kombinierter Eingriff gewählt werden, weil sonst die vesikourethrale Drucktransmission ungenügend wird (s. u.).

Unter einer *hypotonen Urethra versteht man ein pathologisches Ruhedruckprofil, wobei* der UVDR max jedenfalls unterhalb der altersabhängigen Norm liegt. Eine einheitliche Definition gibt es allerdings nicht.

Die *instabile Urethra* imponiert mit Druckschwankungen des UVDR max entlang der Urethra von > 20 cm H_2O und kann mit einer Detrusorinstabilität kombiniert sein.

Ein *positiver Urethraverschlußdruck unter Streß* entspricht einer genügenden Verschlußfunktion und garantiert die Kontinenz. Abbildung 37 [15] zeigt das Verhalten des Verschlußdrucks während eines Hustenstoßes (Streß).

Der Druckabfall wird als Depressionsdruck bezeichnet, der noch verbleibende Verschlußdruck als elektronisch gemessener Urethraverschlußdruck (UVDS el) und das Verhältnis zwischen dem Dep D und UVDR als Depressionsquotient (Dep Q).

Kontinente Frauen zeigen über mehrere Hustenstöße einen UVDS el > 20 cm H_2O und einen Dep Q > 0,5. Allerdings stellen die Druckschwankungen im Streßprofil einen dynamischen Funktionsablauf dar, was z. T. die großen Streubreiten der Urethraverschlußdruckwerte erklärt und auch von uns anläßlich von Vergleichsuntersuchungen vor und nach Inkontinenzoperationen bestätigt werden konnte [7].

Als *«schwerpathologische» Streßprofile (Streßinkontinenz II.–III. Grades)* erkennt man solche, bei denen der Verschlußdruck entlang der ganzen Harnröhre auf die Null-Linie abfällt oder sogar negativ wird und der Dep Q > 1,0 beträgt. Bei *leichteren Formen (Streßinkontinenz I)* sinkt der Verschlußdruck auf 0–20 cm H_2O. Im proximalen und mittleren Drittel findet man meistens noch einen Dep Q von 0,5–1,0 (Tab. 55 [15]). Schließlich können beim sog. *Quetschhahnphänomen* bei großer Zystozele Hustenstöße von einem erheblichen Druckanstieg gefolgt sein. Die an sich vorhandene Inkontinenz wird dadurch unter Streß «kaschiert». Dafür kommt es zu Miktionsstörungen (Entleerungsstörungen, geringer «Flow», Restharn, Infekte).

Tabelle 55: Normwerte zur klinischen Beurteilung der Urethraverschlußdruckprofile in Ruhe und unter Streß.

Ruheprofil: Unterer Normwert des UVDR max in cm H_2O = 100 minus Alter der Patientin in Jahren

Streßprofil	UVDS el (cm H_2O)	Dep Q
Kontinenz	> 20	< 0,5
Streßinkontinenz I	0–20	0,5–1,0
Streßinkontinenz II/III	< 0	> 1,0

3.2.2.3 Uroflowmessungen

Damit kann der Ablauf der Miktion quantitativ und qualitativ beurteilt werden. Der Harnfluß ist vom Miktionsdruck (Detrusor, Bauchpresse) und vom urethralen Miktionswiderstand abhängig. Für die Diagnostik der Streßinkontinenz vermag die Uroflowmetrie keinen entscheidenden Beitrag zu liefern [12]. Sie stellt hingegen eine wichtige Untersuchung dar bei Verdacht auf eine funktionelle oder mechanisch bedingte Entleerungsstörung (z. B. bei infravesikaler Obstruktion).

Die Palette der Untersuchungsmöglichkeiten ist damit noch nicht erschöpft und kann je nach Situation auch elektromyographische und neurologische Untersuchungen oder Videozystourethrographien beinhalten. – Schließlich kann der unwillkürliche Harnabgang über den *«Urilos-Nappy-Test»* objektiviert und sogar quantifiziert werden [17].

4. Therapie der Streßinkontinenz

4.1 Konservative Therapie der Streßinkontinenz

VII/4. Ein *konservativer Therapieversuch* ist immer dann angezeigt, wenn beispielsweise eine Patientin ihre Familienplanung noch nicht abgeschlossen hat, keine erheblichen Deszensusformen bestehen und die Inkontinenz entweder nur sporadisch (Sport) oder in wenig belästigender Form auftritt. Dazu kommen weitere Gründe wie Alter, Inoperabilität, Kombination mit anderen Inkontinenzformen u. a. – Zu den konservativen Therapiemöglichkeiten gehören Beckenbodengymnastik, Pessar- und Konuseinlagen, Elektrostimulationen und Medikamente, die miteinander *kombiniert* werden können.

- *Beckenbodengymnastik:* Diese besteht im wesentlichen in einem *isometrischen Training* der quergestreiften Beckenbodenmuskulatur, insbesondere des Levator ani, und bedarf der Anleitung und Kontrolle durch eine ausgebildete Physiotherapeutin [26]. – Die zusätzliche prothetische Versorgung mit *Vaginalkonen* bringt offenbar gegenüber der Beckenbodengymnastik allein (bei prämenopausalen Frauen mit milder und mäßiger Streßinkontinenz) keine weitere Verbesserung [44].
- *Pessarbehandlung:* Dazu stehen verschiedenste Pessare zur Verfügung (Arabin-Pessar, Würfel u. a.), die je nach lokaler Situation temporär (z. B. vor einer sportlichen Betätigung) von der Patientin eingesetzt werden. Durch Abstützen der suburethralen und der Blasenhalsregion kommt es beim Husten u. a. zu einem kurzandauernden Quetschhahnphänomen. Bei älteren Patientinnen mit Beeinträchtigung der Trophik werden die Einlagen mit Östrogenapplikationen ergänzt (s. u.). – Noch weiter geht die *«Urethral-Stöpsel»*-Behandlung mit rein mechanistischen Vorstellungen [27], die zur kurzfristigen Überbrückung («Notfalltherapie») streßbedingter Anlässe eingeführt werden können mit den Risiken der Irritation (Entzündung) von Urethra und Blase.
- *Elektrostimulation: Die Wirkungsweise wird verschiedenen Mechanismen zugeschrieben.* Jedenfalls sollten solche Stimulationen (womöglich von der Patientin selbständig machbar) nur im Zusammenhang mit Beckenbodengymnastik ausgeführt werden, um damit schließlich einen Dauereffekt erzeugen zu können [26]. – Dazu werden Erfolgsraten zwischen 50 und 60 % angegeben [3].
- *Medikamente:* (s. auch unter 5.2) *Alpha-Sympathikomimetika* stehen dabei an der erster Stelle, die gelegentlich zu einer Verbesserung der Verschlußfunktion führen können.

> Dafür geeignet ist z. B. Midodrin (Gutron®), ein Präparat mit Langzeitwirkung (ca. 12 Stunden) [26].

4.2 Zur Auswahl der Operationsverfahren

Die morphologischen und funktionellen Resultate können sinnvoll in ein praktikables operatives Therapiekonzept umgesetzt werden, das kürzlich von der Schweizerischen Arbeitsgruppe für Urodynamik erarbeitet (Abb. 38 [7, 16]) und von uns schon früher in vereinfachter Form dargelegt wurde [7]. – Ein ähnliches Operationskonzept hat auch kürzlich Ralph 1993 [45] vorgelegt.

Das große Angebot an Streßinkontinenzoperationen ist beredtes Zeugnis, wie sicher bzw. unsicher das Umsetzen funktioneller und morphologischer Ergebnisse in adäquate Operationsverfahren ist.

Um so erstaunlicher muten die fast «uni sono» hohen Erfolgsquoten an. Ist man jedoch kritisch genug, liegen nach einer Bilanzierung von angewandten Techniken und erzielten Resultaten in der Literatur die «echten» Heilungsquoten nur gerade zwischen 70 und 85 % aller operierten Streßinkontinenzfälle. Es ist deshalb nicht verwunderlich, daß auch heute noch immer neue Operationsverfahren hinzukommen, um diese doch eher unbefriedigende Situation zu verbessern. Wenn man aber die komplexen Mechanismen im Zusammenspiel von Beckenboden, Blase und Urethra bei der Miktion in Betracht zieht, gibt es unter den sogenannten «Operationsversagern» nicht wenige Fälle, deren Operationsindikation primär gar nicht gegeben war.

> Das Operationsresultat ist schließlich das Produkt von einer Kranial- und Ventralverlagerung der morphologischen Strukturen, die zu einer Verbesserung der Transmission des intraabdominalen Drucks auf die proximale Urethra führen.

Anamnese	**Streßprofil**	**laterales Urethrozystogramm**	**Therapie**
Kontinenz	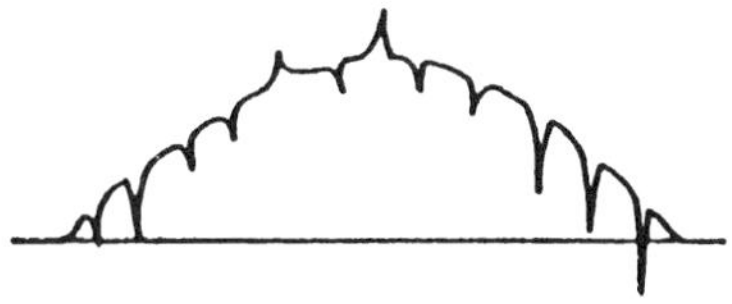 UVDSel > 20 cm H_2O, DepQ < 0,5	Streßinkontinenzkriterien* fehlen →	keine Operation
Streßinkontinenz I.° («leichte»)	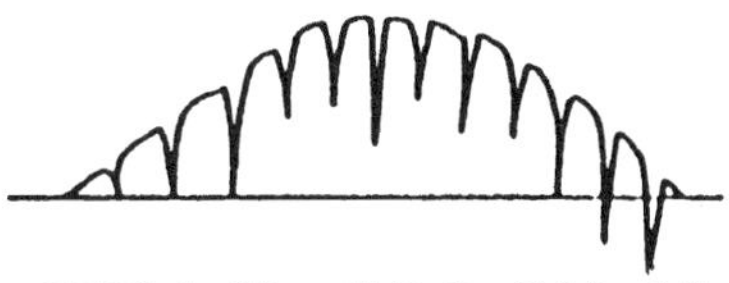 UVDSel < 20 cm H_2O, DepQ 0,5 – 1,0	Streßinkontinenzkriterien* sind vorhanden Meatus internus** — hoch → — tief →	 Urethrovesikopexie Kolporrhaphia anterior
Streßinkontinenz II.° – III.° («schwere»)	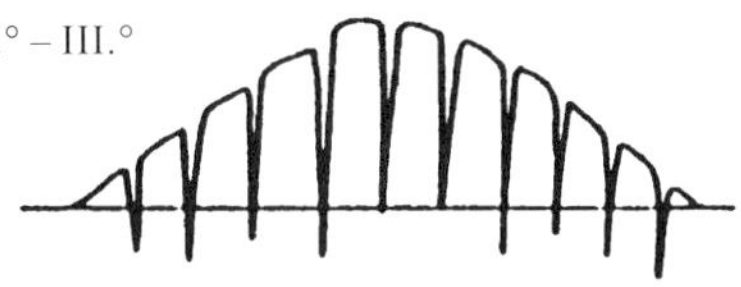 UVDSel < 0, DepQ > 1,0	Streßinkontinenzkriterien* sind vorhanden Meatus internus** — hoch → — tief →	 Urethrovesikopexie Kolporrhaphia anterior meist mit Lyodura-schlinge

Abbildung 38a: Therapiekonzept bei hohem Urethraruhedruck ($UVDR_{max}$ > 100 Alter – in Jahren). (Aus Eberhard 1990 [16])
* Streßinkontinenzkriterien: im Preßbild des lateralen Urethrozystogramms β > 120, Trichterbildung der proximalen Urethra, Abgang der Urethra an der tiefsten Blasenstelle.
** Lage des Meatus urethrae internus: hoch = > USR–5 mm; tief = < USR–5 mm; USR = unterer Symphysenrand.

Anamnese	**Streßprofil**	**laterales Urethrozystogramm**	**Therapie**
Kontinenz	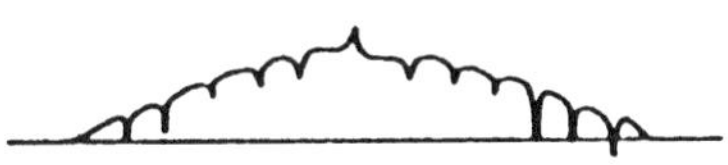 DepQ < 0,5	Streßinkontinenzkriterien* fehlen →	keine Operation
Streßinkontinenz I.° («leichte»)	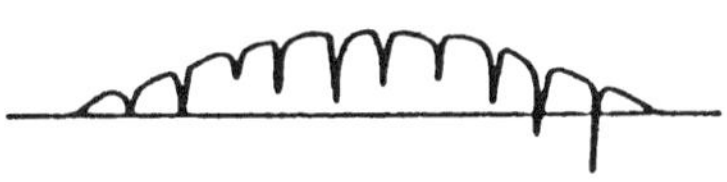 DepQ = 0,5 – 1,0	Streßinkontinenzkriterien* vorhanden Meatus internus** — hoch → — tief →	 Urethrovesikopexie Kolporrhaphia anterior Lyoduraschlinge
Streßinkontinenz II.° – III.° («schwere»)	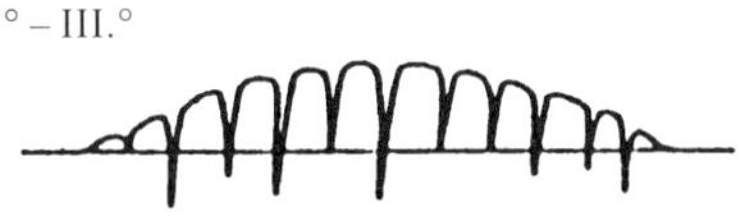 DepQ > 1,0	Streßinkontinenzkriterien* vorhanden Meatus internus** — hoch → — tief →	 Urethrovesikopexie Kolporrhaphia anterior Lyoduraschlinge oder Kolporrhaphia anterior Urethrovesikopexie

Abbildung 38b: Therapiekonzept bei tiefem Urethraruhedruck ($UVDR_{max}$) < 100 – Alter in Jahren. Legende: s. o.

VII/4.

Anamnese	Streßprofil	laterales Urethrozystogramm	Therapie
Kontinenz wenn Zystozele deszendiert Streßinkontinenz I.° wenn Zystozele reponiert	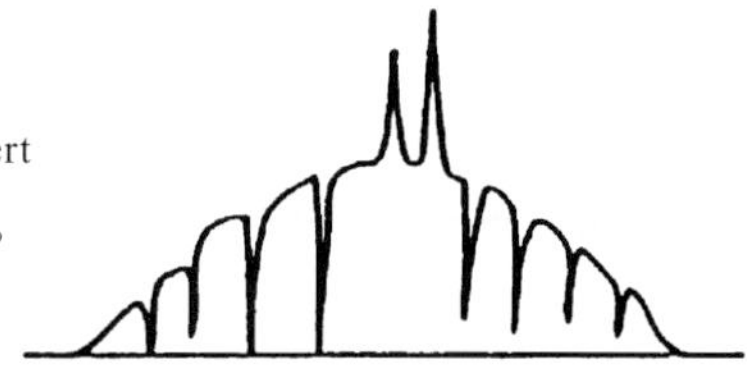 UVDRmax hoch, kurze Kontinenzzone mit negativen Depressionen	–große Zystozele –Knickung der Urethra	vordere Korrektur
Kontinent wenn Zystozele prolabiert Streßinkontinenz II.° – III.° wenn Zystozele reponiert	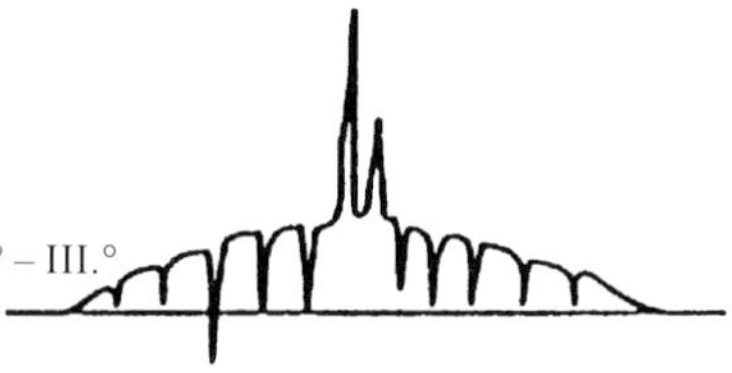 UVDRmax tief, kurze Kontinenzzone mit negativen Depressionen	–große Zystozele –Knickung der Urethra	vordere Korrektur mit Lyoduraschlinge

Abbildung 38c: Therapiekonzept bei großer Zystozele und Quetschhahnphänomenen.

Kommt es jedoch zur *Überkorrektur,* führt diese als Folge eines iatrogen induzierten übermäßigen Quetschhahnmechanismus mit hochgelegener Zystozelenbildung zwangsweise zur Entleerungsstörung; kommt es hingegen zur ungenügenden Positionierung bzw. Fixation, bleibt die Inkontinenz bestehen. Da uns nach wie vor exakte intraoperative Meßgrößen fehlen, um die Optimierung dieser Bezugsgrößen (s. o.) auszuloten, werden weiterhin 100prozentige Operationserfolge auch unter Nichtberücksichtigung falscher Indikationen ausbleiben!

4.2.1 Zu den abdominalen Operationsverfahren

Diese stehen heute zahlenmäßig im Vordergrund. Einmal sind es die zunehmend fehlenden Fälle mit Deszensus und Inkontinenz (weniger Mehrgebärende), die sonst einem vaginalen Vorgehen zugeführt werden müßten. Dann sind es die guten Erfahrungen mit einer Vesikourethrosuspension, den Meatus urethrae internus maximal kranial und ventral verlagern zu können, die zur starken Zunahme dieser Eingriffe geführt hat. Dazu kommen heute bereits laparoskopische Eingriffe in verschiedenen Kolposuspension-Modifikationen hinzu [18, 40 u. a.].

Ausgehend von der Kolposuspension nach Burch [36] haben die verschiedensten Operationsvarianten heute die Marshall-Marchetti-Krantz-Operation abgelöst. Die verschiedenen Modifikationen unterscheiden sich nur in der Plazierung der Nähte an der Außenseite der Scheidenfaszie und am Ort der Aufhängung der Nähte. Die weiteste Verbreitung haben jene Verfahren gefunden, bei welchen die Scheidenfaszie lateral des Blasenhalses gefaßt und dem Ligamentum ileopectineum angenähert wird, womit auch bei urodynamisch ungünstiger Ausgangssituation Erfolgsraten von 70–90 % erzielt werden [34].

Da eine eventuelle Überkorrektur nicht immer vorauszusehen bzw. vermeidbar ist, bedarf es nach Vesikosuspensionen gleich welcher Art meistens einer *intensiven Nachbehandlung,* zumindest in Form einer gesicherten Urinableitung in den ersten postoperativen Tagen (suprapubische Harnableitung, medikamentöse «Begleittherapie» (s. u.) u. a.). Weniger häufiger sind offenbar postoperative Miktionsstörungen nach dem von uns gewählten Verfahren mit der Implantation eines Lyodurabandes [13] oder mit der von Eberhard 1990 gewählten Variante [16].

Sogenannte *Nadelverfahren unter endoskopischer Kontrolle* [20] erfreuen sich vor allem in den USA zunehmender Beliebtheit, zumal diese mehrheitlich ambulant durchgeführt werden können. Unter Beachtung der von Loughlin 1994 [31] vorgeschriebenen Vorsichtsmaßnahmen zur Verhinderung von Blasen-, Urethra- und Ureterverletzungen und Blutungen sollte die Morbiditätsrate gering sein. Allerdings sind die Erfolgszahlen, die teils mit über 90 % beziffert werden, doch mit einiger Vorsicht aufzunehmen. Fehlerhaft angelegte Nähte sind offenbar nicht selten (s. bei [21]), und die Möglichkeit einer Zystozelen-Korrektur ist nicht bei jeder Technik gegeben.

4.2.2 Kombinierte Verfahren

Besteht ein Deszensus mit einer Inkontinenz, stehen kombinierte Verfahren zur Diskussion, da erfahrungsgemäß eine Kolporrhaphie für die erfolgreiche Korrektur der Inkontinenz nicht genügt.

Solche Operationsmethoden muten bereits etwas antiquiert an, wie etwa die Lyoduraschlingenoperationen (oder solche mit anderen Schlingenmaterialien) kombiniert mit einer vaginalen Korrektur. Die Resultate sind befriedigend, erreichen aber im allgemeinen nicht die Erfolgsquoten nach Suspensionen, da einerseits die kranioventrale Verlagerung der proximalen Urethra (symphysenwärts) weniger gut gelingt als mit einer Vesikourethrosuspension (Abb. 36). Andererseits wird bei einer Schlingenoperation, bei der die Schlinge an die Rektusfaszie fixiert wird, diese von uns bewußt locker gelegt, um postoperative Entleerungsstörungen (beim Pressen wird die Schlinge angehoben) wenn möglich zu verhindern [13], was z. B. bei Chin und Stanton 1995 [43] mit «Silastic-Schlingen», verstärkt mit Dacron, mit entsprechenden «Konträreffekten» (s. o.) nicht der Fall ist.

Weniger traumatisierend scheint die vaginale Kolposuspension mit oder ohne vaginaler Korrektur zu sein [19]. Ein Zusatzeingriff, der sich bei Bewährung durchaus zur Behandlung eines Deszensus kombiniert mit einer Streßinkontinenz eignen könnte. Mit entsprechendem Instrumentarium können Verletzungen der Blase mit Durchziehen des Fadens durch die Blase vermieden werden und die Positionierung der Fäden in der vaginalen Faszie ist besser kontrollierbar als bei den «blinden» Nadelverfahren (s. o.).

4.2.3 Vaginale Verfahren

Eine Kolporrhaphie allein genügt nicht zur operativen Behebung einer klinisch manifesten Inkontinenz (s. auch Abb. 36). Bei einem Deszensus mit Inkontinenz sind deshalb zusätzliche Maßnahmen notwendig.

4.3 Rezidivinkontinenz

Die Rezidivinkontinenz ist in der Literatur nicht einheitlich definiert. So werden beispielsweise auch die eigentlichen Operationsversager unter diesem Titel subsumiert, während die «echte Rezidivinkontinenz» erst nach einem inkontinenzfreien Intervall nach einer Primäroperation auftritt.

Operative Mißerfolge bei der Behandlung der Harninkontinenz sind jedoch wesentlich häufiger auf eine inkorrekte Indikationsstellung als auf eine unzureichende Operationstechnik zurückzuführen.

Von den Patientinnen, die primär mit der Diagnose einer Streßinkontinenz operiert werden, sind nämlich nur 40–60 % der Patientinnen tatsächlich streßinkontinent. Die restlichen 60–40 % sind den gemischten oder den Urgeinkontinenzformen zuzuordnen, und somit zumindest nicht primär operativ anzugehen.

Tabelle 56: Gründe der Rezidivinkontinenz.

«Operationelles»	Falsche Indikation, inkorrektes Prozedere, insuffiziente Operationstechnik und Nachbehandlung (Cave: postoperative Detrusorinstabilität)
Patientenbedingte Faktoren	Schwaches Gewebe, extreme Narbenbildung, kongenitale oder akquirierte neuromuskuläre Schwäche, eventuell zu frühe Mobilisation
Technische Fehler	Nahtinsuffizienz, inadäquate Fixation der Nähte, inkorrekte Nahtpositionierung, postoperative Hämatome oder Infektionen
Psychogene Faktoren	Verschiedenster Art, neurotische Fehlentwicklung
De-novo-Faktoren	Neuauftretende Detrusorinstabilität, Blasendenervation, Überlaufblase mit Inkontinenz, Narbenbildung, Fistel, postoperative Fibrose mit einem «Drain-pipe-urethra»-Syndrom

Zahlenmäßig dürften etwa 10–40 % der Patientinnen an einer Rezidivinkontinenz leiden. Dafür gibt es eine ganze Reihe von Gründen (mod. Tab. 56 [30]).

VII/5. Unter «Operationellem» verstehen wir eine primär falsche Operationsindikation, begründet auf fehlender urodynamischer Abklärung oder Fehlinterpretation der Resultate.

So zeigten z. B. urodynamisch nachkontrollierte und erfolglos verlaufene «Burch-Suspensionen» gegenüber den erfolgreich Operierten einen deutlich geringeren Urethraruhedruck. Nur in einem Viertel der Fälle betrug dieser bei den Operationsversagern > 20 cm H_2O gegenüber 80 % der Fälle in der Gruppe der erfolgreich Operierten [22].

Die primäre Identifikation der Patientinnen mit einem tiefen Urethraruhedruck ist somit außerordentlich wichtig.

Dementsprechend spielt der *Urethraruhedruck* auch nach den von der Schweizerischen Arbeitsgruppe für Urodynamik gemachten Vorschlägen für die Wahl des geeigneten Operationstyps eine mitentscheidende Rolle [16].

Unter den *technischen Fehlern,* die zur Rezidivinkontinenz führen, verstehen wir u. a. die Verwendung *falschen Nahtmaterials.* So ist nichtresorbierbares Nahtmaterial bei Suspensionsverfahren obligat! – Die *inkorrekte Nahtlegung* bei Suspensionsverfahren stellt eine weitere Fehlerquelle dar, weshalb z. T. endoskopisch oder über eine offene Blase versucht wird, die Nähte optimal in die Blasenhalsgegend zu plazieren.

Peri- und postoperative Blutungen oder Hämatome beeinflussen vor allem bei kombinierten Eingriffen im Bereich der Kolporrhaphien das plastische wie auch das funktionelle Resultat. Diese Ereignisse führen zusammen mit lokalen Infekten zu Sekundärheilungen mit narbiger Abheilung und zu späteren funktionellen Beeinträchtigungen.

Solche *Narbenbildungen* verlangen vor allem bei älteren Patientinnen vor einer Reoperation eine *längere lokale und systemische Östrogenvorbereitung.*

Ist die Elevationsmöglichkeit der Blasenhalsgegend beschränkt, behilft man sich vorerst mit Pessareinlagen, die entsprechend der lokalen Situation unter Verwendung immer größerer Exemplare laufend gewechselt werden. Erst aufgrund dieser Einlagen resultiert eine geschmeidige Vaginalwand mit einer deutlich gebesserten, und für eine sekundäre Vesikosuspension notwendigen Elevationsmöglichkeit.

Die chirurgische Lösung des Problems Rezidivinkontinenz kommt jedenfalls erst dann in Betracht, wenn sich die vaginalen Verhältnisse (Narben, Trophik) annähernd normalisiert haben, die Streßkomponente urodynamisch eindeutig erwiesen ist und eventuelle iatrogene Detrusorinstabilitäten als Folge der Primäroperationen auszuschließen sind. Als Operationsmethoden und -indikationen bieten sich dieselben Eingriffe an, die auch für die Primäroperation zur Verfügung stehen. Jedenfalls ist bei einem Sekundäreingriff darauf zu achten, daß es (in der Meinung, es besonders gut zu machen) bei einer Vesikosuspension nicht zu einer Hyperangulation im Bereich des proximalen Urethra/Blasenhalsgebietes kommt. Eine schwere postoperative Miktionsstörung wäre ebenso folgenschwer wie die vorausgegangene Inkontinenz. Nicht selten führen solche Zustände sogar zu Blasenhalsinzisionen bzw. -resektionen mit sehr unsicherem Ausgang [23].

Bei sehr schlechten Ausgangssituationen kann als sogenannt letzte Alternative zur Behebung der Rezidivinkontinenz – nach vorausgegangenen operativen Fehlschlägen – bei einer sogenannten «fibrosis-drain-pipe-urethra» sogar die Implantation eines künstlichen Sphinkters erwogen werden [13].

Schließlich werden immer wieder *periurethrale Injektionen mit Kollagen oder Teflon* als letzte Therapiemöglichkeit empfohlen. Solche Depots können peri- oder transurethral, am besten bei 3, 6 und 9 Uhr, im Bereich des Blasenhalses gesetzt werden.

5. Therapie der Urgeinkontinenz

5.1 Zur Definition, Ätiologie und Symptomatik

Von einer *sensorischen Urgeinkontinenz* wird dann gesprochen, wenn verstärkte afferente Impulse von den Blasenwanddehnungsrezeptoren dermaßen dominieren (z. B. Schmerzimpuls bei Entzündung), daß daraus ein nichtunterdrückbarer Miktionsreflex resultiert. – In der Zystotonometrie werden keine pathologischen Detrusorwellen sichtbar (s. o.). Fakultative Zeichen sind eine hypertone Blase oder eine Urethrainstabilität (s. o.).

Eine *motorische Urgeinkontinenz* besteht dann, wenn bereits schwache physiologische, sensorische Impulse der Dehnungsrezeptoren bei geringer Blasenfüllung Kontraktionen des Musculus detrusor vesicae auslösen, sichtbar als pathologische Detrusoraktivitäten von > 15 cm H_2O. Die zerebrale Hemmschwelle zur Auslösung des Miktionsreflexes ist dabei erniedrigt (s. o.).

In der Praxis sehen wir jedoch oft Mischformen mit Überwiegen der einen oder anderen Komponente.

Sowohl bei der sensorischen als auch bei der motorischen Urgeinkontinenz ist das Gleichgewicht zwischen afferenten, stimulierenden und efferenten, hemmenden Impulsen gestört.

Entsprechend der komplexen Situation liegen diesen Störungen ätiologisch, neben den sogenannten idiopathischen Formen mit unauffälligem neurologischem Status, symptomatische Reizzustände der Harnblase (Entzündungen, Schleimhautatrophien, Schrumpfblasen nach Bestrahlung u. a.) zugrunde. Als nicht blasenbedingte Ursachen kennen wir zerebrale und zerebrovaskuläre Störungen, neurologische Erkrankungen, psychosoziale (-somatische) Belastung u. a.

Die *Beschwerden* reichen vom nicht unterdrückbaren Harndrang über eine zwanghafte Miktion bei Tag und Nacht *(Pollakisurie, Nykturie)*, Gefühl einer ständig vollen Blase bis hin zum unwillkürlichen Urinabgang, und stellen sich bei einem urodynamisch abgeklärten Patientinnenkollektiv wie auf Tabelle 57 [25] dar.

Neben den üblichen Abklärungen gehört in solchen Fällen die Aufzeichnung eines täglichen *Miktiogrammes* dazu. Daraus läßt sich sehr rasch zumindest eine Verdachtsdiagnose ableiten. Erfolge mit therapeutischen Maßnahmen lassen sich ebenfalls am Miktiogramm ablesen und zudem unterstützt die Aufzeichnung als unentbehrliches Mittel zur Neukonditionierung der Blasenaktivität die Selbstkontrolle [25].

Tabelle 57: Symptome bei schwerer Urgeinkontinenz (n = 39).

	n
unwillkürlicher Urinabgang	39
Pollakisurie	36
Nykturie	29
unbestimmter Schmerz	12
Enuresis	11
Gefühl der vollen Blase	7
Dysurie	4

5.2 Medikamentöse Therapie

Eine erfolgreiche medikamentöse Therapie stützt sich auf die z. T. bereits aufgezeigten neuro-muskulären Mechanismen und ist für das «Retraining» (Rehabilitation) der Blase unentbehrlich (s. auch [41]). VII/5.

Das Ziel ist eine periphere und zentrale Beeinflussung des Musculus detrusor vesicae.

Bei einigen Medikamenten werden dabei bewußt deren sonst unerwünschte Nebenwirkungen genutzt (Antidepressiva, Betamimetika). In erster Linie kommen direkt auf die Blasenwand wirkende *muskulotrope Spasmolytika, Anticholinergika* (Blockierung postganglionärer cholinerger Fasern), *Betarezeptorenstimulatoren* (kontraktionshemmend in der Füllungsphase), *Kalziumantagonisten* (muskulotrop → an der glatten Muskulatur eine Relaxation hervorrufend) und *Kombinationspräparate* zur Anwendung.

Zusätzlich können *Tranquilizer* und *trizyklische Antidepressiva* mit spasmolytischer, betarezeptorenstimulierender und anticholinerger Wirkung in der Blasenwand sowie *Prostaglandinsynthetasehemmer*, welche die Detrusoraktivitäten ebenfalls direkt hemmen, appliziert werden.

Als wahrscheinlich wichtigste Substanz werden lokal bzw. systemisch *Östrogene* eingesetzt. Diese bewirken eine Proliferation des Urethraepithels, eine Zunahme des Tonus im Periurethralgewebe sowie eine bessere Füllung des periurethralen Venenplexus. Dazu werden offenbar die Rezeptoren der obengenannten Medikamentengruppen durch Östrogene sensibilisiert.

Eine Zusammenstellung heute gebräuchlicher Medikamente zur Behandlung der verschiedenen Inkontinenzformen findet sich auf Tabelle 58, mod. [28].

Der *Therapieplan* beinhaltet je nach Ausprägung der Symptome eine ambulante oder bei *invalidisierenden Beschwerden* eine vorübergehende, stationäre Behandlung mit *«Blasendrill» (Neukonditionierung der Blase) und Bilanzierung des Miktionsverhaltens (Miktiogramm) als edukative Prozesse, kombiniert mit einer gezielten medikamentösen Therapie (gelegentlich über 6 Monate).* Die Führung solcher Patientinnen verlangt einiges psychotherapeutisches Geschick.

Tabelle 58 (I): Medikamente zur Behandlung des Streß-Inkontinenz.

	Wirkstoff	Handelspräparat	Dosierung/Tag
alpha-Sympathomimetika	Synephrin	Sympatol	3 mal 20 Tropfen
	Phenylpropanolamin	Kontexin Retard	2 mal 50 mg
	Midodrin	Gutron	3 mal 2,5 mg oder 2 mal 5 mg
VII/5. *beta-Sympatholytika*	Propanolol	Inderal	4 mal 10 mg
Cholinesterasehemmer	Distigminbromid	Ubretid	1 mal 5 mg jeden 2. Tag
Östrogene (siehe Teil III der Tabelle)	> 5 Jahre nach Menopause: lokal < 5 Jahre nach Menopause: systemisch		
Anticholinerge Effekte und alphamimetische Wirkung	Imipramin	Tofranil	25–100 mg

Tabelle 58 (II): Medikamente zur Behandlung von Urge und/oder Urgeinkontinenz.

	Wirkstoff	Handelspräparat	Dosierung/Tag
Anticholinergika und muskulotrope Relaxanzien	Terodlin	Mictrol	3–4 mal 12,5 mg
	Emepromiumbromid	Cetiprin	3–4 mal 200 mg
	Oxybutinin	Ditropan	3 mal 5 mg
	Flavoxat	Urispas	3–4 mal 200 mg
	Propanthelinbromid	Pro-Banthine	4 mal 15 mg
	Trospiumchlorid und pflanzliche Extrakte	Spasmo-Urgenin	3 mal 4 mg
Kalzium-antagonisten	Nifedipin	Adalat	2–4 mal 10 mg
Prostaglandin-synthetasehemmer	Indometacin	Indocid	2–3 mal 50 mg
sonstige Medikamente	Bromocriptin	Parlodel	1/2–2 mal 2,5 mg
	Imipramin	Tofranil	25–100 mg
	Östrogene/siehe Teil III der Tabelle		

Tabelle 58 (III): Östrogen-Therapie bei Streß und/oder Urge-Inkontinenz.

	Wirkstoff	Handelspräparat	Dosierung/Tag
vaginal	Östradiol	Vagifem	0,025 mg
	Östriol	Ortho-Gynest	0,5 mg
		Ovestin	0,5 mg
	konjugierte Östrogene	Premarin	1 g
systemisch (in Kombination mit einem Gestagen)	Östradiol	Progynova	2–4 mg
		Estraderm TTS	50 mg/Applikations-intervall 3–4 Tage
	Östriol	Ovestin	1 mg
	konjugierte Östrogene	Premarin	0,625–1,25 mg

Es kann nicht genug darauf hingewiesen werden, daß auch *postoperativ schwerste Urge-Situationen* auftreten können, denen nur mit den genannten Möglichkeiten bzw. bei den mehrheitlich bestehenden Entleerungsstörungen mit überbrückender, suprapubischer Harnableitung beizukommen ist. In Fällen von extremer Hyperangulation und kaudaler Zystozelenbildung und nicht überwindbarem Quetschhahnmechanismus kommen vorerst Pessare oder Vaginalprothesen zur Korrektur der abnormen anatomischen Situation zur Anwendung.

5.3 Die psychosomatischen Aspekte

Die sorgfältige Anamnese und Exploration der psychischen Verfassung sowie die Suche nach sozialen, partnerschaftlichen, sexuellen und anderen Motiven sind neben der urodynamischen Abklärung wesentliche Bestandteile des diagnostischen Instrumentariums. Die gewonnenen Erkenntnisse müssen entsprechend in einen situativen Behandlungsplan eingebracht werden.

Im Sinne eines *Biofeedbacks* durch eine kognitive Verhaltensmodifikation wird das falsche «Blasenmuster» (sprich «Urge») mittels bewußter Miktionsintervallverlängerung (Blasendrill) neu konditioniert. Die Behandlung führt nur zum Erfolg, falls sie langfristig überwacht und den jeweiligen Bedürfnissen angepaßt wird, sonst sind schlechte Ergebnisse programmiert und oft Ausdruck abnehmender Compliance und Motivation (altes chinesisches Sprichwort: die Blase ist die Seele des Menschen).

Literaturhinweise

1 Schlösser HW, Beck L (1990) Anatomie der Harnblase, der Harnröhre und des Beckenbodens der Frau. In Wulf KH, Schmidt-Matthiesen H (Hrsg) Gutartige gynäkologische Erkrankungen II. Bd 9. Urban & Schwarzenberg. München-Wien-Baltimore S 3

2 Beck L (1985) Gynäkologische Urologie. In Käser O et al (Hrsg) Spezielle Gynäkologie 1. Gynäkologie und Geburtshilfe, Bd III, Teil 1. Thieme. Stuttgart-New York S 7.1

3 Thüroff JW, Petri E (1983) Konservative Therapie des unteren Harntraktes. In Petri E (Hrsg) Gynäkologische Urologie. Thieme. Stuttgart-New York

4 Mouritsen L (1994) Pelvic floor exercises for female stress urinary stress incontinence. Int Urogynecol J 5:44

5 Faber P, Diemer HP (1990) Physiologie der Harninkontinenz und Pathophysiologie der Harninkontinenz. In Wulf KH, Schmidt-Matthiesen H (Hrsg) Gutartige gynäkologische Erkrankungen II. Bd 9. Urban & Schwarzenberg, München-Wien-Baltimore S 15

6 Ingelman-Sundberg A (1953) Urininkontinens hos kvinnan. Nord Med 50:1149

7 Hochuli E (1983) Die Streßinkontinenz: ein Paradigma für die Grenzen von Diagnostik und Therapie. Ein kritischer Überblick über die Indikationen und Ergebnisse nach 501 Operationen bei «schwerer Streßinkontinenz». In Da Rugna D (Hrsg) Festschrift Prof. Dr. Otto Käser. Ausgewählte Kapitel der Geburtshilfe und Gynäkologie. Schwabe. Basel S 329

8 Arbeitsgemeinschaft Urogynäkologie (AUG) (1993) Empfehlungen zur urogynäkologischen Diagnostik und Therapie. Arch Gynecol 254:462

9 Mäkinen JI, Grönroos M, Kiilholma PJA et al (1992) The prevalence of urinary incontinence in a randomized population of 5247 adult finnish woman. Int Urogynecol J 43:110

10 Voigt R, Halaska M, Michels W, Voigt P (1993) Morphologische Untersuchungen des Blasen-Urethra-Übergangs. Stellenwert der Perinealsonographie in der weiblichen Inkontinenz-Diagnostik. Arch Gynecol 254:4467

11 Green Th (1975) Urinary stress incontinence; Differential diagnosis, pathophysiology and management. Am J Obstet Gynecol 122:368

12 Eberhard J, Schwenzer T, Beck L (1990) Epidemiologie, Ätiologie und Diagnose der Streßinkontinenz. In Wulf KH, Schmidt-Matthiesen H (Hrsg) Gutartige gynäkologische Erkrankungen II, Bd 9. Urban & Schwarzenberg. München-Wien-Baltimore S 23

13 Hochuli E (1993) Harninkontinenz. Kritisches zur Diagnostik und Therapie. In Hochuli E (Hrsg) Perioperative Gynäkologie. Springer. Berlin-Heidelberg-New York S 143

14 Eberhard J (1986) Standardisierte Urethradruckmessung mit Normwerten zur Streßinkontinenzdiagnostik. Geburtsh Frauenheilkd 46:145

15 Eberhard J, Pescatore P, Geissbühler V (1991) Interpretation tonometrischer und morphologischer Befunde. In De Grandi P (Hrsg) Harninkontinenz in der Frauenheilkunde. Médecine & Hygiène. Genève S 115

16 Eberhard J (1990) Individuelle Konstellationen und Operationsmethoden. In Wulf KH, Schmidt-Matthiesen H (Hrsg) Gutartige gynäkologische Erkrankungen II, Bd 9. Urban & Schwarzenberg. München-Wien-Baltimore S 56
17 Stanton SL, Ritchie D (1977) Urilos, the practical detection of urine loss. Am J Obstet Gynecol 128:461
18 Bent AE (1993) Laparoscopic Burch procedure. Int Urogynecol J 4:253
19 Eberhard J, Angst F, Geissbühler V (1991) Traitement opératoire de l'incontinence urinaire. In De Grandi P (Hrsg) Harninkontinenz in der Frauenheilkunde. Médecine & Hygiène. Genève S 175
20 Stamey ThA (1973) Endoscopic suspension of the vesical neck for urinary incontinence. Surg Gynecol Obstet 136:547
21 Käser O, Iklé A, Hirsch H (1985) Atlas der gynäkologischen Operationen. Thieme. Stuttgart-New York S 21.1
22 Bowen LW, Sand PK, Ostergard DR, Franti CH (1989) Unsuccessfull Burch retropubic urethropexie: a case-controlled urodynamic study. Am J Obstet Gynecol 160:452
23 Molony PJ, HN Fenster (1993) Bladder-neck incision for relief of obstruction after anti-incontinence surgery. Int Urogynecol J 4:68
24 Hochuli E (1991) Behandlung der Rezidivinkontinenz. In De Grandi P (Hrsg) Harninkontinenz in der Frauenheilkunde. Médecine & Hygiène. Genève S 197
25 Vogt HP, Herkert F, Hochuli E (1986) Die schwere Urgeinkontinenz – Therapiekonzept. Geburtsh Frauenheilkd 46:450
26 Schwenzer T (1990) Nichtoperative Therapie der Streßinkontinenz. In Wulf KH, Schmidt-Matthiesen H (Hrsg) Gutartige gynäkologische Erkrankungen II, Bd 9. Urban & Schwarzenberg. München-Wien-Baltimore S 73
27 Nielsen K (1990) The urethral plug: a new treatment modality for genuine urinary stress incontinence in women. Urology 144:122
28 Dreher E, Hänggi W, Ammann W (1991) Pharmakotherapie von Funktionsstörungen des unteren Harntrakts der Frau. In De Grandi P (Hrsg) Harninkontinenz in der Frauenheilkunde. Médecine et Hygiène. Genève S 155
29 Petri E, Thüroff JW (1983) Differentialdiagnose der Harninkontinenz. In Petri E (Hrsg) Gynäkologische Urologie. Thieme. Stuttgart
30 Bent AE (1990) Management of recurrent genuine stress incontinence. Clin Obstet Gynecol 33:358
31 Loughlin KR (1994) Complications of endoscopic bladder neck suspension. Int Urogynecol J 5:35
32 Schär G, Köchli OR, Hutzli C et al (1994) Aussagekraft des lateralen Urethrozystogrammes und der Perinealsonographie – Gibt es Unterschiede? Geburtsh Frauenheilkd 54:75
33 Debus-Thiede G, Kraus K, Klosterhalfen T, Dimpfl T (1993) Erfolgs- und Qualitätskontrolle von Deszensus- und Streßinkontinenzoperationen – Vergleichende Anwendung von Urodynamik und transrektaler Endosonographie. Geburtsh Frauenheilkd 53:115
34 Riss P, Ralph G (1994) Die abdominale Kolposuspension – Der Goldstandard in der Inkontinenztherapie? Geburtsh Frauenheilkd 54:69
35 Hepp H (1994) pers. Mitteilung des Lektors
36 Burch JC (1968) Cooper's ligament urethrovesical suspension for stress incontinence. Amer J Obstet Gynecol 100:764
37 Petri E (1986) Urologische Funktionsdiagnostik. 2. Urodynamik, Zystometrie, Flowmetrie. Gynäkol Praxis 10:305
38 Lose G, Versi E (1992) Pad-weighing tests in the diagnosis and quantification of incontinence. Int Urogynecol J 3:324
39 Alder Ch (1986) Harninkontinenz. Diagnostik auf der gynäkologisch-urologischen Abklärungsstation. DIAGM 20:20
40 Wallwiener D, Grischke EM, Rimbach S et al (1994) Inkontinenzoperation per «Retziusskopie»? Geburtsh Frauenheilkd 54:383
41 Beutler M (1994) Urin-Inkontinenz. Übersicht. pharma-kritik 16:21
42 Bolhuis C v, Vierhout ME (1995) Vaginal ultrasound studies of bladder neck mobility. Br J Obstet Gynaecol 102:47
43 Chin YK, Stanton L (1995) A follow up of silastic sling for genuine stress incontinence. Br J Obstet Gynaecol 102:143
44 Pieber D, Zivkovic F, Tamussino K (1994) Bekkenbodengymnastik allein oder mit Vaginalkonen bei prämenopausalen Frauen mit milder und mäßiger Streßharninkontinenz. Gynäkol Geburtsh Rundsch 34:32
45 Ralph G (1993) Ergebnisse nach Inkontinenzoperationen: Vergleichende Betrachtung. Gynäkol Geburtsh Rundsch 33:44

VIII Die gynäkologische endoskopische Chirurgie – eine neue Dimension Eine Standortbestimmung

Seit 1989 ist mit der ersten laparoskopisch durchgeführten Hysterektomie eine neue operative Ära unter dem Begriff der «endoskopischen Chirurgie» oder auch «minimal invasiven Chirurgie» angebrochen. Man spricht aber auch bezeichnenderweise von einer «maximalen Chirur-
VIII **gie durch eine minimale Inzision» und cum grano salis ist zumindest die Aussage eines der Protagonisten dieser Techniken zu nehmen: «No one of my patients agree with the old fashioned hysterectomy».**

Der III. Congress of European Society of Gynecologic Endoscopy im Oktober 1993 in Heidelberg vereinte fast ausnahmslos alle Gynäkologen und Gynäkologinnen aus Europa und Übersee, die auf diesem Gebiet etwas zu sagen hatten. Es ging dabei nicht nur um die Hysterektomie, es ging auch um laparoskopische Eingriffe bei Karzinomen inklusive Lymphonodektomien sowohl im pelvinen wie auch im paraaortalen Bereich. Laparoskopische Kolposuspensionen, Neovaginen und Prolapsoperationen vervollständigen vorerst das operative Spektrum.

«What will be the future spectrum of standard techniques?» oder *«When, why, by whom, complications and contraindications?»* waren am Schluß der operativen Hauptsessionen die Kernfragen, die es zu beantworten galt. Fragen, die in Anbetracht dieses noch jungen Zweiges der operativen Gynäkologie sich vorerst in einer aktuellen Bestandsaufnahme erschöpfen und deren Beantwortung noch aussteht: «Minimal invasive techniques, temptation by the feasible?»

Im Vordergrund der Diskussionen stand die *laparoskopische Hysterektomie,* von der es mittlerweile bereits verschiedene Variationen gibt. Diese reichen von der laparoskopischen totalen Hysterektomie, über die laparoskopisch assistierte vaginale Hysterektomie (LAVH) zur laparoskopischen suprazervikalen Hysterektomie (LASH) bis hin zu Eingriffen, die unter der Bezeichnung CASH (Classical Abdominal Semm Hysterektomie) als modifizierte suprazervikale Hysterektomie oder TUMA (Totale Uterus Mucosa Ablation) unter Belassen eines Myometriummantels die Palette operativer Variationen weiter bereichern. – Zudem konnte man mitverfolgen, wie im Anschluß an eine Hysterektomie laparoskopisch eine Rektozele mit Levatornähten versorgt wurde.

Neben der Erweiterung des endoskopischen Instrumentariums ist es nicht zuletzt die *Video-Laparoskopie,* die endoskopische Eingriffe in dieser Form ermöglicht. – Die *laparoskopische (totale) Hysterektomie* wird mit Hilfe verschiedener Präparations-, Schneide- und Nahttechniken ausgeführt. Die Adnexe, die Uteringefäße, die Ligg. cardinalia und sacro-uterina werden nach vorgängiger Abräparation der Blase abgesetzt und der Uterus wird schließlich per vaginam entfernt.

Von der *laparoskopisch assistierten vaginalen Hysterektomie* spricht man dann, wenn der Uterus nach Durchtrennen der Ligg. ovarii propria bzw. der Ligg. infundibulopelvica soweit mobilisiert werden kann, daß der vaginalen Entfernung technisch nichts mehr im Wege steht. Die A. uterina kann dabei vor der vaginalen Phase laparoskopisch oder erst nachher auf vaginalem Weg ligiert werden.

Die anderen Techniken (LASH, CASH) ergänzen vorerst das operative Therapieangebot und werden je nach persönlicher Ansicht, Überzeugung oder Erfahrung eingesetzt.

Als *Indikationen* für die laparoskopisch assistierte vaginale Hysterektomie gelten einerseits das Fehlen eines Deszensus des Uterus, andererseits Adnexbefunde (Ovarialzysten), Adhäsionen oder unklare lokale Verhältnisse (Endometriose? Divertikulose? Entzündungen?), die als operationserschwerende Befunde ohnehin eine präoperative, laparoskopische Abklärung als opportun erscheinen lassen.

Die *klassische vaginale Hysterektomie* hat jedoch ihren Stellenwert keineswegs verloren. Sie hat im Gegensatz zur traditionellen, abdominalen Hysterektomie nach wie vor ihr Indikationsgebiet, in erster Linie jedoch abhängig von der Qualifikation bzw. «Schule» des Operateurs. Nach wie vor gibt es geübte vaginale Operateure, die selten auf die laparoskopische Methode ausweichen müssen. Es sei denn, sie machen von der Möglichkeit Gebrauch – aufgrund der oben zitierten Indikationenliste –, einen primär für einen herkömmlichen abdominalen Eingriff vorgesehenen Befund mit der endoskopischen Chirurgie anzugehen. Man darf dabei nicht vergessen, daß nicht wenige der Endoskopiker aufgrund mangelnder Erfahrung mit vaginalen Operationen zu diesen neuen Konzepten kamen.

Ziel der neuen endoskopischen Techniken ist somit letztlich das Vermeiden einer abdominalen Hysterektomie. Damit verbunden sind einige Vorteile, nämlich Wegfall der Laparotomie, geringere postoperative Schmerzen und damit eine Verbesserung des «Patientenkomforts», Verkürzung der Hospitalisationszeiten auf knapp 2 Tage und anscheinend niedrigere Komplikationsraten. Diese liegen je nach Autor und Operationstyp im allgemeinen zwischen 2–5 %.

Nachteile sind die gegenüber den klassischen gynäkologischen Eingriffen z. T. deutlich verlängerten Operationszeiten, die sich allerdings mit zunehmender Erfahrung reduzieren lassen. Im weiteren fallen *Blutungskomplikationen und urologische Komplikationen,* die zur Laparotomie führen können, besonders ins Gewicht. Ureterverletzungen entstehen entweder direkt infolge Durchtrennung (Schere, Messer, Laser) oder indirekt durch thermische Effekte als Folge der Koagulationstechnik, wobei auch mit der bipolaren Koagulationsmethode keine absolute Sicherheit gegeben ist. Um diese Nebeneffekte zu minimieren, wird z. B. mit dem CO_2-Laser mit verschiedener Leistung, so z. B. für die Ureterpräparation, nur mit 15–20 Watt gearbeitet.

Der *Ureter,* der im Rahmen der herkömmlichen und adäquaten abdominalen und vaginalen Hysterektomietechnik kaum mehr zu besonderen Problemen führen sollte, rückt deshalb erneut ins Blickfeld. Um Komplikationen zu vermeiden, wurden denn auch schon verschiedene Vorschläge gemacht. Verwendet man zum Absetzen des Uterus Endo-GIA *Klammer-Schneidegeräte,* hat man jedenfalls auf einen genügenden Sicherheitsabstand zum Ureter, unter Berücksichtigung der Branchenbreite des Instrumentes von 0,8 cm, zu achten. Allerdings kann der Zervix-Ureter-Abstand stark variieren und die präoperative Messung mit CT und Ultraschall ist kompliziert und ungenau. Eine bessere Alternative ist offenbar die Ureterleuchte, mit der der Ureter sichtbar gemacht werden kann. Dies bedingt jedoch eine Uretersondierung, also eine Methode zur Ureterdarstellung, die allerdings ohne Fiberglasbündel mit Leuchtpunkten bei zu erwartenden, schwierigen intraoperativen Verhältnissen bei abdominalen Eingriffen schon vor längerer Zeit aus verschiedenen Gründen verlassen wurde.

Von anderer Seite wurde vorgeschlagen, den Ureter bereits in einem ersten Schritt freizulegen. Im Anschluß daran kann die A. uterina ligiert werden. Die intraoperative Blutungstendenz wird dadurch verringert. Im weiteren Verlauf des Eingriffs sollte man mit dem bereits vorpräparierten Ureter nicht mehr in Konflikt kommen.

Bei der *suprazervikalen Uterusamputation* befindet sich der Ureter jedenfalls außerhalb des Gefahrenbereichs. Die Beckenbodenverhältnisse bleiben intakt, da die Ligamente nicht durchtrennt und zumindest die Portio in situ bleibt. Dadurch soll es auch, zumindest theoretisch, zu keinen negativen Interaktionen im Bereich der Sexualsphäre kommen. Die Bedeutung der Portio für das Sexualerlebnis wird jedoch gerade von den Sexualmedizinern sehr in Frage gestellt. Um der Gefahr einer späteren Zervix-Neoplasie zu entgehen, wird die Transformationszone entweder ausgestanzt oder nachträglich mit der Diathermieschlinge abgetragen. Was also bis vor kurzem beinahe als «Kunstfehler» betrachtet oder zumindest der Insuffizienz des Operateurs angelastet wurde, nämlich das Zurücklassen der Portio mit dem Risiko für ein späteres Zervix-Stumpfkarzinom, hat im gewissen Sinn eine «Renaissance» erfahren.

«Is it reasonable what is technically feasable?» könnte man als Titel über die onkologischen Themen setzen. Ein Einsatzgebiet, das nicht nur vom Standpunkt des endoskopisch Möglichen, sondern auch vom onkologisch noch Vertretbaren aus beurteilt werden sollte. – Jedenfalls müssen Langzeitresultate vorliegen, bevor man das Indikationsgebiet laparoskopischer Eingriffe in der gynäkologischen Onkologie abstecken kann.

Bei der endoskopischen Wertheimschen Radikaloperation war die Präparation der paravesikalen und pararektalen Gruben und die Darstellung des Webb's sowie dessen Durchtrennung unter der Vergrößerungsoptik sehr eindrücklich. Wie es allerdings mit der Radikalität bei infiltrativ wachsenden Zervixkarzinomen und der naheliegenden Gefährdung der urologischen Nachbarorgane steht, kann noch nicht beantwortet werden, ebenso wenig wie die Frage nach der Radikalität von Lymphonodektomien. Bei schwierigen Verhältnissen dürften diese jedoch kaum über ein Sampling hinausgehen. Andererseits wäre zweifellos die endoskopische Lymphonodektomie in Kombination mit einer Radikaloperation nach Schauta ein zumindest Patientinnen-freundliches Vorgehen. – Auch Second-look-Laparoskopien erscheinen durchaus einleuchtend, um so mehr als man mit einer sekundären, chirurgischen Tumorreduktion nur in ausgewählten Fällen noch etwas erreichen kann. Eine «second-line»-Chemotherapie, kann auch aufgrund des laparoskopischen Befundes initiiert werden.

Daß mit der sich abzeichnenden Umschichtung von etablierten Operationsverfahren hin zu pelviskopischen Eingriffen in naher Zukunft auch brennende Ausbildungsfragen zu beantworten sein werden, sei vorerst nur am Rande erwähnt. – Nicht zuletzt spielt auch zunehmend der Kostenfaktor bei operativen Eingriffen eine Rolle. Die Kosten für eine endoskopisch durchgeführte Hysterektomie betragen derzeit jedenfalls bei Verwendung von Einmalgebrauchgeräten ein Vielfaches einer vaginalen Uterusextirpation, wobei auch die Patientinnen nach einer vaginalen Hysterektomie durchaus nach 1–2 Tagen nach Hause entlassen werden können.

IX Minimal invasive Chirurgie

Die Machbarkeit gängiger Operationen durch endoskopische Techniken im und am Uterus, an den Adnexen, am Peritoneum und im Retroperitonealraum ist erwiesen. Das Augenmerk konzentriert sich nun auf den echten Wert der neuen Techniken im Vergleich zu herkömmlichen Ope-
IX/1. **rationen am offenen Bauch. Vermehrt weichen globale qualitative Beurteilungen einer quantitativen Überprüfung der Vor- und Nachteile, woraus sich schließlich objektive Gesichtspunkte herauskristallisieren, die den echten Fortschritt endoskopischer Techniken definieren. Somit stellt sich nicht mehr die Frage, ob endoskopisch operiert werden soll, sondern in welchen Fällen dies zum Wohle der Patientin geschieht.**

Weitgehend etabliert hat sich die laparoskopische Operation der EUG, ferner die Sanierung der meisten benignen tumorösen Adnexerkrankungen, die Adhäsiolyse, die Zerstörung von Endometrioseherden sowie die Entfernung subseröser Myome. Welche Form der zahlreichen Techniken und Varianten zur totalen oder subtotalen Hysterektomie sich bewähren wird, läßt sich zur Zeit nicht sicher voraussehen. Gleiches gilt für den Stellenwert der diagnostischen oder therapeutischen Lymphonodektomie und der endoskopischen Inkontinenzoperationen.

1. Laparoskopische Operationen

1.1 Allgemeines

Heute läßt sich praktisch das ganze klassische Spektrum der abdominalen Eingriffe auch auf laparoskopischem Wege bewerkstelligen. Schrittmacher zu der rasanten Entwicklung der letzten Jahre waren im Wesentlichen neue und/oder bessere laparoskopische Instrumente sowie die Einführung der Video-Laparoskopie. Inzwischen wächst die Akzeptanz für diese Verfahren und damit die Einsicht, daß die meisten Eingriffe an den Adnexen und am Uterus bei benigner Histologie geeignet sind, zum Repertoire eines operativ tätigen Gynäkologen zu werden. Voraussetzung hierzu ist eine entsprechende Fortbildung, die Vertrautheit mit dem Eingriff der Laparoskopie und schließlich eine adäquate Fallzahl, mit der eine operative Routine und eine ausreichende Sicherheit bei der Anwendung der neuen Techniken gewährleistet werden kann.

Laparoskopische Operationen zeichnen sich durch eine Reihe relevanter *Vorteile* aus gegenüber dem operativen Vorgehen durch Laparotomie: Kleinere Wundflächen bedeuten geringere Gewebetraumatisierung und geringere Blutung. Infektionen sind selbst nach längerdauernden Eingriffen sehr selten. Daraus resultiert eine geringere Tendenz zur Bildung postoperativer Adhäsionen [18, 46]. Ferner ist die Detailsicht bei der Laparoskopie besser, besonders wenn durch Annäherung an das Objekt der vergrößernde Effekt der Optik genutzt wird. In geübten Händen sind zudem laparoskopische Operationen häufig schneller zu bewerkstelligen als durch Laparotomie.

Für die Patientin stehen die geringeren postoperativen Schmerzen im Vordergrund. Die Erholungs- und Hospitalisationszeit ist kürzer und somit auch die Resozialisierungszeit bzw. der Arbeitsausfall. Dies trägt zur Kostenreduktion bei.

Die *Nachteile* des laparoskopischen Operierens sind vor allem in der Anfangsphase von Bedeutung: Im Vergleich zur Operation am offenen Bauch bleibt das «operative Spektrum» eingeschränkt. Der fehlende digitale Kontakt zu den Organen reduziert die sensomotorische Kontrolle erheblich. Dazu fehlt das räumliche Sehen und die Gesamtübersicht über das Abdomen ist geringer. Wird mit der Videokamera über einen Monitor operiert, verschlechtert sich der visuelle Eindruck zusätzlich.

Die *Extraktion* abgetragener Organe aus dem Abdomen konnte bisweilen zum limitierenden Faktor werden. Inzwischen steht ein elektrifiziertes Schneidegerät zur Verfügung [mod. nach 60], mit dem auch größere Organteile (Uterus, Myomknoten, Ovarien) rasch und einfach in einzelnen Zylindern durch den Trokar entfernt werden können. Damit ist auch eine zuverlässige histologische Untersuchung möglich (Abb. 39). Steht dieses Instrumentarium nicht zur Verfügung, muß das Gewebe in zeitaufwendiger Arbeit mit der Schere, dem Laser oder dem Morcellator verkleinert bzw. mit kräftigen Faßzangen in Stücken aus dem Abdomen entfernt werden. Alternativ kommt die Extraktion des Gewebes durch eine Minilaparotomie oder transvaginal durch Eröffnung des Douglas in Frage, wodurch allerdings z. T. die Vorteile des laparoskopischen Vorgehens verloren gehen. Aus prinzipiellen Überlegungen empfehlen wir die Verwendung von Kunststofftaschen (Endo-Bags), in denen die intraabdominale Zerkleinerung des Gewebes vorgenommen wird.

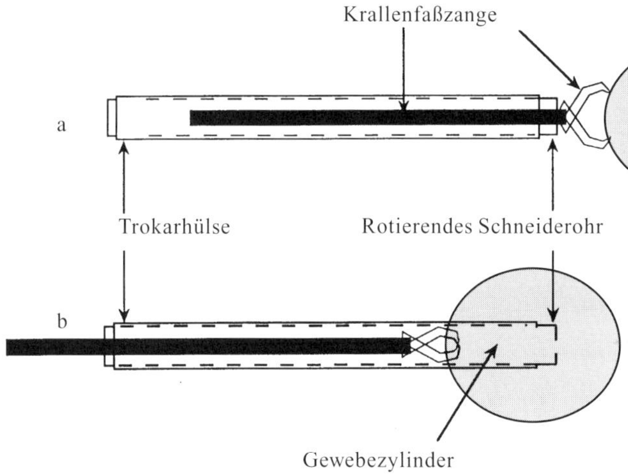

Abbildung 39: Prinzip der Gewebeextraktion mit einem elektrisch angetriebenen Schneiderohr. (Mod. nach Steiner et al 1993 [60])
a) Durch das (in der Trokarhülse drehbare) Schneiderohr hindurch wird das Gewebe mit einer Krallenfaßzange gefaßt.
b) Durch Zurückziehen der Krallenfaßzange wird das Gewebe an die rotierende Schneidekante des Rohres gepreßt und so ein Gewebezylinder angeschnitten, der durch den Trokar hindurch aus dem Abdomen entfernt werden kann.
Die ausgeschnittenen Gewebezylinder erlauben eine zuverlässige Histologie

Ein wichtiger Schritt zur Prophylaxe von Komplikationen ist die Schaffung optimaler Arbeitsbedingungen: Gute Sichtverhältnisse, adäquates und gut gewartetes Instrumentarium sowie eine korrekte Operationstechnik korrelieren direkt mit der Sicherheit für die Patientin. Zu jedem Zeitpunkt des Eingriffes muß gleichermaßen Klarheit herrschen über die Identität des Gewebes, an welchem operiert wird, sowie über die Topographie der Nachbarorgane.

Der Operateur sollte sich bewußt sein, daß grundsätzlich jederzeit eine Laparotomie notwendig werden kann. Darüber muß auch die Patientin informiert werden.

1.2 Operationen an den Adnexen

Laparoskopische Operationen an Adnextumoren werden zunehmend häufiger durchgeführt [49], obwohl Indikationsstellung und Technik nicht unumstritten sind [41]. Dabei steht die Problematik der präoperativen Diagnostik und die Bedeutung der Dignität beim klinischen Management im Vordergrund.

1.2.1 Ovar

Die meisten Eingriffe am Ovar können laparoskopisch durchgeführt werden [49, 62]. In erster Linie geht es um die Therapie der persistierenden oder symptomatischen (benignen) Ovarialzyste: Der Erfolg der organerhaltenden Operation einer Ovarialzyste hängt ab von der angewendeten Technik: Im Vergleich zur alleinigen *Punktion* sind Rezidive nach *Fenestrierung* der Zyste seltener, besonders wenn der Zystenbalg durch bipolare *Elektrokoagulation* oder *Thermokoagulation* zerstört wird. Die anspruchvollste Technik ist die *laparoskopische Ausschälung der Zyste.* Sie ist als Therapie der Wahl anzusehen und verspricht bei Erhaltung eines Restovares die geringste Rezidivrate. Zudem kann der ganze Zystensack mit allfällig resezierten Ovarialwandanteilen der histologischen Untersuchung zugeführt werden. Auch Dermoidzysten lassen sich laparoskopisch ausschälen. Mit ausgiebiger Lavage des Abdomens, bis die Spülflüssigkeit klar ist, kann eine Peritonealreizung durch den ausgelaufenen Zysteninhalt verhindert werden. Eine sog. chemische Peritonitis haben wir in unserem Krankengut nie beobachtet [62]. Wegen des erhöhten Risikos eines unreifen Teratomes in der Adoleszenz ist bei Patientinnen dieser Altersgruppe besondere Vorsicht angebracht und im Zweifelsfall eine Laparotomie vorzuziehen.

Die *Ovarektomie* schließlich stellt die definitive Therapie einer Ovarialzyste dar und ist in der Peri- oder Postmenopause unter strikter Einhaltung der Dignitätskriterien (Tab. 59) die Therapie der Wahl. Der Eingriff ist bei ausreichend breitem Mesovar und – nötigenfalls nach Adhäsiolyse – bei mobilem Ovar technisch einfach.

Wir ziehen das Absetzen durch Koagulation und Durchtrennung des Mesovars und des Lig. ovarium proprium vor. Die Komplikationsrate ist bei den beschriebenen Operationen sehr klein [62].

Ein Hauptproblem der laparoskopischen Operation am Ovar ist die richtige Indikationsstellung. Die Meinungen zur Bedeutung des Anoperierens einer nicht erkannten malignen Neoplasie sind

kontrovers [41]. Tatsächlich kann das Risiko, einen nicht erkannten malignen Prozeß durch den laparoskopischen Eingriff anzubehandeln, nie mit letzter Sicherheit ausgeschlossen werden [15, 49]. Es stellt sich aber die Frage, wie hoch dieses Risiko ist und welchen Einfluß auf die Prognose die
IX/1. *iatrogene Ruptur eines Ovarialkarzinomes* im Frühstadium (FIGO Stadium Ia) wirklich hat.

Die präoperative Diagnostik mit Anamneseerhebung, klinischer Untersuchung und bildgebenden Abklärungsmethoden ermöglicht eine gute *Beurteilung eines Adnextumors in bezug auf seine Dignität.* Insbesondere erweist sich die Ultrasonographie als wertvoll: Herrmann et al 1987 [26] fanden in einer prospektiven Studie mit Hilfe der Abdominalsonographie eine richtige Voraussage der Benignität in 95,8 % und der Malignität in 73 % bei 312 Patientinnen mit Ovarialtumoren. Der Voraussagewert positiver Befunde betrug 97 %. Bei kombinierter Anwendung der Kriterien Größe, Vorliegen solider Anteile, Septierung, Septendicke und Mobilität fand Meire 1978 [42] eine korrekte Unterscheidung zwischen Benignität und Malignität in 91 %. Mit hochauflösenden, transvaginal eingeführten Ultraschallsonden und neuerdings auch mit der Beurteilung der Neovaskularisation durch Farbdoppler ist eine noch größere diagnostische Sicherheit zu erwarten [19]. Sind für einen zystischen Adnexbefund sämtliche ultrasonographischen Kriterien der Benignität erfüllt und weist die Patientin keine Risikofaktoren auf, so läßt sich bei normalem Ca-125 eine Malignität des Befundes mit großer Wahrscheinlichkeit schon präoperativ ausschließen. Der Wert der Bestimmung des Tumormarkers Ca-125 zur Erkennung eines *Frühstadiums* eines Ovarialkarzinomes muß allerdings besonders in der Prämenopause in Frage gestellt werden [49].

Die Diagnostik wird intraoperativ ergänzt durch die genaue Inspektion des Befundes. Bestehen Zweifel an der Dignität eines Ovarialtumors, muß die intraoperative Schnellschnittuntersuchung großzügig eingesetzt werden und/oder die Sanierung durch Laparotomie erfolgen [49]. Bei Erfüllung aller diagnostischen Kriterien der Benignität ist die Wahrscheinlichkeit eines malignen Prozesses allerdings sehr klein (Tab. 59).

Tabelle 59: Prä- und intraoperative Beurteilung von Adnextumoren durch Ultrasonographie und Inspektion: Kriterien der Benignität.

Zystischer Tumor
Keine soliden Anteile
Keine intra- oder extrazystischen Auflagerungen
Keine Septen oder
Septendicke < 3 mm
Kein Aszites
Keine «atypischen» Adhäsionen
Reproduktive Periode
(Einseitigkeit)

Zum Problem der Auswirkung einer *iatrogenen Ruptur eines Ovarialkarzinomes* im Frühstadium auf die Prognose gibt es Untersuchungen, die einen Zusammenhang vermuten lassen [73].

Neuere Studien hingegen sprechen gegen einen negativen Einfluß auf die Prognose: Sevelda et al 1989 [58] beobachteten zwei Kollektive zu je 30 Patientinnen mit einem Ovarialkarzinom Stadium I a während durchschnittlich 75 Monaten nach der operativen Therapie. Die Fünf-Jahres-Überlebensrate war mit 76 % im Kollektiv der Patientinnen mit iatrogener Ruptur genau gleich groß wie im Kollektiv ohne Ruptur, obwohl die erstgenannte Studiengruppe häufiger ungünstige Prognosefaktoren (Größe, Beidseitigkeit, Differenzierungsgrad) aufwies. Auch Dembo et al 1990 [12] fanden keine nachteilige prognostische Bedeutung der intraoperativen Ruptur eines Ovarialkarzinomes im Stadium I. Nur Differenzierungsgrad, dichte Adhäsionen des Tumors zur Umgebung und Aszites über 250 ml bildeten ungünstige Prognosefaktoren. In drei weiteren, multivariaten Studien mit Ovarialkarzinomen im Stadium I ließ sich für die Ruptur des Tumors auch keine prognostische Signifikanz errechnen. In allen drei Studien war der wichtigste prognostische Faktor wiederum der Differenzierungsgrad [59, 65, 70].

Die Auswirkungen der intraoperativen Ruptur einer malignen Ovarialzyste auf die Prognose sind bisher möglicherweise überschätzt worden, vorausgesetzt, geltende Therapierichtlinien werden eingehalten. Allerdings hat sich neulich Kindermann 1994 [75] am Kongreß der Dtsch Ges Gynäk Geburtsh in München in dieser Hinsicht deutlich kritischer geäußert, vor allem wenn die Nachbeobachtungszeiten genügend lang sind!

Laparoskopische Operationen am Ovar sind jedenfalls nur gerechtfertigt unter der Voraussetzung, daß eine *sorgfältige Beurteilung präoperativer und intraoperativer Befunde* durch einen erfahrenen Untersucher erfolgt und die Kriterien der Benignität erfüllt sind (Tab. 59).

Wird intraoperativ oder nach Erhalt des definitiven Histologiebefundes die Diagnose eines Malignomes gestellt, muß die Patientin unverzüglich der korrekten operativen Therapie zugeführt werden.

1.2.2 Tuben

Die Hauptindikationen zur Salpingotomie bzw. Salpingektomie ergeben sich bei der Behandlung der Tubargravidität (EUG). Die erste laparoskopische Operation einer EUG durch Koagulation und Durchtrennung des befallenen isthmischen Tubenanteiles wurde 1973 von H. I. Shapiro publiziert.

Tabelle 60: Laparoskopische Therapie der EUG: Möglichkeiten des Vorgehens an der Tube in der Reihenfolge abnehmender mechanischer Schädigung.

Salpingektomie
Partielle Salpingektomie
Salpingotomie
Instillation eines Wirkstoffes in die Tube
«Milking out»

Tabelle 61: Fertilität nach operativer Therapie der EUG: Sammelstatistiken zur Gegenüberstellung verschiedener Techniken.

a) Organerhaltendes Vorgehen: Laparoskopie versus Laparotomie [38, 44, 71]

Technik		*IUG*	*EUG*
Laparoskopie	n = 69	52–87 %[1]	0–7 %[2]
Laparotomie	n = 76	44–71%[1]	11–20 %[2]

b) Eingriff durch Laparotomie: Salpingotomie versus Salpingektomie [43, 67, 68, 72]

Technik		*IUG*	*EUG*
Salpingotomie	n = 255	46–68 %	7–32 %
Salpingektomie	n = 347	26–71 %	11–18 %

IUG = intrauterine Schwangerschaft
EUG = extrauterine Schwangerschaft
[1] und [2] = kein signifikanter Unterschied

Tabelle 62: Beeinflussende Faktoren auf das operative Vorgehen an der Tube.

Befund an der erkrankten Tube
Zustand der kontralateralen Seite
Familienplanung
Wunsch der Patientin

Heute läßt sich praktisch jede Tubargravidität mit einer der in Tabelle 60 aufgeführten Techniken auf laparoskopischem Wege behandeln.

Eine wichtige Voraussetzung für organerhaltendes Vorgehen auf laparoskopischem Wege ist die Frühdiagnose der EUG, was heute in den meisten Fällen möglich ist, so daß die konventionelle Operation per laparotomiam nur noch in Ausnahmefällen gerechtfertigt erscheint. Wie in der Zusammenstellung der Tabelle 61a ersichtlich, müssen die Vorteile des laparoskopischen Vorgehens nicht durch schlechtere postoperative Fertilitätsraten erkauft werden. Es zeigt sich sogar eine Tendenz zugunsten höherer intrauteriner Graviditätsraten und niedrigerer EUG-Raten nach laparoskopischen Operationen. IX/1.

Zyklusanamnese und klinische Befunde geben nach wie vor wichtige und nicht selten erste Hinweise auf das Vorliegen einer EUG. Sie sind jedoch neben der quantitativen Bestimmung des Serum-HCG und der Vaginalsonographie die schwächsten Glieder in der Kette der Frühdiagnostik.

Im allgemeinen gilt nur noch der hypovolämische Schock als absolute Kontraindikation zum laparoskopischen Vorgehen, da ein genügend rasches Absaugen großer intraabdominaler Blutmassen zur Erkennung der Blutungsquelle in dieser Situation häufig nicht möglich ist.

Das operative Vorgehen an der Tube selbst hängt in erster Linie vom intraoperativen Befund an der erkrankten Tube ab, ferner vom Zustand der kontralateralen Seite, von der Familienplanung und schließlich vom Wunsch der Patientin, d. h. ihrer Bereitschaft, zugunsten der Organerhaltung ein erhöhtes Risiko der Trophoblastpersistenz einzugehen (Tab. 62).

Es gibt mehrere Studien, die den Wert des Erhaltens der erkrankten Tube in bezug auf die spätere Schwangerschaftsrate kontrovers diskutieren (Tab. 61 b) [43, 50, 67, 68, 72]. Daraus kann man schließen, daß bei intakter kontralateraler Tube nicht zwangsläufig eine verbesserte Fertilitätsrate von einem organerhaltenden Vorgehen zu erwarten ist, da bei einer späteren Sterilität andere Faktoren ursächlich eine wichtigere Rolle spielen als die Operationsart an der befallenen Tube. Postinfektiöse peri- und intratubäre Adhäsionen und eine Endometriose beeinträchtigen als häufigste mechanische Sterilitätsursachen i. d. R. beide Tuben gleichermaßen. Aus diesem Grunde läßt sich auch das Risiko der Rezidiv-EUG durch Entfernung des befallenen Eileiters nicht in jedem Falle verringern [50, 68]. Andererseits gibt es auch Autoren, die über eine Erhöhung der Rezidive nach tubenerhaltender Operation berichten [67]. Bei geschädigter kontralateraler Tube hingegen kann unter Umständen durch Erhaltung der befallenen Tube die Rate intrauteriner Schwangerschaften verbessert werden [25, 43, 50, 67].

IX/1. Prinzipiell wird aber die *Salpingektomie* bevorzugt, da mit diesem Eingriff die geringsten postoperativen Komplikationen zu erwarten sind (Tab. 63) [61]. Als Indikationen zur Salpingektomie gelten im übrigen eine schwer geschädigte Tube, eine Rezidiv-EUG, eine abgeschlossene Familienplanung, ein erfolgloser Therapieversuch durch Salpingotomie und schließlich der Wunsch der Patientin nach größtmöglicher Therapiesicherheit.

Tabelle 63: Komplikationen nach laparoskopischer EUG-Operation: Salpingotomie versus Salpingektomie. (UFK ZH 1989–1992)

Operations-Art	n	Nachblutung (n)	Persistenz (n)	Total (n)
Salpingotomie	81	(4) 4,9 %	(4) 4,9 %	(8) 9,8 %
Salpingektomie	61	0 %	0 %	0 %

Wie bei der Ovarektomie bevorzugen wir die Technik der vollständigen Salpingektomie durch schrittweise bipolare oder thermische Koagulation und Durchtrennung der Mesosalpinx [61].

Zur *Salpingotomie* wird man sich in Anbetracht der erhöhten Komplikationsrate (Tab. 63) nur dann entscheiden, wenn Aussicht besteht, daß sich die Tube bis zur Funktionstüchtigkeit erholen kann. Weitere Indikationen zur organerhaltenden Operation ergeben sich, wenn Zweifel bestehen über die Intaktheit der kontralateralen Tube, die Patientin ein Belassen der Tube ausdrücklich wünscht oder wenn die Entfernung der Tube technisch nicht möglich ist (Tab. 62).

Die Eröffnung der Tube erfolgt antimesenteriell entweder durch die elektrische Nadel, einen Laserstrahl oder – evtl. nach Anlegen einer Koagulationsstraße – durch die Schere. Ob die Tube durch eine Endonaht verschlossen werden soll oder nicht, wird unterschiedlich gehandhabt. Bisher gibt es nur eine randomisierte Studie, die zwei Kollektive mit Tubennaht bzw. ohne Naht miteinander vergleicht. Dabei zeigte sich nach 24 Monaten kein signifikanter Unterschied bezüglich intrauteriner und extrauteriner Schwangerschaften. Hingegen traten im Kollektiv ohne Naht die Schwangerschaften früher auf [67].

Die *Technik des «Milking-out»* läßt sich nur bei weit distal gelegenen und im Sinne des Tubarabortes bereits teilweise aus der Tube ausgestoßenen Schwangerschaften erfolgreich anwenden. Häufig ist aber die Beurteilung, ob der Trophoblast vollständig entfernt wurde, wie auch die Abschätzung der intratubären Blutung, schwierig. Entsprechend hoch ist die Rate der Trophoblastpersistenzen [50].

In der Regel erholen sich die Patientinnen rasch vom laparoskopischen Eingriff. Zur Erfassung postoperativer Frühkomplikationen erscheint es uns angebracht, die Patientin während eines Tages stationär zu beobachten. Komplikationen aufgrund von Trophoblastpersistenzen ereignen sich indessen typischerweise erst mit einer Latenz von einer bis mehreren Wochen. In unserem Krankengut sind die klinischen Symptome in 4 von 5 Fällen der Trophoblast-Persistenz nach einer Latenz von mehr als 10 Tagen aufgetreten, was die Bedeutung der Patientinneninformation hervorhebt [61].

Entscheidend ist deshalb die *Serum-HCG-Verlaufskontrolle* nach Salpingotomie oder «Milking-out». Sie sollte bis zum Abfall des Serum-HCG unter die Nachweisgrenze erfolgen, wobei in Abhängigkeit von der Vollständigkeit der Entfernung und der Höhe des Ausgangswertes ein mehr oder weniger protrahierter Abfall beobachtet werden kann. Ein gelegentlich vorübergehender Wiederanstieg muß jedoch nicht unbedingt zu einer Reoperation führen.

Die *Indikation zur Revision* ist dann gegeben, wenn es im Zusammenhang mit einem HCG-Wiederanstieg zu klinischen Symptomen im Sinne (einseitiger) Unterbauchschmerzen mit Adnexbefund und/oder einer intraabdominalen Blutung kommt.

In geübten Händen lohnt sich der Versuch, eine erforderliche Revision erneut auf laparoskopischem Wege durchzuführen. Bei symptomlosem Wiederanstieg des Serum-HCG kann auch eine medikamentöse Therapie mit Methotrexat ins Auge gefaßt werden [27].

Für den Einsatz einer *medikamentösen Therapie* ergeben sich folgende Möglichkeitten: 1. Die direkte *intratubäre Instillation* eines Wirkstoffes am Orte der EUG anläßlich der Laparoskopie, 2. die *Injektion des Medikamentes in die Tube* durch ultraschallgesteuerte transvaginale, transkutane oder transzervikale Punktion des Gestationssackes und 3. die rein *systemische Therapie* ohne invasiven Eingriff.

Die meisten Erfahrungen bei der intratubären Instillation – ob durch Laparoskopie oder durch externe Punktion – hat man mit Methotrexat und Prostaglandin $F_2\alpha$. Auch 50prozentige Glukose wurde schon erfolgreich injiziert mit dem Vorteil fehlender Nebenwirkungen [32]. Die

Therapieerfolge sind beachtenswert und zeigen gemäß Sammelstatistiken eine Resorption der EUG in rund 70–98 % der Fälle [30].

Die wenigen vorliegenden Zahlen zur Frage nach *offenen Tuben* im Hysterosalpingogramm bzw. der posttherapeutischen *Fertilität* sind durchaus vergleichbar mit jenen nach chirurgischen Methoden. Zu den Nachteilen dieser Therapie gehören die Nebenwirkungen der Prostaglandine und des Methotrexates. Viele Operateure finden es zudem naheliegend, anläßlich der Laparoskopie den direkten Zugang zur erkrankten Tube zu benützen, um durch eine minimale Erweiterung des Eingriffes das Schwangerschaftsprodukt sogleich zu entfernen. Die Patientin ist damit definitiv behandelt und die Nachkontrollen sind einfacher.

Bei den *ultraschall-gesteuerten Punktionen* ist eine hochpräzise und damit aufwendige Diagnostik notwendig, um auch ohne Laparoskopie mit Sicherheit die EUG zu erkennen und den richtigen Ort für die Punktion zu finden.

Durch eine *systemische Therapie* mit Methotrexat kann eine Operation ganz umgangen werden, ohne auf akzeptable Therapieerfolge verzichten zu müssen. Aber auch hier gelten als Nachteile in erster Linie die Nebenwirkungen des Antimetaboliten und die noch ungelösten Fragen einer möglichen Teratogenität oder Mutagenität.

Schließlich soll auf die Möglichkeit des *expektativen Vorgehens* hingewiesen werden, die sich heute dank verbesserter Diagnostik und Überwachung bei der Betreuung der EUG-Patientin anbietet. Unter Einhaltung bestimmter Voraussetzungen ist ein Resorptionserfolg in rund 70 % möglich. Etwa ein Fünftel aller EUG können (könnten) auf diese Art und Weise behandelt werden.

Die Kriterien zum exspektativen Management umfassen folgendes: Die Patientin muß einen stabilen Kreislauf aufweisen, es darf kein Verdacht auf Tubenruptur bestehen. Ferner sollte das Serum-HCG eine sinkende Tendenz aufweisen und der Adnextumor nicht mehr als 4 cm im Durchmesser messen. Schließlich sollen keine fötalen Anteile und keine fötale Herzaktion sichtbar sein. Die Vorteile dieses Vorgehens sind die fehlenden medikamentösen und operativen Risiken. Zu den Nachteilen zählen die aufwendigen Nachkontrollen, die häufiger und über eine längere Zeit erfolgen müssen, ferner das Risiko einer weiteren Tubenschädigung mit zunehmender Blutung durch den weiterwachsenden Trophoblasten. Damit besteht stets die Möglichkeit, daß ein Notfalleingriff noch notwendig werden könnte, was eine erhebliche psychische Belastung für die Patientin bedeuten kann [74].

Weitere Operationsindikationen für laparoskopische *Eingriffe* an den Tuben sind die Hydro-, Hämato- oder Pyosalpinx mit oder ohne Torquierung sowie die Salpingektomie im Rahmen einer Adnexektomie. Ob organerhaltend operiert werden soll, hängt vom Zustand der Tube und der Familienplanung ab. Im Falle der akuten Pyosalpinx IX/1.
bei jungen Patientinnen mit positivem Kinderwunsch lohnt sich ein Therapieversuch durch Salpingotomie, um die erkrankte Tube zu erhalten. Gleichermaßen läßt sich auch ein Tubo-Ovarialabszeß oft organerhaltend behandeln [52]. Voraussetzung dafür ist eine möglichst vollständige Adhäsiolyse, eine ausreichende Eröffnung des Infektionsherdes zur sicheren Drainage sowie eine adäquate antibiotische Therapie.

Flüssigkeitsgefüllte Tuben eignen sich nach Entleerung durch Punktion oder Eröffnung zur Entfernung auf laparoskopischem Wege. Allfällige Adhäsionen zur Umgebung werden vorgängig gelöst.

Die laparoskopische *Neosalpingostomie* bei distalem Tubenverschluß ist auf Grund der Schwangerschaftsraten eine gute Alternative zum klassischen Vorgehen durch Laparotomie und wird deshalb oft auch als Therapie der ersten Wahl angesehen: Bei 101 Frauen mit Kinderwunsch betrug so die Schwangerschaftsrate 25 % bei einer EUG-Rate von 5 % [7].

Die Technik der *Adnexektomie* entspricht dem beschriebenen Vorgehen bei der Salpingektomie bzw. der Ovarektomie und erfolgt am übersichtlichsten in zwei Schritten [62].

1.3 Myomoperationen

Prinzipiell gelten die gleichen Indikationen wie bei Operationen am offenen Bauch. Der Myomenukleation auf laparoskopischem Wege sind allerdings Grenzen gesetzt, die von der Geschicklichkeit und der Erfahrung des Operateurs abhängen. Es ist nur sinnvoll, gestielte Myome zu entfernen oder subseröse Myome, die Beschwerden verursachen, zu einer Tubenokklusion führen, wachsen oder eine signifikante Größe überschreiten. *Ungeeignet sind intramurale Myomknoten.*

Abgetrennte Myomknoten können mit dem elektrischen Morcellator rasch aus dem Abdomen entfernt werden [60]. Dubuisson et al 1993 [16] enukleierten laparoskopisch 147 Myome bei 70 Patientinnen mit einem Durchmesser von 40–110 mm.

In diesem Kollektiv traten keine Komplikationen auf und keine Patientin mußte laparotomiert werden. Die Kontroll-Laparoskopie bei sieben Patientinnen zeigte in sechs Fällen keine Adhäsionen, bei einer Patientin aber Adhäsionen des Darmes zur Operationsstelle.

IX/1.

1.4 Laparoskopische parazervikale Denervation

Seit der Erstbeschreibung der parazervikalen Denervation durch J. B. Doyle 1950 ist bekannt, daß die Durchtrennung der im proximalen Anteil der Lig. sacro-uterina verlaufenden afferenten Nervenfasern eine Beschwerdefreiheit bei zentralen Unterbauchschmerzen herbeiführen kann. Der Zugang zu den Insertionspunkten der Lig. sacrouterina ist auf laparoskopischem Wege einfach, so daß sich diese Operation gut für ein laparoskopisches Vorgehen eignet. Sie ist heute wieder populär geworden und steht bei der Behandlung der Dysmenorrhoe und Dyspareunie zur Diskussion. Das Prinzip besteht in der Durchtrennung der Lig. sacro-uterina auf eine Tiefe von ca. 5 mm. Dies kann durch Laserlicht erfolgen (LUNA = Laser Uterine Nerve Ablation) oder durch Durchtrennung des Bandes mit der Schere nach elektrochirurgischer oder thermischer Koagulation. Da die Nervenfasern peripher divergieren, empfiehlt es sich, die Ligamenta zervixnah zu durchtrennen.

Eine Doppelblindstudie zeigte folgende *Resultate*: 81 % der Frauen, bei denen eine LUNA durchgeführt wurde, gaben nach ca. drei Monaten eine weitgehende Beschwerdefreiheit an und 50 % noch nach einem Jahr. In der Kontrollgruppe, die nur diagnostisch laparoskopiert wurde, trat in keinem Falle eine Besserung ein [33]. Sutton und Whitelaw 1993 [64] gaben bei 100 Patientinnen eine Besserung der endometriose-assoziierten Schmerzen in 86 % an, obwohl 32 % dieser Patientinnen nur unilateral denerviert wurden. Umgekehrt wurde bei 13 % der Patientinnen, die keine Besserung angaben, neunmal der Eingriff nur partiell ausgeführt. In keinem Falle kam es zu einer Verschlimmerung der Beschwerden. Ebensowenig gab es Hinweise auf eine gestörte Blasen-, Darm- oder Sexualfunktion.

1.5 Adhäsiolyse

Die Relevanz gefundener Adhäsionen in bezug auf die Klinik ist meist schwer abzuschätzen, was eine klare Indikationsstellung zur Adhäsiolyse problematisch macht.

Von klinischer Bedeutung sind Adhäsionen, die nach Ausschluß anderer Faktoren als Ursache für eine Sterilität oder für Abdominalbeschwerden in Frage kommen. In diesen Fällen ist die Indikation zur Adhäsiolyse gegeben. Weitere Indikationen können eine verhinderte Sicht ins kleine Becken bzw. ein verhinderter Zugang zum Operationsobjekt darstellen. Schließlich sind kräftige, strangförmige oder auch fächerförmige Adhäsionen mit Öffnungen («Ileusfallen») zu lösen. *Von einer Lösung zufällig gefundener Adhäsionen bei beschwerdefreien Patientinnen ist kein Vorteil zu erwarten.* Im Gegenteil besteht die Gefahr der Neuformierung von Verwachsungen an anderer Stelle, welche in der Folge symptomatisch werden könnten.

Durch das minimale Zusatztrauma des Eingriffes selbst ist die Laparoskopie zur Adhäsiolyse der Laparotomie überlegen. Ferner vermindert die geschlossene Bauchhöhle Manipulationen an den Viszeralorganen und ein Austrocknen der Peritonealoberflächen und eliminiert damit eine wichtige Entstehungsursache der Adhäsionen [18].

Adhäsionen können entweder stumpf gelöst bzw. zerrissen werden, oder mit der Schere (evtl. nach vorgängiger Koagulation) oder einem Laser durchtrennt werden. Der Schwierigkeitsgrad einer Adhäsiolyse steht in Zusammenhang mit den involvierten Nachbarstrukturen, die für das Komplikationsrisiko des Eingriffes bestimmend sind. Zu jedem Zeitpunkt müssen daher die topographischen Verhältnisse dem Operateur klar sein, um Läsionen am Darm, an der Blase, am Ureter und an größeren Gefäßen zu verhindern [53].

1.6 Appendektomie

Aufgrund der anatomischen Form des Organes eignet sich die Appendix gut für die laparoskopische Entfernung. Die von Semm bereits 1982 entwickelte laparoskopische Methode entspricht dem klassischen Vorgehen. Die Praktikabilität der Operation wurde besser, nachdem gezeigt werden konnte, daß eine Stumpfversenkung für einen erfolgreichen Verlauf nicht notwendig ist. Durch diese Modifikation ist die laparoskopische Appendektomie ein verhältnismäßig einfacher Eingriff geworden mit guten Operationserfolgen bei allen Schweregraden [24].

1.7 Hysterektomie

Grundsätzlich dient bei der totalen Hysterektomie die laparoskopische Phase dazu, die Voraussetzungen zu schaffen, damit der Eingriff auf vaginalem Wege beendet werden kann.

Dazu kann u. U. lediglich eine Adhäsiolyse notwendig sein. Der laparoskopische Eingriff kann aber auch soweit gehen, daß nebst den Ligamenten auch die Parametrien teilweise oder ganz laparoskopisch durchtrennt und versorgt werden. Dabei sind die gleichen Vorsichtsmaßnahmen anzuwenden, welche zur Prophylaxe von Ureter- und Blasenläsionen bei den klassischen Operationsmethoden Gültigkeit haben.

Die *«klassische» Hysterektomie*, bei der auf laparoskopischem Wege der Uterus in toto aus seinem Aufhängeapparat herausgelöst wird [47, 54, 77, 78], ist zu unterscheiden von *Techniken, bei denen der Beckenboden intakt bleibt, d.h. die Zervix ganz oder teilweise in situ bleibt* [14, 56, 79]. Dieses letztgenannte Vorgehen erfreut sich bei Patientinnen und Operateuren zunehmender Beliebtheit, da man sich einen günstigen Effekt auf das Sexualerleben erhofft. Außerdem ist die Technik einfacher und Ureter und Blase sind weniger gefährdet. Dies reduziert die Operationszeit erheblich. Die Gefahr der Entstehung eines Zervixstumpfkarzinomes dürfte bei zuverlässiger Einhaltung der Vorsorgeuntersuchungen heute kein limitierendes Risiko mehr darstellen: Kilkku et al fanden z. B. 1985 [29] eine Inzidenz des Stumpfkarzinomes von 0,11 % in 2712 supravaginal amputierten Patientinnen (s. Kap. VIII).

Bisher war die transvaginale Entfernung des subtotal abgetragenen Uterus – je nach Größe u. U. mit einiger Mühe – die Regel. Mit den neuen elektrischen Schneidegeräten gelingt dies rasch und sicher ohne Eröffnung des Scheidengewölbes, so daß nun alle Manipulationen endoskopisch erfolgen können [60].

Der Stellenwert der subtotalen Formen der Hysterektomie läßt sich gegenwärtig jedoch nicht klar definieren.

Es ist aber nicht anzunehmen, daß die laparoskopisch totale Gebärmutterentfernung jemals in ernsthafte Konkurrenz treten wird zur *«richtig» indizierten* vaginalen Hysterektomie, es sei denn, vaginale Operationstechniken würden in Zukunft nicht mehr beherrscht [80] (s. Kap. VIII). In gewissen Situationen hingegen, die normalerweise zu einem abdominalen Vorgehen zwingen, stellt die laparoskopisch assistierte vaginale Hysterektomie eine echte Alternative dar, mit der ein Bauchschnitt verhindert wird. IX/1.

Ob sich allenfalls auch die laparoskopische Radikaloperation mit *pelviner und paraaortaler Lymphonodektomie* durchsetzen wird, läßt sich zum heutigen Zeitpunkt nicht beurteilen [6].

1.8 Laparoskopische Laseranwendung

Die Lasertechnologie hat die operative Medizin um eine vielversprechende Methode bereichert.

Dies beruht auf den speziellen Eigenschaften des Laserlichtes, mit dem auch ohne Berührung Gewebe erhitzt, koaguliert, verdampft und geschnitten werden kann. Die Kenntnisse dieser spezifischen Eigenschaften und deren Berücksichtigung bei der medizinischen Anwendung dürfte in erster Linie zur Prophylaxe von Komplikationen beitragen.

Die Erkenntnis, daß Laserlicht letztlich lediglich ein neues Werkzeug darstellt, mit dem Gewebeeffekte erzielt werden, die im wesentlichen auch durch herkömmliche, billigere und einfachere Instrumente erreicht werden können, relativiert allerdings die ursprünglich angenommene Bedeutung des Laserlichtes bei endoskopischen Operationen. Die möglichen Vorteile gegenüber dem konventionellen Vorgehen sind noch nicht in einem Maße dargelegt, daß man über den *erheblichen apparativen und finanziellen Aufwand* hinwegsehen könnte. Bei gewissen Indikationen wird hingegen der Eingriff durch die Anwendung eines Lasers erleichtert. Hierzu gehört beispielsweise die *Koagulation von Endometrioseherden*, die bei Einsatz bestimmter Wellenlängen (Argon, KPT) bis zu einem gewissen Grad sogar selektiv erfolgen kann. Aber auch eine *Adhäsiolyse* gelingt mit einem Laser vielfach schneller und leichter, v. a. wenn der Laserstrahl parallel zur optischen Achse in das Abdomen eingeführt wird [48].

Bei gegebener Wellenlänge hängt die Wirkung von Laserstrahlen im Gewebe im wesentlichen von drei Parametern ab, die der Operateur zu kontrollieren hat: Leistung, Anwendungszeit und Fleckgröße.

IX/1. Durch Variation dieser Parameter gelingt es, praktisch jeden gewünschten thermischen Effekt am Gewebe zu erzielen, von *Erwärmung* über *Koagulation* bis zur *Verkohlung* und *Evaporation*.

Für die Routineanwendung im gynäkologischen Bereiche werden folgende Lasertypen am häufigsten verwendet: CO_2, Nd:YAG, Argon und KTP. Je nach ihren spezifischen Eigenschaften eignen sich diese unterschiedlich gut für die verschiedenen Indikationen.

Mit abnehmender Schneidewirkung bzw. mit zunehmendem Koagulationseffekt ergibt sich folgende Reihenfolge der Präferenzen: CO_2-, KTP-, Argon- und ND:YAG-Laser.

Während sich der *CO_2-Laser* im Bereiche der Vulva, der Vagina und der Zervix wohl am besten bewährt hat, steht er bei der endoskopischen Anwendung im Abdominalbereich in Konkurrenz mit den anderen erwähnten Lasertypen.

Die sichere intraabdominale Anwendung setzt genaue Kenntnisse der physikalischen und biologischen Effekte der Laserstrahlen sowie eine große Erfahrung im endoskopischen Operieren voraus. Im Abdominalraum sind die potentiellen Komplikationsmöglichkeiten größer als an Vulva oder Portio.

1.8.1 CO_2-Laser

Die Transmission des CO_2-Lasers in den Abdominalraum erfolgt über das Spiegelsystem des Gelenkarmes und eine Kupplung zum laparoskopischen Arbeitskanal. Ein Linsensystem fokussiert den Strahl durch das Rohr.

Auch im Abdominalraum zeichnet sich der CO_2-Laser durch seine hervorragende Präzision und seine Schneidewirkung aus. Es besteht aber die typische Gefahr, Strukturen hinter dem Zielobjekt zu treffen, sobald dieses «durchschossen» wird.

Im Abdominalraum muß daher zum Schutz dahinterliegender Organe mit einer Schutzbarriere («back stop») gearbeitet werden, wofür sich Wasser, weniger empfindliche Organe (Myome, der Uterus, evtl. ein Ovar) oder durch separate Arbeitskanäle eingeführte Zusatzinstrumente eignen.

Bei der Anwendung des CO_2-Lasers muß an eine mögliche Reflexion des Strahles gedacht werden, besonders wenn er abgewinkelt auf Oberflächen trifft. Diese Gefahr ist bei spiegelglatten Oberflächen am größten. Der Strahl sollte senkrecht auf das Organ auftreffen und das Lasergerät erst aktiviert werden wenn der HeNe-Zielstrahl fokussiert auf dem Zielgewebe identifiziert werden kann.

Die starke Rauchbildung zählt zu den *Nachteilen* des CO_2-Lasers.

1.8.2 Nd:YAG-, Argon- und KTP-Laser

Die Transmission des Strahles erfolgt über eine flexible Quarzfiberfaser, die auf einfache Weise durch den Arbeitskanal eines Troicarts ins Abdomen eingeführt werden kann.

Im Vergleich mit dem CO_2-Laser weisen diese Lasertypen *zwei wesentliche Unterschiede der Gewebeeffekte* auf:

- Die *Koagulationszone* ist größer, was bei Operationen an stark vaskularisiertem Gewebe (geringerer Blutverlust) sowie bei der Zerstörung größerer Gewebevolumen (geringere Operationszeit) als Vorteil zu werten ist. Demgegenüber wird die Schneidewirkung des CO_2-Lasers durch keinen anderen Lasertyp übertroffen.
- Die Möglichkeit einer frequenzabhängigen *photochemischen Reaktion* führt zu einer selektiven Zerstörung von Gewebe einer bestimmten Farbe oder chemischen Zusammensetzung. Dieser Effekt läßt sich in erster Linie beim Argon- und KTP-Laser beobachten, die sich somit in besonderer Weise zur Behandlung der Endometriose eignen.

Alle gewünschten Gewebeeffekte können bei gleichbleibender Geräteleistung durch Distanzänderung der Faserspitze zum Gewebe erzielt werden. Bei Berührung der Spitze mit dem Gewebe erfolgt eine Vaporation und damit ein Schneideeffekt. Mit zunehmender Distanz resultiert eine Koagulationswirkung, bis schließlich ab ca. 2 cm die Energiedichte wegen Divergenz des Strahles so stark abnimmt, daß kaum noch ein thermischer Effekt beobachtet werden kann. Dies bedeutet, daß im Abdominalraum i. d. R. ohne Schutzbarriere («back stop») gearbeitet werden kann, was bei Anwendung des CO_2-Lasers nicht möglich ist.

Positiv ins Gewicht fällt ferner die *geringere Rauchentwicklung* bei Operationen mit dem Nd-YAG-, Argon- oder KTP-Laser. Hingegen müssen durch ausgiebige Spülung des Abdomens *Karbonisationsrückstände* entfernt werden.

Der *Hauptnachteil* der drei erwähnten Lasertypen liegt in der Notwendigkeit eines speziellen Augenschutzes, da im Gegensatz zum CO_2-Laser normale Glas- und Plastikbrillen oder die endoskopische Optik als Schutz nicht ausreichen.

Zusammenfassend läßt sich sagen, daß sich alle vier erwähnten Lasertypen für endoskopische Operationen eignen. Die bevorzugte Anwendungsweise hängt letztlich weniger von den spezifischen Eigenschaften ab, als vielmehr von der persönlichen Erfahrung sowie den finanziellen Möglichkeiten zur Geräteanschaffung.

2. Hysteroskopische Operationen

Die meisten benignen Erkrankungen im Cavum uteri sind heute der hysteroskopischen Chirurgie zugänglich. Neue dünnkalibrige Hysteroskope mit hervorragenden Optiken erlauben diagnostische Eingriffe auch ambulant und ohne Anästhesie, während durch den Arbeitskanal der Operationshysteroskope die sichere Anwendung elektrochirurgischer oder laserchirurgischer Techniken möglich ist. Die Vor- und Nachteile des endoskopischen Vorgehens gegenüber der abdominalen Hysterektomie bei der Therapie von Blutungsstörungen sind u. a. in einer randomisierten Studie dargestellt worden [20].

Die Indikationen zur *diagnostischen Hysteroskopie* decken sich im wesentlichen mit denen der fraktionierten Kürettage. Am häufigsten wird der Eingriff durchgeführt zur Abklärung von Blutungsstörungen.

Während klinisch oft keine Erklärung für die Blutungsstörungen eruierbar ist, zeigt die hysteroskopische Abklärung gemäß einer großen Sammelstatistik (Tab. 64) in 39,3% (Prämenopause) bzw. in 57,7 % (PMP) eine Pathologie des Endometriums. In rund 14% der Fälle ist das Cavum uteri normal und in 46,8 % (Prämenopause) bzw. 28.8 % (PMP) liegt die Ursache der Blutungsstörungen nicht am Endometrium [2]. In diesen Fällen handelt es sich im wesentlichen um Myome, intrauterine Septen und Schwangerschaftsveränderungen.

Tabelle 64: Endometriale Pathologie bei 768 Patientinnen mit Blutungsstörungen aufgeschlüsselt nach Menopausestatus: Hysteroskopische Befunde. (Mod. nach Barbot 1989 [2])

Befunde	Reproduktives Alter % (n)	Postmenopause % (n)
Hyperplasie	18,7% (91)	9,6% (27)
Polypen	16,8% (82)	24,9% (70)
Atrophie	1,5% (7)	8,9% (25)
Adenomyosis	1,6% (8)	0,7% (2)
Karzinom	0,6% (3)	13,5% (38)
Normales Kavum	13,9% (68)	13,5% (38)
Nicht-endometriale Pathologie	46,8% (228)	28,8% (81)
Total	100,0% (487)	100,0% (281)

IX/2.

Da erfahrungsgemäß durch eine Abrasio lediglich 60–80 % des Endometriums entfernt werden und Polypen oder submuköse Myome auch dem Erfahrenen oft entgehen, hat die Hysteroskopie unbestrittene Vorteile [4].

Die Hysteroskopie ermöglicht, das gesamte Cavum uteri vollständig einzusehen, und hat besonders in der PMP eine hohe diagnostische Sicherheit (Spezifität 96,7 %; Sensitivität 98,9 %, bei Karzinomen höher [45]).

Zudem ermöglicht der Eingriff die *Stadieneinteilung eines Korpuskarzinomes* (Stad. I–II), was mit der fraktionierten Kürettage wegen der häufigen Kontamination beider Fraktionen unsicher ist.

Die besten Resultate erreicht man indessen mit der Kombination beider Eingriffe.

Dies gilt vor allem in der Perimenopause, da z. B. eine (komplexe) Hyperplasie endoskopisch nicht leicht von einem hochaufgebauten Endometrium abzugrenzen ist. Ferner kann die Hysteroskopie eingesetzt werden zur Abklärung unklarer ultrasonographischer oder hysterographischer Befunde sowie unklarer Sterilitätsfälle, hinter denen sich neben den oben erwähnten Ursachen zusätzlich Synechien oder Septen verbergen können. Die Suche nach einem verlorenen Intrauterin-Pessar ist hysteroskopisch einfach und ermöglicht die Entfernung unter direkter optischer Kontrolle. Schließlich eignet sich die Hysteroskopie für Verlaufskontrollen nach intrauterinen Operationen oder medikamentösen Therapien.

Zu den *Kontraindikationen* zählen Infektionen des Genitaltraktes, insbesondere können chronische
IX/2. Entzündungen durch die Manipulationen reaktiviert werden. Starke uterine Blutungen schränken die Aussagekraft erheblich ein, so daß sie als relative Kontraindikationen zu bezeichnen sind.

In der *Schwangerschaft* sind hysteroskopische Eingriffe *grundsätzlich kontraindiziert*. Gezielte Abklärungen sind z.Z. noch Spezialfällen vorbehalten (Lokalisation eines IUD, Suche nach Plazentaresten, Chorionbiopsie, Embryoskopie).

Hysteroskopische Operationen sind die naheliegende Folge hysteroskopisch festgestellter pathologischer Befunde im Cavum uteri:

Gestielte Polypen *und Myome* lassen sich an der Basis abdrehen oder mit der elektrischen Nadel, der elektrischen Schlinge oder einem Laser abtragen. Submuköse Myomknoten, die weniger als bis zur Hälfte intramural liegen, werden in Scheiben mit der elektrischen Schlinge zunächst à niveau abgehobelt, um sie in einer zweiten Sitzung vollends zu resezieren, wenn sie nicht inzwischen durch Uteruskontraktionen von selbst enukleiert und ausgestoßen wurden. Tief intramural liegende submuköse Myomknoten sind für hysteroskopische Operationen wegen der erhöhten Gefahr einer Perforation nicht geeignet. Bei Durchtrennung uteriner *Trennwände* muß sichergestellt sein, daß es sich um einen Uterus (sub)septus handelt und nicht um einen Uterus bicornis unicollis. Obwohl mittels Magnetresonanz die Konturen des Uterus und die Trennwand deutlich dargestellt werden können, erfolgt der Eingriff am zuverlässigsten unter laparoskopischer Kontrolle. Dadurch kann optisch nicht nur die Diagnose bestätigt, sondern gleichzeitig eine drohende Perforation erkannt werden. Auch feste *Synechien* werden am sichersten unter laparoskopischer Kontrolle mit der Schere oder einer Schneideelektrode durchtrennt. Eine gute Dilatation des Kavum ist dabei hilfreich.

Hysteroskopische *Sterilisationen* durch Einlage intratubarer Pessare haben sich bisher wegen der noch unbefriedigenden antikonzeptiven Sicherheit nicht durchgesetzt, obwohl sie z. T. ambulant durchführbar sind. Okklusionsversuche durch Koagulation oder Verätzung der Tubenabgänge sind mit hoher Perforationsgefahr und Versagerrate verbunden und deshalb heute weitgehend verlassen [55].

Die *Endometriumzerstörung bzw. -resektion* wird besonders in angloamerikanischen Ländern zunehmend häufiger durchgeführt, um bei Blutungsstörungen benigner Art oder unerwünschten (starken) Menstruationen eine Hysterektomie zu umgehen. Bis heute haben sich drei Methoden durchgesetzt: Die *Laserkoagulation*, die *Elektroresektion* und die *Elektrokoagulation* durch einen Drehball (sog. «Rollerball»).

Um die lokale Regeneration des Endometriums zu verhindern, muß der Eingriff die Zerstörung der Pars basalis einschließen. Wird das Endometrium lediglich bis und mit der Pars funktionalis entfernt – wie dies normalerweise bei einer fraktionierten Kürettage oder einer Abortkürettage geschieht –, so regeneriert sich die Gebärmutterschleimhaut in der Regel. Die erwähnten Eingriffe werden deshalb grundsätzlich in der ersten Zyklushälfte durchgeführt. Die meisten Autoren empfehlen zudem auch, die Pars functionalis prätherapeutisch durch medikamentöse Unterbrechung der hypothalamisch/hypophysär/gonadalen Achse zu atrophisieren. Die besten Resultate wurden mit *GnRH-Analoga* erreicht, welche eine konstante und homogene Suppression des Endometriums bewirken und außerdem durch die Depotwirkung zu einer verlängerten Hemmung der endometrialen Regeneration führen [5].

M H. Goldrath berichtete 1981 über die erste *Laserablation des Endometriums* bei Patientinnen und publizierte 1990 die Erfolgsraten an 335 Patientinnen, die mit dem Nd:YAG-Laser wegen Blutungsstörungen therapiert wurden.

Er beschreibt in 50 % der Fälle die Entwicklung einer Amenorrhoe, in 37 % eine Hypomenorrhoe im Sinne von Spottings und in 6 % der Fälle kam es zumindest zu einer Normalisierung der Menstruationsblutung. Mißerfolge wurden in 7 % beobachtet. Die Komplikationen beinhalteten eine Perforation, die Bildung einer Hämatometra bei 12 Patientinnen und einige Fälle mit einer Hypervolämie [23].

Die publizierten Erfolgszahlen anderer Autoren sind aus Tabelle 65 ersichtlich.

Eine Alternative zur Laserablatio ist die hysteroskopische *Elektroresektion des Endometriums*. Sie wurde 1983 von A. DeCherney erstmals beschrieben. Hierbei wird mit einer elektrischen Schlinge als monopolare Elektrode das Endometrium in Streifen reseziert, die histologisch untersucht werden können. Die Behandlungsergebnisse der Elektroresektion des Endometriums sind ebenfalls in Tabelle 65 zusammengefaßt. Uteruswandperforationen, Blutungen und Hypervolämien waren die häufigsten Komplikationen von Bedeutung (1–8 %). Aber auch Schwangerschaften wurden nach Endometriumablation beschrieben.

1989 wurde von T. G. Vancaille die erste Arbeit über die Zerstörung des Endometriums durch

Tabelle 65: Behandlungsergebnisse (Sammelstatistiken) der hysteroskopischen Zerstörung des Endometriums mit der *elektrischen Schlinge (Resektoskop)*, mit dem Nd:YAG-Laser und mit dem Rollerball. (zum Teil wiederholte Therapien)

Autoren	n	Beobachtungs-Zeit (Mo)	Amenorrhoe	Spotting	Weniger Blutung	Kein Erfolg	Komplikationen	Operationszeit Minuten
Resektoskop[1]	1152	> 6 – > 12	42%	50%	50%	8%	1–8%	11–80
Nd:YAG-Laser[2]	1208	> 2	48%	37%	6%	8%	[2%]	30–180
Rollerball[3]	101	> 6 Monate	38%	30%	25,7%	6,9%	2%	9–55

[1] [11, 20, 36, 39, 40, 51, 63, 69]

Tabelle 66: Vor- und Nachteile der gebräuchlichen Verfahren zur Zerstörung des Endometriums in situ.

Methode	*Vorteile*	*Nachteile*
Nd:YAG	– geringe Blutungstendenz – Präzision	– Ausrüstung teuer – Zeitaufwendig – Keine Histologie – Länger anhaltender Fluor – Tiefe der Koagulation nicht beurteilbar – Augenschutz nötig (Backscatter)
Elektroresektion	– Histologie möglich – Relativ schnell – Ausrüstung billig	– Stärkere Blutungen möglich – Größere Hypervolämiegefahr (durch eröffnete Gefäße) – Gewebestreifen können hinderlich sein
Rollerball	– Schnell – Geringe Blutungstendenz – Perforationsgefahr kleiner – Ausrüstung billig	– Keine Histologie – Länger anhaltender Fluor – Tiefe der Koagulation nicht genau beurteilbar

Elektrokoagulation mit einer drehenden Kugel publiziert, dem sog. *Rollerball* oder der *«ball-end electrode»* [69]. Eine hysteroskopisch eingeführte, sich um eine Achse drehende kugelförmige oder zylinderförmige Elektrode wird in Kontakt mit dem Endometrium hin und her bewegt und damit das Endometrium koaguliert. Therapieresultate sind der Tabelle 65 zu entnehmen.

Ein Abwägen der *Vor- und Nachteile* erlaubt einen Vergleich dieser drei Techniken zur Endometriumzerstörung (Tab. 66). Entscheidend für die Gesamtbeurteilung des *Lasereinsatzes* sind die hohen *Anschaffungskosten* für das Gerät, der *Zeitaufwand* für den Eingriff und die Tatsache, daß *keine histologische Untersuchung des Endometriums möglich ist.*

Wohl läßt sich als Vorteil mit der Faserspitze ein Zielareal sehr präzise anvisieren, die tatsächliche Ausdehnung der gesetzten Nekrose ist aber aufgrund der typischen Streuungseigenschaften des Nd:YAG-Laserlichtes in biologischem Gewebe optisch nur *ungenau zu beurteilen.* Da die *Streustrahlung* auch retrograd das Auge schädigen kann, ist beim Operieren stets ein besonderer Augenschutz notwendig.

Ähnliche *Vor- und Nachteile* (geringere Blutungstendenz, keine histologische Untersuchung, keine Beurteilungsmöglichkeit der Koagulationstiefe) zeichnen die elektrische *Drehkugel* (Rollerball) aus. Hingegen ist dieses Instrument verhältnismäßig billig und erlaubt, den Eingriff rasch durchzuführen. Ferner verringert die relativ große Auflagefläche die Perforationsgefahr, schließt sie aber nicht aus [9].

Bei der *Elektro-Resektion* ist von Bedeutung, daß nebst günstigen Anschaffungskosten der Eingriff relativ rasch bewerkstelligt werden kann und eine histologische Untersuchung der resezierten Gewebestreifen möglich ist, da der Abtrennungsrand eine Zone thermaler Nekrose von lediglich 0,69–0,76 mm aufweist [17]. Nachteilig wirkt sich die Tatsache aus, daß mit der elektrischen Schlinge ab einer gewissen Tiefe der Resektion größere Gefäße eröffnet werden, die zu *starken Blutungen* An-

laß geben können. Es besteht zudem die Gefahr der vermehrten *Intravasion* der Distensionsflüssigkeit, besonders dann, wenn der intrauterine Druck des Distensionsmediums wegen vermehrter Blutung erhöht und dadurch die Flüssigkeit in die Gefäße gepumpt wird. Schließlich muß bei Anwendung
IX/2. der elektrischen Schlinge von Zeit zu Zeit der Eingriff unterbrochen werden, um die anfallenden und in der Flüssigkeit flottierenden Gewebestreifen mit einer Zange zu entfernen. Eine Gefahr, die bei allen drei Techniken gleichermaßen bedacht werden muß, ist das Zurückbelassen von *Schleimhautinseln bei unvollständiger Resektion oder Zerstörung* des Endometriums. Diese in situ verbleibenden Reste könnten in einem verklebten Uteruskavum unerkannt maligne entarten und der Diagnostik entgehen. Im weiteren ist nicht bekannt, ob allenfalls das chirurgische Trauma selbst eine erhöhte zelluläre Stimulation bewirkt. Bisherige Beobachtungen sprechen dafür, daß diese Gefahr vernachlässigt werden kann: Blutungsrezidive nach Endometriumablation äußern sich entweder durch eine vaginale Blutung nach außen oder durch die Entstehung einer Hämatometra.

Zum heutigen Zeitpunkt ist der Langzeiterfolg dieser Methoden zur Endometriumszerstörung noch unklar.

Es läßt sich nicht ausschließen, daß langfristig die Blutungsstörungen wieder einsetzen und persistieren könnten, die zur Beunruhigung von Arzt und Patientin führen und schließlich doch eine Sanierung durch Hysterektomie nach sich ziehen.

Insgesamt sind Komplikationen bei der diagnostischen Hysteroskopie selten und liegen unter 1 %. Bei den operativen Eingriffen addieren sich jene des zusätzlichen invasiven Eingriffes.

Sie ergeben sich einerseits durch das *Distensionsmedium* und andererseits durch die *mechanische Manipulation:* Bei Verwendung *niedermolekularer Flüssigkeiten* besteht die größte Gefahr in einer *Überwässerung* der Patientin mit hämodynamisch wirksamer Volumenzunahme, Elektrolytverschiebungen und Lungenödem.

Die Verwendung von Glycin als Distentionsmedium beinhaltet zusätzlich die (seltene) Gefahr einer *Enzephalopathie* und bei Leber- und Niereninsuffizienz das Risiko einer *Amoniakintoxikation* [28].

Die in den Uterus infundierte Flüssigkeit gelangt entweder direkt intravasal in den Kreislauf oder über die Tuben in die Peritonealhöhle, wo sie resorbiert wird (fluid overload). Eine Bilanzierung der infundierten und wieder ausgeflossenen Flüssigkeitsmenge ist daher notwendig.

Hochmolekulare Flüssigkeiten vermischen sich kaum mit Blut und gewährleisten dadurch während des Eingriffes bessere Sichtverhältnisse. So ist aufgrund des geringeren Flüssigkeitsumsatzes das Risiko einer Überwässerung der Patientinnen gering. Hingegen gilt es grundsätzlich die Möglichkeit einer *verlängerten Blutungszeit* sowie einer *allergischen Reaktion* zu bedenken [31, 35].

Mechanische Komplikationen beinhalten zur Hauptsache *Perforationen,* zu denen es infolge Überschätzung der Myometriumdicke kommt. Prädilektionsstellen sind die Tubenabgänge, da hier das Myometrium am dünnsten ist. Durch die Perforation kann es zur direkten mechanischen, elektrochirurgischen oder laserbedingten Läsion der Nachbarorgane kommen.

Postoperative *Blutungskomplikationen,* die eine intrauterine Tamponade durch einen Foley-Katheter notwendig machten, traten in erster Linie bei der Elektroresektion auf [11, 57].

Zervikalstenosen nach Endometriumablation betreffen weniger als 5 % und sind nicht nur mit der Verwendung von Laserlicht assoziiert, sondern sind auch bei der Anwendung elektrischer Energie beschrieben. Diese Komplikation kann durch Beschränkung der Zerstörung auf den Bereich kranial des inneren Muttermundes vermieden werden.

In weniger als 0,2 % ist mit einer Adnexititis bzw. der *Exazerbation eines latenten Infektes* zu rechnen [45, 55]. Bei entsprechenden präoperativen Befunden ist der Eingriff mit Antibiotika «abzuschirmen».

Diskutiert wird schließlich bei Vorliegen eines Korpuskarzinomes die Möglichkeit einer Verschleppung von Tumorzellen via Tuben in die Peritonealhöhle. Bisherige Beobachtungen geben aber keine Hinweise auf negative Folgen bezüglich der Rezidivrate oder der Überlebensrate [45, 76].

Literaturhinweise

1 Baggish MS (1990) Hysteroscopic laser surgery. In Baggish MS (ed) Clinical practice of gynecology. Elsevier. New York pp 187–206

2 Barbot J (1989) Hysteroscopy for abnormal bleeding. In Baggish M, Barbot J, Valle RF (eds) Diagnostic and operative hysteroscopy. Chicago, Year Book Medical Publishers pp 147–155

3 Bent AE, Ostergard DR (1990) Endometrial ablation with the neodymium: Yag laser. Obstet Gynecol 75 (6):923–925

4 Brooks PG, Serden SP (1988) Hysteroscopic findings after unsuccessful dilatation and curettage for abnormal uterine bleeding. Am J Obstet Gynecol 158:1354–1357

5 Brooks PG, Serden SP, Davos I (1991) Hormonal inhibition of the endometrium for resectoscopic endometrial ablation. Am J Obstet Gynecol 164:1601–1608

6 Childers JM, Hatch K, Survit EA (1992) The role of laparoscopic lymphonodectomy in the management of cervical carcinoma. Gynecol Oncol 47:38–43

7 Daniell JF (1990) Excisional surgery and neosalpingostomy via C02, Argon and KTP532 laser laparoscopy. In Baggish MS (ed) Endoscopic laser surgery. Clinical Practice of Gynecology 2(1):73–82

8 Daniell J, Tosh R, Meisels S. (1986) Photodynamic ablation of the endometrium with Nd:YAG laser hysteroscopically as a treatment of menorrhagia. Colposcopy & Gynecologic Laser Surgery 2 (1):43–46

9 Daniell JF, Kurtz BR, Ke RW (1992) Hysteroscopic endometrial ablation using the rollerball electrode. Obstet Gynecol 80 (3):329–332

10 Davis JA (1989) Hysteroscopic endometrial ablation with the neodymium: YAG laser. Br J Obstet Gynaecol 96:928–932

11 DeCherney AH, Diamond MD, Lavy G, Polan ML (1987) Endometrial ablation for intractable uterine bleeding: hysteroscopic resection. Obstet Gynecol 70: 668–670

12 Dembo A, Davy M, Stenwig AE et al (1990) Prognostic factors in patients with stage I epithelial ovarian cancer. Obstet Gynecol 75: 263–273

13 Donnez J, Nisolle M (1989) Laser hysteroscopy in uterine bleeding: Endometrial ablation and polypectomy. In Donnez J (ed) Laser operative laparoscopy and hysteroscopy. Nauwelaerts. Leuven pp 277–284

14 Donnez J, Nisolle M (1993) Laparoscopic subtotal hysterectomy (LASH). Gynecol Endoc 2:77–78

15 Dressler F (1991) Zur endoskopischen Therapie von zystischen Ovarialtumoren und Parovarialzysten. Geburtsh Frauenheilkd 51:473–480

16 Dubuisson JB, Lecuru F, Foulot H (1993) Laparoscopic myomectomy. In Sutton C, Diamond M (eds) Endoscopic surgery for gynaecologists. Saunders. London pp 169–171

17 Duffy S, Reich PC, Smith JHF, Sharp F (1991) In vitro studies of uterine electrosurgery. Obstet Gynaecol 78:213–220

18 Filmar S, Gomel V, McComb PF (1987) Operative laparoscopy versus open abdominal surgery: a comparative study on postoperative adhesion formation in the rat model. Fertil Steril 48:486–489

19 Fleischer AC, Williams LL, Jones III HW (1993) Transabdominal and transvaginal color doppler sonography of ovarian masses. In Fleischer AC, Howard WJ (eds) Early detection of ovarian carcinoma with transvaginal sonography. Raven Press. New York pp 85–144

20 Gannon MJ, Holt EM, Farbank J et al (1991) A randomised trial comparing endometrial resection and abdominal hysterectomy for the treatment of menorrhagia. Br Med J 303:1362–1364

21 Garry R, Erian J, Grochmal S (1991) A multicentre collaborative study into the treatment of menorrhagia by Nd:YAG laser ablation of the endometrium. Br J Obstet Gynaecol 98:357–362

22 Gimpelson RJ (1988) Hysteroscopic Nd:YAG laser ablation of the endometrium. J Reprod Med 33:872–876

23 Goldrath MH (1990) Intrauterine laser surgery. In Keye William R Jr (ed) Laser surgery in gynecology and obstetrics. Chicago. Year Book Medical Publishers pp 151–160

24 Götz F, Pier A, Bacher C (1991) Die laparoskopische Appendektomie. Indikationen, Technik und Ergebnisse bei 653 Patienten. Chirurg 62:253–256

25 Hallatt JG (1986): Tubal conservation in ectopic pregnancy: A study of 200 cases. Am J Obstet Gynecol 154:1216–1221

26 Herrmann UJ, Locher GW, Goldhirsch A (1987) Sonographic patterns of ovarian tumors: Prediction of malignancy. Obstet Gynecol 69:777–781

27 Higgins KA, Schwartz MB (1986) Treatment of persistent trophoblastic tissue after salpingostomy with methotrexate. Fertil Steril 45:427–428

28 Hoekstra PT, Kahnoski R, McCamish MA et al (1983) Transurethral prostatic resection syndrome: a new perspective: encephalopathy with associated hyperammonemia. J Urol 130:704–706

29 Kilkku P, Gronroos M, Rauramo L (1985) Supravaginal uterine amputation with peroperative electrocoagulation of endocervical mucosa. Description of the method. Acta Obstet Gynecol Scand 64:175–177

30 Kooi S, Kock HCL (1992) A review of the literature on nonsurgical treatment of tubal pregnancies. Obstet Gynecol Survey, 47:739–749

31 Jedeikin R, Olsfanger D, Kessler I (1990) Disseminated intravascular coagulopathy and adult respiratory distress syndrome: life-threatening complications of hysteroscopy. Am J Obstet Gynecol 162:44–45

32 Lang PF, Tamussino K, Hönigl W, Ralph G (1992) Treatment of unruptured tubal pregnancy by laparoscopic instillation of hyperosmolar glucose solution. Am J Obstet Gynecol 166:1378–1381

33 Lichten EM, Bombard J (1987) Surgical treatment of primary dysmenorrhoea with laparoscopic uterine nerve ablation. J Reprod Med 32(1):37–41

34 Loffer FD (1987) Hysteroscopic endometrial ablation with the Nd:YAG laser using a nontouch technique. Obstet Gynecol 69(4):679–682

35 Loffer FD (1992) Complications related to uterine distending media. In Corfman RS, Diamond MD, DeCherney AH (eds) Complications of endoscopic

procedures: intraabdominal and intrauterine. Blackwell Scientific. Cambridge
36 Loffer FD (1993) A comparison of hysteroscopic techniques. In Lewis BV, Magos AL (eds) Endometrial ablation. Churchill. Livingstone pp 143–150
37 Lomano JM, Feste JR, Loffer FD, Goldrath MH (1986) Ablation of the endometrium with the Neodymium:YAG Laser: A multicenter study. Colposcopy & Gynecologic Laser Surgery 2(4):203–207
38 Lundorff P, Thorburn J, Lindblom B (1992) Fertility outcome after conservative surgical treatment of ectopic pregnancy evaluated in a randomized trial. Fertil Steril 57:998–1002
39 Magos AL, Baumann R, Lockwood GM, Turnbull AC (1991) Experience with the first 250 endometrial resections for menorrhagia. Lancet 337:1074–1078
40 Maher PJ, Hill DJ (1990) Transcervical endometrial resection for abnormal uterine bleeding-report of 100 cases and review of the literature. Australian New Zealand J Obstet Gynecol 30:357–360
41 Maiman M, Seltzer V, Boyce J (1991) Laparoscopic exision of ovarian neoplasms subsequently found to be malignant. Obstet Gynecol 77:563–566
42 Meire HB (1978) Distinction of benign from malignant ovarian cysts by ultrasound. Br J Obstet Gynaecol 85:893–899
43 Menton M, Neeser E, Hirsch HA (1990): Fertilität nach Tubargravidität: Vergleich von tubenerhaltenden Operationen und Salpingektomien. Geburtsh Frauenheilkd 50:29–32
44 Murphy AA, Nager CW, Wujek JJ (1992) Operative laparoscopy versus laparotomy for the management of ectopic pregnancy: a prospective trial. Fertil Steril 57:1180–1185
45 Neis KJ, Hepp H (1991) Hysteroskopie. Thieme. Stuttgart
46 Nezhat CR, Nezhat FR, Metzger DA, Luciamo AA (1990) Adhesion reformation after reproductive surgery by videolaseroscopy. Fertil Steril 53:1008–1011
47 Nezhat CR, Nezhat FR, Sifen S (1990) Laparoscopic hysterectomy and bilateral salpingo-oophorectomy using multifire GIA surgical stapler. J Gynecol Surg 6:287–291
48 Nezhat CR, Netzhat FR, Silvan SL Videolaseroscopy (1991) A CO_2-Laser for advanced operative laparoscopy. Obstet Gynecol Clin North Am 18(3): 585–588
49 Nezhat FR, Nezhat CR, Welander CE, Benigno B (1992) Four ovarian cancers diagnosed during laparoscopic management of 1011 women with adnexal masses. Am J Obstet Gynecol 167:790–796
50 Pouly JL, Mahnes H, Mage G, Canis M, Bruhat MA (1986) Conservative laparoscopic treatment of 321 ectopic pregnancies. Fertil Steril 46:1993–1997
51 Pyper RJD, Haeri AD (1991) A review of 80 endometrial resections for menorrhagia. Br J Obstet Gynaecol 98:1049–1054
52 Raatz D, Dressler F, Zockler R, von Widekind C (1990) Die endoskopische organerhaltende Therapie der aszendierenden Infektion – 10jährige Erfahrung in der Frauenklinik Berlin-Neukölln. Geburtsh Frauenheilkd 50:982–985
53 Reich H (1987) Laparoscopic treatment of extensive pelvic adhesions, including hydrosalpinx. J Reprod Med 32:736–742
54 Reich H, McGlynn F, Sekel L (1993) Total laparoscopic hysterectomy. Gynecol Endoc 2:59–63
55 Salat-Baroux J, Hamou JE, Maillard G et al (1984) Complications from microhysteroscopy. In Siegler AM, Lindemann HJ (eds) Hysteroscopy: principles and practice. Lippincott. Philadelphia
56 Semm K, (1991) Hysterektomie per laparotomiam oder pelviskopiam. Geburtsh Frauenheilkd 51: 996–1003
57 Serden SP, Brooks PG (1991) Treatment of abnormal uterine bleeding with the gynecologic resectoscope. J Reprod Med 36:697–699
58 Sevelda P, Dittrich C, Salzer H (1989) Prognostic value of the rupture of the capsule in stage I epithelial ovarian carcinoma. Gynecol Oncol 35:321–322
59 Sevelda P, Vavra N, Schemper M, Salzer H (1990) Prognostic factors for survival in stage I epithelial ovarian carcinoma. Cancer 65:2349–2352
60 Steiner RA, Wight E, Tadir Y, Haller U (1993): Electrical cutting device for laparoscopic removal of tissue from the abdominal cavity. Obstet Gynecol 81:471–474
61 Steiner RA, Ioannidis K, Wight E et al (1993) Minimal invasive Chirurgie zur Behandlung der Extrauteringravidität – Erfahrungen an der Universitätsfrauenklinik Zürich. Schweiz Rundschau Med (Praxis) 41: 1117–1121
62 Steiner RA, Fehr MK, Wight E et al (1993) Operative Laparoskopie bei Adnextumoren. Schweiz Med Wochenschr 123:2357–2362
63 Sutton CJ, Macdonald R, Magos AL, Broadbent JA (1993) Endometrial resection. In Levis VB, Magos AL (eds) Endometrial ablation. Churchill. Livingstone pp 120 + 124
64 Sutten CJG, Withelaw N (1993) Laparoscopic uterine nerve ablation for intractable dysmenorrhoea In Sutton C, Diamond M (eds) Endoscopic surgery for gynaecologists. Saunders. London pp 159–168
65 Swenerton K, Hislop T, Spinelli J et al (1985) Ovarian carcinoma: a multivariate analysis of prognostic factors. Obstet Gynecol 65: 264–269
66 Townsend DE, Richart RM, Paskowitz RA, Woolfork RE (1990) «Rollerball» coagulation of the endometrium. Obstet Gynecol 76(2):310–313
67 Tulandi T, Guralnick M (1991): Treatment of tubal ectopic pregnancy by salpingotomy with or without tubal suturing and salpingectomy. Fertil Steril 55:53–55
68 Tuomivaara L, Kauppila A (1988): Radical or conservative surgery for ectopic pregnancy? A follow-up study of fertility of 323 patients. Fertil Steril 50:580–583
69 Vancaille TG (1989) Electrocoagulation of the endometrium with the ball-end resectoscope. Obstet Gynecol 74(3):425–427
70 Vergote IB, Kaern J, Abeler VM et al (1993) Analysis of prognostic factors in stage I epithelial ovarian carcinoma: Importance of degree of differentiation and deoxyribonucleic acid ploidy in predicting relapse. Am J Obstet Gynecol 169:40–52
71 Vermesh M, Presser SC (1992) Reproductive outcome after linear salpingostomy for ectopic gestation: a prospective 3-year follow-up. Fertil Steril 57:682–684

72 Von Rechenberg KN (1989) Schwangerschafts- und Geburtsrate nach konservativer oder radikaler Operation einer Extrauteringravidität. Geburtsh Frauenheilkd 49:452–456
73 Webb MJ, Decker DG, Mussey E, Williams TJ (1973) Factors influencing survival in stage I ovarian cancer. Am J Obstet Gynecol 116:222–228
74 Ylöstalo P, Cacciatore B, Sjöberg J et al (1992) Expectant management of ectopic pregnancy. Obstet Gynecol 80: 345–348
75 Kindermann G (1994) Dtsch Ges Gynäk Geburtsh (Kongr). München
76 Neis KJ, Brandner P, Keppeler U (1994) Tumorzellverschleppung durch Hysteroskopie? Geburtsh Frauenheilkd 54:661
77 Reich H, Maher PJ, Wood C (1994) Laparoscopic hysterectomy. Bailliere's Clin Obstet Gynaecol 8(4): 799–815
78 Kuhn W, Rath W (1993) Laparoskopische Hysterektomie. Gynäkologe 26(6):366–371
79 Vietz PF, Ahn TS (1994) A new approach to hysterectomy without colpotomy: Pelviscopic intrafasial hysterectomy. Am J Obstet Gynecol 170(2):609–613
80 Richardson RE, Bournas N, Magos AL (1995) Is laparoscopic hysterectomy a waste of time? Lancet 345:41

X Die intraepithelialen Neoplasien des unteren Genitaltrakts

Die intraepithelialen Neoplasien der verschiedenen Lokalisationen im Bereich des unteren Genitaltrakts zeichnen sich durch ein ähnliches biologisches Verhalten aus, was nicht zuletzt mit den oft HPV-assoziierten Läsionen zu tun hat. Insbesondere die HPV 16- und 18-Genotypen sind zusammen mit anderen Risikofaktoren in einem hohen Prozentsatz bei diesen Läsionen nachzuweisen.

X/1.

Die exakte prätherapeutische Diagnose ist für die einzuschlagende Therapie wegweisend. Gewebedestruierende Methoden setzen eine klare Abgrenzung der VIN, VAIN und CIN von invasiven Prozessen voraus. Messer- oder Laserkonisationen vervollständigen das Therapieangebot. – Die kompetente Interpretation der vorliegenden Befunde, die persönliche Erfahrung (besonders mit Laser), die apparativen Möglichkeiten und nicht zuletzt ein günstiges Kosten-Nutzverhältnis sind für die Wahl der Methode entscheidend.

1. Allgemeine Gesichtspunkte

Die unter dem Begriff der *intraepithelialen Neoplasie* zusammengefaßten präkanzerösen Läsionen treten meist in originärem oder metaplastischem Plattenepithel auf (squamous intraepithelial lesions = SIL), seltener im Zylinderepithel der Endozervix (Adenocarcinoma In Situ = AIS). Die Unterordnung der Pflasterzelltypien verschiedener Differenzierungsgrade und Lokalisationen unter einen einheitlichen Begriff soll das *ähnliche biologische* Verhalten widerspiegeln.

Je nach Lokalisation der Läsion werden

- *vulväre intraepitheliale Neoplasien (VIN)*
- *vaginale (VAIN)* oder
- *zervikale (CIN)*

unterschieden. Diese wiederum werden abhängig vom Grad der Störung der Epithelarchitektur in *verschiedene Schweregrade eingeteilt* (Tab. 67 [10]).

Die Progressionsrate wird nicht nur durch den Atypiegrad, sondern auch durch die *Lokalisation der Läsion* bestimmt. Bei CIN III ist diese sehr hoch (in zwei Drittel der Fälle), bei VIN III hingegen sehr niedrig (ca. 10 %).

Es gibt jedoch keine spezifischen Merkmale für die einzelnen Atypiegrade, die eine sichere Voraussage über das weitere biologische Verhalten erlauben. *Progression bis zur invasiven Manifestation oder Regression bis zum eventuellen Verschwinden der Läsion können deshalb nur durch klinische Verlaufsbeobachtungen erkannt werden.*

> Im allgemeinen kann mit einer längeren intraepithelialen Phase gerechnet werden, sie beträgt oft mehr als 10 Jahre.

1.1 HPV-Infektion und intraepitheliale Neoplasie

Mittels molekularbiologischer Methoden konnten inzwischen mehr als 60 HPV-Genotypen von Papillomaviren aufgrund ihrer unterschiedlichen Zusammensetzung der DNS identifiziert werden. Davon infizieren mehr als 20 dieser HPV-Genotypen den Anogenitaltrakt des Menschen [1 u. a.]. Dabei werden sogenannte «low-risk»- und «high-risk»-HPV-Genotypen, also solche mit geringer bzw. hohen Onkogenität unterschieden [1, 2, 3, 4 u. a.]

- «Low-risk»-Genotypen sind HPV 6 und 11 [10, 42]. Sie werden vorwiegend in Condylomata acuminata und seltener bei intraepithelialen Neoplasien gefunden.
- «High-risk»-Genotypen sind HPV 16 und 18 (sowie HPV 31, 33, 35 und weitere Subtypen). Sie kommen vorwiegend in Karzinomen und intraepithelialen Neoplasien der Zervix vor. HPV 18-assoziierte Zervixkarzinome verhalten sich offenbar klinisch aggressiver (jüngere Patientinnen, häufiger Metastasen, kürzeres Intervall zwischen dem letzten normalen Pap-Abstrich und dem Auftreten eines klinisch manifesten Karzinoms) als solche mit HPV 16 [6].

Die HPV-DNA (auch der «High-risk»-Typen) wird aber auch bei gesunden Frauen gefunden. Sie kommt in unterschiedlicher Häufigkeit (auch in Kombination verschiedener Subtypen) sowohl in normalem Epithel, in Kondylomen sowie bei allen Graden der intraepithelialen Neoplasie und bei invasiven Karzinomen vor.

So läßt sich die HPV 16-DNA in etwa 60 % aller normalen Zervixbiopsien und von CIN- und Karzinomproben nachweisen [2]. Nach Knebel und von Döberitz 1990 [5] ist diese sogar in 95 % mit Zervixkarzinomen assoziiert. – Beim Vorliegen einer VIN III fand man in ebenfalls > 80 % die HPV 16-DNA. Bei Patientinnen mit einer bowenoiden Papulose wurde sie sogar in bis zu 100 % der Fälle nachgewiesen [20].

Ein HPV-Infekt kann also nicht in jedem Fall ein gleichzeitiges Vorkommen oder eine sichere Vorhersage später auftretender neoplastischer Veränderungen bedeuten. Es sind eine Reihe anderer Co-Faktoren, die hinzukommen und zu einer präkanzerösen oder malignen Transformation normaler Epithelstrukturen führen [4].

Die Meinungen über den Wert einer HPV-Typisierung und deren therapeutische Auswirkung sind geteilt: Einerseits neigt man zwar eher zum Abwarten bei den «Low-risk»-assoziierten, kondylomatösen Atypien und zur Sofortbehandlung bei «High-risk» Genotypen. Andererseits ist man jedoch zur Zeit der Ansicht, daß eine generelle Typisierung des HPV nicht gerechtfertigt sei, da sich in der Regel daraus keine Konsequenzen ableiten lassen [3].

Intraepitheliale Neoplasien schweren Grades müssen unabhängig von einem HPV-Infekt jedenfalls auch bei «Low-risk»-Genotypen therapeutisch angegangen werden

1.1.1 Diagnostik

- Die *klinisch/kolposkopische Diagnose* erlaubt die Identifikation von Kondylomen verschiedener Beschaffenheit und Größe [3 u. a.].

- Bei allen präkanzerösen Läsionen des unteren
Genitaltrakts findet man *zytologisch/histolo-* X/1.
gisch gehäuft *Koilozyten* («Balloon cells»). Sie
sind der charakteristische Ausdruck eines Zelluntergangs bei Virusreplikation.

  Koilozyten sind ein- oder mehrkernige Oberflächen- oder große Intermediärzellen, die einen nahezu die ganze Zytoplasmafläche einnehmenden, perinukleären Hof haben. Dieser Hof ist stark aufgehellt, optisch beinahe leer und scharf begrenzt [7].

- *in situ Hybridisierung (ISH)*

  Durch Hybridisierung mit bekannten DNA-Proben kann bei erhaltener Morphologie im histologischen Schnitt oder im zytologischen Präparat Virus-DNA typenspezifisch nachgewiesen werden.

- *DNA-Hybridisierung*

  Die PCR (Polymerasekettenreaktion) ist eine sehr sensitive, neuere Methode, mit deren Hilfe z. B. ein relativ hoher Durchseuchungsgrad der Bevölkerung mit humanen Papillomaviren zwischen 5 und 45 % festgestellt werden kann [8,9].

- *Immunhistochemisch* (Peroxidase-Antiperoxidase-Test), keine Typisierung möglich

- *Elektronenmikroskopisch* (Viruspartikel), insensitiv und zu aufwendig

Tabelle 67: Schweregrad der intraepithelialen Neoplasien.

Grad I (leichte Dysplasie):	Ungeordnete, zur Reifung neigende Zellen mit geringgradigen Kernatypien und Mitosen im unteren Drittel des Epithels
Grad II (mittelgradige Dysplasie):	Gleichartige Veränderungen wie bei Grad I, allerdings bis zum mittleren Drittel des Epithels reichend
Grad III (schwere Dysplasie und Carcinoma in situ)	Die oben beschriebenen Veränderungen erreichen die gesamte Epithelbreite. Tendenz zur oberflächlichen Differenzierung mit horizontaler Schichtung möglicherweise noch vorhanden oder vollständig aufgehoben. Zelldichte unterschiedlich groß, aber in der ganzen Breite des Epithels vergrößert, insbesondere in den Basalschichten. Zell- und Kernpolymorphie, zahlreiche meist atypische Mitosen, unregelmäßige Verteilung des Chromatins, mehrkernige Zellen und Riesenzellen als weitere Kriterien. Auch ohne Invasion in Einzelfällen starke perifokale Entzündung des Stromas zu beobachten. Undifferenzierte, mittelreife und hochdifferenzierte Läsionen möglich. Basalmembran entsprechend der Definition überall intakt.

1.1.2 Vorkommen

Intraepitheliale Neoplasien werden zusammen mit den HPV-Infekten immer häufiger beobachtet. Besonders jüngere Patientinnen sind davon zunehmend öfter und früher betroffen [20].

X/2. Nach Almendral 1993 [10] waren die Patientinnen mit zervikalen intraepithelialen Neoplasien in den letzten Jahren im Durchschnitt 10 Jahre jünger als in früheren Dezennien. Auch bei den Präkanzerosen der Vulva verschob sich das Durchschnittsalter von 49,4 Jahren vor 1975 auf nunmehr 36,9 Jahre.

Intraepitheliale Neoplasien des unteren Genitaltrakts kommen in ca. einem Drittel bereits primär oder sekundär *multifokal* vor. Das Zusammentreffen von CIN, VAIN oder VIN ist deshalb relativ häufig. Die zervikale Lokalisation ist die häufigste.

Zielzellen der HPV-Infektion sind die mitotischen, aktiven Basalzellen des Plattenepithels. Diese können nach Ulzerationen oder Epitheldefekten, wie sie durch Mikrotraumen beim Sexualverkehr entstehen können, erreicht werden. Im metaplastischen Epithel der *Transformationszone* liegen die proliferierenden, empfänglichen Zellen superfiziell. Diese Zone der Zervix stellt daher eine *bevorzugte Zielregion der HPV-Infektion* sowie anderer Noxen dar [14].

2. Vulväre intraepitheliale Neoplasie (VIN)

2.1 Nomenklatur

In den letzten 20 Jahren wurde dank der Zusammenarbeit zweier Fachgesellschaften, nämlich der Society for the Study of Vulvar Disease (ISSVD) und der International Society of Gynecological Pathologists (ISGP), eine neue und bereits vielerorts anerkannte Nomenklatur entwickelt. Geläufige und klinisch deskriptive Bezeichnungen, wie z. B. Kraurosis oder Leukoplakie, sind verschwunden. An ihre Stelle sind histologisch definierte Begriffe getreten.

Die *Nomenklatur für nicht-neoplastische epitheliale Erkrankungen der Vulvahaut* sind auf Tabelle 68 dargestellt.

Der *Lichen sclerosus* (früher: Lichen sclerosus et atrophicans seu hypopl. Dystrophie) ist dabei die häufigste, nicht-neoplastische Veränderung an der Vulvahaut. Die squamöse Hyperplasie (ersetzt den früheren Begriff Lichen sclerosus hypertrophicus seu hyperpl. Dystrophie), als Übersetzung des englischen Ausdrucks «squamous cell hyperplasia», sollte, synonym angewandt, ebenfalls zulässig sein [15]. Kombinationen dieser Erkrankungen

Tabelle 68: Nicht-neoplastische Erkrankungen der Vulvahaut, Nomenklatur der ISSVD und ISGD.

Lichen sclerosus
Plattenepithelzellhyperplasie oder squamöse Hyperplasie
Andere Dermatosen

Tabelle 69: Intraepitheliale Neoplasien der Vulva, Nomenklatur der ISSVD und ISGP.

Squamöse Form		
	VIN I	– geringe Dysplasie
	VIN II	– mäßige Dysplasie
	VIN III	– schwere Dysplasie, – Carcinoma in situ
Nichtsquamöse Form		
	Morbus Paget	
	Melanoma in situ	

können durchaus vorkommen. Sind bei einer Plattenepithelzellhyperplasie Atypien vorhanden, fallen diese Veränderungen jedoch unter den Begriff der intraepithelialen Neoplasie.

Bei der *Klassifizierung der intraepithelialen Neoplasie* (abgekürzt VIN I–III) (Tab. 69) wird eine squamöse von einer nicht squamösen Form unterschieden.

Die *Bowenoide Papulose* fällt heute nach den Empfehlungen der ISSVD unter die VIN und zeigt nach den bisherigen Beobachtungen nur selten Übergänge in ein invasives Plattenepithelkarzinom, weshalb weiterhin eine Abgrenzung vom M. Bowen wünschenswert wäre [49]. Die Neigung zu Rezidiven ist mit ca. 20 % jedoch ähnlich hoch wie in der Gesamtgruppe der VIN III [18].

Je nach Ausmaß der Läsion werden die *drei Schweregrade* unterschieden, wobei das Vollbild einer VIN III dann erreicht ist, wenn mehr als zwei Drittel der Epithelhöhe von atypischen Zellen eingenommen werden [15].

Der *Morbus Paget* der Vulva ist im Unterschied zu dem der Mamma nicht immer mit gleichzeitig invasivem Wachstum andernorts verbunden und ist eine seltene Sonderform der intraepithelialen Neoplasie mit den typischen *Paget-Zellen.* Immunhistochemisch kann diese Erkrankung von den übrigen Neoplasien des Plattenepithels sicher abgegrenzt werden [16]. Die Krankheit verläuft außerordentlich langsam.

In der neuen Nomenklatur fehlen Begriffe wie *Craurosis vulvae, Leukoplakie, Morbus Bowen, Bowenoide Papulose, Erythroplasie Queyrat* u. a. Sie werden nunmehr bei entsprechendem histopathologischem Substrat (Atypien) den intraepithelialen Neoplasien zugeordnet [22, 23].

Im Rahmen der *FIGO-Klassifikation sollte auch beim Vulvakarzinom ein Stad. IA* als solitäre Läsion, mit einem Durchmesser ≤ 2 cm und einer Invasionstiefe ≤ 1 mm, abgegrenzt werden [17], bei dem die Wahrscheinlichkeit von Lymphknotenmetastasen praktisch Null sein soll.

2.2 Diagnostik

Die vulvären intraepithelialen Neoplasien werden, im Verhältnis zu den invasiven Karzinomen, bedeutend seltener diagnostiziert, als dies bei der Zervix der Fall ist.

Gründe dafür sind: allgemein späteres Auftreten als die CIN und das sehr *variable äußere Erscheinungsbild* mit der Möglichkeit von Fehlinterpretationen. Deshalb müssen bei unklaren Vulvaveränderungen oder nach Therapieversuchen ohne Erfolg unverzüglich geeignete diagnostische Mittel eingesetzt werden (Tab. 70 [19]).

Auffällige Epithelläsionen, ein Status nach vorausgegangener intraepithelialer Neoplasie auch vulvaferner Lokalisation oder andere HPV-assoziierte Veränderungen sollten *vorerst kolposkopisch nach Touchierung mit 2–5prozentiger Essigsäure* betrachtet werden. Die in den meisten Fällen bereits makroskopisch sichtbare Hautverdickung mit Hautabschilferungen stellt sich als essigweißes Hautareal dar, aus dem gezielt bioptisches Gewebe zur histologischen Untersuchung entnommen werden kann.

Eine weitere Möglichkeit der Sichtbarmachung suspekter Bezirke besteht mit der *Toluidinblauprobe nach Collins* et al 1970 [21], die allerdings in ihrem Aussagewert unterschiedlich beurteilt wird [19, 20].

Die *Vulvazytologie* kann einen Hinweis auf eine intraepitheliale Neoplasie ergeben, wobei allerdings die Rate falsch positiver Befunde, bedingt durch eine schwierige Differenzierung zwischen entzündlichen und leicht dysplastischen Zellen, im Vergleich zur Portiozytologie erhöht sein soll [19]. Ebenso sind falsch negative Befunde bei einer oberflächlichen, bedeckenden Hornschicht häufig. Als Screening wenig geeignet [20], nimmt sie dennoch bei richtiger Anwendungstechnik (genügend feuchter Watteträger, mehrfaches Abrollen über den Objektträger, Zusatzfärbung mit Orange G6, Kenntnis spezieller Malignitätskriterien am verhornten Plattenepithel) nach Nauth 1989 [19] innerhalb der diagnostischen Verfahren einen festen Platz ein.

Beschwerden werden sehr oft nicht geäußert bzw. sind zumindest uncharakteristisch (Brennen, Juckreiz u. a.) und führen dementsprechend sehr oft erst mit etlicher Verzögerung zum ersten Arztbesuch und daselbst mit nochmaliger Verspätung zur Diagnose [20].

Tabelle 70: Methoden der Vulvadiagnostik.

1. Anamnese
2. Inspektion
3. Palpation
4. Fotografie (Verlaufskontrolle)
5. Optische Vergrößerung (Lupe, Kolposkop)
6. Infektionsdiagnostik
   a) Nativzytologie
   b) Kulturelle Methoden (z. B. bei Verdacht auf Mykose, Herpes, Gonorrhoe)
   c) Serologie (z. B. bei Verdacht auf Lues)
   d) DNA-Hybridisierung (bei Verdacht auf Papilloma-Virusinfektion)
7. Toluidin-Blau-Probe (Collins-Test)
8. Zytologie
9. Biopsie
   a) Stanzbiopsie
   b) Probe- oder Tumorexzision

X/2.

Tabelle 71: Behandlungsmethoden der VIN.

1. Chirurgische Therapien:
   - Lokale Exzision
   - Skinning-Vulvektomie
   - Einfache Vulvektomie

2. Destruktion der Läsion:
   - Elektrokoagulation
   - Kryochirurgie
   - CO_2-Laser

3. Medikamentöse Therapie:
   - 5-Fluorouracil
   - 2,4-Dinitrochlorobenzene (DNCB)
   - Bleomycin
   - Retinoide
   - Interferone
   - Phototherapie nach Porphyrinsensibilisierung

2.3 Therapie

Intraepitheliale Neoplasien geringeren Grades (VIN I und VIN II) erfordern im allgemeinen keine Behandlung (Cave: jedoch verschiedene Grade an verschiedenen Lokalisationen der Vulva möglich!). Erst beim Fortschreiten der Läsion bietet sich eine der auf Tabelle 71 aufgelisteten Behandlungsmöglichkeiten an.

Die *Wahl der Therapie richtet sich* nach dem Alter, der Lokalisation, der Multizentrizität sowie nach der Ausdehnung des Befundes auf benachbarte Strukturen zusammen mit eventuell vorhandenen assoziierten Erkrankungen.

Bei Patientinnen unter 40 Jahren empfiehlt sich schon aus Gründen der großen *psychosozialen Belastung* weitgehende Zurückhaltung mit operativen verstümmelnden Maßnahmen. Zudem sind als Folge des günstigen biologischen Verhaltens häufig spontane Remissionen zu beobachten, und
X/2. die Gefahr einer Progression bzw. der Invasion ist eher gering. Maligne Entartungen werden vorwiegend bei älteren oder immunsupprimierten Frauen beobachtet. Deshalb stellt sich auch die Frage, ob eine symptomlose VIN bei jüngeren Frauen überhaupt behandelt werden soll, oder ob nicht regelmäßige Kontrollen ggf. mit Biopsien ausreichen [24].

2.3.1 Chirurgische Therapie

Die chirurgische Therapie hat sich in den letzten Jahren gewandelt. Fast ausnahmslos kommen *lokal eingeschränkte Eingriffe* (Exzisionen, «wide excisions») zur Anwendung, eine Therapierichtung, die sich in gewissem Sinn auch bei invasiven, besonders bei mikroinvasiven Karzinomen (z. B. Hemivulvektomie) fortsetzt [25]. Zudem scheinen sich mehr und mehr *organerhaltende Laseroperationen* (Laservaporationen, Laserexzisionen) durchzusetzen, besonders in Zentren mit der nötigen Infrastruktur und Erfahrung im Umgang mit den dazu notwendigen Apparaturen. Nur noch sehr ausgedehnte Läsionen im ganzen Vulvabereich werden bei älteren Patientinnen, aber auch hier möglichst unter Schonung der Klitoris, noch mit einer Vulvektomie angegangen. Dabei ist meistens mit langwierigen Sekundärheilungen zu rechnen, besonders wenn die Nähte unter Spannung stehen.

Die sog. *«Skinning-Vulvektomie»,* als klassische chirurgische Methode, beschränkt sich meistens superfiziell auf einen umschriebenen Vulvabereich oder mit plastischer Deckung («Meshgraft») auf einen größeren Hautbezirk.

Die Resektion der Haut bis zur subkutanen Faszie geschieht unter leichtem Zug an der Haut, wobei die fast blutleere Faszie als Trennschicht leicht zu erkennen ist. Das nur leicht in der Hand zu führende Skalpell wird dabei vorteilhaft leicht schräg unter fortlaufend «schabenden» Bewegungen geführt.

Die *Ergebnisse der Operation* sind hinsichtlich Funktion und Kosmetik ausgezeichnet, wobei auch größere Defekte bei den gut verschieblichen Hautpartien im Vulvabereich leicht und spannungsfrei zu schließen sind.

Die sog. *«weite lokale Exzision«» (wide excision)* steht heute in Konkurrenz zur Laserexzision mit identischem Indikationsbereich.

Nachteilig ist offenbar bei den lokal eingeschränkten Eingriffen die gegenüber den Vulvektomien höhere *Rezidivrate,* was in einem hohen Prozentsatz auf unvollständig entfernte Neoplasien zurückzuführen sein dürfte. So schwankt diese in der Literatur zwischen 9 % und 17 % und steigt bis auf 50 % an, falls die *Läsion nicht sicher im Gesunden* entfernt wurde [10].

2.3.2 Laserbehandlung

2.3.2.1 Laserexzision

Die Laserexzision einer VIN erfolgt wie auch die Laservaporation, unter kolposkopischer Sicht, mit spannungsfreier Adaptation, primärer Wundversorgung. Wundheilungsstörungen sind dadurch weniger häufig als bei der Vaporation.

2.3.2.2 Laser(e-)vaporation

Obwohl sich die VIN definitionsgemäß auf die Epidermis beschränkt, muß bei der *Laservaporation* berücksichtigt werden, daß auch die Hautanhangsgebilde und im besonderen die Haarschäfte befallen sein können. Dies erfordert, vor allem in behaarten, allerdings seltener befallen Bezirken, eine *Vaporationstiefe* von ca. 3 mm, in nicht behaarten von nur 1 mm [24].

Jedenfalls muß präoperativ mittels multiplen Biopsien ein invasives Wachstum ausgeschlossen werden. – Die Vorteile der Laservaporation können nur bei sachgerechter Anwendung genutzt werden. Sie bestehen darin, daß auch großflächige Bezirke ohne nachherige Entstellung behandelt werden können.

Die größten operativen Schwierigkeiten bestehen bei der Abschätzung der *korrekten Zerstörungstiefe.*

Diese erfolgt ausschließlich durch die stereooptische Kontrolle mit dem Kolposkop. Dabei gibt es charakteristische Merkmale, die den Erfahrenen erkennen lassen, in welchen in der von Reid 1991 [26] beschriebenen chirurgischen Ebenen er sich befindet. – Korrekte oberflächliche Vaporationen führen zur rascheren Abheilung, zu tiefe Destruktionen zu langwierigen Heilungs- und Schrumpfungsprozessen mit Narbenbildungen.

Die postoperative Phase ist geprägt durch offene Wundflächen, die je nach Vaporationstiefe mehr oder weniger lang persistieren, wobei Sekundärinfekte relativ häufig sind.

Entsprechend intensiv ist die *Nachbehandlung* mit Sitzbädern, lokalen Spülungen mit milden Desinfizientien oder mit Auftragen von die Epithelialisierung fördernden Agentien sowie die Applikation von Analgetika und Antiphlogistika. Besonders kritisch sind die ersten Tage mit oft ausgeprägter Schwellung und Exsudation, was gelegentlich zur Harnverhaltung führt und eine suprapubische Blasendrainage notwendig macht.

Dennoch sind die behandelten Bezirke im allgemeinen nach nicht zu tiefer Vaporation nach etwa 6 Wochen mit kosmetisch einwandfreiem Resultat reepithelialisiert.

2.3.2.3 Laserbehandlung bei HPV-Infekt

Man geht davon aus, daß es sich im anogenitalen Bereich meist um einen *generalisierten Infekt* handelt, da sich das HPV-Virus in der Basalzellschicht der Epidermis in horizontaler Richtung ausbreitet. Das morphologische Substrat, das Kondylom, wird jedoch nur an umschriebenen Stellen sichtbar. Dennoch wird von einer relativ hohen Heilungsrate nach lokal destruierenden Maßnahmen gesprochen (in 66–77 % [27]).

Die *Indikation zur Behandlung* ergibt sich aus unserer Sicht nur bei HPV-Infekten mit tumorösen und exophytischen oder bei einem symptomatischen HPV-Infekt, da man sonst bei dem hohen Durchseuchungsgrad der Bevölkerung und der ebenso hohen Rezidivhäufigkeit personell und zeitlich eindeutig überfordert wäre [24].

2.3.3 Medikamentöse Behandlung (s. Tab. 71), insbesondere bei Kondylomen

Die größten Erfahrungen liegen für *5-Fluoruracil* vor. Die Ergebnisse sind generell sehr unterschiedlich, ebenso wie die Indikationen und Applikationsformen. Gelegentlich treten als Folge der Behandlung Ulzerationen auf.

Interferone werden möglicherweise eine zunehmende Bedeutung bei den Kondylomen (mit Atypien?) erlangen, falls auch das Preis-Nutzenverhältnis einigermaßen stimmt. Indikationsbereiche sind ausgedehnte und multiple Affektionen mit dem Risiko der inkompletten lokalen Entfernung.

Der Einsatz der Interferone trägt der viralen Genese der *Kondylome* Rechnung. Die systemische, subkutane INF-Gabe scheint topischen Zubereitungen deutlich überlegen zu sein [27]. Wenn auch die INF-Dosis derzeit noch nicht eindeutig steht, ist doch die geringe Rezidivneigung hervorzuheben.

Darüber hinaus wurde aber auch über die Anwendung bei der VIN, allerdings mit wechselndem Erfolg berichtet [28]. X/2.

2.3.4 Therapie bei Morbus Paget

Die Therapie der nichtinfiltrativen Form beschränkt sich auf eine breite Exzision oder auf eine einfache Vulvektomie.

Zu beachten ist dabei ein Sicherheitsabstand von der Läsion bis zum Schnittrand von 2–3 cm, damit das pathologische Substrat sicher entfernt ist.

Dennoch liegt die Rezidivrate zwischen 10–30 % [10]. Rezidive treten oft erst nach Jahren auf und werden auf dieselbe Art behandelt wie anläßlich der Primärtherapie.

2.3.5 Melanoma in situ

Die Behandlung besteht in einer breiten Exzision im Gesunden (Zusammenarbeit mit dem Dermatologen erwünscht).

3. Vaginale intraepitheliale Neoplasie (VAIN)

X/3.

Meistens kommen diese seltenen Läsionen zusammen mit zervikalen und/oder vulvären Neoplasien vor, was wiederum mit der HPV-assoziierten Entstehung dieser Läsionen zu tun hat. Am häufigsten sitzen sie im oberen Drittel der Vagina (bis zu 90 %) und treten sehr oft multifokal auf.

Therapieziel ist neben der Heilung wenn immer möglich die Funktionserhaltung der Vagina. – Bei VAIN I und II wird in der Regel unter kolposkopischer und zytologischer Kontrolle zugewartet. Dies erfordert eine lückenlose Überwachung. Bei Persistenz > 6 Monate oder bei Progression in eine VAIN III kommt bei Herden < 2 cm die Exzision in Betracht. – Mit dem heute geläufigsten Therapiemodus, der Lasertherapie, werden je nach Ausgangssituation Heilungsraten bis zu 90 % erreicht [10, 29].

3.1 Lasertherapie

Diese entspricht im wesentlichen der bei vulvären intraepithelialen Neoplasien und der beim HPV-Infekt. Die planen oder tumorösen Veränderungen sind wiederum Ausdruck eines generalisierten Prozesses.

Unter kolposkopischer Kontrolle und unter Betupfung der gesamten Vagina mit 5prozentiger Essigsäure und/oder Jodlösung können die suspekten Herde visualisiert und gezielt biopsiert werden, um die Therapie der jeweiligen klinischen Situation anpassen zu können.

Das normale Vaginalepithel weist eine Dicke von 0,1–0,3 mm auf, während das dysplastische Epithel bis auf 0,5 mm verdickt sein kann. Die Zerstörungstiefe sollte sich bei der Vaporation auf 1–2 mm beschränken. Zu tiefes Eindringen erhöht das Blutungs- und Verletzungsrisiko von Nachbarorganen (Blase, Rektum). Die umgebende, gesund erscheinende Vaginalhaut wird in einem angemessenen Umfang mitvaporiert («brushing»). Eventuell wiederholte Vaporationen in der Kombination mit lokaler 5-Fluorouracilapplikation scheinen die Behandlungsergebnisse zu verbessern [24]. – Während in den zwei kranialen Dritteln der Vagina meist schmerzfrei operiert werden kann, ist bei peripherer Lokalisation eine Lokal-, Regional- oder Allgemeinanästhesie notwendig.

Die postoperativen Beschwerden sind geringer als nach einer Lasertherapie im Bereich der Vulva. Es besteht jedoch die Gefahr von Verklebungen. Deshalb empfehlen sich zur Nachbehandlung lockere mit Östrogensalbe bestrichene Tamponaden. Die Reepithelialisierung wird dadurch ebenfalls gefördert.

3.2 Andere Therapieformen

Rein chirurgische Maßnahmen (Messerexzisionen, Kolpektomien) sind seit der zunehmenden Verbreitung des Lasers in den Hintergrund getreten, ebenso die Strahlen-Kontakttherapie.

Eine *lokale Strahlentherapie* steht dann zur Diskussion, falls bei älteren, sexuell inaktiven Patientinnen Rezidive auf andere Weise nicht behoben werden können. Die Brachytherapie führt fast immer zu einer erheblichen Schrumpfung der Vagina.

Eine *Kolpektomie* kommt erst dann in Frage, falls alle anderen Therapiemodalitäten ausgeschöpft sind.

Bei einem Status nach Hysterektomie besteht insofern eine etwas andere Situation, als die dysplastischen Herde in Falten oder Krypten im Vaginalstumpfbereich wahrscheinlich sicherer durch eine *partielle Kolpektomie* entfernt und damit auch histologisch aufgearbeitet werden können, zumal das Entartungsrisiko offenbar größer ist als bei der VIN [29].

Rezidive sind nach *Kolpektomien* oder nach Brachytherapie selten.

Medikamentöse Therapien können im Prinzip ähnlich zur Anwendung kommen wie bei der VIN (s. Kap. 2.2 und Tab. 71).

3.3 VAIN vom Zylinderzelltyp

Diese ausgesprochen seltenen Formen werden im Zusammenhang mit der vaginalen Adenosis gesehen. Die Behandlungsrichtlinien sind dieselben.

4. Zervikale intraepitheliale Neoplasie (CIN)

Mit Hilfe der *Zytologie* war es erstmals möglich, Frühstadien des Zervixkarzinoms zu erfassen. Zusammen mit der Annahme, daß unter dem Einfluß multipler Faktoren (Tab. 72 [31]) die verschiedenen Grade der Dysplasie und das Carcinoma in situ ein- und denselben Prozeß darstellen und dem invasiven Karzinom vorangehen, waren dies die wichtigsten Erkenntnisse der fünfziger und sechziger Jahre auf dem Gebiet des Zervixkarzinoms.

So entwickelten nach Richart 1969 [30] 75 % der Patientinnen mit einer schweren Dysplasie innerhalb von 2 Jahren ein Carcinoma in situ. 80 % aller Dysplasien gingen während eines Zeitraums von 10 Jahren in ein Carcinoma in situ über. Diese Zahlen werden auch heute noch mit gewissen Abweichungen nach oben und nach unten akzeptiert.

Patientinnen, die eines der Risikomerkmale (Tab. 72) aufweisen, gehören in die *«high-risk»-Gruppe* mit einem erhöhten Risiko für die Entwicklung neoplastischer Veränderungen. Die Wahrscheinlichkeit eines späteren Übergangs in ein invasives Zervixkarzinom kann im Einzelfall jedoch ebensowenig vorausgesagt werden wie eine eventuell mögliche Regression einer intraepithelialen Neoplasie. Auch neuere Aspekte über die Bedeutung eines HPV-Infektes als mögliche ätiologische Komponente bei der Entstehung intraepithelialer Läsionen brachten in dieser Frage keine Klärung (s. auch Kap. X/1.1).

So sahen beispielsweise Syrianen et al 1989 [32] in einer prospektiven Studie bei Patientinnen mit nachgewiesenem «high-risk»-HPV 16-Genotypus in 29.5 % eine Progression des intraepithelialen Befundes in ein Carcinoma in situ, gegenüber ebenfalls 29,5% mit einer regressiven Entwicklung. Bei 41 % der Patientinnen hingegen blieb der Befund während einer durchschnittlichen Beobachtungszeit von 36 Monaten unverändert. Ein ähnliches Verhalten zeigten auch andere Genotypen. Immerhin können zumindest multifokal auftretende Herde durch den viralen Ausbreitungsmodus erklärt werden. Da im weiteren auch bei Fällen ohne intraepitheliale Läsionen HPV-Viren gefunden werden, ist man derzeit der Meinung, daß eine Typisierung als Screeningverfahren keinen ersichtlichen Nutzen bringt (s. o. und [33]).

Tabelle 72: Klinische Faktoren, die mit einer CIN assoziiert sind.

Frühe Koitus-Aufnahme
Wechselnde sexuelle Partnerschaft
Ein sexueller Partner mit verschiedenen anderen Partnerschaften
Status nach venerischen Erkrankungen
Raucherin
Niedriger sozioökonomischer Status
Status nach oder bei HPV
Status nach früherer CIN
Status nach früherer VIN

X/4.

4.1 Nomenklatur

Der Entwicklung eines Plattenepithelkarzinoms gehen in der Regel dysplastische Veränderungen des Epithels voraus. Diese Veränderungen werden je nach Grad heute als *CIN I, II und III* bezeichnet, wobei man *unter CIN III sowohl die schwere Dysplasie wie auch das Carcinoma in situ* zusammenfaßt [34].

Schwere Dysplasie und Carcinoma in situ sind in ihrer Potenz als gleichartige, im Erscheinungsbild hingegen als unterschiedliche Formen eines kanzerisierten Epithels aufzufassen.

Im amerikanischen Schrifttum werden seit 1989 Kondylome und CIN auch als «Squamous intraepithelial lesions» (SIL) bezeichnet und «SIL-low-grade» (Kondylome und CIN I) bzw. «SIL-high-grade» (CIN II und III) unterschieden [48].

4.2 Zur Diagnostik (s. auch Kap. I)

Die Diagnose einer intraepithelialen Dysplasie beruht auf den Ergebnissen der Zytologie, der Kolposkopie sowie der Histologie.

4.2.1 Zytologie

Der *zytologische Befund* Pap III D weist auf eine leichte oder mäßige Dysplasie hin, ein Pap IV auf eine schwere Dysplasie oder ein Carcinoma in situ (zytologische Nomenklatur s. Kap. I). Wenn man bedenkt, daß sich ca. 30 % der Dysplasien höheren Grades nach einiger Latenz zu einem invasiven Karzinom entwickeln [35], wird die Bedeutung einer Früherfassung evident.

Die *Spezifität* der Zytologie beträgt approximativ 99,8 %, entspricht 0,2 % «falsch positiven» Befunden. – Die Sensitivität entspricht ungefähr 85 %, d. h. 15 % der Fälle hatten trotz eines negativen Abstrichs eine zervikale Neoplasie [36, 37] (s. auch Kap. I).

In diesem Zusammenhang sei nochmals auf die gegenwärtige Situation der angewandten Zytologie in Deutschland (Schweiz? Österreich?) hingewiesen: Sie ist kritisch und erfordert eine rasche Beseitigung organisatorischer und struktureller Defizite (Weiterbildung, Qualitätssicherung u. a.) [51].

X/4.

4.2.2 Kolposkopie

Die *Differentialkolposkopie* ermöglicht mit einer hohen Sicherheit, entzündliche Veränderungen, intraepitheliale Neoplasien und Karzinome zu erkennen und voneinander zu unterscheiden. Spezialisten behaupten, die Treffsicherheit der Kolposkopie sei derjenigen der Zytologie überlegen ([38]?). Der kombinierte Einsatz beider Methoden erhöht jedenfalls die Treffsicherheit. Nach Vorliegen einer suspekten Zytologie wird der atypische Bezirk kolposkopisch lokalisiert und abgegrenzt.

Dadurch kann gezielt biopsiert werden, so daß mit der Kombination dieser Methoden eine sichere prätherapeutische Diagnose in > 95 % der kolposkopisch einsehbaren Läsionen gestellt werden kann.

Eine Unterbewertung der Läsion war z. B. bei Almendral 1993 [10] unter 894 Fällen nur in 0,45 % der Fälle auszumachen, ein Wert, der eher niedrig erscheint in Anbetracht der Inzidenz von endozervikalen Läsionen.

4.2.3 Histologie (Abb. 40 a, 40 b [34])

4.2.3.1 Gewebeentnahme

Biopsien aus der Zervix können auf verschiedene Weise erfolgen. Die gezielte Gewebeentnahme unter exakter Visualisierung eines verdächtigen Bezirks mit dem Kolposkop gehört heute *zusammen mit der Zervixkürettage* zum diagnostischen Standard. Danach kann vielfach auf eine Messerkonisation als diagnostische Maßnahme verzichtet werden. Zudem fällt die nach Konisationen notwendige Wartefrist während der Abheilungsphase bis zu einem definitiven Eingriff weg. – Neben *Knips- oder Punchbiopsien* kann auch mit einer etwas größer gehaltenen Biopsie *(Exzisionsbiopsie)* ein kolposkopisch exakt abzugrenzender Bezirk u. U. total entfernt werden. – Messerkonisation, Laserkonisation, LEED, LLETZ u. a. (s. u.).

4.2.3.2 Histologische Interpretation

Als Carcinoma in situ werden solche Fälle bezeichnet, die bei Fehlen von Invasion als Oberflächenbelag ein atypisches Epithel zeigen, in dessen gesamter Dicke die Differenzierung fehlt.

Der Prozeß kann auch die Zervixdrüsen befallen. Demgegenüber liegt bei den verschiedenen Schweregraden der Dysplasie eine entsprechend aus gedehnte Störung der Epithelschichtung und Ausreifung vor. Ein vollständiger Schichtungsverlust liegt jedoch auch bei der schweren Dysplasie nicht vor (es findet sich eine noch mehr oder weniger erkennbare Differenzierung der oberflächlichen Zellagen.

Als Sonderform wird das *Carcinoma in situ mit beginnender Stromainvasion «early stromal invasion» (minimale mikroskopische Stromainvasion, Stad. Ia_1)* bezeichnet. Die Basalmembran ist dabei durchbrochen, die vordringenden Tumorzapfen bleiben jedoch in Verbindung mit der intraepithelialen Neoplasie und zeigen eine maximale Invasionstiefe von 1 mm und keine Beziehung zu Lymph- oder Blutgefäßen.

Davon abzugrenzen ist das *Stad. Ia_2 (Mikrokarzinom)* als definitives, invasives Karzinom.

Es können bereits isolierte Zellkomplexe im Bindegewebe identifiziert werden, ohne daß in Stufenschnitten Verbindungen zur intraepithelialen Läsion nachgewiesen werden können. Das Tiefenwachstum beträgt dabei höchstens 5 mm oder weniger, die horizontale Ausbreitung höchstens 7 mm oder weniger.

Die *Therapierichtlinien* beim Stadium Ia_1 entsprechen in etwa denen beim Carcinoma in situ, beim Mikrokarzinom wird differenzierter vorgegangen. Je nach histologischer Ausbreitung reicht das therapeutische Spektrum von der Konisation bis zur Wertheimschen Radikaloperation mit Lymphonodektomie (s. Kap. XI/2.1).

4.3 Therapie

Die Notwendigkeit der Behandlung ist bei Läsionen schweren Grades (CIN III) unumstritten. Dagegen kann man sich bei CIN I-Läsionen mit einer relativ hohen Remissionsrate (nach einer Sammelstatistik von Campion et al 1986 [39] in durchschnittlich 44 %) vorerst abwartend verhalten. Allerdings kann dem entgegengehalten werden, daß auch eine CIN I immerhin in durchschnittlich 22 % der Fälle progredient werden kann [39]. Zudem sind die Übergänge zwischen CIN I–III fließend und die histologische Einstufung zudem untersucherabhängig.

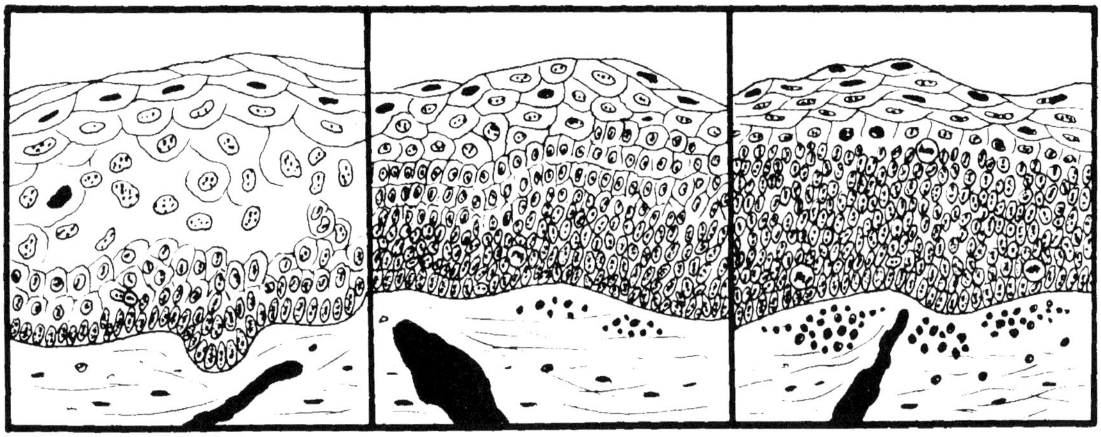

Abbildung 40 a: Charakterisierung der Plattenepitheldysplasie a) leichten, b) mittleren und c) schweren Grades.

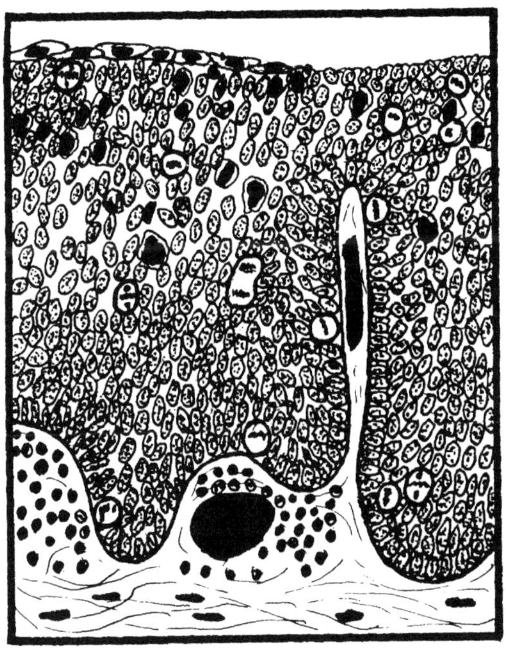

Abbildung 40 b: Histologisches Bild eines Carcinoma in situ. Die Schichtung des Epithels ist weitgehend aufgehoben; Mitosen finden sich in allen Epithellagen.

Tabelle 73: Behandlungsmethoden der CIN(II–) III

1. Chirurgische Exzisionen:
   - Hysterektomie
   - Messerkonisation
   - Laserkonisation
   - Loopexzision (elektrische Schlinge)
2. Lokal destruierende Maßnahmen:
   - Kryochirurgie
   - CO_2-Lasertherapie
   - Elektrochirurgie: Koagulation, Diathermie, kalte Koagulation

Es stehen verschiedene Behandlungsmethoden zur Verfügung (Tab. 73). – Über den einzuschlagenden Therapiemodus entscheiden schließlich die Ergebnisse der prätherapeutischen Abklärung, die klinischen Besonderheiten des Einzelfalles und «last but not least» die *Kompetenz des Behandelnden.*

Eine therapierelevante, prätherapeutische Diagnose verhindert jedenfalls die Überbehandlung und damit unnötige, stationäre und/oder teure Eingriffe.

Sicher gutartige und nach Entzündungsbehandlung therapieresistente Portioläsionen können mit Hilfe von Devitalisierungsverfahren schmerzfrei und kostensparend ambulant behandelt werden.

Ob *ablative oder destruierende Verfahren* zur Anwendung kommen, entscheiden letztlich die technischen Möglichkeiten und die damit vertrauten Ärzte. – Vorbedingungen für lokal destruierende Maßnahmen sind:

- eine sichere prätherapeutische Beurteilung des veränderten Epithels und die kolposkopisch sichere Abgrenzung des atypischen Bezirks
- die einsehbare Platten-Zylinderepithelgrenze (Transformationszone)
- kein Verdacht auf Invasion sowie übereinstimmende zytologische, kolposkopische und histologische Befunde
- die Möglichkeit regelmäßiger Nachkontrollen bei entsprechender Compliance der Patientinnen.

Falls diese Vorbedingungen nicht erfüllt sind, ist die *chirurgische Exzision* vorzunehmen. Die Indikationen dazu sind:

- fehlende Überschaubarkeit der Läsion und der Platten-Zylinderepithel-Grenze
- positive endozervikale Kürettage und Zytologie mit Verdacht auf Adenocarcinoma in situ
- fehlende Übereinstimmung zwischen Zytologie, Kolposkopie und den Punchbiopsien
- ausgedehnte CIN III.

X/4. Schließlich ist die *Hysterektomie dann indiziert, falls folgende Bedingungen erfüllt sind:*

- Vorliegen einer zusätzlichen Genitalpathologie (Myome, Deszensus u. a.)
- gleichzeitiger Sterilisationswunsch, abgeschlossene Familienplanung
- Persistenz (unvollständige Entfernung des neoplastischen Bezirks) oder Rezidiv nach Konisation
- fehlende Nachkontrollen (wobei auch nach einer Hysterektomie auf weitere Vorsorgeuntersuchungen nicht verzichtet werden darf)
- Zweifel an einer adäquaten histologischen Aufarbeitung und damit diagnostischer Dissens, und
- Karzinophobie und Ablehnung anderer Maßnahmen.

Bei Auftreten von *«Rezidiven»* stellt sich vorab die Frage: echtes Rezidiv («Neuerkrankung» nach symptomlosen Intervall von im allgemeinen 6 Monaten) oder Persistenz eines primär nicht total entfernten neoplastischen Herdes? Entsprechend hoch sind die sog. Rezidiv-Raten, falls die Randbezirke nicht CIN-frei sind (Tab. 74 [33]).

Tabelle 74: Rezidive bei CIN nach Konisation.

Autor	Patientinnen	– Rand [%]	+ Rand [%]
Bjerre	1226	5,2	35
Kolstad	1121	2,4	26
Larsson	683	7,7	36

4.3.1 Lokal destruierende Maßnahmen («Devitalisierungsverfahren»)

4.3.1.1 Laser-Vaporation

Im Gegensatz zur Laserexzision ist die *Vaporation* technisch bedeutend weniger anspruchsvoll und schnell durchzuführen. Die Heilungsraten sind bei beiden Therapieformen offenbar gleichwertig [11]. Eine histologische Untersuchung ist wie bei allen destruierenden Maßnahmen allerdings nicht möglich. Das invasive Karzinom muß deshalb prätherapeutisch mit absoluter Sicherheit ausgeschlossen werden. Auch bei der Vaporation ist die gesamte Transformationszone zu zerstören. Bei sehr ausgedehnten Läsionen, z. B. mit Ausdehnung bis auf die Vagina, können Exzision und Vaporation kombiniert werden (Abb. 41 [12]).

4.3.1.2 Kryotherapie

Obwohl die *Kryochirurgie* durch die bereits angeführte Techniken Konkurrenz erhalten hat, wird sie immer noch angewandt. Die Resultate sind bei der Behandlung der CIN im Vergleich zu anderen Methoden zumindest nicht schlechter, falls man von den von Jones 1990 [33] in seiner Sammelstatistik aufgeführten, z. T. mäßigen Erfolgen bei der CIN III-Behandlung absieht (Tab. 75). – Allerdings wurde auch schon das Gegenteil behauptet [45].

Bei der Erfolgsbeurteilung der Methode sind jedenfalls die bei Kryochirurgie zur Anwendung kommenden technischen Varianten (div. Apparaturen und Gase, Gefriertemperaturen, Gefrierzeiten evtl. kombiniert mit Auftauintervallen (z. B. «double-freeze-technique»)) mitzuberücksichtigen.

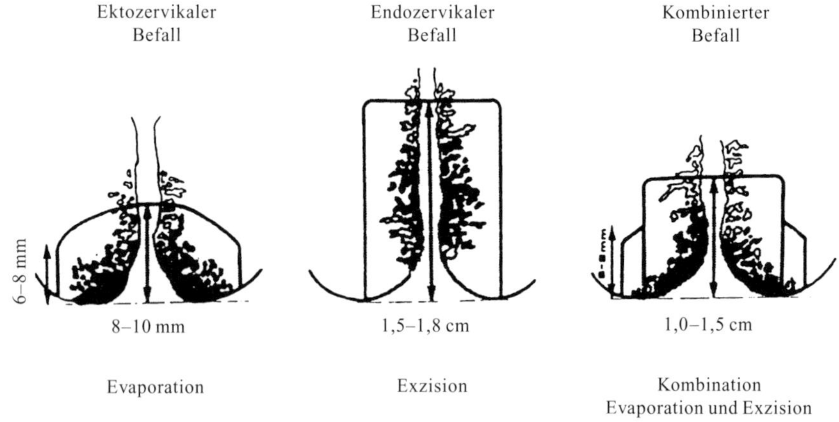

Abbildung 41: Typische Formen des zu evaporierenden bzw. zu exzidierenden Gewebeblocks in Abhängigkeit von der Geometrie des CIN-Befalls der Zervix.

Tabelle 75: Resultate der Kryotherapie bei CIN.

Autor	Grad	Patientinnen	Erfolg* [%]	Follow-up [Monate]
Ostergard 1980	1–2	198	94	0–60+
	3	46	61	
Hatch et al. 1981	1–2	968	90	3–95
	3	246	80	
Savage et al. 1982	1–3	160	84	6–72
Bryson et al. 1985	3	422	93	12–48
Arof et al. 1984	1–3	393	84	> 6
Creasman et al. 1984	1–2	511	94	> 6
	3	259	82	
Einerth 1988	1–2	58	98	60 +
	3	59	95	
Levine et al. 1985	1–2	209	96	0–60
		70	96	

* Definiert als zwei negative Abstriche nach erfolgter Therapie.

Das Ausmaß der Gewebezerstörung inkl. endozervikale Drüsen scheint jedoch schon aus physikalischen Überlegungen weniger steuerbar und damit evtl. ungenügend zu sein!

Die Frage nach dem effektiven Wert der einzelnen Methoden hängt aber nicht so sehr von der Art des Eingriffs, sondern mehr von der Indikation und dem mit einer Methode Vertrauten sowie deren kritischem Einsatz ab.

4.3.1.3 Andere Verfahren

Kauterisation und Thermokoagulation sollten dabei begrifflich nicht verwechselt werden. Mit der Kauterisation an der Zervixwand wird eine in ihrer Tiefenwirkung nicht exakt definierte Verbrennung (Verkohlung bei lokal 400–600°) verursacht. Mit der Thermokoagulation hingegen soll nur ein Devitalisierungseffekt erzielt werden. Mit der sog. «Electrocoagulation-Diathermy» konnten z. B. Chanen et al 1983 [47] in Melbourne ausgezeichnete CIN-Behandlungserfolge ausweisen.

4.3.2 Chirurgische Verfahren
(s. auch Kap. VI/4.1.2; 4.1.3)

4.3.2.1 Messerkonisation

Die *Messerkonisation* als immer noch häufigstes Verfahren (Laserapparaturen müssen nicht nur angeschafft, sondern auch bedient werden können) hat sowohl ein diagnostisches wie ein therapeutisches Ziel (was auch auf die Schlingenexzision und Laserkonisation zutrifft).

Ist die *Läsion komplett entfernt* und besteht kein Verdacht auf Invasion, so bedeutet der Eingriff vor allem bei jungen Frauen vorerst den Abschluß der Primärbehandlung. Auch bei *Mikroinvasion* kann von Fall zu Fall entschieden werden, ob im Reproduktionsalter zumindest unter regelmäßiger Kontrolle abgewartet werden kann. – Ist die *Läsion hingegen nicht komplett entfernt,* muß entweder nachkonisiert, die verbliebenen neoplastischen Herde lokal destruiert oder als letzte Alternative gelegentlich auch bei jungen Frauen hysterektomiert werden.

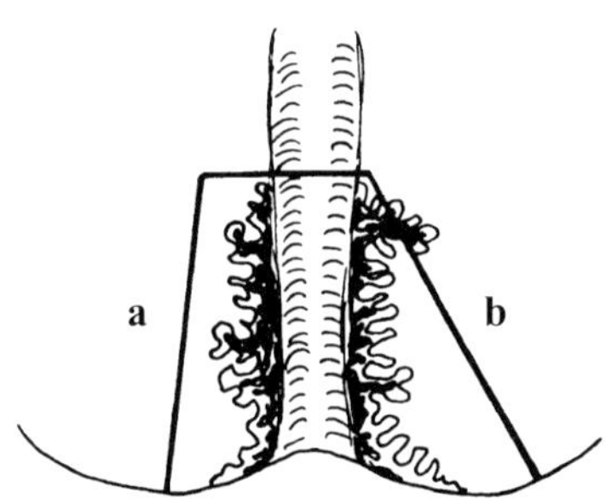

Abbildung 42: Konisationsmuster.
a) Komplette Exzision (Zylinder); *b)* inkomplette Exzision (Konus).

Auch bei regelkonform durchgeführten Messerkonisationen läuft man manchmal Gefahr, die sog. «letzte endozervikale Drüse» [40] nicht zu erfassen oder diesen Bezirk tangential anzuschneiden. Daher spricht einiges für ein mehr zylinderförmiges Konisat, wie es bei der Laserkonisation schon aus technischen Gründen mehrheitlich geschieht (Abb. 42).

X/4. In der *Schwangerschaft* beschränkt man sich meistens auf Punchbiopsien, sonst auf eine sehr flach gehaltene Konisation. – In der *Postmenopause* – als weitere Sondersituation – ist auf die mehr endozervikal verlagerte Transformationszone zu achten.

Die *zytologischen Nachkontrollen* nach Messerkonisation können durch die gelegentlich partielle oder sogar totale Stenosierung des Zervikalkanals erschwert oder sogar unmöglich sein.

Verzichtet man auf eine chirurgische Versorgung der Konisationswunde und verschorft den Konisationsgrund, sind Stenosierungen seltener.

Die Heilungsquoten nach intraepithelialer Neoplasie sind hoch und bewegen sich zwischen 92 und 98 % [33]. Sie sind abhängig von der eindeutigen Klassifikation der Läsion, den CIN-freien Exzisionsrandbezirken und der Dauer der Beobachtung.

Die relativ große Streubreite ist durch die aufgeführten Faktoren erklärt. Die Heilungsquote ist jedenfalls nicht 100 %! Die *Nachkontrollen* haben deswegen in jedem Fall (auch nach Hysterektomien) in den üblichen Intervallen zu erfolgen.

4.3.2.2 Elektroschlingenexzision

Die *Diathermieschlingenexzision* erfreut sich vor allem in England zunehmender Beliebtheit [13, 41, 42]. Die Resultate dürften sich mit denen mit anderen Methoden erzielten vergleichen lassen. *Vorteile:* ambulanter Eingriff, Lokalanästhesie genügt, für die Praxis geeignet, kostengünstig. *Nachteile:* histologische Exzisionsrandbeurteilung fraglich, Nachblutungsgefahr besonders bei gleichzeitig vorhandener Zervizitis. – Diese Schlingenexzisionsverfahren, in der Detailtechnik wenig voneinander abweichend, tragen derzeit etwas verwirrende und von einander verschiedene Bezeichnungen wie «Large loop excision of the tranformation zone» (LLETZ) u. a.

In einer prospektiv randomisierten Studie kamen Girardi et al 1994 [46] zum Schluß, daß die Loop-Exzision gegenüber der Messerkonisation den Vorteil hat, daß weniger gesundes Gewebe mitrezesiert wird, ohne dadurch die Heilungsergebnisse zu verschlechtern.

Hinzu kommt die «loop diathermy conisation» (LDC) unter dem Oberbegriff der Radio-Chirurgie als Konkurrenzverfahren zur Messerkonisation. Mit niedriger Watt-Leistung wird ebenfalls in Lokalanästhesie mit einer Schlinge ein Konisat herausgeschnitten und der Zervixkrater anschließend koaguliert. Als kosteneffiziente Methode werden z.Z. eventuelle Nachteile (Rezidivrate? Nachblutungen? Beurteilung der Exzisionsränder) in größeren Studien untersucht.

Es sei darauf hingewiesen, daß ähnliche Exzisionstechniken, bekannt unter dem Begriff der Elektrokonisation, schon in den fünfziger Jahren durchgeführt wurden [43]!

4.3 2.3 Laserkonisation

Aufgrund der von Anderson und Hartley 1980 [44] erarbeiteten anatomischen Erkenntnisse wird empfohlen, zirkulär um den Zervikalkanal lateral bis zu 5 mm und bis zu 10–20 mm in Richtung Zervixachse konus- oder zylinderförmig zu exzidieren (bzw. zu vaporieren). Damit sollten auch die dysplastischen Veränderungen in den tieferen Zervixdrüsen erfaßt werden. Bei freien Resektionsrändern komme man zu Heilungsquoten von bis zu 97 % [45]. Evaporation und Exzision sind dabei etwa gleichwertig.

Dem Nachteil der histologisch schwierigen Abgrenzung bei mikroinvasiven Befunden (Stad Ia), stehen Vorteile wie geringere Infektiosität bzw. Nachblutungsgefahr im Vergleich zur Messerkonisation gegenüber (?) [24].

4.3.2.4 Hysterektomie

Bei der Hysterektomie ist darauf zu achten, die Zervix «total» zu entfernen und zudem, je nach Ausdehnung des Befundes, eine *Vaginalmanschette* mitzunehmen. *Rezidive* sind nach Kolstad und Klem 1976 [50] offenbar um die Hälfte geringer als nach Konisationen, entsprechend 1,2 % der Fälle.

4.4 Nachsorge

Die intraepitheliale Neoplasie bedarf einer intensiven Nachsorge. Die Gefahr von Rezidiven ausgehend von möglicherweise zurückgebliebenen Herden sowie die Möglichkeit einer Neuerkrankung (in den meisten Fällen persistiert die HPV-Infektion) verpflichten dazu.

Literaturhinweise

1 Hausen zur H (1990) The role of papilloma viruses in anogenital cancer. Scand J Infect Dis 69:107

2 Meanwell CA (1991) The epidemiology of cervical cancer. In Blackledge GRP, Jordan JA, Shingelton HM (eds) Textbook of gynecologic oncology. Saunders. London-Philadelphia-Toronto

3 Petersen EE (1992) Erkrankungen der Vulva. Thieme. Stuttgart-New York

4 Hartmann L, Laufer B, Bender HG (1993) Bedeutung der Viruserkrankung der Vulva. Gynäkologe 26:257

5 Knebel L, Döberitz M von (1990) Die Rolle der Papillomaviren in der Ätiologie des Zervixkarzinoms. Geburtsh Frauenheilkd 50:511

6 Walker J, Bloss JD, Liao SY et al (1989) Human papillomavirus genotype as a prognostic indicator in carcinoma of the uterine cervix. Obstet Gynecol 74:781

7 Jenny J (1992) Gynäkozytologie. Hug. Zürich

8 Schneider A, Wagner D (1993) Infektionen der Frau mit genitalem humanen Papillomavirus. Dtsch Ärztebl 90:530

9 Bauer HM, Ting Y, Greer CE et al (1991) Genital human papillomavirus infection in female university students as determined by a PCR-based method. JAMA 265 (4):472

10 Almendral A (1993) Präkanzerosen des unteren Genitaltrakts (VIN; VAIN; CIN) In Hochuli E (Hrsg) Perioperative Gynäkologie. Springer. Berlin-Heidelberg-New York S 283

11 Baggish MS, Dorse JH, Adelson M (1989) A ten year experience treating cervical intraepithelial neoplasia with the CO_2 laser. Am J Obstet Gynecol 161:60

12 Wright VC, Ripolle MA (1991) Carbon dioxide laser surgery for the cervix: indications, operative methods, complications, and results. In McLaughlin DS (ed) Lasers in Gynecology. Lippincott. Philadelphia

13 Murdoch J, Morgan PR, Lopes A, Monaghan JM (1992) Histological incomplete excision of CIN after large loop excision of the transformation zone (LLETZ) merits careful follow up, not retreatment. Br J Obstet Gynaecol 99:990

14 Stegner HE (1990) HPV Infection and precancer in gynecology-diagnosis and therapeutic aspects. In Gross G, Jablonska S, Pfister H, Stegner HE (eds) Genital papillomavirus infection. Springer. Berlin-Heidelberg-New York-Tokyo

15 Kürzl RG (1993) Aktuelle Nomenklatur von Erkrankungen der Vulva. Gynäkologe 26:225

16 Kürzl R, Lampe B (1992) Immunohistochemistry in vulvar Pagets disease. In Kindermann G, Lampe B (Hrsg) Immunhistochemische Diagnostik gynäkologischer Tumoren. Thieme. Stuttgart-New York

17 Wilkinson EJ, Kneale BL, Lynch PJ (1986) Report of the ISSVD terminology committee. J Reprod Med 31:973

18 Patterson JW, Kao GF, Graham JE et al (1986) Bowenoid papulosis. A clinico-pathologic study with ultrastructural observations. Cancer 57:823

19 Nauth HF (1989) Diese Maßnahmen sind Pflicht. Sexualmedizin 18:197

20 Schnürch HG, Loaiciga K (1993) Prämaligne Vulvaläsionen. Gynäkologe 26:267

21 Collins CG, Roman Lopez JJ, Lee FYL (1970) Intraepithelial carcinoma of the vulva. Am J Obstet Gynecol 108:1187

22 Stegner HE (1986) Das Carcinoma in situ der Vulva–keratinozytäre (squamöse) Präneoplasie. In Zander J, Baltzer J (Hrsg) Erkrankungen der Vulva. Urban & Schwarzenberg. München-Wien-Baltimore S 80

23 Hillemanns HG, Hilgarth HM (1986) Präneoplasien und Malignome der Vulva. In Wulf KH, Schmidt-Matthiesaen H (Hrsg) Spezielle gynäkologische Onkologie I. Urban & Schwarzenberg. München-Wien-Baltimore S 69

24 Steiner R (1993) Gynäkologische Laseroperationen. In Hochuli E (Hrsg) Perioperative Gynäkologie. Springer. Berlin-Heidelberg-New York-Tokyo S 245

25 Bender HG (1991) Gynäkologische Onkologie. Thieme. Stuttgart-New York

26 Reid R, Elfont EA, Zirkin RM (1985) Superficial laser vulvectomy. II. The anatomic and biophysical principals permitting accurate control of the depth of dermal destruction with the carbon dioxide laser. Am J Obstet Gynecol 152:261

27 Zwiorek L, Schmidt-Rohde P, Schulz KD (1989) Interferon in der Behandlung von Condylomata acuminata. Geburtsh Frauenheilk 49:1001

28 Stephanon B, Palo D de, Dione EM (1984) Interferon in cervical and vulvar intraepithelial neoplasia associated with papilloma virus infection. 5. Weltkongreß IFCPP. Tokyo

29 Lenehan PM, Lichrich GM (1986) Vaginal intraepithelial neoplasia: Biologic aspects and management. Obstet Gynecol 68:333

30 Richart RM (1967) Natural history of cervical intraepithelial neoplasia. Clin Obstet Gynecol 10:748

31 Wilkinson EJ (1990) Pap smears and screening for cervical neoplasia. Clin Obstet Gynecol 33:817

32 Syrjanen K, Saarikoski S, Vayrynen M et al (1989) Factors associated with the clinical behavior of cervical human papillomavirus infections during a long term prospective follow-up. Cervical and Lower Female Genital Tract 7:131

33 Jones HW (1990) Treatment of cervical intraepithelial neoplasia. Clin Obstet Gynecol 33:826

34 Baltzer J, Mickan H (1985) Gynäkologie. Thieme. Stuttgart-New York

35 McIndoe WA, McLean MR, Jones RN, Mullins PR (1984) The invasive potential of carcinoma-in-situ of the cervix. Obstet Gynecol 64:451

36 Gay JD, Donaldson LD, Goellner JR (1985) False-negative results in cervical cytologic studies. Acta Cytol 29:1043

37 van der Graaf Y, Vooijis GP, Gaillard HLJ, Daisy M (1987) Screening errors in cervical cytologic studies. Acta Cytol 31:434

38 Bauer HK (1983) Die Bedeutung der Kolposkopie und ihre Aufgaben in Klinik und Praxis. Speculum 1:3

39 Campion MJ, McCane DJ, Cuzick J, Singer A (1986) Progressive potential of mild cervical atypia: Prospective cytological, colposcopic and virological study. Lancet II:237

40 Burghardt E, Holzer E (1980) Treatment of carcinoma in situ: evaluation of 1609 cases. Obstet Gynecol 55:539
41 Prendville W, Cullimore J, Norman S (1989) Large-loop excision of the transformation zone: A new method of management for women with cervical intraepithelial neoplasia. Br J Obstet Gynaecol 96:1054
42 Luesley DM, Cullimore J, Redman CWE et al (1990) Loop diathermy excision of the cervical transformation zone in patients with abnormal cervical smears. Br Med J 300:1690
43 Hochuli E (1985) Gynäkologie, Geburtshilfe und Grenzgebiete. 2. Aufl. Huber. Bern-Stuttgart-Toronto
44 Anderson MC, Hartley RB (1980) Cervical crypt involvement by intraepithelial neoplasia. Obstet Gynecol 55:546
45 Townsend DE, Richart RM (1983) Cryotherapy and carbon dioxide laser management of cervical intraepithelial neoplasia: a controlled comparison. Obstet Gynecol 61:75
46 Girardi F, Heydarfadai M, Koroschetz F et al (1994) Messerkonisation versus Loop-Exzision – klinische und histomorphologische Ergebnisse. Gynäkol Geburtsh Rundsch 34:162
47 Chanen W, Rome RM (1983) Electrocoagulation diathermy for cervical dysplasia and carcinoma in situ: A 15-year survey. Obstet Gynecol Survey 61:673
48 Kurman RJ, Norris HJ, Wilkinson E (1989) Atlas of tumor pathology. American registry of pathology, armed forces institute of pathology. Washington DC 20306–6000
49 Hepp H (1994) pers. Mitteilung des Lektors
50 Kolstad P, Klem V (1976) Long-term-follow-up of 1121 cases of carcinoma in situ. Obstet Gynecol 48:125
51 Schneider V (1994) Die Lage der angewandten Zytologie in Deutschland. Kongreßbericht. Der Frauenarzt 35:66

XI Genitalkarzinome – Mammakarzinom Aktuelle Trends in Diagnose und Therapie

Radikalität wie beim Ovarialkarzinom, zunehmend individualisierende Eingriffe wie beim Zervixkarzinom, Korpuskarzinom und Vulvakarzinom und eingeschränkt radikale Operationen wie beim Mammakarzinom prägen heute das Bild onkochirurgischer Therapieformen. Strahlentherapie und/oder Chemotherapie ergänzen die Palette der verschiedenen Therapievorstellungen. – Die Möglichkeiten einer effizienten Frühdiagnostik, als Eckpfeiler im Bemühen um eine wirkungsvolle Reduktion der gynäkologischen Krebstodesfälle, sind jedoch aus verschiedenen Gründen leider nach wie vor beschränkt.

1. Einleitung

Vorsorge und Frühdiagnose sind die Schlüssel zur Verbesserung der zum Teil immer noch unbefriedigenden Heilungsraten. – Demzufolge sind *Schwerpunkte,* mit einem gesundheitspolitisch vertretbaren und effizienten Screening im Bereich der Genitalkarzinome inklusive Mammakarzinom zu setzen, was allerdings besonders in nichtstaatlich dirigierten Gesundheitswesen häufig zur Makulatur wird.

In den letzten 25 Jahren stieg in Österreich die Untersuchungszahl von 250.000 vaginal-zytologischen Abstrichen auf knapp 1,5 Millionen/Jahr an. Für den gleichen Zeitraum weist die österreichische Todesursachenstatistik einen Rückgang der Fälle mit Zervixkarzinom von etwa 900 auf weniger als 500 Fälle/Jahr aus. 95 % der positiven Befunde (Pap IV, V) wurden histologisch bestätigt. 5 % sind somit falsch positiv, vorgetäuscht durch meist entzündlich-metaplastische Zellveränderungen [57].

Anders stellt sich die Situation nach Schrage 1993 [1] für die BRD dar, mit einer von Anfang an nur 30prozentigen Beteiligungsquote der vorsorgeberechtigten Frauen am *Zytologiescreening.*

> Dies bedeutet, daß bei den 70 % der Frauen, die nicht zur Vorsorge kommen, präinvasive Veränderungen nicht erfaßt werden. Dementsprechend wird für das Zervixkarzinom die Phase mit den besten Therapieaussichten versäumt.

Dazu haben wir es bei einem zytologischen *Massenscreening* mit einer hohen Rate an falsch positiven Befunden zu tun, denn nur 70 % der positiven zytologischen Befunde (Pap IV, V) konnten schließlich histologisch bestätigt werden (?!). Ähnlich hoch ist auch die Zahl der falsch negativen Befunde [1].

So überrascht es nicht, daß das Zytologiescreening von Schrage 1993 [1] eher nüchtern beurteilt wird und zumindest ein kombinierter Einsatz von Koloposkopie und Zytologie gefordert wird (s. Kap. I). – Die gegenwärtige Situation der angewandten Zytologie wird deshalb immer noch als kritisch beurteilt und erfordere eine rasche Beseitigung organisatorischer und struktureller Defizite in den Bereichen Ausbildung, Weiterbildung, Qualitätssicherung und Forschung, um weiteren Schaden zu vermeiden [59].

Ähnliche Erfahrungen macht man mit dem *Ultraschallscreening zur Früherfassung des Ovarialkarzinoms* mit einem zu hohen Anteil an falsch positiven Befunden [2]. Die Aussagekraft, die nur mit Zusatzmethoden (farbkodierte Dopplersonographie) und der Bestimmung von Tumormarkern verbessert werden könnte, ist daher beschränkt, zumal einem derartigen Programm schon vom Aufwand und von den Kosten her Grenzen gesetzt sind. – Denkt man jedoch an die seit langem unveränderte Stadieneinteilung der Ovarialkarzinome mit einer Dominanz der Stadien III/IV von über 70 % anläßlich des ersten Klinikeintritts und an die bescheidene Überlebensrate von nur etwa 25 % nach 5 Jahren, wird der Ruf nach einem effizienten Screening verständlich [3].

Zu ähnlichen Überlegungen kommt man beim *Korpuskarzinom* mit einem Ultraschall-Screening zur Früherfassung. Zunehmend dickeres Endometrium weist wohl auf ein gehäuftes Vorkommen histopathologischer Befunde hin, bedarf jedoch einer weiteren Abklärung mittels Hysteroskopie und/oder Kürettage.

Die *vulvären, intraepithelialen Neoplasien (VIN)* werden im Verhältnis zur Zahl der invasiven Vulvakarzinome deutlich seltener diagnostiziert, als dies bei der Zervix der Fall ist. Gründe dafür sind das allgemein spätere Auftreten, in einem Alter, in dem die Frauen von sich aus nur noch sporadisch eine gynäkologische Kontrolle in Anspruch nehmen. Dazu sind als Folge der verschiedenartigen Erscheinungsbilder Fehlinterpretationen sehr häufig. Letztlich entscheidend ist auch hier nur die histologische Klärung (z. B. mittels Stanzbiopsie), die mit Ausnahme von auf andere Weise erkennbaren infektiösen Prozessen (Kultur u. a.) praktisch bei allen abnormen Hauteffloreszenzen durchgeführt werden sollte.

Immerhin konnte in zahlreichen Studien ein «Benefit» des *Mammographie-Screenings* nachgewiesen werden. XI/2. Mit regelmäßigen Untersuchungen von Frauen > 40 Jahre (klinische Untersuchung + Mammographie) kann die Brustkrebsmortalität um 40–50 % gesenkt werden [4]. Neben den großen Studien aus den USA waren es solche aus den Niederlanden und Schweden, die zu ähnlichen Resultaten kamen [5, 6]. In einem nicht «gescreenten» Kollektiv kommen hingegen nach wie vor zahlreiche weit fortgeschrittene Stadien (III–IV) vor [3].

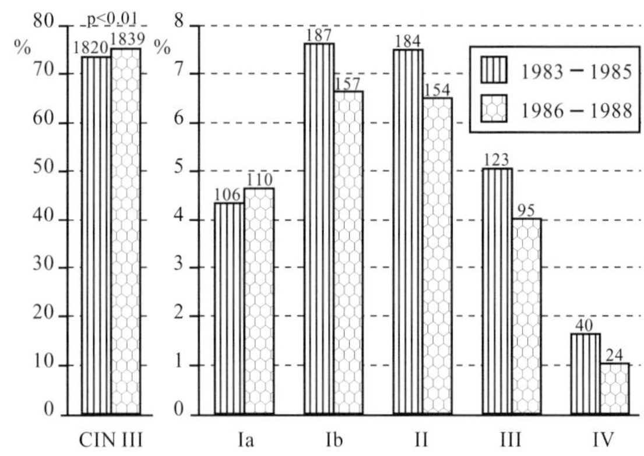

Abbildung 43: Tumorstadien prozentual 1983–1985 vs. 1986–1988, Zervixkarzinome und Vorstufen; 1983–85 (n = 2460), 1986–88 (n = 2379) [3].

Diese Feststellungen machen deutlich, daß die Bemühungen um eine taugliche Vorsorge und Frühdiagnostik noch längst nicht abgeschlossen sind.

Das Problem ist jedoch dadurch noch nicht gelöst. Auf der einen Seite sind es die allerdings unterschiedlich häufigen, «falsch positiven Fälle» verschiedenster Lokalisationen, mit denen man sich immer wieder konfrontiert sieht und die unnötige Abklärungen oder sogar Behandlungen nach sich ziehen. Auf der anderen Seite sind es die Frühfälle, die spontan remittieren können oder später keine Progredienz zeigen und damit eine Überbehandlung implizieren würden. Aspekte, welche gerade in der heutigen Zeit, in der die Gesundheitskosten exponentiell wachsen, nicht zu vernachlässigen sind.

2. Zervixkarzinom

Das invasive Zervixkarzinom stand bis vor kurzem *zahlenmäßig an der Spitze der gynäkologischen Karzinome (exkl. Mammakarzinome).* Das hat sich geändert. Das Korpuskarzinom ist an seine Stelle getreten mit einer heute beinahe doppelt so hohen Inzidenz in unserem Krankengut [3]. Zum einen ist dies eine Folge der Möglichkeiten von Vorsorgeuntersuchungen (klinische Untersuchung, Zytologie, Kolposkopie) – wenn auch *keineswegs optimal ausgeschöpft –*, was zur Reduktion der invasiven Zervixkarzinome insgesamt und zu einer Verschiebung zugunsten der zervikalen, intraepithelialen Neoplasien (CIN) geführt hat (Abb. 43 [3]).

Zum anderen sind es *Faktoren* (s. auch Tab. 72) – unter dem Begriff der *Promiskuität* subsumiert –, die auch zahlenmäßig immer mehr an pathogenetischer Bedeutung bei der Entstehung von intraepithelialen Neoplasien erlangen.

Darunter fallen vor allem die «High-risk»-HPV 16, -18-Genotypen mit hoher Onkogenität, welche vorwiegend in Karzinomen und intraepithelialen Neoplasien der Zervix vorkommen (s. auch Kap. X/4.). Die HPV-assoziierten Zervixkarzinome sind dabei offenbar klinisch aggressiver (jüngere Patientinnen, häufiger Metastasen, kürzeres Intervall zwischen dem letzten normalen Pap.-Abstrich und dem Auftreten eines klinischen manifesten Karzinoms [9]). Bei mikroinvasiven Zervixkarzinomen (Definition s. u.) konnten sogar in 90 % der Fälle HPV 16 und 18 nachgewiesen werden [10]. – Die Rolle des Herpes simplex Virus Typ II als Risikofaktor hingegen ist unsicher [8]. Dennoch bleibt für die viralen, onkogenen Auslösungsmechanismen noch vieles in der Schwebe [55, 56].

Schließlich ist es auch die mit der höheren Lebenserwartung verbundene Zunahme an Korpuskarzinomen, die ganz wesentlich zu der oben erwähnten zahlenmäßigen Verschiebung zwischen Zervix- und Korpuskarzinomen geführt hat.

In rund 90 % der Fälle handelt es sich um Plattenepithelkarzinome. Die restlichen sind *typische Adenokarzinome, adenosquamöse, mesonephroide und gemischte Tumoren, oder Klarzell-Karzinome u. a.* Nimmt man das Fünf-Jahres-Überleben in Abhängigkeit vom histologischen Typ aus dem «Annual Report», scheinen die Adenokarzinome trotz anders lautenden Meinungen [51 u. a.] generell deutlich schlechter abzuschneiden (Tab. 76 [7]).

Tabelle 76: Fünf-Jahres-Überleben in Abhängigkeit vom histologischen Typ des Tumors. Aus: «Annual Report» on the results of treatment in gynecological cancer.

Stadium	Histologie	Gesamtzahl	Fünf-Jahres-Überleben nach Radiotherapie	Chirurgie
I	Plattenepithelkarzinom	2225	1483 (66,7 %)	2385 (85,3 %)
	Adenokarzinom	221	114 (51,6 %)	331 (80,1 %)
II	Plattenepithelkarzinom	5071	2614 (51,5 %)	213 (74,2 %)
	Adenokarzinom	345	126 (36,5 %)	38 (65,5 %)

XI/2.

Die weitere *Tumorausbreitung* hängt eng mit dem Tumorvolumen, dem Ausmaß der Stromainvasion und dem Einbruch in die lymphovaskulären Gefäße zusammen. Damit eng korreliert ist der Befall der pelvinen und paraaortalen Lymphdrüsenstationen.

2.1 Mikro-(früh-)invasive Zervixkarzinome

Seit 1985 besteht eine von der FIGO festgelegte Definition der *frühinvasiven Zervixkarzinome, die nur mikroskopisch zu erkennen sind* [11]:

- Als *minimale, beginnende (frühe) Stromainvasion (FIGO* $1a_1$*)* benennt man karzinomatöse Epithelknospen, die die Basalmembran durchbrochen haben, jedoch von dieser nicht mehr als 1 mm entfernt sind.
- Bei der zweidimensionalen Begrenzung des mikroinvasiven Karzinoms *(Mikrokarzinom) (FIGO* $1a_2$*)* ist eine maximale Tiefenausdehnung der Läsion von 5 mm und eine horizontale Ausbreitung von nicht mehr als 7 mm erlaubt.
- In Ergänzung dazu besteht schon seit 1974 eine vom Komitee der «Society of Gynecologic Oncologists» (SGO) inaugurierte Definition der *Mikroinvasion* als eine solche von weniger als 3 mm ohne lymphovaskuläre Einbrüche. Wird diese Begrenzung durchbrochen, wird die Läsion bereits dem (makro-)invasiven Zervikalkarzinom zugeordnet!

Diese differenzierte Betrachtung der Tiefenausdehnung ist nicht nur in diagnostischer Hinsicht bedeutsam, sondern zieht bei den nachgewiesenen engen Korrelationen zwischen Invasionstiefe und pelviner Lymphknotenbeteiligung auch entsprechende therapeutische Konsequenzen nach sich (Tab. 77 [11]).

Vergleicht man die beiden Gruppen, nämlich jene mit einer *Invasionstiefe bis zu 3 mm und jene mit einer solchen von 3,1–5 mm,* ist die Differenz des pelvinen Lymphknotenbefalls signifikant. Deshalb haben sich die meisten amerikanischen gynäkologischen Onkologen immer noch der SGO-Definition verschrieben. Rezidive mit Todesfolge waren nur in der Gruppe mit einem Tiefenwachstum von 3,1–5 mm und positiven Lymphknoten zu beobachten [12], wobei allerdings Maiman et al 1988 [13] auch bei einer Invasionstiefe < 3 mm in 6 % der Fälle lymphovaskuläre Karzinomzelleinbrüche mit der Gefahr der lymphogenen Absiedlung feststellen konnten. – Kolstad 1989 [52] kam zu vergleichbaren Resultaten bei verschiedenen Invasionsgraden, wobei nach ihm die «Gefahrenschwelle» bereits bei 1 mm Tiefenwachstum zu liegen scheint (Tab. 78). – Als weiterer prognostisch ungünstiger Faktor wird der geringe Abstand (< 5 mm) Exzisatrand/Tumorrand angeführt, oder dann wenn über die Frage: «im Gesunden entfernt?» Unklarheiten bestehen [23].

Entsprechende lineare Korrelationen bestehen naturgemäß auch beim invasiven Zervixkarzinom zwischen morphometrischen Volumenmessungen, lympho-vaskulären Karzinomzelleinbrüchen und der Häufigkeit von Lymphknotenmetastasen [14, 16]. – Daneben gibt es aber auch Einbrüche in die Blutgefäße, über deren Bedeutung man sich offenbar nicht ganz im klaren ist, aber deren Vorhandensein doch als prognostisch ungünstiges Zeichen zu werten ist.

Tabelle 77: Inzidenz befallener pelviner Lymphknoten in Beziehung zur Tiefe der Stromainvasion.*

	Tiefe der Stromainvasion			
	3 mm oder weniger		3,1 bis 5 mm	
Autoren	Fälle	positiver Lymphknoten-Befall	Fälle	positiver Lymphknoten-Befall
Foushee *et al* (1969)	16	0	13	1
Roche und Norris (1975)	9	0	21	0
Leman *et al* (1976)	32	0	3	0
Seski *et al* (1977)	37	0	–	–
Taki *et al* (1979)	55	0	–	–
Yajima und Noda (1979)	90	0	–	–
Nasumi *et al* (1980)	106	1	29	4
van Nagell *et al* (1983)	52	0	26	1
Simon (1986)	43	0	26	1
Total	440	1 (0,2 %)	124	9 (7,3 %)

* Fälle ohne weitere ungünstige Prognosekriterien

Tabelle 78: Invasionstiefe in Beziehung zu Gefäßeinbrüchen und Rezidiven und Todesfällen.

	Invasionstiefe			Stadium	
	< 1 mm	1–2,9 mm	3–5 mm	I a 1	I a 2
Anzahl Patienten	232	224	187	232	411
%	36,1	34,8	29,1	36,1	63,9
Anzahl mit Gefäßeinbrüchen	5	30	36	5	66
XI/2. %	2,2	13,4	19,3	2,2	16,1
Lokales Rezidiv	3	7	5	3	12
Pelvines Rezidiv	0	1	3	0	4
Tod infolge Karzinom	0	1	3	0	4

Was die *therapeutischen Richtlinien beim mikroinvasiven Karzinom* betrifft, kann man sich den Empfehlungen von Shingelton 1992 anschließen (Tab. 79 [11]). – Für die Vornahme einer Konisation werden von anderer Seite allerdings höchstens Invasionstiefen von < 1 mm akzeptiert [12].

Für Läsionen zwischen einer Invasionstiefe von 3,1–5 mm mit einem durchschnittlichen Lymphknotenbefall von 7,3 % erscheint eine pelvine Lymphonodektomie vertretbar, während auf eine ausgedehnte Parametrienresektion verzichtet werden kann. Diese soll hingegen bei lymphovaskulärem Befall – als schlechtem prognostischen Zeichen – ausgeführt werden [11].

2.2 Das invasive Zervixkarzinom

Die stadiengerecht adaptierte Therapie hat sich, mit gewissen Einschränkungen, allgemein durchgesetzt. Allerdings gibt es je nach Klinikeinstellung verschiedene Ansichten über die Radikalität des operativen Eingriffs (Ausmaß der Parametriumresektion, paraaortale Lymphdrüsenexstirpation u. a.) oder über Bestrahlungspläne. Dazu kommen neue chemotherapeutische Behandlungsansätze hinzu, sei es als neo- oder adjuvante Zusatzmedikationen. – Im weiteren interessieren Fragen über die Stellung der pelviskopischen oder ultraradikalen Operationen, oder solche über Komplikationen wie Lymphzysten usw.

2.2.1 Zur Diagnose

2.2.1.1 Lymphographie

Der Aussagewert der Lymphographie ist *kontrovers.*

Ein Füllungsdefekt in einem Lymphknoten ist neben anderen indirekten Zeichen das wichtigste diagnostische Zeichen für eine Metastase. Die hohe Rate an falsch positiven (in 30 %) und falsch negativen Befunden (in 12 %) *schränkt jedoch die diagnostische Akzeptanz stark ein* [17].

2.2.1.2 Ultraschall

Mit Ultraschalluntersuchungen können involvierte Lymphknoten ab einem Durchmesser von 2 cm erkannt werden [18].

Verdächtige paraaortale Lymphknoten müssen jedoch mit einer Feinnadelpunktion histologisch bestätigt werden. Bei negativem Ausfall hingegen bleibt nur die Absicherung über die chirurgische Exploration vor einer eventuell komplikationsreichen Bestrahlung in paraaortalen Feldern. – Die Ultraschall-Befundinterpretation ist stark «Untersucher-abhängig».

Tabelle 79: Therapieempfehlungen für das mikroinvasive Karzinom.

	Positive Lymphknoten	
Läsionen mit einer Invasionstiefe bis zu 3 mm	0,4 %	Totale Hysterektomie oder Konisation
Läsionen mit einer Invasionstiefe von 3–5 mm	7,3%	Totale Hysterektomie und pelvine Lymphonodektomie
Läsionen mit lympho-vaskulären Gefäßeinbrüchen	Keine aussagekräftigen Daten vorhanden	Radikale Hysterektomie (Piver Typ II) und pelvine Lymphonodektomie

Neue endosonographische Techniken (transrektaler, transurethraler, vaginaler Ultraschall) lassen eine deutlich verbesserte Beurteilung von Lokalbefund, parametranem Befall und eventuellem Übergreifen auf benachbarte Organe zu.

Vorteile der Ultraschalluntersuchungen: niedrige Kosten, keine Strahlengefährdung u. a.

Tabelle 80: Mt. Sinai-Studie: Pelvine CT und MRI vs. chirurgisches Staging

	Sensitivität	Spezifizität
CT	14 %	100 %
MRI	28 %	64 %

Schlußfolgerung:
Die Beurteilungen durch CT oder MRI sind einzeln oder zusammen nicht besser als das klinische Staging!

XI/2.

2.2.1.3 CT und MRI

Eine *exakte Stadieneinteilung* gelingt mit beiden Verfahren nur unzureichend, so daß sich für die Planung des therapeutischen Vorgehens durch die neuen bildgebenden Möglichkeiten keine Änderungen ergeben [19]. Generell gesehen schneidet MRI etwas besser ab, die Ergebnisse sind jedoch trotzdem ernüchternd (Tab. 80 [50]). Die Beurteilung des Lokalbefundes mit MRI ist dabei etwas aussagekräftiger, diejenige der Lymphknotenmetastasen etwa gleichwertig. – Auch ein kürzlich erschienenes Statement im N Engl J Med (1990) brachte keine neuen Erkenntnisse [22].

Tabelle 81: Lymphknotenmetastasen beim Zervixkarzinom

	Pelvin [%]	Paraaortal [%]
I a	< 1 (0,5–2)	~ 0
I b	30 (11–31)	11 (4–25)
II a	25	16 (0–19)
II b	44–50	22 (6–32)
III		40 (17–43)
IV	50–100 (III–IV)	75 (33–66)

2.2.1.4 Untersuchungsmethoden mit Radionukliden

Mit Radionukliden können intraoperativ die Lymphknoten markiert und die Radikalität der Lymphknotenexstirpation beurteilt werden [21]. – Mit der Weiterentwicklung tumorspezifischer Antikörper sollte es möglich sein, auch mikroskopisch kleine Absiedlungen zu erkennen. Damit sollten auch unklare Interpretationen durch Aufnahme der Antikörper in das normale lymphatische System verhindert werden [17].

2.2.1.5 Operatives Staging

Die Idee einer prätherapeutischen Staging-Laparotomie ist eigentlich einleuchtend, wenn man die Irrtumswahrscheinlichkeiten bei der Anwendung diagnostischer Methoden (s. unter 2.2.1.1 bis 2.2.1.3) in Betracht zieht. Auch die Unsicherheit der rein klinischen Beurteilung ist groß. So wird z. B. in mehr als einem Drittel der Fälle eine Überbewertung eines histopathologisch verifizierten Stadiums II b angenommen [31].

Allerdings variieren die Meinungen über die Indikationen und den Nutzen der *prätherapeutischen Stagingoperation* beträchtlich.

Der operative Zugang kann sowohl intra- wie auch extraperitoneal gewählt werden. Mit dem extraperitonealen Vorgehen, das heute bevorzugt wird, können die späteren Bestrahlungsfolgen (intestinale, urologische Komplikationen) in den paraaortalen Feldern «dramatisch» gesenkt werden [25]. Dabei spielt natürlich auch die Dosisfrage bei der Ausdehnung der Bestrahlungsfelder auf die paraaortale Region eine entscheidende Rolle [42]. So sind Dosen > 60 Gy, von denen man eine Tumorsterilisation erwarten könnte, im Hinblick auf die vorwiegend intestinale Morbidität von über 60 % nicht mehr tolerabel. – Mit der metastatischen Besiedlung der paraaortalen Lymphknoten nimmt die Überlebenszeit linear ab und beträgt schließlich nur noch 9–30 % [43]. – Mit der Beckennachbestrahlung nach positiven Lymphknoten ist die Lokalrezidivrate wahrscheinlich geringer. Auf die Überlebensraten hat sie allerdings insgesamt keinen Einfluß [11].

Im allgemeinen beschränkt sich die Lymphonodektomie beim Staging auf den Bereich der A./V.iliaca communis bis zum Abgang der A. mesenterica inf. Aber nicht nur die auf diese Region beschränkte Lymphknotenexstirpation, sondern auch die Frage der Radikalität ganz allgemein («Sampling»- versus radikale Exstirpation) liefern schließlich auch die divergenten Resultate über das Ausmaß der Lymphknotenmetastasen beim Zervixkarzinom (Tab. 81 [24]). Bei einem «Sampling» ist jedenfalls die Ausbeute befallener Lymphknoten geringer und damit die Gefahr einer falsch negativen Aussage größer. Ist die Schnellschnittuntersuchung der paraaortalen Lymphknoten positiv, kann eine Skalenusbiopsie angeschlossen werden, die in 10–30 % positiv ausfallen kann [26]. In der gleichen Sitzung können Primärtumor und die Parametrien palpatorisch und bioptisch beurteilt werden.

2.3 Therapie

2.3.1 Die therapeutische Lymphonodektomie

2.3.1.1 Hat die Lymphonodektomie einen kurativen Effekt?

XI/2. Da nodal-negative Patientinnen eine deutlich höhere Lebenserwartung haben als nodal-positive, wäre die sich daraus ergebende Schlußfolgerung eigentlich bald gezogen, falls man annimmt, mit einer radikalen Lymphonodektomie möglichst alle Lymphknoten entfernen zu können. Auch die Tatsache, daß offenbar die Resultate durch postoperative Bestrahlung bei positivem pelvinen Lymphknotenbefall nicht verbessert werden können spricht für die «radikale» Exstirpation [11, 29].

Ein *kurativer Effekt* könnte jedoch nur über die «vollständige» Entfernung aller Lymphknoten erreicht werden. Daß diese Zielvorstellung bis heute noch nicht erreicht ist, zeigen intraoperative radioimmunologische Methoden, mit denen trotz «radikaler» Entfernung der Lymphknoten immer noch in etwa zwei Drittel der Fälle positive Knoten verbleiben [28]. Begreiflicherweise gehen deshalb die Meinungen über den therapeutischen Effekt, im besonderen über den bei der paraaortalen Lymphonodektomie, auseinander. Vergleichsweise ist dies auch beim Ovarialkarzinom der Fall, wo allerdings beim Stadium III dadurch Fünf-Jahres-Heilungen von 40 % erreicht werden sollen [27]. Mittlerweile ist dieses Vorgehen beim Ovarialkarzinom zum Standard geworden.

Trotzdem gehen die Meinungen über die *Indikationen und über den Sinn einer paraaortalen Lymphonodektomie* beim Zervixkarzinom auseinander.

So sind z. B. Sevin und Averette 1988 [32] für eine Entfernung beim «early cervical carcinoma» (in 5,5 % positive Lymphknoten), hingegen nicht bei einem Stadium II B mit einem Drüsenbefall von durchschnittlich 17,3 %. Sie sind der Ansicht, daß bei massivem Drüsenbefall das Problem nicht chirurgisch, sondern nur strahlentherapeutisch gelöst werden muß. – Ganz anders verhalten sich Winter et al 1988 [30], die *beim Stadium II B für die systematische paraaortale Lymphonodektomie (in 22,6 % positive Lymphknoten)* plädieren, und beim *Stadium I B bei positiven pelvinen Drüsen.* Mit der vorgängigen Skalenusbiopsie beim Stad II B werden die nicht für die Lymphonodektomie vorgesehenen Patientinnen im voraus selektioniert.

Im weiteren wird die extraperitoneale, untere paraaortale Lymphonodektomie (bis zur A. mesenterica inf.) auch als Teil des initialen Stagings in den Stadien II B, III und IV propagiert [34].

Tabelle 82: Schwere und leichte Komplikationen nach radikaler Hysterektomie sowie pelviner und paraaortaler Lymphonodektomie beim Zervixkarzinom (n = 40; Oktober 1985 bis April 1989).

Schwere Komplikationen	n	%
Lungenembolie	1	2,5
Beckenvenenthrombose	2	5
Femoralvenenthrombose	1	2,5
Postoperative Blutung	1	2,5
Pankreatitis	0	
Gastrointestinale Komplikationen	0	
Todesfälle	0	
Total	5	12,5
Leichte Komplikationen	**n**	**%**
Fieber > 38°C	8	20
Zystitis	30	75
Wundinfekt	1	2,5
Lymphzyste	4	10
Leichtes Lymphödem	1	2,5
Pneumonie	1	2,5

Je nach Ausfall erfolgt in den «positiven» Fällen eine «radikale Strahlentherapie» mit Zusatzfeldern in der paraaortalen Region und eine systemische Chemotherapie. Sonst beschränkt man sich auf eine pelvine Bestrahlung.

Über ein *definitives Therapieschema* unter Einschluß der paraaortalen Lymphonodektomie werden schließlich Langzeitresultate eines statistisch verwertbaren Patientenkollektivs entscheiden. Ob in Zukunft die Meinung, daß ein positiver Nodalstatus bereits ein Zeichen der Generalisierung ist – wobei rund 40 % dieser Patientinnen an Fernmetastasen und 20 % an einem Lokalrezidiv ad exitum kommen sollen [31] –, relativiert werden kann, ist zur Zeit nicht zu beantworten.

2.3.1.2 Komplikationen der paraaortalen Lymphonodektomie

Die Komplikationsraten variieren je nach Autor, sind aber nach Winter et al 1988 [30] vertretbar (Tab. 82).

2.3.1.3 Parametriumresektion

Die Frage nach dem Ausmaß der Parametriumresektion wird unterschiedlich beantwortet. Dementsprechend hat eine Standardisierung des Begriffs der radikalen Hysterektomie nie stattgefunden. Entsprechend gibt es eine Vielzahl von

Modifikationen. Bei der Resektion des lateralen Drittels des seitlichen Parametriums sind die operativen Risiken jedenfalls größer und die urologischen Spätschäden nehmen zu [35]. Dennoch spricht sich Shingleton 1992 [11] sogar beim mikroinvasiven Zervixkarzinom mit lymphovaskulären Einbrüchen für eine Resektion des lateralen Drittels (Radikale Hysterektomie Piver-Typ III) aus. – Auch Burghardt et al 1988 [36] befürworten die ausgedehnte parametrane Resektion, da ihrer Meinung nach in allen Stadien in den parametranen Partien bis zur Beckenwand positive Lymphknoten gefunden werden können (Tab. 83 [36]).

Tabelle 83: Klinische Stadien: parametraner Befall (%).

	I b	II a	II b
Parametraner Befall	12,9	25,0	30,6
Kontinuierlich	0,8	25,0	9,6
Diskontinuierlich	0,8	–	4,1
Gefäßeinbrüche	3,0	12,5	7,3
Parametrane Lymphknoten	11,4	12,5	21,5
Total n = 359	n = 132	n = 8	n = 219

2.3.1.4 Lymphzysten

Während man früher Lymphzysten nur palpatorisch erfaßte, ist die diagnostische Ausbeute mit den bildgebenden Methoden seither bedeutend höher. Entsprechend liegen die Prozentzahlen bei den mit dem CT nachgewiesenen Lymphzysten nach erweiterter Hysterektomie beim Zervixkarzinom bei 20,2 % und nach radikaler Chirurgie beim Ovarialkarzinom sogar bei 31,8 % [37]. Mit zunehmender Radikalität steigt das Risiko der *Lymphzystenbildung,* ebenso wie nach Radiotherapie.

Im allgemeinen treten sie wenige Tage nach der Operation auf und können innerhalb der nächsten 3–8 Wochen zu respektabler Größe anwachsen. Die meisten entwickeln sich entlang dem Lymphgefäßsystem, das chirurgisch angegangen wurde, gelegentlich bis in die Höhe des Abgangs der Nierengefäße.

In diesem Zusammenhang verdient das subkutan in die Bauchdecken applizierte Heparin besonderes Interesse, da dieses, durch die lymphatischen Gefäße transportiert, die Formation von Zysten begünstigen soll. Injiziert man das Heparin jedoch subkutan in die Oberarme, findet man in der Drainageflüssigkeit nach Lymphonodektomien deutlich weniger Heparin und Lymphzystenbildungen [38, 39].

Zur *Prävention* werden folgende Maßnahmen vorgeschlagen: sorgfältiges Clippen oder Koagulieren aller efferenten und afferenten Lymphgefäße, passive Drainage des Wundgebietes ohne Absaugen (d. h. ohne zusätzlichen mechanischen Reiz) und Verzicht auf Peritonealisierung des retroperitonealen Raums. Mit diesem Verzicht kann die Lymphzystenfrequenz von 33,9 % auf 17,4 % gesenkt werden [40].

XI/2.

Die *Indikation zu einer Intervention* ist nur gegeben bei Schmerzen, Obstruktion der ableitenden Harnwege und/oder Kompression der iliakalen Venen mit Einflußstauung bzw. Thrombose oder bei einer Infektion.

Das am häufigsten geübte Vorgehen ist die ultraschallgesteuerte Punktion der Zyste mit intervallweiser Instillation von 10prozentigem Betadine® oder wahrscheinlich besser über einen Pigtailkatheter mit längerer Liegedauer [41].

2.3.1.5 Urologische Komplikationen

Die Rate *intraoperativer Verletzungen* von Blase und Ureter und die der postoperativen Fisteln hängt eng mit der Radikalität des Eingriffs zusammen und wird im Durchschnitt mit 8,8 % beziffert. Die *Fistelfrequenz* ist nach präoperativer Bestrahlung etwa doppelt so hoch. Ein Drittel heilt spontan, die restlichen zwei Drittel müssen chirurgisch versorgt werden [45].

Die *postoperativ auftretende Blasendysfunktion,* deren Entstehung letztlich nicht ganz geklärt ist, scheint sowohl auf eine neurale Läsion (Denervation) als auch auf die direkte Einwirkung durch das Operationstrauma (Ödeme, Hämatome, Infekte) zurückzuführen zu sein [46]. Die verminderte Blasensensibilität, als Folge der Denervierung (Parametriumresektion), führt zu typischen Entleerungsstörungen (Verlust des Miktionsreizes, hohe Resturinmengen u. a.), die so in der Vordergrund treten können, daß sie die Lebensqualität mehr beeinträchtigen als eventuelle Sekundärfolgen des Grundleidens.

Zeitverschoben spielen sich unmittelbar perioperative Störungen der Blasenfüll- und Entleerungsphasen und spätere im Bereich des Verschlußapparates mit Streßinkontinenz, wiederum als Resultat von Denervierung und Operationstrauma, ab.

Die *Therapie* dieser komplexen Blasenstörung besteht vorerst in einer genügend langen suprapubischen Blasendrainage.

Die Urinvolumina sind so an die Normkapazität der Blase heranzuführen. Dazu gehört eine «Neukonditionierung» der Blase im Sinne eines rigorosen Blasentrainings (Blasendrills) zwecks Verhinderung einer Blasenatonie mit Resturin > 1 l und Überlaufinkontinenz [47]. Die obligate medikamentöse Begleittherapie richtet sich im wesentlichen nach den urodynamischen Resultaten (s. auch Kap.
XI/2. VII).

2.3.1.6 Neoadjuvante Chemotherapie

Die vor wenigen Jahren inaugurierte neoadjuvante Chemotherapie zur *prätherapeutischen Tumorvolumenreduktion* bei einem Tumordurchmesser > 4 cm (Stadium II b, II a und höher) vor einer geplanten Operation oder Strahlentherapie wie auch die nachfolgende *adjuvante Chemotherapie* bei histomorphologischen Negativkriterien (lymphovaskuläre Einbrüche) ergeben neue Perspektiven. Aufgrund bereits vorliegender und offensichtlich günstiger Berichte kommen mehrheitlich ähnliche Therapieschemata (Kombinationen von Cis-Platin, Vincristin, Bleomycin u. a.) zur Anwendung (Tab. 84 [11]). Langzeitresultate sind jedoch abzuwarten.

2.3.1.7 Beckeneviszeration

Die ultraradikalen Eingriffe haben heute unbestritten nur noch eine kurative Zielsetzung. So kann bei rechtzeitiger Entscheidung und richtiger Indikationsstellung mit bis zu 50 % Fünf-Jahresheilungen bei einer Letalität von etwas mehr als 5 % gerechnet werden [15, 20].

Die Exenteration stellt die erfolgversprechendste therapeutische Alternative für das Rezidiv dar. Allgemein spricht man bei folgenden Situationen

Tabelle 84: Neoadjuvante Chemotherapie beim Zervixkarzinom.

	Pat.-Zahl	Stadium	Therapieschema	Sekundärtherapie	Erfolg	Kommentar
Friedlander (1983)	35	fortgeschritten	VB Bleo CDDP	NS	18 % KR* 48 % PR**	
Sardi (1986)	33	lokal fortgeschritten	VC Bleo CDDP	Chirurgie	NS	Inoperabilität → Operabilität
Kirsten (1987)	47	lokal fortgeschritten	VB Bleo CDDP	Chirurgie oder RT	66 %	Längere Rezidivfreiheit bei «Responders»
Rustin (1987)	12	fortgeschritten Stad. IV	VC MTX Bleo CDDP	Chirurgie oder RT	60 % KR 20 % PR	bei 2 Pat. ∅ Tumornachweis mehr
Kim (1988)	35	I b, II > 4 cm	VB Bleo CDDP	Chirurgie	46 % KR 43 % PR	bei 7 Pat. ∅ Tumornachweis mehr
Benedetti Panici (1988)	33	lokal fortgeschritten > 4 cm	CDDP Bleo MTX	Chirurgie Chirurgie	12 % KR 63 % PR	bei 4 Pat. ∅ Tumornachweis mehr
Kim (1989)	54	I b > 4 cm	VB CDDP Bleo	Chirurgie	81 %	bei 22 Pat. nur mikroskopischer oder kein Tumornachweis mehr Zwei-Jahres-Überleben 94 %

*KR = Komplette Remission; **PR = Partielle Remission

von einer prognostisch günstigen Ausgangssituation: kleines Tumorvolumen, zentrale Läsion, langes rezidivfreies Intervall, komplette Entfernung des Tumors und fehlenden Lymphdrüsenmetastasen [48].

Neue Techniken der Wiederherstellung im intestinalen und urologischen Bereich haben die Aussichten auf eine auch nachher durchaus «akzeptable» Lebensqualität verbessert. Dazu gehören tiefliegende Dickdarmanastomosen mit der Staplertechnik, sexuelle «Rehabilitation» mit plastischen Eingriffen (Lappentechnik u. a.), kontinente Ersatzblasen und Darmstomata u. a. [53]. Das Prolabieren des Dünndarms in das denudierte Becken, als eine der gefürchtetsten intestinalen Komplikationen (Obstruktion, Fistelbildung), kann heute besser mit einer Abdeckung des kleinen Beckens mit synthetischem Material (z. B. mit einem Polyglactinnetz), einem peritonealen «Patch» oder mit der Transposition eines gestielten Netzlappens verhindert werden [49].

2.3.1.8 Zu den Behandlungsprinzipien und -erfolgen

XI/2.

Die Entwicklung geht dank neuer klinisch-wissenschaftlicher Ergebnisse immer weiter und findet in immer wieder neuen Behandlungsrichtlinien und in schematisierten Darstellungen ihren Niederschlag [33 u. a.] Dies zeigt sich sowohl im *operativen Bereich* (differenzierte Behandlung des mikroinvasiven Karzinoms, Indikationen für die paraaortale Lymphonodektomie, kombinierte operative und radiotherapeutische Behandlung (CORT) von Beckenwandrezidiven [54], laparoskopisch assistierte, radikale Operation nach Schauta mit bilateraler laparoskopischer, pelviner

Tabelle 85: Fünf-Jahres-Überleben von 23 804 Fällen, *bezogen auf Stadium und histologischen Typ, getrennt nach Behandlungsformen.* Primärbehandlung in den Jahren 1979 bis 1981 aus 114 Behandlungszentren.

Stadium	Histologie	Strahlentherapie			operative Therapie		
			Fünf-Jahres-Überleben			Fünf-Jahres-Überleben	
		n	n	%	n	n	%
I	Plattenepithelkarzinom	2225	1483	66,7	2796	2385	85,3
	Adenokarzinom	221	114	51,6	331	265	80,1
II	Plattenepithelkarzinom	5071	2614	51,5	287	213	74,2
	Adenokarzinom	345	126	36,5	58	38	65,5
III	Plattenepithelkarzinom	4976	1483	29,8	19	5	26,3
	Adenokarzinom	322	66	20,5	3	2	
IV	Plattenepithelkarzinom	834	58	7,0	14	3	
	Adenokarzinom	86	6	7,0	2	0	
I/IV	Plattenepithelkarzinom	13106	5638	43,0	3116	2606	83,6
	Adenokarzinom	974	312	32,0	394	305	77,4

Ergebnisse der kombinierten Therapie

		operative Therapie vor Strahlentherapie			*Strahlentherapie vor* operativer Therapie		
			Fünf-Jahres-Überleben			Fünf-Jahres-Überleben	
		n	n	%	n	n	%
I	Plattenepithelkarzinom	1341	951	70,9	1252	998	78,9
	Adenokarzinom	256	154	60,2	233	166	71,2
II	Plattenepithelkarzinom	615	358	58,2	949	601	63,3
	Adenokarzinom	88	44	50,0	130	72	55,4
III	Plattenepithelkarzinom	107	40	37,4	165	69	41,8
	Adenokarzinom	8	2		11	3	
IV	Plattenepithelkarzinom	25	3	12,0	7	2	
	Adenokarzinom	7	0		2	0	
I/IV	Plattenepithelkarzinom	2088	1352	64,8	2373	1660	70,0
	Adenokarzinom	359	200	55,7	376	241	64,1

Lymphonodektomie [58] u. a.), als auch im Bereich der verschiedenartigen *Bestrahlungsmodalitäten* (prä- und/ oder postoperative Bestrahlung, neue Bestrahlungstechniken, Kombination der Bestrahlung mit durch Mikrowellen erzeugter Hyperthermie oder mit hyperbarem O_2 (erlaubt
XI/2. höhere Dosis in weniger zahlreichen Sitzungen), photodynamische Therapie u. a. [44, u. a.]). Dazu eröffnen sich für die *Chemotherapie* neue Perspektiven mit differenzierten Behandlungsschemata neoadjuvanter und adjuvanter Therapieformen u. a.

Eine Übersichtsstatistik aus dem «Annual Report» 1988 zeigt den Stand der Fünf-Jahres-Überlebensraten aufgrund verschiedener Therapiestrategien, im besonderen Strahlentherapie vs operative Therapie (Tab. 85).

Mit zunehmendem Tumorvolumen, bei Parametriumbefall mit Einbruch in den lymphovaskulären Raum und dem Befall der pelvinen und paraaortalen Lymphknoten schwinden die Therapieaussichten.
Die Vorsorge steht deshalb nach wie vor an erster Stelle unserer Bemühungen, besonders wenn man den immer noch bestehenden Überhang an fortgeschrittenen Stadien (Tab. 85) zur Kenntnis nehmen muß.

Literaturhinweise

1 Schrage H (1993) Hinweise für den Zellabstrich an der Zervix und für die Bewertung der Befunde. Frauenarzt 34:187

2 Campbell St, Ban V, Royston P et al (1989) Transabdominal ultrasound screening for early ovarian cancer. Br Med J 299:1363

3 Hochuli E, Rageth Ch (1990) Zur Effizienz gynäkologischer Vorsorgeuntersuchungen – Perspektiven. Geburtsh Frauenheilkd 50:425

4 Feig SA (1988) Decreased breast cancer mortality through mammographic screening. Results of clinical trials. Radiology 167:659

5 Verbeck ALM, Holland R, Sturmans F et al (1984) Reduction of breast cancer mortality through mass screening with modern mammography. Lancet II:1222

6 Tabar L, Fagerberg CJG, Gad A et al (1985) Reduction of mortality from breast cancer after mass screening with mammography: randomized trial from the breast cancer screening working group of the Swedish National Board of Health and Welfare. Lancet I:829

7 Petterson F (1988) (Hrsg) Annual report on the results of treatment in gynecological cancer. 20:38

8 Vonka V, Roth Z (1987) Herpes-simplex-typ-II-virus and cervical neoplasia. Adv Cancer Res 48:149

9 Walker J, Bloss JD, Liao SY et al (1989) Human papillomavirus genotype as a prognostic indicator in carcinoma of the uterine cervix. Obstet Gynecol 74:781

10 Beaudenon S, Kremsdorf D, Croissant O et al (1986) A novel type of human papillomavirus associated with genital neoplasia. Nature 321:246

11 Shingleton HM (1992) Surgical treatment of cancer of the cervix. Eur J Gynaec Oncol 13:45

12 DePriest PD, vanNagell JR jr, Powell DE (1990) Microinvasive cervical cancer. Clin Obstet Gynecol 33:846

13 Maiman MA, Fruchter RG, DiMaio TM, Boyce JM (1988) Superficially invasive squamos cell carcinoma of the cervix. Obstet Gynecol 72:399

14 Van Nagell JR jr, Donaldson ES, Wood EG, Parker JC (1978) The significance of vascular invasion and lymphoplasmatic infiltration in invasive cancer of the uterine cervix. Cancer 41:228

15 Moreley GW, Hopkins MP, Lindenauer SM, Roberts JA (1989) Pelvic exenteration, Universitiy of Michigan: 100 patients at 5 years. Obstet Gynecol 74:934

16 Burghardt E, Pickel H, Haas J (1985) Prognostische Faktoren und operative Behandlung des Zervixkarzinoms. In Burghardt E (Hrsg): Spezielle Gynäkologie und Geburtshilfe. Springer. Wien S 72

17 Heaps JM, Berek JS (1990) Surgical staging of cervical cancer. Clin Obstet Gynecol 33:852

18 Bernaschek G, Deutinger J, Bartl W, Janisch H (1986) Endosonographic staging of carcinoma of the uterine cervix. Arch Gynecol 239:21

19 Zapf S, Halbsguth A, Schweden F et al (1987) Zum Problem des prätherapeutischen Staging des Carcinoma colli uteri. Untersuchungen zum diagnostischen Wert der Computertomographie und der Kernspintomographie im Vergleich zum gynäkologischen Palpa-

tionsbefund und der pathologisch-anatomischen Diagnose. Geburts Frauenheilkd 47:838
20 Soper JT, Berchuck A, Creasman WT, Clarke-Pearson DL (1989) Pelvic exenteration: Factors associated with major surgical morbidity. Gynecol Oncology 35:93
21 Gitsch E, Philipp K (1988) Radionuclide guided radical surgery for cervical cancer. In Burghardt E, JM Monaghan (eds) Operative treatment of cervical cancer. Baillières Tindall. London p 867
22 Shulman R (1990) NMR – another cancer-test disappointment. N Engl J Med 322:1002
23 Schmidt-Matthiesen H, Kühnle H (1991) Präneoplasien und Neoplasien der Zervix uteri. In Wulf KH, Schmidt H, Matthiesen (Hrsg) Spezielle gynäkologische Onkologie I. Urban & Schwarzenberg. München-Wien-Baltimore S 129
24 Käser O (1989) Die Entwicklung radikaler Operationstechniken in der Gynäkologie am Beispiel des Ovarial- und Zervixkarzinoms. Geburtsh Frauenheilkd 49:1025
25 Schellhas HG (1975) «Extraperitoneal paraaortic node dissection through an upper abdominal incision». Obstet Gynecol 46:444
26 Burke TW et al (1987) Evaluation of the scalene lymph nodes in primary and recurrent cervical carcinoma. Gynecol Oncol 28:312
27 Burghardt E, Lahousen M, Stettner H (1989) The significance of pelvic and paraaortic lymphadenectomie in the operative treatment of ovarian cancer. In Burghardt E, Monaghan JM (eds) Operative treatment of ovarian cancer. Baillières Tindall. London p 157
28 Kjorstadt KE (1988) Treatment complications in patients with early-stage cervical cancer. In Burghardt E, Monaghan JM (eds) Operative treatment of cervical cancer. Baillières Tindall. London p 963
29 Baltzer J (1987) Die operative Behandlung des Zervixkarzinoms – Klinische, histologische und tumormetrische Untersuchungsergebnisse einer kooperativen Studie an 4 Universitätskliniken bei 1092 Patientinnen mit Zervixkarzinom. Habilitationsschrift. München
30 Winter R, Petru E, Haas J (1988) Pelvic and paraaortic lymphadenectomy in cervical cancer. In Burghardt E, Monaghan JM (eds) Operative treatment of cervical cancer. Baillières Tindall. London p 857
31 Friedberg V (1988) Operative therapy for stage II B cervical cancer. In Burghardt E, Monaghan JM (eds) Operative treatment of cervical cancer. Baillières Tindall. London p 973
32 Sevin BU, Averette HE (1988) Staging laparotomy and radical hysterectomy for cancer of the cervix. In Burghardt E, Monaghan JM (eds) Operative treatment of cervical cancer. Baillières Tindall. London p 761
33 Hochuli E, Rageth Ch (1991) Basisrichtlinien zur Therapie des invasiven Zervixkarzinoms. Arch Gynecol Obstet 249 (Suppl):89
34 Monaghan JM (1988) Management decision making using clinical and operative staging in cervical cancer. In Burghardt E, Monaghan JM (eds) Operative treatment of cervical cancer. Baillières Tindall. London p 737
35 Ralph G, Tamussino K, Lichtenegger W (1988) Urological complications after radical abdominal hysterectomy for cervival cancer. In Burghardt E, Monaghan JM (eds) Operative treatment of cervical cancer. Baillières Tindall. London p 943
36 Burghardt E, Haas J, Girardi F (1988) The significance of the parametrium in the operative treatment of cervical cancer. In Burghardt E, Monaghan JM (eds) Operative treatment of cervical cancer. Baillières Tindall. London p 879
37 Petru E, Tamussino K, Lahousen M et al (1988) Pelvic and paraaortic lymphocysts after radical surgery because of cervical and ovarian cancer. Obstet Gynecol 161:937
38 Kröpfl D, Krause R, Hartung R et al (1987) Subcutaneous heparin injection in the upper arm as a method for avoiding lymphoceles after lymphadenectomies in the lower part of the body. Urol Int 42:416
39 Ojeda L, Sharifi R, Lee M et al (1986) Lymphocele formation after extraperitoneal pelvic lymphadenectomy: possible predisposing factors. J Urol 136:616
40 Pennehouat G, Mosseri V, Durand JC et al (1988) Lymphocèles et péritonisation après lymphadénectomies pour cancer de l'uterus. Obstet Biol Reprod 17:373
41 Gilliland JD, Spies JB, Brown SB (1989) Lymphoceles: percutaneous treatment with povidone-iodine sclerosis. Radiology 171:227
42 Piver MS, Barlow JJ, Crishnamsetti R (1981) Five-year survival (with no evidence of disease) in patients with biopsy-confirmed aortic node metastases from cervical carcinoma. Am J Obstet Gynecol 139:575
43 Averette HE, Donato DM, Lovecchio JL, Sevin BU (1987) Surgical staging of gynecologic malignancies. Cancer 60:2010
44 Perez CA, Kurman RJ, Stehman FB, Thigpen JT (1992) Uterine cervix. In Hoskins WJ, Perez CA, Young RC (eds) Principles and practice of gynecologic oncology. Lippincott. Philadelphia p 591
45 Hochuli E (1993) Operatives und adjuvantes Therapiekonzept beim Zervixkarzinom. In Hochuli E: Perioperative Gynäkologie – Prävention und Therapie perioperativer Komplikationen. Springer. Berlin-Heidelberg-New York S 290
46 Kindermann G, Debus-Tiede G (1988) Postoperative urological complications after radical surgery for cervical cancer. In Burghardt E, Monaghan JM (eds) Operative treatment for cervical cancer. Ballières Tindall. London p 933
47 Hochuli E (1985) Geburtshilfe – Gynäkologie und Grenzgebiete. Huber. Bern-Stuttgart-Toronto S 86
48 Shingleton HM, Soong S-J, Gelder MS et al (1989) Clinical and histopathological factors predicting recurrence and survival after pelvic exenteration for cancer of the cervix. Obstet Gynecol 73:1027
49 Stanhope CR, Webb MJ, Podratz KC (1990) Pelvic exenteration for recurrent cervical cancer. Clin Obstet Gynecol 33:897
50 Brodman M, Friedman jr F, Dottino P et al (1990) A comparative study of computerized tomography, magnetic resonance imaging, and clinical staging for the detection of early cervix cancer. Gynecol Oncology 36:409
51 Leminen A, Paavonen J, Forss M et al (1990) Adenocarcinoma of the cervix. Cancer 65:53

52 Kolstad P (1989) Follow-up study of 232 patients with stage I a1 and 411 patients with Stage I a2 squamous cell carcinoma of the cervix (microinvasive carcinoma). Gynecol Oncology 33:265
53 Penalver MA, Bejany DE, Averette HE et al (1988) Continent urinary diversion in gynecologic oncology. Gynecol Oncology 34:274
XI/3. 54 Höckel M, Knapstein PG, Hohenfellner R et al (1993) Die kombinierte operative und radiotherapeutische Behandlung (CORT) von Beckenwandrezidiven: Erfahrungsbericht nach 3 Jahren. Geburtsh Frauenheilkd 53:147
55 Aurelian R (1989) Is human papillomavirus the primary factor in the causation of cervical neoplasia? Does herpes simplex virus play a subordinate role? – Con – J Gynecol Surg 5:229
56 Kurman RJ (1989) Is human papillomavirus a primary factor in the causation of cervical neoplasia? Does herpes virus play a subordinate role? – Pro – J Gynecol Surg 5:225
57 Leodolter S (1994) pers. Mitteilung des Lektors
58 Kadar N, Reich H (1993) Laparoscopically assisted radical Schauta hysterectomy and bilateral laparoscopic pelvic lymphadenectomy for the treatment of bulky stage I B carcinoma of the cervix. Gynaecological Endoscopy 2:135
59 Schneider V (1994) Die Lage der angewandten Zytologie in Deutschland. Kongreßbericht. Dtsch Ges für Zytologie, Okt 1993, Leipzig. Der Frauenarzt 35:669

3. Korpuskarzinom

Verschiedene *neue Aspekte* haben sich beim Korpuskarzinom in den Vordergrund des Interesses geschoben. Einer davon ist das z. T. *weltweite Ansteigen der Inzidenz,* besonders in den industrialisierten Ländern, so daß das Korpuskarzinom zum *häufigsten Genitalkarzinom* avanciert ist. Da vergleichsweise klare zahlenmäßige Unterschiede des Vorkommens in den verschiedenen Ländern (z. B. westliche Staaten im Vergleich zu Asien, zu Entwicklungsländern) zu erkennen sind, ist der Faktor Östrogenzufuhr nur einer, wenn auch ein besonders in den westlichen Ländern wesentlicher, epidemiologischer Faktor.

3.1 Zur Epidemiologie

Mit dem Ansteigen der Inzidenzrate hat sich auch das *Verhältnis Korpuskarzinom zu Zervixkarzinom* verschoben und erreicht beispielsweise nach den Zahlen der Arbeitsgemeinschaft Schweizerischer Frauenkliniken ein Verhältnis von beinahe 2:1 [1]. Neben der zunehmenden Überalterung der Bevölkerung und parallel dazu mit dem Ansteigen der sog. Alterskrebse, waren es bislang die ungenügende Vorsorge und die für ein Screening ungeeigneten Methoden, die sowohl zum Frequenzanstieg als auch zu dieser Verschiebung geführt haben.

Dazu kam der in den sechziger und siebziger Jahren beginnende «Boom» einer *ungebremsten Östrogensubstitution* (vor allem in den USA), und zwar vorerst ohne Gestagene [10]. – So wurde von einem dadurch bedingten zehnfach höheren Endometriumkarzinomrisiko gesprochen [2]. Persson et al 1989 [3] berechneten einen Anstieg des relativen

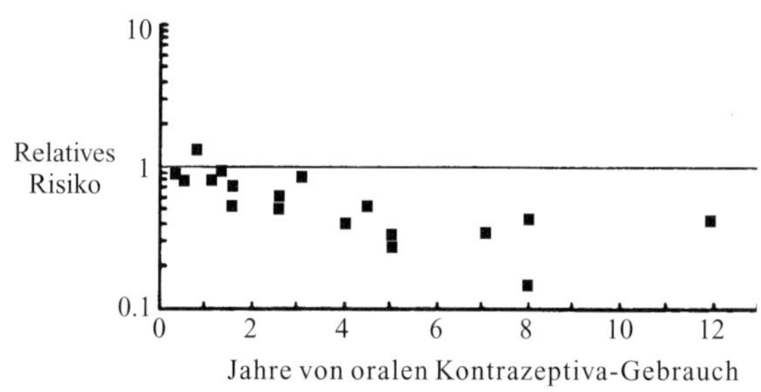

Abbildung 44: Verminderung des RR beim Endometriumkarzinom durch orale Kontrazeptiva bei Frauen jünger als 60 Jahre. Daten von sechs Studien.

Risikos auf das 3–4fache, falls die Patientinnen über längere Zeit unter einer alleinigen Östrogensubstitution stehen. Werden Östrogene mit Gestagenen kombiniert, sinkt hingegen das relative Risiko auf 0,5 ab [4]. Diese persistiert bis zu 15 Jahre nach Absetzen der kombinierten Therapie (Abb. 44) [4]. – Eine große Zahl von Studien weisen auch auf die Zusammenhänge zwischen der Dosis und der Dauer der Anwendung hin [6].

Bei der Berechnung des relativen Risikos geht man nicht von der O-Linie aus, sondern von 1-Linie. Somit bedeutet ein Wert von 0,5 eine Abnahme um 50 %, ein Wert von 1,5 eine Zunahme um 50 %.

Die Anwendung von kombinierten Ovulationshemmern sowie eine Östrogen-Gestagen-Substitution in der Menopause reduziert das relative Risiko von Endometrium- (und auch von Ovarialkarzinomen) somit um 50 %! [7].

Entsprechend hat die Mortalität des Endometriumkarzinoms z. B. in England in den letzten zwei Jahrzehnten trotz der nach oben zeigenden Altersspirale um über 40 % abgenommen [6].

Auf der anderen Seite ist die Inzidenz des gemeinsamen Auftretens von Endometrium- und Mammakarzinomen steigend [8], was offenbar mit der weltweit angewandten Tamoxifenverabreichung zusammenhängt. Als Antiöstrogen entwickelt Tamoxifen trotzdem eine schwach östrogene Wirkung mit proliferativem Endometriumeffekt [9], wobei die Einnahmedauer (> 2 Jahre?) und die Dosierung (> 20 mg/tägl.?) offenbar eine Rolle spielen. Praktische Konsequenz: regelmäßige Ultraschallkontrollen der Endometriumdicke unter Tamoxifentherapie.

Gesamthaft betrachtet vermitteln uns jedoch die zahlreichen Untersuchungen über die Frage der Zusammenhänge zwischen Östrogenmedikation und Endometriumkarzinom sehr uneinheitliche Ergebnisse. Besonders europäische Studien ergaben keine eindeutige Abhängigkeit des Karzinomrisikos von der Östrogeneinnahme [5 u. a.], wobei allerdings andere Dosis- und Verabreichungsmodalitäten u. a. eine wesentliche Rolle spielten.
Dennoch hat sich heute, von wenigen Ausnahmen abgesehen (Status nach Hysterektomie), die protektive Zusatzmedikation in Form eines Gestagens durchgesetzt.

Nicht zu vernachlässigen ist auch die schon lange bekannte *endogene Östrogenstimulation* durch extragonadale Aromatisierung von Androstendion zu Östron im subkutanen Fettgewebe. Zusätzlich führt das im Zusammenhang mit dem Korpuskarzinom oft vorhandene, übermäßige Körpergewicht auch zur Senkung des sexualhormonbildenden Globulins, was wiederum einen höheren Anteil der freien, d. h. nicht proteingebundenen Östrogene in der Zirkulation nach sich zieht [40].

XI/3.

3.2 Zur Stadieneinteilung FIGO 1988
(s. Anhang 2)

Die Stadieneinteilung hat sich seit 1988 (FIGO) geändert und hat die 1971 eingeführte FIGO-Einteilung bzw. TNM-Klassifizierung abgelöst.

Die neue Einteilung ist differenzierter und stützt sich auf eine chirurgisch/pathologisch-anatomische Evaluation.

Das Stadium I hat insofern eine Änderung erfahren, als neu nicht mehr die Sondenlänge, sondern die Infiltrationstiefe in das Myometrium, die eng mit der Häufigkeit von Lymphknotenmetastasen korreliert, ausschlaggebend ist. – Stadium II und III erfuhren eine sinnvolle Erweiterung, wobei erstmals im Stadium III c der retroperitoneale Raum explizit miteinbezogen ist (Befall der Lymphdrüsenkette). – Wird primär bestrahlt, muß die klinische Einteilung (FIGO 1971), in Ermangelung eines chirurgisch/pathologisch-anatomischen Substrats, beigezogen werden.

3.3 Zur Diagnose

3.3.1 Zytologie, Endometriumgewinnung

Im Gegensatz zum Zervixkarzinom mit einem «Vorstadienanteil» von > 70 %, ist dies nach unseren Resultaten beim Endometriumkarzinom mit einem Anteil von knapp 30 % nicht mehr der Fall. Es gelingt offenbar nicht, frühzeitig mit dem zur Verfügung stehenden diagnostischen Instrumentarium bei Patientinnen der Risikogruppen oder bei Blutungen an die nachstehend genannten, prämalignen histopathologischen Bilder oder an die frühinvasiven Endometriumkarzinome heranzukommen. Allerdings tragen auch die unterschiedlichen Definitionen und Interpretationen der histo-pathologischen Bilder das ihre dazu bei. Zur Vereinheitlichung und zum besseren Verständnis wurde deshalb die folgende Nomenklatur der Präkanzerosen empfohlen [41]:

Adenomatöse Hyperplasie Grad I: Ihr geht im allgemeinen eine glandulär-zystische Hyperplasie voraus. Nach Schmidt-Matthiesen und Bastert 1993 [17] wird die glandulär-zystische Hyperplasie unter die adenomatöse Form subsumiert. Die *adenomatöse Hyperplasie Grad II* führt in der Folge in etwa 10 % zu einem Endometriumkarzinom. Die *adenomatöse Hyperplasie Grad III* ist schließlich als obligate Präkanzerose zu werten. Grad III entspricht im englischen Schrifttum dem Carcinoma in situ und geht nach verschieden langer Dauer in ein manifestes Adenokarzinom über [16, 17 u. a.]. – Die USA-Synonyma für die drei aufgeführten Gruppen sind: simple hyperplasia, complex hyperplasia (without atypia) und atypical hyperplasia, die wiederum in die deutschen Bezeichnungen: einfache, komplexe und atypische Hyperplasie konvertiert wurden.

XI/3.

Mit dem *konventionellen Portio-Endozervixabstrich* ist die Zahl der zufällig im Bereich der Zervix angetroffen Endometriumzellen zu gering, um über eine im besten Fall 66prozentige Trefferquote herauszukommen, bei einem mit 52 % errechneten Mittelwert [18]. Mit einer *endozervikalen Aspiration* erhöht sich diese auf etwas über 70 %. Mit der *«klassischen» endouterinen Aspiration* mit gebogenen Plastikkanülen liegen die Trefferraten > 80 %, mit der «Jet-Wash-Technik» (Endometriumspülung unter negativem Druck) sogar bei etwa 90 %. Bei der *Aspirationskürettage* (Endometriumabsaugung unter negativem Druck) kommt man auf eine durchschnittliche Ausbeute von 83 % [18].

Den *intrauterinen Manipulationen* sind neben diesen sicher nicht optimalen Resultaten vor allem in einem gewissen Alter (Atrophie, senile Involution, stenosierter oder gänzlich verklebter ZK) neben anderen Inkommoditäten (Schmerzen u. a.) gewisse Grenzen gesetzt.

Die neueren und einfacher zu handhabenden intrauterinen Entnahmetechniken (Prevical, Accurette, Abradul etc.) sind in der Praxis erfahrungsgemäß leichter applizierbar, aber haben nach den bisher vorliegenden Berichten eine tiefere Karzinomtrefferrate [18].

Dennoch sollten die Risikopatientinnen (Adipositas, Hypertonie, Diabetes, Nulliparität, frühe Menarche, späte Menopause, polyzystische Ovarien, Status nach glandulärzystischer oder adenomatöser Hyperplasie (s. o.) regelmäßig, zumindest intrauterin zytologisch oder histologisch, untersucht werden.

3.3.2 Ultraschallscreening

Als Folge der unter 3.3.1 genannten Negativ-Aspekte hat sich in der letzten Zeit die Ultraschalluntersuchung als Screeninginstrument in den Vordergrund geschoben.

Allerdings sind die Aussagen in der Literatur immer noch uneinheitlich, welche *Endometriumdicke in der Menopause* ohne Hormontherapie noch zulässig ist. Auch fehlt eine gemeinsame Übereinstimmung der zu messenden Bezugspunkte [19].

Jedenfalls ist bei postmenopausalen Patientinnen nur noch ein sehr dünner Endometriumstreifen sichtbar und sollte eine bereits als auffällig zu bezeichnende Höhe von 3 mm pro Seite im anterio-posteriorem DM oder *gesamthaft 6 mm nicht* überschreiten (s. auch Kap. I/7.1 [20]). Aufgrund der Gegenüberstellung sonographischer und histologischer Endometriumbefunde hat sich nach Seelbach-Göbel et al 1995 [43] eine *Endometriumhöhe von > 4 mm* mit einer Sensitivität von 94,9 % für das Endometriumkarzinom als geeigneter Schwellenwert erwiesen. Die geringe Spezifität (53 %) hingegen läßt sich durch weitere morphologische Kriterien wesentlich steigern. Schramm et al 1995 [44] kommen allerdings mit sehr niedrigen positiven prädiktiven Werten mit der Vaginalsonographie zu anderen Schlußfolgerungen!

Zunehmend dickeres Endometrium korreliert gesamthaft betrachtet mit vermehrten pathologisch-anatomischen Veränderungen bis zu den Frühformen eines Endometriumkarzinoms. Inhomogene Strukturen, fehlende Darstellung eines Cavumspaltes und unregelmäßige Endometrium-Myometriumbegrenzungen (als zusätzliche Zeichen) können ebenfalls für ein Endometriumkarzinom sprechen.

Allerdings bedarf die Rate falsch-positiver Befunde unter Berücksichtigung eines nicht selektionierten Kollektivs noch einer genauen Analyse. Zudem ist bei der Beurteilung des Endometriums trotz Verwendung multipler Kriterien in bis zu 6 % mit falsch negativen Befunden zu rechnen. – Immerhin gelingt es in Kenntnis eines vorliegenden Karzinoms, die Infiltrationstiefe in 87 % korrekt einzustufen, falls zwischen einer «oberflächlichen» Infiltration bis zu einem Drittel des Myometriums und einer darüber hinausgehenden «tiefen» Infiltration unterschieden wird [21].

Weitere prospektive Studien zur vaginalsonographischen Diagnostik des Endometriumkarzinoms sind jedoch erforderlich.

3.3.3 Kürettage und hysteroskopisches Staging

Die z. T. mit «ernüchternder Trefferquote» apostrophierte, fraktionierte Abrasio sowohl für die Diagnosestellung wie auch für das Staging [11] weist der Hysteroskopie ein neues Indikationsgebiet zu. Sie dient der exakten visuellen Beurteilung der Lokalisation mit der Möglichkeit der gezielten Gewebeentnahme wie auch der Ausbreitung des Endometriumkarzinoms.

So fanden z. B. Kimmig et al 1993 [11] in 6 % falsch-negative Abrasionsbefunde. In weiteren 5 % resultierte eine falsch-negative Zervixabrasio bei einem tatsächlich vorliegenden Stadium II, was u. U. je nach «Klinikphilosophie» nicht ohne Auswirkungen für das Ausmaß des operativen Eingriffs sein kann. Im konträren Fall kann eine falsch positive Zervixkürettage infolge Kontamination mit verschlepptem Zellmaterial ebenfalls eine Falscheinstufung implizieren. Wenn man bedenkt, daß diese offenbar in rund 70 % zutreffende Fehldiagnose [11, 12 u. a.] sogar zu einer Überbehandlung mit pelviner/paraaortaler Lymphonodektomie führen könnte, sind Verbesserungen des prätherapeutischen Stagings notwendig.

Zudem kann eine Operationsentscheidung mit derartigen Konsequenzen, besonders unter Berücksichtigung von ins Gewicht fallenden Risikofaktoren (Alter, Hypertonie, kardiale Situation, Diabetes, Obesitas, u. a.) besser prä- als intraoperativ getroffen werden.

Die Hysteroskopie zeigt nach Neis und Hepp 1991 [13] nicht nur eine totale Übereinstimmung zwischen der hysteroskopischen Diagnose und den Abradat, sondern auch in 90–100 % eine solche von vorhergesagter und tatsächlicher Ausbreitung des Endometriumkarzinoms. Auch die Häufigkeit von falsch negativen Abradaten kann durch hysteroskopische Beurteilung und gezielte Biopsie bzw. Abrasio drastisch reduziert werden. Wenn man bedenkt, daß erfahrungsgemäß durch eine Abrasio lediglich 60–80 % des Endometriums entfernt werden und sogar Polypen oder submuköse Myome auch dem Erfahrenen gelegentlich entgehen [14], wird die negative histologische Trefferausbeute hinsichtlich Endometriumkarzinom durchaus verständlich.

Gegen die Hysteroskopie wird das Argument der *Tumorzellverschleppung* ins Feld geführt. Wie bereits früher nach einer Hysterosalpingographie zur intrakavitären Beurteilung des Endometriumkarzinoms [15], konnten auch nach einer Hysteroskopie *keine stichhaltigen Hinweise für einen derartigen Negativeffekt* gewonnen werden [13]

Diagnostische Eingriffe können bei Verwendung kleinkalibriger Hysteroskope (3,5–5 mm) in über 95 % der Fälle ohne Anästhesie und Dilatation des Zervikalkanals ambulant ausgeführt werden.

XI/3.

Starre Hysteroskope sind billiger und vermitteln optisch ein klareres Bild, wogegen *flexible Instrumente* beim Einführen besser gesteuert und leichter den anatomischen Verhältnissen angepaßt werden können.

3.3.4 Kürettage/Hysteroskopie in ihrer praktischen Anwendung

Eine diagnostische Empfehlung ist derzeit besonders in der Praxis noch an die *vorhandene Infrastruktur* gebunden. In Anbetracht der hohen falschnegativen diagnostischen Ausbeute, wie auch der vielfachen Fehlbeurteilung des Stadium I versus Stadium II mit der Kürettage (ganz abgesehen als wenig verläßliche Screening-Methodik),

drängt sich die Hysteroskopie zumindest beim Staging routinemäßig auf.
Nach einer Kürettage bei peri- oder postmenopausalen Blutungen ohne histologischen Hinweis auf ein Endometriumkarzinom sollte bei einem Blutungsrezidiv die Hysteroskopie jedenfalls großzügig eingesetzt werden.
Dennoch bleibt die fraktionierte Abrasio vorerst die Standarddiagnostik schlechthin.

Korrekt durchgeführt heißt das, zuerst Ausschaben des Zervikalkanals, danach Dilatation des inneren Muttermundes und Sondenlängenbestimmung und anschließend Abrasio des Cavums.

Inwieweit sich in der gegenwärtigen Phase der Investitionsrestriktionen oder fehlenden Kassenleistungen die sich eigentlich aufdrängende Optimierung von Diagnose und Staging realisieren läßt, bleibe vorerst dahingestellt! – Doch sind zumindest die Vorteile der diagnostischen Hysteroskopie versus fraktionierte Kürettage erwähnenswert (Tab. 86).

Tabelle 86: Diagnostische Hysteroskopie vs. fraktionierte Kürettage.

Hysteroskopie	Fraktionierte Kürettage
– Direkte optische Beurteilung des Ganzen	– Instrumentarium einfacher und billiger
– Genauere Lokalisation der Pathologie	– Mehr Gewebe für Histologie
– Biopsie unter optischer Kontrolle	– Eingriff u. U. therapeutisch
– Bilddokumentation möglich	– Eingriff auch bei Blutung immer möglich
XI/3. – Geringe Perforationsgefahr	– Keine Gasemboliegefahr
– Kein Asherman-Syndrom	
– Meist ambulant und ohne Narkose	
– Zuverlässiges Staging beim Korpuskarzinom	

3.4 Therapie

3.4.1 Operative Therapie

Zwischen Stadium, Tumorgrading, Ausmaß der myometranen Infiltration und der Rate positiver pelviner und paraaortaler Drüsen sowie anderen Faktoren (Rezeptoren u. a.) bestehen enge Beziehungen.

Tabelle 87: Tumorgrading als Prognosefaktor für Lymphknotenmetastasierung, Ausmaß der Myometriuminfiltration und Fünf-Jahres-Überlebensrate.

Tumorgrading	LK-Metastasen pelvin [%]	LK-Metastasen paraaortal [%]	Fortgeschrittene Infiltration [%]	Fünf-Jahres-Überlebensrate [%]
I	2,2	1,1	12	81
II	10,1	5,0	20	74
III	34,2	28,9	46	50

Bei tiefer Wandinfiltration beträgt der Prozentsatz befallener pelviner Lymphdrüsenstationen bereits 18 % und jener der paraaortalen 15 %. Ist eine intraperitoneale Aussaat mitbeteiligt, steigern sich diese Zahlen auf 61 bzw. 30 % [22]. Entsprechend beeinflussen weitere Faktoren die Überlebensraten. So liegen diese z. B. bei einem Tumorgrading III mit fortgeschrittener Wandinfiltration sowie entsprechend hohem Lymphknotenbefall nur bei 50 % gegenüber 81 % bei günstiger Ausgangslage (Tab. 87 [23]). Nach Kindermann 1992 [27] betragen die nur auf die myometrane Infiltration bezogenen pelvinen Lymphknotenmetastasen bei einem Drittel 7 %, bei zwei Drittel 8 % und bei drei Drittel 30 %.

Weitere nicht stadienbedingte Faktoren, wie z. B. das Vorhandensein von Östrogen- oder Progesteronrezeptoren beeinflussen die Überlebensrate beim Stadium I und II im positiven Sinn [24]. Im weiteren konnte gezeigt werden, daß der Epidermal-Growth-Factor-Rezeptor (EGF-R) in nahezu der Hälfte der Endometriumkarzinome nachweisbar ist, besonders aber bei fortgeschrittenen Stadien (III und IV) und in Parallele zum Zervixkarzinom vor allem bei Adenokanthomen. Sowohl beim Zervix- wie auch beim Korpuskarzinom konnte eine reduzierte Überlebensrate bei Patientinnen mit hohem EGF-R-Nachweis beobachtet werden [9, 25].

Aus diesen Tatsachen lassen sich eigentlich zwingende therapeutische Ansätze ableiten. Wegweisend sind dabei die Daten der *prätherapeutischen Abklärung*, die das exakte *intraoperative Staging* jedoch nicht vollumfänglich zu ersetzen vermögen (genaue Beurteilung der Invasionstiefe (Schnellschnittdiagnostik) u. a.).

Standardeingriff beim operablen Endometriumkarzinom ist immer noch die abdominale extrafasziale Hysterektomie samt Adnexe inklusive Exploration des ganzen Abdomens mit Peritoneallavage und multiplen Biopsien.

Ist der Uterus entfernt, wird er in tabula aufgeschnitten, vorerst makroskopisch beurteilt, und anschließend – falls möglich – zur Schnellschnittuntersuchung abgegeben. Neben dem Grading sind jedoch auch die hochmalignen Formen wie adenosquamöse, klarzellige und serös-papilläre Karzinome zu beachten. Etwa zwei Drittel aller Endometriumkarzinome sind jedoch der sog. «low-risk»-Gruppe zuzuordnen mit günstiger Prognose.

In diesem Sinn kann z. B. bei einem Endometriumkarzinom Stadium I a GI auf eine Lymphonodektomie verzichtet werden, da nicht mit einem Lymphknotenbefall zu rechnen ist.

Ungünstige Prognosefaktoren, die für eine zusätzliche pelvine bzw. paraaortale Lymphonodektomie sprechen, sind auf Tabelle 88 zusammengefaßt [26]. Ob nur ein paraaortales Sampling, eine totale Lymphonodektomie oder ein Verzicht auf eine paraaortale Exploration vorzusehen ist, muß aufgrund der erwähnten Kriterien (nicht zuletzt aber auch unter Einbezug des «Allgemeinzustandes» der Patientin) beurteilt werden (Klinikstrategie!). – Im Stadium II b muß die Lymphonodektomie in Analogie zum Zervixkarzinom ebenfalls diskutiert werden.

Die *postoperative Phase ist entsprechend des Risikokrankengutes besonders gefährdet* (Nachblutungsgefahr, Thromboembolien (Adipositas), kardiovaskuläre Dekompensation (präexistente Hypertonie, Arteriosklerose), Entgleisung des Diabetes, Infektionen u. a.).

Tabelle 88: Ungünstige Prognosefaktoren, die für eine pelvine bzw. paraaortale Lymphonodektomie sprechen.

Adenosquamöses, klarzelliges, papilläres Karzinom	
Tumorausbreitung	Zervix, Adnexe
Tumorinvasion	Inneres Drittel, Grad III
	Mittleres Drittel, Grad II, III
	Äußeres Drittel, Grad I, II, III
Erhöhter CA-125-Spiegel	

3.5 Adjuvante Therapiemethoden

Die primäre Behandlungsform stellt die Operation dar. Dennoch verbleibt ein gewisser Prozentsatz an Patientinnen (nach dem Annual Report FIGO 1988 [28] 5,4 %), die einer *alleinigen Bestrahlung oder einer hormonalen Behandlung und/oder Chemotherapie* unterzogen werden.

3.5.1 Vaginale Kontakttherapie

Als gesichert gilt heute, daß sowohl durch eine präoperative wie auch postoperative vaginale Radium- bzw. Cäsium- oder Iridiumeinlage die *Häufigkeit eines Vaginalstumpfrezidivs* von 12–15 % auf 1–2 % reduziert werden kann und deutlich über dem mit einer Beckenganzbestrahlung zu erzielenden Effekt steht [29, 30].

Allerdings sahen Piver et al 1979 [32] in einer prospektiven Studie nur nach einer postoperativen Radiumeinlage unter 179 Patientinnen im Stadium I kein Vaginalstumpf-Rezidiv, hingegen in 4,9 % bei der präoperativen und in 7,5 % bei fehlender Applikation.

Auf eine *Brachytherapie* sollte demzufolge nur bei einem *Stadium IA G1* verzichtet werden. – Erstaunlich sind jedoch die Resultate von Kindermann 1994 [39] mit einem einfachen Verschluß der Portio bzw. des Zervikalkanals (Übernähen, Tamponade) unmittelbar vor der Hysterektomie.

Damit konnte das Abtropfen der mit Karzinomzellen kontaminierten Flüssigkeit aus dem Cavum in den Vaginalstumpfbereich und dadurch das Setzen von Implantationsmetastasen fast gänzlich verhindert werden. Es wurden nur noch in zwei von 540 Fällen Vaginalstumpfimplantationsmetastasen beobachtet. – Anders verhält es sich mit den «echten» Vaginalmetastasen, die auf lymphogenem Weg suburethral entstehen und wahrscheinlich nur mit einer Brachytherapie beeinflußt werden können.

XI/3.

3.5.2 Zur Strahlentherapie

Eine *postoperative perkutane Strahlenbehandlung wird bei histologisch ungünstigen «high-risk»-Kriterien* vorgenommen, obwohl auch die Ansicht vertreten wird, daß eine kombinierte Therapie keine besseren Resultate als die chirurgische allein bringt [31]. Die Rolle der adjuvanten Strahlentherapie ist letztlich nicht geklärt [45].

Die *primäre Strahlenbehandlung* beschränkt sich auf Patientinnen mit einem lokal nicht operablen Operationssitus und/oder zu hohem Operationsrisiko. – Sie kann kombiniert (Intrakorporale Einlagen von Radium- oder Kobaltträgern (Pakkung)) bzw. Kontakttherapie mit anderen Radionukliden (Iridiumquellen) und einer komplementären Perkutanbestrahlung oder ausschließlich mit einer perkutanen Bestrahlung erfolgen.

3.5.3 Hormontherapie

Der Einsatz einer Hormontherapie scheint in fortgeschritteneren Stadien, bei inoperablen oder nur palliativ operierten Patientinnen und bei Rezidiven sinnvoll zu sein [33 u. a.]. Besonders gut sprechen Lungenmetastasen an.

Dabei kommt dem Östrogen-Progesteron-Rezeptorstatus besondere Bedeutung zu, wobei eine gute Korrelation zwischen dem Rezeptorgehalt und dem Ansprechen des Tumors auf eine Gestagentherapie besteht, was auch in der engen Beziehung zwischen dem morphologischen Differenzierungsgrad des Tumors und dem Rezeptorstatus zum Ausdruck kommt [35]. – Sind beide Rezeptorbestimmungen positiv, der Progesteronrezeptorgehalt sogar > 50 fmol/mg Protein, ist die «Responderrate» besonders hoch [34].

Als *«adjuvante Therapie»* in fortgeschrittenen Fällen kommt meistens Medroxyprogesteronazetat über eine Dauer von 2 Jahren mit einer mittleren Dosis von 500 mg/tägl. zur Anwendung (Clinovir®, Farlutal®). Bei *Metastasen* verabreicht man initial 1000 mg/pro Tag/p. o. über 6 Wochen. XI/3. Eine Dosisreduktion um die Hälfte sollte nur dann erfolgen, wenn die MPA-Blutspiegel 100 ng/ml nicht unterschritten werden [17].

Die Anwendung einer adjuvanten Gestagentherapie wird daher auch in den Stadien I und II über einen Zeitraum von 2 Jahren diskutiert [37].

Im weiteren kommt auch eine Antiöstrogentherapie mit Tamoxifen oder mit dem Aromatasehemmer Aminoglutethimid zum Einsatz, deren therapeutischer Stellenwert allerdings nicht abschließend beurteilt werden kann [36].

3.5.4 Chemotherapie

Eine Indikation für eine «first line»-Therapie mit zytotoxischen Substanzen sehen Creasman und Eddy 1990 [35] bei negativem Rezeptorstatus. Doxorubicin sei in diesen Fällen derzeit das Mittel der Wahl mit einer allerdings enttäuschenden Ansprechrate von nur 10–15 %. Dabei kommen aber auch kombinierte Behandlungsschemata zur Anwendung, wobei Adriamycin besonders wirksam sein soll [38]. Chemosensibilitätsstudien haben dabei in Übereinstimmung mit der Klinik ergeben, daß das auch in vitro wirksamste «PAC»-Schema (Cisplatin, Adriamycin, Cyclophosphamid) die besten Resultate ergibt [42].

3.6 Behandlungsergebnisse

Die Behandlungsergebnisse des Korpuskarzinoms sind nach wie vor unbefriedigend.

Sie betragen nach dem «AnnualReport 1988» im Stadium I 72,3 %, im Stadium II 56,4 %, im Stadium II 31,5 % und schließlich im Stadium IV nur noch 10,5 % [28].

Es ist unwahrscheinlich, daß radikalere operative Strategien ähnlich wie beim Ovarialkarzinom die Situation grundsätzlich verändern können, um so mehr, als schon aufgrund der sehr oft vorhandenen patientenbezogenen Risikofaktoren der weiteren Ausdehnung operativer Eingriffe Grenzen gesetzt sind. Dennoch ist die zytoreduktive chirurgische Therapie in ausgewählten Fällen in den Stadien III und IV unter Zurücklassung kleinster Resttumoren gelegentlich imstande, einer nachgehenden Hormon-/Chemotherapie bessere Chancen zu eröffnen.

Ob sich dereinst Vorsorgeuntersuchungen so auszahlen, daß zumindest eine Verschiebung zugunsten therapiegünstiger Ausgangssituationen stattfindet, ist vorerst ungewiß.

Literaturhinweise

1 Hochuli E, Rageth Ch (1990) Zur Effizienz gynäkologischer Vorsorgeuntersuchungen – Perspektiven. Geburtsh Frauenheilkd 50:483
2 Bond AP (1986) Carcinoma of the endometrium – changing trends in etiology and management. Br J Clin Pract 40:157
3 Persson L, Adami HO, Bergquist L et al (1989) Rise of endometrial cancer after treatment with estrogens alone or in conjunction with progesteron: Results of a prospective study. Br J Med 298:147
4 Schlesselman JJ (1989) Cancer of the breast and reproductive tract in relation to use of oral contraceptives. Contraception 49:1
5 Lauritzen C, Meier F (1984) Risks of endometrial and mammary morbidity and mortality in long term estrogen treatment. In Van Henendeal H, Van Henendeal B, Riphagen FE et al (eds) The climacteric an update. European Conf on the Menopause. Lancaster
6 Villard L, Muopsky M (1990) Endometrial cancer trends in England and Wales: A possible protective effect of oral contraception. Int J Epidemiol 19:255
7 Beller FK (1993) Verursachen Sexualsteroide Brust- und Genitalkarzinome? Epidemiologische Daten – Gegenwärtiger Stand. Geburtsh Frauenheilkd 53:657
8 Adami HO, Krissemo UB, Bergkvist E (1987) On the agedependent association between cancer of the breast and of the endometrium. A nationwide cohort study. Br J Cancer 55:77
9 Janisch H, Kölbl H (1993) Gynäkologische Onkologie. Perspektiven, Entwicklung und Zukunft. Speculum 11:10
10 Mann WJ (1991) The etiology and epidemiology of uterine adenocarcinoma. In Blackledge GRP, Jordan JA, Shingleton HM (eds) Textbook of gynecologic oncology. Saunders. London p198
11 Kimmig R, Hasbargen U, Hepp H (1993) Hysteroskopisches Staging des Endometriumkarzinoms. Geburtsh Frauenheilkd 53:433
12 Cowles T, Magrina J et al (1985) Comparison of clinical and surgical staging in patients with endometrial carcinoma. Obstet Gynecol 66:413
13 Neis KJ, Hepp H (1991) Hysteroskopie. Lehrbuch und Atlas. Thieme. Stuttgart-New York

14 Brooks PG, Serden SP (1988) Hysteroscopic findings after unsuccessful dilatation and curettage for abnormal uterine bleeding. Am J Obstet Gynecol 158: 1354
15 Johnsson JE (1973) Hysterography and diagnostic curettage in carcinoma of the uterine body. Acta Radiol 326:1
16 Baltzer J, H Mickan (1985) Gynäkologie. Thieme. Stuttgart-New York
17 Schmidt-Matthiesen H, Bastert G (1993) Gynäkologische Onkologie. Schattauer. Stuttgart-New York
18 Schneider ML (1985) Möglichkeiten und Grenzen eines zytologischen Früherkennungsprogramms beim Endometriumkarzinom. Geburtsh Frauenheilkd 45: 831
19 Terinde R (1993) Vaginale Endometrium-Sonographie im Klimakterium und nach der Menopause. Rundtischgespräch. Berlin. Der Frauenarzt 7:744
20 Degenhardt F (1990) Atlas der vaginalen Ultraschalldiagnostik. 2. Aufl. Wissenschftl Verlagsges. Stuttgart
21 Rempen A (1993) Vaginale Endometriums-Sonographie im Klimakterium und nach der Menopause. Rundtischgespräch. Berlin. Der Frauenarzt 7:744
22 Creasman WT, Morrow CP, Bundy BN et al (1987) Surgical pathological spread patterns of endometrial cancer. Cancer 60:2035
23 Baltzer J, Lohe KJ (1988) Pathologie, Diagnostik und Behandlung des Endometriumkarzinoms und seiner Vorstufen, In Käser O et al (Hrsg) Gynäkologie und Geburtshilfe. Spezielle Gynäkologie 2. 2. Aufl. Thieme. Stuttgart-New York S 14.161
24 Creasman WT, Soper JT, MacCarty KS (1985) Influence of cytoplasmatic steroid receptor content on prognosis of early stage endometrial carcinoma. Am J Obstet Gynecol 151:922
25 Stellwag B, Scheidel P, Pfeiffer D, Hepp H (1993) Der EGF-Rezeptor und die EGF-ähnliche Aktivität als Prognosefaktoren beim Zervixkarzinom. Geburtsh Frauenheilkd 53:177
26 Aalders J (1991) Treatment of endometrial cancer of the uterus. In Blackledge GRP, Jordan JA, Shingleton HM (eds) Textbook of gynecological oncology. Saunders. London p 243
27 Kindermann G (1992) The value of pelvic lymphadenectomy in endometrial cancer. Clin Exp Obstet Gyn 19:28
28 Petterson F (1988) Annual report on the results of treatment in gynaecologic cancer. Vol 20. FIGO, Stockholm
29 Moss WT, Brand WN, Battifora H (1979) Radiation oncology – Rationale, technique, results. Mosby. St Louis p 492
30 Park RC, Grigsby PW, Muss HB, Norris HJ (1992) Corpus: epithelial tumors. In Hoskins WJ, Perez CA, Young RC (eds) Principles and practice of gynecologic oncology. Lippincott. Philadelphia p 663
31 Jones HW (1975) Treatment of adenocarcinoma of the endometrium. Obstet Gynecol Survey 30:147
32 Piver MS, Yazigi R, Blumeson L, Zukada Y (1979) A prospective trial comparing hysterectomy, hysterectomy plus vaginal radium and uterine radium plus hysterectomy in stage I endometrial carcinoma. Obstet Gynecol 54:85
33 Kneale BC (1986) Adjuvant and therapeutic progestins in endometrial cancer. Clin Obstet Gynecol 13:789
34 Thygpen JT, Blessing J, DiSaia P (1986) Oral medroxyprogesterone acetate in advanced or recurrent endometrial carcinoma: Results of therapy and correlation with estrogen and progesterone levels, the gynecologic oncology experience. In Baulieu EE, Slacobelli S, McGuire WL (eds) Endocrinology of malignancy. Parthenon. Park Ridge p 446
35 Creasman WT, Eddy GL (1990) Endometrial carcinoma. In Quilligan EJ, Zuspan FP (eds) Current therapy in obstetrics and gynecology. Saunders. Philadelphia p160
36 Baltzer J, Maassen V (1991) Malignome des Corpus uteri. In Bender HG (Hrsg) Gynäkologische Onkologie. Thieme. Stuttgart-New York S 208
37 Schulz KD, Schmidt-Rhode P, Zippel H, Sturm G (1987) New concepts of adjuvant drug treatment in endometrial cancer. In Schulz KD, King RJB, Pollow K et al (eds) Endometrial cancer. Zuckschwerdt. München p 169
38 Thigpen T, Vance R, Lambuth B et al (1987) Chemotherapy for advanced or recurrent gynecologic cancer, Cancer 60:2104
39 Kindermann G (1994) Korpus-Karzinom-Management. Operative Strategie. Fortbldg. USZ. Zürich
40 Schindler AE, Schindler EM (1989) Gynäkologie und Geburtshilfe für die Praxis. Hippokrates. Stuttgart
41 Dallenbach-Hellweg G, Schmidt-Matthiesen H (1984) Arbeitsgemeinschaft für Gynäkologische Onkologie (AGO) der Dtsch Ges für Gynäkologie und Geburtshilfe und der Dtsch Krebsgesellschaft. Hyperplasien, Präkanzerosen und Karzinome des Endometriums, Mitteilungsblatt 5:5–6
42 Köchli O (1994) Das Korpus-Karzinom-Management. Fortbldg. USZ. Zürich
43 Seelbach-Göbel B, Rempen A, Kristen P (1995) Transvaginaler Ultraschall am Endometrium in der Postmenopause. Geburtsh Frauenheilkd 55:59
44 Schramm Th, Kürzl R, Schweighart C, Stucker-Klein AC (1995) Endometriumkarzinom und Vaginalsonographie: Untersuchungen zur diagnostischen Validität. Geburtsh Frauenheilkd 55:65
45 Willgeroth F (1994) Adjuvante Brachy- und perkutane Strahlentherapie beim primär operierten Endometriumkarzinom. Gynäkologe 27:76

4. Ovarialkarzinom

4.1 Zur Epidemiologie

Die *Inzidenz- und Mortalitätsraten* epithelialer Ovarialkarzinome haben sich aufgrund von Über-
XI/4. sichtsstatistiken in verschiedenen Ländern gesamthaft betrachtet während den letzten Jahrzehnten nicht oder nur unwesentlich verändert [1]. Es gibt darunter aber auch Berichte, wie beispielsweise aus dem deutschsprachigen Raum, die von einer *steigenden Inzidenz* sprechen [2, 3]. So ist das Ovarialkarzinom nach den Zahlen der Arbeitsgemeinschaft Schweizerischer Frauenkliniken bereits das zweithäufigste Malignom des weiblichen Genitale (exkl. Mammakarzinom). Sein Anteil unter den invasiven Genitalkarzinomen beträgt in den westlichen Industriestaaten 25 % [4], mit einer hohen Zahl von *Neuerkrankungen* (11–15 pro 100.000 Frauen) [5].

Geht man davon aus, daß die *Fünf-Jahres-Überlebensraten* aller Stadien bis vor kurzem nur etwa 35 %, die Überlebensrate im Stadium III 14 % und diejenige im Stadium IV nur noch knapp 4 % betrug [5, 6], wird die Problematik dieser noch immer *präventions- und therapierefraktären Erkrankung* deutlich, obwohl offenkundige Fortschritte in der Behandlung fortgeschrittener Stadien zu verzeichnen sind [29 u. a.]. Eine Analyse von Inzidenz und Mortalität in verschiedenen Alterskohorten ergibt, daß besonders die *65jährigen* von einem steilem Anstieg der Mortalität betroffen sind [7]. Sie stellen auch die zahlenmäßig herausragende Patientinnengruppe mit > 70 % in den fortgeschrittenen Stadien.

Die hohe Inzidenz, die ungünstige Stadienverteilung zum Zeitpunkt der Diagnosestellung und die fatal hohe Mortalitätsrate sind die Fakten, nach denen sich in Zukunft Vorsorge- und Therapiekonzepte zu richten haben.

Die offenbar höhere *Inzidenz* von Ovarialkarzinomen in einigen Industriestaaten läßt vermuten, daß *Umweltfaktoren* (kanzerogene Industriestoffe u. a.) oder *Ernährung* (tierische Fette, Kaffee u. a.) die Entstehung von Ovarialkarzinomen begünstigen. Als weitere Gründe werden *familiäre Belastung* und *endokrine Faktoren* genannt. Bekannt ist die Verminderung des Erkrankungsrisikos durch lang-

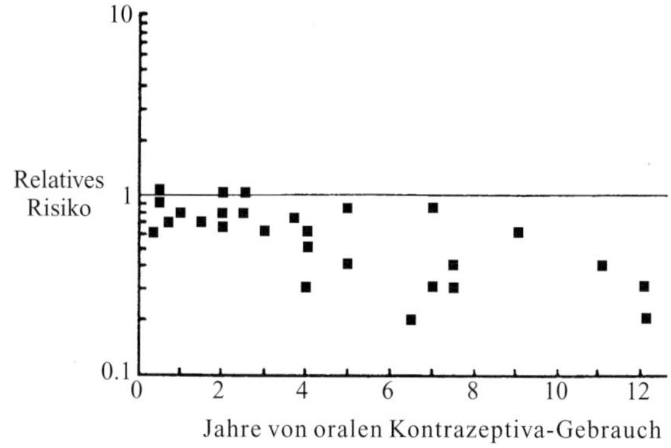

Abbildung 45: Verminderung des RR beim Ovarialkarzinom durch orale Kontrazeptiva bei Frauen jünger als 60 Jahre. Daten von sechs Studien.

fristige Einnahme von Ovulationshemmern, während das Risiko bei Nulliparen und Infertilität erhöht ist (Abb. 45 [9]). Als auslösender Mechanismus wird dabei die Gonadotropinstimulation der Ovarien als sogenannter physiologischer Risikofaktor angesehen [10]. Dazu kommen weitere Faktoren von nur marginaler Bedeutung [8].

Aus diesen, größtenteils hypothetischen Daten geht hervor, daß man daraus kaum sinnvolle Ansätze zur Reduktion der Inzidenz von Ovarialkarzinomen gewinnen kann.

Es verbleiben somit die Vorsorge, um zumindest die Übervertretung fortgeschrittener Stadien zu «redimensionieren», und die situationsgerechten Therapieangebote, um damit die hohen Mortalitätsziffern reduzieren zu können.

4.2 Diagnostik, Screening

Seit rund 30 Jahren kommen auch im Hinblick auf die Früherfassung von abnormen Ovarialbefunden immer *neue diagnostische Verfahren* zum Zug. Es sind dies: vorerst die transabdominale Sonographie und später die Vaginosonographie (komb. mit Farbdoppler), die Computertomographie, die Kernspintomographie als bildgebende Techniken, im weiteren die zytologische Untersuchung aspirierter Douglasflüssigkeit und die Laparoskopie. Dazu kam der klinische Einsatz verschiedener Tumormarker, jedoch besser geeignet zur Beurteilung des Krankheitsablaufs als zur primären Diagnostik.

4.2.1 Bimanuelle Untersuchung

Nach wie vor hat die bimanuelle Tastuntersuchung ihren Platz bei der Vorsorgeuntersuchung.

Ebenso unbestritten ist jedoch die Tatsache, daß dieser Untersuchung aus bekannten Gründen Grenzen gesetzt sind.

Dies trifft besonders bei älteren Patientinnen mit Atrophie, engen Scheidenverhältnissen, hoch liegenden Adnexen u. a. zu. Die Effektivität der Tastuntersuchung wäre jedoch zu steigern, falls zumindest bei jedem vergrößerten Ovar oder unklarem Befund (vor allem in der Peri- und Postmenopause) Zusatzuntersuchungen veranlaßt würden. Zum einen sind dies Zusatzuntersuchungen mittels Ultraschall, zum anderen müssen diese bei unklarem Tastbefund sicherheitshalber in bereits 6–8 Wochen wiederholt werden.

Es ist jedoch nicht nur die fehlende diagnostische Sicherheit bei der Erhebung eines Tastbefundes, es ist auch die bei Frauen jenseits der Menopause fehlende Bereitschaft zu Vorsorgeuntersuchungen, womit die Möglichkeiten der Früherfassung von vornherein eingeschränkt werden.

4.2.2 Screening

Wenn schon der Tastbefund nicht immer zuverlässige Resultate zu liefern vermag und zudem symptomatische Patientinnen zu spät zur Behandlung kommen, bleibt als letztlich logische Konsequenz nur noch ein Screening asymptomatischer Frauen.

Campbell et al 1989/1990 ([13, 14], s. auch Kap. I/7.2.1) faßten ihre Ergebnisse an 5479 symptomlosen Frauen wie folgt zusammen: Die Wahrscheinlichkeit, daß bei einem positiven Ultraschallbefund tatsächlich eine ovarielle Raumforderung besteht, beträgt allerdings nur 25 %. Eine Übereinstimmung des Ultraschallbefundes mit einem gutartigen Ovarialtumor zeigte sich in einem Verhältnis von 1:2, für einen malignen Ovarialprozeß (inkl. metastatische Veränderungen) in einem solchen von 1:26 und für ein primäres Ovarialkarzinom von nur 1:50. *Die Spezifität der Methodik errechnet sich auf 97,7 %, d. h. in 2,3 % der Fälle erhielt man ein falsch positives Resultat.*

Van Nagell et al 1990 [17] fanden unter 1000 asymptomatischen Frauen > 40 Jahren in 3,1 % einen pathologischen Ovarialbefund. Unter den 24 Patientinnen, die schließlich operiert wurden, fand sich jedoch nur 1 mal ein maligner Prozeß, nämlich eine Ovarialmetastase bei einem Kolonkarzinom.

Diese *Rate falsch positiver Befunde* könnte nach Ansicht der Arbeitsgruppe um Campbell mit der generellen Anwendung der *vaginalen farbkodierten Dopplersonographie* eingeschränkt werden [15]. Dazu spielen sog. «falsch positive Befunde» mit chirurgischer Konsequenz seit dem Einsatz der «minimal invasiven Chirurgie» zur definitiven Diagnose/Therapie, sowohl kostenmäßig wie auch in bezug auf Belastung der Patientinnen, eine zumindest graduell geringere Rolle. Dies um so mehr, als auch moniert wird, mit der Entfernung nicht maligner Prozesse eine eventuell spätere, mögliche Entartung verhindert zu haben [13]. XI/4.

Bei *klinischem Verdacht auf einen Ovarialtumor* nimmt sich allerdings die Prädiktion eines malignen Prozesses, die auf den sonographischen Malignitätskriterien von Ovarialzysten beruht (s. Kap. I/7.2.1), anders aus. Der positive prädiktive Wert der sonographischen Diagnose «Ovarialkarzinom» betrug nach Herrmann 1991 [18] 73 % und derjenige «gutartiger Tumor» 95,6 %.

Mit dem zusätzlichen Einsatz von *Markern* versuchte man ebenfalls, den prädiktiven Aussagewert zu erhöhen. Jedoch fehlt es auch beim verbreitetsten Tumormarker für Ovarialkarzinome, nämlich dem CA125, an Spezifität zur Früherkennung [16 u. a.]. Die CA125-Werte korrelieren allerdings gut mit der Tumormasse. In Abhängigkeit vom Tumorstadium wird für das seröse Ovarialkarzinom über Sensitivitäten berichtet, die zwischen 50 % und weit über 80 % liegen [39, 60 u. a.]. Muzinöse Ovarialkarzinome werden zu mehr als 50 % ebenfalls erfaßt [58], jedoch mit schlechterer Sensitivität. Der obere Normbereich («cut off value») für CA125 wird zumeist mit 35 U/ml angesetzt. Ein CA125-Wert > 35 U/ml wird so bei 80 % der Patientinnen mit Ovarialkarzinom, aber auch bei rund 1 % aller Gesunden gefunden [11].

Nach Jacobs et al 1988 [11] war es jedoch in einem Screening unter > 1000 postmenopausalen Frauen möglich, allerdings nur *mit der Kombination von Palpation, CA125 und Sonographie*, einen positiv prädiktiven Wert von mindestens 10 % zu erreichen, was 9 falsch positiven Befunden pro 1 Ovarialkarzinom entspricht.

4.2.3 Konsequenzen

Die sonographische Dignitätsbeurteilung von Ovarialtumoren und die sich daraus ergebenden therapeutischen Konsequenzen sind deshalb heute sowohl anläßlich von Screeningun-
XI/4. tersuchungen wie auch in der täglichen Praxis von zentraler Bedeutung (und ein bis dahin ungelöstes Problem).

Als *sonographische Malignitätskriterien* gelten zusammengefaßt (Referenzebene zur Darstellung der Ovarien: iliakale Gefäße der Fossa ovarica oder A. und V. ovarica) (s. auch Kap. I/7.2.1) [18]:

- *Vergrößertes Ovar:* Volumen (errechnet als ellipsoide Form; 0,53 mal Länge mal Dicke mal Breite): prämenopausal > 18 ml (mit zyklischen Veränderungen); postmenopausal > 8 ml.
- *Pathologische Strukturen* (s. u.): Die genannten Hinweiszeichen können mit entsprechenden Malignitätsraten assoziiert werden (Tab. 89 [19]). – Einen wesentlichen Fortschritt in der Beurteilung brachte die Vaginosonographie zur besseren Darstellung von Details besonders im Bereich der Zystenwand. Eine präoperative sonographische Diagnose sollte jedenfalls eine kombinierte abdomino/vaginale Beurteilung beinhalten.
- *Größendifferenz beider Ovarien:* Ein postmenopausales Ovar, das mehr als doppelt so groß ist wie das kontralaterale, gilt als verdächtig. *Altersstandardisierte Normwerte* sind dabei bei allen Berechnungen zu berücksichtigen [14].

Da sich die *«minimal invasive Operationstechnik»* gerade für die sich aus Ovarialbefunden ergebenden Konsequenzen in vielen Fällen anbietet, lassen sich im Zusammenspiel von Ultraschalldiagnostik, Klinik und Diagnosesicherung bzw. Therapie vernünftige Regeln aufstellen, wie sie z. B. von der *Arbeitsgemeinschaft für Ultraschall* 1993 publiziert wurden (Tab. 90 [19]).

Tabelle 89: Malignitätshinweiszeichen.

Hinweiszeichen	Malignitätsrate
Papilläre Auflagerungen	71 %
Echoreicher Anteil ~ 50 %	45 %
+ inhomogen	60 %
Echoreicher Anteil ~ 75 %	65 %
+ inhomogen	81 %

Tabelle 90: Minimalinvasives Vorgehen bei Adnextumoren.

«Simple Ovarialzyste»	*«Benigner Adnextumor»*	*«Maligner Adnextumor»*
unilokär, echofrei glattwandig ∅ bis 10 cm	dünnwandige Septen echoarm, homogen	Auflagerungen großer echoreicher Anteil

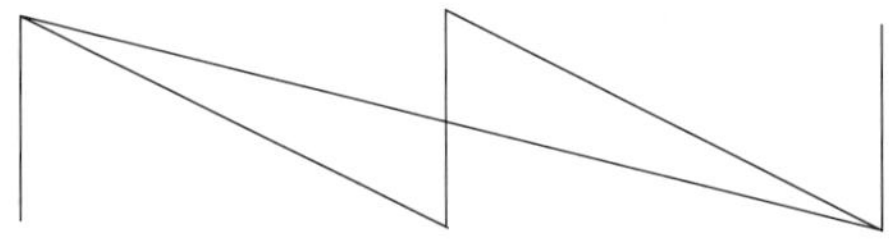

Punktion (vaginalsonographisch geleitet)	Laparoskop. OP + Zystenwandentfernung	Laparotomie

Vaginal-sonographisch geleitete Zystenpunktion.

- nur glattwandige, unilokäre, echofreie Zysten mit einer Größe bis 7 cm.
- bei prämenopausalen Patientinnen hormoneller Therapieversuch, Kontrolle in 6 Wochen.
- bei Weiterbestehen der Zyste, Punktion.
- postmenopausale Patientinnen sofortige Punktion.
- anschließend kurzfristige Ultraschallkontrolle.
- Aufarbeitung der Zystenflüssigkeit.

Sonographisch scheinen sich dabei drei Risikoklassen unterscheiden zu lassen:

- *Simple Ovarialzyste:* Es sind die sonographisch glattwandigen, komplett echoleeren, scharf begrenzten Zysten, ohne Septen, ohne Auflagerungen. – Dennoch ist auch bei diesen Befunden mit einer Malignitätsrate von bis zu 2 %, bei ausschließlich postmenopausalen Befunden mit einer solchen von zwischen 2 % und 8 % zu rechnen. – Vor der vaginalen Zystenpunktion sollten bei den postmenopausalen Patientinnen auch Laborparameter (Tumormarker) mitberücksichtigt werden, wobei bei einem CA125-Wert von > 35 U/ml keine Punktion mehr vorgenommen werden sollte [58]. Zudem sollten nur Zysten < 7 cm Durchmesser, bei denen die Gefahr der malignen Entartung gering ist, punktiert werden.
- Allerdings ist die zytologische Beurteilung des Zysteninhaltes mit einem großen Unsicherheitsfaktor belastet (Sensitivität 26 %, negativer Voraussagewert 76 %), so daß sie für die sichere Unterscheidung zwischen benignem und malignem Befund nicht als geeignet erscheint [55].
- *Gutartiger Adnextumor:* Damit sind glattwandige, echoleere Zysten mit dünnwandigen Septen ohne Auflagerung oder echoarme, homogene, scharf begrenzte Ovarialtumoren gemeint. Histologisch finden sich darunter vor allem gutartige Kystome und Endometriosezysten.
- *Maligner Adnextumor:* Meistens werden Auflagerungen an Zystenwand bzw. Septen sowie große echoreiche, inhomogene Tumoranteile gefunden. In Kombination mit Aszites, Veränderungen an Netz und Leber ist die Wahrscheinlichkeit für das Vorliegen eines malignen Prozesses hoch.

In allen Fällen, in denen der geringste Malignitätsverdacht besteht, muß laparotomiert werden. Eine sonographische Diagnose ist keine histologische Diagnose!
Als Grundlage für einen minimalinvasiven Eingriff sollte stets das Abwägen von geringerer Operationsbelastung für die Patientin gegen die Wahrscheinlichkeit, eine maligne Erkrankung ungenügend zu behandeln, dienen [19].

4.3 Therapie

Neue Erkenntnisse über das Ausmaß und die Folgen des metastatischen Befalls von pelvinen und paraaortalen Lymphknoten haben die operative Strategie beim Ovarialkarzinom entscheidend verändert. So bestimmten neben der Resttumorgröße nach zytoreduktiver Chirurgie und anderen Faktoren wie Stadieneinteilung, Histologie u. a. auch der Befall der pelvinen und paraaortalen Lymphknoten die Überlebenschancen. Letztere können auch, unter Umgehung der pelvinen Lymphknotenkette, metastatisch besiedelt sein [20]. Aufgrund verschiedener Entnahmetechniken im paraaortalen Bereich (Sampling/totale Lymphonodektomie) differieren allerdings die zahlenmäßigen Angaben über den tatsächlichen Befall in den einzelnen Stadien oft ganz beträchtlich [21] (Tab. 91 [22]).

Tabelle 91: Lymphknotenmetastasen beim Ovarialkarzinom. (Nach Averette, Burghardt et al, Di Re et al, Chen et al).

Stadium	Pelvin [%]	Paraaortal [%]
I	8–26	0– 28
II	12–50	20
III	33–74 (III und IV)	40– 60
IV		30–100

Die aufgrund dieser Tatsachen veränderten Operationsvorgaben sind nicht zuletzt auch das Resultat einer «chemotherapeutischen Frustration», da durch Chemotherapie bis heute immer noch kein therapeutischer Durchbruch gelungen ist. Darüber hinaus haben die *modernen Operationstechniken* mit den entsprechenden Instrumentarien (Stapler u. a.) zur Schaffung kontinenter Ersatzblasen, tiefer Rektumanastomosen unter Erhalt der Kontinenz oder zur plastischen und funktionserhaltenden Deckung großer Gewebedefekte das operative Spektrum erheblich erweitert. Unter zusätzlicher Ausnutzung des Angebots an optimaler Anästhesie und hochwirksamen Antibiotika mündet die perioperative Intensivbetreuung in eine vertretbare Letalität bzw. Morbidität und erlaubt, die Spannweite des operativ Machbaren relativ weit anzusetzen. XI/4.

Die *operativen Schwerpunkte,* wie sie auch von Käser 1989 [22] umschrieben wurden und immer noch aktuell sind, sind die folgenden:

- die radikale primäre und/oder sekundäre zytoreduktive Chirurgie im Sinne eines Debulkings
- die Bedeutung der paraaortalen Lymphonodektomie aus prognostischer und therapeutischer Sicht
- der Stellenwert der Second-look-Operation.

4.3.1 Intraoperative Diagnostik (Staging)

Die Stadieneinteilung maligner Ovarialtumoren erfolgt nach der FIGO-Klassifizierung 1987 (s. Anhang 2) oder dem TNM-System. Die Straffung der Untergruppen in den Stadien I und II, sowie die differenziertere Unterteilung des Stadium III mit Berücksichtigung des retroperitonealen Raums (paraaortale Lymphknoten), waren anläßlich der letzten FIGO-Klassifikation die wesentlichen Neuerungen. – Voraussetzung für eine korrekte Zuordnung sind die chirurgische Inspektion und die bioptischen bzw. histologischen Resultate.

Die Ermittlung der exakten Tumorausbreitung dient nicht nur der Stadieneinteilung, sondern ist Grundlage für ein individualisiertes Vorgehen.

Nach Eröffnung des Abdomens (mediane Laparatomie, Interiliakalschnitt) erfolgt die Exploration des Abdominalraumes. Bevor am Ovarialtumor manipuliert wird, wird der noch nicht mit Blut kontaminierte Aszites oder die mit einer Peritoneallavage gewonnene Flüssigkeit asserviert. Aszitesansammlungen in den einzelnen Taschen- oder Grubenbildungen (z. B. parakolisch) werden separat aspiriert. Wenn auch die *Zytologie* gelegentlich keine eindeutige Aussage gestattet (Karzinomzelle? Hyperproliferative Mesothelzelle?), fließt das Resultat in das primäre Staging mit ein (Zuordnung zu den Stadien Ic und IIc).

Bei nicht sicherer Peritonealkarzinose werden je zwei *Biopsien* pro Region gefordert [23] und zwar aus/von: Douglas, Plica vesicouterina, Beckenwänden, parakolischen Rinnen, Höhe der Flexura coli dextra et sinistra und Zwerchfellkuppeln. – Die Biopsien aus der rechtsseitigen Zwerchfellkuppel sind dabei besonders wichtig. Die Tumorzellmigration in den subdiaphragmalen Raum und in die diaphragmalen Lymphgefäße wird durch den negativen Druck (Vakuumeffekt) in diesem Bereich begünstigt. Karzinomzellen können die in Richtung Mediastinalraum abfließenden Lymphgefäße verlegen und damit ihrerseits die Aszitesproduktion fördern [24, 25].

XI/4.

Das *Netz,* das auch isoliert befallen sein kann, wird in jedem Fall entfernt (auch in den Stadien I und II). Das kleine Netz wird revidiert und im Zweifelsfall reseziert.

Die *pelvine/paraaortale Lymphonodektomie* ist sowohl Teil des Stagings wie auch Teil der operativen Therapie, mit der Überlegung, möglichst viel Tumorgewebe auch im retroperitonealen Raum im Sinne einer zytoreduktiven Chirurgie zu entfernen. Über den therapeutischen Wert der Lymphknotenexstirpation gehen allerdings die Meinungen immer noch auseinander. Diese schwanken denn auch ausgehend von einer nur kursorischen Beurteilung des Lymphknotenstatus im Sinne eines *Samplings* bis hin zur *systematischen Entfernung* aller erreichbaren antero-, para- wie retro-aortalen und -kavalen Lymphknotenstationen bis zum Nierenstiel.

Immerhin sind die von Burghardt et al [26] bereits 1989 vorgelegten Resultate auf den ersten Blick überzeugend, sprechen sie doch von einer rund 40prozentigen Fünf-Jahres-Heilung beim Stadium III, falls zur maximalen *intraperitonealen auch die retroperitoneale Zytoreduktion* hinzukommt.

4.3.2 Generelle operative Therapierichtlinien

4.3.2.1 Eingeschränkte (radikale) Operation

Generell können Neoplasien des Ovars, wenn sie einseitig und abgekapselt sind (Stad. I a (G1)), mit einer unilateralen Adnexektomie im Sinne einer Fertilitätserhaltung angegangen werden.

Dazu müssen allerdings bestimmte morphologische Kriterien erfüllt sein: gut differenzierter epithelialer Tumor, Karzinome niedrigen Malignitätsgrades («Carcinoma of low malignant potential») sowie Keimzell- und Keimzellstromatumoren. Ebenso müssen Biopsien aus dem kontralateralen Ovar und dem Netz wie auch die Peritonealzytologie negativ sein. Zur Komplettierung des Stagings sollte jedoch ein selektives pelvines/paraaortales Sampling (unterhalb der A. mesenterica inf.) vorgenommen werden.

Als spezielle Gruppe stellen die *Borderlinetumoren* sowohl ein diagnostisches wie auch therapeutisches Dilemma dar.

Ihre Häufigkeit entspricht etwa 15 % der epithelialen Tumoren. Die Fünf-Jahres-Überlebensziffern von Tumoren mit niedrigem Malignitätsgrad liegen zwischen 76 und 95 % und sind deutlich besser als die Ergebnisse beim invasiven epithelialen Ovarialkarzinom [27].

Infolge ihres langsamen Wachstums können die häufiger bei jüngeren Frauen und in etwa zu 80 % in den günstigen Frühstadien I (und II [29]) vorkommenden Tumoren eingeschränkt radikal bzw. im Stadium I a sogar fertilitätserhaltend operiert werden [28]. Die Grenze zum radikalen Vorgehen wird allerdings aufgrund einer Literaturübersicht von Yoonessi et al 1988 [27] bereits beim Stadium II oder vorhandener positiver Peritonealzytologie gezogen. – Fortgeschrittenere Stadien verpflichten jedenfalls zu einem aggressiv-radikalen operativen Vorgehen entsprechend den bei invasiven Karzinomen üblichen Richtlinien.

Der Tumor zeigt im allgemeinen wohl morphologisch die Kriterien der Malignität, jedoch ohne eindeutige Invasion des Stromas und ohne destruktives Wachstum. Die Bestimmung der Invasion kann allerdings, je nach histologischem Typ, problematisch sein. Zudem können beim muzinösen Typ innerhalb eines Tumors verschiedene Malignitätsgrade vorhanden sein. Muzinöse Tumoren haben offenbar die beste Prognose mit seltener Metastasierung.

Es gibt neuere Ansichten über die Terminologie, indem die Bezeichnung «Borderline» im Stadium I zugunsten des Begriffs *«Ovarielle intraepitheliale Neoplasie»* oder «Präinvasives Karzinom» fallengelassen werden sollte [27].

4.3.2.2 Zytoreduktive Chirurgie

Mit Ausnahme der unter 4.3.2.1 genannten Spezialindikationen stehen heute beim Ovarialkarzinom *radikale und ultraradikale Verfahren* im Vordergrund, um eventuell auch noch die in fortgeschrittenen Situationen sonst aussichtslosen Prognosen zu verbessern, da adjuvante Therapien bis jetzt nicht die erhofften Resultate erbrachten.

Unter *optimaler Zytoreduktion* versteht man einerseits eine makroskopische Tumorfreiheit bzw. die Reduktion auf < 0,5 cm oder auf höchsten 2 cm Resttumor im intraperitonealen Raum und andererseits eine retroperitoneale Metastasenfreiheit.

Resttumorgröße und Überlebenszeit stehen in einer linearen Abhängigkeit zueinander, wie es aus Abbildung 46 [29] am Beispiel des Stadiums III hervorgeht und auch von anderer Seite bestätigt wird

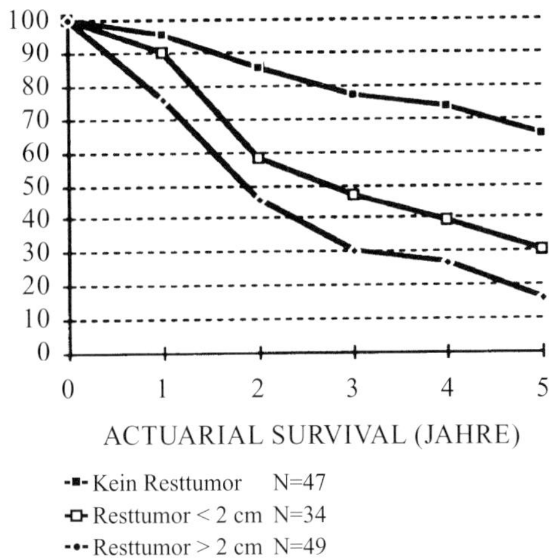

Abbildung 46: Ovarialkarzinom, Stadium III mit Lymphonodektomie. Überleben in Abhängigkeit vom Resttumor. Graz 1980–Sept. 1990.

[23, 30 u. a.]. Im Bestreben, möglichst viel Tumorgewebe zu entfernen, gelang z. B. Winter et al 1991 [29] sogar im Stad. III eine makroskopische Tumorfreiheit in 36,2 %. Nur in 37,6 % verblieben Tumorreste > 2 cm. Webb 1989 [30] erreichte in 70,8 % eine Zytoreduktion < 1,5 cm.

Finden sich *Metastasen an den Zwerchfellkuppeln, an der Leberoberfläche oder an der Bursa omentalis,* so ist die Absterberate bei fortgeschrittenen Stadien deutlich höher als bei tumorfreiem Oberbauch mit einer respektablen Fünf-Jahres-Überlebensrate von immerhin 68 % [31]. Durch *Deperitonisierung der Zwerchfellkuppeln* und/oder Abtragen der Glisson'schen Leberkapsel bei Leberserosametastasen bis hin zur Leberresektion, inklusive Darmresektionen und Milzentfernung gelang es immerhin noch, eine Fünf-Jahres-Überlebensrate in den Stadien III und IV von 28 % zu erreichen. Besonders günstig sind jene Fälle, bei denen die Metastasen nur an der Oberfläche des Peritoneums wachsen. – Demgegenüber steht die ernüchternde Aussage von Potter et al 1991 [36], nach der im Vergleich zu einem Patientinnenkollektiv ohne diese radikalen Maßnahmen ein «extensives Debulking» an der Prognose nichts ändere. Die Tumorbiologie sei mindestens ebenso wichtig wie die Geschicklichkeit des Chirurgen!

Mit dem Einsatz des seit kurzem propagierten *Ultraschalldissektors* kann offenbar die Radikalität im Vergleich zu den herkömmlichen chirurgischen Methoden zusätzlich gesteigert werden [32].

Auch bei schwer zugänglichen Metastasen, z. B. am Diaphragma kann durch Ultraschalldissektion eine Reduktion der Tumormassen in den Millimeterbereich erfolgen. Gefäß- und Nervenbahnen werden aufgrund ihrer differenten Gewebebeschaffenheit geschont, womit offenbar auch die Präparation im Bereich der retroperitonealen Lymphbahnen erleichtert wird.

Da Patientinnen mit zurückgebliebenem Tumorrest gleich welcher Größe schlechtere Überlebenschancen haben, sind zumindest bei jenen, die auf eine Chemotherapie mit einer Partialremission reagieren, Sekundäreingriffe ins Auge zu fassen. XI/4. Während die klassische Second-look-Operation bei Patientinnen mit initialer Tumorfreiheit und nachfolgender Chemotherapie zum Nachweis der klinisch vermuteten Komplettremission noch immer diskutiert wird, wurde sie von Meier et al 1993 [33] immerhin bei der Hälfte dieser Fälle (bei 93 von 190 Patientinnen) als sogenannte *Interventionslaparotomie* weitergeführt.

Auf diese Weise war es möglich, bei initialem Tumorrest und primär gutem Ansprechen auf die Chemotherapie bei 41 % der Patientinnen anläßlich des Sekundäreingriffs makroskopisch Tumorfreiheit zu erreichen. Nur diese Gruppe von Patientinnen schneidet hinsichtlich Überlebenszeit und Rezidivfreiheit signifikant besser ab als die der Frauen ohne nochmalige Operation (Tab. 92). Durch Einsatz bildgebender Techniken, Immunszintigraphie und Tumormarker sollte es gelingen, diejenigen Patientinnen im voraus zu selektionieren, bei denen eine Tumorreduktion anläßlich einer Interventionslaparatomie möglich sein sollte [33].

Wenn diese Beobachtungen auch sehr erfolgversprechend sind und beispielsweise auch von Hoskins et al 1989 [34] mit einer Fünf-Jahres-Überlebenszeit von 51 % nach chirurgischer Sekundär-Reduktion des Karzinombefalls auf eine mikroskopische Aussaat bestätigt werden, präsentieren sich z. B. die Resultate von Morris et al 1989 [35] bei allerdings anderen Ausgangssituationen bedeutend pessimistischer.

Tabelle 92: Überlebens- und rezidivfreie Zeit nach positiver Sekundäroperation.

	Tumorrest nach der Sekundär-OP			keine
	0 cm	< 2 cm	> 2 cm	Sekundär-OP
N	38	35	20	64
Überlebenszeit (Monate)	46	31	20	35
rez.-freie Zeit (Monate)	32	19	13	19

4.3.2.3 Zur Indikation der «Second-look-Operation»

Die herkömmliche Second-look-Operation dient lediglich zum Nachweis einer bereits vermuteten Komplettremission und ist nur
XI/4. noch im Rahmen von Studien indiziert [58]. Dieser Terminus sollte demnach für eine tumorreduktive Zweitoperation nicht mehr verwendet werden.

Einerseits gibt es Stimmen, die die Aussagemöglichkeit von bildgebenden Methoden und Tumormarkern dem diagnostischen Wert einer Second-look-Operation hintanstellen [37, 41]), andererseits die Meinungen, welche anstelle einer neuerlichen Explorativlaparotomie ein biochemisches Monitoring mit Tumormarkerkombinationen befürworten [38].

Der Nachweis von Tumormarkern im Serum hat deshalb zur Verlaufskontrolle nach operativer und zytostatischer Therapie neue Möglichkeiten eröffnet.

Da mit dem CA125 nicht das ganze Spektrum der epithelialen Malignome abgedeckt ist und die Spezifität nicht bei allen Tumortypen dieselbe ist, scheint der Einsatz von Tumormarkerkombinationen sinnvoll zu sein, wie z. B. nach Lahousen et al 1990 [38] eine solche von CA125, CEA, Tissue-Polypeptid-Antigen (TPA) und Ferritin. Daneben werden u. a. auch Kombinationen von CA125, CA15-3 und 90K-Antigen vorgeschlagen [40]. Jedenfalls sollte in der Nachsorge der Marker verfolgt werden, der initial erhöht war, beispielsweise CA125. Im weiteren stellt der CA125-Wert ein wichtiges prognostisches Kriterium bezüglich der Überlebenschance bei einem Rezidiv dar. Patientinnen mit einem Wert < 100 U/ml überleben signifikant länger. Zudem kann dieser Grenzwert als Entscheidungshilfe zur Frage der Rezidivoperation ja/nein herangezogen werden [54].

4.3.2.4 Zur Frage der Lymphonodektomie

Während die pelvine Lymphonodektomie zum integralen Bestandteil einer operativen Therapie des Zervixkarzinoms wurde, wird der Nutzen einer Entfernung der Lymphknoten im pelvinen, vor allem aber im paraaortalen Bereich beim Ovarialkarzinom kontrovers diskutiert.

Der *Lymphknotenbefall* in einem nach gleichen Grundsätzen radikaloperierten Krankengut (s. Tab. 93 [29]) zeigt bereits im Stadium I in 23,3 % der Fälle Metastasen im kleinen Becken, während der paraaortale Bereich nur in 4,5 % befallen ist.

Tabelle 93: Pelviner Lymphknotenbefall bei 210 Patientinnen mit Ovarialkarzinom in Abhängigkeit vom Stadium von 1980 bis 1990.

Stadium	N	pelvine Knoten	%
I	43	10	23,3
II	21	7	30,3
III	130	84	64,6
IV	16	12	75,0
Summe	210	113	53,5

Paraaortaler Lymphknotenbefall bei 210 Patientinnen mit Ovarialkarzinom in Abhängigkeit vom Stadium von 1980 bis 1990.

Stadium	N	paraaortale Knoten	%
I	22	1	4,5
II	12	5	41,7
III	80	53	66,3
IV	11	8	72,7
Summe	125	67	53,6

Tabelle 94: Ovarialkarzinom: Verteilung der positiven Lymphknoten auf die pelvine und paraaortale Region. Graz 1985 bis 1990.

Stadium	N	+pelv +paao	+pelv –paao	–pelv +paao	–pelv –paao
I	22	1	2	–	19
II	12	4	1	1	6
III	80	41	9	12	18
IV	11	8	1	–	2
Summe	125	54	13	13	45

Im klinischen Stadium II und III kommt es jedoch statistisch gesehen ungefähr zu einem gleich häufigen Befall der pelvinen wie der paraaortalen Region. – Betrachtet man jedoch den Lymphknotenbefall etwas differenzierter, so findet man gesamthaft (Tab. 94) bei positiven pelvinen Lymphknoten auch in 80,6 % einen Befall der paraaortalen Region. Bei negativem pelvinem Befall, kann jedoch nur in 22,4 % der Fälle eine isolierte paraaortale Metastasierung festgestellt werden. Ähnlich liegen die Verhältnisse, falls man nur das Stadium III analysiert, wobei allerdings bereits in 40 % paraaortale Metastasen ohne gleichzeitigen pelvinen Befall gefunden werden.

Die Metastasierung dürfte damit meistens im kleinen Becken beginnen, kann sich aber auch unter Umgehung des pelvinen Lymphgefäßsystems zuerst im paraaortalen Bereich manifestieren. Aufgrund dieser Ergebnisse muß die Lymphknotenentfernung im pelvinen wie auch im paraaortalen Bereich konsequenterweise in ein «radikales» Therapiekonzept miteinbezogen werden (Ausnahmen s. unter 4.3.2.1).

Es scheint damit wenig sinnvoll, den intraabdominalen Befund maximal zu reduzieren, die retroperitonealen Metastasen hingegen zu belassen [29].

Ein weiteres Argument für die obligate Entfernung der Lymphknoten ist der wenig ermutigende Effekt einer Chemotherapie auf die retroperitoneale Metastasierung.

So konnte nach verschiedenen Untersuchern nach einer cisplatinhaltigen Chemotherapie und nachfolgender Lymphonodektomie im Vergleich mit der primären Lymphonodektomie kein Unterschied in der Metastasenhäufigkeit festgestellt werden [26, 42, 43].

Es scheint gesichert, daß sich die Überlebensrate bei einem negativen Lymphknotenbefall beinahe verdoppelt [29 u. a.] und sich höchstwahrscheinlich nach einer radikalen Lymphonodektomie entsprechend verbessert.

4.3.2.5 Komplikationen radikaler Eingriffe

Mit *zunehmender Radikalität im intraabdominalen Raum steigt die Komplikationsrate,* besonders wenn noch Darmresektionen (z. B. nach Simon et al 1993 [44] in 25 % der Fälle) hinzukommen. Die zusätzliche pelvine und paraaortale Lymphknotenentfernung per se soll jedoch nach diesen Autoren keine Erhöhung der peri- und postoperativen Komplikationen zur Folge haben und liefert daher auch keine zusätzlichen Argumente, darauf zu verzichten.

Eine der häufigsten postoperativen Komplikationen sind *Lymphozelen.* Je nach diagnostischer Intensität (CT, Ultraschall u. a.) werden sie mehr oder weniger XI/4. oft gefunden und die Häufigkeitsangaben schwankten deshalb zwischen 5 % und 31,8 % der Fälle [45, 46].

Ihre Entstehung kommt offenbar multifaktoriell zustande, hängt aber eng mit dem metastatischen Befall der Lymphdrüsenkette zusammen. Ihre Inzidenz kann durch Verzicht auf Peritonisierung und Applikation von Heparin in den Oberarm anläßlich einer Thromboseprophylaxe (= deutlich weniger Heparin in der Drainageflüssigkeit als lymphozelenbegünstigender Faktor) reduziert werden. Dazu gehören auch die sorgfältige Präparation und das Clippen aller afferenten und efferenten Lymphgefäße im Operationsgebiet [47].

Als derzeit erfolgversprechendste Therapie scheint sich bei therapiebedürftigen Lymphozelen die Instillation von Povidon-Jod (Betadine®) in die Lymphzysten anzubieten [48].

4.3.3 Chemotherapie

Die medikamentöse Behandlung mit Zytostatika hat im multimodalen Therapiekonzept eine große Bedeutung. Messungen der Ploidie, der Wachs-

Tabelle 95: Therapieleitlinien.

Patientinnen	Primäroperation	postoperative Therapie	Second Look (?)
Borderline-Tumor	fertilitätserhaltende Operation	–	–
Stadien I und II (FIGO): «Low risk»	radikale Operation (evtl. fertilitätserhaltende Operation)	–	–
Stadien I und II (FIGO): «High risk»	radikale Operation	Cisplatin: 80 mg/m^2 Cyclophosphamid: 1000 mg/m^2 (3 mal)	–
Stadien III und IV (FIGO): Wenn ≤ 2 cm möglich	radikale Operation evtl. tumorreduktive Operation	Cisplatin/ Cyclophosphamid (6 mal) alternativ: Carboplatin: 350 mg/m^2 Cyclophosphamid: 600 mg/m^2 (6 mal)	bei kCR* sowie bei allen Patientinnen ohne nachweisbaren Tumor
Stadien III und IV (FIGO): Wenn > 2 cm wahrscheinlich	tumorreduktive Operation («Debulking»)	Cisplatin/ Cyclophosphamid (3 mal) dann: individuelle Therapie entsprechend Remissionsstatus	bei kCR* sowie bei allen Patientinnen ohne nachweisbaren Tumor nach 6 Therapiezyklen

* klinische Komplettremission

tumsfaktoren und deren Rezeptoren sowie die Bestimmung der primären Chemoresistenz (ATP-Assays) werden in Zukunft die gezielte Anwendung chemotherapeutischer Substanzen erleichtern und auch für sogenannte second-line-Behandlungen neue Perspektiven eröffnen. Dazu ist auch der Ein-
XI/4. satz monoklonaler Antikörper sowie von Zytokinen und aktivierten Immunzellen (LAK-Zellen, Makrophagen) dank der DNA-Technologie zu zählen [49].

Bei der Primärbehandlung fortgeschrittener Ovarialkarzinome wie auch in der Nachbehandlung operierter Ovarialkarzinome steht heute Cisplatin, meist in Kombination mit Cyclophosphamid, an erster Stelle. Günstige Daten mit *Cisplatinkombinationen* wurden dabei nicht nur für die Remissionsraten, sondern auch für die mediane Remissionsdauer und die mediane Überlebenszeit mehrfach vorgelegt [23 u.a].

Limitierender Faktor ist die erhebliche, dosisabhängige Nephro-, Neuro- und gastrointestinale Toxizität. Der maximale zytotoxische Effekt an der Zelle ist jedoch von der pro Zeiteinheit an die Tumorzelle herangebrachten Menge an Cisplatin abhängig. Der Einsatz myelo-, nephro- und neuro-protektiver wie auch antiemetisch wirksamer Substanzen sollte jedoch die Applikation höherer und damit auch effizienterer Dosen ermöglichen.

Als Alternative steht heute auch das wesentlich weniger Nebenwirkungen verursachende Carboplatin zur Verfügung (Cave: Myelotoxizität). Die Wirkung scheint nach den bisher vorliegenden Ergebnissen von der Kooperation Arbeitsgruppe Ovarialkarzinom (GOCA) u. a. in etwa der von Cisplatin zu entsprechen [50, 57].

Nach Auffassung verschiedener Autoren empfiehlt es sich, die Ovarialkarzinome in verschiedene Gruppen einzuteilen [23] (Tab. 95 [49], u. a.) und die Therapie dementsprechend anzugleichen.

Als sog. «low-risk-Gruppe» versteht man dabei die FIGO-Stadien I a, I b (G1–2), II a und als «high-risk-Gruppe» die Stadien I a und I b (G3), I c und II c.

Neue Chemotherapieregimes sind in Erprobung (Tab. 96 [51]).

Über Paclitaxel®, den ersten Vertreter einer neuen Klasse von Zytostatika, der Taxane, wurde erst vor kurzem berichtet [53, 57]. Offenbar sprechen noch 20 % der Patientinnen mit metastasierendem Ovarialkarzinom und fehlendem Response auf die platinhaltige Standardtherapie auf Paclitaxel® an.

Die Ansprechraten auf Taxol (in der BRD ab 1994 als Taxol® paclitaxel eingeführt) betragen nach rezidiviertem oder therapierefraktärem Ovarialkarzinom immerhin zwischen 20 % und 36 % [56]. Zur Zeit laufen Studienvergleiche zwischen dem klassischen Regime Cisplatin/Cyclophospamid und Taxol. Die Myelosuppression ist dabei als dosislimitierende Nebenwirkung bekannt.

Tabelle 96: Neue Chemotherapieschemata von unterschiedlicher Therapiedauer (bzw. unterschiedlichen Therapiezyklen) beim Ovarialkarzinom.

Schemata	Untersucher
Taxol (175 mg/m²) + Cisplatin (75 mg/m²)	GOG-Protokoll
Carboplatin (300 mg/m²) + Isosfamid 4.0 gm/m²)	Green und Slater
Carboplatin (300–350 mg/m²) + Hexamethylmelamin (150 mg/m²) + Cyclophosphamid (600 mg/m²)	Sutton
Carboplatin (300 mg/m²) + Cisplatin (50–75 mg/m²)	Muggia et al Lund et al Fox Chase

Aufgrund der bisher vorliegenden ermutigenden Resultate mit Taxol wird bereits diskutiert, ob die *Kombination Taxol und Platin als neue Standard-Therapie der First-Line-Behandlung* anzusehen ist (kombiniert oder sequentiell?) [61].

Als Alternative zur Entwicklung neuerer Kombinationen sieht man die Erhöhung der Dosen von Standardschematas dank neuer «chemoprotektiver» Substanzen, mit neuro-, nephro- und myeloprotektiver Wirkung (WR2721, ORG2766). – Im weiteren stehen verschiedene Methoden wie autologe Knochenmarktransplantation und periphere, autologe Stammzelltransplantationen aus dem hämopoetischen System zur Verhinderung der Knochenmarksaplasie zur Verfügung, um damit höhere Dosen applizieren zu können [51].

4.3.4 Adjuvante Therapien

Die proliferative Aktivität des ovariellen Gewebes scheint mit einem Anstieg von CA125 assoziiert zu sein, wie es beim ovariellen Überstimulationssyndrom beobachtet wurde. In der Annahme von vergleichbaren Regulationsmechanismen im Ovarialkarzinomgewebe war es deshalb naheliegend, sich die Frage zu stellen, ob durch eine Reduktion hypophysärer Gonadotropine der Anstieg des CA125 auch beim Ovarialkarzinom und damit die proliferative Potenz vermindert werden kann.

Es wurde übereinstimmend berichtet, daß unter Behandlung mit LH-RH-Analogen (Decapeptyl® u. a.) bei unveränderten oder abfallenden CA125-Spiegeln klinisch vielfach eine Stabilisierung bzw. Remission eintrat. Die Erfolge können jedoch keineswegs abschließend beurteilt werden, um so mehr, als sich diese Therapieform bisher auf eine second-(third-)line Therapie beschränkte. Die medikamentöse Reduktion mit hypophysären Gonadotropinen läßt zumindest die Möglichkeit eines neuen Therapiekonzepts evtl. in Kombination mit antiöstrogenen Substanzen u. a. offen [52 u. a.].

Der Einsatz von Biologic-Response-Modifiers (Interferon u. a.) muß vorläufig eher als experimentell eingestuft werden. Zudem ist die Applikation mehrheitlich nur bei fortgeschrittenem Ovarialkarzinom vorgesehen, so daß ein objektiver Therapieresponse an sich nur schwer zu beurteilen ist [12 u. a.].

Schließlich bleibt der klinische Einsatz von onkogenassoziierten Tumorantigenen als zukunftweisendes Therapiemodell [2].

4.3.5 Hormonsubstitution

Inwieweit das Ovarialkarzinom zu den östrogensensitiven Tumoren zu rechnen ist, ist zur Zeit noch nicht entschieden. Allenfalls ist der Nachweis von Steroidrezeptoren mit einer Tendenz zur besseren Prognose korreliert. – Es gibt jedoch keine Hinweise, daß eine angemessene Östrogen-Gestagen-Substitution bei behandeltem Ovarialkarzinom die Prognose verschlechtern würde, und demzufolge auch keinen Grund dafür, diesen Patientinnen die Substitution mit Östrogenen und Gestagenen vorzuenthalten [59].

Literaturhinweise

XI/4./Lit.

1 Meerpohl HG (1989) Diagnostik und Primärtherapie maligner epithelialer Ovarialkarzinome. Therapeutische Umschau 46:880

2 Janisch H, Kölbl H (1993) Gynäkologische Onkologie. Perspektiven, Entwicklung und Zukunft. Speculum 11:10

3 Hochuli E, Rageth Ch (1990) Zur Effizienz gynäkologischer Vorsorgeuntersuchungen – Perspektiven. Geburtsh Frauenheilkd 50:483

4 Buser K, Hänngi W, Greiner R, Schatzmann E (1989) Das Ovarialkarzinom: neue therapeutische Aspekte. Schweiz Med Wochenschr 120:1617

5 American Cancer Society (1984) Statistical and epidemiological information – gynecological cancer. American Cancer Society. Professional Education Publication

6 Schmidt W, Roos R, Leucht W et al (1985) Zur Diagnostik von benignen und malignen Ovarialtumoren. Geburth Frauenheilkd 45:831

7 Ayiomitis A (1989) The epidemiology of malignant neoplasms of the ovary, fallopian tube and broad ligament in Canada, 1950 -1984. Obstet Gynecol 73:1017

8 Pfleiderer A (1986) Epidemiologie maligner Ovarialtumoren. In Pfleiderer A (Hrsg) Maligne Tumoren der Ovarien. Enke. Stuttgart S 1

9 Schlesselman JJ (1989) Cancer of the breast and reproductive tract in relation to use of oral contraceptives. Contraception 49:1

10 Cramer DW, Welch WR (1983) Determinants of ovarian cancer risk. Interferences regarding pathogenesis. J Nat Cancer Inst 71:717

11 Jacobs I, Stabile I, Bridges J et al (1988) Multimodal approach to screening for ovarian cancer. Lancet 332:268

12 Kölbl H, Micksche M, Gitsch G et al (1986) Treatment with biologic response modifiers in patients with ovarian cancer. Eur J Obstet Gynecol Reprod Biol 41:43

13 Campbell S, Bhan V, Royston P et al (1989) Transabdominal ultrasound screening for early ovarian cancer. Br J Med 299:1363

14 Campbell S, Royston P, Bahn V et al (1990) Novel screening strategies for early ovarian cancer by transabdominal ultrasonography. Br J Obstet Gynaecol 97:304

15 Bourne T, Campbell S, Steer C et al (1989) Transvaginal colour flow imaging: a possible new screening technique for ovarian cancer. Br J Med 299:1367

16 Zurawski VR, Broderick S, Pickens S et al (1987) Serum CA125 levels in a group of non hospitalized women. Relevance for the detection of ovarian cancer. Obstet Gynecol 69:606

17 Van Nagell JR, Higgins RV, Donaldson ES et al (1990) Transvaginal sonography as a screening method for ovarian cancer. Cancer 65:573

18 Herrmann UJ (1991) Sonographisches Screening beim Ovarialkarzinom. In Schmidt W (Hrsg) Jahrbuch der Gynäkologie und Geburtshilfe 1991. Biermann. Zülpich S 13

19 Bernaschek G, Obwegeser R (1993) Sonographische Dignitätsbeurteilung von Ovarialtumoren und thera-

XI/4./Lit.

peutische Konsequenzen. Arbeitsgemeinschaft für Ultraschalldiagnostik in der Gynäkologie und Geburtshilfe. Der Frauenarzt 34:851

20 Lahousen M, Steiner H, Pickel H (1990) Die Stellung der Lymphadenektomie bei der operativen Behandlung des Ovarialkarzinoms. Gynäkol Rundsch. 30 (Suppl 1):30

21 Hochuli E (1993) Operative gynäkologische Onkologie. Eine Übersicht. In Hochuli E (Hrsg) Perioperative Gynäkologie. Springer. Berlin-Heidelberg-New York S 13

22 Käser O (1989) Die Entwicklung radikaler Operationstechniken in der Gynäkologie am Beispiel des Ovarial- und Korpuskarzinoms. Geburtsh Frauenheilkd 49:1025

23 Pfleiderer A (1991) Tumoren des Eierstocks. In Bender HG (Hrsg) Gynäkologische Onkologie. Thieme. Stuttgart S 241

24 Piver MS, Barlow JJ, Lele SB (1978) Incidence of subclinical metastasis in stage I and II of ovarian carcinoma. Obstet Gynecol 52:100

25 Averette HE, Lovecchio JL, Townsend PA et al (1983) Retroperitoneal lymphatic involvement by ovarian cancer. In Grundmann E (ed) Cancer campaign. Vol 7, Carcinoma of the ovary. Fischer. Stuttgart

26 Burghardt E, Lahousen M, Stettner H (1989) The significance of pelvic and para-aortic lymphadenectomy in the operative treatment of ovarian cancer. In Burghardt E, Monagham JM (eds) Operative treatment of ovarian cancer. Baillières Tindall. London p 157

27 Yoonessi M, Crickard K, Crelik S, Yoonessi S (1988) Borderline epithelial tumors of the ovary: ovarian intraepithelial neoplasia. Obstet Gynecol Survey 43:435

28 Adam R, Schmidt C, DiPaolo M, Tulusan AH (1990) Langzeitbeobachtungen von Patientinnen mit Borderline-Tumoren der Ovarien. Gynäkol Rundsch 30 (Suppl 1):48

29 Winter R, Lahousen M, Stettner H (1991) Die operative Behandlung des epithelialen Ovarialkarzinoms. In Schmidt W (Hrsg) Jahrbuch der Gynäkologie und Geburtshilfe 1991. Biermann. Zülpich S 21

30 Webb MJ (1989) Cytoreduction in ovarian cancer: achievability results. In Burghardt E, Monagham JM (eds) Operative treatment in ovarian cancer. Baillières Tindall. London p 83

31 Bach A, Egger H, Hünlich T (1993) Erste Ergebnisse ultraradikaler Operationen beim Ovarialkarzinom. Arch Gynecol Obstet 254:969

32 Zander HJ (1993) Ultraschallchirurgie des fortgeschrittenenen Ovarialkarzinoms. Arch Obstet Gynecol 254:965

33 Meier W, Römisch M, Hepp H (1993) Stellenwert der tumorreduktiven Sekundäroperation (Interventionslaparotomie) beim Ovarialkarzinom. Geburtsh Frauenheilkd 53:860

34 Hoskins WJ, Rubin SC, Dulaney E et al (1989) Influence of secondary cytoreduction at the time of second look laparotomy on the survival of patients with epithelial ovarian carcinoma. Gynecol Oncol 34:365

35 Morris M, Geherhenson DM, Wharton JT et al (1989) Secondary cytoreductive surgery for recurrent epithelial ovarian cancer. Gynecol Oncol 34:334

36 Potter ME, Partridge EE, Hatch KD et al (1991) Primary surgical therapy of ovarian cancer: how much and when? Gynecol Oncol 40:195

37 Meden H, Rath W, Ohlmeyer D (1990) Die Wertigkeit der präoperativen Diagnostik vor der Second-look-Laparotomie beim Ovarialkarzinom. Geburtsh Frauenheilkd 50:101

38 Lahousen M, Stettner H, Pürstner P, Pickel H (1990) Tumormarkerkombination versus Second-look-Operation beim Ovarialkarzinom. Zbl Gynäkol 112:561

39 Bast RC, Klug TL, John ES et al (1983) A radioimmunoassay using a monoclonal antibody to monitor the course of epithelial ovarian cancer. New Engl J Med 309:883

40 Panici PB, Scambia G, Baiocchi G et al (1988) Predictive value of multiple tumor assays in second-look procedures for ovarian cancer. Gynecol Oncol 35:286

41 Kamura T, Tsukamoto N, Saito T et al (1990) Efficacy of second-look laparotomy for patients with epithelial ovarian carcinoma. Int J Gynecol Obstet 33:141

42 Tulusan AH, Adam R, Reinhardt M et al (1990) Lymphenode metastasis in epithelial ovarian cancer. In Sharp E, Mason WP, Leake RE (eds) Ovarian cancer – Biological and therapeutic challenges. Chapman and Hall. London

43 Wu PC, Lang JH, Huang L et al (1989) Lymphnode metastases and retroperitoneal lymphadenectomy in ovarian cancer. In Burghardt E, Monagham JM (eds) Operative treatment of ovarian cancer. Baillières Tindall. London p 143

44 Simon WE, Arnold H, Risse T, Hirsch HA (1993) Peri- und postoperative Komplikationen nach Primäroperation bei Ovarialkarzinom-Patientinnen mit und ohne Lymphadenektomie. Arch Gynecol Obstet 254:970

45 Petru E, Tamussino K, Lahousen M et al (1989) Pelvic and paraaortic lymphocysts after radical surgery because of cervical and ovarian cancer. Obstet Gynecol 161:937

46 Di Re F, Fontanelli R, Raspagliesi F, Di Re E (1985) Pelvic and paraaortic lymphadenectomy in cancer of the ovary. In Burghardt E, Monagham JM (eds) The operative treatment of ovarian cancer. Baillières Tindall. London p 131

47 Pennehouat G, Mosseri V, Durand JC et al (1988) Lymphocèles et péritonisation après lymphadénectomies pour cancer de l'utérus. J Gynecol Obstet Biol Reprod 17:373

48 Cohan RH, Saeed M, Schwab SJ et al (1988) Povidone-iodine sclerosis of pelvic lymphoceles: a prospective study. Urol Radiol 10:203

49 Meerpohl HG (1991) Aktuelle Therapiekonzepte zur adjuvanten Behandlung des Ovarialkarzinoms. In Schmidt W (Hrsg) Jahrbuch der Gynäkologie und Geburtshilfe 1991. Biermann. Zülpich S 33

50 Meerpohl HG, Kühnle H, Sauerbrei W et al (1990) Cyclophosphamid/Cisplatin (CTX/PT) vs. CTX/Carboplatin (Carbo/PT) in advanced ovarian carcinoma. J Cancer Res Clin Oncol 116:1120

51 Ozol RF, Rubin StC, Dembo AJ, Robboy St (1992) Epithelial ovarian cancer. In Hoskins WJ, Perez CA, Young RC (eds) Principles and practice of gynecologic oncology. Lippincott. Philadelphia p 731

52 Jäger W, Wildt L, Lang N (1989) Beobachtungen des Verlaufs fortgeschrittener Ovarialkarzinome nach medikamentöser Reduktion hypophysärer Gonadotropine. Geburtsh Frauenheilkd 49:611
53 Meerpohl HG (1994) Paclitaxel®-Symposium. Bristol-Myers Squibb. München
54 Baumgartner L, Meier W, Stieber P et al (1993) Stellenwert des Tumormarkers CA125 als prognostischer Parameter beim Rezidiv des Ovarialkarzinoms. Arch Gynecol 154:959
55 Moran O, Menczer J, Ben-Baruch G et al (1993) Cytologic examination of ovarian cyst fluid for the distinction between benign and malignant tumors. Obstet Gynecol 82:444
56 Meden H, Rath W, Kuhn W (1994) Taxol – ein neues Zytostatikum zur Therapie des Ovarial- und Mammakarzinoms. Geburtsh Frauenheilkd 54:187
57 Sutton G (1994) Chemotherapy of epithelial ovarian cancer: an overview. Clin Obstet Gynecol 37:461
58 Hepp H (1994) pers. Mitteilung des Lektors
59 Breckwoldt M (1993) Hormonsubstitution bei hormonsensitiven Neoplasien. Geburtshilfe und Frauenheilkd 26:137
60 Montag ThW (1990) Tumor markers in gynecologic oncology. Obstet Gynecol Survey 45:94
61 Jänicke FKH (1994) Ovarialkarzinom und Mammakarzinom: Neue Ergebnisse mit Paclitaxel. Geburtsh Frauenheilkd 54:VIII

5. Vulvakarzinom

Die Möglichkeiten der Früherfassung und damit der Klassifizierung der *Vulvären Intraepithelialen Läsionen (VIN)* sind im Kapitel X/2. (Präkanzerosen) abgehandelt. Daß sich die Entität der prämalignen Effloreszenzen im Vulva- und Perinealbereich seit der zunehmenden «viralen Durchseuchung» mit HPV und HSV-Typ-II nicht nur zahlenmäßig verändert hat, zeigt auch das mannigfaltige Therapieangebot im Sinne eines *«minimal but optimal treatment»*. Dieser Fortschritt ist im besonderen im Blick auf die immer jüngeren Jahrgänge, die sich mit diesen Läsionen konfrontiert sehen, erwünscht. Dennoch lehrt die Praxis, daß viele der intraepithelialen Läsionen nicht erfaßt werden und erst in einem fortgeschrittenen Karzinomstadium zur Behandlung kommen. Dies wirkt sich vor allem bei älteren Patientinnen aus, die auf eine von ihnen primär als Bagatelle gesehene Veränderung («schmerzfreie Hauterscheinungen») vorerst mit Selbstbehandlungsversuchen mit Salben reagieren und nicht oder erst spät den Arzt aufsuchen.

Jede unklare Hauteffloreszenz bedarf der eingehenden Abklärung und meistens einer histologischen Absicherung.

Da wir aber weiterhin invasiven Vulvakarzinomen gegenüberstehen, hat die chirurgische Behandlung mit der *radikalen Vulvektomie mit bilateraler inguino-femoraler Drüsenausräumung* – von Stanley Way 1954 [1] inauguriert – nach wie vor ihr Indikationsgebiet.

Diese auch heute noch geübte Technik über die traditionelle Butterfly-Inzision erlaubt eine «en bloc»-Resektion eines großen Hautfettlappens im Bereich der regionalen Lymphdrüsenstationen und über der Symphyse mit sich eventuell kontralateral kreuzenden Lymphbahnen sowie der gesamten Vulva. – Da es jedoch nicht immer gelingt, die Wunde zu schließen oder dann nur unter erheblicher Spannung, können zur Deckung entstehender Defekte *myokutane Hautlappen* herangezogen werden.

Im Wissen um die nicht seltenen, torpiden Sekundärheilungen nach Radikaloperationen über Wochen und Monate kam es in letzter Zeit zunehmend häufiger zur Individualisierung der Behandlung mit z.T. eingeschränkt radikalen Eingriffen mit kleineren Wundflächen. Vertikal gelegte Hautinzisionen für die inguinofemorale Lymphonodektomie führen andererseits zu deutlich weniger Sekundärheilungen [2, 3].

5.1 Zur Nomenklatur

Das Staging des Vulvakarzinoms beruht, im Gegensatz zu den nun heute klaren Vorstellungen bei der intraepithelialen Neoplasie, immer noch auf der klinischen Untersuchung. Dementsprechend ist die *FIGO-Einteilung 1988 oder die TNM-Einteilung der UICC* zu werten (s. Anhang 2).

XI/5.

Vorbehalte sind vor allem deshalb anzubringen, weil weder Invasionstiefe, Zahl der befallenen Lymphdrüsen noch die Lage (lateral, perineal, klitoridal) und die Größe (nur die 2 cm-Marke wird beachtet) berücksichtigt werden!

Demnach ist bei einer derartigen Klassifizierung mit bis zu 25 % Fehleinschätzungen zu rechnen, die offenbar bei den malignen Melanomen der Vulva noch beträchtlicher ausfallen [4].

Die *Stadien I und II* werden in ca. 20 % der Fälle *unterschätzt,* die Stadien III und IV in 40 % der Fälle überschätzt [5]. Auch die klinische Beurteilung der Lymphknoten durch Palpation ist sehr unzuverlässig, wenn man bedenkt, daß das manifeste Vulvakarzinom meistens infiziert ist und schon deshalb zu einer falsch positiven Interpretation des Tastbefundes führen muß.

5.2 Zur Wahl des Operationsverfahrens

Es dauerte bis in die siebziger Jahre, als sich langsam die Ansicht durchzusetzen begann, daß sich mit eingeschränkt radikalen Eingriffen wahrscheinlich dieselben Resultate erzielen ließen.

Vorerst waren es Rutledge et al 1970 [6], welche bei den T1N0M0 Stadien mit einer Tumorinvasion von < 5 mm auf eine inguinofemorale Lymphonodektomie verzichteten. Diese Invasionstiefe war aber offensichtlich kein entscheidender Marker für das Pro oder Kontra, eine Lymphonodektomie vorzunehmen. So konnten z. B. Friedrich und Wilkinson 1986 [7] bereits bei einer Invasionstiefe ≤ 5 mm in 13,9 % Lymphdrüsenmetastasen nachweisen und auch Todesfälle registrieren.

In der Folge hat man sich in den T1-Stadien an verschiedenen Invasionstiefen orientiert und diese auch prospektiv in die Therapieplanung miteinbezogen. Bei einem sogenannten *Frühfall mit einer maximalen Invasionstiefe bis zu 1 mm und einem Maximaldurchmesser bis zu 20 mm (= T1 a, ISSVD (Int Soc for the Study of Vulvar Disease)*-Definition) wird die Exzision weit im Gesunden («wide excision») als genügend erachtet. Falls keine pathomorphologischen Negativkriterien hinzukommen, kann auf eine Lymphonodektomie verzichtet werden, da es aufgrund einer Sammelstatistik bis zu dieser Invasionstiefe offenbar zu keinen Lymphdrüsenmetastasen kommt [7]. Dieses Stadium wäre demzufolge als *Stadium I a oder in Analogie zum Zervixkarzinom als mikroinvasives Karzinom* zu deklarieren (s. Kap. XI/2.1). Diskussion über Invasionstiefe). Ähnliche Verhältnisse waren auch schon bei der zervikalen intraepithelialen Neoplasie und den Beziehungen zwischen Invasionstiefen und lymphovaskulären Streuungen von Kolstad 1988 [8] nachgewiesen worden.

Beträgt die *maximale Invasionstiefe bis zu 3 mm,* steht ebenfalls die «wide excision» oder eine laterale Hemivulvektomie mit ipsilateraler inguino-femoraler Lymphonodektomie zur Diskussion, da der prozentuale Anteil an Lymphdrüsenmetastasen in diesen Fällen bereits 5,5 % beträgt [7]. Ob die Grenze für eine radikale Vulvaoperation mit inguino-femoraler (eventuell sogar mit pelviner) Lymphonodektomie bei 3 mm oder bei 5 mm zu ziehen ist, bedarf zur Zeit noch weiterer multizentrischer und prospektiver Studien.

Neben dem Tiefenwachstum steht jedoch auch der *Durchmesser des Tumors* in enger Beziehung zur Metastasenhäufigkeit [5]. Monaghan 1985 [9] sah einen *«cut off» bei 4 cm,* bei dem es zu einem pelvinen Metastasenbefall kommen kann und dementsprechend zusammen mit der inguinofemoralen die pelvine Lymphonodektomie vorgenommen werden sollte.

Schließlich entscheidet auch der *Sitz des Tumors* über eine mögliche Metastasierung in die regionalen Lymphknotenstationen. Besonders betroffen sind die klitoridalen Lokalisationen, da eine regionale Metastasierung bereits bei einer Ausdehnung von 3 × 3 mm eintreten kann [9].

Unabhängig vom Sitz des Vulvatumors wird bei metastatischer *Absiedlung in die inguino-femorale Region* die Notwendigkeit einer pelvinen Exploration unterschiedlich beantwortet. Obwohl in diesen Fällen die pelvinen Stationen in etwa einem Viertel der Fälle befallen sind [10], wird die Ausdehnung des Eingriffs bei diesem mehrheitlich als «Hochrisikokollektiv» einzustufenden Patientengut als problematisch angesehen, um so mehr als bisher noch keine zweifelsfreie Bestätigung einer dadurch verbesserten Überlebenszeit vorliegt [11].

Auch die früher *routinemäßige pelvine Lymphonodektomie* bei Klitorisbefall wird nicht mehr in allen Fällen als notwendig erachtet. Unter 200 Fällen war die Rate positiver pelviner Lymphknoten z. B. nur 4,2 % [9]. Ist die inguinofemorale Lymphdrüsenkette hingegen massiv befallen, wird zu einer pelvinen Lymphonodektomie geraten.

Bei unizentrischen, ventralen oder dorsalen und in der Mittellinie gelegenen Karzinomen kommen auch Verfahren wie die *dorsale oder die ventrale Hemivulvektomie* mit bilateraler Lymphonodektomie in Frage [10].

Schließlich bieten sich verschiedene *plastische Varianten* zur Deckung großer Defekte nach ausgedehnten Radikaloperationen mit annehmbarem «kosmetischem» Ergebnis an, wobei auch Kohabitationen möglich sind [12].

Die *Komplikationsrate* nach radikaler Vulvektomie ist hoch. An erster Stelle steht der *Wundinfekt mit partiellem oder totalem Auseinanderklaffen der Wundränder im inguino-femoralen Bereich,* was meistens eine sehr lange und intensive Nachbehandlung erfordert. Mit einer «Triple-Incision»-Technik können jedoch diese Komplikationen im Vergleich zur «En-Bloc»-Resektion weitgehend minimiert werden [19]. – *Thromboembolische* Ereignisse stehen an zweiter Stelle.

Als *Spätfolgen* können Lymphödeme der unteren Extremitäten, mit z. T. grotesken Formen, auftreten. Dafür soll eine primäre Lymphangitis verantwortlich sein [11].

5.3 Bestrahlung

Da die *Strahlensensibilität* des Plattenepithelkarzinoms der Vulva gering ist, ergeben sich nur in Ausnahmefällen (lokal oder allgemein inoperabel) echte Indikationen für eine primäre Strahlentherapie [13]. Auch als adjuvante Maßnahme kommen Bestrahlungen bei befallenen inguinofemoralen (weniger bei pelvinen) Lymphknoten nur unter Vorbehalt in Frage. Gefürchtet sind vor allen die Bestrahlungsfolgen (schwere Ulzera). Außerdem sind auch Fälle mit Femurkopfnekrosen bekannt geworden. – Auch die Bestrahlung des Primärtumors mit schnellen Elektronen und der Leistengegend mit Telekobalt als primäre Behandlung hat sich nicht durchgesetzt [14]. XI/5.

5.4 Behandlungsalternativen

Als solche sind zu nennen die *Elektroresektion bzw. -koagulation* [15], die sich trotz offenbar verblüffenden Resultaten international nicht durchsetzen konnte.

Eine Chemotherapie als neoadjuvante oder adjuvante Therapie ist vor allem bei den alten Patientinnen mit der zu erwartenden Toxizität der verwendeten Substanzen von vornherein limitiert. Belinson et al 1985 [16] und Durrant et al 1990 [17] verfügen über größere Erfahrungen mit Therapieschemata, bei denen u. a. Bleomycin, Mitomycin, Vincristin, Methotrexat zur Anwendung kommen (Tab. 97 [18]).

5.5 Ergebnisse

Man rechnet bei Patientinnen ohne Lymphknotenmetastasen mit einer korrigierten *Fünf-Jahres-Lebenserwartung* von etwa 80–90 %. Bei befallenen inguino-femoralen Lymphknoten reduziert sich diese auf 40–50 %. Bei positiven pelvinen Lymphknoten sinkt sie sogar auf 20–30 % [10].

Tabelle 97: Chemotherapieschemata beim Vulvakarzinom.

Substanzen	Dosierung und Applikationsweise	Pat.-Zahl	Komplette Remission	Partielle Remisson	Untersucher
Bleomycin	15 mg/m^2 kont. i. v. Tag 1–3	22	2	4	Belinson et al (1985)
Vincristine	1,4 mg/m^2 i. v. Tag 3				
Mitomycin C	10 mg/m^2 i. v. Tag 3				
Cisplatin	60 mg/m^2 i. v. Tag 3				
Bleomycin	5 mg i. m. Tag 1–5	28	3	15	Durrant et al (1990)
Methotrexate	15 mg p. o. Tag 1 und 4				
CCNU	40 mg p. o. Tag 5–7				

Literaturhinweise

1 Way S (1954) Results of a planned attack on carcinoma of the vulva. Br J Med 2:780

2 Di Saia DJ, Creasman WT, Ritz WM (1979) An alternate approach to the early cancer of the vulva. Am J Obstet Gynecol 133:825

3 Hacker NF, Leuchter RS, Bereck JS et al (1981) Radical vulvectomy and bilateral inguinal lymphadenectomy through separate groin incisions. Obstet Gynecol 58:574

4 Podratz KC, Symmonds RE, Taylor WF, Williams TJ (1980) Treatment of invasive squamous cell carcinoma of the vulva at the MAYO Clinic 1955–1975. (Abstract). Gynecol Oncol 10:362

5 Podratz KC, Symmonds RE, Taylor WF (1982) Carcinoma of the vulva: analysis of treatment failures. Am J Obstet Gynecol 143:340

6 Rutledge FN, Smith JP, Franklin EW (1970) Carcinoma of the vulva. Am J Obstet Gynecol 106:1117

7 Friedrich EG, Wilkinson EJ (1986) Das mikroinvasive Karzinom der Vulva. In Zander J, Baltzer J (Hrsg): Erkrankungen der Vulva. Urban & Schwarzenberg. München S 88

8 Kolstad P (1988) Follow-up study of 232 patients with stage Ia_1 and 411 patients with stage Ia_2 squamous cell carcinoma of the cervix (microinvasive carcinoma). Gynecol Oncol 33:265

9 Monaghan JM (1985) Management of the vulva carcinoma. In Sheperd JS, JM Monaghan (eds) Clinical and gynecological oncology. Blackwell, Scientific. Oxford

10 Bender HG (1991) Tumoren der Vulva. In Bender HG (Hrsg): Gynäkologische Onkologie. Thieme. Stuttgart S 31

11 Monaghan JM (1991) Surgical managment of cancer of the vulva. In Blackledge GRP, AM Shingelton (eds) Textbook of gynecologic oncolgy. Saunders. London p 419

12 Knapstein PG, Friedberg V (1987) Plastische Operationen an der Vulva und Vagina. In Knapstein PG, Friedberg V (Hrsg) Plastische Chirurgie in der Gynäkologie. Thieme. Stuttgart-New York S 73

13 Schmidt-Matthiesen H, Bastert G (1993) Vulvakarzinom. In Schmidt-Matthiesen H, Bastert G (Hrsg) Gynäkologische Onkologie. Schattauer. Stuttgart-New York S 82

14 Frischkorn R (1969) Die Bestrahlung des Vulvakarzinoms mit schnellen Elektronen. Ergebnisse und Erfahrungen von 1952–1963. Geburtsh Frauenheilkd 19:1016

15 Weghaupt K (1986) Vulvakarzinom – Elektroresektion und Elektrokoagulation der Vulva (Wiener-Methode). In Zander J, Baltzer J (Hrsg) Erkrankungen der Vulva. Urban & Schwarzenberg. München S 150

16 Belinson JL, Stewart JA, Richards A et al (1985) Bleomycin, vincristine, mitomycin C, and cisplatin in the management of gynecologic squamous cell cancer. Gynecol Oncol 20:387

17 Durrant KR, Mangione C, Lacave AJ et al (199) Bleomycine, methotrexate, and CCNU in advanced inoperable squamous cell carcinoma of the vulva: A phase II study of the EORTC Gynaecological Cancer Cooperative Group (GCCG). Gynecol Oncol 37:359

18 Hacker NF, Eifel P, McGuire W, Wilkinson EJ (1992) Vulva. In Hopkins WJ, Perez CA, Young RC (eds) Principles and practice of gynecologic oncology. Lippincott. Philadelphia p 537

19 Helm CW, Hatch K, Austin JM et al (1992) A matched comparison of single and triple incision techniques for the surgical treatment of carcinoma of the vulva. Gynecol Oncol 46:150

6. Mammakarzinom

6.1 Epidemiologische Daten

6.1.1 Häufigkeit, Sterblichkeit

Das Mammakarzinom ist die häufigste Krebstodesursache der Frau in der westlichen Welt, in der Altersgruppe zwischen 35 und 55 Jahren die häufigste Todesursache überhaupt [1]. Für die meisten Länder in der westlichen Hemisphäre zeigt die Brustkrebssterblichkeit einen weiterhin ansteigenden Trend. Auffallend sind die speziellen geographischen Verteilungen mit niedrigen Sterberaten in den ostasiatischen und afrikanischen Ländern und besonders hohen in den westlichen Industriestaaten [66].

Nach Hochrechnungen von Krebszentren im Saarland, in Baden-Württemberg und in Hamburg wurde kürzlich die Zahl von Neuerkrankungen in der *Bundesrepublik Deutschland* (alte Bundesländer) auf 25.000 pro Jahr geschätzt [2], mit einem Nord-Südgefälle und höheren Zahlen in industrialisierten Regionen [3]. Alle Genitalkarzinome zusammen haben 1982 weniger Todesfälle verursacht als die Mammakarzinome allein mit 12.708 Todesfällen. 1986 waren es bereits 14.165 (Statistisches Bundesamt), wobei es während den letzten 30 Jahren vor allem zu einem markanten Anstieg der Todesfälle unter den Frauen > 50 Jahren kam [4].

Auch in *Österreich* wurde in den letzten Jahren nach Janisch 1993 [5] eine «dramatische» Inzidenzzunahme beobachtet (Abb. 47 [5]). Derzeit sind es etwa 3.000 Neuerkrankungsfälle pro Jahr mit einer durchschnittlichen Mortalitätsrate von 50 %.

In der *Schweiz* werden regional verschiedene Inzidenzraten zwischen 59,6 und 72,2 pro 100.000 Frauen ausgewiesen, was z. B. für das Jahr 1986 3600 Neuerkrankun- XI/6.
gen und 1600 Todesfälle bedeutete.

Unter diesen Prämissen ist es verständlich, daß sich die weltweite Forschung intensiv bemüht, Diagnostik und Therapie des Mammakarzinoms zu optimieren.

6.1.2 Prognose

Die *schlechte Prognose des Mammakarzinoms* ist nicht weiter verwunderlich, wenn man bedenkt, daß die mittlere Größe der Mammakarzinome zum Zeitpunkt ihrer Entdeckung durch Palpation oder Mammographie immer noch über 2 cm liegt [6].

Bei der langsamen Tumor-Verdoppelungsrate zwischen 100 und 300 Tagen muß angenommen werden, daß das Karzinom schon mehr als 10 Jahre vor seiner Entdeckung vorhanden sein muß [7] oder bei einem Durchmesser von 1–1,5 cm schon zwei Drittel «seines Lebens» hinter sich hat [8].

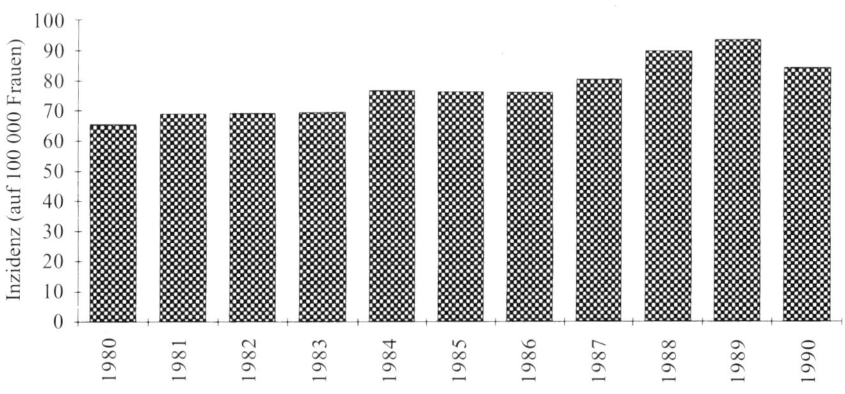

Quelle: Österreichisches Statistisches Zentralamt

Abbildung 47: Inzidenz des Mammakarzinoms in Österreich 1980–1990.

XI/6.

Eine Frühdiagnose ist aber nur dann effizient, falls der Nachweis bereits von Kleinsttumoren bzw. im Idealfall von noch präinvasiven Stadien gelingen würde, jedenfalls vor einer Metastasierung. So hängt das weitere Schicksal einer Patientin im wesentlichen von der Frühdiagnose und weniger von der nachfolgenden Therapie oder weiteren Risikofaktoren ab.

So überlebten in einer Serie von 2437 Patientinnen nach 10 Jahren nach einem Ca in situ 97,1 % der Fälle, im Stadium I und bei einer Tumorgröße < 1 cm 94,9 %, im Stadium I bei einer Tumorgröße > 1 cm 73,9 % und schließlich im Stadium II nur noch 43,7 % [9].

Als weiterer relevanter, prognostischer Parameter gilt die Anzahl positiver, axillärer Lymphknoten, die mit der Tumorgröße eng korreliert.

Bereits bei einer Tumorgröße von 0,1–0,9 cm werden in 19,6 % positive Lymphknoten gefunden [10]. Sind bei diesen kleinen Tumoren noch keine Lymphknoten befallen, ist mit einer Zehn-Jahres-Überlebensrate in 80 % der Fälle zu rechnen. Bei positiven axillären Lymphknoten hingegen sinkt die Zehn-Jahres-Überlebensrate auf 54,6 % und bei zusätzlichem Befall der retrosternalen Lymphknotenkette auf 30 % ab [11].

Zu den *etablierten Prognosefaktoren* gehören neben der *Tumorgröße* und dem *nodalen Befall vor allem morphologische Kriterien.*

Darunter fällt das *histologische Grading,* das auch bei nodal-negativen Patientinnen mit der Prognose korreliert. Probleme ergeben sich jedoch durch die zugrundeliegende Subjektivität der Beurteilung und durch die Tatsache, daß etwa 60 % der Tumoren in ein mittleres Grading (G2) eingestuft werden [12]. Lymphangiosis, Hämangiosis und Angiogenese im Tumor sind weitere Negativindizien.

Die Bestimmung der *Sexualsteroidrezeptoren* bzw. des Östrogen (ER)- und Progesteronrezeptorstatus (PR) hat sowohl in prognostischer Hinsicht wie als Entscheidungshilfe bei der Wahl einer adjuvanten medikamentösen Therapie eine breite klinische Bedeutung erlangt. – Östrogenrezeptorarme Tumoren proliferieren und disseminieren im allgemeinen rascher als solche mit einem hohen Rezeptorgehalt.

In größeren Sammelstatistiken zeigt sich eine enge Beziehung zwischen der Ansprechbarkeit auf eine endokrine Therapie und dem Rezeptorgehalt, so beträgt die Ansprechrate bei ERpos- und PRpos-Tumoren 68 % und bei ERneg und PRneg nur 9 % [14].

Prämenopausale Patientinnen weisen dabei in etwa 50–60 % Östrogenrezeptoren auf, postmenopausale hingegen in etwa 70–80 %, wobei der mittlere Rezeptorgehalt bei den letzteren mehr als dreimal so hoch ist [67].

Man spricht von *rezeptorpositivem Befund,* falls bei biochemischer Technik das lösliche Cytosolprotein > 20 fmol/mg beträgt, bei der immunhistochemischen Methode (ERICA, PRICA), falls ein Score von > 4–6 vorliegt [67].

Die Korrelation positiver Rezeptorstatus/besserer Krankheitsverlauf läßt sich jedoch lediglich in den ersten Jahren nachweisen. Der Rezeptorstatus hängt zwar mit der Proliferationskinetik, hingegen nicht mit dem Invasions- bzw. Metastasierungspotential zusammen. So ist z. B. die Rate an positiven axillären Lymphknoten bei gleich großem Primärtumor nicht mit dem Rezeptorstatus des Primärtumors korreliert [13].

Eine abschließende Bewertung der Aussagekraft der *neueren, tumorbiologischen Prognosefaktoren* (s. Tab. 98 [12]) ist zur Zeit noch nicht möglich, da bislang noch keine gemeinsame Evaluation an einem nodal-negativen Kollektiv stattgefunden hat.

Nodal-negative Patientinnen werden herkömmlicherweise nicht einer adjuvanten Therapie unterzogen, tragen aber dennoch in etwa 30 % das Risiko einer metastasierenden Erkrankung. Deshalb wäre es wichtig, anhand von weiteren Prognosefaktoren, dieses Risikokollektiv herauszufiltern, um sie eventuell einer systemischen Therapie zuführen zu können.

Mit den Prognosefaktoren wird die Hoffnung verbunden, im Gesamtkollektiv Untergruppen mit besonders hohem Risiko zu definieren und dafür *effektivere Therapiestrategien* entwickeln zu können [12, 15]. So korreliert z. B. der Nachweis des Epidermalen Wachstumsfaktors (EGF-R) invers mit dem Hormonrezeptorstatus und mit einer schlechteren Prognose bei nodal-positiven und -negativen Mammakarzinompatientinnen [16], eine Beobachtung, die auch beim Zervixkarzinom und Ovarialkarzinom gemacht werden konnte.

6.1.3 Risikofaktoren

Folgende Kriterien rechtfertigen die Einordnung als Patientinnen mit erhöhtem Risiko:

- Brustkrebserkrankungen in der Familie: bei näheren Blutsverwandten (Mutter, Schwester), insbesondere bei bilateralem und prämenopausalem Mammakarzinom besonders hohes Risiko [56]
- Patientinnen, die bereits an einer Brust erkrankt sind
- Frauen mit Mastopathie III
- Frauen mit früher festgestellten Mikrokalzifikationen und anderen kontrollbedürftigen Mammographiebefunden
- einseitige, pathologische Mamillensekretion
- Nulliparae und Frauen mit später Erstschwangerschaft, früher Menarche, später Menopause (langzeitige, ununterbrochene Östrogeneinwirkung) oder: je früher und je häufiger eine Schwangerschaft eintritt, desto ge-

Tabelle 98: «Klassische» und neuere Prognosefaktoren von klinischer Relevanz (Abkürzungen in Klammern).

«Klassische» Prognosefaktoren	Neuere Prognosefaktoren
TNM-Status	Proliferation und Ploidie
Tumorgröße	Thymidin-Labeling-Index (TLI)
Axillärer Lymphknotenbefall	S-Phase, Ploidie
Tumorzellennachweis im Knochenmark	Ki-67
Metastasierung	
Morphologie	EGF-Rezeptor (EGF-R)
Grading	HER-2/neu (erbB2)
Histologischer Typ	
Vaskuläre Invasion	
Steroidhormonrezeptoren	Tumorassoziierte Proteasen
Östrogenrezeptoren (ER)	Urokinase Plasminogenaktivität (UPA)
Progesteronrezeptoren (PR)	Plasminogenaktivator-Inhibitor 1 (PAI-1)
	Kathepsin D

XI/6.

ringer ist das Risiko, ein Mammakarzinom zu entwickeln. – Allerdings ist die Bedeutung der endogenen Östrogenproduktion und exogenen Östrogensubstitution für die Entwicklung eines Brustkrebs noch unklar und ist auch im Licht eines eventuellen Gestagenmangels zu sehen.

- Frauen mit schwer zu beurteilenden Brüsten («knotige Mastopathie»), sowie mit umschriebenen, unklaren Schmerzen.

Während Zusammenhänge zwischen längerfristiger, *oraler Antikonzeption* und einer dadurch induzierten Reduktion von Ovarial- und Endometriumkarzinomen bestehen, ist für das Mammakarzinom mit einer Abnahme des relativen Risikos erst nach dem 45. Lebensjahr zu rechnen. Möglich, aber nicht bewiesen ist hingegen ein geringer Anstieg in der Altersgruppe zwischen 20–34 Jahren [17].

Zur Frage der Östrogene und der hormonalen Kontrazeptiva als Risikofaktoren für eine Mammakarzinomentwicklung äußerte sich kürzlich (1993) das BGA wie folgt [55]:

Während ihrer fertilen Phase ist die Frau einem erhöhten *Mammakarzinomrisiko* ausgesetzt, wobei die ovariellen Östrogene eine fördernde Rolle spielen. Es kann im weiteren nicht ausgeschlossen werden, daß orale Kontrazeptiva das Entstehen von Brustkrebs erleichtern. Allerdings lassen die widersprüchlichen Ergebnisse der bisher vorliegenden epidemiologischen Untersuchungen keine definitive Aussage zu.

Daneben gibt es *rassische Faktoren,* die sich in ungleichen Inzidenzen auch innerhalb einzelner Staaten ausdrücken, was jedoch auch mit den verschiedenen sozioökonomischen Strukturen und verschiedenartiger Lebensweise verknüpft ist. In diesem Zusammenhang wird auch die *Ernährung* (Fettkonsum (Adipositas = erhöhte Konversionsrate von Androstendion zu Östron im Fettgewebe), hoher Cholesterinspiegel u. a.) als Faktor für erhöhte Brustkrebsinzidenzen gesehen.

6.2 Diagnostik

6.2.1 Klinische Untersuchung, Selbstuntersuchung

Inspektion und Palpation sind integrale Bestandteile einer klinischen Untersuchung. Dabei legt sich jeder erfahrene Untersucher sein Untersuchungskonzept zwecks Erhebung eines Mammabefundes zugrunde. Diese Untersuchungsmethoden unterscheiden sich aber im wesentlichen nicht voneinander.

Methodik: zarte Palpation mit flach aufliegenden Händen bzw. Fingern. Nur so können die Oberflächenstruktur des Drüsenkörpers und die darin auffälligen Konturen und Konsistenzen an der *sitzenden oder stehenden und liegenden Patientin palpatorisch erfaßt werden. Palpationsversuche zwischen zwei Finger sollen tunlichst unterlassen werden.* Die Palpation der Achselhöhle und der Supraklavikulargrube ergänzen den Mammabefund.

Die *Befundinterpretation* an grobknotigen, mastopathischen Brüsten ist besonders schwierig. T1-Stadien können gelegentlich der Palpation entgehen.

Zum Schluß wird durch sanftes Ausstreichen des Mammadrüsenkörpers gegen die Mamille die Frage nach *Sekreten* geprüft.

Während die *doppelseitige Sekretabsonderung* häufig durch eine erhöhte Prolaktinsekretion, durch eine abnorme Schilddrüsenfunktion oder durch Einnahme von bestimmten Medikamenten (Psychopharmaka u. a.) bedingt XI/6. sein kann, wird die *einseitige Sekretion* meistens durch intraduktale Prozesse, wie Papillome u. a. hervorgerufen. *Blutige Sekretionen* sind besonders verdächtig und können mit intraduktalen Karzinomen assoziiert sein.

Jede abnorme Sekretion ist zytologisch zu untersuchen und jedenfalls bei einseitiger Sekretion einer galaktographischen Abklärung zuzuführen.

> Die Brustuntersuchung in der Praxis gilt gleichzeitig als Anleitung für die Patientin.

Verschiedene Merkblätter von Gesundheitsligen (z. B. Schweiz. Krebsliga, American Cancer Society) informieren im weiteren in Wort und Bild über die Technik. Der Wert solcher Selbstpalpationsprogramme gilt schon lange als erwiesen [59].

Regelmäßige Untersuchungen unter Standardbedingungen (monatlich nach den Menses) fördern erfahrungsgemäß mehr Karzinome zu Tage als die ärztliche Praxis. Zudem ist bei Fällen mit regelmäßiger Untersuchung der maximale Tumordurchmessers zur Zeit der Diagnosestellung wesentlich kleiner [56].

> Das Problem Nummer 1 ist jedoch die Miteinbeziehung höherer Alterskategorien, was nur durch frühzeitige Instruktionen und durch ständige Ermahnungen zu befriedigenden Resultaten führen kann.

6.2.2 Mammographie

Die Mammographie zeigt unter den bisher bekannten bildgebenden Verfahren (Mammographie, Sonographie, Thermographie) die höchste Sensitivität in der Nachweismöglichkeit von Karzinomen, insbesondere von klinisch noch okkulten Karzinomen. Während ein Tumorknoten klinisch erst mit einem Durchmesser > 2 cm sicher palpiert werden kann, vermag die Mammographie bereits wesentlich kleinere Raumforderungen zu erfassen.

Diese Fakten konnten im vergangenen Jahrzehnt an zahlreichen *Screening-Studien* demonstriert werden [57 u. a.]. Die Tumorstadien mit oder ohne Screening differieren deutlich voneinander und mit Hilfe eines Mammographievorsorgeprogramms lassen sich kleinere und damit prognostisch günstigere Tumoren erfassen (s. auch Kap. I/9.).

Der durch die großen Screeninguntersuchungen belegte Nutzen führte zu folgenden Empfehlungen der Deutschen Gesellschaft für Senologie [s. bei 27]:

- Eine Basismammographie zwischen dem 30. und 40. Altersjahr
- Ab dem 40. Altersjahr Röntgenuntersuchungen in zweijährigen Intervallen, wovon die ersten drei Mammographien auch bei unauffälligem Befund in jährlichem Abstand erfolgen sollten.
- Eine obere Altersgrenze zur Vorsorge-Mammographie gibt es nicht.
- Um einen hohen Qualitätsstandard zu gewährleisten, werden Spezialkenntnisse des Untersuchers und regelmäßige Gütekontrollen verlangt.

Kritiker verweisen jedoch auf den relativ niedrigen «Vorhersagewert» der Mammographie, der zwischen 10 % und 54 % liegen soll. Um deshalb die Spezifität der mammographischen Aussage für Karzinome zu erhöhen, wurden Vergrößerungstechniken, fokale Kompressionen oder zusätzlich die Sonographie empfohlen [20].

Eine der *Hauptschwierigkeiten in der Frühdiagnose des Mammakarzinoms* ist das variable Erscheinungsbild im Mammogramm und das Problem, zwischen benignen und malignen Veränderungen sicher zu unterscheiden.

So handelt es sich bei klinisch okkulten, aber mammographisch *suspekten Läsionen* mehrheitlich um benigne Veränderungen, wofür es keine sicheren mammographischen Zeichen gibt. Da jedoch die überwiegende Mehrheit der scharf begrenzten Knoten ohne Mikrokalk gutartig ist, läßt sich nach Brenner et al 1989 [21] eine abwartende Verlaufskontrolle verantworten, um so mehr als die Rate von benignen zu malignen Läsionen 25:1 beträgt.

6.2.2.1 Gutartige Veränderungen

> Die Exzision gutartiger Veränderungen aus Sicherheitsgründen ist in materieller Hinsicht, die protrahierte Diagnostik eventuell doch maligner Knoten hingegen in psychologischer, ethischer und juristischer Hinsicht problematisch [22].

Nicht zu vernachlässigen sind auch eventuelle Narbenbildungen (Kosmetik!) und eine dadurch er-

Tabelle 99: Sonographische Kriterien für gutartige Brustdrüsenveränderungen.

Zyste	Fibroadenom
– glatter Rand – fehlende Binnenechostruktur (Ausnahme Einblutung) – verstärkter Schallenergietransport = dorsale Echoverstärkung	– glatter Rand – homogene Binnenechostruktur – verbesserte Schalleitung im Vergleich zum umgebenden Drüsengewebe – echodichte ventrale und dorsale Zone – selten: lateraler Schallschatten (Effekt der tangential auftreffenden und stärker abgeschwächten Ultraschallwellen am Rand)

schwerte Mammographie-Diagnostik nach «unnötigen» Exzisionen oder Exstirpationen.

Die *Mastopathie,* als Sammelbegriff verschiedener Umbauvorgänge in der Brust, welche von physiologischen Involutionsprozessen bis zu genau umrissenen Krankheitsbildern reichen und vermutlich sogar Übergänge bis zur malignen Entartung aufweisen, kann radiologisch einem Strukturbild entsprechen, das dem gleichzeitig unruhigen Proliferations- und Involutionsgeschehen entspricht.

Entsprechend zeigen sich klein- bis grobknotige, unruhig verteilte Gewebeverdichtungen und gelegentlich Bindegewebseinlagerungen zwischen den residuellen Drüsenläppchen. Zudem können asymmetrische Knoten auftreten mit scharfer, zuweilen aber auch unscharfer Begrenzung. Zwischengelagertes Fett erleichtert die Beurteilung, bei der überwiegend fibrotisch umgebauten Brust wird der Überblick schwieriger [23].

Daneben sind es häufig *Zysten und Fibroadenome,* zu deren Differenzierung mit Vorteil die Sonographie herangezogen wird (Tab. 99 [23]).

6.2.2.2 Bösartige Veränderungen

Heute kann ein *Mammakarzinom* von 1–2 cm Durchmesser mit hoher Sicherheit und in speziellen Screeningprogrammen sogar im «in situ»-Stadium oder schon bei einem Durchmesser von 5 mm identifiziert werden [24]. Die typischen Zeichen der Malignität sind dabei auf Tab. 100 [18] festgehalten.

Besondere Bedeutung kommt dabei dem *Mikrokalk* zu, der in 25–42 % das einzige radiologische Zeichen für Malignität darstellt [20], andererseits aber auch bei gesunden Patientinnen vorkommt. Feinanalysen der Mikroverkalkungen (Prixelintensität, Gruppenformationen, Verteilung, Größe, Verdichtungen in der Nachbarschaft, Elektronenmikroskopie, Röntgenstrukturanalyse) können in

Tabelle 100: Zeichen der Malignität im Mammogramm.

- umschriebene asymmetrische Verdichtungsherde
- gruppenförmig angeordnete Mikroverkalkungen von Salzkorncharakter
- Verdichtungszonen mit unscharfer Kontur
- Ausläufer: «Krebsfüßchen»
- Hautverdickung einer Seite
- einseitige Mamilleneinziehung

Einzelfällen weitere Informationen liefern. Bei den mammographisch gerade noch faßbaren Kleinstkarzinomen zwischen 4–10 mm ist jedoch Mikrokalk selten vorhanden und damit kein verläßliches Zeichen [18].

So wurden z. B. 20 % der Karzinome in der BCDDP-Studie nach einem Jahr palpiert, obwohl Mammographie und klinische Untersuchungen ein Jahr zuvor unauffällig waren [26]. Dazu ist auch die untersucherbedingte Treffsicherheit bzw. -unsicherheit mitzuberücksichtigen. Eine «second opinion» kann erfahrungsgemäß in einem recht hohen Prozentsatz den Primärbefund relativieren.

> Ein unauffälliger Mammographiebefund schließt jedoch ein Mammakarzinom nicht aus.

6.2.2.3 Technik, Strahlenbelastung

Es bedurfte in der letzten Zeit zahlreicher *technischer Ergänzungen und Verfeinerungen,* um die *Strahlendosis* auf ein Minimum zu reduzieren und gleichzeitig die Bildqualität zu optimieren [18]. So ist die heute erreichte hohe Leistungsfähigkeit u. a. auf apparative Neuentwicklungen (z. B. Molybdänanode) und auf solche im Filmmaterial («Seltene-Erde»-Folie (Gd-SO2)) zurückzuführen.

Dennoch erschien neulich eine kritische Publikation über die *Krebsinduktionsrate* [19]. Demnach sollen aufgrund neuer Daten über die *strahlungsbedingte Krebsmortalität* nach fünfmaliger Mammographieuntersuchung fast genau so viele Karzinome erzeugt wie früh entdeckt werden. Eine Behauptung, der aber ebenso klar widersprochen wird [68]. Die Strahlendosis konnte in der Zwischenzeit auf 0,005 Gy pro Aufnahme reduziert werden. Es ist jedoch zu bedenken,
XI/6. daß die Brustdrüse im Alter zwischen 15 und 20 Jahren besonders strahlenempfindlich ist. Wegen der erwartungsgemäß hohen Röntgendichte im jugendlichen Alter sollte deshalb zunächst der Sonographie der Vorzug gegeben werden [27].

6.2.3 Sonographie

Die Sonographie ist eine wertvolle Zusatzuntersuchung zur klinischen Untersuchung und Mammographie, mit deren Hilfe es besonders bei jungen Frauen mit dichtem Drüsengewebe gelingt, *zystische Gebilde von soliden Veränderungen zu differenzieren* (s. auch Tab. 99). Zu einem großen Teil können dadurch bei zystischen Gebilden unnötige Biopsien vermieden werden. Wichtig ist die Verwendung eines hochauflösenden Transducers mit mindestens 5 MHz, besser 7,5 MHz, mit der Möglichkeit der ultraschallgesteuerten Punktion.

Aus diagnostischen und therapeutischen Überlegungen sollte die Zyste punktiert und das Aspirat zytologisch untersucht werden. Anschließend erfolgt die Luftfüllung, um einen raschen Vernarbungsprozeß einzuleiten. – Die *Pneumozystographie* wurde durch die Sonographie, mit der Möglichkeit, die Zysten zuverlässig darzustellen, weitgehend verdrängt.

Der Brustkrebs hingegen stellt sich im Ultraschallbild sehr uneinheitlich dar (Tab. 101 [18]). In der Karzinomfrühdiagnostik kann die Sonographie die Mammographie auf keinen Fall ersetzen, hingegen soll sie nach Teifke et al 1994 [27] bei qualifizierten Untersuchern bei Karzinomen > 1 cm der Röntgendiagnostik zumindest ebenbürtig oder sogar überlegen sein.

Copans 1984 [26] entdeckte sonographisch allerdings nur 64 % der Karzinome unter 1140 Patientinnen, mammographisch dagegen 94 %! Nach einer Sammelstatistik von Otto 1993 [18] stellen sich die Trefferquoten präoperativer Dignitätsbeurteilungen allerdings etwas anders dar (Tab. 102). – Die *Farb-Doppler-Sonographie* kann Zusatzinformationen liefern, die für Malignität sprechen. Sie ist zur Zeit aber noch zu aufwendig um in der Routinediagnostik eingesetzt zu werden.

Tabelle 101: Sonographische Malignomkriterien.

- unscharfe Berandung nach allen Seiten («Besenreiserausläufer», «Tannenbaumphänomen»)
- dorsaler «Schallschatten» («chimney-Phänomen»)
- fehlende echodichte Randzone, insbesondere nach dorsal

Tabelle 102: Trefferquoten präoperativer Dignitätsbeurteilung mittels Ultraschall.

	präoperativ richtige Einstufung in			
	benigne		maligne	
	%	n	%	n
Kobayashi 1980	83	938	85	1180
De Gezelle et al 1981			86	51
Cole-Beuglet et al 1983	83	52		
Fleischer et al 1983	68	25		
Kessler et al 1983			88	94
Stosiek et al 1983	85	147	79	97
Egan/Egan 1984	83	69	87	107
Leucht et al 1985	71	78	91	197
Zwischensummen	81	1309	85	1726
eigene Ergebnisse	83	76	87	196
Summe	82	1385	86	1922

Die *Indikationen* zur Sonographie fassen Teifke et al 1994 [27] unter Berücksichtigung der teils oben zitierten Einwände wie folgt zusammenfassen:

- bei jedem Palpationsbefund (Zyste/Fibroadenom, Karzinom?)
- röntgendichte Mamma
- mammographisch unklarer Befund
- jugendliche Brust (s. o.), Schwangerschaft, Stillzeit
- präoperatives Staging von Malignomen (Multizentrizität, axillärer, parasternaler, infra- und supraklavikulärer Lymphknotenstatus)
- postoperative Kontrolle (Hämatom, Serom, Prothese)
- Krebsnachsorge (Restbrust nach brusterhaltender Therapie, Thoraxwand nach Ablatio)
- ultraschallgesteuerte Punktion
- präoperative Markierung nicht tastbarer Läsionen.

6.2.4 Thermographie

Die Thermographie ist heute durch andere bildgebende Verfahren abgelöst worden.

Durch die Thermographie können keine Mammakarzinome diagnostiziert werden. Sie hat auch keine Bedeutung in der Differentialdiagnostik von Brusterkrankungen. Sie dient lediglich dazu, einige Veränderungen in einer Brust aufzuzeigen, die weitere Untersuchungen nach sich ziehen [28].

6.2.5 Computertomographie

Aufgrund des großen Zeitaufwandes, der hohen Kosten, der bedeutend größeren Strahlenbelastung als bei der Mammographie und der nur geringen Zusatzinformationen zu Mammographie und Sonographie hat das CT keine breite Anwendung in der Mammadiagnostik gefunden.

6.2.6 Magnetresonanztomographie (MRT) / MR-Mammographie (MRM)

Die MRT stellt das bis jetzt letzte Glied der diagnostischen Verfahren dar, ist aber am teuersten und (zeit-)aufwendigsten, außerdem besteht die Notwendigkeit einer Kontrastmittelinjektion.

Über die optimale kernspintomographische Untersuchungstechnik besteht noch keine Einigkeit. Die dynamische Untersuchungstechnik mit repetitiver Messung der gleichen Schichten vor und in kurzen Zeitabständen nach der Injektion des Kontrastmittels erlaubt offenbar die beste Abgrenzung zwischen malignen und benignen Läsionen [20].

Die bisher vorhandenen Daten werden nach Kaiser et al 1993 [20] dahingehend interpretiert, daß die MRT die *höchste Sensitivität und Spezifität* in der Diagnostik des frühen Mammakarzinoms aufweise. Nach heutigen Erkenntnissen sollte dieses Verfahren allerdings (noch) nicht als Screeningmethode eingesetzt werden, sondern ist als Ergänzung zur Mammographie und Sonographie zu sehen [27, 62].

Als Vorteile werden genannt [20]:

- es werden wesentlich mehr und kleinere Karzinome als mit der Mammographie entdeckt
- ein Mammakarzinom kann als Karzinom identifiziert werden; es können tumorspezifische Zeichen (Tumor-Angiogenese) nachgewiesen werden. Mikrokalk hingegen, allerdings kein obligates «Krebszeichen» (s. o.), kann nicht nachgewiesen werden
- die MRM benötigt keine Röntgenstrahlen.

Bei einem unauffälligen MR-Befund sei eine Biopsie auch bei suspektem Mammographiebefund nicht nötig. Bei verdächtigem MR-Befund hingegen sollte sie durchgeführt werden [20]. – Aussagen, die in dieser Weise zumindest einer Bestätigung bedürfen und dementsprechend zu relativieren sind.

6.2.7 Galaktographie

Bei *pathologischer Milchgangsekretion* ist in jedem Fall die Galaktographie indiziert (Ausnahmen s. o.). Am häufigsten findet man Papillome, in etwa 11 % Karzinome [27].

Gangabbrüche und Kontrastmittelaussparungen bedürfen der operativen Revision. – Bei isolierten Befunden genügt die Entfernung des betroffenen Milchgangs, sonst ist die Ektomie sämtlicher Milchgänge (Operation nach Urban) vorzusehen. XI/6.

6.2.8 Morphologische Abklärung

Jedes Mammakarzinom muß prätherapeutisch histologisch (oder zytologisch) gesichert werden.

6.2.8.1 Feinnadelpunktion

Der Stellenwert der Aspirationszytologie wird nicht einheitlich beurteilt: Die sogenannte «Triple-Diagnostik» (Klinischer Tastbefund, Mammographie, Zytologie) reiche zur Diagnosesicherung nicht aus! Dieser These wird allerdings von erfahrenen Zytologen widersprochen: Die Zytologie (Feinnadelpunktion) gilt aufgrund ihrer Zuverlässigkeit, Aussagekraft und einfachen Anwendung neben der Palpation und der Mammographie nach deren Aussage als die *Standardmethode* der Mammadiagnostik [29]. Falls Palpationsbefund, Mammographie und Zytologie übereinstimmend für ein Karzinom sprechen, kann auch unserer Erfahrung nach auf eine Biopsie verzichtet werden. Die Diagnosesicherung erfolgt intraoperativ mittels Schnellschnittuntersuchung.

Voraussetzung dazu ist die korrekte Ausführung der Punktion und Verarbeitung des Zellmaterials. Dazu werden zunehmend zytometrische, immunzytochemische und molekularbiologische Methoden eingesetzt, um möglichst viele Informationen aus dem Zellmaterial zu erhalten [29].

Die Treffsicherheit hängt von der Punktionstechnik, dem feingeweblichen Aufbau der Läsion und der Selektion der Fälle für die FNP ab.

Entscheidend sind jedoch die falsch positiven und falsch negativen Resultate, die je nach Untersucher stark schwanken.

Falsch positive Diagnosen sind sehr selten (0,01 %), falsch negative je nach Studie 1,9–19 % [29].

Diese Zahlen beinhalten zumindest, daß bei einem negativen Zytologieergebnis ein positiver Tastbefund immer mittels *Probeexstirpation* abgeklärt werden soll. Obwohl die «offene» Mamma-Biopsie immer noch als diagnostischer «golden standard» gilt, scheint es in den Händen ausgewiesener Experten auch vertretbar, palpable Befunde bei negativer Mammographie und Feinnadelpunktion weiterhin ohne bioptische Beweisführung zu beobachten [73]. Auf die *intraoperative Schnellschnittuntersuchung* sollte jedoch bei nicht eindeutigem Zytologiebefund oder diskordanten Zytologie-, Mammographie- und Palpationsbefunden nicht verzichtet werden.

XI/6.

6.2.8.2 Tru-Cut-Biopsie, Drill-Biopsie, Hochgeschwindigkeitsbiopsie

Mit diesen Entnahmetechniken kann ein Gewebezylinder zur histologischen Auswertung gewonnen werden.

Vorteil der Tru-Cut-Biopsie ist der geringe Aufwand dieser ambulanten Untersuchungsmethode.

Bei der sog. Hochgeschwindigkeitsbiopsie wird diese bei nicht tastbaren Befunden sonographisch oder bei kleinsten Herden und Mikrokalzifikationen stereotaktisch gelenkt. – Die Drillbiopsie, bei welcher der Gewebezylinder mit in hoher Geschwindigkeit rotierender Nadel (Zahnarztbohrer) gewonnen wird, steht wie die anderen Techniken in Konkurrenz zur Feinnadelaspiration. Doch fehlen bei diesen Gewebeentnahmen Informationen über die Ausdehnung des Befundes, so daß im Eventualfall intraoperativ über das weitere Vorgehen entschieden werden muß. Deshalb beschränkt sich die Aussage auf eine Ja/Nein (Karzinom/kein Karzinom)-Antwort, auf das Grading und die Rezeptoranalyse.

Falls der verdächtige Bezirk bei der Biopsie getroffen wird und man einen genügend großen Gewebezylinder erhält, sollte eine praktisch 100prozentig gültige Aussage möglich sein.

Es gibt aber – wie bei der Feinnadelaspiration – falsch negative Befunde, falls die Nadel abgleitet oder die Läsion verfehlt wird. Dazu sind gelegentlich Hämatome nicht zu verhindern und die Biopsie ist für die Patientinnen nicht sehr «angenehm».

Die bereits präoperative Sicherung der histologischen Diagnose erlaubt es, die therapeutische Strategie vor weiteren Maßnahmen mit der Patientin zu besprechen und führt erst noch durch den Wegfall der Schnellschnittuntersuchung zu einer nicht unerheblichen Verkürzung der Operationszeit, was besonders für ältere Patientinnen mit internistischen Risiken nicht ohne Bedeutung ist.

6.2.9 Biopsien

Chirurgische Mammabiopsien werden durchgeführt bei Patientinnen mit klinischem und/oder mammographischem und/oder feinnadelpunktionszytologischem Karzinomverdacht bzw. bei unklaren Befunden und/oder beim Vorliegen von Mammkarzinomrisikofaktoren [31].

6.2.9.1 Biopsien bei nicht palpablem Befund

Problematisch sind Biopsien bei nicht palpablen Befunden, die aufgrund eines Mammographiebefundes exakt geortet und biopsiert werden müssen. Zur Lokalisation stehen verschiedene Methoden zur Verfügung.

Eine der einfachsten Techniken, jedoch nicht mit 100%iger Treffsicherheit, ist die Markierung mit zwei Nadeln unter Mammographiekontrolle (Harpunierung), wobei beide Nadelspitzen wenn möglich ins Zentrum der Läsion zu liegen kommen.

Die genauesten, apparativ jedoch am teuersten sind die stereotaktischen Methoden. Brun del Re 1992 [60] schlägt die von ihm entwickelte isometrische Lokalisierungsmethode vor, die sich an vielen hunderten von Fällen in verschiedenen Kliniken offenbar bewährt hat [Methodik s. bei 60].

Mit der nachfolgenden, obligaten *Präparatradiographie* erhält man die Bestätigung, den verdächtigen Bezirk in toto entfernt zu haben.

Die histologische Untersuchung dieser nichtpalpablen Mammographiebefunde sollte nicht im *Schnellschnittverfahren* abgewickelt werden, da die Möglichkeit von falsch positiven und falsch-negativen Befunden in dieser Gruppe relativ groß ist [31 u. a.].

6.2.9.2 Biopsien bei palpablem Befund

Ergibt die *präoperative Abklärung* («Triple-Diagnostik») ein eindeutig *positives Resultat,* kann die Therapieplanung zusammen mit der Patientin besprochen werden. Da die Abklärung ambulant erfolgt, resultiert daraus auch ein wünschenswerter materieller Nutzeffekt. Aufgrund der Resultate können meistens auch das Ausmaß der Operation abgesteckt und eventuelle rekonstruktive Maßnahmen bereits ins Auge gefaßt werden.

Die Patientinnenaufklärung wird in dieser Phase zum integralen Bestandteil der Therapieplanung.

Die *Schnellschnittbeurteilung* am Tumor erfolgt schließlich nur noch zur definitiven Bestätigung der Diagnose, und nach Durchsage des Resultats wird der Eingriff fortgesetzt.

Sind die *Abklärungsresultate jedoch bei palpablem Knoten negativ oder nicht eindeutig,* hat vorerst die Tumorexstirpation zu erfolgen.

Die Läsion sollte vollständig entfernt werden und nicht nur angeschnitten, wodurch sie in ihrer gesamten Ausdehnung histologisch untersucht werden kann. Zur Orientierung des Pathologen sollte das Präparat mit eventuellen Markierungen (z. B. Frage: tumorfreie Zone in mm?) versehen werden. Das Präparat wird auf Eis gelegt und sofort in die Pathologie transportiert, um auch immunhistochemische und biochemische Untersuchungen vornehmen zu können.

Danach kann der vorliegende Befund bei einem malignen Prozeß mit der Patientin besprochen und die Therapiestrategie festgelegt werden. Mit diesem *zweiseitigen Vorgehen* fallen zudem eventuelle, durch einen Schnellschnitt bedingte Interpretationsschwierigkeiten weg. Besonders bei einer vorzusehenden brusterhaltenden Therapie hat das zweiseitige Vorgehen einige Vorteile, da das Behandlungskonzept einer brusterhaltenden Therapie doch einige Kenntnisse von histopathologischen Bildern voraussetzt [30]. – Ein zweiseitiges Vorgehen ist gelegentlich auch bei Patientinnen mit Entscheidungsschwierigkeiten trotz positiver Vorausabklärung zu empfehlen.

Jedenfalls besteht kein unbedingter Zwang zu einem einzeitigen Vorgehen, da die Langzeitprognose durch ein *Intervall zwischen Biopsie und Operation* von weniger als einer Woche nicht getrübt wird. – Im weiteren hat offenbar auch der *Menstruationszyklus* im Zusammenhang mit dem Operationstermin keinen Einfluß auf die Prognose [58].

6.3 Zur klinischen Pathologie

6.3.1 Zur Mastopathie

Mehr als die Hälfte aller Frauen erkranken während ihres Lebens einmal an mastopathischen Beschwerden. Die Ansichten darüber reichen allerdings von der Infragestellung des Krankheitswertes bis zur Einstufung der Mastopathie-Formen mit epithelialen Atypien als Präkanzerose. Dabei interessiert vor allem Grad III der von Prechtel 1972 [32] definierten Mastopathiegrade.

Grad III ist eine fibrös-zystische Mastopathie mit Parenchymdysplasie mit mäßig starken Zellatypien und Epithelproliferationen mit vermehrten Mitosen, Störungen der Zellpolarität und intraduktalen Zellproliferationen.

Patientinnen mit einer Grad III-Mastopathie sind einem rund vierfach erhöhten Karzinom-Risiko ausgesetzt, während die anderen Formen kein relevantes Krebsrisiko in sich bergen [33, 34]. Bedeutsam ist jedoch die Empfehlung nach einem Consensus Meeting 1985 [35], daß *auch bei einer atypischen Hyperplasie kein aggressives Verhalten* am Platz sei, sondern z. B. nach Helmig et al 1993 [34] lediglich 1–2 mal jährlich klinisch und in 1–2jährigen Abständen mammographisch überwacht werden sollte. XI/6.

6.3.2 Zur histopathologischen Klassifizierung der Mammakarzinome und der daraus zu ziehenden therapeutischen Konsequenzen bei Karzinomvorstufen

Die meisten Formen der Mammakarzinome entstehen in den peripheren Brustdrüsenanteilen, den peripheren Segmenten der Milchgänge, welche in

Tabelle 103: Einteilung der Mammakarzinome in der speziellen Pathologie nach WHO (1981).

1. Nicht-invasive Mammakarzinome

   intraduktales Karzinom
   lobuläres Carcinoma in situ

2. Invasive Mammakarzinome

   invasiv-duktales Mammakarzinom (NOS: Not Otherwise Specified)

   invasiv-duktales Mammakarzinom mit vorherrschender intraduktaler Komponente (ECDIS: Exzessives Carcinoma in situ mit einem Vorherrschen des CDIS > 25 % der Tumorschnittfläche)

   invasiv-lobuläres Mammakarzinom (eigene Entität ohne Subtypen)

   invasiv-duktale Mammakarzinome mit spezieller Differenzierung:
   tubuläres Karzinom
   papilläres Karzinom
   medulläres Karzinom
   muzinöses Karzinom
   adenoidzystisches Karzinom
   sekretorisches Karzinom
   apokrines Karzinom
   andere Karzinome mit seltener Differenzierung der Wuchsform

die Läppchenstrukturen einmünden. Diese terminalen duktu-lobulären Einheiten sind aus histiogenetischer Sicht die Orte der frühen Kanzerogenese des Drüsenepithels. Hier entstehen die beiden Hauptformen der «In-situ»-Karzinome, aus denen sich dann das invasiv duktale und lobuläre
XI/6. Karzinom entwickeln (Tab. 103 [37]).

Die Kenntnisse der histologischen Klassifikation sind auch für die operative Therapie wegweisend, da Topographie und Pathogenese der Mammakarzinomentwicklung sowohl bei der Indikationsstellung wie bei der Wahl des operativen Verfahrens Berücksichtigung finden müssen.

6.3.2.1 Carcinoma ductale in situ (CDIS)

Diese Formen sind bei den durch Screening entdeckten Mammakarzinomen 2–5 mal häufiger als in Serien von bereits klinisch faßbaren Mammakarzinomen [31].

Sie sind meist ausdehnungsmäßig klein und nicht palpabel. Mit den intraluminalen Drüsenepithelproliferationen gehen häufig Mikrokalzifikationen einher, die in der Mammographie als *gruppierter Mikrokalk* imponieren. Von den terminalen Milchgängen ausgehend kann die intraduktale Karzinomentwicklung bis zur Mamillenhaut voranschreiten und dort als Morbus Paget imponieren [37]. Bei Befall dieser letzten Station handelt es sich aber in der Mehrzahl der Fälle bereits um ein invasives Wachstum. – Mit der Propagation zum invasiven Karzinom ist im allgemeinen innerhalb von 10 Jahren zu rechnen. Das multizentrische Auftreten und die kontralaterale Lokalisation ist bei einem Carcinoma ductale in situ seltener als bei einem Carcinoma lobulare in situ.

Während bis vor kurzem bei intraduktalen in situ Karzinomen noch die Therapierichtlinien wie bei einem invasiven Karzinom galten, werden heute die *umschriebenen Formen* bezüglich der Eignung für eine *brusterhaltende Therapie* überprüft. – Aufgrund der hohen Rezidivrate oder des späteren Auftretens von invasiven Karzinomen (Tab. 104 [38]), sind jedoch sehr *strenge Maßstäbe für einen eingeschränkt radikalen Eingriff* anzusetzen.

Dabei haben sich folgende Kriterien als relevant erwiesen: Flächenausdehnung < 2.5 cm (bei der auch nicht mit einer Lymphknotenmetastasierung gerechnet werden muß [36], vollständige Entfernung aufgrund der Präparatradiographie und Histologie (histologischer Typ: kribriform, papillär, «clinging»). – Sind diese Bedingungen erfüllt, ist das Lokalrezidivrisiko so klein, daß auch auf die Nachbestrahlung verzichtet werden kann. Sicher ist in dieser Gruppe auch die axilläre Lymphonodektomie überflüssig [31 u. a.]. – Engmaschige klinische und mammographische Nachkontrollen haben jedenfalls zu erfolgen.

Fisher et al 1993 [70] hingegen plädieren für eine *Tumorektomie plus Nachbestrahlung* mit einer 5-Jahresüberlebensrate bei 790 Patientinnen von 84,4 % vs. nur 73,8 % ohne Nachbestrahlung!

Andererseits muß auch berücksichtigt werden, daß nach *radikaler Mastektomie* ggf. mit Sofortrekonstruktion der Brust diese Karzinomform eine exzellente Langzeitprognose besitzt, die andernfalls durch lokoregionäre Rezidive gefährdet werden könnte [37].

Bei *ausgedehnteren Läsionen* über einen oder mehrere Quadranten kann es nach Beck 1994 [37] *trotz fehlendem Nachweis invasiven Wachstums zu Lymphknotenmetastasen* (sog. histologisch okkulte

Tabelle 104: Rekurrenzrate bei Patientinnen mit CDIS und ausschließlicher Tumorexzision.

Autor		Anzahl Patientinnen	Beobachtungszeitraum (Monate)	Rekurrenzrate (%)	Invasiver Tumor (%)
Page et al	1982	25	192	7 (28)	7 (100)
Fisher et al	1986	22	39	5 (23)	2 (40)
Temple et al	1989	17	72	2 (12)	2 (100)
Lagios et al	1989	79	44	8 (10)	4 (50)
Baird et al	1990	30	39	4 (13)	1 (25)
Gallagher et al	1989	13	100	5 (38)	3 (60)
Price et al	1990	35	108	22 (63)	12 (55)
UFK Würzburg	1992	19	69	2 (10)	1 (50)
		240	83	55 (23)	32 (58)

Invasion des «intraduktalen Karzinoms») kommen. Eine Meinung, der aufgrund der Ergebnisse am Konsensusmeeting der American Society of Clinical Oncology 1993 allerdings widersprochen wird [68]. Die *Notwendigkeit einer Ablatio mit axillärer Lymphonodektomie* ergibt sich demnach beim Ca in situ ductale nur bei folgenden Indikationen: Resektat bzw. Nachresektat bei Entfernung nicht im Gesunden, hohes Grading, histologischer Comedo-Typ, ausgedehnte Läsion > 5 cm.

6.3.2.2 Carcinoma lobulare in situ (CLIS)

Das CLIS ist in Screeningprogrammen wie auch in klinischen Karzinomserien seltener als das CDIS (20 % versus 80 %).

Da das CLIS keine mammographischen Befunde abgibt, stellt es meistens einen Zufallsbefund bei Mammabiopsien, besonders bei aufwendiger Biopsieaufarbeitung dar.

Die intraepitheliale Karzinomentwicklung nimmt ihren Ausgangspunkt in den Läppchenstrukturen und Drüsenazini der Brustdrüse. Charakteristisch ist das gleichzeitige Entstehen dieser Karzinomvorstufe in mehreren Drüsenläppchen, ohne daß bei diesem Prozeß in der Regel mit Mikrokalzifikationen zu rechnen ist [37].

Wiederum spielt für die Wahl des operativen Eingriffs die Quantität der beschriebenen Läsionen eine wichtige Rolle. Da das Karzinomentwicklungsrisiko kleiner ist als beim CDIS, wird deshalb *bei einem einzelnen Herd die mammographische und klinische Kontrolle* als genügend erachtet [39].

Multizentrizität (in ca. 70 %) und Multifokalität (in 35–70 % [30]) und Ausdehnung des Befundes bestimmen schließlich das operative Vorgehen, – meistens als Mastektomie mit Lymphonodektomie. Die Multizentrizität und die damit korrelierte Wahrscheinlichkeit einer bilateralen Lokalisation implizieren nach Beck 1994 [37] sogar aus diagnostischen Aspekten die kontralaterale Biopsie.

Ablative Verfahren stehen bei ausgedehntem Befall über mehrere Drüsenfelder sowie familiärer Belastung zur Diskussion [30]. In seltenen Fällen (evtl. bilateraler Befund) kann für beide Karzinomvorstufen die *subkutane Mastektomie* diskutiert werden.

Allerdings wird die Begeisterung für diese Art von Operation nicht von allen Seiten gleichermaßen geteilt. Die Spätergebnisse sind im Gegensatz zu den vielleicht primär auf den «ersten Blick brillanten Formen» doch recht enttäuschend. Die relativ häufig auftretende Kapselfibrose stellt dabei immer noch einen limitierenden Faktor dar, ganz zu schweigen von der aktuellen Silikon-Diskussion.

6.3.3 Brusterhaltende Therapie (BET)

6.3.3.1 Entwicklung und aktueller Stand

Die Grundlagen der chirurgischen Therapie beim Mammakarzinom wurden bereits Ende des letzten Jahrhunderts entwickelt und sind eng mit den Namen von *Rotter und Halstedt* verbunden. Dieses von ihnen entwickelte Therapiekonzept mit «En bloc»-Entfernung der erkrankten Brust samt Pektoralismuskulatur und axillären Lymphknoten hielt sich über Jahrzehnte als Standardverfahren. Mit zunehmend besserer Diagnostik und damit Erfassung früherer und kleinerer Tumoren kam es folgerichtig im Laufe der Zeit zur *Entwicklung weniger radikaler Verfahren.* XI/6.

So löste vorerst die *totale Mastektomie mit axillärer Lymphonodektomie* unter Belassen der Brustmuskulatur (erweiterte einfache Mastektomie, eingeschränkt radikale Mastektomie (fälschlicherweise auch als modifizierte radikale Mastektomie bezeichnet)) und die *modifizierte radikale Operation nach Patey* mit Resektion des M. pectoralis minor und axillärer Lymphknotenausräumumg die Halstedtsche Operation ab [25]. Die genannten Operationen sind auch heute noch die Standardeingriffe für fortgeschrittene Mammakarzinome.

Die Tatsache, daß ein axillärer Lymphknotenbefall bereits Ausdruck einer stattgefundenen Fernmetastasierung ist, die Lymphknoten damit nur z. T. imstande sind, eine Filterfunktion auszuüben, und somit die Patientinnen zum Zeitpunkt der Diagnose von der lokalen Therapie quo ad vitam nicht mehr wesentlich profitieren [40], führte zur Redimensionierung des operativen Eingriffs. So sind seit Ende der siebziger Jahre die ablativen Verfahren bei entsprechender Ausgangssituation zugunsten einer BET zahlenmäßig bereits in den Hintergrund getreten. Die Strahlenbehandlung beschränkt sich im allgemeinen auf das Operationsgebiet ohne Axilla und das gesamte Therapiekonzept beinhaltet zusätzlich je nach Nodalstatus oder anderen Risikofaktoren eine adjuvante Chemo- oder Hormontherapie.

So ist die BET vor allem aufgrund der klassischen Untersuchung von Veronesi et al 1981 [41] u. a. zu einem integralen Bestandteil der Therapie des Mammakarzinoms geworden. Dabei ist es nicht so entscheidend, wie dabei technisch vorgegangen wird, sondern, ob der Tumor in toto mit tumorfreien Schnitträndern entfernt wird.

Wir unterscheiden dabei die *Tumorektomie* mit genügendem tumorfreiem Sicherheitssaum, wobei ein ungefähr 1 cm breiter, tumorfreier Gewebeanteil mitentfernt werden sollte [30], von der *Segmentektomie,* bei der zusätzlich auf die anatomische segmental-radiäre Verlaufsform des Milchgangsy-
XI/6. stems Rücksicht genommen wird. Schließlich verstehen wir unter einer BET die von Veronesi inaugurierte *Quadrantektomie* mit ausgedehnter Resektion eines Quadranten mit Hilfe eines Radiärschnitts und damit schlechteren kosmetischen Ergebnissen. In einigen Fällen kann gleichzeitig und ausgehend von einem Richtung Axilla zu verlängernden Schnitt die Axilla «ausgeräumt» werden.

6.3.3.2 Indikationen zur BET

- *Tumorgröße:* während vorerst die Indikation sich auf Tumoren mit einem maximalen Tumordurchmesser bis 2 cm Durchmesser beschränkte, wird diese heute bei scharf begrenzten Tumoren und günstigen Prognosefaktoren evtl. bis zu Tumoren mit einem Durchmesser bis zu 4 cm (< 5 cm) gestellt [30 u. a.].
- Bei der Beurteilung des DM muß auch der «in situ»-Anteil mitberücksichtigt werden.
- Der Tumor muß im Gesunden entfernt werden mit einem makro- und mikroskopisch freien Rand von 0,5–1 cm und sollte keine ausgeprägte Lymphangiose aufweisen.
- Einverständnis der Patientin.

6.3.3.3 Kontraindikationen

- Tumorgröße > 4 cm (s. o.)
- inflammatorisches Karzinom
- inkomplette Tumorausschneidung, auch nach Nachresektion
- multizentrisches Karzinom, multifokale Herde
- Carcinomata in situ (s. o.)
- kleines Brustvolumen in Relation zur Tumorgröße.

Diese Indikations- bzw. Kontraindikationskriterien entsprechen dem des National Institute of Health, Washington, Juni 1990.

6.3.3.4 Resultate

Neueste Resultate nach BET liegen aus dem deutschsprachigen Raum z. B. von Anton 1993 [65] vor, der bei 1580 Patientinnen mit BET ein Fünf-Jahres-Gesamtüberleben von 90 %, ein krankheitsfreies Überleben von 81 % sowie eine Rate von 5,5 % intramammärer Rezidive (2,2 % unter 1490 Patientinnen bei Maass 1993 [53]) registrierte.

6.3.3.5 Axilläre Lymphonodektomie

Sie liefert *prognostische Informationen,* welche für die weitere Therapieplanung entsprechend des Grades des Lymphknotenbefalls unentbehrlich sind.

Die Fünf-Jahres-Überlebensraten für Patientinnen ohne axillären Lymphknotenbefall liegen bei etwa 85 % (s. o.). Sind jedoch 1–3 Lymphknoten befallen, reduzieren sich diese auf ca. 60 %. Sind mehr als vier Lymphknoten metastatisch besiedelt, so sinken die Überlebenschancen auf 31 % [47].

Der *therapeutische Effekt einer Lymphonodektomie* wird allerdings bis heute bezweifelt. Gesichert hingegen ist der positive Effekt hinsichtlich Überlebenszeit ohne axilläres Rezidiv. Die Rezidivrate ihrerseits ist wiederum abhängig von der Radikalität der Axillaausräumung. Dies kann nur dann zuverlässig beurteilt werden, falls mehr als zehn Lymphknoten exstirpiert wurden. Wir haben jedenfalls nur noch Rezidive gesehen, falls die Axilla initial nodal-positiv war oder bei nodal-negativem Status nur dann, falls weniger als 10 Lymphknoten exstirpiert wurden [46].

6.3.3.6 Radiotherapie

Die *postoperative Nachbestrahlung* ist zumindest derzeit noch fester Bestandteil der BET. Der Verzicht darauf ist mit einer hohen lokalen Rezidivrate von 40 % verbunden [42]. Bei adäquater Anwendung der Bestrahlung liegt sie hingegen zwischen 5 und 7 % [43 u. a.]. Auch die Rate an Fernmetastasen war nach 5 Jahren beim Kollektiv ohne Bestrahlung signifikant höher als bei dem mit Bestrahlung. Damit wird später auch die Überlebensrate verschlechtert [42]. Das Entstehen intramammärer Tumorrezidive ist beim invasiv-duktalen Karzinom mit Vorherrschen der intraduktalen Komponente besonders häufig [44].

Daher kann auf eine Bestrahlung ausnahmsweise nur dann *verzichtet* werden, falls es sich um eine besonders günstige Tumorsituation handelt [43].

Im allgemeinen wird die Brust homogen von tangential opponierenden Feldern aus mit einer Gesamtdosis im Zielvolumen von 45–50 Gy bestrahlt. Die Indikationen und die Dosen zur Aufsättigung der Primärtumorregion (Boost von 10 Gy auf den Tumorsitz (evtl. nach vorherigen Silberclipmarkierung)) sind nicht einheitlich. Es werden dazu auch Implantate von radioaktiven Präparaten (Iridium) verwendet [43].

6.3.3.7 Zur Mastektomie

Sofern die Kriterien für eine brusterhaltende Therapie nicht erfüllt sind, sind Mastektomie oder modifizierte Mastektomie mit axillärer Lymphonodektomie als Therapie der Wahl anzusehen. Die Indikation für die Mastektomie geben in der Regel Tumoren, die gegenüber der Brustwand und/oder der Axilla beweglich sind (T1–T2, evtl. T3). *Lokal fortgeschrittene Karzinome* und das inflammatorische Karzinom sind allenfalls vorerst chemo- oder strahlentherapeutisch anzugehen, bevor u. U. sekundär operativ interveniert wird. – Sind die subpektoralen Lymphknoten oder Anteile der Pektoralismuskulatur befallen, muß eine Teilresektion der Muskulatur oder sogar eine *radikale Mastektomie nach Halsted und Rotter* ins Auge gefaßt werden.

6.3.3.8 Wiederaufbau der Brust

Der Wiederaufbau der Brust hat in den letzten Jahren zunehmend an Bedeutung gewonnen. Dazu haben verschiedene Umstände geführt [45]:

1. Die Brustrekonstruktion ermöglicht in hohem Maße die Wiederherstellung der körperlichen Integrität und damit die Überwindung der mit einer Amputation zusammenhängenden psychosozialen Belastungen.
2. Neue Techniken zum plastischen Brustaufbau, insbesondere Haut-Muskel-Lappen oder die Expandertechnik mit nachfolgender Protheseneinlage führen zu zufriedenstellenden bis guten Ergebnissen.
3. Grundsätzlich bestehen aus onkologischer Sicht keine Einwände gegenüber einer plastischen Rekonstruktion. Die Diagnose von Lokalrezidiven wird bei korrekter Technik nicht erschwert (keine subkutane Prothesen).

Somit ist die Brustrekonstruktion heute Bestandteil der Karzinombehandlung.

Zur Rekonstruktion stehen verschiedene Methoden mit autologen Transplantaten oder heterologen Implantaten zur Verfügung [51 u. a.]. – Während die Diskussion um die durch Silikonprothesen nach prothetischem Ersatz aus kosmetischen Gründen hervorgerufenen Nebenwirkungen hauptsächlich in den Vereinigten Staaten in Gang gekommen ist, ist der Simultanaufbau mit aufgerauhten Expanderprothesen bzw. der anschließenden Silikonprotheseneinlage in Deutschland durch das BGA nach wie vor zugelassen. Im gleichen Sinne lauten die von der Fachgesellschaft für plastische Chirurgie in der Schweiz gemachten und veröffentlichen Kommentare und Empfehlungen.

6.3.3.9 Adjuvante Chemotherapie

Das Konzept der *adjuvanten systemischen Therapie* hat sich bis heute als richtig erwiesen. Erstmalig konnte dabei eine definitive Erhöhung der Überlebensraten erzielt werden [71]. Noch kein Durchbruch in der adjuvanten (multimodalen) Therapie des primären Mammakarzinoms, jedoch ein stetiger Fortschritt sei zu verzeichnen [72]. XI/6.

Um den Nutzen einer adjuvanten Chemotherapie belegen zu können, wurden in eine Metaanalyse aufgrund prospektiver Studien (1988, 1990) mehr als 13.000 Patientinnen miteinbezogen (Tab. 105 [63, 64]).

Bei den *prämenopausalen Patientinnen* zeigt sich gegenüber einer unbehandelten Kontrollgruppe eine signifikante Verminderung der jährlichen Mortalität um 26 ± 7 %. Die Polychemotherapie schneidet dabei signifikant besser ab. – Bei *postmenopausalen Patientinnen* ist nur eine Kombinationschemotherapie im Vergleich zu einer Monochemotherapie mit einer Reduktion der jährlichen Mortalität um 17 ± 8 % statistisch signifikant. Insgesamt führt die Kombinationstherapie nur zu geringen, nicht signifikanten Resultatverbesserungen im Vergleich zu Ergebnissen bei Patientinnen ohne Chemotherapie.

Als gesichert gilt, daß besonders nodal-positive, rezeptornegative prämenopausale Patientinnen von einer adjuvanten Chemotherapie profitieren.

Eine Kombinationstherapie, besonders mit CMF, ist wirkungsvoller. – Insgesamt sollte die CMF-Therapie nicht mehr als 6 Monate dauern. – Seit kurzem wird auch empfohlen, die nodal-positiven, rezeptor-negativen postmenopausalen Patientinnen in der Altersgruppe von 50–69 Jahren mit Polychemotherapie, ggf. mit Antiöstrogenen ergänzt, zu behandeln [48]. – Ob dabei die bisherige Standardkombination (CMF (Cyclophosphamid, Methotrexat, 5-Fluorouracil)) in neuen Studien durch Adriamycin/Cyclophosphamid bei allen nodal-positiven Patientinnen bis 70 Jahre ersetzt werden soll, wird gegenwärtig wegen der hohen Kardiotoxizität von Anthrazyklinen (Myokarddegeneration > 240 mg/m^2/Totaldosis) kontrovers diskutiert, umso mehr, als die bisherigen Resultate mit CMF oder AC keinen Unterschied zeitigten [74].

Bei *nodal-negativen prä- und postmenopausalen Patientinnen* gibt es Subgruppen mit hohem Risiko (Tumorgröße > 1–2 cm, Grading III, Gefäßinvasion, hoher S-Phasenanteil, Aneuploidie, neg. Rezeptorstatus u. a. [67]). Diese werden deshalb wie nodal-positive behandelt. Nodal-negative Patientinnen mit niedrigem Risiko werden hingegen eher der Hormontherapie zugeführt [48]. – Diese

Tabelle 105: Ergebnisse der Metaanalyse bezüglich der adjuvanten Chemotherapie bei prä- und postmenopausalen Frauen mit Mammakarzinom.

Therapie	Anzahl der Studien	Verminderung der jährlichen Mortalität (% ± S. D.)	
		Alter < 50 J.	Alter > 50 J.
Monochemotherapie versus keine CT	8	11 ± 10	– 4 ± 10
Kombinations-CT versus keine CT	27	26 ± 7[a]	8 ± 6
XI/6. Kombinations-CT versus Monochemotherapie	10	21 ± 9[a]	17 ± 8[a]
Lange CT versus kurze CT	6	– 8 ± 12	– 12 ± 12

Positive Zahlen zeigen einen Vorteil für die erste Behandlung; [a] = statistisch signifikant

Tabelle 106: Ergebnisse der Metaanalyse bezüglich der adjuvanten Chemotherapie mit Tamoxifen bei prä- und postmenopausalen Frauen mit Mammakarzinom.

Therapie	Anzahl der Studien	Verminderung der jährlichen Mortalität (% ± S.D.)	
		Alter < 50 J.	Alter > 50 J.
Therapiedauer			
> 2 J TAM vs ∅	19	1 ± 9	23 ± 4
< 1 J TAM vs ∅	9	7 ± 15	15 ± 6
Interaktion mit Chemo			
TAM vs ∅		21 ± 14	19 ± 4*
TAM + CHEMO vs CHEMO		9 ± 9	22 ± 6
Dosis			
20 mg TAM vs ∅	11	5 ± 9	22 ± 5
30–40 mg TAM vs ∅	17	8 ± 14	18 ± 5
Gesamt			
TAM vs ∅	28	–1 ± 8	20 ± 3*

* = signifikant in der altersstandardisierten Gruppe

Tabelle 107: Empfehlungen des UICC-Kongresses St. Gallen 1992 zur adjuvanten Therapie des Mammakarzinoms (für lymphknotenpositive und lymphknotennegative Patientinnen).

			prämenopausal < 50 J	postmenopausal 50–69 J	> 70 J
N+		R–	CHEMO	CHEMO ± TAM	CHEMO?
		R+	CHEMO ± TAM (ggf. GNRH Analoga)[2]	TAM ± CHEMO	TAM
N–		geringes Risiko[3]	∅ bzw. TAM	∅ bzw. TAM	∅
		mittleres Risiko	TAM (ggf. GNRH Analoga)[2]	TAM	TAM
	hohes Risiko[1,3]	R–	CHEMO	Chemo ± TAM	CHEMO? TAM
		R+	CHEMO ± TAM (ggf. GNRH Analoga)[2]	TAM ± CHEMO	TAM

[1] vgl. N+
[2] evtl. GNRH Analoga im Rahmen klinischer Studien
[3] entsprechend den Risikofaktoren (s. o.)

Therapieempfehlungen bedürfen jedoch noch der Bestätigung aus internationalen Studien [68].

Über den *Zeitpunkt der Applikation liegen nur für die postoperative Applikation* einigermaßen gültige Aussagen vor, während für die *neoadjuvante (präoperative)* oder *perioperative Applikationsform* noch keine genügenden Daten vorliegen. Die *neoadjuvante Verabreichung* sollte außerhalb von Studien nur beim *inflammatorischen Karzinom* als standardisierte Therapie ins Auge gefaßt werden. Dadurch wird ein Großteil dieser Karzinome operabel.

6.3.3.10 Adjuvante endokrine Therapie

Anhand der schon unter 6.3.3.9 erwähnten Metaanalyse konnte gezeigt werden, daß die Gabe des *Antiöstrogens Tamoxifen in erster Linie bei nodal positiven, rezeptorpositiven postmenopausalen Frauen* zu einer Reduktion der jährlichen Mortalität um 20 ± 3 % führt (Tab. 106 [bei 48]).

Das rezidivfreie Intervall wird eindeutig positiv beeinflußt, wahrscheinlich auch die Gesamtüberlebenszeit. Die täglich notwendige Dosis scheint bei 20 mg zu liegen. Eine Therapie > 2 Jahre ergibt günstigere Resultate.

6.3.3.11 Zusammenfassende Empfehlungen zur adjuvanten Therapie des Mammakarzinoms

Die neuesten Empfehlungen 1992 (Konsensusmeeting, St. Gallen) sind auf Tabelle 107 gesamthaft zusammengefaßt. XI/6.

Offenbar gibt es unter den schon erwähnten Subgruppen – mit der allerdings noch mangelhaften Definition von Risikofaktoren – die mit einem «hohem Risiko», die von einer adjuvanten Chemotherapie profitieren können. – Nodalnegative Patientinnen mit «niedrigem oder mittlerem» Risiko werden «eher» einer Hormontherapie, solche mit einem «hohen» Risiko werden gleich behandelt wie nodalpositive Patientinnen [48] (s. o.).

6.3.3.12 Lokoregionäre Rezidive

Mit der postoperativen Bestrahlung kann die Zahl von Spätrezidiven (ausgehend von > 40 % Rezidivquote ohne Bestrahlung) auf < 10 % nach 9 Jahren gesenkt werden. Die Lebenserwartung wird dadurch aber nicht beeinflußt [50].

Die größte Zahl (zwei Drittel der Fälle) wird innerhalb der ersten zwei Jahre registriert, jedoch treten 5 % der Rezidive erst nach 10 Jahren auf. Die chirurgische Entfernung wird meist mit den der Situation angepaßten radioonkologischen Möglichkeiten kombiniert. Sehr oft sind auch plastische Eingriffe mit in das Therapiekonzept miteinzubeziehen.

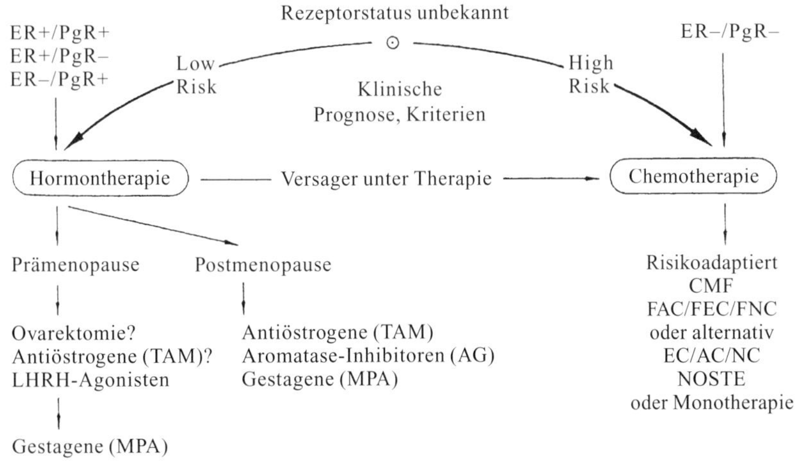

Abbildung 48: Therapeutisches Vorgehen beim metastatischen Mammakarzinom.

6.3.3.13 Systemische Therapie metastasierender Mammakarzinome

Das Ziel einer Behandlung des metastasierenden Mammakarzinoms ist es, zum richtigen
XI/6. **Zeitpunkt die jeweils richtige Therapie anzuwenden, um damit die Überlebenszeit ohne oder nur mit geringer Beeinträchtigung der Lebensqualität zu beeinflussen.**

Entsprechend läßt sich das von Kreienberg und Möbius 1994 [48] vorgegebene Therapieschema der jeweiligen Situation anpassen (Abb. 48).

Während die Ovarektomie in der Prämenopause weitgehend verlassen wurde, Tamoxifen zu einem Anstieg von LH und FSH, von Östrogenen und Progesteron damit auch zu einer Tumorzellstimulation führen kann, können durch die chemische Kastration mit GNRH-Analoga als derzeitige Therapie der ersten Wahl die Östrogenproduktion über eine längere Zeit ausgeschaltet und hormonrezeptorpositive Tumorzellen in ihrem Wachstum gehemmt werden [49 u. a.]. Versagt diese Therapiemöglichkeit, kann auf hochdosierte Gestagene übergegangen werden.

Schließlich gehört bei *solitären Knochenmetastasen* mit Schmerzen, Frakturgefährdung auch die palliative *Strahlenbehandlung* zu den Therapiemöglichkeiten. Da die Knochenmetastasen mit 56 % die häufigste distante Lokalisation darstellen und mit einer Palliativbestrahlung in etwa 80 % der Fälle ein Zurückgehen der Schmerzen bis hin zur Schmerzfreiheit erzeugt werden kann, kommt die Bestrahlung relativ häufig zum Einsatz [52]. Bei solitären Metastasen mit Frakturgefährdung kann auch eine Konsolidierung der Wirbelsäule durch eine Spondylodese ins Auge gefaßt werden. Ebenso hat eine Therapie mit Osteoklastenhemmern (Abkömmlinge der Pamidronat-Säure) einen hohen Stellenwert in der Behandlung von Knochenmetastasen [68].

Die wiedergegebenen Therapiemöglichkeiten und Dosierungsschemata (Anhang I [48]) entsprechen mehrheitlich den heute in unserem Sprachbereich akzeptierten Vorstellungen. – Neuerdings bestätigt sich auch die zytostatische Wirksamkeit von Taxol bei der Behandlung des metastasierenden Mammakarzinoms mit Remissionsraten von 56 %-62 % [61]. Auch bei einer Resistenz auf anthrazyklinhaltige Schemata soll noch bei jeder dritten Frau eine Remission zu erreichen sein. Fragen: Monotherapie? Kombination mit Anthrazyklinen, evtl. sequentiell? [69].

6.4 Ausblick

Wenn wir die Zusammenstellung der Mammakarzinome in der Arbeitsgruppe Schweizerischer Frauenkliniken betrachten (Abb. 49/50 [54]), in der man sich bereits mit einem Anteil von rund 10 % der Patientinnen mit manifesten Metastasen und einer global ungünstigen Stadieneinteilung anläßlich der Primärbehandlung konfrontiert sieht, bleibt vorsorgemäßig noch sehr viel zu tun, dies nicht zuletzt, um möglichst viele der Patientinnen z. B. einer BET und nicht einer Mastektomie zuführen zu müssen. – Im weiteren bleibt abzuwarten, in welchem Ausmaß sich auf dem Chemotherapiesektor vorerst mit Taxol neue Perspektiven eröffnen. Dazu gilt es, unter den nodal-negativen Patientinnen diejenigen mit einem erhöhten Risiko, das noch genauer definiert werden muß, herauszufiltern, um ihnen eine geeignete adjuvante Therapie anbieten zu können.

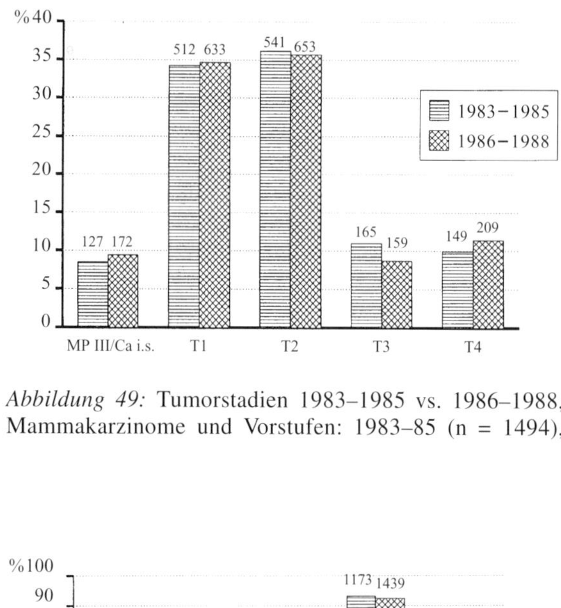

Abbildung 49: Tumorstadien 1983–1985 vs. 1986–1988, Mammakarzinome und Vorstufen: 1983–85 (n = 1494),

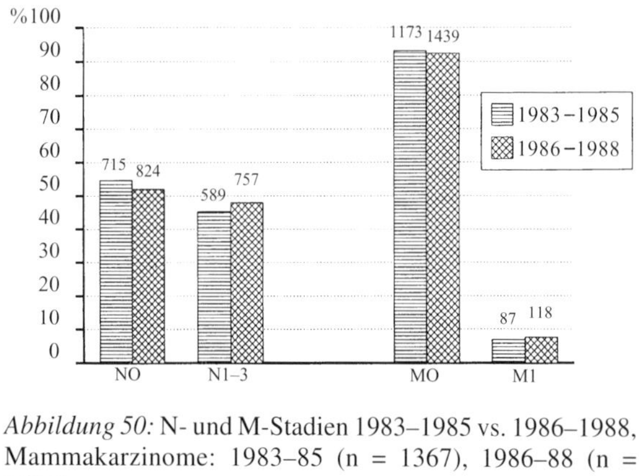

Abbildung 50: N- und M-Stadien 1983–1985 vs. 1986–1988, Mammakarzinome: 1983–85 (n = 1367), 1986–88 (n = 1654).

Anhang 1

Chemotherapie des Mammakarzinoms, Prä- und Postmenopause (adjuvant/Metastasierung)

I Standardtherapie

1. Cyclophosphamid/Methotrexat/Fluorouracil (CMF)

Cyclophosphamid	100 mg/m^2	p. o.	Tag 1–14
Methotrexat	40 mg/m^2	i. v.	Tag 1+8
5-Fluorouracil	600 mg/m^2	i. v.	Tag 1+8

Wiederholung Tag 28
NW: Übelkeit, Erbrechen, Leuko-, Thrombopenie, Alopezie

2. Modifiziertes CMF-Schema

Cyclophosphamid	500 mg/m^2	i. v.	Tag 1+8
Methotrexat	40 mg/m^2	i. v.	Tag 1+8
5-Fluorouracil	600 mg/m^2	i. v.	Tag 1+8

Wiederholung Tag 28
NW: Übelkeit, Erbrechen, Leuko-, Thrombopenie, Alopezie

II Therapie für Hochrisikopatientinnen

1. Dreierkombinationen
Fluorouracil/Adriblastin/Cyclophosphamid oder Epirubin (FAC) (FEC)

5-Fluorouracil	500 mg/m^2	i. v.	Tag 1
Adriamycin/ Epirubicin	50 mg/m^2	i. v.	Tag 1
Cyclophosphamid	500 mg/m^2	i. v.	Tag 1

Wiederholung Tag 28
NW: Übelkeit, Erbrechen, Leuko-, Thrombopenie, Alopezie
Cave: Kardiotoxizität.
Höchstdosis Adriamycin 550 mg/m^2
Höchstdosis Epirubicin 750 mg/m^2

2. Zweierkombination (AC oder EC oder NC)

Adriamycin	60 mg/m^2	i. v.	Tag 1
oder			
Epirubicin	60 mg/m^2	i. v.	Tag 1
oder			
Novantron	12 mg/m^2	i.v.	Tag 1
mit			
Cyclophosphamid	600 mg/m^2	i. v.	Tag 1

Wiederholung Tag 21
NW: Übelkeit, Erbrechen, Leuko-, Thrombopenie, Alopezie
Cave: Kardiotoxizität.
Höchstdosis Adriamycin 550 mg/m^2 90×6!
Höchstdosis Epirubicin 750 mg/m^2
Höchstdosis Novantron 200 mg/m^2

3. Novantron/Prednimustin (Noste)

Novantron	12 mg/m^2	i. v.	Tag 1
Prednimustin	100 mg/m^2	i. v.	Tag 3–7

Wiederholung Tag 28
NW: Übelkeit, Leuko-, Thrombopenie, Alopezie
Cave: Höchstdosis Novantron 200 mg/m^2

III Monotherapien (Erhaltungstherapien bzw. niedriges Risiko)

1. Epirubicin (E »weekly»)

Epirubicin	15–20 mg/m^2	i. v.	1mal/ Woche
Fortlaufend bis Progression			

NW: Übelkeit, Erbrechen, Leuko-, Thrombopenie, Alopezie
Cave: Höchstdosis Epirubicin 750 mg/m^2

2. Mitoxantron (N-Mono)

Novantron	12 mg/m^2	i. v.	Tag 1
Wiederholung Tag 21			

NW: Übelkeit, Erbrechen, Leuko-, Thrombopenie, Alopezie
Cave: Höchstdosis Novantron 200 mg/m^2

Hormontherapie des Mammakarzinoms

I Postmenopause (adjuvant/Metastasierung)

1. Tamoxifen (TAM)

Tamoxifen	20–30mg	p. o.	tägl.
Adjuvant 2 Jahre oder fortlaufend bis Progression			

NW: selten, Übelkeit, Hitzewallungen, Thrombo- oder Leukopenie

II Postmenopause (Metastasierung)

1. Aminoglutethimid (AG)

Aminoglutethimid	500 mg	p. o.	tägl.
ggf. Kortisonazetat	37,5 mg (25 mg morgens 12,5 mg abends)	p. o.	tägl.
Fortlaufend bis Progression			

NW: Müdigkeit, Adynamie, Hypotonie, Nausea

III Prä- und Postmenopause (Metastasierung)

1. Hochdosis Medroxyprogestronazetat (HD-MPA)

Medroxyprogestronazetat	500–1000 mg	p. o.	tägl.
Fortlaufend bis Progression			

NW: Gewichtszunahme, Hypertonie, Thrombose, Cushing
Cave: Hypertone Krise, Embolie, diabetogene Stoffwechsellage

2. Megestrolazetat (MA)

Megestrolazetat	160–320 mg	p. o.	tägl.
Fortlaufend bis Progression			

NW: Gewichtszunahme, Hypertonie, Thrombose, Cushing
Cave: Hypertone Krise, Embolie, diabetogene Stoffwechsellage

IV Prämenopause (Metastasierung)

1. GNRH-Behandlung (GNRH-Analoga)

Buserelin	1 Amp.	s. c.	alle 3–4 Wochen
oder			
Goserelinazetat	1 Amp.	s. c.	alle 4 Wochen
Fortlaufend bis Progression			

NW: Hitzewallungen, Libidoverlust

V Prä- und Postmenopause (rein palliativ)

1. Drostanolpropionat (Masterid)			
Drostanolpropionat	100 mg	i. m.	Tag 1.3.5 Fortlaufend 1mal/Woche
2. Testolacton (Fludestrin)			
Testolacton	250 mg	i. m.	1mal/Woche

Literaturhinweise

1 Silverberg E, Lubera J (1988) Cancer statistics 1988. Cancer J Clin 38:2

2 Bahnsen J (1987) Bedeutung der Mammographie für die Brustkrebs-Vorsorgeuntersuchung. Gynäkologe 20:243

3 Benz J (1992) Problematik, klinische Diagnostik und zytologische/histologische Abklärung des Mammakarzinoms. In Benz J (Hrsg) Senologie. Bäbler. Bern S 54

4 Becker N, Frentzel-Beyme R, Wagner G (1984) Atlas of cancer mortality in the Federal Republic of Germany. Springer. Berlin-Heidelberg-New York

5 Janisch H, Kölbl H (1993) Gynäkologische Onkologie. Perspektiven, Entwicklung und Zukunft. Speculum 11:10

6 Prechtel K (1991) zit. nach Maass [53]

7 Fournier D v, Weber E, Höffken W et al (1980) Growth rate of 147 mammary carcinoma. Cancer 45:2198

8 Fisher ER, Paulson JD (1978) Identification of early changes in breast cancer. In Grundmann E, Beck L (eds) Early diagnosis of breast cancer. Methods and results. Fischer. New York p 65

9 Leis HPj (1988) Breast lesions. Diagnosis and treatment. In Barber HRK (ed) Gynecology. Practice of surgery. Woodburry. Conn.

10 Fisher B, Slack NH, Bross IDJ (1969) Cancer of the breast. Size of neoplasm and prognosis. Cancer 24:1071

11 Veronesi U, Cascinelli N, Greco M et al (1985) Prognosis of breast cancer patients after mastectomy and dissection of internal mammary nodes. Ann Surg 202:702

12 Jännicke F, Graeff H (1993) Möglichkeiten und Grenzen der adjuvanten systemischen Therapie des Mammakarzinoms unter Berücksichtigung von Selektionsparametern. Arch Gynecol Obstet 254:755

13 Schnürch HG (1991) Medikamentöse Therapie bei Mammakarzinomerkrankungen. In Bender HG (Hrsg) Gynäkologische Onkologie. Thieme. Stuttgart-New York S 376

14 Osborne CK, Yockmowitz MG, Knight WA (1980) The value of estrogens and progesterone receptors in the treatment of breast cancer. Cancer 46:2884

15 Beck T, Pollow K (1994) Prognosefaktoren der Mammakarzinomerkrankung. In Beck T, Knapstein PG, Kreienberg R (Hrsg) Das Mammakarzinom. Enke. Stuttgart S 35

16 Sainsbury JCR, Farndorn JN, Needham GK (1987) Epidermal-growth-factor receptor status as predictor of early recurrence and death from breast cancer. Lancet II:1398

17 Beller F (1993) Verursachen Sexualsteroide Brust- und Genitalkarzinome? Epidemiologische Daten – der gegenwärtige Stand (Juli 1993). Geburtsh Frauenheilkd 53:657

18 Otto RCh (1993) Erkrankungen der weiblichen Brust: Screening, Mammographie, Ultraschall. Therapeutische Umschau 50:323

19 Schmitz-Feuerhake I (1988) Dosiswirkungskurven im Niederdosisbereich und die Wandlung der Angaben über strahlenbedingten Krebs. In Nüsslein F (Hrsg) Medizinische Physik 1988. Radiologische Universitätasklinik. Tübingen S 493

20 Kaiser WA, Diedrich K, Reiser M, Krebs D (1993) Moderne Diagnostik der Mamma. Geburtsh Frauenheilkd 53:1

21 Brenner RJ, Sickles EA (1989) Acceptability of periodic follow-up as an alternative to biopsy for mammographically detected lesions interpreted as probably benign. Radiology 171:645

22 Cyrlak D (1988) Induced costs of low-cost screening mammography. Radiology 168:661

23 Otto R (1993) Radiologische und ultrasonographische Diagnostik der Brustdrüsenerkrankungen. In Benz J (Hrsg) Senologie. Bäbler. Bern S 103

24 Tabar L, Dean B (1984) Risks and benefits of mammography in population screening for breast cancer. In Bonadonna G (ed) Breast cancer – Diagnosis and management. Wyley & Sons p 63

25 Käser O, Iklé FA, Hirsch HA (1982) Atlas der gynäkologischen Operationen (Hrsg). Mastektomie (Ablatio mammae). Thieme. Stuttgart-New York S 18.19

26 Copans DB (1988) Years of study fail to quell breast screening controversy. Diagn Imaging 105:119

27 Teifke A, Kasper W, Wilhelm K (1993) Bildgebende Verfahren in der Mammadiagnostik. In Beck Th, Knapstein PG, Kreienberg R (Hrsg) Das Mammakarzinom. Enke. Stuttgart S 1

28 Strak AM (1982) Die Bestimmung des Brustkrebsrisikos mit der Thermographie. In Frischbier HJ (Hrsg) Die Erkrankungen der weiblichen Brustdrüse. Thieme. Stuttgart-New York

29 Feichter GE, Dalquem P, Oberholzer M (1993) Zyto-

XI/Anh.1

logie und Zytometrie des Mammakarzinoms. Therapeutische Umschau 50:299

30 Knapstein PG, Kreienberg R, Beck T (1993) Präoperative Diagnostik und operative Therapie des Mammakarzinoms. In Beck T, Knapstein PG, Kreienberg R (Hrsg) Das Mammakarzinom. Enke. Stuttgart S 47

31 Thorhorst J (1993) Erkrankungen der weiblichen Brust: klinische Pathologie. Therapeutische Umschau 50:307

32 Prechtel K (1972) Beziehungen der Mastopathie zum Mammakarzinom. Fortschr Med 90:43

33 Prechtel K, Geiger G (1985) Langzeitbeobachtungen von Frauen mit bioptisch gesicherter Mastopathie. Dtsch Med Wochenschr 110:1883

34 Helmig J, Kranzfelder D, Beier HJ (1993) Mastopathie und das Problem der Krebsfrüherkennung. Arch Gynecol Obstet 254:772

35 Consensus Meeting (1985) Is «fibrocystic disease» of the breast precancerous? Arch Pathol Lab Med 110:171

36 Lagios MD, Westdal PR, Hargolin FR, Rose MR (1982) Duct carcinoma in situ. Relationship of extent of noninvasive disease to the frequency of occult invasion, multicentry, lymph node metastases, and short term treatment failures. Cancer 50:1309

37 Beck T (1994) Morphologische Grundlagen der Mammakarzinomerkrankungen als Wegweiser für die Primärtherapie. In Beck T, Knapstein PG, Kreienberg R (Hrsg) Das Mammakarzinom. Enke. Stuttgart S 24

38 Dörffler P, Heigel Th, Kaesemann H (1993) In situ Karzinom der Mamma: Ergebnisse der Behandlung am Krankengut der Jahre 1974–1990. Arch Gynecol Obstet 254:874

39 Gump FE (1990) Lobular carcinoma in situ – pathology and treatment. Surg Clin N Amer 70:873

40 Fisher B, Redmond C, Fisher R et al (1980) Findings from NSABP Protocol No. B-04: Comparison of radical mastectomy with alternative treatments for primary breast cancer. Cancer 46:1

41 Veronesi U, Saccozzi R, del Vecchio M et al (1981) Comparing radical mastectomy with quadrantectomy, axillary dissection and radiotherapy in patients with small cancers of the breast. N Engl J Med 6:305

42 Fisher B, Redmoond C, Poisson R et al (1989) Eight-year results of a randomized clinical trial comparing total mastectomy and lumpectomy with or without irradiation in the treatment of breast cancer. N Engl J Med 30:822

43 Fournier D v, Anton HW (1993) Mammakarzinom: Ergebnisse der brusterhaltenden Behandlung. Therapeutische Umschau 50:339

44 Holland R, Conolly JL, Gelman R (1990) The presence of an extensive intraductal component following a limited excision correlates with prominent residual disease in the remainder breast. J Clin Oncol 8:113

45 Almendral A, Rageth Ch (1993) Mammakarzinom. In Hochuli E (Hrsg) Perioperative Gynäkologie. Springer. Berlin-Heidelberg-New York S 274

46 Wyss P, Rageth Ch, Köhler K et al (1991) Die Prognose des lokoregionären Rezidivs beim Mammakarzinom. Schweiz Rundschau Med (Praxis) 80:1

47 Hoogstraten B, Osborne CK (1989) Adjuvant therapy of breast cancer. In Hoogsraten B, Burn I, Bloom HJG (eds) Current treatment of cancer (UICC). Breast cancer. Springer. New York p 199

48 Kreienberg R, Möbius V (1994) Systemische Therapie des Mammakarzinoms. In Beck T, Knapstein PG, Kreienberg R (Hrsg) Das Mammakarzinom. Enke. Stuttgart S 75

49 Kaufmann M, Jonat W, Kleeberg U et al (1989) Zoladex (ICI 118630) a depot GnRH agonist in the treatment of the premenopausal patients with metastatic breast cancer. J Clin Oncol 7:1113

50 Fisher B, Anderson S, Fisher ER (1991) Significance of ipsilateral breast tumor recurrence after lumpectomy. Lancet 338:327

51 McGibbon (1984) Atlas of breast reconstruction following mastectomy. University Park Press. Baltimore

52 Kutzner J (1994) Strahlentherapie des Mammakarzinoms. In Beck T, Knapstein PG, Kreienberg R (Hrsg) Das Mammakarzinom. Enke. Stuttgart S 61

53 Maass H (1992) Wandlungen in der operativen Therapie des Mammakarzinoms vor dem Hintergrund einer sich verändernden onkologischen Perspektive. Geburtsh Frauenheilkd 52:1

54 Hochuli E, Rageth Ch (1990) Zur Effizienz gynäkologischer Vorsorgeuntersuchungen – Perspektiven. Geburtsh Frauenheilkd 50:483

55 Kuhl H (1994) Risiko der Brustkrebsentstehung durch die Einnahme oraler Kontrazeptiva. Stellungnahme zu dem Bescheid des BGA über die Änderung der Zulassung der oralen Kontrazeptiva zum 15.2.1993. Der Frauenarzt 35:99

56 Bender HG, Schnürch HG (1991) Diagnostik und Therapie von malignen Tumoren und deren Vorstadien an der Mamma. In Bender HG (Hrsg) Gynäkologische Onkologie. Thieme. Stuttgart-New York S 347

57 Stacey-Clear A, McCarthy KA, Hall DA et al (1992) Breast cancer survival among woman under age 50: is mammography detrimental? Lancet 340:991

58 Rageth JC, Wyss P, Unger C, Hochuli E (1991) Timing of breast cancer surgery within the menstrual cycle: Influence on lymph-node involvement, receptor status, postoperative metastatic spread and local recurrence. Ann Oncology 2:269

59 Greenwald P, Nasca PC, Lawrence CE et al (1978) Estimated effect of breast self-examination and routine physician examinations on breast cancer mortality. New Engl J Med 299:271

60 Brun del Re R (1992) Klinik, Abklärung und Therapie gutartiger Brustdrüsenerkrankungen. In Benz J (Hrsg) Senologie. Bäbler. Bern S 23

61 Meden H, Rath W, Kuhn W (1994) Taxol – ein neues Zytostatikum zur Therapie des Ovarial- und Mammakarzinoms. Geburtsh Frauenheilkd 54:187

62 Heywang SH, Hilbertz T, Frenzl G (1990) Kernspintomographie der Mamma. In Lissner J, Seiderer M (Hrsg) Klinische Kernspintomographie. Enke. Stuttgart

63 Early Breast Cancer Trialist's Collaborative Study Group (1988) Treatment of early breast cancer. New England J Med 319:1681

64 Early Breast Cancer Trialist's Collaborative Group (1990) Treatment of early breast cancer. Oxford University Press. Oxford-New York p 83

65 Anton HW (1993) Ergebnisse, Komplikationen und Rezidive nach brusterhaltender Therapie 1975–1991, n = 1580. Arch Gynecol Obstetrics 254:876
66 Baltzer J, Mickan H (1994) Gynäkologie. Thieme. Stuttgart S 596
67 Schmidt-Matthiesen H, Bastert G (1993) Gynäkologische Onkologie. Schattauer. Stuttgart-New York S 118
68 Untch M (1994) pers. Mitteilung des Ko-Lektors
69 Jänicke FKG (1994) Ovarialkarzinom und Mammakarzinom: Neue Ergebnisse mit Paclitaxel. Geburtsh Frauenheilkd 54:VIII
70 Fisher, B, Constantino J, Redmond C et al (1993) Lumpectomy compared with lumpectomy and radiation therapy for the treatment for intraductal breast cancer. N Engl J Med 328:1581
71 Kaufmann M (1994) «Golden standard» der adjuvanten Therapie des Mammakarzinoms. Gyn Spectrum 3:3
72 Senn HJ (1994) Kein «Durchbruch» – aber stetiger Fortschritt. Gyn Spectrum 3:2
73 Kaufman Z, Shpitz B, Shapiro M (1994) Triple approach in the diagnosis of dominant breast masses: Combined physical examination, mammography, and fine-needle aspiration. J Surg Oncol 56:254
74 Sauter Ch (1994) Adriamycin/Cyclophosphamid: der neue Standard in der adjuvanten Therapie des Mammakarzinoms? Schweiz Med Wochenschr 124:1879

Anhang 2

Definition der klinischen Stadien des Zervixkarzinoms gemäß den Richtlinien der FIGO («Annual Report» 1988)*

Stadium	I	Der Tumor ist streng auf die Zervix beschränkt. (Eine eventuelle Ausdehnung auf das Corpus uteri soll für die Klassifizierung unberücksichtigt bleiben.)
	I a	Präklinisches Karzinom der Zervix, nur mikroskopisch diagnostiziert.
	I a1	Minimale mikroskopische Stromainvasion.
	I a2	Mikroskopisch entdeckter Tumor, der eine mikroskopische *Messung* zuläßt. Die Ausdehnung sollte nicht tiefer als 5 mm sein. Die Messung erfolgt von der Basis des Epithels, sei es Oberflächen oder Drüsenepithel, von dem der Tumor ausgeht. Die horizontale Ausbreitung sollte nicht mehr als 7 mm betragen. Breitere Befunde müssen als Ib klassifiziert werden.
	Ib	Befunde, die größer sind, als dem Stadium Ia2 entspricht, unabhängig davon, ob sie klinisch wahrnehmbar waren oder nicht. Die Feststellung des Eindringens in präformierte Gewebespalten soll die Klassifizierung nicht beeinträchtigen, bedarf aber der Erwähnung.
Stadium	II	Der Tumor breitet sich über die Zervix hinaus aus, hat jedoch die Beckenwand nicht erreicht. Der Tumor hat eventuelle die Scheide erreicht, jedoch nicht deren unteres Drittel.
	II a	Kein erkennbarer Befall des Parametriums.
	II b	Erkennbarer Befall des Parametriums.
Stadium	III	Der Tumor hat sich bis zur Beckenwand ausgebreitet. Bei rektaler Untersuchung findet man keine freie Lücke zwischen Tumor und Beckenwand. Der Tumor hat eventuell das untere Scheidendrittel erreicht. Hier eingeordnet werden alle Fälle mit Hydronephrose oder einer stummen Niere, sofern dafür nicht andere Gründe in Frage kommen.
	III a	Der Tumor hat die Beckenwand nicht erreicht, jedoch das untere Scheidendrittel befallen.
	III b	Der Tumor reicht bis zur Beckenwand, oder es wird eine Hydronephrose oder eine stumme Niere nachgewiesen.
Stadium	IV	Der Tumor hat sich über das kleine Becken hinaus ausgebreitet oder hat klinisch wahrnehmbar die Schleimhaut der Blase oder des Rektums befallen.
	IV a	Der Tumor hat sich auf die Nachbarorgane ausgebreitet.
	IV b	Der Tumor hat sich auf entfernte Organe (Fernmetastasen) ausgebreitet.

* Aktualisierte FIGO-Stadieneinteilung s. Der Frauenarzt (1995) 36:513

Stadieneinteilung für das Korpuskarzinom: FIGO 1988

Stadium		
I A	G 123	Tumor auf das Endometrium beschränkt
I B	G 123	Myometrium bis zur Hälfte infiltriert
I C	G 123	Myometrium über die innere Hälfte hinaus infiltriert
II A	G 123	Ausschließlich endozervikaler Drüsenbefall
II B	G 123	Zervikale Stromainfiltration
III A	G 123	Tumorinfiltration der Serosa und/oder Adnexe und/oder positive Peritonealzytologie
III B	G 123	Vaginale Metastasen
III C	G 123	Metastasen in Becken- und/oder paraaortalen Lymphknoten
IV A	G 123	Tumorinfiltration des Blasen- und/oder Darmepithels
IV B	G 123	Fernmetastasen einschließlich intraabdominaler und/oder inguinaler Lymphknoten

Histopathologie-Differenzierungsgrad

Karzinome des Corpus uteri sollten unter Berücksichtigung des Differenzierungsgrades des Adenomkarzinoms wie folgt unterteilt werden:

G1 = 5 % oder weniger eines soliden Wachstumsmusters
G2 = 6–50 % eines soliden Wachstumsmusters
G3 = mehr als 50 % eines soliden Wachstumsmusters

Bemerkungen zum pathologischen Grading

1. Deutliche nukleäre Atypie – unangemessen für den histologischen Grad – erhöht den Grad eines Grad-1- oder Grad-2-Tumors um 1 Stufe
2. Bei serösen Adenokarzinomen, hellzelligen Adenokarzinomen und Plattenepithelkarzinomen tritt das nukleäre Grading in den Vordergrund.
3. Adenokarzinome mit Plattenepitheldifferenzierung werden entsprechend dem nukleären Grad der drüsigen Komponente eingeordnet.

Regeln für das Staging

1. Da das Korpuskarzinom jetzt auf operativer Grundlage in Stadien eingeteilt wird, werden frühere für die Stadieneinteilung benutzte Methoden nicht weiter benutzt, z. B. Ergebnisse der fraktionierten Abrasio zur Differenzierung zwischen Stadium I und Stadium II.
2. Es mag anerkanntermaßen eine kleine Anzahl von Patientinnen mit Korpuskarzinom geben, die primär mit einer Strahlentherapie behandelt wird. Ist dies der Fall, würde die klinische Stadieneinteilung der FIGO von 1971 zutreffen, aber die Anwendung dieses Stadiensystems würde speziell vermerkt.
3. Im Idealfall sollte die Breite des Myometriums zusammen mit der Breite der Tumorinfiltration gemessen werden.

XI/Anh.2

Stadieneinteilung des Ovarialkarzinoms (FIGO- und UICC-Nomenklatur 1985)

Die Stadieneinteilung basiert auf Befunden bei der klinischen Untersuchung, bei der chirurgischen Exploration, bei der histologischen und zytologischen Untersuchung

Stadium	I:	Karzinom auf eines oder beide Ovarien beschränkt
Stadium	I a:	Wachstum auf 1 Ovar begrenzt, kein Aszites, kein Tumor auf der äußeren Oberfläche, Kapsel intakt
Stadium	I b:	Wachstum auf beide Ovarien begrenzt, kein Aszites, kein Tumor auf der Oberfläche, Kapseln intakt
Stadium	I c:	Tumor wie bei Stadium Ia oder Ib, aber mit Tumor auf der Oberfläche eines oder beider Ovarien oder mit Kapselruptur oder mit malignen Zellen im Aszites oder mit positiver Peritoneallavage
Stadium	II:	Karzinom eines oder beider Ovarien mit Ausdehnung im kleinen Becken
Stadium	II a:	Ausdehnung und/oder Metastasen im Uterus oder in den Tuben
Stadium	IIb:	Ausdehnung auf andere Gewebe im kleinen Becken
Stadium	IIc:	Tumor wie in Stadium IIa oder IIb, aber mit Tumor auf der Oberfläche eines oder beider Ovarien oder mit Kapselruptur oder mit Tumorzellen im Aszites oder positiver Peritoneallavage
Stadium	III:	Karzinom eines oder beider Ovarien mit Peritonealmetastasen außerhalb des kleinen Beckens und/oder positiven retroperitonealen oder inguinalen Lymphknoten, Leberkapselmetastasen
Stadium	IIIa:	Tumor makroskopisch auf das kleine Becken begrenzt mit negativen Lymphknoten, aber histologisch nachgewiesenen mikroskopischen Absiedlungen im Peritoneum außerhalb des kleinen Beckens
Stadium	IIIb:	Karzinom betrifft eines oder beide Ovarien mit histologisch nachgewiesenen Absiedlungen im Bereich des Peritoneums außerhalb des kleinen Beckens, maximale Tumorgröße der Metastasen 2 cm, Lymphknoten negativ
Stadium	IIIc:	intraperitoneale Metastasen > 2 cm und/oder positive retroperitoneale oder inguinale Lymphknoten
Stadium	IV:	Karzinom eines oder beider Ovarien mit Fernmetastasen; besteht ein Pleuraerguß, müssen Tumorzellen nachgewiesen sein, um den Fall dem Stadium IV zuzuordnen; Leberparenchymmetastasen

Stadieneinteilung des Vulvakarzinoms: FIGO 1988 und UICC-Nomenklatur*

Primärtumor

TNM-kategorie	FIGO-Stadien	
TX		Primärtumor kann nicht beurteilt werden
T0		kein Anhalt für Primärtumor
Tis	0	Carcinoma in situ
T1	I	Tumor beschränkt auf Vulva und/oder Perineum, 2 cm oder weniger in größter Ausdehnung
T2	II	Tumor beschränkt auf Vulva und/oder Perineum, mehr als 2 cm in größter Ausdehnung
T3	III	Tumor jeder Größe mit Infiltration von Urethra, Vagina oder Anus
T4	IV	Tumor infiltriert Schleimhaut der Harnblase oder den oberen Teil der Urethra oder das Rektum oder ist am Knochen fixiert

N-regionäre Lymphknoten

N0	keine tastbaren Lymphknotenvergrößerungen
N1	tastbare Lymphknoten in einer der Leisten, nicht vergrößert, beweglich (klinisch nicht tumorverdächtig)
N2	Lymphknoten in einer oder beiden Leisten tastbar, vergrößert, derb, beweglich (klinisch tumorverdächtig)
N3	fixierte oder ulzerierte Lymphknoten

Fernmetastasen

M0	keine Fernmetastasen
M1 a	tastbare Lymphknotenvergrößerung im Becken
M1 b	andere Fernmetastasen

* Aktualisierte FIGO-Stadieneinteilung s. Der Frauenarzt (1995) 36:513

Kriterien der TNM-Einteilung für Mammakarzinome (aus UICC: TNM-Klassifikation 1987)

T-Primärtumor

T X	Primärtumor kann nicht beurteilt werden
T 0	kein Anhalt für Primärtumor
Tis	Carcinoma in situ: intraduktales Karzinom oder lobuläres Carcinoma in situ oder M.Paget der Mamille ohne nachweisbaren Tumor *Anmerkung:* Der Morbus Paget kombiniert mit einem nachweisbaren Tumor wird entsprechend der Größe des Tumors klassifiziert
T 1	Tumor max. Durchmesser ≤ 2,0 cm
a	max. Durchmesser ≤ 0,5 cm
b	max. Durchmesser > 0,5 cm bis 1 cm
c	max. Durchmesser > 1,0 cm bis 2 cm
T 2	Tumor max. Durchmesser > 2,0 cm bis 5 cm
T 3	Tumor max. Durchmesser > 5,0 cm
T 4	Tumor jeder Größe mit direkter Ausdehnung auf Brustwand oder Haut *Anmerkung:* Die Brustwand schließt die Rippen, die Interkostalmuskeln und den vorderen Serratusmuskel mit ein, nicht aber die Pektoralismuskulatur
a	mit Ausdehnung auf die Brustwand
b	mit Ödem (einschließlich Apfelsinenhaut), Ulzeration der Brusthaut oder Satellitenmetastasen der Haut der gleichen Brust
c	beide obigen Kriterien (T4a und T4b)
d	entzündliches Karzinom

Anmerkungen:
Entzündliche Karzinome der Brust sind durch eine diffuse braune Induration der Haut mit erysipelähnlichem Rand gekennzeichnet, gewöhnlich ohne eine darunter befindliche palpable Tumormasse. Wenn die Hautbiopsie negativ ist und sich kein lokalisierter meßbarer Primärtumor findet, entspricht dem klinischen entzündlichen Karzinom (T4d) bei der pathologischen Klassifikation pTX.
Einziehungen der Haut oder der Mamille oder andere Hautveränderungen außer denjenigen, die unter T4 aufgeführt sind, können in T1, T2 oder T3 vorkommen, ohne die T-Klassifikation zu beeinflussen.

N-Regionäre Lymphknoten (LK)

N X	keine LK-Beurteilung möglich (z. B. vor klinischer Klassifikation bioptisch entfernt)
N 0	keine regionären LK-Metastasen
N 1	Metastasen in beweglichen ipsilateralen axillären LK
N 2	Metastasen in ipsilateralen axillären LK, untereinander oder an andere Strukturen fixiert
N 3	Metastasen in ipsilateralen LK entlang der A.mammaria interna

Anmerkungen:
Regionäre Lymphknoten sind:

1. Axilläre (ipsilaterale) und interpektoral (Rotter-)LK: LK entlang der V.axillaris und ihrer Äste; sie können in folgende Level unterteilt werden:
   - Level I (untere Axilla): LK lateral des lateralen Randes des M.pectoralis minor
   - Level II (mittlere Axilla): LK zwischen dem lateralen und medialen Rand des M.pectoralis minor und die interpektoralen (Rotter-)LK
   - Level III (apikale Axilla): LK medial des medialen Randes des M.pectoralis minor einschließlich der als subklavikulär, intraklavikulär oder apikal bezeichneten LK

   Intramammäre LK werden als axilläre LK klassifiziert

2. Ipsilaterale LK an der A.mammaria interna: LK am Rand des Brustbeines in der endothorakalen Faszie der ipsilateralen Interkostalräume

Jede andere LK-Metastase wird als Fernmetastase (M1) klassifiziert, einschließlich supraklavikulärer, zervikaler oder kontralateraler LK-Metastasen an der A.mammaria interna

M-Fernmetastasen

M X	Vorliegen von Fernmetastasen kann nicht beurteilt werdem
M 0	keine Fernmetastasen
M 1	Fernmetastasen

Stadieneinteilung

Stadium	0	Tis	N 0	M 0
Stadium	I	T 1	N 0	M 0
Stadium	II A	T 0	N 1*	M 0
		T 1	N 1*	M 0
		T 2	N 0	M 0
Stadium	II B	T 2	N 1	M 0
		T 3	N 0	M 0
Stadium	III A	T 0	N 2	M 0
		T 1	N 2	M 0
		T 2	N 2	M 0
		T 3	N 1, N 2	M 0
Stadium	III B	T 4	jedes N	M 0
		jedes T	N 3	M 0
Stadium	IV	jedes T	jedes N	M 1

* Die Prognose von Patientinnen mit pN1a ist ähnlich jener bei Patientinnen mit pN0

Stadieneinteilung der Karzinome nach Vorlagen aus: Baltzer J, Mickan H (1994) Gynäkologie. Thieme. Stuttgart-New York
Bender HG (1991) Gynäkologische Onkologie. Thieme. Stuttgart-New York

XII Gestationsbedingte Trophoblasterkrankungen

Unter den gestationsbedingten Trophoblasterkrankungen (GTE) versteht man die Blasenmole, die invasive (destruierende) Blasenmole und das Chorionkarzinom. Die einzelnen Krankheitsbilder sind in Wirklichkeit throphoplastische Aktivitäten ohne scharfe Grenzen. Entspre-
XII/1. **chend existiert keine auf morphologischen Kriterien basierende, klinisch brauchbare Einteilung wie bei den übrigen Karzinomklassifizierungen der FIGO. Im wesentlichen bestimmen die nichtmetastatischen und metastatischen Erscheinungsformen, letztere unterteilt in verschiedene Risikogruppen, Therapie und Prognose.**

1. Epidemiologie

Die *Häufigkeitsangaben* über die Trophoblasterkrankungen variieren weltweit sehr stark. Die Gründe dafür sind weitgehend spekulativ (rassische und genetische Prädisposition, Ernährung, Infekte u. a.) Bemerkenswert sind geographische Unterschiede (Europa/Asien) und solche bei Angehörigen verschiedener Hautfarbe.

So rechnet man z. B. in Europa je nach Quelle mit etwa einer Blasenmole auf 900–2000 Geburten und mit etwa einem Chorionkarzinom auf 12.000–40.000 Geburten. – In sogenannten Endemiegebieten (vor allen im Fernen Osten) sind diese Bezugsziffern wesentlich höher und liegen bei etwa 1 Blasenmole auf rund 500 Geburten (in Indonesien sogar 1:85!) oder bei einem Chorionkarzinom auf rund 4000 Geburten. – Auffallenderweise erkranken in den USA Frauen schwarzer Hautfarbe im Vergleich zu weißen Frauen etwa doppelt so häufig an Blasenmole [1, 2 u. a.].

Altersmäßig lassen sich höhere Inzidenzen besonders bei jungen (< 20 Jahre) wie auch bei älteren Frauen nachweisen (> 35–40 Jahre) [2].

Die *Blasenmole ist die häufigste Form gestationsbedingter Trophoblasterkrankungen (GTE).* Nach einer Blasenmole kommt es in etwa 2–3 % zu einem Chorionkarzinom. Die Wahrscheinlichkeit, nach einer invasiven Blasenmole an einem Chorionkarzinom zu erkranken, steigt auf etwa 5–7 % der Fälle [3].

Einem Chorionkarzinom gehen entsprechend den Resultaten mehrerer Studien in 57 % eine Blasenmole, in 26 % eine normale Gravidität und in 17 % ein Abort (oder eine Extrauteringravidiät [4]) voraus [1].

2. Zur Morphologie, Einteilung, Genetik

2.1 Morphologie und Einteilung

Gestationsbedingte Trophoblasterkrankungen (GTE) im deutschen Sprachbereich und *«gestational throphoblastic tumors (diseases)» (GTD)* im englischen Sprachraum sind die heute gebräuchlichen Bezeichnungen. Darunter versteht man einerseits die Blasenmole als benigne Form mit malignem Potential im Sinne einer Präkanzerose und andererseits die invasive Mole bis hin zum Chorionkarzinom, dessen anaplastische Synzytio- und Zytotrophoblastzellformationen in das Myometrium und in die Gefäße einbrechen, womit es zur hämatogenen Absiedlung kommt.

Da sich aus morphologischer Sicht sehr oft fließende Übergänge unter diesen Formen ergeben – sozusagen ein Nebeneinander verschiedener Malignitätsindizes –, ist eine eindeutige, auf histopathologischen Kriterien bestehende Klassifizierung, wie dies die FIGO 1985 [5] versuchte, zumindest sehr problematisch (Tab. 108).

Dies geht schon daraus hervor, daß beispielsweise aufgrund einer «second opinion» durch ausgewiesene Experten die histopathologische Diagnose Chorionkarzinom im nachhinein nur noch in 30 % aufrecht erhalten werden konnte [6].

Hertz et al 1961 [8] haben sich deshalb als erste von einer differenzierten Einteilung abgewandt und sprachen nur noch von einer metastasierenden bzw. einer nicht metastasierenden Erkrankung. Die *am häufigsten in den USA verwendete Einteilung* basiert demnach auf verschiedenen Risikofaktoren, welche die Therapie und die Prognose bestimmen (Tab. 109 [7]).

Tabelle 108: International Federation of Gynecology and Obstetrics (FIGO). Staging: Gestational Trophoblastic Disease

Stadium	
I	Auf das Corpus uteri beschränkt
II	Ausbreitung außerhalb des Uterus, aber auf das Genitale beschränkt
III	Metastasierung in die Lungen, mit oder ohne Befall des Genitales
IV	Alle anderen Metastasierungen

(Modifiziert von Petterson F, Kolstad P, Ludwig H et al [5]).

Tabelle 109: Clinical Classification of Malignant Gestational Trophoblastic Disease [NIH-Classification].

I. Nicht metastasierende Trophoblasterkrankung: Kein Anhalt für eine Erkrankung außerhalb des Uterus
II . Metastasierende Trophoblasterkrankung (alle Metastasen)
  A. Metastasierende Erkrankung mit guter Prognose
    Kurze Dauer (< 4 Monate)
    Tiefer HCG-Spiegel (< 40.000 mE/mL Serum β-HCG)
    Keine Hirn- oder Lebermetastasen
    Keine vorausgegangene oder ausgetragene Schwangerschaft
    Keine vorausgegangene Chemotherapie
  B. Metastasierende Erkrankung mit schlechter Prognose
    Lange Dauer (> 4 Monate)
    Hoher HCG-Spiegel (> 40.000 mE/mL Serum β-HCG)
    Hirn- oder Lebermetastasen
    Vorausgegangene oder ausgetragene Schwangerschaft
    Vorausgegangene Chemotherapie

(Modifiziert von Hammond et al, Soper et al, Surwit and Hammond)

Die meisten Patientinnen der Gruppe I («nonmetastatic GTD») können durch eine Monochemotherapie geheilt werden, weshalb sie nicht den Gruppen II A oder II B mit unterschiedlicher Prognose zugeteilt werden. Für letztere kommen je nach individuellem Risiko verschiedene Chemotherapieschemata, so für die Gruppe II B zumeist eine «Triple-Therapie» zur Anwendung.

Die neue, von Creasman 1992 [33] referierte FIGO-Einteilung nimmt nun ebenfalls neben der Beschreibung der Tumorlokalisation- und -ausbreitung Bezug auf Risikofaktoren (Tab. 110 [34]). Wenn auch dadurch die bisherige Tradition der FIGO-Einteilungen durchbrochen wird, scheint diese für die Trophoblasterkrankungen geeignet zu sein.

2.2 Zur Histopathologie

Die ödematöse Schwellung der Zotten ohne Zeichen von Trophoblastwucherung und Vaskularisation ist unter der Bezeichnung *hydropische Zottendegeneration* von der Blasenmole abzugrenzen.

Bei der *Blasenmole* findet man eine ödematöse Schwellung der Zotten, eine fehlende oder eingeschränkte Zottenvaskularisation mit mehr oder weniger ausgeprägter Proliferation von Synzytio- und Zytotrophoblast. Während bei der *partiellen Blasenmole* der Embryo noch vorhanden sein kann, fehlt dieser bei der *kompletten Mole*. – Bei der *invasiven Blasenmole* findet man mit zunehmender Proliferationstendenz schließlich hochgradig atypische Zellformationen.

Beim *Chorionkarzinom* dringt der anaplastische Trophoblast breit und tief in das Myometrium und in die Gefäße ein und verursacht eine hämorrhagische Nekrose der Ute- XII/2.
ruswand mit hämatogener Streuung in Lunge, Gehirn und Skelettsystem. Eine Zottenstruktur fehlt. Auf dem Lymphweg entstehen Metastasen in der Scheide oder im Vulvabereich, als typische blutreiche Knoten erkennbar, bestehend aus locker gefügten, polymorphen, synzitialen Tumorzellsträngen [9].

Im Zusammenhang mit den proliferativen Erkrankungen des Trophoblasten entstehen oft als Folge der HCG-Hyperstimulation *zystische Veränderungen der Ovarien* vom Theka-Luteintyp.

Tabelle 110: Neue FIGO-Stadieneinteilung 1992.

Stadium I	Tumor auf den Uterus beschränkt
Stadium Ia	Tumor auf den Uterus beschränkt, kein Risikofaktor
Stadium Ib	Tumor auf den Uterus beschränkt, ein Risikofaktor
Stadium Ic	Tumor auf den Uterus beschränkt, zwei Risikofaktoren
Stadium II	Uterusgrenzen überschritten, aber Ausbreitung auf Genitalorgane beschränkt
Stadium IIa	Kein zusätzlicher Risikofaktor
Stadium IIb	Ein Risikofaktor
Stadium IIc	Zwei Risikofaktoren
Stadium III	Gesicherte Lungenmetastasen mit oder ohne gesicherten Tumornachweis im Genitalbereich
Stadium IIIa	Kein zusätzlicher Risikofaktor
Stadium IIIb	Ein Risikofaktor
Stadium IIIc	Zwei Risikofaktoren
Stadium IV	Alle anderen Formen von Metastasen
Stadium IVa	Alle anderen Metastasen ohne Risikofaktor
Stadium IVb	Alle anderen Metastasen mit einem Risikofaktor
Stadium IVc	Alle anderen Metastasen mit zwei Risikofaktoren

Risikofaktoren, die die Stadieneinteilung beeinflussen: 1. HCG-Titer > 100.000 mIU/ml und 2. Eintritt der Erkrankung nach mehr als 6 Monaten nach dem Ende der letzten Schwangerschaft.
Merke: In der Krankengeschichte sollte immer eine allfällige vorgängige Chemotherapie wegen Trophoblasterkrankung festgehalten werden; «Placental site tumors» sollten separat rapportiert werden; eine histologische Verifikation der Erkrankung wird nicht gefordert.

Unter den Sonderformen figurieren der plazentanahe Pseudotumor («trophoblastic pseudotumor») und das reine Chorionkarzinom [1], die beide sehr selten sind.

XII/3.
2.3 Genetische Aspekte

Zwischen Trophoblasttumor und seinem Träger bestehen besondere immunologische Beziehungen, da der Tumor – einem Transplantat vergleichbar – sich durch den väterlichen Chromosomensatz antigenetisch vom mütterlichen Wirtsorganismus unterscheidet [1].

Etwa 90 % der Blasenmolen (nach Kaji und Ohama 1977 [10] sogar 100 % der kompletten Molen) besitzen einen diploiden, weiblichen Chromosomensatz (man spricht von einer *XX-Blasenmole*), der Rest sind die XY-Blasenmolen. Die beiden X-Gonosomen sind jedoch ausschließlich väterlicher Herkunft, man spricht von einer *diploiden Androgenie,* da sich ein väterliches haploides X-Spermiengenom beim Eindringen in die defekte, kernlose Eizelle verdoppelt [1, 10 u. a.].

Offenbar haben die XY-Blasenmolen im Vergleich zu den XX-Blasenmolen ein gesteigertes Entartungsrisiko.

So findet sich die XY-Konstellation nach Davis et al 1984 [11] in 6 % (s. o.) der Fälle bei Blasenmolen, bereits in 50 % bei destruierenden Molen und schon in 74 % bei den Chorionkarzinomen.

Bei partiellen Molen handelt es sich in der Hauptsache um triploide Konstellationen, wobei der überwiegende Teil einen Geschlechtschromosomensatz XXY aufweist [12].

3. Zur Diagnose

3.1 Klinik

Klinisch fällt neben den *Blutungen,* die ein bedrohliches Ausmaß erreichen können, die *Diskrepanz zwischen Schwangerschaftsdauer und Uterusgröße* auf. Tastbare oder sonographisch nachweisbare *Luteinzysten,* als Antwort auf die stark erhöhten HCG-Spiegel, erhärten den Verdacht. *Abgehende Bläschen* aus dem Uterus sichern die Diagnose.

Da heute die meisten Molenschwangerschaften schon in der Frühgravidität diagnostiziert werden, kommt es meistens nicht zu einer gravierenden Symptomatik.

Sonst lenken z. B. verfrühte *Präeklampsiezeichen* den Verdacht auf eine Molengravidität. – Eine Hyperemesis ist in etwa 30 % der Fälle vor der 24. SSW (!) zu beobachten [28]. – Dazu kommen Zeichen der Hyperthyreose, wie supraventrikuläre Tachykardie, Schweißausbrüche, Hitzeintoleranz und eine palpable Struma. Labormäßig reagieren etwa 3 % der Blasenmolen mit einem Anstieg von T3 und T4, was durch die molekulare Ähnlichkeit von HCG und TSH und damit auf die fehlende spezifische Antwort an den Rezeptoren erklärt wird [29].

3.2 Ultraschall

Seit dem routinemäßigen Frühultraschallscreening in der Schwangerschaft, werden Abnormitäten des Trophoblasten früher erkannt.

Während man vorerst von typischen Ultraschallbildern in Form von «Schneegestöber» und fehlender Frucht sprach, wird dies heute als regelmäßige, teils echoarme, teils echoreiche intrauterine Struktur bezeichnet. Eine frühe Wandinfiltration ist bei einer invasiven Mole jedoch sonographisch kaum zu diagnostizieren, während bei einem Chorionkarzinom eine ausgeprägte Durchsetzung der Uteruswandung erkannt werden kann.

Hochspezifische Dopplersignale bringen eine zusätzliche Absicherung.

3.3 HCG-Bestimmungen

Die Bestimmung des HCG-Titers kann sowohl im Urin wie im Blut vorgenommen werden. Die produzierte Menge HCG steht dabei in direktem Zusammenhang mit vitalem Trophoblastgewebe und dient sowohl der Diagnose, als auch der Therapieüberwachung und der Erfassung von Rezidiven.

Die Zellen der gestationsbedingten Trophoblasterkrankung behalten somit ihre Fähigkeit zur Bildung von HCG. Eine erhöhte bis exzessive Bildung von HCG (> 500.000 IE/l Urin über mehrere Tage) ist sehr suspekt, vor allem in einem Schwangerschaftszeitraum, in dem bereits ein physiologischer Abfall des Titers zu verzeichnen ist. Die Überproduktion an HGG liefert zusammen mit der Sonographie eine praktisch 100prozentige Diagnose.

Während der normalen Schwangerschaft werden um die 12. SSW maximal 100.000–200.000 IE/l Urin ausgeschieden. Titer von > 500.000 IE/l-Urin machen eine *Tropho-*

blasterkrankung wahrscheinlich, solche von > 1.000.000 IE/l-Urin beinahe sicher (s. o.). – Sogenannte *Frühfälle* oder beginnende Rezidive weisen jedoch in der Regel HCG-Konzentration von < 1000 IE/l auf.

Damit sich niedrige Konzentrationen nicht einer Erfassung mit den üblichen Urintests entziehen und auch kleinste Einheiten erfaßt werden können, sind *Serum-HCG-Bestimmungen notwendig.*

Zur HCG-Bestimmung sind solche Verfahren wünschenswert, die das komplette Molekül erkennen («HCG»), es sind aber auch solche akzeptabel, die das komplette HCG-Molekül und seine beta-Untereinheit messen («HCG + beta-HCG») [30]. Durch Kombination geeigneter Antikörper sind diese Möglichkeiten in zahlreichen kommerziellen Tests realisiert.

Die zuverlässige Quantifizierung der beta-HCG-Untereinheit, neben dem zumeist in 100 fach höherer Konzentration vorliegenden Holo-HCG, ist allerdings noch problematisch [31]. Mit fast allen heute verfügbaren Beta-HCG-Kits würde man ohne vorherige chromatographische Trennung höhere HCG- als Beta-HCG-Titer erfassen [13]. Entsprechend sind die verschiedenen Angaben aus der Literatur zu werten (s. auch unten).

Die Ergebnisse von HCG-Bestimmungen werden deshalb häufig mißverständlich formuliert und die Konfusion ist erheblich [30]! – Es muß in der Bezeichnung der Ergebnisse von HCG-Bestimmungen ausdrücklich zwischen den molekularen Spezies wie HCG, Beta-HCG, Beta-HCG-Kern (-Core)-Fragment u. a. unterschieden werden, besonders im Hinblick auf die Differentialdiagnose Schwangerschaft/Trophoblasttumor und auf die Prognose und den Verlauf von Trophoblasttumoren [32].

Untersuchungsergebnisse sprechen dafür, daß z. B. die Werte von freiem Beta-HCG anläßlich einer Ausräumung einer Trophoblasterkrankung eine prognostische Aussage ermöglichen, welche Frauen spontan remittieren und welche ein progressives Krankheitsbild entwickeln [15].

Moderne immunchemische Verfahren des HCG-Nachweises sind robust und technisch einfach zu handhaben. Eine *analytische Sensitivität von < 5 IE/l HCG* kann erreicht werden [14]. Die Art des analytischen Indikators, Radioaktivität, Enzymaktivität, Lumineszenz, Fluoreszenz, ggf. zeitverzögert, ist nebensächlich. Sie wird sich im wesentlichen nach der Ausstattung des jeweiligen Labors richten. Nach Kuss 1992 [30] u. a. sind diese Indikatorreaktionen weniger störanfällig als diejenigen, die auf Agglutinationsreaktionen beruhen.

3.4 Andere Untersuchungsmethoden

- Bei der *Beckenangiographie* kommen die vaskulären Strukturen bei Trophoblasterkrankungen zur Darstellung. Sitz und Ausdehnung des Tumors werden damit sichtbar.

  Dementsprechend können verschiedene Vaskularisationsmuster (Typ I und II nach Ishizuka) den Verdacht auf eine Mole bzw. Chorionkarzinom lenken [16]. XII/4.

- *CT und MRI* können sowohl zur Beurteilung des Lokalbefundes wie zur Suche nach Metastasen eingesetzt werden.

Lebermetastasen können sonographisch und computertomographisch beurteilt werden. *Lungenmetastasen* sind radiologisch wie auch computertomographisch erkennbar. Das Verschwinden radiologischer Befunde kann der HCG-Negativität bis zu zwei Jahren nachhinken [17].

Zur Erfassung von *Gehirnmetastasen* steht das Computertomogramm neben dem MRI an erster Stelle, vor einer Angiographie oder Szintigraphie. Ein Verdacht wird durch HCG-Bestimmung oder Zytologie aus dem Liquor entkräftet oder erhärtet.

Sofern keine Hirnmetastasen vorliegen, bleibt es auch bei zunehmender Schwangerschaftsdauer ohne Trophoblasterkrankung bei einem HCG-Verhältnis Plasma: Liquor von etwa 60:1. Kommen Hirnmetastasen hinzu, wird dieses Verhältnis kleiner, die HCG-Konzentrationen im Liquor können sogar jene im Plasma übersteigen.

> Eine differentialdiagnostische Aussage mittels Kürettage über das Vorliegen einer invasiven Mole oder eines Chorionkarzinoms ist anhand des Abradats nicht immer möglich.

Ein tiefer myometraner Sitz des Tumor kann ebenfalls nicht immer erkannt werden, zumal bei den instrumentellen, diagnostischen Maßnahmen mit der nötigen Vorsicht vorgegangen werden muß (Perforationsgefahr!).

4. Therapie

4.1 Entleerung des Uterus bei einer Blasenmole

Diese hat möglichst schonend mittels *Saugkürettage unter gleichzeitig laufender Prostaglandin-Infusion* und sorgfältigem «Nachtasten» bzw. Auskürettieren mit der stumpfen Kürette zu erfolgen. Bei geschlossener Zervix hat jeder intrauterinen Manipulation auf alle Fälle ein «Prostaglandin-Priming» (s. Kap. XXI) voranzugehen, eventuell in Kombination mit Prostaglandin-Infusionen.

Bei *fortgeschrittenen Molengraviditäten* (heute dank Ultraschall Seltenheitswert) sollte man bevorzugt die Spontanausstoßung mittels kombinierten Prostaglandin-Applikationen («Priming» plus Infusion) versuchen mit dem Vorteil des geringeren Blutverlustes und ohne Perforationsgefahr. Bei stärkerer Blutung muß der Therapieplan der jeweiligen Situation angepaßt werden. – Nach erfolgter Entleerung sind Uterotonika in absteigender Dosierung bis zum Sistieren von vaginalen Blutabgängen bzw. bis zur genügenden Involution des Uterus zu verabreichen.

XII/4.

Alternativ stehen Oxytocin-Infusionen mit steigenden Konzentrationen zur Verfügung. Dabei können im Titrationsverfahren bis zu 300 IE in 500 ml Glucose gegeben werden (Cave: Wasserintoxikation (Infusionsmenge reduzieren)). Wirksamer sind jedoch Prostaglandine, wobei allenfalls die in Kapitel XXI beschriebenen Nebenwirkungen zu beachten sind.

4.1.1 Hysterotomie und Hysterektomie

- Eine *Hysterotomie* mit der Gefahr der Embolisation und Metastasierung ist nur noch dann angezeigt, wenn trotz allen medikamentösen Maßnahmen die Ausstoßung einer fortgeschrittenen Mole nicht gelingt und es bei geschlossener Zervix und großem Uterus zur massiven Blutung kommt, wobei die instrumentelle Ausräumung nicht gewagt wird und die Hysterektomie primär nicht in Frage kommt (Familienplanung).
- Eine *Hysterektomie* steht vor allem als prophylaktische Maßnahme, d. h. als Möglichkeit zur Entfernung aller uterinen Herde dann zur Diskussion, wenn die Familienplanung abgeschlossen ist. Damit kann auch das größere Risiko der Entartung im höheren Alter umgangen werden [18, 23].

Hysterektomie und Chemotherapie führen zusammen offenbar zu einer rascheren Remission, ungeachtet eventuell schon vorhandener Metastasen. Nach Entfernung des Uterus sind geringere Chemotherapeutikadosen mit geringerer Toxizität notwendig. Gleichzeitig kann ein rascheres Absinken und Negativwerden des Beta-HCG beobachtet werden [19]. Die Wundheilung wird nicht negativ beeinflußt [18].

4.1.2 Begleitmaßnahmen und Nachkontrollen

Es gibt keine einheitliche Meinungen über den Wert einer *prophylaktischen Chemotherapie* mit dem Ziel, damit eine invasive Mole bzw. ein Chorionkarzinom eventuell verhindern zu können.

Die Vertreter einer Prophylaxe glauben jedoch, damit eine eindeutige Reduktion oder sogar Verhinderung der postmolaren malignen Entartung zu erreichen [20]. – Andererseits scheint das Risiko einer prophylaktischen Applikation toxischer Chemotherapeutika im Hinblick auf die nur 10 % der Patientinnen, die nach einer Blasenmole einen Trophoblasttumor entwickeln, zu groß zu sein. Zudem können eventuell niedrigere, sogenannt prophylaktisch wirksame Dosierungen eine spätere Chemotherapieresistenz hervorrufen.

HCG-Bestimmungen im Serum (s. Kap. 3.3), in eine optimale Nachsorge eingebettet (s. u.), zeigen ein Rezidiv bzw. Metastasierung so frühzeitig an, daß man zu diesem Zeitpunkt wahrscheinlich mit einem besseren Risiko-Nutzen-Resultat rechnen kann.

Entscheidend für die *Prognose einer Blasenmole* ist die Früherkennung einer Persistenz, eines Rezidivs oder einer Metastasierung der Trophoblasterkrankung. Die früher oft geübte, nochmalige Abrasio nach einem zeitlichen Intervall von 6–10 Tagen, die dazu diente, die Vollständigkeit der instrumentellen Ausräumung abzusichern, ist der heute visuell möglichen Diagnostik (Ultraschall, Hysteroskopie) gewichen.

Nach der Evakuation einer Blasenmole sinkt die HCG-Ausscheidung im Urin im allgemeinen bei 90 % der Frauen innerhalb von 30–40 Tagen unter die Sensitivitätsgrenze immunologischer Schwangerschaftstests. Persistierende Urintiter jenseits der 40-Tage-Grenze sprechen für einen verbliebenen, vitalen Trophoblastgeweberest.

Heute wird *jedoch HCG im Serum* bestimmt, wobei verschiedene Fraktionen oder Untereinheiten bestimmt werden (s. o.), die entsprechend zu werten sind [21, 30]).

Ein *Basistiter* ist innerhalb von 48 Stunden nach der Entleerung des Uterus zu ermitteln. Darauf sind serienmäßige, wöchentlich Bestimmungen bis zum Erreichen normaler Werte vorzunehmen. Später erfolgt die Titerbestimmung alle 1–2 Monate oder besser (und sicherheitshalber) in den ersten drei Monaten nach Erreichen von Normwerten vorerst in 14tägigen Abständen [1]). Nach 6 Monaten kann bei normalen Werten die Überwachung gelockert werden, da die meisten Fälle mit einer «postmolaren» GTE innerhalb von 6 Monaten auftreten [21]. – Steigen die Titer wieder an, spricht dies auch dann für eine Progredienz, wenn sich noch keine weiteren Anhaltspunkte für eine Neumanifestation ergeben.

So entwickelten z. B. nach Holzmann 1991 [1] unter 142 Frauen mit *persistierenden HCG-Werten* 125 eine invasive Mole und 17 Frauen ein Chorionkarzinom.

Gynäkologische Kontrollen sind alle zwei Wochen zusammen mit Ultraschalluntersuchungen wahrzunehmen und außerdem Thoraxbilder anzuordnen bis ein HCG-Titer < 1000 mIE/ml erreicht ist [21].

4.1.3 Erneute Schwangerschaften

Eine erneute Schwangerschaft sollte frühestens nach (6-) 12 Monaten eintreten. Daher ist eine sichere Kontrazeption notwendig um vor allem auch diagnostische «Wirrnisse» bei erneutem Titeranstieg zu vermeiden. Während die Meinung vertreten wurde, daß nach oralen Kontrazeptiva vermehrt «postmolare» GTE gesehen werden [22], konnte dies anhand größerer Fallzahlen in den USA nicht bestätigt werden [23, 24].

Die Zyklusbeeinflussung durch Ovulationshemmer ist ein gewisser Nachteil, weil der normale, biphasische Zyklus an sich ein guter Marker für normale Verhältnisse ist.

4.2 Behandlung der nichtmetastasierenden und metastasierenden gestationsbedingten Trophoblasterkrankungen (GTE)

4.2.1 Chirurgische Behandlung

Die chirurgische Behandlung richtet sich bei der *invasiven Mole* nach dem Grad der Ausdehnung und der Invasion. Die Indikation zur ablativen Therapie wird jedoch zurückhaltend gestellt (differentialdiagnostische Abgrenzung zum Chorionkarzinom?, Kinderwunsch?, abgeschlossene Familienplanung? u. a.).- Ähnlich verhält es sich beim *Chorionkarzinom,* wobei man aber eher ablativ vorgeht, dies auch in Anbetracht der guten Resultate von Hammond et al 1980 [18].

4.2.2 Chemotherapie

4.2.2.1 Nichtmetastatische GTE

Das von Soper et al 1991 [21] vorgeschlagene Konzept kommt auf Tabelle 111 zur Darstellung.

Dabei kommt Methotrexat i. m. einmal wöchentlich in einer Dosis von 30 mg – je nach HCG-Titer progressiv erhöht bis zu 50 mg/kg Körpergewicht mit geringer Toxizität zur Anwendung oder alternativ eine 8-Tage-Methotrexat-Folsäure-Therapie. Eine niedrig dosierte Methotrexattherapie unter Citrovorumschutz hat sich vor allen an einer großen Serie von Patientinnen bei Bagshawe et al 1989 [26] für die sog «low risk» Fälle bewährt (s. u.) bewährt. Methrotrexat kann aber auch in einer Dosis von 15–25 mg bzw. 0,3–0,4 mg/kg Körpergewicht oral, i. m. oder i. v. täglich über 5 Tage appliziert werden. Diese Zyklen werden je nach Ansprechbarkeit alle 12–14 Tage wiederholt.

Tabelle 111: Therapievorschlag für eine nichtmetastasierende Trophoblasterkrankung.

Initial	Monochemotherapie mit Methotrexat Primäre Hysterektomie bei abgeschlossener Familienplanung
Sekundär	Monochemotherapie mit Dactinomycin Kombinationstherapie bei Nichtansprechen auf Methotrexat und Dactinomycin
	Sekundäre Hysterektomie

XII/4.

Tabelle 112: Therapievorschlag für eine metastasierende Trophoblasterkrankung mit niedrigem Risiko.

Initial	Monochemotherapie mit Methotrexat Primäre Hysterektomie bei abgeschlossener Familienplanung
Sekundär	Monochemotherapie mit Dactinomycin Kombinationstherapie bei Nichtansprechen auf Methotrexat und Dactinomycin
	Eventuell operative Sanierung

Bei Nichtrespondern wird Dactinomycin (mit einer langen Halbwertszeit) bevorzugt und zwar als Einzeldosis (1,25 mg/m^2 Körperoberfläche) alle zwei Wochen bis zur Remission [25]. Die Toxizität ist dabei etwas höher als die bei einer «Single-Methotrexattherapie». Gewisse Vorbehalte (in 80 % der Fälle große Übelkeit und Erbrechen u. a.) sind deshalb angebracht [26].

Seit die Chemotherapie Eingang in die Therapieschemata gefunden hat, spielt die ablative chirurgische Therapie nicht mehr die entscheidende Rolle, ist aber bei entsprechender Selektion immer noch integraler Bestandteil des Managements (s. o.). Das chirurgische Vorgehen wird dann sozusagen unter einem «chemotherapeutischen Schirm» abgewickelt, um vor allem Tumorembolisationen und Metastasierungen zu verhindern. Mit der Hysterektomie können auch Trophoblastherde entfernt werden, die als Folge einer den Tumor umgebenden fibrotischen Abgrenzung, mit der Zeit relativ therapieresistent geworden sind.

4.2.2.2 Management für eine metastatische «low risk» GTE (Tab. 112 [21])

Die Therapie kann in derselben Weise gehandhabt werden wie unter 4.2.2.1 bereits beschrieben. Neben den genannten Medikamenten können auch 5-Fluoracil-Infusionen und/oder Etoposid oral eingesetzt werden.

Doch hat 5-FU (über 10 Tage, tägliche Infusionen) eine nicht zu vernachlässigende Schleimhaut- und gastrointestinale Toxizität. Etoposid kann zu hochgradigen Alopezien führen. Beide Substanzen eignen sich deshalb weniger für den therapeutischen Einsatz in dieser prognostisch günstigen Gruppe [21].

XII/4.

4.2.2.3 Management für eine metastatische «high risk» GTE (Tab. 113 [21])

Hammond et al 1973 [7] haben als erste erkannt, daß Patientinnen mit einem oder mehreren «high-risk» Faktoren (s. klinische Einteilung (Tab. 109)) eher von einer primären, kombinierten Chemotherapie profitieren, als bei der Anwendung nur einer Substanz auf die Therapieresistenz zu warten und damit wertvolle Zeit ungenützt verstreichen zu lassen.

Allerdings bestehen gewisse Diskrepanzen in der Klassifizierung der «high risk»-Erkrankung, wenn man den von den WHO vorgeschlagenen und modifizierten «Prognose-Index-Score» [21] heranzieht und diesen z. B. mit der auf Tabelle 109 wiedergegebenen klinischen Einteilung vergleicht. Der WHO-Score konnte sich allerdings nicht durchsetzen. Nach wie vor basieren die Behandlungspläne und die Mitteilungen über Behandlungsresultate auf Risikomerkmalen oder -gruppen. Etwas anders präsentieren sich auch die Unterscheidungsmerkmale für Trophoblasttumoren mit guter und schlechter Prognose (low-risk gegenüber high-risk) auf Tabelle 114 nach Holzmann [1].

Tabelle 113: Therapievorschlag für eine metastasierende Trophoblasterkrankung mit hohem Risiko.

Initial	MAC oder EMA-CO Schemata
	Eventuell Bestrahlen von Hirn- oder Lebermetastasen
Sekundär	Individualisierte Kombinationstherapie
	Eventuell chirurgische Sanierung

Tabelle 114: Unterscheidungsmerkmale für Trophoblasttumoren mit guter und schlechter Prognose (low-risk gegenüber high-risk).

Low-risk	High-risk
– keine Metastasierung (allenfalls im kleinen Becken und/oder in der Lunge)	– Metastasierung in Leber und/oder Gehirn
– HCG *unter* 100.000 IE/24h	– HCG *über* 100.000 IE/24h
– Zeitspanne zwischen Erstsymptom und Behandlungsbeginn *unter* 4 Monate	– Zeitspanne zwischen Erstsymptom und Behandlungsbeginn *über* 4 Monate
	– inadäquate Behandlung

Tabelle 115: Übersicht über die Behandlungsergebnisse metastasierter Trophoblasttumoren.

Behandlungsprotokolle	Patientinnen n	Remissionen %	Autoren	Jahr
metastasierte Trophoblasttumoren (low-risk)				
MTX oder D	27	100	Hammond et al	1970
MTX oder D	79	98	Hammond et al	1973
MTX oder D	95	100	Goldstein et al	1982
MTX	81	100	Hammond et al	1984
metastasierte Trophoblasttumoren (high-risk)				
MAC nach MTX/D-Versagen	7	14	Hammond et al	1973
MAC-Primärbehandlung	10	70	Hammond et al	1973
MAC nach MTX/D-Versagen		44	Katoh et al	1979
MAC-Primärbehandlung	33	75	Katoh et al	1979
MTX-CF, Cisplatin^{+}, VCR	24	33	Newlands	1982
verschiedene Substanzen	85	67	Hammond et al	1984
			Curry et al	1989

MTX: Methotrexat; D: Dactinomycin; MAC: Tripelschema mit Methotrexat, Dactinomycin und Cyclophosphamid; CF: Citrovorumfaktor; Cisplatin^{+}: Cisplatin-Hochdosisbehandlung; VCR: Vincristin

Die meisten Erfahrungen hat man mit den allerdings vielfach abgeänderten *Therapieschemata gemacht,* basierend auf einer Dreierkombination (MAC) bestehend aus Methotrexat (0,3 mg/kg i. m.), Dactinomycin (8–10 µg/kg i. v.) und Chlorambucil (0,2 mg/kg p. o.), täglich über 5 Tage. Nach 14–21 Tagen wird der Therapiezyklus wiederholt [27]. Je nach individueller Situation wird die Behandlung solange fortgesetzt, bis normale HCG-Werte während drei aufeinanderfolgenden Wochen vorliegen. Bei den im Einzelfall schwer kalkulierbaren Nebenwirkungen (gastrointestinale NW, Stomatitiden, Alopezien, Agranulozytose u. a.) muß die Dosis reduziert werden. Offenbar erzielte man bisher mit diesen Kombinationen die besten Resultate (Tab. 115 [1]).

Es gibt jedoch Hochrisikopatientinnen, die wahrscheinlich mit dem neuen FIGO-Schema (s. Tab. 110 [33]) erfaßt werden können und damit schon primär – nicht erst nach einem Rezidiv nach der MAC-Kombinationstherapie – einer intensiveren Chemotherapie, z. B. nach dem *EMA-CO-Schema* (Etoposid, Methotrexat, Actinomycin-D, Cyclophosphamid und Vincristin) zugeführt werden sollten [35].

Bei *Lungenmetastasen* stehen als zusätzliche therapeutische Alternativen die chirurgische Entfernung, bei *Lebermetastasen* die selektive Katheterisierung mit Methotrexat- oder Dactinomycinperfusionen [23] und bei *Hirnmetastasen* die Bestrahlung zur Verfügung.

Während man bei den «low-risk»-Fällen mit einer fast 100prozentigen Heilung rechnen kann, sind bei den «high-risk»-Fällen nur in etwa 40–70 % Remissionen zu erwarten (s. auch Tab. 115).

Die Nachsorge erfolgt nach den gleichen Gesichtspunkten wie unter 4.1.2. Während bei «low-risk»-Fällen eine Rezidivierung im allgemeinen in den ersten drei Jahren zu erwarten ist, stellt sich diese bei «high-risk»-Fällen bereits wenige Monate nach Behandlungsende ein [27].

Literaturhinweise

1 Holzmann K (1991) Trophoblasttumoren. In Wulf KH, Schmidt-Matthiesen H (Hrsg) Spezielle gynäkologische Onkologie I, Bd 11. Urban & Schwarzenberg. München-Wien-Baltimore S 269

2 Hayashi K, Bracken MB, Freemann DH, Hellenbrand K (1982) Hydatiform mole in the United States (1970/1979): A statistical and theoretical analysis. Am J Epidemiol 89:258

3 Buckley JD (1984) The epidemiology of molar pregnancy and choriocarcinoma. Clin Obstet Gynecol 27:153

4 Smith DH, Lewis L jr (1991) Schwangerschaftsbedingte Trophoblastneoplasie. In Bender HG (Hrsg) Gynäkologische Onkologie. Thieme. Stuttgart-New York S 424

5 Petterson F, Kolstadt P, Ludwig H et al (1985) Annual report on the results of Treatment in Gynegologic Cancer. Vol 19. FIGO. Stockholm.

6 Scott JS (1973) Symposion: Blasenmole-Hydatiforme Mole. Ein schriftliches Symposion. Geburtsh Frauenheilkd 33:338

7 Hammond CB, Borchert LG, Tyrey L et al (1973) Treatment of metastatic trophoblastic disease: Good and poor prognosis. Am J Obstet Gynecol 115:4

8 Hertz R, Lewis J jr, Lippsett MB (1961) Five years experience with the chemotherapy of metatastatic choriocarcinoma and related to trophoblastic tumors in human women. Am J Obstet Gynecol 82:631

9 Baltzer J, Mickan H (1994) Gynäkologie. Thieme. Stuttgart-New York S 549

10 Kaji T, Ohama K (1977) Androgenetic origine of hydatidiform mole. Nature 268:633

11 Davis JR, Surwit EA, Perada J et al (1984) Sex assignment in gestational trophoblastic neoplasia. Am J Obstet Gynecol 148:722

12 Jacobs OPA, Szulman AE, Funkhouser J et al (1982) Human triploidy: Relationship between parental origin of the additional haploid complement and development of partial hydatiform mole. Ann hum Genet 122:267

13 Taubert HD, Dericks-Tan JSE (1985) Human-Choriongonadotropin in der normalen und gestörten Schwangerschaft: eine kritische Betrachtung. Gynäkol Praxis 9:475

14 Madersbacher S, Klieber R, Mann K et al (1992) Free alpha-subunit of human chorionic gonadotropin (hCG), and intact hCG in sera of healthy individuals and testicular cancer patients. Clin Chem 38:370

15 Montag ThW (1990) Tumor markers in Gynecologic Oncology. Obstet Gynecol Surv 45:94

16 Holzmann K, Ninagawa T, Lohe K (1970) Zur Diagnose und Prognose von Trophoblast-Tumoren. Geburtsh Frauenheilkd 30:687

17 Romero R, Horgan JG, Konorn EI (1985) New criteria for the diagnosis of gestational trophoblastic disease. Obstet Gynecol 66:553

18 Hammond CB, Weed JC, Currie JL (1980) The role of operation in the current therapy of gestational trophoblastic disease. Am J Obstet Gynecol 136:844

19 Ho Yuen B, Cannon W (1981) Molar pregnancy in British-Columbia: Estimated incidence and postevacua-

XII/Lit.

tion regression patterns of the beta subunit of human chorionic gonadotropin. Am J Obstet Gynecol 1939: 316

20 Fasoli M, Ratti E, Franceschi S et al (1982) Results of a cooperative study. Obstet Gynecol 60:205

21 Soper JT, Hammond CB, Lewis JL jr (1992) Gestational trophoblastic disesase. In Hoskins WJ, Perez CA, Young RC (eds). Principles and practice of Gynecologic Oncology. Lippincott. Philadelphia p 795

22 Stone M, Dent J, Kardena A et al (1976) Relationship of oral contraception to development of trophoblastic tumor after evacuation of a hydatiform mole. Br J Obstet Gynaecol 83:913

23 Hammond CB, Parker RT (1970) Diagnosis and treatment of trophoblastic disease. Obstet Gynecol 35:132

24 Curry SL, Schlaerth JB, Kohorn EI et al (1989) Hormonal contraception and trophoblastic sequelae after hydatiform mole (a Gynecologic Oncology Group study) Am J Obstet Gynecol 160:805

25 Petrilli ES, Twiggs LB, Blessing JA et al (1987) Single-dose actinomycin D treatment for non metatstatic gestational trophoblasic disease. A prospective phase II trial of the Gynecologic Oncology Group. Cancer 60:2173

26 Bagshawe KD, Dent J, Newlands S (1989) The role of a low-dose methotrexate and folinic acid in gestational trophoblastic tumours (GTT) Br J Obstet Gynaecol 96:795

27 Surwit EA, Hammond CB (1981) Recurrent gestational trophoblastic disease. Gynecol Oncol 12:177

28 McDonald ThW, Ruffolo EH (1983) Modern management of gestational trophoblastic disease. Obstet Gynecol Surv 38:67

29 Hershman JM (1972) Hyperthyreoidism induced by trophoblastic thyreotropin. Mayo Clin Proc 47:913

30 Kuss E (1992) Biochemische Methoden zur Überwachung der Schwangerschaft. In Schindler AE (Hrsg) Biochemische Überwachung in der Schwangerschaft. Enke. Stuttgart S 1

31 Knight GK, Cole LA (1991) Measurement of choriongonadotropin free beta-subunit: an alternative to choriongonadotropin in screening for fetal Down's Syndrome? Clin Chem 37:779

32 Kuss E (1991) HCG or beta-hCG or hCG beta-subunit or hCG + hCG beta subunit? Am J Obstet Gynecol 164:1689

33 Creasman WT (1992) Revision in classification by International Federation of Gynecology and Obstetrics (letter). Am J Obstet Gynecol 167:857

34 Köchli O (1994) Staging der malignen Throphoblasterkrankungen: Ein Dilemma. Gynäkol Geburtshilfliche Rundsch 34:3

35 Gordon AN, Gershenson DM, Copeland LJ (1989) High-risk gestational trophoblastic disease: Further stratification into clinic entities. Gynecol Oncol 34:54

XIII Kardiopulmonale Reanimation «Cardio Pulmonary Resuscitation» CPR

Da sich auch heute noch «Notfallsituationen» (Kreislaufstillstand, Lungenembolie u. a.) außerhalb des Operationssaalbereiches abspielen können, werden in diesem Kapitel zumindest theoretische Grundkenntnisse zu einer «Notfalltherapie» vermittelt – Unkenntnis über die zu treffenden
XIII/1. **Maßnahmen verringern die Chancen des Überlebens entscheidend!!**

1. Ursachen und Therapie des Atem- und Kreislaufstillstandes

Hossli 1961 [1]: «Der Mensch kann zwar 30 Tage ohne feste Nahrung, auch 3 Tage ohne Flüssigkeit, jedoch nur 3 Minuten ohne Sauerstoff leben.»

Schlußfolgerung: Beim Vorliegen eines Atem- und Kreislaufstillstandes müssen die diagnostischen und therapeutischen Handlungen mit einem Mindestmaß an Zeitaufwand sicher und gezielt erfolgen! *Unkenntnis über die zu treffenden Maßnahmen* oder diskoordiniertes Handeln verringern die Chancen des Überlebens drastisch!

Zentrales Anliegen der *Wiederbelebung:* Ausreichende Sauerstoffversorgung aller Organe! In jedem Fall resultiert bei einer akuten Gefährdung (gleichgültig, wo im Einzelfall die Störung beginnt) eine *Verminderung oder Unterbrechung der lebensnotwendigen Sauerstoffzufuhr. Das Versagen der Atmung führt unweigerlich zum Zusammenbruch des Kreislaufes und umgekehrt.*

Falls eine primär *respiratorische Störung* vorliegt, zirkuliert *O_2-armes Blut* noch für einige Minuten, bis eine *Asystolie* oder *Kammerflimmern* eintritt. Nach etwa 2 Minuten kommt es zu *Hyperventilationsversuchen,* die von *Krämpfen* und einer *schweren Zyanose* gefolgt sind.

Jede Wiederbelebung beginnt mit dem Versuch, zuerst die Atemfunktion zu normalisieren → Freimachen und Freihalten der Atemwege!

Freie Atemwege lassen sich durch maximale Überstreckung des Kopfes nach hinten mit Vorziehen des Unterkiefers nach vorne und oben herstellen. Zusätzlich Einführen eines *Otopharyngeal*-(Guedel) oder Nasopharyngealtubus *(Wendl).*

Falls das Freimachen und Freihalten der Atemwege ohne Erfolg bleibt, liegt eine Atemlähmung vor, die eine *sofortige Beatmung* erfordert.

Die Atemspende

Indikation zur Durchführung der Atemspende (Mund-zu-Nase oder Mund-zu-Mund-Beatmung) immer dann, wenn aus irgendeinem Grund die Atemtätigkeit der Patientin erheblich eingeschränkt ist, nicht in Gang kommt oder vollkommen fehlt.

Die *Mund-zu-Nase-Methode* wird bevorzugt. Vorerst bei Beginn mit der Beatmung 5–10 mal rasch hintereinander Luft einblasen, um das vorhandene Sauerstoffdefizit möglichst schnell zu beseitigen.

Beatmungseffekt am Heben und Senken des Thorax beobachten! Wenn keine ausreichenden Thoraxbewegungen erzeugt werden, *Kopfhaltung* und/oder *Einblasdruck* korrigieren.

Anschließend wird die Beatmung in einer *Frequenz von 12–15 mal/Minute* fortgesetzt. Die als Sofortmaßnahme zur Anwendung kommende Atemspende wird möglichst bald durch eine manuelle Beatmung mittels Maske bzw. Endotrachealtubus und Atembeutel (z. B. Ambu-Beutel) ersetzt, was eine zusätzliche Sauerstoffzufuhr ermöglicht.

Der mit Hilfe eines Laryngoskopes eingeführte *Endotrachealtubus* verhindert die Aspiration, ermöglicht eine ausreichende Beatmung sowie das Absaugen evtl. bereits eingedrungener Flüssigkeit oder fester Bestandteile.

Liegt eine *primäre Störung am Herzen* vor, ist die *Überlebenszeit* der Organe und damit auch die Zeit zur *Wiederbelebung* deutlich verkürzt.

Drei Typen des Herzstillstandes:

1. Asystolie
2. Kammerflimmern
3. Brady-Arrhythmie

Das Erscheinungsbild wird im ganzen besser als *Kreislaufstillstand* bezeichnet, da ja nicht in jedem Fall ein Stillstand des Herzens vorliegt!

Sichere Zeichen eines Kreislaufstillstandes und damit des klinischen Todes sind:
1. Kollaps, Koma (nach 6–12 Sek.)
2. Apnoe (nach 15–30 Sek.)
3. Fehlender Karotis- und Femoralispuls
4. Mydriase bds. (nach 45–90 Sek.)

Hautfarbe: Als diagnostisches Kriterium nicht verläßlich. Bei Herzstillstand kann die *Zyanose* erst nach einigen Minuten eintreten, während sie bei primärer Störung der Atemtätigkeit als erstes Symptom in Erscheinung tritt.

XIII/1.

1.1 Stadium der ersten Hilfe einer Wiederbelebung bei Kreislaufstillstand

(in Anlehnung an Ahnefeld et al, 1968 [2], 1979 [3])

Grundsätzlich: unabhängig von der Ursache Wiederherstellen einer ausreichenden Sauerstoffversorgung der wichtigsten Organe! Die künstliche Zirkulation soll den Eintritt des biologischen Todes verhindern: → *äußere Herzmassage und Beatmung.*

Ohne jedes Hilfsmittel auch außerhalb des Operationsraumes durchführbar. Bei geschlossenem Thorax entsteht zudem während der Entlastungsphase ein negativer Druck im Thoraxraum, der sich günstig auf den venösen Rückfluß auswirkt.

Intrathorakale Herzmassage: nur noch in der Herzchirurgie und falls die externe Massage eine absolute Kontraindikation darstellt.

Patientin auf *feste Unterlage* bringen. Die Lokalisation des maximalen Druckpunktes liegt im Bereich des unteren Anteils des Sternums.

Bei *Früh- und Neugeborenen* sowie bei *Säuglingen* erfolgt die Herzkompression mit Hilfe des Mittel- und Zeigefingers in der Mitte des Brustbeines.

Mit einer Kompressionsfrequenz von 70–80/Min. und exakter Technik: → Blutdruck von 80–120 mmHg, Minutenvolumen von 30–40 % der Norm → *ausreichender Minimalkreislauf!*

Ein Helfer: auf 10–15 Herzkompressionen erfolgen 2–3 Beatmungen

Zwei Helfer: 1. Helfer: kontinuierliche Herzkompression; 2. Helfer: Beatmung nach jeder fünften Kompression.

Durch das Anheben der Beine der Patientin läßt sich eine Vergrößerung des venösen Rückstromes zum Herzen erreichen.

Ausreichender Beatmungs- und Massageeffekt drückt sich aus durch: palpablen Karotispuls, Kleinerwerden der Pupillen, Normalisierung der Gesichtsfarbe.

1.2 Stadium der zweiten Hilfe einer Wiederbelebung

Anreicherung der Beatmungsluft mit O_2, am besten Intubation und Beatmung mit reinem Sauerstoff. Ununterbrochene Fortführung der externen Herzmassage.

Zugang zum Gefäßsystem (evtl. Punktion der Vena anonyma oder subclavia)!

Dies ist besonders dann wichtig, wenn ein *deutlicher Volumenmangel* evtl. als auslösender oder mitbestimmender

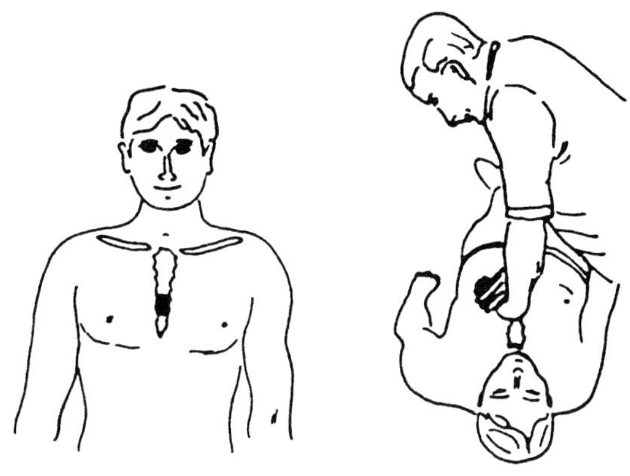

Druckpunkt für extrathorakale Herzmassage und Ausführung der Herzmassage.

Faktor eine Rolle spielt. Dann bleibt auch eine exakt durchgeführte Herzmassage bei fehlendem oder zu geringem Rückstrom ohne Erfolg. – Ein *relativer Volumenmangel* scheint bei jeder Art eines Kreislaufstillstandes vorhanden zu sein → Intravenöse Zufuhr kolloidaler Volumenersatzmittel.

Die erwähnten Maßnahmen ermöglichen zumindest die vorübergehende Abwendung des biologischen Todes. *Zeitgewinn für eine exakte Diagnose.* Daraus läßt sich erst die weitere Therapie ableiten. Wenn möglich vor jeder weiteren Maßnahme *EKG zur Differenzierung:* Kammerflimmern – Asystolie. Liegt ein *Kammerflimmern* vor → *Defibrillation* mit 100–300 Ws, evtl. wiederholte, evtl. Doppelschläge. Bei *Asystolie/Brady-Arrhythmie* → *medikamentöse* Behandlung. Die Verabreichung von Medikamenten erfolgt sinngemäß zur:

1. Erhöhung des durch die Herzmassage erreichten Blutdruckes
2. Stimulation des Myokards zur Wiederherstellung der Spontanaktivität
3. Beseitigung oder zumindest Verminderung der metabolischen Azidose
4. Normalisierung des Elektrolyt- und Wasserhaushaltes
5. Verbesserung der kapillären Durchblutung nach Einsetzen spontaner Herztätigkeit
6. Ausschaltung zusätzlicher myokardialer Erregungsherde.

Die *intravenöse Zufuhr von Medikamenten* ist aber nur dann *sinnvoll,* wenn die *Herzmassage* einen *ausreichenden Effekt* erkennen läßt.

Sie ist trotz einem einzukalkulierenden Zeitverlust der *intrakardialen Injektion* vorzuziehen (Cave: Schädigungen, besonders an den Koronararterien).

Falls *intrakardialer Zugang* unumgänglich:

Alle stark wirksamen Stoffe grundsätzlich in NaCl *verdünnen!* Einstich am linken Sternumrand im 4. ICR mit
XIII/1. einer 12 cm langen Kanüle Richtung Wirbelsäule bis zur Aspiration von Blut. – *Adrenalin* Mittel der Wahl.

Dosierung: 0,3–0,5 mg (1 ml der üblichen 1:1000 Lösung auf 10 ml verdünnen).

Wirkungsweise: Stimulation der α- und ß-Rezeptoren zur Verbesserung der Perfusion, zum Anstieg des systolischen Blutdruckes und zur Verbesserung der Kontraktilität des Herzmuskels.

Injektion dann, falls die externe Herzmassage nach etwa 3 Min. nicht zu einem sichtbaren Erfolg führt (unabhängig davon, welcher Typ des Kreislaufstillstandes vorliegt!).

Summation ungünstiger Verhältnisse: Wenn infolge vermehrter Adrenalinproduktion (im Organismus ausgelöste Notfallreaktion) und -zufuhr größere Mengen Kalium und Glukose freigesetzt werden. Bei Hyperkaliämie, Azidose und Hypoxie und vorgeschädigtem Herzen sind die Aussichten für eine Wiederbelebung ungünstig.

Vielfach wird dem *Alupent®* (Orciprenalinsulfat) der Vorzug gegeben.

Die das Myokard stimulierende Wirkung soll ausreichend sein, die Entstehung der Gefahr eines Kammerflimmerns ist geringer. Alupent besitzt keine vaso-konstriktorische Wirkung.

Kompromiß: Therapiebeginn grundsätzlich mit *Alupent*. Falls kein Defibrillator zur Verfügung steht, wird die Medikation mit Alupent fortgesetzt.

0,5 mg Alupent (1 Amp.) verdünnen auf 5 ml und Einzeldosen à 2–3 ml.

Adrenalin nur dann, falls mit Alupent kein ausreichender Effekt oder bei einem durch Adrenalin bewirkten Kammerflimmern sofort defibrilliert werden kann.

Kontraktilität des Herzmuskels wird durch *Kalzium* (10 ml einer 5,55 %igen Lösung Ca-Chlorid), alle 10 Minuten verabreicht, verbessert.

Kalzium ist besonders dann indiziert, wenn eine *Brady-Arrhythmie* besteht.

Als Folge der unzureichenden Perfusion entwickelt sich eine *metabolische Azidose* mit depressiver Wirkung auf das Myokard und Verminderung der Wirksamkeit der körpereigenen und der von außen zugeführten Katecholamine. Eine *weitgehende Normalisierung des Säure-Basenhaushaltes* ist Voraussetzung für die *Wiederaufnahme einer spontanen Herztätigkeit.* Dazu notwendig: Natriumbikarbonat.

Wenn immer möglich intravenös (unverdünnte intrakardiale Injektion führt zu Nekrosen) 8,4prozentige, also 1 molare Bikarbonatlösung. Erstdosis 50 mmol (= 50 mVal). Vergehen zwischen Eintritt des Kreislaufstillstandes und Einsetzen der Wiederbelebung 3–4 Minuten: Erstdosis von 150–200 mmol (= 150–200 mVal). In Abhängigkeit vom Erfolg werden 50 mmol (= 50 mVal) alle 8–10 Minuten nachinjiziert. Keine starre Formel.

Überdosierung erscheint gefahrloser als Unterdosierung bei genügender Beatmung.

1.3 Stadium der dritten Hilfe einer Wiederbelebung

Die nun spezifische und auch kausale Therapie setzt eine exakte Diagnostik voraus! Zunächst *Korrektur des Elektrolyt- und Wasserhaushaltes,* deren Entgleisung ja stets gemeinsam mit den Veränderungen des Säurebasenhaushaltes auftritt.

Erfolgreiche Wiederbelebung zeigt sich an durch:

- Einsetzen der Spontanatmung
- tastbaren Karotispuls
- Verengung der Pupillen und
- sichtbare Durchblutung der Haut und Schleimhäute.

Die spontane Atemtätigkeit kehrt dagegen nicht selten erst nach Stunden *(kritische Grenze etwa 12 Stunden),* bei Kindern evtl. sogar noch nach 3–4 Tagen zurück ohne spätere Dauerschädigung.

Ein Dauererfolg ist dann zu erwarten, wenn die Wiederbelebung innerhalb der ersten 5 Minuten beginnt und nach spätestens 20–30 Minuten zumindest eine ausreichende Hautdurchblutung und die Pupillenreaktion nachweisbar wird.

1.4 Stadium der vierten Hilfe

Schließlich erreicht der Patient das vierte Stadium der Wiederbelebung (Intensivstation).

XIII/1.

Therapie des Atem- und Kreislaufstillstandes

Sichere Zeichen eines Kreislaufstillstandes
1. Kollaps, Koma (nach 6 – 12 Sek.)
2. Apnoe (nach 15 – 30 Sek.)
3. Fehlender Karotis- und Femoralispuls
4. Mydriase bds. (nach 45 – 90 Sek.) keine Reaktion auf Licht

Stadium I der Wiederbelebung: Schutz der wichtigsten Organe vor Anoxie

Beatmung
- Freimachen der Atemwege
- Mund/Nase oder Mund/Mund-Beatmung
- Beatmungsfrequenz 12 – 15/Min.
- Sauerstoffzufuhr mit Beutelbeatmung

\+ *Herzmassage*
- harte Unterlage
- Lokalisation des max. Druckpunktes auf untere Sternumhälfte
- Kompressionsfrequenz 70 – 80/Min.
- Anheben der Beine

↓

Auf 10 – 15 Herzkompressionen folgen 2 – 3 Beatmungen

Stadium II der Wiederbelebung: Wiederherstellung der Herzaktion

Fortführen der Herzmassage + Intubation/Beatmung
EKG

Kammerflimmern
Defibrillation 100 – 300 Ws evtl. wiederholte Schläge oder Doppelschläge, evtl. Procain/Adrenalin

Bradyarrhythmie/Asystolie
Adrenalin 0,3 – 0,5 mg oder Alupent 0,5 mg
\+ Kalziumglukonat 10 ml
10% Lösung i. v. (evtl. intrakardial)

Natriumbikarbonat 50 – 100 mmol (50 – 100 ml 8,4%) alle 10 Min. i. v. oder als Infusion (keine starre Dosis)

Stadium III der Wiederbelebung: Exakte Diagnostik (!) zur weiteren spezifischen und kausalen Therapie

Beatmung und Herzmassage weiterführen
Korrektur des Elektrolyt- und Wasserhaushaltes

Zeichen des Erfolges der Wiederbelebung
- Einsetzen der Spontanatmung
- tastbarer Karotispuls
- Verengung der Pupillen

Stadium IV der Wiederbelebung: → Intensivstation

2. Ausbildung und Kontrolle in kardiopulmonaler Reanimation

XIII/2.

Jedermann erwartet von einem Arzt, er sei in Maßnahmen der Reanimation geschult. Solange die Voraussetzungen für ein generelles und evtl. einheitliches Training nicht erfüllt sind (und sie sind es offenbar nicht überall!), bleibt die Unsicherheit bestehen, ob z. B. bei einem Unfall der geschulte Laienhelfer die fachkundigere Hilfe leistet oder der zufällig anwesende Arzt (Rickli und Laver, 1981 [4]). – Darum gehört die schematisierte, textliche Integration der kardiopulmonalen Reanimation auch in das Umfeld der gynäkologischen (und selbstverständlich auch der geburtshilflichen) Intensivmedizin!

In Form eines auch *auf den Stationen jederzeit greifbaren* Schemas läßt sich der Therapieablauf wie auf Seite 303 vermitteln.

Literaturhinweise

1 Hossli G (1961) Die Rettung des akut bedrohten Menschenlebens bei Unfällen und Krankheiten. Schweiz Med Wochenschr 50:946

2 Ahnefeld FW, Frey R, Halmaggi M (1968) Ursachen und Therapie des Herzstillstandes. Gynäkologe 1:11

3 Ahnefeld FW, Burri C, Dick W, Halmaggi M (1975) Grundlagen der postoperativen Ernährung. Springer. Bern-New York-Heidelberg-Berlin

4 Rickli R, Laver MB (1981) Kardiopulmonale Reanimation. Schweiz. Rundschau Med (Praxis) 70:2003

Durchgesehen und approbiert:
Marti W., Chefarzt Anästhesie, Kantonsspital, CH-8596 Münsterlingen, 1994

XIV Pränatale Diagnostik

Die pränatale Diagnostik ist ein Thema von hoher Aktualität. Die diagnostischen Möglichkeiten haben sich in den letzten Jahren aufgrund neuer und verbesserter Techniken laufend erweitert. Es stehen uns somit neben der Ultraschalldiagnostik – als derzeit wichtigste Screening- und Untersu-
XIV/1. **chungstechnik – eine Vielzahl zytogenetischer, biochemischer und molekulargenetischer Nachweismethoden zur Verfügung, die zusammen mit dem vielfältigen Angebot an invasiven und nichtinvasiven Techniken zur intrauterinen Gewebe- und Zellgewinnung das weite Spektrum der pränatalen Diagnostik einigermaßen zuverlässig abdecken. Chromosomenstörungen, Stoffwechselerkrankungen, X-assoziierte Erbleiden, offene neurale Spaltbildungen sowie andere morphologische Fehlbildungen und Entwicklungsstörungen können damit erfaßt werden. – Der aktuelle Wissensstand soll in der folgenden Übersicht entsprechend gerafft auch für den nicht fachspezifisch Orientierten in verständlicher Form vermittelt werden.**

1. Standortbestimmung

Pränatale Untersuchungen gehören heute (generell oder gezielt) zum diagnostischen Instrumentarium zur Erkennung von Chromosomenstörungen, Stoffwechselerkrankungen, X-assoziierten Erbleiden, offenen neuralen Spaltbildungen sowie anderen morphologischen Fehlbildungen und Entwicklungsstörungen.

Neben den seit längerem etablierten Verfahren wie *Chromosomenanalysen und biochemischen Methoden, stehen zunehmend DNA-Techniken im Vordergrund,* mit denen sich nunmehr die zumeist monogenen Erbkrankheiten mit bekanntem Stoffwechseldefekt (z. B. die zystische Fibrose (Mukoviszidose)) erfassen lassen.

Es stehen uns somit neben der Ultraschalldiagnostik – als derzeit wichtigste Screening- und Untersuchungsmethode – eine Anzahl *zytogenetischer, biochemischer und molekulargenetischer Nachweismethoden* zur Verfügung, die zusammen mit den Möglichkeiten der intrauterinen Gewebe- und Zellgewinnung (Chorion, Fetalblut, fetales Gewebe (Haut, Leber)) das weite Spektrum der pränatalen Diagnostik einigermaßen zuverlässig abdecken.

Für den Zugang zum Fruchtwasser, Chorion, Fetalblut und zum Feten selbst bieten sich verschiedene *nichtinvasive und invasive Techniken* an, wie

- die Ultraschalluntersuchungen
- das nicht invasive Screening auf Chromosomenanomalien
- die Frühamniozentese bzw. die «klassische» Amniozentese im zweiten Trimenon
- die Chorionbiopsie im ersten Trimenon und die Plazentabiopsie
- die Kordozentese oder Nabelschnurgefäßpunktion und die Fetoskopie.

Aufgrund der vorhandenen Untersuchungsmethoden und der damit zu erfassenden Abnormitäten sowie der bekannten Risikogruppen lassen sich die *Indikationen zur pränatalen Diagnostik* auflisten [4 u. a.].

2. Genetische Beratung

Die *Beratung* soll frühzeitig, wenn immer möglich schon vor Eintritt einer Schwangerschaft erfolgen. Sie umfaßt im wesentlichen folgende Punkte:

- Besprechung des genetischen Risikos
- Orientierung über den Ablauf der Verfahren und den Einsatz der verschiedenen Methoden
- Risiko der invasiven Methoden und die Sicherheit der pränatalen Diagnostik sowie
- das Vorgehen bei einer allfällig vorgesehenen Interruptio.

Eine *Informationsbroschüre* (s. S. 307) kann die Beratung zwischen Arzt und Ratsuchenden nicht ersetzen, ist aber jedenfalls sehr hilfreich (s. z. B. das Informationsblatt des Genetischen Institutes der Universität Zürich mit hohem Informationsgehalt sowohl für Patientinnen wie Ärzte).

> Zitat: Die frühzeitige Erkennung letaler (oder schwerer) Anomalien vor der Lebensfähigkeit des Kindes ist eine legitime Aufgabe der pränatalen Diagnostik, um den Eltern (und den Ärzten) die Frustration therapeutischer Machtlosigkeit und enormes Leiden in auswegloser Situation zu ersparen [10].

Genetische Beratung
Vorgeburtliche Diagnostik

Institut für medizinische Genetik der Universität Zürich

Die Sorge der Eltern für die Gesundheit ihrer Kinder, ihre Behütung vor Krankheiten und Unfällen, ist nicht nur die natürlichste Sache der Welt, sondern gilt seit eh und je als eine moralische Pflicht.

So wie die Medizin im Kampf gegen die ansteckenden Krankheiten durch die Erforschung der Ursachen, hygienische Maßnahmen und Impfungen gewaltige Fortschritte gebracht hat – man denke nur an die Pocken, die Tuberkulose und die Kinderlähmung –, so verfügt sie heute über neues Wissen und technische Möglichkeiten, um auch dem Auftreten von Mißbildungen und Erbleiden entgegenwirken zu können.

Die Fachrichtung, die sich in Forschung und Praxis speziell mit den genetisch bedingten Krankheiten befaßt, ist die medizinische Genetik. Sie verfügt über den Zugang zum aktuellen Spezialwissen und über die modernen Untersuchungsmethoden (wie Chromosomenuntersuchungen, Genanalysen und pränatale Diagnostik). Unser Spezialfach steht jedermann, Ärzten wie Laien, zur Verfügung.

Nachfolgend werden zunächst die häufig beanspruchten Untersuchungsverfahren Ultraschall, Amniozentese und Chorionbiopsie behandelt, die dazu dienen, Mißbildungen, Chromosomenanomalien und Gendefekte zu diagnostizieren. Einzelheiten, die von Fall zu Fall von Bedeutung sind, wie zum Beispiel Generelles über die Chromosomenuntersuchung und die Nachweismethoden von Erbkrankheiten an der Erbsubstanz DNA selber, können weiter hinten nachgeschlagen werden. Das gleiche gilt für die genetische Beratung und für allgemeine Überlegungen im Hinblick auf die Schwangerschaft.

Vom Sinn der pränatalen Diagnostik

Das wichtigste Anliegen der pränatalen Diagnostik besteht darin, besorgten Paaren, die gerne Kinder hätten, die aber ein erhöhtes Risiko für kranke Nachkommen haben, Kinder zu ermöglichen. Die pränatale Diagnostik hilft damit, negative Werte wie ungewollte Kinderlosigkeit aus berechtigter Sorge oder unnötige Schwangerschaftsabbrüche aus Angst zu vermeiden. Der Arzt bietet die Untersuchungen den Betroffenen an, sie erfolgen aber nur auf deren ausdrücklichen Wunsch. Das Ziel der pränatalen Diagnostik besteht nicht darin, in einem anonymen «Gesellschaftsinteresse» die Geburt behinderter Kinder zu verhindern.

Durch die modernen Methoden der Schwangerschaftsüberwachung werden allerdings auch zufälligerweise bereits in frühen Stadien der Schwangerschaft schwere Mißbildungen entdeckt. Manchen Frauen bleibt dadurch das Austragen nicht lebensfähiger Kinder über fünf und mehr Monate und der Schock über deren frühen Tod erspart.

Der Schwangerschaftsabbruch (= induzierter Abort) ist in unserer Gesellschaft umstritten. Die Mehrheit der Schweizer Bevölkerung hält ihn aber unter bestimmten gesetzlichen Voraussetzungen für zulässig. In der Schweiz gibt es keine «eugenische» Indikation. Wird bei der pränatalen Diagnostik beim Vorliegen einer schweren Anomalie die Schwangerschaft auf Wunsch der Mutter abgebrochen, so erfolgt dies gemäß Art. 120 StGB aus medizinischer mütterlicher Indikation. Es ist die Mutter, die am meisten darunter zu leiden hat, wenn ihr Kind geistig behindert, mißgebildet oder krank ist. Die Schaffung einer «eugenischen Indikation» bei einer Gesetzesrevision ist unerwünscht. Sie würde lediglich eine unfruchtbare Diskussion darüber auslösen, wie Krankheiten und Mißbildungen in lebenswerte und lebensunwerte Kategorien einzuteilen seien, was völlig an der individuellen Situation für die einzelnen Familien vorbeizielt. XIV/2.

Es ist durchaus zweckmäßig, daß der medizinische Genetiker in einem ausführlichen Begutachtungsgespräch mit den Eltern zusammen abklärt, ob ein Schwangerschaftsabbruch im konkreten Fall richtig sei oder nicht. In jedem Fall aber sind pränatale genetische Untersuchungen vollkommen freiwillig; niemand ist dazu gezwungen.

Ultraschall und pränatale Diagnostik

Ultraschall kann sowohl ernsthafte wie auch kleinere Mißbildungen erkennen, und die Untersuchung kann gezielt oder routinemäßig erfolgen (s. Schwangerschaftsüberwachung). Konsequenzen, im Sinne eines Schwangerschaftsabbruches, stehen jedoch nur zur Diskussion, wenn es sich um schwerwiegende Befunde handelt. Vielfach sind es Krankheiten, die ein Überleben des Kindes gar nicht zuließen. Oft sind nach Entdeckung eines ersten auffälligen Befundes weitere Ultraschallabklärungen durch den Spezialisten oder Chromosomenuntersuchungen an einer Plazentabiopsie notwendig.

Umgekehrt kann die Diagnose mancher Mißbildungen, für welche die genetische Beratung ein erhöhtes Risiko ergeben hat, nur mit den bildgebenden Verfahren gestellt werden und nicht durch eine Amniozentese oder eine Chorionbiopsie.

Beispiele:

- Mißbildungen des Rückenmarkes und des Gehirnes (Spina bifida, Anenzephalie, Hydrozephalus, Mikrozephalus). Ein Teil davon kann auch durch die AFP-Untersuchung erfaßt werden, siehe S.309.
- Spaltbildungen des Gesichtes
- Gliedmaßenmißbildungen, z. B. Fehlen von Teilen
- Harnwegsmißbildungen, z. B. Fehlen der Nieren oder Zystennieren
- Verschlüsse des Darmtraktes
- schwere Herzfehler
- Knochenkrankheiten und Formen von Zwergwuchs

XIV/2.

Die Amniozentese

Amniozentese heißt Fruchtwasserpunktion und wird für die pränatale Diagnostik in der Regel in der 16. Schwangerschaftswoche durchgeführt. Der Frauenarzt sticht, unter Ultraschallkontrolle, mit einer Nadel durch die Bauchdecke und die Gebärmutterwand in die Fruchtblase und entnimmt mit einer Spritze etwa 20 Milliliter Fruchtwasser. Der Eingriff erfolgt ambulant und verursacht kaum Schmerzen. Die genetischen Untersuchungen, namentlich die Chromosomenuntersuchung, werden im Labor an Zellen, die zuerst gezüchtet werden müssen, vorgenommen.

Die Amniozentese ist eine altbewährte Methode, die von vielen Frauenärzten sicher gehandhabt wird. Sie hat im Vergleich zur Chorionbiopsie jedoch einige Nachteile:

- Der Zeitpunkt für die Punktion ist die 16. Schwangerschaftswoche. Die anschließenden Untersuchungen dauern oft 3 bis 4 Wochen. Ein allfällig notwendiger Schwangerschaftsabbruch muß somit relativ spät erfolgen und erfordert eine Hospitalisation. Die lange Wartezeit, bis das Resultat bekannt ist, wird von vielen Frauen als quälend empfunden.
- DNA-Untersuchungen (Genanalysen) können nur an Chorionbiopsien vorgenommen werden; am Fruchtwasser würden sie zu lange dauern.
- In allen Fällen, in denen das Risiko, daß das Kind krank sein wird, hoch ist, sollte man die Chorionbiopsie vorziehen, denn mehrere unglückliche Schwangerschaften in einem späten Stadium abbrechen zu müssen, ist für eine Mutter schwer zu ertragen.

Die Amniozentese ist bei gewissen familiären Chromosomenanomalien mit subtilen Veränderungen unumgänglich, ferner bei unklaren Ergebnissen an einer Chorionbiopsie.

Die Sicherheit der Resultate ist sehr hoch, aber aus mehreren naturwissenschaftlichen und technischen Gründen nicht absolut.

Die Chorionbiopsie

Die Chorionbiopsie dient den gleichen Zwecken wie die Amniozentese, wird aber rund sechs Wochen früher ausgeführt. Mit einer Nadel wird etwas Zellmaterial aus dem Chorion, der späteren Plazenta, punktiert. Da Zellteilungen in diesem Gewebe von Anfang an reichlich vorhanden sind, können die Chromosomenpräparate bereits einen Tag später angefertigt werden. Für Genanalysen steht ebenfalls reichlich Material zur Verfügung.

Im Einzugsgebiet von Zürich werden die Chorionbiopsien größtenteils transabdominal, d. h. wie bei der Amniozentese, unter Ultraschallkontrolle, durch die Bauchdecke hindurch vorgenommen, wodurch Blutungen und Infektionen vermieden werden. Daneben gibt es eine andere Methode, bei welcher die Biopsie mittels eines Katheters durch die Vagina und den Muttermund erfolgt.

Der Zeitpunkt für die Chorionbiopsie ist normalerweise die 9. bis 11. Schwangerschaftswoche. Das Resultat der Chromosomenuntersuchung ist nach wenigen Tagen bekannt und ein allfälliger Schwangerschaftsabbruch kann noch mittels Saugkürettage erfolgen.

Nach der 12. Woche spricht man von einer Plazentabiopsie. Diese kann auch in der späteren Schwangerschaft durchgeführt werden, so etwa, wenn ein verdächtiger Ultraschallbefund weiter abgeklärt werden muß.

Die Chorionbiopsie ist technisch anspruchsvoller als die Amniozentese und erfordert Spezialkenntnisse seitens des Frauenarztes. Die Häufigkeit von Spontanaborten ist um die 9. Woche naturgemäß häufiger als um die 16. Woche. Das durch den Eingriff selber bedingte Abortrisiko liegt in den Händen erfahrener Spezialisten jedoch kaum über demjenigen der Amniozentese.

Das Chorion, resp. die Plazenta, besteht aus Zellen, die sich schon sehr früh vom Embryo abgespalten haben, und in diesem Material können sich Chromosomenveränderungen abspielen. Fragwürdige Befunde werden jedoch stets mit zusätzlichen Methoden (Ultraschall, Amniozentese) überprüft. Falsche Resultate sind nicht mit jeder Sicherheit auszuschließen, aufgrund langer Erfahrung jedoch extrem selten.

Allgemeines zur genetischen Beratung

Eine genetische Beratung ist oft ein mehrstufiger Prozeß und erfordert in der Regel die aktive Mitarbeit der Ratsuchenden bei der Beschaffung notwendiger Informationen aus dem Verwandtenkreis. Nachfolgend die wichtigsten Schritte:

A. Genetische Diagnostik. Abklärung, ob ein bestimmtes Gebrechen in der Familie überhaupt genetisch bedingt ist, und falls ja, in welcher Weise es vererbt wird. Erfordert medizinische Abklärungen wie:

- Untersuchung der Patientin
- Studium medizinischer Dokumente, Krankengeschichten
- Aufzeichnung eines Stammbaumes
- Evtl. ergänzende Laboruntersuchungen

Manche dieser Abklärungen sind auch deshalb notwendig, weil verschiedene Formen derselben Krankheit verschieden vererbt werden können.

B. Wie hoch ist im konkreten Fall das Erbrisiko? Das Resultat der Abklärungen gestattet in vielen Fällen mit Sicherheit, oder mit hoher Wahrscheinlichkeit, auszusagen, ob ein Risiko für das Auftreten weiterer Krankheitsfälle besteht und wie hoch diese Risiken sind. Dabei geht es z. B. um weitere Kinder eines Ehepaares, um Kinder von Patienten, um Nachkommen gesunder Geschwister etc.

C. Besprechung der Präventionsmöglichkeiten. Nicht selten geht aus dem Resultat einer Abklärung hervor, daß ein befürchtetes Erbrisiko gar nicht vorhanden ist; die Befreiung von einer unbegründeten Angst hat dann die Beratung selbstverständlich auch gelohnt.

In anderen Fällen sind die Ratsuchenden jetzt in der Lage, basierend auf der Kenntnis der speziellen Erbkrankheit und auf der Größe des Risikos, mit welchem mit dem Auftreten der Krankheit bei einem Kind gerechnet werden muß, weitere Entschlüsse zu fassen. Dabei stehen verschiedene Alternativen offen:

- Akzeptieren eines Risikos, da es klein ist oder die Krankheit gut behandelbar
- Verzicht auf Kinder; evtl. Adoption
- Inanspruchnahme der pränatalen Diagnostik, sofern sie bei der betreffenden Krankheit möglich
- Benutzung fortpflanzungstechnologischer Auswege, wie z. B. heterologe Besamung mit Spendersperma

Es ist die Aufgabe des Arztes, der die genetische Beratung durchführt, all diese Möglichkeiten mit den Ratsuchenden zu diskutieren und ihnen damit zu helfen, sodaß sie ihren eigenen, auf die persönlichen Verhältnisse abgestimmten Entschluß fassen können.

Was tun im Blick auf eine Schwangerschaft?

Die Überwachung obliegt selbstverständlich dem Geburtshelfer. Da viele Dinge jedoch im Fluß sind, werden hier einige Punkte aufgeführt, die aus der Sicht des Genetikers wichtig sind:

1. Vor Beginn der Schwangerschaft. Man überlege sich, ob es Gründe gibt, zuerst eine genetische Beratung zu suchen: Geburtsgebrechen oder spezielle Krankheiten in der Familie. Blutsverwandtschaft der Ehepartner. Erhöhtes Alter.
2. Genaue Terminbestimmung. Bleibt die Regel aus, so ist es wichtig, sich Sicherheit zu verschaffen über den Geburtstermin (Frühgeburt und Übertragung sind für das Kind schädlich, eine pränatale Diagnostik muß zu ganz bestimmten Zeiten erfolgen). Mittels Ultraschall kann in der 8. bis 12. Woche nach Ausbleiben der Regel das Alter des Feten ganz genau bestimmt werden.
3. Mißbildungserkennung mittels Ultraschall. Ultraschall wird von den meisten Geburtshelfern benützt, um das Alter des Feten, Wachstum und Fruchtwassermenge zu verfolgen, ferner als Hilfsmittel bei der Amniozentese und der Chorionbiopsie. Mehr oder weniger zufällig können dabei auch Mißbildungen entdeckt werden.
   Bei der gezielten Suche nach bestimmten Mißbildungen muß der Ultraschallspezialist nicht nur technisch gut ausgebildet und erfahren sein, sondern er muß auch wissen, ab welcher Schwangerschaftswoche bestimmte Zeichen nachweisbar sind. Auch eine allgemeine Suche nach Mißbildungen erfordert eine längere Untersuchung durch den Spezialisten.
4. Chorionbiopsie und Amniozentese. Die schwangere Frau sollte sich frühzeitig über diese Verfahren orientieren und dann dem Geburtshelfer ihre entsprechenden Wünsche mitteilen. Führt der Frauenarzt ein bestimmtes Verfahren nicht selber aus, so bitte man ihn um die Überweisung zu einem Spezialisten.
5. Serologische Untersuchungen und AFP-Bestimmung. Serologische Untersuchungen auf das Vorliegen von Infektionskrankheiten, die den Feten schädigen können, schlägt Ihnen der Frauenarzt vor. Die Bestimmung des AFP kann bei abnormen Werten einen ersten Hinweis auf das Vorliegen einer Spina bifida («offener Rücken») oder eine Chromosomenanomalie ergeben, wobei aber weitere exakte Untersuchungen unerläßlich sind.

Chromosomenuntersuchungen

Das Material für eine Chromosomenuntersuchung ist bei Kindern und Erwachsenen gewöhnlich eine Blutprobe. Bei der pränatalen Diagnose sind es Zellen aus dem Fruchtwasser oder Zotten des Chorions resp. der Plazenta. Damit man genügend Zellteilungen untersuchen kann, müssen diese Zellen im Labor noch über kürzere oder längere Zeit gezüchtet werden. XIV/2.

Eine unter dem Mikroskop sichtbare Chromosomenanomalie bedeutet, daß jeweils große Pakete von vielen hundert Genen ausgetauscht, ausgefallen oder verdoppelt sind. Gewöhnlich harmlos ist nur eine Umstellung von Chromosomenstücken (balanzierte Translokation oder Inversion), während der Verlust oder die Verdoppelung von Stücken in der Regel sehr ernsthafte Konsequenzen hat. Ein jedermann bekanntes Beispiel dafür ist das dreifache Vorhandensein des Chromosoms Nr. 21 (Trisomie 21), die Ursache des Down-Syndroms (Mongolismus).

Chromosomenuntersuchungen bei gesunden Erwachsenen werden besonders in den folgenden drei Fällen vorgenommen:

1. Wenn bei der pränatalen Diagnostik ein Austausch (Translokation) von Chromosomenabschnitten festgestellt wird. Findet sich die gleiche Veränderung bei einem Elternteil, so bedeutet das, daß das erwartete Kind ebenfalls gesund sein wird. Ist die Veränderung hingegen neu entstanden, so besteht das Risiko, daß das Kind krank sein könnte.
2. Hat man bei einem Kind mit einem Mißbildungs-Syndrom eine strukturelle Chromosomenanomalie gefunden, so erfordert die Beratung der Eltern oder der gesunden Geschwister eine Chromosomenuntersuchung bei Vater und Mutter, um vererbte von nichtvererbten Anomalien unterscheiden zu können.
3. Wiederholte Aborte (drei und mehr Fehlgeburten) können in etwa 5 Prozent der Fälle durch eine Translokation bei einem Elternteil bedingt sein. In solchen Fällen ist bei weiteren Schwangerschaften in rund der Hälfte wieder mit einem Abort, in der anderen Hälfte hingegen mit einem gesunden Kind zu rechnen.

Genanalysen

Die Gene sind Abschnitte auf dem DNS-Faden, der das Chromosom der Länge nach durchzieht. Unter dem Mikroskop sind sie nicht sichtbar, sondern können nur mit chemischen Methoden untersucht werden. Von den etwa 100.000 Genen des Menschen kennt man bisher rund 4500 und zwar, weil sie in einer veränderten (mutierten) Form bestimmte, im allgemeinen seltene, Krankheiten verursachen. Genanalysen wendet man heute dann an, wenn in einer Familie Fälle einer dieser Krankheiten aufgetreten sind und Familienangehörige wissen möchten, ob sie Überträger für die Krankheit sind, oder wenn eine pränatale Diagnose gewünscht wird.

XIV/2.

Gezielt auf das eine veränderte Gen sind dann umfangreiche DNA-Untersuchungen an Blutproben der Patienten und einer Reihe naher Verwandter notwendig, um die gewünschten Schlüsse ziehen zu können. Bei vielen Erbkrankheiten sind solche Untersuchungen heute noch nicht möglich; es ist aber absehbar, daß es sie beim größten Teil der sog. «einfachen» Erbkrankheiten bis Mitte der neunziger Jahre geben wird. Bevor eine Genanalyse gemacht werden kann, ist unbedingt eine genaue Abklärung in der genetischen Beratung notwendig.

Einige wichtige monogene Krankheiten, bei denen eine pränatale DNA-Diagnostik in der Regel möglich ist:

- Zystische Fibrose
- Hämophilien A und B
- Muskeldystrophie (Duchenne)
- Beta-Thalassämien
- Alpha-1-Antitrypsin-Defizienz
- Adulte Zystennieren
- Myotone Dystrophie (Steinert)
- Chorea Huntington
- Neurofibromatose

Häufigkeit einiger Anomalien und Wiederholungsrisiken

Down-Syndrom (Mongolismus, Trisomie 21)

- Im Bevölkerungsdurchschnitt (ohne pränatale Diagnostik) 1 Fall auf 560 lebendgeborene Kinder.
- Bei Frauen unter 35 Jahren ca. 1 Fall auf 1000.
- Bei der Gesamtheit der über 35jährigen Schwangeren ein Fall auf hundert (40jährige 1:50, 45jährige 1:29).
- Ein viel höheres Wiederholungsrisiko besteht in den seltenen vererbten Fällen (Translokationsmongolismus), was aber nur in etwa einem auf hundert Fälle vorliegt. Ihre Erkennung erfordert eine Chromosomenuntersuchung beim Patienten (oder bei den Eltern).
- In allen anderen Fällen ist die Trisomie neu entstanden. Das Wiederholungsrisiko in weiteren Schwangerschaften ist klein, rund 1 auf 100, lohnt aber doch eine pränatale Diagnose.

Andere Chromosomenanomalien: Bei den pränatalen Chromosomenuntersuchungen findet man ungefähr gleich häufig wie eine Trisomie 21 eine andere Chromosomenanomalie; davon ist etwa die Hälfte sehr schwerwiegend, die andere Hälfte weniger gewichtig (z. B. Geschlechtschromosomenanomalien). Für die Besprechung solcher Fälle braucht es unbedingt eine eingehende genetische Beratung.

Im Ultraschall erkannte Mißbildungen. In 2 bis 3 Promille aller Schwangerschaften werden heute zwischen der 12. und 25. Schwangerschaftswoche Feten mit nicht-lebensfähigen Mißbildungen entdeckt (Anenzephalie, funktionslose Nieren u. a. m.).

Spina bifida. Von der Anenzephalie abgesehen, haben andere schwere Formen, vor allem Myelomeningozelen (offener Rücken), eine Häufigkeit von rund 1:2000. Das Wiederholungsrisiko beim gleichen Elternpaar beträgt 2 bis 3 Prozent.

Einfach vererbte (monogene) Erbleiden. Die meisten sind sehr selten, die Erbrisiken hingegen sind hoch: Bei der rezessiven Vererbung für weitere Geschwister 25 Prozent, bei der dominanten Vererbung für weitere Geschwister und Nachkommen je 50 Prozent; bei der geschlechtsgebundenen Vererbung ist die Hälfte der männlichen Nachkommen einer gesunden Konduktorin bedroht. Relativ häufig ist bei uns die rezessiv vererbte Zystische Fibrose (ca. 1:1800), für die es schon längere Zeit eine pränatale Diagnose gibt, ebenso wie bei der Hämophilie, den Zystennieren, der Muskeldystrophie Typ Duchenne und zahlreichen anderen Krankheiten.

Was bringt die Zukunft?

Die raschesten Entwicklungen erfolgen zur Zeit bei den monogenen Erbleiden. Das internationale Projekt «Human genome project» fördert mit großem Einsatz die Lokalisierung und Analyse der über 4000 bekannten Gene, die in mutierter Form für Erbkrankheiten verantwortlich sind. Gleichzeitig verspricht die genaue Aufklärung dieser Gene auch die Entwicklung wirksamer Medikamente und eröffnet Möglichkeiten unkonventioneller Therapien, namentlich eine somatische Gentherapie. Dabei handelt es sich um die Einpflanzung genetisch korrigierter Zellen in den Körper von Patienten, die damit dauerhaft geheilt wären. Längst nicht alle Krankheitsfälle lassen sich ja durch genetische Beratung und pränatale Diagnostik verhüten. Viele treten aus «heiterem Himmel» ganz unverhofft in einer gesunden Familie auf.

Die genaue Analyse des menschlichen Erbgutes verspricht aber auch für jedermann ganz wichtige medizinische Fortschritte, namentlich in der Früherkennung und wirksamen Behandlung von Krebskrankheiten, bei den Blutgefäßerkrankungen und bei den rheumatischen Krankheiten. All dies ist nur möglich unter selbstverständlicher Anwendung der in der ganzen Welt verbreiteten und erfolgreich erprobten Gentechnologie. Vorbehalte gegenüber dieser Methode sind fehl am Platz. Kein vernünftiger Mensch und schon gar nicht die Sachverständigen denken daran, Zellen der menschlichen Keimbahn «verbessern» zu wollen. Fortschritte sind besonders auch bei der Früherkennung von Mißbildungen mittels Ultraschall zu erwarten. Wenig Veränderungen sind bei der zytogenetischen pränatalen Diagnostik absehbar. Die Chromosomenuntersuchungen an Zellen aus dem Fruchtwasser oder aus den Chorionbiopsien erfassen schon heute praktisch alle wichtigen Chromosomenanomalien. Man kann höchstens einwenden, die erreichte Perfektion sei kostspielig. Vereinfachungen wären zwar durchaus möglich, z. B. eine Suche beschränkt auf die Trisomie 21, aber es zeigt sich weltweit, daß man nicht gewillt ist, Abstriche an den Aussagemöglichkeiten oder an der Qualität der Untersuchungen in Kauf zu nehmen.

3. Indikationen

3.1 Alter der Schwangeren

In den meisten bisherigen Pränataldiagnostik-Programmen wurden z. B. rund 50–80 % der Amniozentesen wegen steigenden Trisomie-Risiken bei einem mütterlichem Alter > 35 Jahren durchgeführt. Das altersabhängige Trisomie-Risiko ist jedoch nicht nur bei der Trisomie 21, sondern auch bei den Trisomien 18 und 13 sowie bei den geschlechtschromosomalen Aneuploidien 47,XXX und 47, XXY nachzuweisen. Die Gefahr der Geburt eines Kindes mit M.Down steigt von 0,45 % bei 35jährigen auf 1,2 % bei den 40jährigen an und erreicht bei den 45jährigen 3,35 % [34]. Nach Hanson und Tennant 1990 [38] beträgt das Risiko der Geburt eines Trisomie 21-Kindes generell 1:365 (s. u.) und jenes der Geburt eines chromosomal abnormen 1:200. Klinisch bedeutungsvolle Karyotypiebefunde und die aufgrund von Amniozentesen erfaßten Neuralrohrdefekte bei Schwangeren > 35 Jahren und jüngeren sind auf Tabelle 116 [35] aufgeführt.

Daraus wird ersichtlich, daß die Gesamtzahl der erfaßten Anomalien mit 6,1 Promille bei den jüngeren Frauen dreimal niedriger liegt als im Kollektiv der über 35jährigen. Bei der Trisomie 21 ist das Verhältnis sogar 1,0 versus 9,1 Promille.

Tabelle 116: Klinisch bedeutungsvolle Karyotypbefunde und aufgrund von Amniozentesen erfaßte Neuralrohrdefekte bei Schwangeren von über 35 Jahren und bei jüngeren Schwangeren ohne spezifisches Risiko.

	Alter ≥ 35 J. (n = 27.398) ‰	Alter < 35 J. (n = 13.361) ‰
Trisomie 21	9,1	1,0
Trisomie 18	2,0	0,4
Trisomie 13	0,5	0,1
47,XXY	1,5	0,5
47,XYY	0,3	0,6
47,XXX	0,6	0,1
Turner-Syndrom	0,9	0,7
Triploidie	0,3	0
Unbal. strukt. Anomalie	1,7	0,7
Balanzierte A. de novo	0,9	1,0
Neuralrohrdefekt	0,4	0,4
Anderes	0,3	0,5
Total	18,7	6,1

Die Zahlen beruhen auf den Resultaten von 7 Schweizer Laboratorien für die Jahre 1981 bis 1988. (Siehe Informationsblätter der SGMG, Nr. 12, 19 und 23.)

3.2 Alter des Vaters

Es gibt Berichte, die auch einen Zusammenhang zwischen dem Alter des Vaters und dem Trisomie-Risiko sahen. So empfahlen z. B. Stengel-Rutkowski 1983 [1]: Ist ein Elternteil 35–40, der andere unter 35 Jahre alt, sollte eine *pränatale Diagnostik diskutiert* werden. Das Risiko für ein chromosomal gestörtes Kind übersteigt in diesem Fall das Risiko einer Abortinduktion durch eine Amniozentese (etwa 1 %) nicht wesentlich. Sind beide Eltern 35–40 Jahre alt oder ist ein Elternteil über 41, der andere unter 35 Jahre alt (Risiko 1–2 %), sollte die *pränatale Chromosomen-Diagnostik angeboten* werden. Sie *ist jedenfalls indiziert,* falls beide Eltern über 41 Jahre alt sind (fetales Erkrankungsrisiko > 5 %) oder falls ein Elternteil über 41 Jahre, der andere 35–40 Jahre alt ist (Risiko > 2 %). – Auch in der DFG-Studie wurde für die Väter ein Alterseffekt gefunden, der es sinnvoll erscheinen läßt, Paare, bei denen der männliche Partner das 40. Lebensjahr überschritten hat, genetisch zu beraten [3]. Eine kritische Analyse der zu diesem Thema vorliegenden Studien negiert allerdings den väterlichen Alterseffekt [36]. – Das *Lebensalter des Vaters* hat auch nach Schmid 1984 [2] keinen Einfluß auf die Trisomiehäufigkeit. Ein hohes väterliches Alter brauche deshalb nicht als Indikation für eine pränatale Diagnostik berücksichtigt zu werden. XIV/3.

Es ist deshalb verständlich, daß das mütterliche Alter als alleiniger Indikator mehr und mehr in den Vordergrund rückte.

3.3 Pathologische Ultraschallbefunde

Die Indikation erfolgt aufgrund der in der Schwangerschaft erhobenen *pathologischen Ultraschallbefunde* (s. u.).

3.4 Vorangegangene Geburt eines Kindes mit einer nicht vererbbaren Chromosomenanomalie

Die *vorangegangene Geburt* eines Kindes mit Trisomie oder einer anderen durch eine Neumutation verursachten Chromosomenanomalie hat ein empirisches Wiederholungsrisiko von ca. 1–2 %.

3.5 Erbliche strukturelle Chromosomenanomalien

Elterliche chromosomale Strukturaberrationen sind relativ häufig und können eine unterschiedlich hohe Risikobelastung für Kinder mit Fehlbildungs- und Dysmorphiesyndromen bedeuten: Die
XIV/3. wichtigste Anomalie als Folge einer unbalancierten strukturellen autosomalen Chromosomenaberration ist der *Translokationsmongolismus.*

Die Mehrzahl der reziproken Translokationen beruht auf einer zentrischen Fusion *zweier akrozentrischer Chromosomen der D- und G-Gruppe (Robertson-Translokalisation).* Dabei verschmelzen nach zwei gleichzeitigen Brucherereignissen die langen Arme zweier akrozentrischer Chromosomen in der Zentromerregion nach Verlust der kurzen Arme. Durch diesen Prozeß verringert sich die Chromosomenzahl des Komplements von 46 auf 45. Dieser Translokationsmodus spielt u.a. bei der *erblichen Form des M.Down – dem Translokationsmongolismus – eine Rolle* [74].

Etwa 8 % aller mongoloiden Kinder von Müttern < 30 Jahren sind Translokationsmongoloide, wovon aber nur in 3 % eine balanzierte, erbliche Form bei einem Elternteil vorliegt [74]. – Alle übrigen autosomalen Strukturanomalien sind selten (z. B. das «Cri-du-chat»-Syndrom).

3.6 Wiederholte Aborte

Vorausgegangene, *wiederholte oder ungeklärte Aborte* stellen ebenfalls eine Indikation zur pränatalen Abklärung dar, wobei der weitaus größere Teil auf *numerische* (auch Mosaikformen) und nur etwa 5 % auf *strukturelle Aberrationen* entfällt. Insgesamt sind etwa 50 % der Spontanaborte chromosomal bedingt. Je früher es zum Abort kommt, desto häufiger liegen Anomalien vor.

Man spricht unter den genannten zytogenetischen Aspekten aber auch von einem natürlichen Regulativ in der menschlichen Fortpflanzungsgeschichte.

3.7 Geschlechtsgebundene Erbleiden

Geschlechtsgebundene rezessive Erbleiden, bei denen der Konduktorinnennachweis möglich ist, sind z. B. die Hämophilie A und B, die testikuläre Feminisierung und die progressive Muskeldystrophie Duchenne. Weibliche Individuen übertragen den Gendefekt von Generation zu Generation, für die männlichen Individuen hingegen besteht ein Erkrankungsrisiko von 50 %. Während bis vor kurzem nur eine Geschlechtsbestimmung oder bei der Hämophilie A und B die Bestimmung der Gerinnungsfaktoren VIII und IX über die *ultraschallkontrollierte Nabelschnurpunktion Ausschlußkriterien* lieferten [37], ermöglicht nun die *gentechnologische Diagnostik, gesunde von kranken Knaben zu unterscheiden [5].*

3.8 Genetisch bedingte Stoffwechselerkrankungen

Die Zahl pränatal diagnostizierbarer, monogener Leiden hat sich durch die Anwendung gentechnologischer Techniken auf bisher mehr als 60 Stoffwechselerkrankungen erweitert [5]. – In der Mehrzahl handelt es sich um autosomal rezessiv vererbbare Enzymdefekte, die sich als sogenannte *«inborn errors of metabolism»,* ausgehend von der metabolischen Störung, in folgende Gruppen unterteilen: Störungen des

- Lipidstoffwechsels
- Mukopolysaccharidstoffwechsels
- Aminostoffwechsels u. a.

Die familiäre Belastung wird in der Regel erst durch ein krankes Kind erkannt. Die Erkrankungswahrscheinlichkeit für jedes weitere Kind beträgt 25 %.

3.9 Vorangegangene Geburt eines Kindes mit einem Neuralrohrdefekt und anderen multifaktoriell bedingten Leiden

Unter dieser Gruppe subsumieren sich außer den Neuralrohrdefekten Fehlbildungen wie Lippen-Kiefer-Gaumen-Spalten, Klumpfußbildungen, Pylorusstenosen, angeborene Hüftluxationen u. a., wobei die letzteren zwei pränatal nicht sicher auszuschließen sind. Man spricht von Anomalien, deren Manifestation von einer *polygenen Prädisposition,* also von mehreren Genen bzw. deren Kombination und von zusätzlich wirksamen *Umgebungsfaktoren* abhängt. – Das *Wiederholungsrisiko* beträgt generell 2–5 % und differiert in Abhängigkeit von der speziellen Lokalisation [39]. Es steigt u. a. signifikant an, falls bereits ein Kind davon betroffen ist. Das *Vorkommen von Neuralrohrdefekten* ist regional stark abweichend, so z. B. in den USA mit 1–2/1000 etwas höher als in der BRD. In England und Schottland ist die Frequenz jedoch 4–5 mal so groß und bei den lateinamerikanischen Populationen noch höher [38]. – Aufgrund dieses hohen Anteils an Neuralrohrdefekten mit entsprechendem Wiederholungsrisiko wurde z. B. in Großbritannien eine *perikonzeptionelle Vitamin- und Folsäuresubstitution* propagiert und deren Nutzen bereits 1981 in einer prospektiven Kollaborativstudie nachgewiesen [54]. Verschiedene Fachgesellschaften im deutschsprachigen Bereich empfehlen heute (1995) für Frauen ohne besonderes Risiko eine perikonzeptionelle Gabe von 0,4 mg Folsäure täglich und zur Reduktion eines Wiederholungsrisikos 4 mg Folsäure täglich [84].

Mit den heutigen Ultraschallgeräten, der Bestimmung des α-Fetoproteins und der Azetylcholinesterase (ACHE) im Fruchtwasser gelingt es mit hoher Wahrscheinlichkeit (> 90 %) die Anenzephalien und in etwa 85 % die offenen Spina bifida-Fälle pränatal zu erfassen [38]. 5–10 % der Neuralrohrdefekte treten jedoch als geschlossene Fehlbildungen auf und entgehen den Fruchtwassertests. Dank der hochentwickelten Ultraschalltechnik können jedoch inzwischen auch die meisten anderen mit Strukturanomalien einhergehenden Entwicklungsstörungen sichtbar gemacht werden.

3.10 Pränatale Diagnostik bei Hämoglobinopathien und anderen hämatologischen Erkrankungen (Gerinnungsanalysen)

Die direkte Untersuchung des fetalen Blutes hat unter Einbezug molekularbiologischer Methoden neue Perspektiven bekommen. Überwiegender Anlaß zur Entnahme und Untersuchung fetalen Blutes ist das Risiko einer homozygoten β-Thalassämie.

3.11 Immunbiologische Diagnostik

Die pränatale Diagnostik wurde bisher besonders bei Verdacht auf Röteln-, Toxoplasmose- und Zytomegalieinfektionen (indirekt) aus dem mütterlichen Serum durchgeführt [40]. Mit der *Nabelschnurvenenpunktion* wird nun direkt fetales Blut zur IgM-Diagnostik gewonnen.

3.12 Wunschindikation («Psychologische Indikation»)

XIV/4.

Diese entspricht hauptsächlich dem Abbau übersteigerter Ängste in speziellen Situationen (z. B. nach Medikamenteneinnahme). Dazu kommt die Inanspruchnahme aller derzeit offerierten Möglichkeiten der Maximalmedizin und damit die Absicherung gegenüber allen fetalen Risiken.

Es entspricht der Mentalität unserer Zeit (des alles Machbaren), daß diese Indikationen einen immer breiteren Raum beanspruchen.

4. Untersuchungsmethoden

4.1 Pränatale Ultraschalldiagnostik

4.1.1 Allgemeines und Bemerkungen zur Technik

Die intrauterine Diagnostik oder der Ausschluß einer Fehlbildung ist dank der Weiterentwicklung der von Ian Donald 1958 [7] in die Geburtshilfe und Gynäkologie eingeführten zweidimensionalen Sonographie erst möglich geworden. Als Routineverfahren im Rahmen der Schwangerschaftsfürsorge ist die Sonographie in der *Bundesrepublik Deutschland* bereits seit 1979 in den Mutterschaftsrichtlinien als *Screening-Verfahren* verankert. Diese Untersuchungen sollen zwischen der 16. und 22. sowie zwischen der 32. und 36. SSW post menstruationem stattfinden. In *Österreich* sind zwei Untersuchungen fakultativ vorgesehen, die erste zwischen der 16. und 20. SSW, die zweite zwischen der 30. und 34. SSW (s. Befundformular aus dem Mutter-Kind-Paß, Abb. 51). In der *Schweiz* werden in der Regel zwei Untersuchungen offiziell von den Kassen übernommen, weitere aufgrund spezieller Indikationen.

Der Fetus wird nicht mehr nur beobachtet, er wird sozusagen als Patient (oder potentieller Patient) betrachtet [8].

XIV/4.

ULTRASCHALL-UNTERSUCHUNGEN

16.–20. SSW		**30.–34. SSW:**	
Datum der letzten Regel:			
Schwangerschaftswoche:		Schwangerschaftswoche:	
Lokalisation der Plazenta:		Lokalisation der Plazenta:	
		Lage/Position des Kindes:	
Herzaktion:		Herzaktion:	
bipar. Schädeldurchm.	entsprechend SSW	bipar. Schädeldurchm.	entsprechend SSW ....
thorako-abdom. Durchm.	entsprechend SSW	thorako-abdom. Durchm.	entsprechend SSW ....
Fruchtwassermenge: normal	☐	Fruchtwassermenge: normal	☐
vermehrt	☐	vermehrt	☐
vermindert	☐	vermindert	☐
Einling ☐ Mehrling	☐	Einling ☐ Mehrling	☐ ....
Besonderheiten:		Besonderheiten:	
Ultraschallkontrolle erforderlich ☐		Ultraschallkontrolle erforderlich ☐	
Datum: .... Stempel, Unterschrift des Arztes		Datum: .... Stempel, Unterschrift des Arztes	

Abbildung 51: Befund-Formular.

Darüber hinaus wird durch die Ultraschalldiagnostik die Sicherheit invasiver Methoden, wie z.B. die der Amniozentese, deutlich verbessert. Chorionzottenbiopsien und Nabelschnurpunktionen sind dadurch überhaupt erst machbar geworden.

Die *Vaginosonographie* ermöglicht gegenüber der *Abdominalsonographie* eine frühere und bessere Detaildarstellung fetaler und embryonaler Strukturen.

Dank des unmittelbaren Kontaktes der Vaginalsonde mit dem Untersuchungsobjekt und der übergangslosen Betrachtung der umliegenden Strukturen ist die transvaginale Sonographie für die frühe Fehlbildungsdiagnostik ((8.–) 10.–12. SSW) besonders geeignet. Limitierende Faktoren der abdominalen Sonographie wie ungenügende Blasenfüllung, Retroflexio uteri oder Adipositas fallen dahin.

Nach der 16. SSW erscheint der Indikationsbereich der Endosonographie eingeschränkt, da sich der Uterus aus dem «kleinen Becken herausentwickelt» [9]. Die Vaginosonographie ersetzt somit in keiner Weise die abdominale Sonographie, sondern ergänzt lediglich sinnvoll das Spektrum der sonographischen Diagnostik. Schließlich kommen die kombinierte *B-Bild-Doppler-Sonographie (Duplexsonographie)* und die *farbkodierte Echokardiographie (Color-Doppler)* hinzu, die zur besseren oder definitiven Diagnostik kardiovaskulärer Erkrankungen eingesetzt werden können.

Um bei der *Dokumentation der Befunde* zumindest einen einheitlichen Abbildungsmodus zu haben, einigten sich die Ultraschallsachverständigen deutscher Sprache 1988 auf eine einheitliche Bilddarstellung für die transvaginale Sonographie (Abb. 52). Danach soll zukünftig die von Merz 1987 [11] vorgeschlagene und von Bernaschek 1989 [12] empfohlene Bilddarstellung Gültigkeit haben. Der Abbildungsmodus wird demnach demjenigen bei der abdominalen Sonographie (international weitgehend definiert und akzeptiert) angeglichen.

Was die *Sicherheit von diagnostischem Ultraschall* anbelangt, sind uns Zitate aus der Laienpresse, wie «Ultraschall induziert Chromosomenbrüche», hinlänglich bekannt, was u.a. auf die von Serr et al 1970 [13] veröffentlichten, aber in ihren methodischen Ansätzen bereits diskutablen Ergebnissen zurückzuführen war.

Es steht jedoch in Diskussion, ob die im Rahmen der Dopplersonographie applizierten, relativ hohen Ultraschallintensitäten und die Summationseffekte im Duplexverfahren (mit und ohne Farbcodierung) eine potentielle Gefährdung des Feten, insbesondere durch thermische Effekte darstellen. Diese Bedenken sind vorerst theoretischer Natur. Fehlende epidemiologische Untersuchungen zur Dopplersonographie erlauben derzeit noch keine endgültige Risikobewertung der embryo-fetalen Gefährdung.

Aus Vorsichtsgründen empfiehlt die Arbeitsgemeinschaft für Doppler-Sonographie und materno-fetale Medizin sowie die Deutsche Gesellschaft für Gynäkologie und Geburtshilfe, Ultraschall-Doppleruntersuchungen nur auf Indikation durchzuführen. Dazu soll die niedrigst mögliche Intensität (ALARA-Prinzip) eingesetzt werden. Die Untersuchungen sind kurz bzw. fraktioniert auszuführen. Insbesondere eine lange Beschallung fetaler Hirngefäße ist wegen der Gewebeempfindlichkeit des fetalen ZNS zu vermeiden.

Wenn bislang auch keine Studie irgendeinen für Mutter und Kind objektivierbaren, schädlichen Einfluß gezeigt hat, sollte die Ultraschalldiagnostik niemals unkritisch angewandt werden, «just for fun» bzw. als «Babyfernsehen» für die gesamte Familie [14]. Die Risiken liegen nämlich ganz woanders, und zwar in der Verwirrung durch unsachgemäße Biometrie, durch die Verhinderung einer rechtzeitigen Mißbildungsdiagnostik durch mangelnde Beachtung indirekter Alarmhinweise und schließlich in der Selbstüberschätzung des Untersuchers [41].

4.1.2 Zeitpunkt und Anforderungen an das pränatale Screening

Durch die laufenden technischen Verbesserungen der Ultraschallgeräte und die Einführung der Vaginosonographie sowie durch die zunehmende Erfahrung der Untersucher dank großem Ausbildungsangebot kann *heute der weitaus größte Teil morphologisch anomaler Strukturen am Ungebo-*

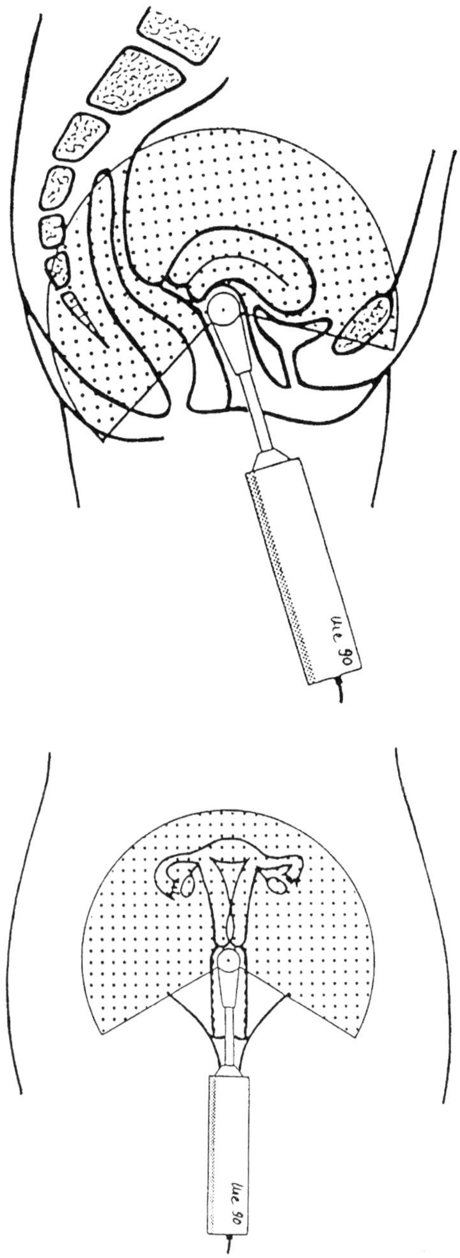

Sagittalschnitt:
oberer Bildrand = cranial
unterer Bildrand = caudal
rechter Bildrand = ventral
linker Bildrand = dorsal

Frontalschnitt:
oberer Bildrand = cranial
unterer Bildrand = caudal
rechter Bildrand = linke Patientenseite
linker Bildrand = rechte Patientenseite

Abbildung 52: Abbildungsmodus bei der transvaginalen Sonographie. *Oben:* Medianer Sagittalschnitt. *Unten:* Frontalschnitt.

renen pränatal erkannt werden. So können wir verschiedene für eine Vororientierung grundlegende *Hinweiszeichen für das Vorliegen einer Entwicklungsstörung identifizieren* (Tab. 117 [16]). Zudem gibt es typische Befunde, die bereits einzelnen Fehlbildungen zugeordnet werden können (Tab. 118 [15]).
XIV/4.

Nicht jeder muß im Detail alles können, aber jeder sollte die Hinweiszeichen dafür erkennen, wenn etwas anomal ist, und daraus die richtigen Konsequenzen ziehen. Qualität der Ausbilder und Qualitätskontrollen bei den Anwendern sind die dazu wichtigen Voraussetzungen [15].

Nicht zu vernachlässigen ist jedoch die Tatsache, daß nicht nur das Ultraschallbild visualisiert, sondern auch *richtig interpretiert* werden muß.

Seit 1992 gibt es in Deutschland ein Konzept für ein Drei-Punkte-Screening, das zu bestimmten Zeitpunkten der Schwangerschaft den Ausschluß von Fehlbildungen, möglichst bis zur 20. SSW, verlangt. Die erste Ultraschall-Screening-Untersuchung sollte während der 8.–12. Woche, die zweite zwischen der 18.–22. Woche und die dritte während der 28.–32. Woche vorgenommen werden (Tab. 119 [15]).

Tabelle 117: Sonographische Hinweiszeichen für das Vorliegen einer Entwicklungsstörung.

An- bzw. Oligohydramnie
Polyhydramnie
Frühe Wachstumsretardierung bei gesichertem Gestationsalter
Abnorme Form des Körperumrißbildes
Abweichungen vom normalen Organreflexmuster
Dysproportionen im Größenverhältnis einzelner Körperabschnitte oder -maße
Volumen- und Strukturauffälligkeiten der Plazenta
Fehlen einer Nabelschnurarterie
Abnormes Bewegungsverhalten des Feten

Tabelle 118: Hinweiszeichen auf Fehlbildungen.

Lemon-sign	→ NTD
Banana-sign	→ Hydrozephalus
Beidseits Plexuszysten	→ Genetik
LKGS, Profil	→ Syndrome, Genetik
Nackenödem	→ Trisomie 21
Herzfehler	→ Trisomie 21
Isolierte Ergüsse	→ Parvovirus
Dubble-Bubble	→ Darmatresien, Trisomie 21
Echoreicher Darm	→ Mukoviszidose
Beidseits Hydronephrose	→ Trisomie 21
Schlüssellochblase	→ Obstruktion
Klumpfüße	→ NTD
Fingerfehlbildungen	→ Syndrome, Genetik
1 NS-Arterie	→ Herzfehler, Genetik
Schweizer-Käse-Plazenta	→ Triploidie
Frühe Retardation	→ Genetik
Hydrops	→ Genetik, Infektion, Immunpathologie

Tabelle 119: Zeitpunkt und Mindestanforderung von Screening 1, Screening 2 und Screening 3.

Screening 1 10. SSW (8. bis 12. SSW)	Screening 2 20. SSW (18. bis 22. SSW)	Screening 3 30. SSW (28. bis 32. SSW)
Intrauteriner Sitz J/N	Mehrlinge J/N	Mehrlinge J/N
Embryo darst. J/N	Vitalität J/N	Vitalität J/N
Mehrlinge J/N	Biometrie 2 (BPD, FOD (KU), ATD, APD (AU), FL	Kindslage
Vitalität J/N	Fruchtwassermenge n/+/–	Biometrie 3 (BPD, FOD (KU), ATD, APD (AU), FL
Biometrie 1 (SSL oder BPD)	Retardation J/N	Zeitgerechte Entwicklung J/N
Zeitgerecht J/N	Dysproportionen J/N	Kontrolle Hinweiszeichen
Auffälligkeiten J/N	Anomaler Körperumriß J/N	Plazentalokalisation und Struktur
	Fetale Strukturanomalien J/N	Weiterführende Untersuchung J/N
	Arrhythmien J/N	
	Plazentalokalisation und -struktur	
	Weiterführende Untersuchung J/N	

Das *frühe Screening (10. SSW)* zur Suche von Fehlbildungen, erst möglich geworden durch die transvaginale Sonographie, ist allerdings aus mehreren Gründen nicht unproblematisch. Einmal lassen sich viele der Fehlbildungen zu diesem Zeitpunkt noch nicht sicher ausschließen (z. B. Hydrozephalus, Spina bifida, Herzfehler), und zum anderen gibt es physiologische Befunde, die als pathologisch imponieren. So ist eine Omphalozele als physiologischer Nabelbruch bis zur 14. SSW genau so normal, wie es ein Hygroma colli in der 10. SSW sein kann. Physiologisch weite Plexus-Ventrikel-Relationen können im weiteren als Hydrozephalus fehlinterpretiert werden oder in der Spätschwangerschaft einen physiologisch-technischen Artefakt im schallkopffernen Schädelanteil darstellen. Zur weiteren Differenzierung gehören die Größe des Befundes, die Progredienz, der Hinweis auf weitere Auffälligkeiten und vor allem *viel Erfahrung* [15].

Auch nach der 22. SSW ist eine weiterführende Diagnostik sinnvoll, da dadurch das geburtshilfliche Management, eventuelle intrauterin-chirurgische Manipulationen am Feten und das postnatale Vorgehen in Absprache mit den Eltern sinnvoll geplant werden können.

4.1.3 Verschiedene Hinweiszeichen für die Diagnostik von Fehlbildungen

Anhydramnie und Oligohydramnie als Ausdruck einer verminderten Urinproduktion können für eine Nierendys-/agenesie (Potter-Syndrom (auch ohne die sonst übliche Amnionauffüllung zu diagnostizieren)) oder zystische Parenchymveränderungen in den Nieren mit irreversiblem Nierenschaden sprechen. Dazu kommen fetale Harnwegsobstruktionen, wobei das Ausmaß der Hydronephrose offenbar nur einen begrenzten *prädiktiven Wert* («predictive value») für die postnatale Nierenfunktion hat.

«Predictive value»: Vorhersagewert, entsprechend der Wahrscheinlichkeit, bei einem positiven (bzw. negativen) Testergebnis an einer bestimmten Krankheit zu leiden (bzw. nicht zu leiden); abhängig von der Spezifität und Sensitivität des Tests sowie von der Prävalenz der Krankheit.

Das *«Prune-belly»-Syndrom* gehört ebenfalls in die Gruppe der obstruktiven Uropathien und imponiert durch eine extrem dilatierte Harnblase mit Wandhypertrophie (als Folge einer Urethralstenose oder schwerwiegender Kloakenbildung mit häufig intersexuellem Genitale) und einem dementsprechend zystisch aufgetriebenen Abdomen. – Dazu kommen weitere schwere Entwicklungsstörungen und Chromosomenaberrationen.

Bei Ausschluß dieser Strukturanomalien kann bereits im zweiten Trimenon eine *schwere plazentare Insuffizienz* mit oder ohne pathologische Plazentaformen (Vakuolisierung und Hydropisierung der Plazenta sprechen z. B. für eine Triploidie) vorkommen. Ein Fruchtwasserdurchmesser (FW-«Pool») von weniger als 1 cm in der Vertikalachse in einem nabelschnurfreien Bereich gilt dabei als Kriterium für eine schwere Oligohydramnie [17]. Die Prognose ist in diesen Fällen infaust und die jeweiligen doppler-sonographischen Befunde in der fetalen Aorta bzw. in einer A. umbilicalis sprechen für einen hohen plazentaren Perfusionswiderstand mit Versiegen des (end-)diastolischen Blutflusses bzw. einer Flußumkehr ((end-)diastolischer Block), was einem absehbaren intrauterinen Fruchttod vor der 24. SSW gleichkommt [9]. XIV/4.

Ein Polyhydramnion ist in rund einem Drittel der Fälle mit Fehlbildungen assoziiert. Am häufigsten sind Störungen der Amnionzirkulation, bedingt durch Ösophagusatresien, Duodenalstenosen oder durch zentrale Schluckstörungen (Hydrozephalus). Daneben werden auch Anenzephalie, Neuralrohrdefekte, Hydrops fetalis, Herzfehler und Diabetes mellitus angetroffen. Die diversen Ursachen für Abweichungen in der Fruchtwassermenge sind auf Tabelle 120 [42] dargestellt.

Eine frühe, bereits um die 20. SSW festgestellte fetale Retardierung (zumeist proportionale Wachstumsstörung) ist zudem in einem hohen Prozentsatz mit Fehlbildungen assoziiert (in bis zu 40 %). Differentialdiagnose: Plazentainsuffizienz (oft mit einer dysproportionierten Retardierung zu einem späteren Zeitpunkt auftretend).

Gestörte Bewegungsmuster, seien dies Hyperaktivität (zentrale Störungen) oder verminderte bzw. fehlende Spontanbewegungen, lassen sich bei präfinalen Zuständen, schwerer Dystrophie oder auch als motorische Lähmungen bei Neuralrohrdefekten beobachten [8].

Auf die Bedeutung des *Nackenödems* (Nackenfalte) haben Bernaceraff et al bereits 1985 [18] anläßlich von Amniozentesen in der 16.–18. SSW hingewiesen. Das Nackenödem gehört zu einer Reihe von für eine Trisomie sprechenden Merk-

Tabelle 120: Mögliche Ursachen für die Abweichung der Fruchtwassermenge von der Norm.

Polyhydramnie	Oligo- bzw. Anhydramnie
– Anenzephalie	– Renale Agenesie
– Neuralrohrdefekt	– Kleinzystische Nierendysplasie
– Hydrozephalus	– Multizystische Nierendysplasie
– Ösophagusatresie	– Obstruktion der ableitenden Harnwege
XIV/4. – Duodenalatresie	– Entwicklunganomalien der Atemwege
– Kardiale Dekompensation	– Entwicklungsanomalien der Lunge
– Fetofetale Transfusion	– Syndrome
– Atresie der Atemwege	– Chromosomale Defekte
– Nichtimmunologischer Hydrops fetalis (NIHF)	– Plazentare Insuffizienz
– Partielle Obstruktion der ableitenden Harnwege	– Letale Nabelschnurumschlingung
– Chromosomale Defekte	– Blasensprung
– Syndrome	
– Intrauterine Infektionen	
– Rh-Inkompatibilität	
– Diabetes	
– Idiopathisch	

malen, wie hypoplastische mittlere Phalanx des fünften Fingers, Herzfehler, Hydrozephalus, Nierenbeckenerweiterung und abnorme Abmessungen von Femur oder Humerus. 1992 wurde aus dem gleichen Arbeitskreis über einen sonographischen *«Scoring Index»* zur Entdeckung chromosomaler Anomalien berichtet [43]. Dabei erwies sich die Nackenfalte als Marker mit der höchsten Sensitivität (68,8 %) und Spezifität (falsch positive Befunde in 0,34 %).

Aufgrund der Resultate von 5000 Amniozentesen werden zur Erfassung von Aneuploidien folgende Scores vorgeschlagen:

- Nackenfalte = 2
- gröbere Strukturanomalien = 2
- kurzer Femur = 1
- kurzer Humerus = 1
- Pyelonektasie = 1

Ergab sich ein Gesamtscore von mehr als 2, war damit in 81 % (26/32) der Fälle ein Down-Syndrom, in 100 % (9/9) eine Trisomie 18 und in 22% eine Trisomie 13 aufgrund der Ultraschalluntersuchung allein auszumachen. Allerdings fand man unter 588 sonographisch normalen Feten immerhin 26 mal (in 4,4 %) ebenfalls ein Score von mehr als 2.

Das Nackenödem kann in den meisten Fällen von Trisomie 21 – aber auch bei den Trisomien 13 und 18 sowie beim Turner-Syndrom – bereits in der 10.–12. SSW sehr ausgeprägt sein Es handelt sich dabei um eine *Abhebung der Rückenhaut durch ein Flüssigkeitspolster, die in der Regel vom Hinterkopf bis zum Steiß reicht.* Meistens ist der Befund massiv. Trotzdem erfordert der Nachweis beträchtliche Erfahrung. Die abgehobene Haut kann übersehen werden, falls sie direkt dem Amnion aufliegt, oder das Amnion, das zu diesem Zeitpunkt noch nicht überall mit dem Chorion verklebt ist, kann eine Doppelkontur über dem Rücken vortäuschen [19]. Der Fetus muß deshalb während der Untersuchung bewegt werden, um sicherzugehen, daß das Flüssigkeitskissen seine Position am Rücken beibehält. Bei Feten mit einem normalen Karyotyp verschwindet nach bisheriger Erfahrung das Flüssigkeitspolster binnen weniger Wochen.

Das Nackenödem-Screening in der 10.–12. SSW sollte mit einer Trisomie-Entdeckungsrate von 50–60 % Teil der normalen Schwangerschaftsüberwachung sein [19]!

Während die abdominal-sonographische Verdachtsdiagnose meistens erst im zweiten Trimenon gestellt und durch Karyotypisierung nach Amniozentese gesichert werden muß, kann nunmehr die Verdachtsdiagnose wesentlich früher durch eine Chorionbiopsie im ersten Trimester erhärtet werden.

Neben den anomalen Umrißformen und Strukturen im Feten, Dysproportionen, kardialen Arrhythmien sowie Plazenta- und Nabelschnuranomalien gilt es, die typischen sonographischen Bilder bei Fehlbildungen, wie: Hydrozephalus internus, Neuralrohrdefekte, Herzfehler, Hydrops fetalis, Stenosen und Atresien des oberen Verdauungstrakts, ventrale Spaltbildungen, fetale Nierenerkrankungen und Skelettdysplasien zu erfassen bzw. einen Grund für eine eventuell vorliegende Wachstumsretardierung zu suchen.

Wenn wir jedoch die Berichte über die effektive Entdeckungsrate schwerer fetaler Mißbildungen in einem Routinebetrieb mit einer Sensitivität von nur 52,9 % (Cave: Herzfehler und «Gesichtsfehler» [20]) ohne Berücksichtigung des bereits angesprochenen Mehrstufenkonzepts betrachten, bleibt allerdings noch viel zu tun [15].

Die sonographische Diagnostik weiterer struktureller fetaler Abnormitäten und ihre Zuordnung zu den verschiedenen Ursachen (u. a. genetische Defekte) wird aus den bereits vorhandenen *Ultraschallatlanten und Fachbüchern* sowohl für die Basisinformation wie für den Spezialisten ersichtlich [16, 42, 76, 77, 78, 79].

4.2 Einsatz der Dopplersonographie
(s. Kap. XVIII)

Mit der farbkodierten Dopplersonographie gelingt es beim Vorliegen kindlicher Herzfehler, so z. B. bei *Ventrikelseptumdefekten,* den Blutübertritt von einer Herzkammer in die andere über das Septum sichtbar zu machen. Da solche Defekte mit einem hohen Aneuploidierisiko einhergehen, ist deren frühzeitige Erkennung auch aus dieser Optik besonders wichtig.

Abortgefährdete Schwangerschaften können pathologische Kurvenbilder zeigen, vor allem der Aa. arcuatae und der Nabelschnurgefäße. Dabei stehen die Reduktion von diastolischen Frequenzen in den Aa. arcuatae und der Verlust von (end-) diastolischen Frequenzen in der A. umbilicalis im Vordergrund.

Zudem konnten Campbell et al schon 1983 [80] nachweisen, daß bei einem hohen Prozentsatz mit *retardierten Feten* schon in der Frühschwangerschaft pathologische Kurvenbilder in den Aa. arcuatae gefunden werden.

Eine Erweiterung der diagnostischen Möglichkeiten scheinen somit Vaginal-Doppler-Sonographische-Messungen bereits im ersten Trimenon zu erbringen [76]. Von verschiedener Seite wurde deshalb ein *«Screening» mit Erfassen der utero-plazentaren Funktion* schon in der Frühschwangerschaft empfohlen. Für Schwangerschaften mit erhöhtem Risiko, wie z. B. bei Graviden mit einem insulinpflichtigen Diabetes, sind solche Untersuchungen sogar zu fordern.

4.3 Das nicht invasive Screening

4.3.1 AFP im mütterlichen Serum

Nachdem man AFP im Serum nachweisen konnte, kam es zu den ersten AFP-Screeninguntersuchungen zur frühen Erfassung von *Neuralrohrdefekten* [21]. – Die beste Aussagekraft hat die AFP-Bestimmung in der 16.–18. Schwangerschaftswoche, da zu diesem Zeitpunkt ein diagnostisch optimales Konzentrationsgefälle zwischen dem fetalen Blut (2,5–3,0 mg/ml), der Amnionflüssigkeit (20–40 µg/ml) und dem mütterlichen Blut (50–100 ng/ml) besteht. Offene Kommunikationen zwischen einzelnen dieser «Räume» führen zur Verringerung des Gradienten und damit zur Erhöhung des AFP-Wertes im Fruchtwasser bzw. im mütterlichen Blut.

Erfahrungen aus einer prospektiven Studie [21]: 5,5 % der Schwangeren weisen erhöhte Werte über der 95. Perzentile auf mit Bestätigung des Resultats in zwei Drittel der Fälle anläßlich einer Zweituntersuchung. Dies wiederum führte zu einer Amniozentesefrequenz von insgesamt 2,1 % mit 15 % abnormen AFP-Werten in der Amnionflüssigkeit. *Entdeckungsrate: 3 Promille Neuralrohrdefekte.*

Derzeit werden AFP-Bestimmungen aus dem mütterlichen Serum unter zwei Aspekten veranlaßt [23]: 1. Ausschluß eines Neuralrohrdefektes (eventuell Bauchwanddefektes). 2. Spezifizierung des Risikos für eine Trisomie 21. – Nicht selten werden jedoch Serum-AFP-Bestimmungen zu früh (vor der 16.) bzw. zu spät (nach der 20. SSW) durchgeführt. Daher lassen sich sehr oft erniedrigte Serum-AFP-Werte (Verdacht auf Morbus Down) *nach korrekter Schwangerschaftsaltersbestimmung nicht mehr reproduzieren.* – Deshalb erfordert jede Blutentnahme zur AFP-Bestimmung eine Überprüfung des Schwangerschaftsalters. Daneben ist auch die Kontrolle der Validität handelsüblicher Test-Kits zur AFP-Bestimmung erforderlich.

Das *Risiko für die Geburt eines Kindes mit einer Trisomie 21 bei einer 30jährigen Schwangeren beträgt ca. 0,1 %.* Unter Berücksichtigung eines Serum-Wertes von 0,4 MoM (= Angabe zum Median bzw. «Multiple of the Median») ändert sich dieses Risiko auf ca. 0,25% [24].

Durch die Bestimmung des AFP im mütterlichen Serum lassen sich bei entsprechend *erhöhten Werten* etwa 90 % der Anenzephalien und etwa 80 % der Fälle mit offener Spina bifida entdecken. *Erniedrigte Werte* (entsprechend etwas weniger als zwei Drittel der Norm) können auf eine Trisomie XIV/4. hindeuten, da in solchen Fällen mit einer verringerten AFP-Produktion zu rechnen ist [25].

Als Grenzwert gilt zwischen der 16. und 18. SSW das 2,5fache des Medians (entspricht der 97. Perzentile)

4.3.2 «Triple Testing», «AFPplus»

Neuerdings werden auch neben der AFP-Bestimmung, HCG und unkonjugiertes Östriol in die Risikoberechnung miteinbezogen. Bei einer fetalen Trisomie 21 sind im mütterlichen Blut die Werte für AFP (s. o.) und freies Östriol (E3) erniedrigt, jene für das menschliche Choriongonadotropin (HCG) dagegen erhöht. Basierend auf den Werten dieser Marker sowie dem mütterlichen Alter wird das individuelle Risiko für Trisomie 21 unter Einsatz eines Computerprogrammes berechnet. Ein sogenannter Risiko-Index wird dann als positiv bezeichnet, wenn das Risiko für eine Trisomie 21 gleich oder höher ist als ein kritischer Wert («cut-off level», z. B. 1/380), was dem Risiko bei einem Alter von 35 Jahren entspricht.

Wählt man einen tieferen «Cut-off», z. B. 1/200, wie er mancherorts üblich ist, erhält man etwas weniger falsch-positive Resultate, verfehlt dafür aber eine Anzahl Trisomien. Die Zahl der aufgrund positiver Resultate notwendigen invasiven Eingriffe zur Erfassung eines einzigen Trisomie 21-Falles beläuft sich schließlich auf 50–100 [26].

Man hofft, das biochemische Screening aufgrund der Arbeiten von Wald et al 1988 [26] noch wesentlich verbessern zu können, d. h. einerseits bei einem «Cut-off» von 1/310 mehr als 60 % der Fälle mit Trisomie 21 zu erfassen und andererseits den Anteil von Amniozentesen auf einen Wert von 6–7 % zu senken [27].

Auch der «Triple Test» setzt voraus, daß das korrekte Gestationsalter bekannt ist, weshalb in der Regel eine Ultraschalluntersuchung vor der 12. Schwangerschaftswoche erforderlich ist. Ferner ist eine Risikoberechnung nicht möglich bei vorangegangenen Trisomien und Neuralrohrdefekten, bei Zwillingsschwangerschaften, bei kurz zurückliegenden vaginalen Blutungen oder diagnostischen Eingriffen.

Betrachtet man die in den letzten Jahren unverändert hohe Zahl pränatal nicht erkannter Trisomien 21 am Beispiel Zürich (Tab. 121 [22]), drängt sich die Ausweitung eines entsprechenden Screening-Programmes geradezu auf.

Tabelle 121: Anzahl der in Zürich von 1987–1991 postnatal und pränatal erfaßten Fälle von Trisomie 21 (Institut für Medizinische Genetik der Universität und Labor Genetica).

Jahr	Postnatal	Pränatal	% pränatal erfaßt
1987	49	22	30,9
1988	39	25	39,1
1989	58	26	30,9
1990	60	22	26,8
1991	58	29	33,3
Total	264	124	31,9

Die Problematik für die Schwangere liegt neben dem späten Vorliegen der Resultate und der sich eventuell daraus ergebenden Konsequenzen in der nicht zu vernachlässigenden psychologischen Belastung, da in mindestens 98 % der Fälle mit einem positiven Testresultat die anschließende Karyotypisierung ein normales Resultat ergibt.

Wenn in diesen Fällen auch keine fetalen Abnormitäten festgestellt werden können, lebt die Schwangere sehr oft gedanklich mit den falsch positiven Werten weiter bis zur Geburt eines gesunden Kindes.

Eine entsprechende Sensitivität und Spezifität der «Triple-Diagnostik» vorausgesetzt, wäre diese in zweifacher Weise ein «benefit» für die Schwangeren:

- die «Triple-Diagnostik» könnte dazu dienen, daß älteren Schwangeren (ab 35 Jahren), bei denen aufgrund der Serumwerte nur ein geringes Risiko auf das Vorliegen einer Chromosomenstörung besteht, eine Amniozentese erspart bliebe.
- das Screening kann bei jüngeren Altersgruppen eingesetzt werden. Dies wäre von entscheidender *gesundheitspolitischer Bedeutung,* da derzeit nicht einmal ein Drittel der Kinder mit Down-Syndrom pränatal erfaßt werden. Mit der routinemäßigen Bestimmung der Serummarker wäre neben der Erfassung von Chromosomen-

störungen auch die von Neuralrohrdefekten möglich. – Allerdings sind gerade bei Schwangeren unter 35 Jahren die zweifellos großen Mängel (später Zeitpunkt; oft mangelhafte Information der Patientinnen; u. a. aber auch eine viel zu hohe Rate von falsch negativen Befunden von rund 35 %) zu berücksichtigen [85].

4.3.3 Biochemische Screenings im ersten Trimester

Solche Verfahren zeichnen sich bereits ab, da eine Vorverlegung des biochemischen Screenings aus bekannten Gründen mehr als wünschenswert wäre. Man darf annehmen, daß in absehbarer Zeit solche Tests verfügbar sein werden [22]. – So haben bereits Kratzer et al 1991 [28] einen Test publiziert, der auf der Bestimmung von HCG, freiem α-HCG und Progesteron beruht. Damit sollen rund die Hälfte der Trisomien 21 zu erfassen sein. Brambati et al [29] benutzen PAPP-A (mit dem größten prädiktiven Wert: Erkennungsrate für Chromosomenanomalien von 62 % bei einer falsch positiven Rate von 5 %) sowie SP1, AFP, HCG und Progesteron.

4.3.4 Diagnostik an fetalen Zellen im mütterlichen Blut

In einer kürzlich erschienen Übersicht wurde über Möglichkeiten, fetale Zellen aus der mütterlichen Zirkulation zu erhalten, berichtet [30]. Es handelt sich dabei um mindestens *zwei Zelltypen:* nämlich fetale Zellen (meistens Erythroblasten oder Lymphozyten) oder fetale Trophoblastzellen. Nachdem bis vor kurzem nur mit einer vollen Chromosomenanalyse die Trisomie 21 oder andere Aneuploidien identifiziert werden konnten, stehen neue gentechnologische Methoden als Interphasenzytogenetik (Fluoreszenz in situ Hybridisierung (FISH)) mit chromosomenspezifischen DNA-Proben («chromosome painting») zur Verfügung [32]. Doch sind offenbar noch einige kritische Fragen zu beantworten, bis die fetale Zellisolierung aus der mütterlichen Blutzirkulation zu einem diagnostischen Standardverfahren werden kann [31]. Wesentlich pessimistischer tönt es von Schmid 1992, der nach langen erfolglosen Bemühungen bezweifelt, daß die Interphasendiagnostik an fetalen Zellen im Blut der Schwangeren jemals konkurrenzfähig wird [22].

4.3.5 Isolierung fetaler Zellen aus der Zervix

Neben den Fragen der *Zellgewinnung* (vaginal, von der Zervixoberfläche, transzervikal mit Watteträger oder mittels Ausspülen des unteren Uterinsegments) sind es solche der *Zellisolierung* (s. o.), der Kontamination der zervikalen Flüssigkeit mit Spermien oder der Infektion, welche diese diagnostische Möglichkeit noch reichlich *spekulativ* erscheinen läßt [33].

XIV/4.

4.4 Die Amniozentese

4.4.1 Die Amniozentese im zweiten Trimenon

Auch heute noch ist die Amniozentese der häufigste in graviditate durchgeführte Eingriff. So wurden weltweit bisher mehrere hunderttausend Amnionzellkulturen durchgeführt, wobei die diagnostische Treffsicherheit deutlich über 99 % liegen dürfte. Nachdem die transabdominale Fruchtwasserhöhlenpunktion ursprünglich von Meenes et al 1930 [44] zur Amniographie in der zweiten Hälfte der Schwangerschaft entwickelt wurde, wird sie nun seit etwa 20 Jahren auch in der ersten Hälfte der Schwangerschaft zur pränatalen Diagnostik eingesetzt. Die Indikationen dazu sind im Kapitel 2.2 unter verschiedenen Aspekten abgehandelt.

4.4.1.1 Zur Technik

> Eine wesentliche Verbesserung der Erfolgsquote und eine sicherere Fruchtwasserpunktion ohne Gefahr für den Feten (besonders kritisch für die Frühamniozentese) ist mit der heutigen sonographischen Darstellungsqualität mit millimetergenauer Nadelinsertion möglich geworden.

Alternativ dazu wurde (oder wird immer noch) aus verschiedenen Gründen und nicht zuletzt aus Gründen der Bequemlichkeit der «free hand-needle»-Technik der Vorzug gegeben. Zuerst wird lokalisiert (Fetus und Plazenta), dann wird punktiert. Als Vorteile für diese *Freihandtechnik* werden (oder wurden) der kürzere Weg zum ausgewählten Fruchtwasserdepot und die besser einzuhaltende Sterilität angegeben. Nachteil: häufiger blutig verfärbte Fruchtwasserproben und oft notwendige Mehrfachpunktionen. Auch ist der in der Zwischenzeit eventuell die Position ändernde Fetus mehr gefährdet als notwendig. Die

Versagerquote betrug nach Brusis 1988 [46] 4,7 % versus 0,6 % bei Amniozentese unter Ultraschallkontrolle. Die von Holzgreve und Hansmann 1984 [45] publizierten guten Erfahrungen bei 3215 Amniozenten liegen mittlerweile auch schon einige Jahre zurück.

XIV/4. Unter «Freihandtechnik» versteht man heute die Führung der Punktionskanüle mit der freien Hand unter gleichzeitiger Kontrolle über den mit der anderen Hand gelenkten Schallkopf. Im weiteren werden auch Schallköpfe mit in diese integrierter Nadelführung angeboten.

Der Zeitpunkt für die «klassische» Amniozentese liegt zwischen der 16. und 18. Schwangerschaftswoche. – Ist die Indikation zur Amniozentese gegeben, werden das Prozedere und die Risiken des Eingriffes nochmals mit der Patientin besprochen.

– *Technische Durchführung*

Vorerst werden «Sonoanatomie», Vitalität und Lage des Feten, Plazentasitz und Fruchtwassermenge beurteilt und der vorgesehene *Punktionsort* bestimmt. Dieser sollte womöglich an einer plazentafreien Stelle liegen, wobei die Abortrate beim Vorliegen einer Vorderwandplazenta (Durchstechen der Plazenta?) offenbar deutlich höher liegt (2,3 %) als bei einer Hinterwandplazenta (0,4 %) [47]. Danach erfolgt die sorgfältige Desinfektion und sterile Abdeckung der Punktionsstelle. Der Schallkopf kann mit einer desinfizierenden Lösung abgesprüht und mit sterilem Gel bestrichen oder in ein steriles Tuch gepackt werden.

Die Punktionsstelle wird bezeichnet und – wünschenswert – die Lokalanästhesie gesetzt, wobei meistens eine Hautquaddel genügt. Eine mit einem Mandrin bestückte Lumbalpunktionsnadel (mit einem Außendurchmesser von 0,7 mm und einer Länge von 9 cm oder von 0,72 mm/12,70 cm (G 22)) wird darauf unter «Ultraschallsicht» durch die diversen Schichten bis in die Amnionhöhle vorgeschoben. Die Nadelführung erfolgt parallel zur Ultraschallschnittebene, wobei Schallkopf und Punktionsnadel vom Operateur gehalten werden. Beim Durchdringen des Peritoneum parietale wird meistens ein typischer peritonealer Schmerz angegeben. Auch das Eindringen in die Amnionhöhle kann gut erkannt werden. Nach Durchdringen der Uterusmuskulatur läßt der Widerstand plötzlich nach.

Im allgemeinen werden nicht mehr als 15–20 ml Fruchtwasser aspiriert (Fruchtwasservolumen in der 16. Woche = 150–200 ml), wobei die ersten 1–2 ml wegen einer möglichen Kontamination mit mütterlichen Zellen verworfen bzw., einer bakteriologischen Untersuchung zugeführt werden. Aspiriert man Blut oder blutig tingiertes Fruchtwasser, muß sofort mittels einer HbF-Färbung die Herkunft (mütterliches oder fetales Blut?) abgeklärt werden. – Nach einer mißlungenen Punktion sollte höchstens noch einmal und zwar an anderer Stelle ein erneuter Versuch unternommen werden. Bei erneutem Mißerfolg sind weitere Versuche nicht vor Ablauf von 2–3 Tagen, besser erst nach einer Woche zu wiederholen. Im Anschluß an eine Punktion ist es empfehlenswert, die Patientin noch während 1–2 Stunden zu beobachten und vor der Entlassung nochmals zu «schallen». – Bei einer Rhesuskonstellation sind 200–300 µg Rh-Immunglobulin zu applizieren.

4.4.1.2 Mütterliche und fetale Risiken

Infektion: unter Berücksichtigung strenger aseptischer Kautelen vermeidbar! Es soll aber nicht verschwiegen werden, daß noch 1983 nach Wurster et al [49] das Risiko einer Amnionitis nach Amniozentese (allerdings ohne Berücksichtigung des Zeitpunkts) mit 0,1–0,4 % und dasjenige einer schweren maternalen Infektion mit 0,05–0,19 % angegeben wurde. – *Kontraktionen:* besonders nach Mehrfachpunktionen, die aber auf Magnesium gut ansprechen. – *Bauchdeckenhämatome:* selten bei sehr lateralen Punktionen infolge Anstechens epigastrischer Gefäße.

Die Häufigkeit *feto-materneller Transfusionen* wird bei Punktionen in der Frühschwangerschaft auf 2,6 % beziffert [48]. Makrotransfusionen sind allerdings sehr selten. Transplazentare Punktionen sind zu vermeiden!

Nach den bis jetzt vorliegenden Angaben einzelner Autoren liegt die *gereinigte Abortrate* (Zusammenhang mit der Amniozentese nachgewiesen) oder die *ungereinigte* (alle Aborte innerhalb der ersten drei Wochen nach der Amniozentese) zwischen 0,3 und 1,3 %. Nach der DFG-Studie 1981 wird die gesamte Abortrate von 4284 ausgewerteten Schwangerschaften nach Amniozentese bis zur 28. Schwangerschaftswoche mit 2,4 % angegeben [46]. Hanson und Tennant 1990 [38] schätzen das durch eine Amniozentese bedingte Risiko auf weniger als 0,5 %. Wird die Amniozentese allerdings vor der 15. Woche ausgeführt, steigt das Abortrisiko an. *Fruchtwasserabgang* (leakage) wird in einer Frequenz von 0,6–3,0 % beobachtet und kann einem Abort vorausgehen.

4.4.1.3 α-Fetoprotein im Fruchtwasser

Seit dem Nachweis einer erhöhten AFP-Konzentration im Fruchtwasser bei Feten mit einem Neuralrohrdefekt durch Brock und Sutcliffe 1972 [50] werden entsprechende Ultraschallbefunde und erhöhte mütterliche Serumwerte durch die Fruchtwasseranalyse abgesichert. Im Fruchtwasser stellt das AFP weniger als 0,5 % aller vorhandenen Proteine dar. Besteht ein Neuralrohrdefekt, steigen die AFP-Konzentrationen um das Zehnfache, während sich die übrigen Proteine kaum verändern. Aufgrund der ungleichen Konzentrationsgradienten werden in den verschiedenen Kompartimenten entsprechende Konzentrationen gefunden (Abb. 53 [51]). Diese werden auch in internationalen Einheiten (I.E.) wiedergegeben.

Neben anderen Produktionsstätten, wie Gastrointestinaltrakt, Nieren, Dottersack, Plazenta, ist vor allem die fetale Leber für die Synthese und damit für den raschen Anstieg der fetalen Serumkonzentrationen verantwortlich. AFP gelangt normalerweise über die Nieren in das Fruchtwasser, so daß bei *Nierenagenesie und Harnwegsatresie* entsprechend *niedrige Werte* gefunden werden. Die kontinuierliche Abgabe von AFP aus *offenen Neuralrohrdefekten* (die Liquorkonzentration entspricht der im fetalen Serum) wie auch durch andere offenliegenden Strukturen *(Omphalozele, Gastroschisis und Aplasia cutis congenita)* führt zu einem Anstieg der Fruchtwasserkonzentration. Hingegen sind diese Werte unauffällig, falls ein Defekt mit Haut *(Spina bifida occulta)* oder einer dicken Membran überzogen ist. Duodenal- und vor allem *Ösophagusatresien* (Schluckstörungen) führen ebenfalls zu erhöhten Werten.

Außerhalb dieser Defektbildungen und Chromosomenanomalien weist ein hoher AFP-Titer bei *drohendem Abort* auf eine schlechte Prognose oder auf einen *drohenden Fruchttod* hin, hingegen sind die Titer im Serum bei Blasenmole und Chorionepitheliom bei fehlendem Fetus nicht erhöht. XIV/4.

Abnorm hohe und nicht schwangerschaftsspezifische AFP-Titer werden auch bei *Lebererkrankungen und Lebertumoren* gefunden. Die niedrigsten Titer sind mit anaplastischen, die höchsten mit gut differenzierten Läsionen assoziiert. Abnorme AFP-Titer können auch dann erwartet werden, falls die Tumoren Elemente eines *embryonalen Karzinoms* enthalten (was bei primären Leberzellkarzinomen angenommen wird). So wurden erhöhte Werte u. a. bei Teratoblastomen, Seminomen und Nephroblastomen gefunden.

Cave: Kontamination der Amnionflüssigkeit mit fetalem Blut (falsch positive Werte!). Deshalb ist eine entsprechende Information des Labors notwendig, um mit dem Nachweis von fetalem Hämoglobin diese nicht seltene Fehlerquelle auszuschließen.

«Falsch positive Tests» sind bei Berücksichtigung aller Eventualitäten (s. o.) selten, wie auch «falsch negative Tests» bei einem offenen Neuralrohrdefekt.

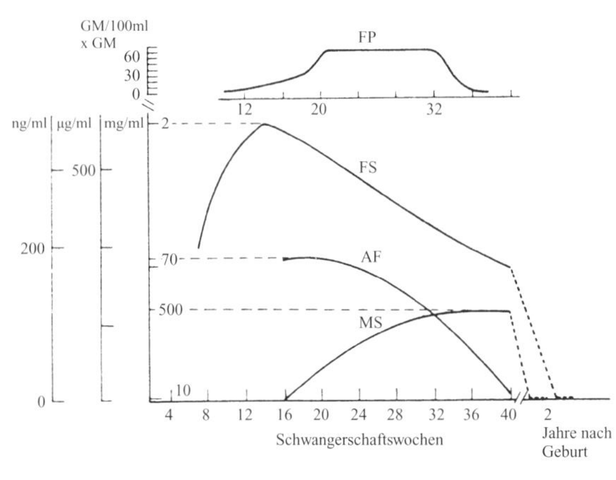

Abbildung 53: Konzentrationen von AFP im fetalen Serum (FS), im mütterlichen Serum (MS), im Fruchtwasser (AF) und fetale Produktion (FP) während der Schwangerschaft (mod. nach Gitlin 1975).

4.4.1.4 Azetylcholinesterase (ACHE) im Fruchtwasser

Zur Klärung unklarer Fruchtwasserbefunde kann die Azetylcholinesterase herangezogen werden. Sie gilt als wertvollste Ergänzung zur AFP-Bestimmung. Neurales Gewebe ist reich an ACHE. Dementsprechend wird ACHE teilweise in die zerebrospinale Flüssigkeit sezerniert. Die ACHE-Aktivität gilt als sehr sensitiv und weitgehend spezifisch und ist praktisch in allen Fällen mit Neuralrohrdefekt positiv und in etwa 50 % bei solchen mit Omphalozele oder Gastroschisis. Bei *kongenitaler Nephrose* mit stark erhöhtem AFP-Wert ist sie hingegen negativ. – ACHE kann mittels monoklonaler, spezifischer ACHE-Antikörper bestimmt werden [52].

4.4.1.5 Probleme bei der pränatalen Chromosomenuntersuchung

XIV/4. Chromosomenuntersuchungen aus angezüchteten Fruchtwasserzellen und an Kurzzeitkulturen von Chorion- und Plazentabiopsien stimmen mit hoher Wahrscheinlichkeit mit dem Karyotypen des Embryos bzw. Feten überein.

Fehlbestimmungen sind selten, die möglichen Fehlerquellen aber zahlreich [6]. Diese sind entweder typisch für Fruchtwasseruntersuchungen bzw. für Chorionbiopsien oder unabhängig vom Untersuchungsmaterial.

Fehlbestimmungen unabhängig vom Untersuchungsmaterial sind durch Irrtümer bedingt, die irgendwo in der Übermittlungskette zwischen Entnahme-Labor-Mitteilung an die Schwangere angesiedelt werden können. Dazu kommen Diskrepanzen zwischen chromosomalem Geschlecht und Phänotyp, so z. B. beim adrenogenitalen Syndrom, bei einem XX-Chromosomensatz (Phänotyp = Knabe) oder noch seltener bei einer XY-Gonadendysgenesie mit Ausprägung der weiblichen Genitalien. – Deshalb sollte bei einer Diskrepanz zwischen dem phänotypischen Geschlecht bei der Geburt und dem bereits pränatal ermittelten chromosomalen Geschlecht zunächst eine *Chromosomenanalyse aus peripherem oder Nabelschnurblut* durchgeführt werden.

Die *Amnionzellkulturen* werden aus den Zellen der Haut des Fetus, der Mund- und Nasenhöhle, des Urogenitaltrakts, der Nabelschnur und des Amnions generiert. Diese Zellen sind aber überwiegend nekrotisch und nur einige wenige vitale Zellen setzen sich in Kultur (Flaschen- oder In-situ- Methode) am Boden ab und können nach Vermehrung nach 1–3 Wochen zur Chromosomenanalyse aufgearbeitet werden.

Gelegentlich kommen bei Fruchtwasseranalysen weibliche und männliche Zellen gleichzeitig vor. Aufgrund von Markeranalysen ist jedoch bekannt, daß praktisch in allen Fällen die weiblichen Zellen vom mütterlichen Gewebe stammen. In ungefähr 1 % aller Amniozentesen ist mit einer *mütterlichen Kontamination* zu rechnen. Das Risiko, nur mütterliche Mitosen zu analysieren, beträgt nach einer europäischen Studie 0,22 % [53]. Die Unterschiede zwischen den einzelnen Laboratorien sind jedoch beachtlich. Um die Kontaminationsgefahr zu mindern, sollten zumindest die ersten 1–2 ml Fruchtwasser nach der Entnahme verworfen werden (s. auch unter 4.4.1.1). Beim Vorliegen eines XX-Karyotyps senkt die Überprüfung vieler Klone und mehrerer Kulturen das Risiko einer Analyse von nur mütterlichen Zellen [6].

Mosaikbefunde (Mischung von Zellen mit normalem und abnormen Karyotypus in derselben Fruchtwasserprobe) sind als *Kulturartefakte* (Pseudomosaizismus) in der In-situ-Kultivierung zu erkennen. Nur die sogenannten Typ-III-Mosaike sind *echte Mosaike* (in 60–80 % im Abortmaterial), da mindestens zwei Stammzellen die gleiche Aberration tragen. Die Mosaik-Trisomie 20 nimmt mit einer Häufigkeit von 1:7000 Schwangerschaften mit einem in 90 % normalen Phänotyp eine Sonderstellung ein [6].

4.4.1.6 Gen- und Stoffwechselanalysen

Zahlreiche durch Punktmutationen hervorgerufene sog. monogene Erbkrankheiten mit bekannten Stoffwechseldefekten können heute mit *biochemischen Methoden* aus Amnionzellen und/oder Chorionbiopsien pränatal diagnostiziert werden. Die meisten von ihnen sowie eine ständig wachsende Zahl von Erbkrankheiten mit z. T. noch unbekanntem primärem Genprodukt lassen sich überdies mit *direkten oder indirekten DNA-Techniken* vorgeburtlich erfassen bzw. ausschließen. Darunter figurieren die z. B. in der Schweiz häufigste Erbkrankheit, die zystische Fibrose (Mukoviszidose), sowie zahlreiche weitere Erbleiden, wie Chorea Huntington, Neurofibromatose, spinale Muskelatrophien, Dystrophia myotonica Steinert, Friedreich-Ataxie, die Hämophilien und sämtliche Hämoglobinopathien [5, 56]. – Die DNA-Analysen machen allerdings bis jetzt noch einen geringen Anteil aus, nicht zuletzt aus Gründen der hohen zeitlichen und personellen Beanspruchung.

Im Rahmen der *In-Vitro-Fertilisierung (IVF)* wurden Embryonen im Blastozystenstadium (8-Zellstadium) etwa 3 Tage nach erfolgter Fertilisation vor dem Transfer 1–2 Blastomere zum Zweck einer DNA-Amplifikation und Analyse entfernt. Der winzige DNA-Inhalt dieser Zellen wird mittels des Enzyms Polymerase vermehrt und einer Diagnostik zugeführt. Das Vorgehen besteht dabei in einer Zerteilung der DNA mit Hilfe von Restriktionsenzymen und anschließend der diagnostischen Aufarbeitung (Abb. 54 illustriert die komplizierte Methodik der DNA-Analysen aus kernhaltigen Zellen [5]). Mit Hilfe dieser DNA-Amplifikation ist nicht nur ein «sexing» möglich, was für geschlechtsgebundene Erkrankungen von Bedeutung ist, sondern es können auch schwerwiegende, autosomal rezessive Erbleiden wie z. B. die zystische Fibrose im Rahmen einer *Präimplantationstechnik* identifiziert werden. Auf der anderen Seite werden jene Embryonen, die diesen genetischen Defekt nicht aufweisen, erkannt und dem Embryotransfer zugeführt.

4.4.2 Die Frühamniozentese

Wegen des (zu) späten Vorliegens der Resultate nach konventioneller Amniozentese (Punktion im allgemeinen zwischen der 16.(15.–)–18. SSW) wurde in letzter Zeit die «Frühamniozentese» propagiert, die von vielen als *Fruchtwasserpunktion vor der 14. bzw. 15. SSW* definiert wird. Diese Technik wird auch als *Alternative zur Chorionbiopsie* dargestellt, die allerdings schon zwischen der 7. und 11. SSW durchführbar ist.

Mit der heutigen sonographischen Darstellungsqualität und den verbesserten Voraussetzungen für eine Zellanzüchtung sind die Voraussetzungen für eine Frühamniozentese zumindest in diesen Bereichen erfüllt. Offenbar haben die zu diesem frühen Zeitpunkt gewonnen Zellen eine höhere proliferative Aktivität, wodurch die geringere Zellzahl ausgeglichen zu sein scheint [56]. – Vor der 15. Schwangerschaftswoche wird die *Punktionstechnik allerdings gelegentlich problematisch,* da die Fruchthöhle das Uteruscavum nicht vollständig ausfüllt.

Es besteht ein amnionfreier Raum, das sogenannte extraembryonale Zölom, das in der 10./11. SSW über die Hälfte des Uteruscavums ausmachen kann. So ist es möglich, daß die Nadel wohl intrakavitär, aber nicht intraamnial zu liegen kommt. Da jedoch die Amnionmembran in der Regel durch Echoreflexion als Grenze zu visualisieren ist, sollte bei einiger Erfahrung dieses Problem sonographisch zu kontrollieren sein [56]. Die Amnionmembran ist «ruckartig» zu perforieren, da sie sonst als Folge ihrer Elastizität durch die Punktionsnadel vorgeschoben wird, ohne durchstochen zu werden (sogenanntes «tenting» [57]). Je jünger das Gestationsalter, desto größer die angesprochene Problematik (s. u. Abortrate!).

Die *Fruchtwassermenge* beträgt in der 10. SSW ca. 30 ml, in der 12. SSW ca. 50 ml und in der 14. SSW ca. 100 ml [58]. Während in der 16.–18. SSW durchschnittlich mit 20 ml Aspirat ca. 5–10 % des Gesamtvolumens entfernt werden, ist eine *Aspirat-Anpassung an die geringeren Volumina früher SSW* notwendig. Nach Linder et al 1990 [56] kann man sich nach der *Faustregel* richten, eine FW-Menge in ml zu entnehmen, die der Schwangerschaftsdauer in Wochen entspricht. – Die bisher bekannten prädiktiven AFP-Werte müssen für diese frühen Schwangerschaftswochen neu validiert werden. XIV/4.

Die *Abortrate* ergab nach einer differenziert dokumentierten Studie bei 505 Früh-Amniozentesen eine klare Abhängigkeit vom Gestationsalter. Sie betrug bis zur 28. SSW 14,8 %, falls vor der 13. SSW punktiert wurde, versus 2,1 %, falls die Punktion zwischen der 13. und 14. SSW erfolgte [59]. Während Hanson et al 1987 [75] bei Frühamniozentesen zwischen der 11. und 14. SSW in 1,6 % Aborte innerhalb der ersten 2 Wochen beobachteten, kamen diese bei Lindner et al 1990 [56] nur in einer Frequenz von 0,7 % vor.

Ein Absenken des Amniozentesezeitpunktes unter die 12. SSW wird nicht als sinnvoll erachtet.

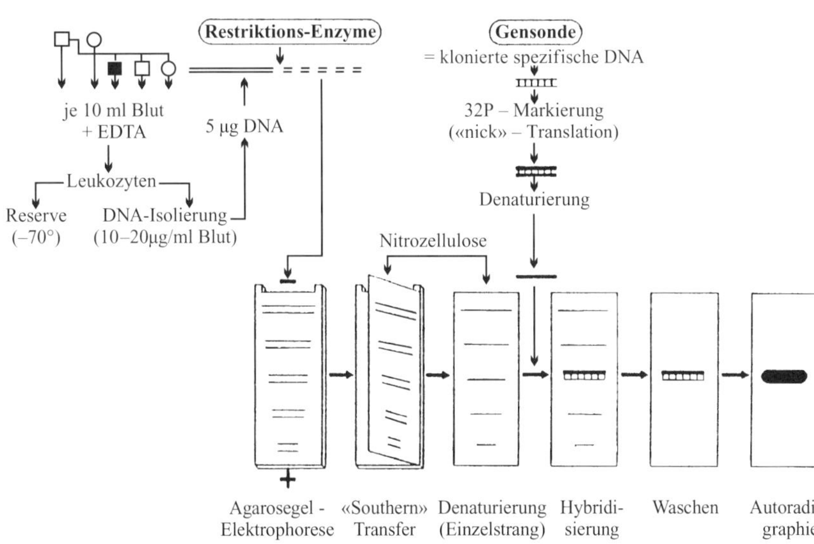

Abbildung 54: Methodik der DNA-Analysen aus kernhaltigen Zellen, z. B. Leukozyten, Fibroblasten, Chorionzotten.

4.5 Chorionbiopsie

Die Indikationen zur Chorionbiopsie sind mit Ausnahme der fehlenden Möglichkeit der gleichzeitigen Entnahme von Fruchtwasser (zur Bestimmung des AFP) dieselben.

XIV/4.

Der Nachteil der Amniozentese im zweiten Trimenon mit ihren sehr späten Resultaten, gemildert durch die Einführung der «Frühamniozentese», ist mit der Vorverlegung der *Chorionbiopsie in die 8.–11. (10.–12.) Woche* und entsprechenden «Frühresultaten» mehr als aufgewogen.

Die frühe pränatale Diagnostik und die sich eventuell daraus ergebende Konsequenz einer Abruptio (Interruptio) ist sowohl aus den bekannten psychologischen wie auch medizinischen Gründen wünschenswert.

Das *Prinzip* besteht in einer Trophoblastgewebeentnahme aus dem *Chorion frondosum,* das sich zum Zeitpunkt der Biopsie durch eine hohe Mitoserate auszeichnet. Die Chorionvilli bilden – umhüllt vom Zyto- und Synzytiotrophoblasten – in der Frühschwangerschaft das Chorion frondosum und bilden später die Plazenta. Die Chromosomenanalyse ist an diesem mitosereichen Chorionzottengewebe mit adäquaten Direkt- bzw. Kurzzeitkulturmethoden zumeist innerhalb von 24 Stunden (selten bis 1 Woche) machbar, so daß eine zeitraubende Zellkultivierung entfällt. Ebenso ist die molekularbiologische Aufarbeitung mit DNA-Techniken aus dem Zottengewebe möglich.

Das Trophoblastgewebe besitzt dieselbe genetische Information wie der Embryo.

Im Jahre 1984 wurde die Chorionzottendiagnostik erstmals nach Einführung der ultraschallgestützten transzervikalen Aspirationstechnik von Brambati und Simoni in die klinische Praxis übernommen [60]. Aber schon 1973 wurde von Kullander und Sandal über eine erfolgreiche transzervikale Plazentapunktion in der Frühschwangerschaft mit anschließender Karyotypisierung berichtet [61].

4.5.1 Transzervikale versus transabdominale Chorionbiopsie

Für die *ultraschallkontrollierte transzervikale (transvaginale) Chorionzottenbiopsie* hat sich die Kathetermethode gegenüber dem Einsatz von Biopsiezangen, Zytologiebürstchen und starren Spezialkanülen (eventuell sogar unter endoskopischer Sicht) durchgesetzt. Durch die Einlage eines Wismutstreifens kann ein Polyäthylenkatheter besonders echogen gemacht werden [62].

Der Plastikkatheter mit einem Außendurchmesser von 1,2–2,0 mm mit Mandrin wird nach Anhacken der Portio und leichtem Zug nach unten über die Vorder- oder Hinterwand des Uterus in den Bereich der Nidationsstelle mit dem Chorion frondosum dirigiert. Davor erfolgt die Beurteilung des Embryos und die sonographische Identifikation des Chorion frondosum mit Hilfe des Dottersacks bzw. noch sicherer, durch Lokalisation der Nabelschnurinsertionsstelle. Nach Entfernen des Mandrins wird mit einer Spritze unter zwei- bis dreimaligem Erzeugen eines Unterdruckes von ca. 10 ml aspiriert und unter Beibehaltung des Unterdrucks die Kanüle entfernt.

Die *wichtigste Voraussetzung* für eine erfolgreiche Chorionzottendiagnostik ist die gute Zusammenarbeit zwischen der Entnahmestelle und einem Institut für Humangenetik. So muß z. B. unmittelbar nach der Zottenaspiration das Choriongewebe von mütterlicher Zellkontamination befreit werden. Nach der mikroskopischen Beurteilung von Menge und Qualität des Aspirates werden die vitalen Chorionzotten nach mehrmaligem Spülen im Hank-Medium entweder zur Direktpräparation oder zur Zellzüchtung dem Genetiker übergeben [46]. Für eine Chromosomenanalyse reichen im allgemeinen 10–15 mg Naßgewebe aus, für die Anwendung molekulargenetischer Techniken werden 40–50 mg benötigt.

Für die *transabdominale Chorionzottengewinnung* werden prinzipiell dieselben Instrumente benutzt wie zur Amniozentese. Grundsätzlich erscheint das transabdominale Vorgehen *technisch schwieriger* als eine Amniozentese. Hinzu kommt, daß in jedem Falle eine Punktion des Fruchtsacks vermieden werden sollte [63]. In der Regel ist die transabdominale Technik dann von Vorteil, wenn bei antevertiertem/anteflektiertem Uterus eine Plazenta im Fundusbereich liegt, während bei einer Hinterwandplazenta oder bei einem Uterus in Streck- oder retrovertierter Stellung die transzervikale Aspiration einfacher ist.

Die *Verfügbarkeit beider Techniken* in einem «Chorionprogramm» sollte es ermöglichen, unter *Berücksichtigung der individuellen Uterus- und Plazentaposition* das jeweils *adäquate Verfahren* zu wählen.

Erst so wurden die Voraussetzungen zu einem möglichst risikolosen Eingriff geschaffen. Unter Berücksichtigung der Zahlen von Holzgreve 1992 [10], sind die transzervikalen Aspirationen seit der Einführung der transabdominalen Technik zurückgegangen, aber offenbar immer noch in der Überzahl. Nach Binkert et al 1992 [64] wurden von 1985–1990 von insgesamt 3478 Aspirationen bis zum Ende der 13. SSW 82,9 % transabdominal und nur 17,1 % transzervikal durchgeführt.

4.5.2 Risiken

4.5.2.1 Mütterliche Risiken

Grundsätzlich können ähnliche Risiken wie bei der Amniozentese registriert werden. Leichte Blutungen und wehenartige Beschwerden unmittelbar nach der Chorionbiopsie werden in 1–3 % angegeben [65]. Dazu kommen partielle *Plazentalösungen (Blutungen), Chorioamnionitiden* (sowohl nach intrazervikalem wie auch nach transabdominalem Zugang) oder *Verletzungen der Amnionhöhle* mit entsprechenden Folgeerscheinungen.

4.5.2.2 Embryo-fetale Komplikationen

In mehreren Studien seit 1984 wurde bei Schwangeren zwischen 35 und 39 Jahren, welche die 9.–11. SSW mit positiver fetaler Herzaktion erreichten, bis zur 28. SSW eine «natürliche» *Abortrate* von 4,4 % ausgemacht. Die von Holzgreve 1992 [10] beobachtete Abortrate von 4,6 % unter 2952 Eingriffen unterscheidet sich von der genannten Ziffer nicht signifikant. Erfolglose Biopsieversuche gab es in 1,5 %. Binkert et al 1992 kamen unter 2293 Chorionzottenbiopsien bis zur 27. SSW auf eine Abortrate von insgesamt 3,0 %, wobei in mindestens der Hälfte der Fälle die Umstände gegen einen Zusammenhang mit dem Eingriff sprachen [64].

> Vergleicht man die Abortrate nach Amniozentese im zweiten Trimenon mit der nach einer Chorionzottendiagnostik im ersten Trimenon, so kann offenbar kein statistisch signifikanter Unterschied ausgemacht werden [10, 68, 69]. Es erscheint nicht ausgeschlossen, daß die transabdominale Technik das Abortrisiko vermindern kann, insbesondere durch ein geringeres Infektrisiko.

Beim transzervikalen Vorgehen kann es zu einer Verschleppung von Chlamydien und Mykoplasmen kommen, was offenbar im Hinblick auf einen späteren Abort nicht ohne Bedeutung ist [81].

Über ein auffallend häufiges *Zusammentreffen von Extremitätenfehlbildungen und Entnahme von Chorionzottengewebe wurde ebenfalls berichtet* [82]. XIV/4.

Unter 289 Schwangerschaften fanden sich 5 Neugeborene mit schwerwiegenden Extremitätenmißbildungen. Die Chorionbiopsie wurde zwischen einem Gestationsalter von 56–66 Tagen (entspricht 8 bzw. 9 abgeschlossenen Schwangerschaftswochen) durchgeführt. – Als mögliche Ursachen wurden *vaskuläre Insulte* in der Frühschwangerschaft (zur Zeit der Biopsie) diskutiert.

Die Diskussion über einen möglichen *kausalen Zusammenhang* zwischen dem Eingriff und den Extremitätenfehlbildungen ist damit in Gang gesetzt und deren Ende vorerst nicht abzusehen. In den Berichten von Holzgreve 1992 [10] über 3410 und Schmid et al 1992 [83] über 4302 Chorionbiopsien ist allerdings von derartigen Beobachtungen nicht die Rede.

4.5.2.3 Chromosomale Fehlbestimmungen bei Chorionbiopsien

Die Probleme bei den bis heute weltweit über 100.000 durchgeführten Chorionbiopsien sind im wesentlichen bekannt.

Mütterliche Kontaminationen sind bei der Kurzzeitkultur, bei der sich die Zellen des Zytotrophoblasten schnell teilen, praktisch unbekannt. Bei Langzeitkulturen hingegen werden trotz größter Vorsicht in 1–2 % der Fälle die fetalen Zellen von mütterlichen Zellen verdrängt. Nach einer Empfehlung von Binkert 1992 [6] sollte deshalb in jedem Fall eine Kurzzeitkultur angelegt werden und ungewöhnliche Befunde sind durch eine Amniozentese abzusichern. Deshalb wird nicht zuletzt aus Zeit- und Materialgründen fast ausschließlich die Kurzzeitkultur verwendet.

In der Langzeitkultur hingegen spalten sich die vom primären Mesoderm abstammenden Zellen des Zotteninnern in der Entwicklung später als der Zytotrophoblast von den Embryonalzellen ab [66] und weisen deshalb etwas seltener zytogenetische Diskrepanzen zum Fetus auf [6].

Falsch positive Resultate oder sich auf die Plazenta beschränkende Mosaizismen: Diese beschränken sich in der Regel auf die Plazenta. Da aber gelegentlich bei bekannten, später noch lebensfähigen Aberrationen auch der Fetus betroffen sein kann, ist eine anschließende Amniozentese und Ultraschallüberwachung indiziert.

Falsch negative Resultate sind in seltenen Fällen durch den Verlust eines überzähligen Chromosoms in einem Teil des extraembryonalen Gewe-
XIV/4. bes (es gelangen nur Zotten mit normalem Karyotyp zur Untersuchung) möglich, obwohl der Embryo von einer Trisomie betroffen ist.

4.6 Chorionbiopsie versus Amniozentese

Aus den unter 4.1 bis 4.4 ausgeführten und bisher vorliegenden Tatsachen und Meinungen läßt sich folgendes herauslesen:

> Die «klassische» Amniozentese im zweiten Trimenon (nach der 16. SSW) bleibt in Zukunft Sonderfällen vorbehalten. Sie ist schon heute weitgehend durch die «Frühamniozentese» bzw. durch die Chorionbiopsie ersetzt worden. Mit diesen Verfahren gelingt es, bereits zu einem wesentlich früheren Zeitpunkt der Schwangerschaft über relevante Ergebnisse zu verfügen.

Zudem werden heute biochemische und DNA-Untersuchungen fast ausschließlich an Chorionzotten und nicht mehr an gezüchteten Zellen aus dem Fruchtwasser gemacht.

Mit der *Frühamniozentese* kann der Zeitpunkt von Intervention (s. unter 4.4.2) und Resultat und damit auch ein eventueller Schwangerschaftsabbruch offenbar vorverlegt werden, ohne damit ein gegenüber der traditionellen Amniozentese erhöhtes Abortrisiko in Kauf nehmen zu müssen.

Nicolaides et al 1994 [86] halten den auch unter 4.4.2 gemachten Feststellungen bzw. Empfehlungen aufgrund einer kontrollierten prospektiven Studie entgegen, daß infolge der nach einer Frühamniozentese «exzessiv» erhöhten Abortrate (5,9 %) zwischen der 10.–13. Schwangerschaftswoche **jedenfalls die Chorionbiopsie (CVS) vorzuziehen sei**.

Die transzervikale und die transabdominale Chorionbiopsie, die gegenüber den genannten Verfahren kein erhöhtes Abortrisiko implizieren (beachte unter 3.5.2.2), werden im allgemeinen in der 10.–12. SSW vorgenommen. Mit Hilfe adäquater Direkt- bzw. Kurzzeitkulturmethoden ist das Chromosomenresultat je nach Dringlichkeit innerhalb von 24 Stunden bis 1 Woche erhältlich. Zudem ist die diagnostische Sicherheit der Resultate bei der DNA-Technik bzw. bei den biochemischen Untersuchungen den Tests an gezüchteten Fruchtwasserzellkulturen ebenbürtig [67]. Der endgültige Ausschluß einer Entwicklungsstörung des ZNS bei normalem Analyseresultat muß jedoch später durch eine Ultraschalluntersuchung und AFP-Bestimmung erfolgen.

4.7 Die Plazentabiopsie (Plazentazentese, zweites bis drittes Trimenon)

1986 stellten Nicolaides et al [70] fest, daß die transabdominale Aspiration von Chorionzellen nicht nur auf das erste Trimester beschränkt sein muß, sondern sich auch zu einem späteren Zeitpunkt anwenden läßt. Man spricht dann von einer Plazentabiopsie.

Technik: Man entnimmt parallel bis tangential zur Choriongrundplatte mit einer starren mit Mandrin armierten Punktionskanüle Material [71 u. a.].

Zu den Indikationen gehören mehrheitlich verdächtige Ultraschallbefunde, die zu diesem Zeitpunkt der Schwangerschaft in einem beträchtlichen Prozentsatz auf Aneuploidien zurückzuführen sind (nach Holzgreve 1992 [10] in 20 %). Im weiteren kommt dieses Verfahren bei Befundbestätigungen, raschen Karyotypisierungen nach einer erfolglosen Amnionzellkultur bei erhöhtem Risiko für Chromosomenstörungen und bei DNA-Analysen aus verschiedenen Gründen zur Anwendung. Aufgrund der vorliegenden Daten gibt es keinen Anhalt dafür, daß die Sicherheit der Methode im Hinblick auf das Eingriffsrisiko bzw. der zytogenetischen Diagnostik ungünstigere Ergebnisse zeigt als die Kordozentese.

4.8 Kordozentese

Die ultraschallkontrollierten Nabelschnurpunktionen haben heute einen etwas anderen Indikationsbereich, seitdem mit der Plazentabiopsie sehr schnelle Karyotypisierungen vorgenommen werden können. Im Vordergrund standen dabei weltweit die *Thalassämie und die Sichelzellanämie* bei familiärer Belastung, die heute jedoch bevorzugt durch DNA-Analysen mit Hilfe gentechnologischer Untersuchungen an Chorionzottengewebe pränatal diagnostiziert werden. Bei *Blutgruppeninkompatibilität* kann unmittelbar an die Hämoglobinbestimmung auch die intravasale Transfusion angeschlossen werden. Zunehmend häufig werden *fetale Infektionen* (Röteln, Toxoplasmose, Zytomegalie, Parvo-Virus, Herpes, Lues) mittels Kordozentese im Nabelschnurblut erkannt. Dazu kommen auch Blutgasanalysen bei Wachstumretardierungen des Feten und «pathologischem CTG» und/oder auffälliger Dopplersonographie. Grundsätzlich können sowohl die zellulären Elemente im fetalen Blut wie biochemische Werte im Serum zu diagnostischen Zwecken herangezogen werden. – Schließlich ist auch die Gabe von Medikamenten und Infusionen (Blut, s. o.) unter dem Titel «intrauterine Therapie» möglich.

Zur Technik: Zur Punktion können sowohl der Nabelschnuransatz am Übergang in die fetale Bauchdecke oder die Insertionsstelle an der Plazenta wie auch die frei liegende Nabelschnur gewählt werden [72]. Das Abortrisiko liegt bei 1 % [10].

4.9 Fetoskopie

Die Fetoskopie als Methode zur intrauterinen Betrachtung des Feten (Suche nach Mißbildungen und deren Dokumentation) und Aspiration von fetalem Blut aus der Nabelschnur ist den weniger traumatisierenden Techniken (s. o.) gewichen. Sie wird heute nur noch zur *Entnahme von Haut- und Leberbiopsien* eingesetzt, so bei Risiko für letale Genodermatosen (unter Mitwirkung eines Erbfaktors entstehende Hautkrankheiten wie Ichthiosen und Epidermiolysen) und Enzymdefekten wie Ornithincarbamyltransferase- oder Carbamylphosphat-synthetase-Defizienz [10].

Für die Fetoskopie werden spezielle Instrumente benutzt, wobei der Außendurchmesser der Fetoskophülse von 2,4 mm bis zu 3,2 mm betragen kann. Während die *mütterlichen Risiken* (Blutungen in die Bauchwand oder in die Fruchthöhle, Blasen-oder Darmläsionen, intraamniale Infektion) offenbar gering sind, wird nach einer großen Sammelstatistik die ungereinigte fetale Verlustrate mit 9,1 % beziffert. Sie ist allerdings stark von der Erfahrung des Untersuchers abhängig [73].

Literaturhinweise

1 Stengel-Rutkowski S, Murken J (1983) Pränatale Diagnostik. Ergebnisse aus der Westdeutschen Gemeinschaftsstudie. Gynäkol Prax 7:1
2 Schmid W (1984) Der Stand der pränatalen genetischen Diagnostik. Rdsch Med (Praxis) 73:239
3 Stene E, Stene J, Stengel-Rutkowski S, Murken J (1985) Väterlicher Alterseffekt bei Down-Syndrom und anderen Trisomien. Frauenarzt 5:39
4 Murken J (1987) Genetische Beratungssituationen und die Möglichkeiten der pränatalen Diagnostik. In Murken J (Hrsg) Pränatale Diagnostik und Therapie. Enke. Stuttgart S 6
5 Moser H (1992) Methodik von Genanalysen und Stoffwechseluntersuchungen. Arch Gynecol Obstet 252 (Suppl):22
6 Binkert F (1992) Pränatale Chromosomenuntersuchung: Ursache, Häufigkeit und Prävention von Fehlbestimmungen an verschiedenen Untersuchungsmaterialien. Arch Gynecol Obstet 252 (Suppl):14
7 Donald I, Mac Vicar J, Brown TG (1958) Investigation of abdominal masses by pulsed ultrasound. Lancet I:1188
8 Schramm Th, Glonig KPh, Brusis E (1987) Pränatale Ultraschalldiagnostik. In Murken J (Hrsg) Pränatale Diagnostik und Therapie. Enke. Stuttgart S 20
9 Voigt HJ (1992) Fehlbildungsdiagnostik im I. und II. Trimenon. In Merz E (Hrsg) Vaginosonographie. Enke. Stuttgart S 96
10 Holzgreve W (1992) Diagnostische Eingriffe in utero. Speculum 10:3
11 Merz E (1987) Transvaginale oder transabdominale Ultraschalldiagnostik? Ein Vergleich zweier Methoden in Gynäkologie und Geburtshilfe. Ultraschall Klin Prax 2:87
12 Bernaschek G (1989) Empfehlungen für eine einheitliche endosonographische Dokumentation in Geburtshilfe und Gynäkologie. Ultraschall Klin Prax 4:45
13 Serr DN (1970) The effect of ultrasonic waves on the fetus. 2nd Europ Congr Perinatology. London
14 Kremkau FW (1984) Safety and long-term effects of ultrasound: What of tell your patients. Clin Obstet Gynecol 27:269
15 Hackelöer BJ (1992) Geburtshilfliche Ultraschall: Fehlbildungsdiagnostik in der ersten Schwangerschaftshälfte. Arch Gynecol Obstet 252 (Suppl):31
16 Hansmann M, Hackelöer BJ, Staudach A (1985) Ultraschalldiagnostik in Geburtshilfe und Gynäkologie. Springer. Berlin-Heidelberg-New York
17 Holzgreve W (1990) Verbesserte Kriterien zur pränatalen Beurteilung der Nierenfunktion bei fetalen Harnwegsobstruktionen. Dtsch Ges Gynäk Geburtsh Mitteilungen 14:30
18 Bernaceraff BR, Barrs VA, Laboda LA (1985) A sonografic sign for the detection in the second trimester of the fetuses with Down's syndrome. Am J Obstet Gynecol 151:1078
19 Savoldelli G, Binkert F, Achermann J, Schmid W (1992) Ultraschallscreening für Chromosomenanomalien in der 10.–12. SSW. Med Genetik. Informationsblatt 28:11

20 Beck G, Amrein E, Fässli C, Gigon U (1992) Sonographische Diagnostik schwerer fetaler Mißbildungen: Erkanntes und Nicht Erkanntes. Arch Gynecol Obstet 252 (Suppl):81
21 Brock DJH (1978) Screening for neural tube defects. In Scrimgeour JB (ed) Towards the prevention of fetal malformation. University Press. Edinburgh
XIV/4. 22 Schmid W (1992) Nichtinvasives Screening auf Chromosomenanomalien bei jungen Schwangeren. Arch Gynecol Obstet 252 (Suppl):36
23 Holzgreve W, Miny P, Schloo R, Horst J, Fuhrmann W, Altland K, Tercanli S (1991) Stellungnahme zum AFP-Screening. Pränatale Risikospezifizierung für Morbus Down durch Untersuchung mütterlicher Serummarker. Dtsch Ges Gynäk Geburtsh. Mitteilungen 15:21
24 Baumgarten A (1985): AFP-Screening and Down syndrome. Lancet I:751
25 Berg D (1988) Schwangerschaftsberatung und Perinatologie. Thieme. Stuttgart-New York S 41
26 Wald NJ, Cuckle HS, Densen JW et al (1988) Maternal serum screening for Down's syndrome in early pregnancy. Br Med J 297:883
27 Pescia G (1991) Pränatales Screening der Trisomie 21. Med Genetik. Informationsblatt 27:6
28 Kratzer PG, Golbus MS, Monroe SE et al (1991) First-trimester aneuploidy screening using serum human chorionic Gonadotropin (hCG), free a-HCG, and progesterone. Prenat Diagn 2:751
29 Brambati B, Chard T, Grüdzinkas JC et al (1992) Potential first trimester biochemical screening tests for chromosome anomalies. Prenat Diagn (Suppl) 12:4
30 Adinolfi M (1991) On a non-invasive approach to prenatal diagnosis based on the detection of fetal nucleated cells in maternal blood samples. Prenat Diagn 11:799
31 Morris N, Williamson R (1992) Non-invasive first trimester antenatal diagnosis. Brit J Obstet Gynaecol 99:446
32 Lichter P, Tang CJ, Call K, Hermanson G, Evans GA, Housman D, Ward DC (1990) High resolution mapping of human chromosome II by in situ hybridization with cosmid clones. Science 247:64
33 Griffith-Jones MD, Miller D, Lilford RJ, Scott J (1992) Detection of fetal DNA in trans-cervical swabs from first trimester pregnancies by gene amplification: a new route to prenatal diagnosis? Brit J Obstet Gynaecol 99:508
34 Fuhrmann W, Vogel F (1982) Genetische Familienberatung. Springer. Berlin-Heidelberg-New York
35 Schmid W (1991) Pränatale Diagnostik «ohne Indikation». Med Genetik. Informationsblatt 27:15
36 Flatz G, Miller K (1985) Väterlicher Alterseffekt bei Down-Syndrom und anderen chromosomalen Trisomien. Dtsch Ärztebl 82:1354
37 Knörr K, Knörr-Gärtner H, Jonatha W (1987) Pränatale Diagnostik kongenitaler Anomalien. In Käser O, Friedberg V, Ober KG, Thomsen K, Zander J (Hrsg) Gynäkologie und Geburtshilfe, Bd I/1. Thieme. Stuttgart-New York S 3.30
38 Hanson FW, Tennant FR (1990) Amniocentesis for antenatal diagnosis of genetic defects. In Quilligan EJ, Zuspan FP (eds) Current therapy in Obstetrics and Gynecology. Saunders. Philadelphia S 187
39 Knörr-Gärtner H, Knörr K (1987) Genetische Beratung aus geburtshilflich-gynäkologischer Sicht. In Käser O, Friedberg V, Ober KG, Thomsen K, Zander J (Hrsg) Gynäkologie und Geburtshilfe, Bd I/1. Thieme. Stuttgart-New York S 3.1
40 Enders G (1988) Infektionen und Impfungen in der Schwangerschaft. Urban & Schwarzenberg. München
41 Staudach A, Lassmann R (1988) Ultraschalldiagnostik. In Berg D (Hrsg) Schwangerschaftsberatung und Perinatologie. Thieme. Stuttgart-New York S 247
42 Staudach A (1986) Fetale Anatomie im Ultraschall. Springer. Berlin
43 Bernacerraf BR, Neuberg D, Bromley B, Frigoletto F (1992) Sonographic scoring index for prenatal detection of chromosomal abnormalities. J Ultrasound Med 11:449
44 Meenes TD, Miller JD, Hilly LE (1930) Amniography, preliminary report. Am J Röntgenol 24:363
45 Holzgreve W, Hansmann M (1984)) Erfahrungen mit der «Freehand needle»-Technik bei 3215 Amniozentesen im II. Trimenon zur pränatalen Diagnostik. Gynäkologe 17:77
46 Brusis E (1987) Amnionzentese und Chorionzottenbiopsie. In Murken J (Hrsg) Pränatale Diagnostik und Therapie. Enke. Stuttgart S 52
47 Friedrich EJ, Jonatha W, Schlensker KH (1982) Amniozentese. Gynäk Prax 6:617
48 Bowman JM, Pollok JM (1988) Transplacental fetal hemorrhage after amniocentesis. Obstet Gynecol 66:749
49 Wurster KG, Roemer VM, Decker K, Hirsch HA (1982) Amnioninfektionssyndrom nach Amniozentese. Ein kasuistischer Beitrag. Geburtsh Frauenheilkd 42:676
50 Brock DJH, Sutcliffe RG (1972) Alpha-fetoprotein in the antenatal diagnosis of anencephaly and spina bifida. Lancet II:1979
51 Gitlin D (1975) Normal biology of alpha-fetoprotein. Ann NY Acad Sci 259:7
52 Fuhrmann W (1986) Diagnostik von Erbkrankheiten und Mißbildungen aus Fruchtwasserproben. In Wulf KH, Schmidt-Matthiesen H (Hrsg) Klinik der Frauenheilkunde und Geburtshilfe. Die normale Schwangerschaft S 235
53 Bui T-H, Iselius L, Lindsten J (1984) European collaborative study on prenatal diagnosis: Mosaicism, pseudomosaicism and single abnormal cells in amniotic fluid cell cultures. Prenat Diagn 4:145
54 Smithells RW, Sheppard S, Schorah CJ et al (1981) Apparent prevention of neural tube defects by periconceptional vitamin supplementation. Arch Dis Child 56:911
55 Williamson RA, Murray JC (1988) Molecular analysis of genetic disorders. Clin Obstet Gynecol 31:270
56 Lindner Ch, Hüneke B, Masson D et al (1990) Frühzeitige Amniozentese zur zytogenetischen Diagnostik. Geburtsh Frauenheilkd 50:954
57 Evans ML, Drugan A, Koppitch FC et al (1989) Genetic diagnosis in the first trimester: the norm for the 1990's. Am J Obstet Gynecol 160:1332
58 Elejalde BR, Elejalde MM, Acuna JM et al (1990) Prospective study of amniocentesis performed between

week 9 and 16 of gestation: its feasibility, risks, complications and use in early genetic prenatal diagnosis. Am J Med Genet 35:188
59 Stripparo L, Buscaglia M, Longatti L et al (1990) Genetic amniocentesis: 505 cases performed before the sixteenth week of gestation. Prenat Diagn 10:359
60 Brambati B, Simoni G (1987) Chorionzottenentnahme im I. Trimenon: Techniken und Anwendung zur zytogenetischen Diagnostik. In Holzgreve W (Hrsg) Pränatale Medizin. Springer. Berlin-Heidelberg-New York
61 Kullander S, Sandahl D (1973) Fetal chromosome analysis after transcervical placental biopsies during early pregnancy. Acta Obstet Gynecol Scand 52:355
62 Holzgreve W, Miny P (1987) Chorionzottendiagnostik. Ed Med. Weinheim
63 Rauskolb R, Fuhrmann W (1986) Diagnostik an Chorionzottengewebe. In Wulf KH, Schmidt-Matthiesen H (Hrsg) Klinik der Frauenheilkunde und Geburtshilfe. Die normale Schwangerschaft. Urban & Schwarzenberg. München-Wien-Baltimore S 241
64 Binkert F, Achermann J, Savoldelli G et al (1992) Transabdominale Chorionbiopsie in der 10.–12. SSW. Resultate von 4000 in Zürich von 1985 bis 1990 untersuchten Fälle. Arch Gynecol Obstet 252 (Suppl):107
65 CVS Newsletter, Febr 1985, Dec 1986 (c/o Dr L Jackson, Division of Medical Genetics) Jefferson Med College. Philadelphia
66 Crane JP, Cheung SW (1988) An embryogenic model to explain cytogenetic inconsistencies observed in chorionic villus versus fetal tissue. Prenat Diagn 8:119
67 Binkert F (1990) Amniocentese oder Chorion- bzw. Plazentabiopsie. Einige Aspekte im Vergleich. Med Genetik. Informationsblatt 25:14
68 Canadian collaborative CVS-Amniocentesis. Clinical Trial Group (1989). Multicentre randomised clinical trial of chorion villus sampling and amniocentesis. Lancet I:1
69 Rhoads F, Jackson F, Schlesselmann LG et al (1989) The safety and efficacy of chorionic villus sampling for early prenatal diagnosis of cytogenetic abnormalities. N Engl J Med 320:607
70 Nicolaides KH, Soothill PW, Rodeck CH et al (1986) Why confine chorionic villus (placental) biopsy to the first trimester? Lancet I:543
71 Holzgreve W, Miny P, Basaran S et al (1987) Safety of placental biopsy in the second and third trimesters. N Engl J Med 317:1159
72 Jonatha F (1987) Diagnostische Nabelschnurpunktionen im II. und III. Trimenon. In Murken J (Hrsg) Pränatale Diagnostik und Therapie. Enke. Stuttgart S 62
73 Rauskolb R (1986) Fetoskopie. In Wulf KH, H Schmidt-Matthiesen (Hrsg). Klinik der Frauenheilkunde und Geburtshilfe. Die Normale Schwangerschaft. Urban & Schwarzenberg. München-Wien-Baltimore S 249
74 Knörr K, Knörr-Gärtner H, Beller FK, Lauritzen C (1989) Geburtshilfe und Gynäkologie. Springer. Berlin-Heidelberg-New York
75 Hanson FW, Zorn EM, Tenannt ET et al (1987) Amniocentesis before 15 weeks' gestation: outcome, risks, and technical problems. Am J Obstet Gynecol 156:1524
76 Merz E (1992) Vaginosonographie. Enke. Stuttgart
77 Merz E (1988) Sonographische Diagnostik in Gynäkologie und Geburtshilfe: Lehrbuch und Atlas. Thieme. Stuttgart-New York
78 Degenhardt F (1990) Atlas der vaginalen Ultraschalldiagnostik. 2. Aufl. Wissenschaftl Verlagsges. Stuttgart
79 Schlensker KH (1984) Atlas der Ultraschalldiagnostik in Geburtshilfe und Gynäkologie. Thieme. Stuttgart-New York
80 Campbell S, Griffin DR, Pearce J et al (1983) New Doppler technique for assessing uteroplacental blood flow. Lancet I:675
81 Baumann P, Jovanovic V, Gellert G, Rauskolb R (1991) Risk of miscarriage after transcervical and transabominal CVS in relation to bacterial colonization of the cervix. Prenat Diagn 11:151
82 Firth HV, Boyd PA, Chamberlain P et al (1991) Severe limb abnormalities after chorion villus sampling at 56–66 days' gestation. Lancet 337:762
83 Schmid W, Binkert F, Achermann J (1992) Pränatale Chromosomenuntersuchungen in Zürich. Statistik und Nachkontrollen. Med Genetik. Informationsblatt 29:20
84 Koletzko B, Kries VR (1995) Prävention von Neuralrohrdefekten durch Folsäurezufuhr in der Frühschwangerschaft. Gynäkol Geburtshilfliche Rundsch 35:2
85 Schmid W, Binkert F, Ackermann I (1994) Anmerkungen zu den pränatalen Karyotyp-Untersuchungen. Med Genetik. Informationsblatt 33:16
86 Nicolaides K, Brizot MdL, Patel F, Snijders R (1994) Comparison of chorionic villus sampling and amniocentesis for fetal karotyping at 10–13 weeks' gestation. Lancet 344:435

5. Pränatale Diagnostik im Überblick unter Berücksichtigung von Screeninguntersuchungen –

XIV/5.

Aus der Sicht eines Expertengremiums der Schweizerischen Chefärztekonferenz 1992

Der Schlußbericht dieser Experten, der u. a. auch gesundheitspolitische Argumente beinhaltet, ist als sinnvolle Ergänzung der bereits gemachten Ausführungen zu verstehen. Gewisse Textüberschneidungen sind dabei allerdings nicht zu vermeiden.

Abdruck aus dem Bulletin 27/1992 der Schweizerischen Gesellschaft für Gynäkologie und Geburtshilfe (SGGG) (auszugsweise):

Ausgangslage: In der Diskussion um die pränatale Diagnostik sind nebst der Ärzteschaft zahlreiche Gruppen bestehend aus Laien, Journalisten, Politikern, Juristen und Kirchenvertretern beteiligt. Dadurch ergibt sich eine Vielzahl oft kontroverser Ansichten, reichend von totaler Ablehnung der pränatalen Diagnostik bis zur generellen Akzeptanz. In der täglichen Praxis liegt der Entscheid aber bei der Schwangeren und ihrem Arzt.

Auftrag: Standortbestimmung der pränatalen Diagnostik, Stellungnahme zu einem generellen Mißbildungs-Screening und Erarbeitung eines konzeptionellen Konsens, der den Mitgliedern der Chefärztekonferenz vorgelegt werden soll.

1. Historischer Überblick und Entwicklung zum Ist-Zustand

Die pränatale Diagnostik ist eine Errungenschaft der 2. Hälfte unseres Jahrhunderts. 1953 erkannten Watson und Crick die molekulare Struktur der Nukleinsäuren. 1956 zeigten Tjio und Levan, daß der Mensch 46 Chromosomen besitzt. Im gleichen Jahr erfolgte die erste antenatale Geschlechtsbestimmung durch Fuchs und Riis, und Alpha-Fetoprotein wurde in menschlichen Feten nachgewiesen (Bergstrand). Kurz darauf zeigt Ian Donald erstmals ultrasonographische Bilder vom Fetus. Mit diesen Entdeckungen war das Fundament für die pränatale Diagnostik gelegt. Das eingeschränkte Auflösungsvermögen der ersten Ultraschallgeräte und die Zurückhaltung vieler Geburtshelfer, denkbare teratogene Effekte des Ultraschalls waren noch nicht untersucht, führten dazu, daß der Ultraschall erst in den achtziger Jahren weit verbreitet wurde. Es folgten die Entwicklung der Amniozentese und später der Chorionzottenbiopsie und der Kordozentese, die Analytik des Alpha-Fetoproteins und der Acetylcholinesterase zur Diagnose von Neuralrohrdefekten und moderne molekularbiologische Techniken, wie der DNA-Fragmentlängen Polymorphismus (RFLP). Im gleichen Zeitraum erfolgte vielerorts eine Liberalisierung der Praxis bezüglich Interruptiones. Das Ziel der pränatalen Diagnostik besteht darin, Eltern die Möglichkeit zu geben, bestimmte genetische Defekte oder teratologische Schädigungen des Fetus auszuschließen; die pränatale Diagnostik ermöglicht somit, einen Kinderwunsch auch dann zu erfüllen, wenn sonst wegen zu hohen Erbrisikos darauf verzichtet werden müßte [1].

Heute ist die pränatale Diagnostik zu einem Bestandteil der Schwangerschaftsvorsorge geworden und der *Ist-Zustand* läßt sich wie folgt beschreiben: Es hat sich gezeigt, daß überall, wo ein Angebot der pränatalen Diagnostik geschaffen wurde, sich eine entsprechende Nachfrage eingestellt hat. Ein Bedürfnis wird am häufigsten von Familien mit hereditären Leiden ausgesprochen [6]. Ultraschalldiagnostik, Amniozentese und Chorionzottenbiopsie gelten medizinisch gesehen als Verfahren, deren Risiken größtenteils bekannt sind. In der Schweiz besteht kein Zwang zur Durchführung der Diagnostik und ein pathologischer Befund impliziert nicht eine Interruptio bei einer fetalen Mißbildung, d. h. die schwangere Frau wird im allgemeinen als der für den Feten zuständige Entscheidungsträger angesehen. Es bestehen große regionale Unterschiede in der Anwendung der pränatalen Diagnostik. Gesamthaft wurden in der Schweiz von 1971 bis 1988 bei rund 5 % der Schwangerschaften invasiv-diagnostische Eingriffe (Amniozentese und Chorionzottenbiopsie) durchgeführt. Gegenwärtig liegt die Rate der Amniozentese/ Chorionzottenbiopsie bei rund 5 bis 15 %, wobei ein deutliches Gefälle von der Westschweiz (hohe Diagnostikrate) zur Ost- und Zentralschweiz besteht. XIV/5.

Zur Zeit werden den schwangeren Frauen vielerorts in der Schweiz die folgenden Untersuchungen angeboten:

- Beratung und Untersuchungen bei Familien mit hereditären Krankheiten (genetische Beratungsstellen)
- Zwei bis drei Ultraschalluntersuchungen während der Gravidität
- Serologische Untersuchungen zur Infektdiagnostik
- Die Amniozentese oder Chorionzottenbiopsie bei älteren Gravida (ab 35 Jahren)
- AFP-Screening im mütterlichen Serum zur Erfassung von Neuralrohr- und Bauchwanddefekten
- In jüngster Zeit: AFPplus (= Tripel-Screen = «What if» = Risiko-Profil. Blutentnahme bei der Mutter für AFP und unkonjugiertes Östriol + HCG) zur besseren Erfassung des altersabhängigen und individuellen Risikos einer Trisomie 21 und zur Erfassung von Neuralrohrdefekten [24, 42, 44, 45; dieses Programm wurde bisher einzig im angloamerikanischen Raum systematisch geprüft).

Zu den bisher durchgeführten Untersuchungen muß gesagt werden, daß die Ausbildung der Ärzteschaft und die Information der Bevölkerung über die diagnostischen Möglichkeiten, Grenzen und Implikationen der pränatalen Diagnostik mit der raschen Entwicklung nicht Schritt halten konnte. Als Beispiele seien genannt:

- Vielerorts wurde das AFP im mütterlichen Serum praktisch als Routineuntersuchung durchgeführt und eine Beratung erfolgte erst bei pathologischem Resultat
- Durch häufige Ultraschalluntersuchungen während der Gravidität wurde der Eindruck erweckt, daß alle Mißbildungen erkennbar sind und daß ein normales Resultat der pränatalen Analyse praktisch ein gesundes Kind garantiert
- Es scheint, daß oft der Arzt entscheidet, ob eine pränatale Diagnostik durchgeführt wird, d. h. die Anwendung oder Unterlassung der Diagnostik widerspiegelt sein persönliches Verständnis von der pränatalen Diagnostik
- Das AFPplus-Screening wurde in der Schweiz hauptsächlich von privat geführten Laboratorien lanciert und wird punktuell durchgeführt. Ergebnisse sind noch nicht bekannt.

Zusammengefaßt: Bisher wurden in der Schweiz flächendeckende pränatale Screening-Untersuchungen nicht durchgeführt, während gezielte diagnostische Maßnahmen einen festen Platz in der Pränatalmedizin eingenommen haben.

Heute stellen sich uns damit vordringlich drei Fragen:

a. Zielpopulation: Sollen nur Risikoschwangerschaften auf eine fetale Mißbildung untersucht werden (z. B. mütterliches Alter > 35 Jahre) oder sind die Untersuchungen, weil prinzipiell jede Schwangerschaft gefährdet ist, auf alle Graviditäten auszudehnen (z. B. generel-
XIV/5. les Screening durch AFPplus)?

b. Beratung: Wie umfangreich soll die Schwangere vor der Diagnostik beraten werden, damit sie entscheiden kann und die Tragweite dieser Entscheidung erkennen kann?

c. Konsequenzen: Welche Auswirkungen hat die pränatale Diagnostik auf den Umgang unserer Gesellschaft mit Behinderten? Können wir uns ein generelles Screening leisten (menschlich und finanziell)?

Diese Fragen sollen im nachfolgenden anhand eines hypothetischen Szenarios beantwortet werden.

2. Anforderungen an ein generelles Screening

Hypothetische Annahme: Wir setzen uns das Ziel, möglichst viele malformierte Kinder durch Ultraschall, AFPplus und Amniozentese antenatal zu entdecken. Welche Bedingungen müßten dazu erfüllt sein [13, 15, 17, 29, 31]?

2.1 Die Prävalenz und der Schweregrad der Mißbildung soll den Aufwand eines Screenings rechtfertigen

Die Prävalenz kongenitaler Mißbildungen in der Schweiz beträgt 0,5 bis 3 % (alle Schweregrade). Als Grundlage der folgenden Berechnungen dient die AFP-Studie [16], deren Zahlen auf 100.000 Geburten pro Jahr in der Schweiz hochgerechnet wurden. Pro Jahr wären in der Schweiz zu erwarten:

a. Neuralrohrdefekte (NTD): 132 Kinder (48 Kinder mit Spina bifida und 84 Kinder mit Anenzephalie)

b. Andere «hoch» AFP-assoziierte Mißbildungen, wie Bauchwanddefekte: 120 Kinder

c. schwere Chromosomenanomalien: 126 Kinder

d. Hydrozephalie: 63 Kinder

e. Übrige Mißbildungen: 138 Kinder.

Total 579 Kinder mit schweren Mißbildungen (0,58 %).

Zu den schwerwiegenden Malformationen zählen die Trisomie 21 (Down Syndrom) und die Neuralrohrdefekte (NTD). Die Lebenserwartung von Kindern mit Down Syndrom ist in den letzten Jahren deutlich angestiegen, wobei die Expression des zusätzlichen Chromosoms 21 sehr verschieden ist. Die Prognose von Kindern mit einem Neuralrohrdefekt ist bezüglich Mortalität und Morbidität ebenfalls sehr variabel und antenatal ist sie selten genau abschätzbar. Aktuelle pränatale Screening-Programme (AFPplus) zielen besonders auf diese beiden Mißbildungen.

Mit dem Ultraschall und AFPplus wären vermutlich rund 60 % der Kinder mit Down Syndrom (bei einer Amniozenteserate von 5 %) und 90 % der Kinder mit Neuralrohrdefekten pränatal erkennbar.

2.2 Die Zielpopulation für den Test muß klar definiert sein

Bei jeder Gravidität ist eine fetale Mißbildung möglich. Die Grenze von 35 Jahren (Alter der Mutter) für die Suche nach einem Down Syndrom ist willkürlich gewählt worden und entspricht nicht dem kontinuierlichen Anstieg des Risikos. Das Argument, daß das Risiko der Erkrankung gleich groß sein sollte wie das Risiko des diagnostischen Eingriffs (Amniozentese), ist ebenfalls sehr undifferenziert («risk equals risk»). Für einige Eltern bedeutet das Risiko von 1:500 für ein Down Syndrom ein hohes Risiko und sie würden das Risiko einer Amniozentese in Kauf nehmen [26]. Andere Eltern lehnen prinzipiell eine Interruptio und deswegen meistens die pränatale Diagnostik ab. Wiederum andere Eltern wünschen eine pränatale Diagnostik, obwohl sie eine Interruptio in jedem Fall ablehnen.

2.3 Die entdeckten positiven Fälle müssen adäquat behandelt werden können

Eine kausale Therapie des Down Syndroms und der Neuralrohrdefekte ist nicht möglich; in vielen Fällen wird zur «therapeutischen» Option einer Interruptio gegriffen. Dieses Vorgehen senkt zwar generell die perinatale Mortalität [40], bedeutet aber keine Therapie im gewohnten Sinn [12, 21]. Letztlich hat das hypothetische generelle Screening als Hauptziel, möglichst viele Kinder mit Down Syndrom und Kinder mit Neuralrohrdefekten vor der Geburt zu eliminieren. Mit einer solchen Strategie würde deutlich gesagt werden, daß das Leben genannter Kinder unwert ist. Dies ist die Kernfrage überhaupt bei einem generellen Screening.

2.4 Vor Durchführung der Untersuchung und nach dem Testergebnis muß die Schwangere adäquat beraten werden

Akzeptieren wir die Autonomie der Schwangeren für ihr Kind, so kann sie nur entscheiden, wenn sie weiß, was ihr Entscheid bedeuten kann. Damit wird die Beratung vor der Diagnostik zu einem zentralen Faktor der pränatalen Diagnostik [2, 9, 32].

Bisher haben wir Ärzte bei der Schwangerschaftsvorsorge das Risiko einer angeborenen Erkrankung abgeschätzt und die werdenden Eltern mit erhöhtem Risiko über die bestehenden Möglichkeiten der pränatalen Diagnostik informiert. Dies erübrigte sich vermutlich nur in Gemeinschaften, wo die pränatale Diagnostik aus religiösen Gründen prinzipiell undenkbar ist. Bei einem generellen Screening steigt der Aufwand der Beratung beträchtlich, wenn wir den gleichen Standard zur Aufklärung beibehalten wollen. Im allgemeinen wird zur Information ein sog. subjektiver Standard gewählt [4]: die gegebene Information entspricht dem individuellen Auffassungsvermögen des betreffenden Patienten.

Die Information vor Durchführung eines pränatalen Tests sollte dabei folgende Aspekte beinhalten:

a. Häufigkeit der gesuchten Erkrankung. Risiko der primären Untersuchung und der evtl. nötigen Folgeuntersuchungen.

b. Mögliche Konsequenzen bei positivem Testresultat (Optionen).

c. Die Mutter hat das Recht auf Selbstbestimmung: dies gilt sowohl für die Durchführung der Diagnostik als auch für das Vorgehen beim Nachweis einer fetalen Mißbildung.

d. Auch der Arzt hat das Recht, eine pränatale Diagnostik oder die Durchführung einer Interruptio abzulehnen [43 a]. Dies gilt besonders für leichtere kongenitale Erkrankungen, wie z. B. eine Fußdeformität. Besteht bei einem Ehepaar ohne Risikofaktoren der Wunsch nach einer invasiven pränatalen Diagnostik, so sollte die Motivation erfragt werden. Eine Geschlechtsselektion durch die pränatale Diagnostik ist in jedem Fall abzulehnen. Dies gelingt in Gesellschaften mit liberaler Interruptio-Regelung wahrscheinlich nur, wenn das Geschlecht nicht bekannt gegeben wird [47].

e. Die Durchführung der Untersuchung soll nicht von einem im voraus gefaßten Entschluß für den Fall eines positiven Testresultats abhängig gemacht werden. Zum Beispiel kann eine Amniozentese auch dann durchgeführt werden, wenn im Fall einer Trisomie 21 eine Interruptio vom Ehepaar wahrscheinlich abgelehnt wird [8].

f. Die Information über pränatale Diagnostik sollte auch darlegen, daß eine Ablehnung der pränatalen Diagnostik oder das Austragen der Schwangerschaft bei festgestellter Mißbildung des Kindes als medizinisch und sozial voll akzeptable Entscheidungsmöglichkeit anerkannt wird.

g. Schließlich muß auch klar zum Ausdruck gebracht werden, daß viele Mißbildungen und Entwicklungsstörungen pränatal nicht erkennbar sind und daß demzufolge ein normales Testresultat nicht ein gesundes Kind garantieren kann. Es besteht auch die Möglichkeit falsch-positiver oder falsch-negativer Testresultate.

Eine solch umfassende Aufklärung findet in der Regel bei Schwangeren mit erhöhtem Mißbildungsrisiko bereits vor der Konzeption oder im ersten Trimenon statt. Bei Nicht-Risikoschwangerschaften übersteigt diese Art der Aufklärung aber den Rahmen der üblichen Schwangerschaftsvorsorge. Nicht nur aus Zeitgründen, sondern auch weil es dadurch zu einer starken Betonung des Problemkreises «Mißbildung» kommen kann, wodurch bei vielen Graviden übermäßige Angst ausgelöst werden könnte. Trotzdem, bei einem generellen Screening muß dieser Aufwand – wahrscheinlich durch eine vermehrte Öffentlichkeitsarbeit – geleistet werden, wenn wir verhindern wollen, daß ein generelles Mißbildungs-Screening zur Routineuntersuchung wird [1]. Der Öffentlichkeit müssen die Möglichkeiten und Grenzen der einzelnen Diagnoseverfahren besser von kompetenter Seite dargestellt werden. Sowohl in der individuellen Schwangerenberatung wie in der Darstellung der Thematik in der Öffentlichkeit soll ausdrücklich festgehalten werden, daß pränatal-diagnostische Maßnahmen keine medizinischen Routinemaßnahmen sind, sondern bedeutende weltanschauliche Implikationen haben. Die sog. nicht-direktive Beratung ist eine Utopie, denn der Arzt wird stets in die Beratung ein Schwergewicht pro oder kontra pränatale Diagnostik einbringen [43 a]. XIV/5.

2.5 Qualitätskriterien der Untersuchungsmethode

- Die Methode muß eine hohe Sensitivität (Verhältnis der richtig-positiv identifizierten Fälle zu allen tatsächlich positiven Fällen) aufweisen. Zur Wahl der Testschwelle sind klare diagnostische Kriterien notwendig. Die hohe Sensitivität ist sicher gegeben bei der Amniozentese und bei der Chorionzottenbiopsie. Beim AFPplus als Suchtest liegt die Sensitivität je nach Testschwelle bei 50 bis 70 %.
- Die Methode soll eine hohe Spezifität (Verhältnis der im Test Gesunden zu allen tatsächlich Gesunden) aufweisen. Bezüglich Amniozentese und Chorionzottenbiopsie ist die Spezifität sehr hoch, d. h. falsch-positive Testergebnisse sind äußerst selten. Bei den Suchtesten ist die Spezifität naturgemäß wesentlich tiefer.
- Diese Daten sind durch prospektive, kontrollierte Studien zu erheben (in der eigenen Bevölkerung).
- Der Schweregrad der Erkrankung soll pränatal determinierbar sein, damit ein richtiger Entscheid über das Prozedere gefällt werden kann. Die Prognose einer fetalen Mißbildung ist im Einzelfall pränatal kaum zu stellen und gründet meistens auf Erfahrungen mit analogen Patienten.
- Qualitätskontrollen auf allen Stufen sind erforderlich: Richtige Bestimmung des Gestationsalters, korrektes Sampling (Chorionzottenbiopsie und Amniozentese), Laboranalysen und Interpretation der Befunde. Die interdisziplinäre Zusammenarbeit im Bereich der pränatalen Diagnostik garantiert bis zu einem gewissen Grad die gewünschte Qualitätskontrolle. Bewährt hat sich die Zusammenarbeit der betreuenden Geburtshelfer mit dem pränatal diagnostischen Zentrum (mit Ultraschalldiagnostiker, Pädiater, Genetiker und Fetalpathologe; «Fetal Board»). Dabei werden auch Entscheidungen nach pränataler Diagnostik gut dokumentiert.
- Die Qualitätskontrolle setzt auch eine möglichst lückenlose Registrierung aller aufgetretenen Mißbildungen voraus (Teilnahme am Eurocat-Programm).

2.6 Mögliche Nebenwirkungen der Früherfassung aus medizinischer und psychosozialer Sicht sollten bekannt sein

Screening-Untersuchungen sollten eine geringe Belastung bzw. minimale Komplikationen beinhalten und übermäßige Angstauslösung vermeiden.

- Psychische Belastung: Im allgemeinen wird angenommen, daß die Belastung der Schwangeren durch die prä-

XIV/5.

natale Diagnostik ertragbar ist. Angst vor dem Testergebnis wird relativ rasch nach einem günstigen Resultat abgebaut. Verschiedene psychische Strategien der Angstbewältigung wurden beschrieben [35]. Bei später Diagnostik im zweiten Trimenon wird die Bindung an das Kind unbewußt verzögert [7].

- Komplikationen: Über die medizinischen Risiken der invasiven diagnostischen Verfahren siehe unter Anhang. Einige nicht invasive Methoden bieten sich wegen ihrem scheinbar geringen Risiko und ihrer Effizienz besonders für ein generelles Mißbildungs-Screening an. Dies betrifft vor allem die Ultraschalldiagnostik, die Messung des AFP und das AFPplus. Bei positivem Befund erfolgt meistens eine invasive Diagnostik (z.B. Amniozentese). Ist die Rate falsch-positiver Screening-Befunde hoch, so kann ein erhöhtes Abortrisiko der invasiven Untersuchung zu einem beträchtlichen Verlust gesunder Feten führen. Bei 100.000 Schwangerschaften pro Jahr und einer Amniozenteserate von 5 %, um 60 % der insgesamt rund 120 Kinder mit Down Syndrom zu erfassen: 5.000 Amniozentesen mit einer niedrig geschätzten Abortrate von 1 % ergibt 50 gesunde Feten, die der Diagnostik zum Opfer fallen.
- Mögliche Spätfolgen auf das Leben Behinderter oder auf solche, die der Diagnostik «entgangen» sind, wurden bisher kaum untersucht. Ein negativer Einfluß der pränatalen Diagnostik auf das Leben der Behinderten ist nicht auszuschließen, eher sogar wahrscheinlich. Bei allgemeiner Akzeptierung eines genetischen Screenings für eine bestimmte Fehlbildung könnte jedes Kind, das trotzdem mit dieser Fehlbildung geboren wird, in den Augen der Öffentlichkeit als ein Versagen der Diagnostik gelten, dies mit möglichen rechtlichen und menschlichen Konsequenzen. Wie empfindet ein behindertes, aber geistig aufnahmefähiges Kind, wenn es erfährt, daß ein Fetus mit seiner Krankheit pränatal gesucht wird zum Zwecke einer Interruptio aus maternaler Indikation [1]? Es ist auch denkbar, daß die beschränkten finanziellen Mittel eher für intensive Forschung und Anwendung der Pränataldiagnostik als für die Entwicklung besserer Therapien von Behinderten eingesetzt werden. Auf der anderen Seite ist es widersprüchlich, daß unsere Gesellschaft Interruptiones bei gesunden Feten aus psychosozialen, mütterlichen Indikationen erlaubt, dagegen Bedenken beim Abbruch einer Schwangerschaft beim malformierten Kind hat [41].

2.7 Eine hohe Beteiligungsquote der Bevölkerung am Screening kann erreicht werden

Die Bereitschaft der Schwangeren, an Screening-Programmen teilzunehmen, wird als groß betrachtet. Viele nehmen aber vermutlich daran teil, weil sie darin einen Nutzen für ihr Kind zu erkennen glauben (ungenügende Information). Diese Frage muß weiter untersucht werden. Ein generelles Screening widerspricht dem heutigen Ruf nach einer natürlichen und familienfreundlichen Geburtshilfe.

2.8 Die Kosten

Bei einem Screening muß der ökonomische Aufwand vertretbar sein.

Die Kosten für ein generelles Screening-Programm können nur abgeschätzt werden. Nehmen wir vereinfacht an ([16] und Hochrechnung aus der gemeinsamen Jahresstatistik und Morbiditätsanalyse der Arbeitsgemeinschaft der Schweizerischen Frauenkliniken, 1991):

Geburten pro Jahr in der Schweiz: 100.000

Zu erwartende Fälle von Down Syndrom und NTD: ca. 250 Kinder

AFPplus bei allen Schwangeren, pro Test 120 Fr. = 12 Mio. Fr.

Wegen der notwendigen exakten Gestationsalterbestimmung je ein zusätzlicher Ultraschall à 60 Fr. = 6 Mio. Fr.

Amniozentese bei 5 % der Schwangeren, 600 Fr. pro AC: 3 Mio. Fr.

Wiederholung grenzwertiger Testergebnisse rund 1 Mio. Fr.

Gesamtaufwand rund 22 Mio. Fr. pro Jahr.

Auf eine eigentliche Kosten-Nutzen-Analyse muß verzichtet werden. Die Hochrechnung der Kosten für ein behindertes Kind (Kosten der Betreuung und wahrscheinlicher Arbeitsausfall), verglichen mit den Kosten der pränatalen Diagnostik, die zur Verhinderung der Geburt desselben Kindes geführt hätte, sind absurd.

2.9 Verhältnismäßigkeit

Betrachten wir verschiedene Screening-Programme in unserem Fachgebiet [17]:

- Trotz intensiver Anwendung des Zervixkarzinom-Screenings (Pap) erkranken in der Schweiz noch immer zahlreiche Frauen an einem invasiven Zervixkarzinom
- Ein breitangelegtes Screening zur frühen Entdeckung des Mammakarzinoms konnte noch nicht realisiert werden
- Die Mortalität des Ovarialkarzinoms stagniert seit Jahrzehnten
- Zahlreiche Kinder sterben oder werden zu Behinderten durch Straßenunfälle. Tempolimiten in Quartieren sind vielerorts «tabu»
- Es besteht eine hohe Dunkelziffer der Kindesmißhandlungen
- Der Genußmittelkonsum in der Schwangerschaft ist immer noch weit verbreitet

Es stellt sich die Frage, ob wir, angesichts der eingeschränkten Ressourcen im Gesundheitswesen, nicht zuerst diese Probleme lösen sollten, bevor wir uns einem «neuen Horizont» zuwenden.

3. Schlußfolgerungen

Die angeführten Anforderungen an ein wirksames Screening aller Schwangeren mit Ultraschall und Untersuchungen im mütterlichen Blut zur Erfassung von Kindern mit Trisomie 21 und anderen schweren Mißbildungen werden nochmals zusammengefaßt. Bedingungen, die gemäß dem heutigen Wissensstand erfüllt sind, wurden mit + markiert, solche, welche die Bedingungen nicht erfüllen, mit –, ? = unbekannt.

- \+ Prävalenz und Schweregrad der Mißbildung rechtfertigen ein Screening.
- – + Zielpopulation klar definiert (alle Schwangeren)
- – Adäquate Behandlung positiver Fälle möglich
- – Güte der Tests und Qualitätskontrollen gewährleistet
- – Beratung möglich und adäquat
- – Nebenwirkung der Früherfassung bekannt
- – ? Hohe Beteiligungsquote der Bevölkerung
- – ? Kosten kalkulierbar und tragbar
- – ? Verhältnismäßigkeit gewahrt.

Es zeigt sich deutlich, daß ein wirksames Screening verfrüht ist, denn zahlreiche Vorbedingungen sind noch nicht erfüllt. *Die Kommission hat deshalb folgende Schlüsse gezogen:*

Pränatale Diagnostik

3.1 Eine Verbesserung der systematischen Evaluation vor Einführung einer neuen Technologie ist notwendig. In diesem Sinn sind die an den Schweizerischen Nationalfonds eingereichten Projekte betreffend AFPplus zu unterstützen. Alle unter Abschnitt 2 angeführten Bedingungen an ein Screening sollten erfüllt sein, bevor eine generelle Empfehlung zur Durchführung erfolgen kann. Dies verurteilt die bisher ausgeübte Praxis der pränatalen Diagnostik nicht (gezielte Diagnostik), behindert nicht die Forschung und soll nur Fortschritte unterstützen, die mit unserem Gewissen vereinbar sind.

3.2 Bis diese Evaluationen abgeschlossen sind, ist der praktisch tätige Gynäkologe nicht verpflichtet, jede Schwangere über die Möglichkeit des AFPplus zu informieren. Der Ausschluß oder Nachweis einer fetalen Mißbildung sind nicht die primären Ziele der Schwangerschaftsvorsorge. Priorität haben primär präventive Maßnahmen und therapeutische Verfahren zur Verbesserung der Prognose.

3.3 Eine auf Gewinn ausgerichtete kommerzielle Durchführung der pränatalen Diagnostik ist abzulehnen.

3.4 «Sollten sich pränatale Tests irgendwelcher Art einmal als allgemeiner Sorgfaltsstandard für pflichtbewußte Elternschaft ausbilden, dann wäre dies beängstigend ...; der Respekt vor dem menschlichen Leben würde untergraben. Eine Qualitätskontrolle am Beginn des Lebens könnte auch Auswirkungen haben auf gesellschaftliche Haltungen gegenüber der Lebensqualität am Ende des Lebens; sie könnte den Befürwortern der Euthanasie zusätzliche Legitimität verleihen» [5].

4. Anhang

Die Mittel der pränatalen Diagnostik

Die verschiedenen Diagnoseverfahren können einerseits in nicht invasive und invasive Methoden und andererseits in gezielte diagnostische Untersuchung und Screeningverfahren eingeteilt werden. XIV/5.

a) Nicht invasive Methoden

- Heterozygoten-Screening (präkonzeptionell, z. B. zystische Fibrose [48])
- Analyse des Alpha-Fetoproteins im mütterlichen Serum (MS-AFP; Früherfassung von Neuralrohr- und Bauchwanddefekten)
- AFPplus im mütterlichen Blut (Abschätzen des individuellen Risikos einer Trisomie 21, Neuralrohr- und Bauchwanddefekte). Evtl. Diagnostik im ersten Trimenon (Forschungsprojekt)
- Infekt-Serologie im mütterlichen Blut (Früherfassung von Infektionen, die einer Therapie zugänglich sind)
- Ultraschalluntersuchung (Terminbestimmung, Mehrlingsdiagnostik, Mißbildungsdiagnostik). In Evaluation: Mißbildungsdiagnostik im ersten Trimenon [10, 20]
- Doppler-Sonographie (Abklärung bei intrauteriner Wachstumsretardierung, bei einzelnen Mißbildungen, z. B. des ZNS)
- Kardiotokographie (Diagnose der intrauterinen Hypoxie).

b) Invasive Methoden: alle Verfahren, bei welchen direkt feto-plazentares Gewebe oder Fruchtwasser gewonnen und analysiert wird. Naturgemäß ist bei allen diesen Methoden das Abortrisiko erhöht.

- Präembryo-Biopsie [14]
- Embryoskopie
- Chorionzottenbiopsie (CVS; [27])
- Plazentapunktion [19]
- Amniozentese (AC)
- Nabelschnurpunktion (Kordozentese; [18])

Nabelschnur- und Plazentapunktion werden bei sonographischen Hinweisen auf eine fetale Mißbildung, bei maternalen Infektionen und zur Abklärung einer intrauterinen Wachstumsretardierung eingesetzt. Als gezielte diagnostische Maßnahme ist ihr Wert wenig bestritten. Das Risiko eines Abortes oder intrauterinen Fruchttodes beträgt 2 bis 5 %.

Die häufigsten Indikationen für CVS und AC sind: Alter der Mutter > 35 Jahre, De-novo-Chromosomenaberration bei vorangegangenen Schwangerschaften, Chromosomenaberration bei einem Elternteil, monogene autosomale Erbkrankheiten (inkl. Stoffwechselstörungen) und X-chromosomal rezessiv vererbte Krankheiten [1, 30]. Zusätzlich wird die AC bei abnormen MS-AFP Werten und bei «positivem» Tripel-Screen durchgeführt.

Die CVS besitzt die Vorteile der frühen Diagnostik; das Abortrisiko beträgt unabhängig vom Zugang (transzer-

XIV/5.

vikal/transabdominal) 2 bis 3% [22, 25, 33]. Als Endpunkte des Verlaufs sollten auch Frühgeburten, intrauterine Wachstumsretardierung und mögliche iatrogene Mißbildungen (wie Extremitätenfehlbildungen bei Eingriffen vor der 10. SSW) mituntersucht werden [27]. Vorteile der AC sind das etwas geringere Abortrisiko (0,5 bis 2%), die Miterfassung des AFP und die erhobenen Befunde sind definitiver als bei der CVS. Die AC ist technisch einfacher als die CVS. Der Nachteil liegt in der späten Diagnostik (15. bis 20. SSW). Der Stellenwert der frühen Amniozentese (vor der 15. SSW) ist noch ungenügend erforscht [33]. Dies gilt auch für frühe sonographische Hinweiszeichen auf eine Trisomie 21 als Indikation für eine weiterführende Diagnostik (z. B. Nackenödem [23, 38]).

Ziele der pränatalen Diagnostik

Bezüglich dem Zweck der Untersuchung können folgende Unterschiede gemacht werden:

a. Mögliche therapeutische Konsequenz mit Senkung von Morbidität und Mortalität
b. Untersuchung, die vorwiegend im Hinblick auf eine Interruptio bei positivem Resultat durchgeführt wird.

Während einzelne der oben erwähnten Untersuchungen zum anerkannten Standard der Perinatalmedizin gehören, ergeben sich Kontroversen vor allem bei den Untersuchungen, die im Hinblick auf eine Interruptio durchgeführt werden.

Eine primäre Prävention ist bei den meisten angeborenen Krankheiten nicht möglich, es sei denn, die Eltern mit bekannten Mutationen verzichten bewußt auf Nachkommen. Einzig bei den Neuralrohrdefekten zeichnet sich eine Prävention durch eine perikonzeptionelle Folsäure-Substitution ab [28]. Eine echte sekundär-präventive Wirkung ist zur Zeit nur bei einzelnen pränatal diagnostizierten Fehlbildungen möglich (z. B. Einzelfälle von Hydrops fetalis, einige urogenitale und gastrointestinale Mißbildungen). Die Beseitigung des kranken Individuums durch Interruptio mindert die möglichen Folgen dieser Krankheit für die unmittelbare Umgebung und für die ganze Population, widerspricht aber dem in der Humanmedizin sonst gebräuchlichen Begriff der Prävention.

Anschrift der Verfasser:

Dr. med. U. Baumann, Spital Limmatal, Schlieren

Prof. Dr. med. H. Bossart, CHUV, Lausanne

Dr. med. Ch. Kind, Neonatologie, Kantonsspital, St. Gallen

Prof. Dr. med. G. Pescia, Service génétique, CHUV, Lausanne

PD Dr. med. U. Herrmann, Frauenklinik, Biel

Literatur

1 Bachmann C (1986) Pränatale Diagnostik. Forschungspolitische Früherkennung. Schweiz Wissenschaftsrat (Hrsg). Bern
2 Berg D (1989) Probleme der pränatalen Diagnostik. Arch Gynecol Obstet 245:905–907
3 Bondolfi A (1991) Die vorgeburtlichen Diagnosemöglichkeiten und ihre ethische Brisanz. Schweiz Ärztezeitung 72:930–934
4 Botkin JR (1990) Prenatal screening: Professional standards and the limits of parental choice. Obstet Gynecol 75:875–880
5 Botschaft zur Volksinitiative «gegen Mißbräuche der Fortpflanzungs- und Gentechnologie beim Menschen». 1989 (Im Namen des Bundesrates)
6 Boue J, Muller F, Simon-Bouy B, Faure C, Boue A (1991) Consequences of prenatal diagnosis of cystic fibrosis on the reproductive attitudes of parents of affected children. Prenat Diagn 11:209–214
7 Caccia N, Johnson JM, Robinson GE, Barna T (1991) Impact of prenatal testing on maternal-fetal bonding: Chorionic villus sampling versus amniocentesis. Am J Obstet Gynecol 165:1122–1125
8 Chamberlain G (1991) Detection and management of congenital abnormalities. Br Med J 302:949–950
9 Chervenak FA, McCullough LB (1991) The fetus as patient: Implications for directive versus nondirective counseling for fetal benefit. Fetal Diagn Ther 6:93–100
10 Cullen MT, Green J, Whetham J, Salfia C, Gabrielli S, Hobbins JC (1990) Transvaginal ultrasonographic detection of congenital anomalies in the first trimester. Am J Obstet Gynecol 163:466–476
11 Eurocat Working Group (1991) Prevalence of neural tube defects in 20 regions of Europe and the impact of prenatal diagnosis, 1980–1986. J Epidemiol and Community Health 45:52–58
12 Feingold J (1990) La génétique médicale est-elle eugénique? Arch Fr Pediatr 47:1–3
13 Fost N (1989) Guiding principles for prenatal diagnosis. Prenat Diagn 9:335–337
14 Grifo JA, Boyle A, Fischer E, Lavy G, DeCherney AA, Ward DC, Sanyal MK (1990) Preembryo biopsy and analysis of blastomeres by in situ hybridization. Am J Obstet Gynecol 163:2013–2019
15 Gründel J (1989) Entwicklungen in der Frauenheilkunde – Gefahren für die Menschenwürde. Theologisch-ethische Aspekte. Arch Gynecol Obstet 245: 908–912
16 Gutzwiller F, Grob PJ, Boppart I, Marguerat Ph (1985) Früherfassung kindlicher Mißbildungen des Rückenmarks und des Gehirns: Das AFP-Screening – Ergebnisse einer Studie bei 16.000 schwangeren Frauen in der Schweiz. Arbeitsgruppe für das AFP-Screening in der Schweiz. Schweiz Ärztezeitung 66:274–284
17 Hochuli E, Rageth Ch (1990) Zur Effizienz gynäkologischer Vorsorgeuntersuchungen – Perspektiven. Geburtsh Frauenheilkd 50:483–487
18 Hohlfeld P, Vial Y, Maillar-Brignon C, Vaudaux B, Fawer CL (1991) Cytomegalovirus fetal infection: Prenatal diagnosis Obstet Gynecol 78:615–618
19 Holzgreve W (Hrsg) (1987) Pränatale Medizin. Springer. Berlin

20 Holzgreve W, Westendorp J, Schneider HPG (1991) Ultraschall-Untersuchungen in der Frühschwangerschaft. Ultraschall in Med 12:99–110

21 Hubbard R (1986) Eugenics and prenatal testing. Int J Health Services 16:227–242

22 Leschot NJ, Wolf H, Van Prooijen-Knegt AA, Van Asperen CJ, Verjaal M, Schuring-Blom GH, Boer K, Kanhai HHH, Christiaens GCML (1989) Cytogenetic findings in 1250 chorionic villus samples obtained in the first trimester with clinical follow-up of the first 1000 pregnancies. Br J Obstet Gynaecol 96:663–670

23 Lockwood CJ, Lynch L, Berkowitz L (1991) Ultrasonographic screening for the Down syndrome fetus. Am J Obstet Gynecol 165:349–352

24 MacDonald ML, Wagner RM, Slotnick RN (1991) Sensitivity and specifity of screening for Down syndrome with alpha-fetoprotein, hCG, unconjugated estriol, and maternal age. Obstet Gynecol 77:63–68

25 McGowan KD, Blakemore KJ (1991)Amniocentesis and chorionic villus sampling. Current Opinion in Obstet Gynecol 3:221–229

26 Marteau TM, Kidd J, Cook R, Michie S, Johnston M, Slack J, Shaw RW (1991) Perceived risk not actual risk predicts uptake of amniocentesis. Br J Obstet Gynecol 98:282–286

27 Medical Research Council Working Party on the evaluation of chorion villus sampling (1991) Lancet 337:1491–1499

28 Medical Research Council Vitamin Study: Prevention of neural tube defects (1991) Lancet 338:131–137

29 Motulsky AG (1989) Societal problems in human and medical genetics. Genome 31:870–875

30 Müller H (1990) Pränatale Diagnostik. Schweiz Med Wochenschr 120:269–274

31 Müller H (1990) Genetik, Ethik und menschliche Werte. Schweiz Ärztezeitung 41:1704–1709

32 Nagey DA (1989) The content of prenatal care. Obstet Gynecol 74:516

33 Neilson JP, Gosden CM (1991) First trimester prenatal diagnosis: chorion villus sampling or amniocentesis? Br J Obstet Gyneol 98:849–852

34 Pang S, Pollak MS, Marshall RN, Immken L (1990) Prenatal treatment of congenital adrenal hyperplasia due to 21-hydroxylase deficiency. New Engl J Med 322:111–115

35 Pauli Ch, Blaser A, Herrmann U (1990) Amniozentese: Psychische Belastung und deren Bewältigung bei der schwangeren Frau. Geburtsh Frauenheilkd 50:291–294

36 Pitkin RM (1991) Screening and detection of congenital malformation. Am J Obstet Gynecol 164:1045–1048

37 Pueschel SM (1991) Ethical considerations relating to prenatal diagnosis of fetuses with Down syndrome. Mental Retardation 29:185–190

38 Reece AA, Rotmensch S, Whetham J, Cullen MT, Hobbins JC (1991) A viewpoint of future prenatal diagnosis. Prenat Diagn 11:125–128

39 Royal College of Physicians (1989) Prenatal diagnosis and genetic screening. Report of the Royal College of Physicians. London

40 Saari-Kemppainen A, Ylöstalo P, Karjalainen O, Heinonen OP (1990) Ultrasound screening and perinatal mortality: controlled trial of systematic one-stage screening in pregnancy. Lancet 336:387–391

41 Schmid W (1988) Stellungnahme der Schweizerischen Gesellschaft für Medizinische Genetik (SGMG) zur Praxis der pränatalen Diagnostik in der Schweiz

42 Sheldon TA, Simpson J (1991) Appraisal of a new scheme for prenatal screening for Down's syndrome. Br Med J 302:1133–1136

43 Simms M (1986) Informed dissent: the views of some mothers of severely mentally handicapped young adults. J Med Ethics 12:72–74

43 a Thorp JM, Bowers WA Jr (1992) Prolife perinatologist – paradox or possibility? New Engl J Med 326:1217–1219

44 Wald NJ, Cuckle HS (1987) Recent advances in screening for neural tube defects and Down's syndrome. Baillieres's Clinical Obstet Gynecol 1:649–676

45 Wald NJ, Cuckle HS, Densem JW, Nanchahal K, Royston P, Chard T, Haddow JE, Knight GJ, Palomaki GE, Canick JA (1988) Maternal serum screening for Down's syndrome in early pregnancy. Br Med J 297:883–887

46 Waller DK, Lustig LS, Cunningham GC, Golbus MS, Hook EB (1991) Second-trimester maternal serum alpha-fetoprotein levels and the risk of subsequent death. New Engl J Med 325:6–10

47 Wertz DC, Fletcher JC (1991) Ethical issues in prenatal diagnosis. Ped Annals 18:739–749

48 Wilfond BS, Fost N (1990) The cystic fibrosis gene: Medical and social implications for heterozygote detection. J Am Med Ass 263:2777–2783

XV Exogene Noxen und kindliche Mißbildungen

Trotz der verhängnisvollen Erfahrungen mit Thalidomid werden immer noch wahllos Medikamente in der Schwangerschaft verschrieben, sogar solche mit teratogenen Risiken. Dazu kommen Genußmittel (Alkohol, Nikotin, Drogen) und Umweltchemikalien, die in ihrem Ausmaß teils unberechenbar, einen ganz erheblichen Anteil an den embryo-fetalen Schädigungen ausmachen. Die teratogene Wirkung einer toxischen Substanz hängt dabei sowohl vom Zeitpunkt der Applikation, der Dosis, der Metabolisierungsrate wie auch von der Dauer der Einwirkung ab.

XV/1.

Trotz der Thalidomidkatastrophe sind offenbar medikamentenbedingte Schädigungen des Embryos und des Feten nicht seltener geworden [1]. Die durch die damalige Tragödie betroffene Anzahl Kinder wurde auf rund 6–8000 Geschädigte geschätzt. Phokomelien und Amelien, oft kombiniert mit Fehlbildungen innerer Organe, prägten das klinische Erscheinungsbild.

Verantwortlich für Aufklärung, Beratung sowie Abgabe von Medikamenten, wird man heute beim Auftreten embryo-fetaler Schädigungen nicht nur forensisch mit Konsequenzen zu rechnen haben, sondern hat auch einen präventiv-medizinischen Auftrag zu erfüllen.

1. Allgemeines zu Entwicklungsstörungen

Die Entwicklung des menschlichen Organismus kann in verschiedene Phasen unterteilt werden [1]:

- Entwicklung und Zustand der Keimzellen
- Präimplantationsphase
- Implantationsphase
- Embryonalphase (Zeitraum der Organogenese)
- Fetalphase
- Perinatalphase und frühe Postnatalphase

Die Empfindlichkeit des sich entwickelnden Kindes gegenüber Substanzen ist in diesen verschiedenen Phasen der Entwicklung durchaus unterschiedlich, und die toxische Einwirkung führt dementsprechend zu recht unterschiedlichen Folgezuständen (Abb. 55 [1]).

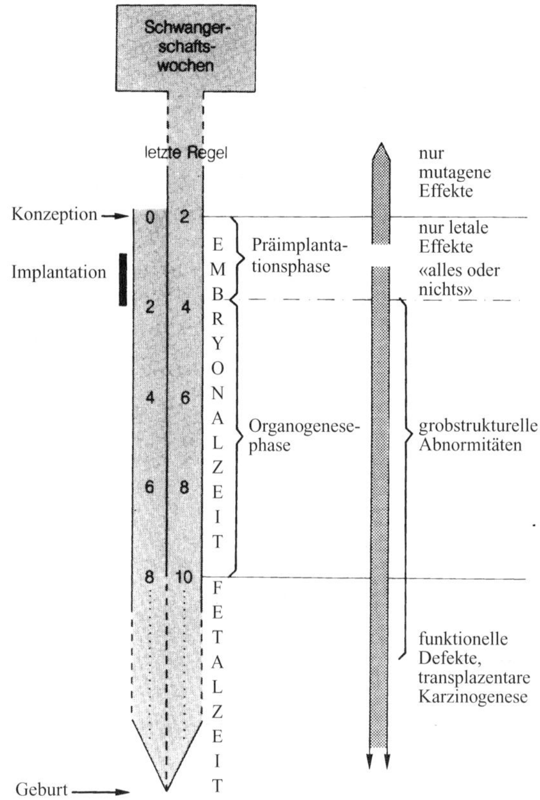

Abbildung 55: «Empfindliche» Entwicklungsphasen und resultierende toxische Manifestationen.

Es ist z. B. bis heute nicht eindeutig erwiesen, daß es bei den Gameten aufgrund von chemikalien- oder strahlenbedingten Einwirkungen zu Mutationen und kongenitalen Abnormitäten kommt. – Man nimmt im weiteren auch an, daß genetisch bedingte (durch Punktmutation oder Chromosomenaberration induzierte) Entwicklungsstörungen spontan entstehen.

Obwohl der Keim während der *Präimplantationsphase* keinen direkten Kontakt mit dem mütterlichen Organismus hat, kann er jedoch im Präimplantationsstadium aus dem Tubensekret Nährstoffe und andere Substanzen (z. B. Nikotin) aufnehmen. Doch erfolgt die Reaktion auf einen eventuellen toxischen Effekt nach heutiger allgemeiner Ansicht nach dem «Alles oder Nichts-Gesetz» [1]. Der Keim stirbt ab oder er überlebt ohne Schaden.

Erst im Laufe der 2. SSW p. c. ist die Keim-*Implantation* abgeschlossen (Beginn der Implantation am Ende der ersten Woche). Während dieses Zeitraums ist der Keim noch weitgehend auf chemische Substanzen resistent.

Allerdings kann durch hohe Dosen von Östrogenen – z. B. 5 mg Äthinylöestradiol während 5 Tagen [1] oder 4 Tabl. zu je 50 µg Äthinylöstradiol und 250 µg Levonorgestrel (Tetragynon®) innerhalb von 48 Stunden nach dem Geschlechtsverkehr («morning after pill») – offenbar in 84 % ein Abbruch der SS herbeigeführt werden [45]. Sehr wahrscheinlich erfolgt der Abbruch jedoch durch eine Verschlechterung der Implantationsbedingungen und nicht aufgrund einer direkten Einwirkung auf den Keim [53].

In der Zeit vom Beginn der 3. Woche post conceptionem bis an das Ende der 8. SSW *(Embryonalzeit, Organogenesezeit)* kann es als Folge teratogener Effekte zu *grobstrukturellen Veränderungen am Feten* kommen.

Die Embryonalzeit geht kontinuierlich in die *Fetalzeit* über, die am Anfang der 9. SSW p.c. beginnt und mit dem Ende der SS abgeschlossen wird. Während der Fetalzeit geht das Wachstum weiter und es kommt zur zunehmenden «Reifung» der bisher angelegten Organe.

Grundsätzlich kann man davon ausgehen, daß die *grobstrukturellen Abnormitäten* vor Beginn der Fetalperiode induziert werden. *Funktionelle Anomalien* hingegen (nicht abgeschlossene Reifeprozesse, die u. a. das Gehirn, das endokrine System und das Immunsystem betreffen), die sich vielleicht erst im Kindesalter manifestieren, können jedoch ihren Ursprung durchaus in der Fetalzeit haben.

Die Ansicht, daß eine Schädigung des Ungeborenen nur im ersten Trimenon stattfinden kann, ist darum grundsätzlich falsch [1].

Während der *Perinatal- und frühen Postnatalphase* sind es vor allem die von der Mutter eingenommenen Medikamente, die entweder über die Plazentaschranke zum Feten oder später über die Muttermilch zum Neugeborenen gelangen und dort aufgrund spezieller Resorptions- und Metabolisierungsvorgänge sowie spezifisch betroffener Zielorgane besondere Probleme bieten.

Die teratogene Potenz einer Noxe oder eines Pharmakons hängt dabei sowohl von der spezifischen Wirkung, der Dosis und Metabolisierungsrate sowie vom Zeitpunkt der Applikation und Dauer der Verabfolgung ab.

Dazu müssen bei Medikamenten auch Lösungsvermittler, Korrigenzien, Stabilisatoren und Trägersubstanzen berücksichtigt werden.

Die bisher bekannten prä- und perinatal gesetzten Schädigungen können durch verschiedenste Agenzien ausgelöst werden, wie

- Arzneimittel
- Genußmittel
- Chemikalien
- Ionisierende Strahlen
- Infektionen (z. B. Virus- und andere Embryopathien)
- mütterliche Stoffwechsel-Erkrankungen wie z. B. Diabetes mellitus oder andere endokrine Störungen

XV/2.

2. Spezielle Aspekte bei teratogen wirksamen Agenzien

(s. auch Anhang 2: Medikamente und Schwangerschaft. pharma-kritik. 14:65 (1992))

2.1 Medikamente

Pharmaka und vor allem *Genußgiften* kommen unter den oben genannten Gruppen durch die zunehmende und weltweite Verbreitung ein besonders hoher Stellenwert zu. Eine an die derzeitigen Erkenntnisse angepaßte Auflistung der wichtigsten Substanzen aus verschiedensten Stoffklassen mit erwiesener und vermuteter teratogener Wirkung nach Neubert 1992 [1] zeigt Tabelle 122.

Thalidomid wurde verständlicherweise aus dem Verkehr gezogen und ist in keinem der bei uns erhältlichen Medikamente mehr enthalten.

2.1.1 Zytostatika

Folsäureantagonisten wirken sich zumeist *embryoletal* aus oder sind hochgradig teratogen, abhängig vom Zeitpunkt der Applikation während der Organogenese. – Für andere Zytostatika *(Alkylanzien, Alkaloide, Antibiotika)* ist die Teratogenität nicht erwiesen, im ersten Trimenon jedoch nicht auszuschließen. Hingegen scheint die Inzidenz für Spätaborte, Früh- und Totgeburten, entweder therapie- oder krankheitsbedingt, erhöht zu sein [3]. Zudem ist bei einer Weiterbehandlung im

Tabelle 122: Arzneimittel mit eindeutiger oder mit vermuteter pränataltoxischer Potenz.

	1. Trimenon*		2. und 3. Trimenon**		perinatal	
	Mensch	Tierversuch	Mensch	Tierversuch	Mensch	Tierversuch
Eindeutige pränataltoxische Wirkung						
Thalidomid	++	++	(–)	(–)	?	?
Folsäureantagonisten	+	+	?	?	?	?
Vitamin-A-Derivate	+	++	?	+	?	?
Cumarinderivate	+	?	(+)	?	?	?
Diäthylstilbestrol	+	?	+	?	?	+
Androgene	(+)	? +	+	?	?	–
Alkylanzien, Antimetabolite	(+)	++	?	+	?	+
Tetrazykline	?	?	+	+	+	+
Vermutete pränataltoxische Wirkung						
Thyreostatika	(+)	?	(+)	?	?	?
Phenytoin	(+)	+	?	?	?	?
Valproinsäure	(+)	+	?	?	?	?
Trimethadion	(+)	?	?	?	?	?
Lithium	(+)	?	?	?	?	?
Glukokortikoide	(–)	+	(–)	?	?	?
Azetylsalizylsäure	(–)	+	?	?	+	+
Trimethoprim-Sulfamethoxazol (Co-trimoxazol)	(–)	+	?	?	?	?
Fungistatika (systemisch)	?	+	?	?	?	?
Narkose	(–)	(–)	(–)	?	?	?

* bzw. Organogenesephase
** Fetalphase
++ = sicher teratogen (Risiko hoch)
+ = erwiesen pränataltoxisch (Risiko deutlich erhöht)
(+) = begründeter Verdacht (Risiko gering)
(–) = falls embryotoxisch, dann von sehr geringer Potenz
? = nicht ausreichend untersucht oder Daten umstritten

zweiten und dritten Trimester mit einer toxischen Beeinflussung des Knochenmarks mit Leukopenie und Anämie zu rechnen.

2.1.2 Steroidhormone

Ein *Virilisierungsrisiko* besteht bei Androgenen und einigen Progestagenen (Ethisteron- und Norethisteron enthaltenden Präparate) bei weiblichen Feten und bei langer und hoher Dosierung in der Phase der Geschlechtsdifferenzierung nach der 9./10. SSW. Nach der 12. Woche kommt es zur *Klitorishypertrophie.* – Dieses Risiko besteht auch bei einem Derivat des Ethinyltestosterons, dem Danazol, das z. B. während einer (noch) nicht erkannten Schwangerschaft zur Behandlung der Endometriose eingesetzt wird.

Diäthylstilböstrol wurde seinerzeit in hohen Dosen zur Abortprophylaxe sowie in den USA auch zur Behandlung bei der Präeklampsie und beim Diabetes mellitus eingesetzt. Die so in utero dieser Behandlung ausgesetzten Mädchen entwickelten später häufig eine *Vaginaladenose* und im Alter von 12–14 Jahren vereinzelt sogar *Adenokarzinome* der Vagina.

Antiandrogene, als Steroide mit *feminisierender Wirkung,* induzieren nur in hoher Dosierung (z. B. 100 mg Cyproteronazetat/tägl.) bei männlichen Feten Erscheinungsbilder ähnlich wie bei der testikulären Feminisierung. Bei irrtümlicher Einnahme des Ovulationshemmers Diane-35 (Anteil: 2 mg Cyproteronazetat tägl.) in der Schwangerschaft ist offenbar nicht mit Nebeneffekten zu rechnen.

Bei den sogenannten Durchbruchsschwangerschaften bei versehentlicher Einnahme von *Ovulationshemmern* ist ein ursächlicher Zusammenhang zwischen Hormon-Exposition in der Schwangerschaft und kongenitalen Mißbildungen generell nicht erwiesen. Gleiches gilt für die zur protektiven

Behandlung in der Schwangerschaft angewandten und injizierbaren Präparate (z. B. Hydroxyprogesteron-Capronat) zu sagen.

Kortikosteroide bewirken bekannterweise bei den Mäusen Gaumenspalten. Beim Menschen hingegen scheint es nur nach hohen Kortisongaben während der Schwangerschaft zu einer erhöhten Abort- und Frühgeburtenrate sowie einer möglicherweise geringfügig erhöhten Anzahl von Gaumenspalten zu kommen.

Bei der *Kortikoidapplikation zur Induktion der Lungenreife* sind zumindest gewisse Fragezeichen hinter die möglichen Auswirkungen auf das spätere Wachstum, auf das Enzymsystem, auf das Immunsystem oder generell auf evtl. «Späteffekte» zu setzen [4].

2.1.3 Thyreostatika

Thyreostatika können die Schilddrüsenfunktion des Feten beeinträchtigen; auch teratogene Effekte sind nicht sicher auszuschließen. Bei stoffwechselgerechter Applikation scheint *Propylthiouracil* in möglichst kleiner Dosierung mit dem geringsten Risiko verbunden zu sein [54].

2.1.4 Antiepileptika

Unter den Antikonvulsiva waren es zunächst Hydantoin und Trimethadion, bei denen ein spezielles Mißbildungsmuster beobachtet wurde. Man spricht auch heute noch von einem *embryo-fetalen Hydantoin-Syndrom* mit kranio-fazialer Dysmorphie, Spaltbildungen, Herzfehler, Gliedmaßendefekten, Minderwuchs und geistiger Retardierung. Ähnliches sieht man nach Trimethadion, wobei das Fehlbildungsrisiko mit etwa 10 % noch höher ist als jenes nach Phenytoin (Hydantoin).

Beim Feten kann es zu einer Gerinnungsstörung kommen, was eine Vitamin K-Prophylaxe (10 mg tägl. an die Mutter und 1 mg an das Neugeborene) als notwendig erscheinen läßt.

Auch bei Antikonvulsiva anderer chemischer Provenienz (Primidon, Valproinsäure) konnten Spaltbildungen und andere Abnormitäten beobachtet werden. Allerdings weisen auch die Kinder unbehandelter Mütter vermehrt Mißbildungen auf, so daß schließlich sowohl die Grundkrankheit wie auch die antikonvulsiven Substanzen gemeinsam die Anomalien prägen.

2.1.5 Retinoide

In den letzten Jahren wurde wiederholt auf die teratogene Potenz von Vitamin A-Säurederivaten hingewiesen. Die Frage scheint deshalb legitim, ob Vitamin A selbst zu Fehlbildungen führen kann. Das Interesse richtet sich vorab auf den Verzehr der *Vitamin A-reichen tierischen Leber* und der Applikation von *Multivitaminpräparaten* in der Schwangerschaft. XV/2.

Vitamin A kommt in veresterter Form (als Retinylester) in tierischen Geweben, besonders in der Leber vor, wo es auch gespeichert wird. Soweit die Ernährungssituation heute überblickt werden kann, gibt es aber kaum stichhaltige Hinweise für eine teratogene Wirkung infolge rein ernährungsbedingter Überbelastung mit natürlichem Vitamin A [37]. Da jedoch die verschiedenen Tierlebern sehr hohe Vitamin A-Gehalte aufweisen können (Polarforscher sollen wegen Genuß von Eisbärleber an Vitamin A-Intoxikation gestorben sein), wurden auch vom Deutschen Bundesgesundheitsamt 1991 entsprechende Empfehlungen für Schwangere herausgegeben. Ein *Schwellenwert der Teratogenität* von Vitamin A (Retinol) ist beim Menschen jedoch nicht bekannt [38]. Bei normalem Eßverhalten bzw. normalem *Leberverzehr* (einmal pro Woche entspricht einer Aufnahme von 100.000 IE Vitamin A) scheint deshalb diese Art von Vitaminaufnahme (in Grenzen) vertretbar.

Da beim Menschen aber auch über Einzelfälle rapportiert wurden, in denen ein Zusammenhang zwischen *der Einnahme von Vitamin A-haltigen Präparaten (Dosen bis zu 500.000 IE/Tag)* und angeborenen Fehlbildungen vermutet wurde [39], kam es auch hier von verschiedener Seite zu Vorschlägen, die Dosis zu reduzieren. So hat die amerikanische «Teratology Society» empfohlen, zusammen mit Vitaminpräparaten während der Schwangerschaft maximal 8000 IE Vitamin A täglich zu verabreichen [40]. In der Bundesrepublik gilt seit 1988 für Präparate in der Schwangerschaft eine Obergrenze von 7500 IE Vitamin A pro galenische Einheit [41].

Das Beispiel der für schwangere Frauen bestimmten Multivitaminpräparate illustriert einmal mehr die Problematik einer ungezielten, unkritischen Behandlung mit Kombinationspräparaten, die Substanzen von höchst unterschiedlichem Wert enthalten [39].

Seit etwa 10 Jahren sind auch Derivate der *Vitamin A-Säure,* zur Behandlung schwerer Verhornungsstörungen der Haut (z. B. bei Akne, Psoriasis vulgaris und Ichthyosis congenita) eingesetzt, als teratogene Substanzen erkannt worden. Diese

Retinoide besitzen eine ausgeprägte Wirkung auf die Differenzierung und Proliferation von Zellen.

Nach Einnahme von *Etretinat* in der Frühschwangerschaft wurden bei den Kindern Skelettmißbildungen, neurale Spaltbildungen und Anophthalmie beobachtet. Bei dem zur gleichen Gruppe ge-
XV/2. hörenden *Isotretinoin* spricht man von einer eigentlichen *Isotretinoin-Embryopathie* (Hydrozephalus, Mikrotie, Gaumenspalte, Herzfehler [6]).

Etretinat wird sehr langsam über einen Zeitraum von zwei Jahren ausgeschieden. Während der Medikamentverabfolgung und im Anschluß daran muß über mindestens ein Jahr eine Konzeption verhindert werden. Die Halbwertszeit von Isotretinoin ist kürzer, so daß nach Absetzen der Therapie ein Sicherheitsintervall von 4 Wochen genügt [5].

2.1.6 Cumarinderivate

Die teratogene Wirkung von Cumarinderivaten scheint heute als weitgehend gesichert, wobei schwere embryonale und fetale Schädigungen nach Warfarin unter dem Begriff der «Warfarin-Embryopathie» in Erscheinung traten. Bis vor kurzem versuchte man diese mit Mikroblutungen in den Feten zu erklären. Solche werden allerdings (nach wie vor) für die während des zweiten und dritten Trimesters durch Cumarinderivate induzierte *fetale Neuropathie* (Mikrozephalie, Optikusatrophie) verantwortlich gemacht.

Bei Exposition im ersten Trimenon stehen eine schwere Hypoplasie der Nasalknochen, eine Chondrodysplasia punctata (Kalkspritzer in den Epiphysen) und Ossifikationsstörungen im Vordergrund [7]. Das Syndrom einer Cumarinembryopathie tritt vergleichsweise häufiger bei einer Cumarinbehandlung wegen einer Herzkrankheit als wegen eines postthrombotischen Syndroms auf, wobei die höhere Anomaliefrequenz durch das maternale Grundleiden mitbedingt sein dürfte.

Sind Antikoagulanzien in der Schwangerschaft notwendig, müssen *Heparine* appliziert werden. Sie haben ein hohes Molekulargewicht und sind nicht (oder nur teilweise [53]) plazentagängig. Trotzdem ist auch mit dieser Medikation offenbar vermehrt mit Früh- und Totgeburten zu rechnen [7].

2.1.7 Antidiabetika

Die oralen Antidiabetika wirken im Tierversuch teratogen und sind deswegen in der Schwangerschaft kontraindiziert. Die beim Menschen im Zusammenhang mit Diabetes beobachteten und gehäuft vorkommenden Mißbildungen sind wahrscheinlich auf das Grundleiden und auf die bei ungenügender Einstellung daraus resultierenden hyper- und hypoglykämischen Phasen zurückzuführen [8]. – *Insulin,* das die Plazenta nicht passiert, ist deshalb zur Feineinstellung, wenn möglich schon präkonzeptionell, einzusetzen.

2.1.8 Psychopharmaka

Fast die ganze Palette der *Sedativa, Neuroleptika, Tranquilizer und Antidepressiva* scheint keine teratogene Wirksamkeit zu entfalten.

Diazepam, wenn auch ohne Wirkung auf den Uterus, wird immer noch zur Uterusrelaxation (indirekte Wirkung über die Ruhigstellung der Patientin bei genügender Dosierung) eingesetzt.

Bei einer Langzeitbehandlung mit *Lithiumsalzen* hingegen sind im ersten Trimenon vermehrt kardiovaskuläre Läsionen beobachtet worden, zudem Schäden am ZNS [8].

Bei einer Behandlungsnotwendigkeit sind deshalb die Lithiumspiegel im Blut streng zu kontrollieren und häufiger niedrige Dosen zu verabreichen. Besser jedoch ist es, Lithium in der Schwangerschaft ganz zu vermeiden.

Bei einer hochdosierten Langzeitanwendung von Barbituraten wird ebenfalls eine mögliche, geringgradige und nicht signifikante Risikoerhöhung für kardiovaskuläre Mißbildungen diskutiert. Subpartal verabreicht, können diese eine hämorrhagische Diathese beim Neugeborenen sowie eine Atemdepression bewirken. Letzteres gilt natürlich auch für alle anderen auf das Atemzentrum wirkende Neuroleptika und Analgetika (Morphine und Analoga).

2.1.9 Anthelminthika

Die klinische Bedeutung der in der gemäßigten Klimazone vorkommenden Helminthosen ist meistens gering; eine direkte Gefährdung des Feten durch den Wurmbefall der Mutter besteht nicht, da die Parasiten in keinem ihrer Entwicklungsstadien die Plazenta durchbrechen (gelegentliche Ausnahme: Trichinose). *Wurmkuren* während der ersten drei Monaten sollten unterlassen werden, da beispielsweise mit Mebendazol (Vermox®), einem weitverbreiteten Anthelminthikum, im Tierversuch Mißbildungen (vor allem Skelettanomalien) induziert werden konnten [9].

2.1.10 *Salizylate (Aspirin und andere Prostaglandinsynthetasehemmer)*

Eine *Teratogenität* konnte trotz der weltweiten Verbreitung dieser Substanzen bisher *nicht nachgewiesen* werden. – In einer großen prospektiven amerikanischen Studie konnte unter 41.337 Schwangerschaften auch mit hohen Aspirindosen weder die vormals vermutete erhöhte Rate von Totgeburten noch von perinatalen Todesfällen bestätigt werden [42]. Allerdings werden Prostaglandinsynthetasehemmer für den frühzeitigen Verschluß des Ductus Botalli bei Feten und eine persistierende pulmonale Hypertonie beim Neugeborenen verantwortlich gemacht [43].

Seit der Anwendung von Aspirin in niedriger Dosierung (50–100 mg tägl.) während eines längeren Zeitraums, zur Prophylaxe bzw. Behandlung hypertensiver Erkrankungen in graviditate, stehen erneut Fragen über eventuelle Nebenwirkungen an. Biochemische Messungen (Thromboxan B2-Serum-Spiegel, Plättchencyclogenase u. a.) ergaben jedoch zusammen mit *klinischen Beobachtungen* (kein Hinweis auf intrazerebrale Blutungen) *kein erhöhtes fetales oder neonatales Risiko* [44].

2.1.11 *Medikamente: abschließende Bemerkungen*

Obwohl die Mehrzahl der in der Schwangerschaft verordneten Medikamente mit entsprechender Zurückhaltung eingenommen werden, sind immer gewisse Vorbehalte am Platz. So ist man sehr oft nicht imstande, mit absoluter Gewißheit darüber zu befinden, ob ein Medikament oder die Kombination verschiedener Pharmaka mit den möglichen biochemischen Interaktionen tatsächlich unschädlich sind.

Eine der mit einer Medikamentenabgabe in der Schwangerschaft zu ziehenden generellen Konsequenzen ist – zumindest während des ersten Trimenons – von einer Medikamenteneinnahme abzusehen, falls nicht eine dringliche Indikation besteht. Ein Statement, das allgemein akzeptiert, in praxi offenbar nur schwerlich durchzusetzen ist.

2.2 Genußgifte

2.2.1 *Alkohol*

XV/2.

Alkohol ist die *häufigste teratogene Noxe.* Dennoch wurde man erst vor etwa 25 Jahren auf wissenschaftlicher Basis auf das Mißbildungssyndrom der *Alkoholembryopathie* aufmerksam [2, 10]. Die *kranio-faziale Dysmorphie und der Gesamtaspekt* der alkoholgeschädigten Kinder sind jedoch derart charakteristisch, daß das Ausmaß des mütterlichen Alkoholabusus direkt am Kind «abgelesen» werden kann. *Kardinalsymptome, die gelegentlich erst nach der Neugeborenenperiode prägnant hervortreten,* sind: Balkonstirn, flache Nasenwurzel, Steckdosennasenlöcher, Retrogenie, körperliche und geistige Retardierung mit Agitiertheit.

Das alkoholbedingte embryofetale Fehlbildungssyndrom imponiert nicht nur aufgrund seiner schwerwiegenden sozio-ökonomischen Folgen, sondern auch rein zahlenmäßig. Die hohe Zahl alkoholkranker Frauen ist auch im gebärfähigem Alter bedrückend. So rechnet man in der Bundesrepublik generell mit etwa 1,5 Millionen Alkoholkranker (in der Schweiz vergleichsweise mit 150.000), wovon der Anteil weiblicher Jugendlicher unter 25 Jahren auf etwa 30.000 geschätzt wird [1].

Im weiteren geht man davon aus, daß in westlichen Ländern generell etwa 2 % der Frauen im reproduktiven Alter chronische Alkoholikerinnen sind, die täglich mindestens 80 g reinen Alkohol konsumieren.

80 g reiner Alkohol entspricht im Durchschnitt einer Flasche Wein, 2 l Bier oder 1,7 dl Whisky.

Bei chronisch alkoholkranken Müttern, die ihren Konsum auch während der Schwangerschaft nicht wesentlich einschränken, sind bei den Neugeborenen entsprechende Schädigungen (s. o.) in einer Häufigkeit von 1–3 Promille zu erwarten [7]. Die Ausprägung des Syndroms ist dabei sehr variabel, und es gibt alle Übergänge. Dementsprechend existieren Einteilungen in *Schweregrade,* wie die von Scheppe 1977 [11] in Tabelle 123.

Die *Magnetresonanz-Diagnostik* hat gezeigt, welche tiefgreifenden Hirnschäden mit diesem Krankheitsbild verknüpft sind:

Mikroenzephalie mit verkleinertem Zerebellum, verdünntes bis ganz fehlendes Corpus callosum, Basalganglien, die noch hypoplastischer sind als beim Down-Syndrom, ebenfalls verkleinerte dienzephale Strukturen, erhöhte kortikale Flüssigkeitsproportion.

Neben körperlichem Minderwuchs und diversen Dysmorphiezeichen weisen diese Patienten zumeist einen verminderten Intelligenz- und Entwicklungsquotienten auf. Teilleistungsschwächen, wie Dyskalkulie und weite-
XV/2. re neuropsychologische Defizite (vor allem die Selbststeuerung und die Feinmotorik betreffend), lassen die Sozialprognose noch düsterer erscheinen. Bei den Schwachformen (FAE = feeble alcohol effects), welche sich aufgrund des Fehlens der typischen Fazies der Diagnostik häufig entziehen, ist im Adoleszenten- und Erwachsenenalter mit sozialen Anpassungsstörungen zu rechnen; Alkohol- und Drogenmißbrauch, Depressionen und Psychosen sollen in dieser Population vermehrt auftreten [51].

Es besteht keine einheitliche Meinung darüber, ob die *Trinkmenge oder die Dauer der Trunksucht* für den Schweregrad der embryofetalen Schädigung verantwortlich sind. Es gilt jedoch als erwiesen, daß nicht nur der Alkoholkonsum während der Schwangerschaft für die Ausbildung des Syndroms ausschlaggebend ist, sondern auch der bei praktisch allen bis heute beschriebenen Fällen vorhandene *chronische Abusus* außerhalb der Schwangerschaft [1].

Tabelle 123: Alkoholembryopathie: Einteilung in die Schweregrade I–III.

Grad I:	Oligosymptomatische Fälle, die außer Minderwuchs, Untergewicht, mäßiger Mikrozephalie und leichter bis fehlender geistiger Retardierung kaum weitere Symptome aufweisen.
Grad II:	Nur mittelschwer betroffene Kinder mit wenig auffälliger kraniofazialer Dysmorphie. Außer Hyperexzitabilität keine neurologischen Auffälligkeiten. Mentale Entwicklungsverzögerung nur mäßig.
Grad III:	Schwerst betroffene Patienten mit der gesamten Symptomatik (intrauteriner Minderwuchs, Mikrozephalus, statomotorische und geistige Retardierung, Hyperaktivität, Epikanthus, Ptosis, verkürzter Nasenrücken, Nasolabialfalten, Hypoplasie der Mandibel, anomale Handfurchen, Klinodaktylie V, Trichterbrust, Herzfehler, Anomalien der Genitalien u. a.). Diese Kinder sind *neurologisch sehr auffällig, einige sterben nach der Geburt.*

Tabelle 124: Beziehung zwischen maternalem Alkoholkonsum und dem Auftreten einer Alkoholembryopathie (AE): n = insgesamt 163 Mutter/Kind-Paare.

	täglicher Alkoholkonsum (in g reinem Äthanol)				
	vor Kenntnis der Schwangerschaft		in den ersten fünf Monaten der Schwangergerschaft		
Kinder	> 60 g	> 30–60 g	> 30 g	≥ 60 g	< 30 g
mit typischen Zeichen einer AE	3 (19 %)	6 (11 %)	2 (2 %)	3 (10 %)	8 (6 %)

Dabei spielt offenbar die Metabolisierungsschwäche der vorgeschädigten mütterlichen Leber eine wesentliche Rolle. Äthanol passiert die Plazenta ungehindert. Dazu kommt, daß die Alkoholdehydrogenase in der embryofetalen Leber praktisch nicht vorhanden ist [12]. So findet keine oder nur eine ungenügende Metabolisierung des überdies vermehrt anfallenden Äthanols statt.

Die Beziehung zwischen maternalem Alkoholkonsum und dem Auftreten einer Alkoholembryopathie konnten Hanson et al bereits 1978 [13] im Rahmen eines großen Vorsorgeprogrammes aufzeigen. Dabei kann bereits ein mäßiger Alkoholkonsum in der Frühschwangerschaft gravierende Folgen für das Wachstum und die Entwicklung des Embryos haben (Tab. 124 [13]).

Generell gesehen nimmt die Gefahr einer Alkoholembryopathie proportional mit Zunahme des täglichen Alkoholkonsums zu, wobei der *kritische Grenzwert bei 28 g reinem Alkohol* liegen soll. Oberhalb dieser Grenze (28–56 g täglich) sind bereits etwa 10 % geschädigte Kinder zu erwarten [13].

In einer prospektiven Studie von Wright et al 1983 [14] ist das Risiko für ein Neugeborenes, mit einem *Geburtsgewicht < 10.* Perzentile zur Welt zu kommen, bei einem Alkoholkonsum der Mutter von mehr als 100 g/Woche doppelt so hoch wie bei einer Menge von weniger als 50 g/Woche. Bei zusätzlichem Nikotinkonsum ist das Risiko noch höher. Die Menge des Alkoholkonsums während der *Konzeption* sei jedoch der entscheidende Faktor und die Reduktion der Alkoholaufnahme während der Gravidität habe keinen weiteren Einfluß mehr auf das Geburtsgewicht (?). Eine Meinung, die übrigens auch in der Bevölkerung weitverbreitet ist.

Die unbestrittene, teratogene Äthanolwirkung verlangt bei Verdacht auf Alkoholmißbrauch eine eingehende Abklärung und Beratung und nach eingehender Prüfung der psycho-somatischen Situation gegebenenfalls sogar die Interruptio.

2.2.2 Rauchen

Das Rauchen in der Schwangerschaft hat offenbar *keine teratogene Wirkung,* mit Ausnahme der allerdings nur von Albermann und Goldstein 1971 [21] beobachteten signifikanten Zunahme kongenitaler Herzerkrankungen. Die vielfältigen Negativeffekte des Rauchens auf das Schwangerschaftsprodukt sind hingegen hinlänglich bekannt. Im Gegensatz zur Alkoholeinwirkung sind bei starken Raucherinnen bei Nikotinabstinenz während der Schwangerschaft keine Nebenwirkungen auf den Feten zu erwarten [16].

2.2.2.1 Früh- und Mangelgeburten

Obschon bereits in den dreißiger Jahren zum ersten Mal auf den schädlichen Effekt des Zigarettenrauchens auf den Schwangerschaftsverlauf hingewiesen wurde, kam es erst 1957 zur Publikation der ersten größeren, verwertbaren Statistik; in dieser wird von einer doppelt so *hohen Rate von Frühgeburten* (< 2500 g) bei Raucherinnen gegenüber derjenigen bei Nichtraucherinnen gesprochen [15]. – Man nimmt an, daß es bei Raucherinnen im Durchschnitt zu einer *Reduktion des Neugeborenengewichts um 200 g kommt.*

Die kritische Zeit der Wachstumsverlangsamung beginnt offenbar nach dem 4. Schwangerschaftsmonat. Trotz verschiedener Frühgeburtendefinitionen ist unter Berücksichtigung einer Gewichtsgrenze von < 2500 g die Inzidenz sog. «low-birth-weight-infants» sowie die Zahl der «preterm»-Geburten in den vorliegenden Berichten bei Raucherinnen eindeutig höher [17, 18, 19].

In der bekannten «Ontario perinatal mortality-study» (1967) konnte ein Zusammenhang zwischen Anzahl gerauchter Zigaretten und Kindergewicht ausgemacht werden. Man fand bei einem *Kindergewicht von < 2500 g*

- in 4,7 % Nichtraucherinnen
- in 7,7 % Raucherinnen mit < 1 Paket pro Tag
- in 12 % Raucherinnen mit > 1 Paket pro Tag

Zusätzliche Faktoren, wie männlicher Fetus, Nulliparität, mütterliches Alter unter 20 Jahren, Blutabgang im ersten Trimester und Untergewicht der Mutter (< 50 kg), können das Risiko einer fetalen Wachstumsretardierung nochmals beeinflussen [57].

2.2.2.2 Aborte

Viele Studien sprechen von einer *erhöhten Rate spontaner Aborte bei Raucherinnen* [20 u. a.]. Ob eine Korrelation zwischen Rauchverhalten und Abortfrequenz besteht, ist hingegen nicht bekannt.

XV/2.

2.2.2.3 Perinatale Mortalität

Obwohl randomisierte Studien fehlen, die Alter, Parität, soziale Klasse, Herkunft u. a. berücksichtigen, sind sich die meisten Untersucher darüber einig, daß die *perinatale Mortalität bei Raucherinnen vergleichsweise höher* ist als jene bei Nichtraucherinnen.

Hingegen ist die perinatale Mortalität untergewichtiger Kinder von Raucherinnen gegenüber jener der untergewichtigen Kindern von Nichtraucherinnen sogar niedriger [22, 23, 24 u. a.], ein Resultat, das offenbar auf die große Adaptationsfähigkeit des fetalen Organismus gegenüber den verschiedenen, durch das Rauchen über längere Zeit generierte gefäßaktiven Substanzen zurückzuführen sein soll.

2.2.2.4 Auswirkungen auf die Mutter

Man nimmt an, daß die auch außerhalb der Schwangerschaft zu beobachtende Negativwirkung auf Appetit und Körpergewicht, in Abhängigkeit von der Anzahl gerauchter Zigaretten, ebenso auf die Schwangerschaft übertragbar ist. Als Folge der verminderten Kalorienaufnahme resultieren *geringere Kindsgewichte.*

Aufgrund des komplexen Effekts von Nikotin (u. a. Ausschütten von Adrenalin mit peripherer Vasokonstriktion) wäre eigentlich eine erhöhte Inzidenz von *Präeklampsien* zu erwarten. Dennoch glaubt man, daß Präeklampsien unter Raucherinnen nicht häufiger sind [25, 27].

Die niedrige Zahl von Präeklampsien wird teilweise durch den *hypotensiven Effekt von Thiocyanat* (entgiftetes Zyanid) erklärt. Allerdings sei bei den «Präeklampsiegefährdeten», wahrscheinlich als Folge des sich mit einer präexistenten Hypertonie summierenden Rauchereffektes, bereits in der Frühschwangerschaft gehäuft mit einem Abort zu rechnen. Entwickelt eine Raucherin hingegen eine Präeklampsie, ist die perinatale Mortalität deutlich erhöht.

Entsprechend den Erwartungen verhält es sich auch mit dem *Plazentagewicht*; es ist bei Raucherinnen proportional zur Anzahl gerauchter Zigaretten erniedrigt.

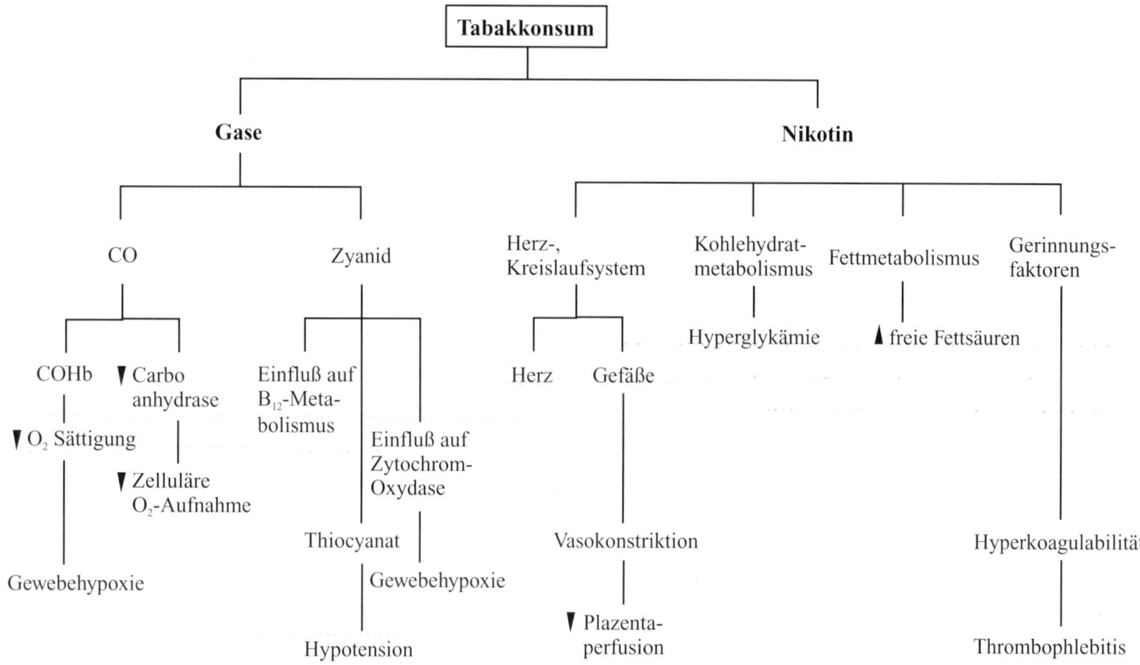

Abbildung 56: Diagramm über mögliche Mechanismen für Negativ-Effekte, hervorgerufen durch Rauchen in der Schwangerschaft.

2.2.2.5 Fetale Prognose

Stützt man sich auf allerdings schon einige Zeit zurückliegende Untersuchungen, kann Rauchen (je nach Intensität) auch die spätere *mentale und physische Entwicklung der Kinder beeinträchtigen* [17].

Inwiefern auch der *Vater als Raucher* eine Rolle spielt, ist nicht klar. Diskutiert wird eine Beeinflussung der Spermiogenese bei der Entstehung von Aborten und kindlichen Fehlbildungen [26].

2.2.2.6 Pathophysiologische Mechanismen (Abb. 56 [27])

Die von Pirani 1978 [27] vorgebrachten pathophysiologischen Vorstellungen über die durch das Rauchen verursachten «Pathways» kommen in Abbildung 56 zum Ausdruck.

Nikotin als aktive Substanz des Tabaks ist ein Alkaloid mit verschiedenen Effekten.

Als Folge der Wirkung auf die sympathischen Ganglien und das Nebennierenmark kommt es zur Ausschüttung von Katecholaminen mit Anstieg der Herzfrequenz und des Herzzeitvolumens sowie zu einer peripheren Vasokonstriktion mit Blutdruckanstieg und verminderter plazentarer Perfusion. Wahrscheinlich reicht der konträre Effekt des Thiocyanats (s. unter 2.2.2.4) vielfach nicht aus, um diese Deregulation abzublocken.

Es besteht wenig Zweifel darüber, daß der *transplazentare Transfer von CO* und damit die verminderte Sauerstoffsättigung im fetalen Blut und Gewebe das intrauterine Wachstum kompromittieren.

2.2.3 Koffein

Teratogene Effekte sind nicht bekannt. Hingegen ist übermäßiger Kaffeegenuß offenbar mit einem erhöhten Prozentsatz *untergewichtiger Kinder* korreliert. Als mögliche Ursache kommt eine Reduktion der Uterusdurchblutung in Frage [47]. Daneben kann es auch über einen durch häufiges Kaffeetrinken verminderten Appetit und über die dadurch reduzierte Kalorienzufuhr zum Gewichtsverlust bei Mutter und Kind kommen [28].

Der Genuß von Kaffee sollte in der Schwangerschaft auf 2–3 Tassen pro Tag beschränkt werden [52]. Bei exzessivem Koffeingenuß (z. B. 7 Tassen Kaffee/tägl.) ist mit vermehrtem Auftreten *mangelentwickelter Kinder* zu rechnen. In der Spätschwangerschaft ist zudem der Koffeinmetabolismus stark verlangsamt. Dazu ist an eine Koffeinkumulation bei gleichzeitigem Konsum von Kaffee, Tee, Cola und Schokolade zu denken [46].

2.3 Drogen

Die ständig wachsende Problematik mit Drogenabhängigen macht auch vor dem Geburtshelfer und dem Neonatologen nicht halt. So waren bereits vor 10 Jahren ein Drittel der rund 60.000 Opiatabhängigen in der BRD Frauen, davon 80 % im gebärfähigen Alter.

Zunächst stand *Heroin* im Vordergrund. Mit *Methadon,* als Ersatzdroge, ist jedoch das Problem der Abhängigkeit keineswegs gelöst und die Abstinenzerscheinungen beim Neugeborenen sind womöglich noch ausgeprägter [29, 30]. In den letzten Jahren haben weitere Drogen (Kokain u. a.) den «Markt» überschwemmt, die neben verschiedenen psychodelischen Spektren ähnliche Auswirkungen auf Mutter und Kind haben.

Suchtmittel und ihr Abusus verursachen offenbar keine *kindlichen Fehlbildungen, wobei beim Kokain gewisse Reserven angebracht sind* [31]. Hingegen bewirkt Drogenmißbrauch ungeachtet der benutzten Suchtmittel eindeutig vermehrte *Schwangerschaftskomplikationen.* Diese sind jedoch in hohem Maße auch Folge der schlechten mütterlichen Ausgangssituation mit psycho-somatischer Entgleisung, mit einem sozio-ökonomischen Status niedrigster Stufe, mit fehlender oder ungenügender Schwangerschaftsvorsorge u. a.

Die *Schwangerschaften sind demzufolge vermehrt durch* Hepatitiden, venerische Erkrankungen, Mangelernährung, Phlebitiden, Fehlgeburten, Frühgeburtlichkeit (vorzeitiger Blasensprung, Lageanomalien), Dystrophien, Präeklampsien und durch mannigfaltige psychische und soziale Probleme kompliziert. Die perinatale Morbidität und Mortalität ist um ein Mehrfaches erhöht. Durch die sehr oft schwankenden Blutspiegel besteht besonders beim Heroin für den Feten die Gefahr der akuten Überdosierung bzw. des Entzugs mit nachfolgendem Fruchttod [32].

Etwa 70–90 % der Neugeborenen entwickeln Entzugserscheinungen, die durchaus lebensbedrohliche Ausmaße annehmen können. Diese können innerhalb von 24 Stunden, aber auch später auftreten.

Entzugssymptome:

- gelegentlich unaufhörliches, grelles Schreien
- Unruhe, Übererregbarkeit, generelle Krämpfe, häufiges Gähnen
- Schwitzen, Fieber
- Erbrechen, Durchfälle
- Hyperpnoe, Dyspnoe, Zyanose

XV/2.

Therapie (nach Heroinnachweis im Urin bei Mutter und Kind): neben allgemeinen Maßnahmen, sind nach Berg 1988 [8] folgende Medikamente einzusetzen: 1. Diazepam 0,1–0,8 mg/kg/pro dosi (ggf. wiederholen). 2. Phenobarbital 5–12 mg/kg/tägl. in 3 Dosen i. m. oder oral; bei Nichtansprechen: Chlorpromazin in 3 Dosen i. m. oder oral 2,2 mg/kg/tägl. 3. Methadon 0,1–0,2 mg/kg/tägl – ausschleichend.

Die verheerenden Auswirkungen des Drogenabusus in der Schwangerschaft auf Mutter und Kind verlangen nach besonderen Institutionen, die mit der ambulanten und klinischen Betreuung dieser Risikofälle vertraut sind.

2.4 Umweltchemikalien

Über die teratogenen Effekte von Umweltchemikalien weiß man bis auf wenige Ausnahmen wenig Konkretes, am ehesten noch über *Quecksilberintoxikationen* größeren Ausmaßes.

Quecksilberverseuchte Fische und Getreide (Japan, Irak) wirken bei der leichten Plazentagängigkeit von organischen Quecksilberverbindungen für das Schwangerschaftsprodukt schon in Dosen toxisch, die für die Mutter unbemerkt bleiben. Die im strengen Sinne nicht teratogenen Verbindungen führen so gehäuft zu *neurologischen Defekten,* die als «Minamata-Krankheit» bekannt geworden ist [7].

Besonderes Aufsehen erregte 1976 die *Dioxinverseuchung* in Seveso (Norditalien). Dioxin wurde bei der Herstellung von Trichlorphenol durch eine Explosion freigesetzt. Da sich Dioxin im Tierexperiment als hochwirksames Teratogen erweist, kam es damals in der verseuchten Region zu zahlreichen Schwangerschaftsabbrüchen. Allerdings konnten im Abortmaterial keine sicheren Hinweise auf eine embryo-fetale Schädigung gefunden werden [7].

Aus der Unmenge möglicher Schadstoffe sind auf Tabelle 125 [1] einige Umweltchemikalien mit eindeutiger oder vermuteter pränataltoxischer Potenz aufgeführt.

Mit zunehmender Sensibilisierung der Bevölkerung auf Umwelteinflüsse, werden mögliche Schadstoffauswirkungen mehr und mehr ins Bewußtsein gerückt und kritisch beurteilt. Die Schwangerschaft, als besonders «sensibler Faktor», hat dabei in diesem Wechselspiel von Ur-
XV/2. sache und Wirkung ihren ganz speziellen Stellenwert.

Tabelle 125: Einige Umweltchemikalien mit eindeutiger oder mit vermuteter pränataltoxischer Potenz.

Stoffklasse	akute Vergiftung («Unfall»)	stärkere Exposition	«übliche» Exposition
Schwermetalle:			
Methylquecksilber	+	?	(–)
Kadmium	?	(–)	(–)
Bleiverbindungen	+?	?	(–)
Lösungsmittel:	+?	+?	(–)
Verbrennungsprodukte:			
Kohlenmonoxid	+	?	(–)
Verunreinigungen:			
Polyzyklische aromatische Kohlenwasserstoffe	?	(–)	(–)
PCDD und PCDF	+?	?	(–)
in die Umwelt gelangte Chemikalien:			
Polychlorierte Biphenyle (PCB)	+	+?	(–)
Pestizide:			
2,4,5-T	+?	?	(–)
«Holzschutzmittel»*	+?	?	(–)

\+ = embryotoxisches Risiko eindeutig vorhanden
+? = gewisses embryotoxisches Risiko zur Zeit nicht auszuschließen
(–) = falls embryotoxisch, dann von sehr geringer Potenz
? = nicht ausreichend untersucht oder kontroverse Daten
* Die variable und häufig undefinierte Zusammensetzung erschwert eine Beurteilung; Beobachtungen beim Menschen fehlen.

2.5 Strahlenexposition

Wie alle Lebewesen sind auch wir einer natürlichen Strahlenbelastung ausgesetzt. Diese setzt sich aus externen kosmischen und terrestrischen Strahlenemissionen sowie aus der Ingestion oder Inhalation radioaktiver Substanzen zusammen.

Die mittlere Äquivalentdosis liegt in unseren Regionen bei etwa 200 mrem/Jahr, mit erheblichen Schwankungsbreiten [55].

Definitionen von Strahleneinheiten
Rem = Akronym aus «rad equivalent man» als Bezeichnung der *Äquivalentdosis.* Dies entspricht derjenigen *Energiedosis,* die notwendig ist, um mit der Strahlenart X unter sonst gleichen Bedingungen am gleichen biologischen Objekt die gleiche biologische Wirkung zu erzielen wie mit der Energiedosis der Bezugsquelle.
100 rem = 1 Sv (Sievert = Einheit der Äquivalentdosis) = 1 J/kg; 10 mSv (Milli-Sievert) = 1 rem
Gy (Gray) = radiologische SI-Einheit der *Energiedosis* (1 J(Joule)/kg). *1 Gy = 100 rd (rad = ältere Einheit).* – Die Energiedosis, definiert als die von einer ionisierenden Strahlung in einem Material erzeugte Dosis, d.h. die wirksame Energie pro Maße des bestrahlten Materialvolumens.

2.5.1 Medizinische Strahlenexposition

Zur «natürlichen» Strahlenexposition kommt der Kontakt mit «klinischen Strahlenquellen» in Form röntgendiagnostischer Maßnahmen, gefolgt von der therapeutischen Strahlenapplikation.

Allerdings konnte im Laufe der Jahre die bei *Röntgenaufnahmen* emittierte Strahlendosis durch die Anwendung hochempfindlicher Röntgenverstärkerfolien und hochempfindlicher Röntgenfilme ganz erheblich gesenkt werden [33]. So ist z.B. eine dringliche röntgenologische Beckenmessung sub partu mit kalkuliertem Risiko auch heute noch vertretbar.

Das *genetische und somatische Strahlenrisiko* läßt sich allerdings nur empirisch und durch Extrapolation experimenteller Daten abschätzen [34, 35, 36]. Dazu müssen folgende Vorstellungen oder Erkenntnisse in Betracht gezogen werden:

- Die biologische Wirksamkeit der Röntgenstrahlen nimmt erheblich ab, falls die Anwendung in Form kleiner Einzeldosen erfolgt (fraktionierte Bestrahlung).
- Über 99,9 % der durch Röntgenbestrahlung bedingten Zell- und Gen-Läsionen werden spontan repariert.
- Über 95 % der verbleibenden Gen-Mutationen sind rezessiv vererblich. Diese werden im Phänotypus erst dann sichtbar, wenn sie auf die seltenen Gleichartigen treffen.
- Die meisten im Phänotypus manifestierten Mutationen sind letal.

So wurde angenommen, daß für die Auslösung gröberer *embryo-fetaler Mißbildungen der Grenzwert (= pränatale Strahlenexposition)* bei etwa 0,25 Gy (25 rad) und für Wachstumsstörungen bei 0,25–0,5 Gy festzulegen ist, was bei den üblichen diagnostische Aufnahmen aber nicht erreicht wird (s. o.). Aus Sicherheitsgründen sollte jedoch innerhalb der ersten drei Monate einer Schwangerschaft nicht mehr als 1 rem auf das Abdomen verabreicht werden [7].

– Entsprechend dem aktuellen Stand des Wissens wurden 1994 von den Schweizerischen Gesellschaften für Radiologie, Strahlenbiologie und Medizinische Physik sowie Gynäkologie und Geburtshilfe neue Empfehlungen für das ärztliche Verhalten nach pränataler Exposition mit ionisierenden Strahlen herausgegeben (s. Anhang 1 [56]).

Die Frage nach der durch Strahlen ausgelösten *Neoplasmenbildung* im Kindesalter ist immer noch umstritten. – Darüber hinaus wurde auch über eine Zunahme von *Leukämiefällen* bei den bis zu 10 Jahren nach Röntgenuntersuchungen in der Schwangerschaft (überwiegend Pelvimetrien) beobachteten Kindern berichtet (Oxford-Studie). Die Strahlendosis lag dazumal wahrscheinlich zwischen 1 und 5 cGy [1].

Schließlich spricht man auch von einer Strahlenexposition, ausgehend von durch *Ingestion oder Inhalation* aufgenommen *natürlichen Radionukliden* (z. B. 40K, 14C). Hinzu kommt ein variabler Anteil *künstlicher Radioisotope* (Atomexplosionen, Unfälle wie in Tschernobyl). – Es gibt jedoch keinen Anhalt dafür, daß die natürliche Exposition nennenswert zur Spontanrate der Fehlbildungen beiträgt. Hingegen kann die Applikation von Radioisotopen in diagnostischer oder therapeutischer Dosierung bei entsprechend langer physikalischer Halbwertszeit durchaus zu pränataltoxischen Problemen führen [1]. Demzufolge ist auch die Gabe von 99 mTc mit geringerer Halbwertzeit z. B. wesentlich günstiger als jene von 131 J.

Es gibt keine absolut unschädliche Schwellendosis. Falsch wäre jedoch, aus Überängstlichkeit vor Strahlenschädigungen auf eine Methode verzichten zu wollen, deren Nutzen eindeutig größer ist als ein eventuell zu erwartender hypothetischer Schaden. XV/2.

2.5.2 *Strahlenexposition durch Fliegen – Praktische Auswirkungen*

Den *ionisierenden Strahlen im Kosmos* war der Mensch schon immer ausgesetzt, wobei zwischen natürlichen und künstlichen Strahlenquellen unterschieden wird. Unsere *mittlere jährliche Strahlenexposition setzt sich aus den auf Abbildung 57* [50] *dargestellten Quellen zusammen* und beträgt in der Schweiz zusammengerechnet 5,08 mSv (508 mrem).

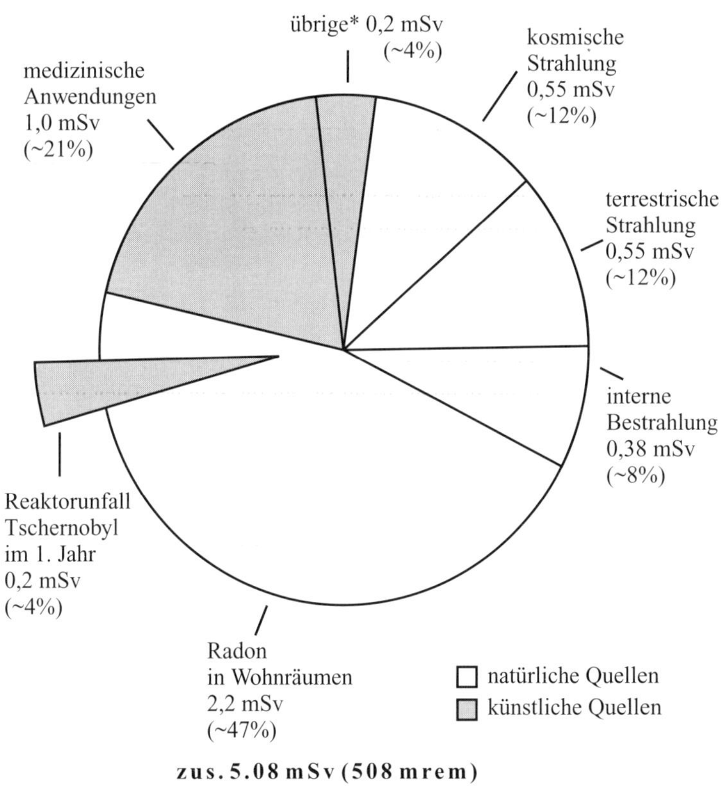

Abbildung 57: Mittlere jährliche Strahlenexposition der Bevölkerung in der Schweiz (in Milli-Sievert pro Person). Bericht der Eidgenössischen Kommission zur Überwachung der Radioaktivität für die Jahre 1985 und 1986, vom 9.11.1988.
* übrige = Atombombenfallout, Kernanlagen und Spitäler, Kleinquellen.

2.5.2.1 Flugpassagiere

Fliegen führt zu einer zusätzlichen Belastung.

Diese ist abhängig von *Flughöhe,* Flugzeugtyp sowie Flugrouten. Die Strahlenbelastung nimmt mit der Höhe zu, entsprechend fällt dies bei einem
XV/2. Flug mit der Concorde mit wesentlich höherer Flughöhe ins Gewicht (da wir aber nicht jeden Tag, selten oder nie mit der Concorde fliegen, fällt dies trotz allem nicht ins Gewicht [der Autor]).

Auch die *Flugroute* ist von Bedeutung. Die kosmische Strahlung ist über beiden Polen intensiver als über dem Äquator, da das geomagnetische Feld der Erde über dem Äquator einen Teil der kosmischen Strahlen reflektiert.

Mit zunehmender Höhe nehmen der Luftdruck und damit der Sauerstoffpartialdruck ab. Dies hat zur Folge, daß auch der arterielle Po2 von Meereshöhe bis auf 2500 m Höhe von 96 mm Hg auf 63 mm Hg abnimmt [48]. Aufgrund *adaptiver Regulationsmechanismen* kommt es zur Stimulation der peripheren Chemorezeptoren, was u. a. zu einem Anstieg der Herzfrequenz, des Herzminutenvolumens, des systolischen Blutdrucks wie zu einer Abnahme des diastolischen Druckes führt. Wenn auch diese «relativen» Hypoxämien meist bei Benutzung von Sportflugzeugen ohne Druckkabine nur kurzfristiger Natur sind, sollten *Linienmaschinen* gewählt werden.

2.5.2.2 Flugpersonal

Dazu liegen relativ wenig exakte Daten ohne Systematik hinsichtlich Flugzeugtypen, Flughöhen und -routen vor. Die neuesten Zahlen stammen vom «US Department of Transportation» 1989 (Abb. 58 [49]). Dabei wurde die Strahlenbelastung auf verschiedenen Flugrouten für eine durchschnittliche jährliche Arbeitszeit hochgerechnet.

Setzt man nun diese Strahlenbelastung in Beziehung zu den teils geltenden oder von verschiedenen Institutionen für eine Schwangerschaft vorgeschlagenen Dosislimiten (teils 2 mSv/9 Monate [49]), so ist es möglich, daß diese Grenzwerte auf den am meisten strahlenexponierten Flugrouten erreicht werden. Die meisten Fluggesellschaften dispensieren deshalb (und auch aus anderen Gründen) schwangere Stewardessen vom Dienst in der Luft.

2.5.2.3 Praxis

Setzt sich eine Schwangere in ein Flugzeug, so ist die Belastung durch diesen Flug zu vernachlässigen. Trotzdem sollten *unnötige Flugreisen* (besonders Nordatlantikflüge) unterlassen werden. Ein schwangeres *Crew-Mitglied sollte vom Dienst in der Luft dispensiert* werden.

2.6 Ultraschall (s. auch Kap. XVII/7.)

Newnham et al 1993 [58] haben sich die Frage gestellt, ob der intensive Einsatz (5mal während der Schwangerschaft) bildgebender Ultraschalluntersuchungen und von Doppler-Flußmessungen die Resultate der Schwangerschaftsüberwachung zu verbessern vermag im Vergleich zur bisherigen Praxis mit nur einer ultrasonographischen Biometrie zu einem Schwangerschaftszeitpunkt

Abbildung 58: Kosmische Strahlenbelastung beim Fliegen.

US Dept. of Transport. 1980	Jahresdosis Crew	1.6 mSv (160 mrem)
UNSCEAR 1988	Jahresdosis Crew 600 Flugstunden	1.8 mSv–2.5 mSv (180–240 mrem)
US Dept. of Transport. 1989	Jahresdosis Crew 950 block hours	0.2–9.1 mSv (20–91 0 mrem) 5 mSv (500 mrem)
Ital. Kernenergiebehörde 1989	Jahresdosis Crew 770 block hours	0.9 mSv (90 mrem)
GSF/Lufthansa 1990	Jahresdosis Crew 650–700 Flugstunden	2–3mSv (200–300 mrem)

von 18 Wochen. Gemessen an der Häufigkeit neonatologischer Behandlungsbedürftigkeit zeigte sich bei den Neugeborenen beider Gruppen kein Unterschied. Hingegen wies das Kollektiv der intensiv überwachten Kinder signifikant größere Anteile von Geburtsgewichten unter der dritten und zehnten Perzentile auf als das Vergleichskollektiv.

Die Autoren schlagen zusammen mit Keirse 1993 [59] größere Untersuchungsreihen zur Klärung der Auswirkung ultrasonographischer Expositionen auf das fetale Wachstum beim Menschen vor. Bis diesbezüglich Klarheit herrscht, sollte man die Ultrasonographie während der Schwangerschaft auf Fragestellungen limitieren, deren Beantwortung als klinisch nützlich erachtet werden kann.

Literaturhinweise

1 Neubert D (1992) Ökologische Schwangerenberatung. In Künzel W, Wulf KH (Hrsg) Schwangerschaft. Urban & Schwarzenberg. München-Wien-Baltimore S 149
2 Majewski F (1977) Über einige durch teratogene Noxen induzierte Fehlbildungen. Wochenschr Kinderheilk 125:609
3 Barber HRK (1981) Fetal and neonatal effects of cytotoxic agents. Obstet Gynecol 58:41
4 Bishop EH (1981) Acceleration of fetal pulmonary maturity. Obstet Gynecol 58:48
5 Happle R, Traupe H, Bounameaux Y, Fisch T (1984) Teratogene Wirkung von Etretinat beim Menschen. Dtsch Med Wschr 109:1476
6 Turnier V (1984) The isotretinoin teratogen syndrome. J Am Med Ass 251:3267
7 Knörr K, Knörr-Gärtner H, Beller FK, Lauritzen C (1989) Umweltfaktoren in der Schwangerschaft. In Geburtshilfe und Gynäkologie (Hrsg) Springer. Berlin-Heidelberg-New York S 124
8 Berg D (1988) Medikamente in der Schwangerschaft. In Schwangerschaftsberatung und Perinatologie (Hrsg). Thieme. Stuttgart-New York S 453
9 Ziegler K (1983) Wurmbefall. In Kyank H, Beller FK (Hrsg) Erkrankungen während der Schwangerschaft. Thieme. Stuttgart-New York S 270
10 Lemoine P, Harrousseau H, Boteyru P, Menuet JC (1968) Les enfants des parents alcooliques: Anomalies observées, à propos de 127 cas. Quest Med 25:477
11 Scheppe KJ (1977) Alkohol-Embryopathie. gynäkol prax 1:599
12 Hinckers HJ (1978) The influences of alcohol on the fetus. Perinat Med 6:3
13 Hanson JW, Pytkowicz-Streissgut A, Smith W (1978) The effects of moderate alcohol consumption during pregnancy on fetal growth and morphogenesis. J Pediat 92:457
14 Wright JT, Waterson EJ, Barrison IG et al (1983) Alcohol consumption, pregnancy, and low birth-weight. Lancet I:663
15 Simpson WJA (1957) A preliminary report on cigarette smoking and the incidence of prematurity. Am J Obstet Gynecol 73:808
16 Naeye RL (1981) Influence of maternal cigarette smoking during pregnancy on fetal and childhood growth. Obstet Gynecol 57:18
17 Butler NR, Goldstein H (1973) Smoking in pregnancy and subsequent child development. Br Med J 4:573
18 Greenberg RA, Haley NJ, Etzel RA, Loda FA (1984) Measuring of exposure of infants to tobacco smoke. N Engl J Med 310:1075
19 Mau G (1976) Smoking and the fetus. Lancet I:972
20 Kline J, Stein ZA, Susser M, Warburgton D (1977). Smoking, a risk factor for spontaneus abortion. N Engl J Med 297:793
21 Albermann ED, Goldstein H (1971) Possible teratogenic effect of cigarette smoking. Nature 231:529
22 Estel C, Kadner J (1978) Rauchen in der Gravidität. Zbl Gynäk 100:579
23 Herrmann U (1983) Rauchen und Schwangerschaft. Therap Umsch 40:108
24 Kullander S, Källen B (1972) A prospective study of smoking and pregnancy. Acta Obstet Gynecol Scand 50:83
25 Palmgren B, Wahlen T, Wallander B (1973) Toxemia and cigarette smoking during pregnancy. Acta Obstet Gynecol Scand 52:193
26 Mau G., Netter P (1973) Die Auswirkung des väterlichen Zigarettenkonsums auf die perinatale Sterblichkeit und die Mißbildungshäufigkeit. Dtsch Med Wochenschr 99:1113
27 Pirani BBK (1978) Smoking during pregnancy. Gynecol Survey 33:1
28 Knutti R, Rothweiler H, Schlatter C (1981) Effect of pregnancy on the pharmacinetics of coffeine. Eur J Clin Pharmacol 21:121
29 Giles W, Patterson T, Sanders F et al (1989) Outpatient methadone programme for pregnant heroin using woman. N Z J Obstet Gynaec 29:225
30 Finnegan LP (1985) Effect of maternal opiate abuse on the newborn. Fed Proc 44:2314
31 Bingol N, Fuchs M, Diaz V et al (1987) Teratogenicity of cocaine in humans. J Pediatr 110:93
32 Stauber M, Schwerdt M, Hollenbach B (1982) Schwangerschaft, Geburt und Wochenbett bei heroinabhängigen Frauen – derzeitiger Wissenstand und eigene Erfahrungen. Geburtsh Frauenheilkd 42:345
33 Kästner F (1983) pers. Mitteilung
34 Fritz-Niggli H (1975) Strahlengefährdung – Strahlenschutz. Huber. Bern-Stuttgart-Wien
35 Fritz-Niggli H(1982) Risiken kleiner Strahlendosen. Schweiz Rdsch Med (Praxis) 71:871
36 Gurnter H (1980) Strahlenbelastung – gibt es eine Schwellendosis? Dtsch Med Wochenschr 105:841
37 Tönz O (1992) Vitamine und Schwangerschaft. Schweiz Ärztezeitung. 73:1472

XV/Lit.

38 Hanck AB, Kuenzli CC, Rehm WF (1991) Vitamin A. Parey. Berlin-Hamburg
39 von Mandach U (1989) Vitamin A und Schwangerschaft. pharma-kritik. 11:29
40 Teratology Society (1987) Position Paper. Teratology 35:269
41 Laschinski G, Spielmann H (1988) Empfehlungen zur Gabe von Vitamin A in der Schwangerschaft. Geburtsh Frauenheilkd 48:196
42 Shapiro S, Siskind V, Monson RR et al (1976) Perinatal mortality and birthweight in relation to aspirin taken during pregnancy. Lancet I:1375
43 Rudolph AM (1981) The effects of nonsteroidal antiinflammatory compounds on fetal circulation and pulmonary function. Obstet Gynecol 58:63
44 Benigni A, Gregorini G, Frusca T et al (1989) Effect of low-dose Aspirin on fetal and maternal generation of Thromboxan by platelets in woman at risk for pregnancy-induced hypertension. N Engl J Med 321:357
45 Yuzpe AA, Smith RP, Rademaker AE (1982) A multicenter clinical investigation employing ethinyl estradiol combined with dl-norgestrel as postcoital contraceptive agent. Fertil Steril 37:508
46 Schneider KTM, Schlatter J (1986) Koffein und Schwangerschaft. gynäkol prax 10:21
47 Kirkinen P, Joupilla P, Koivula A (1983) The effect of coffeine on placental and fetal blood flow in human pregnancy. Am J Obstet Gynecol 147:939
48 Baumann H (1990) Reisen, Fliegen, Höhenbelastung. Tg Dtsch Ges Gynäk Geb. Hamburg
49 Huch R, Burkard W (1992) Kosmische Strahlenbelastung beim Fliegen – Risiko für Schwangerschaft? Perinatal Medizin 4:67
50 Weickhardt U (1989) Ionisierende Strahlen. SUVA Arbeitsmedizin 4
51 Knecht Th (1993) Biomedizinische Alkoholimusforschung. Stand 1992. DIA-GM 3:179
52 Schneider KTM (1987) Koffein und Schwangerschaft. Gynäkologe 20:122
53 Lippert T (1994) pers. Mitteilung des Ko-Lektors
54 Gysling E (1992) Medikamente und Schwangerschaft. pharma-kritik 14:66
55 Hinz G, Kaul A (1987) Strahlenbelastung und Schwangerschaft. Gynäkologe. 20:137
56 Marincek B, Müller-Brand J, Roth J, Haller U (1994) Empfehlungen für das ärztliche Verhalten nach pränataler Exposition mit ionisierenden Strahlen. Schweiz Ärztezeitung. 75:722
57 Spinillo A, Capuzzo E, Nicola SE (1994) Factors potentiating the smoking-related risk of fetal growth retardation. Br J Obstet Gynaecol 101:954
58 Newnham JP, Evans FS, Michael CA et al (1993) Effects of frequent ultrasound during pregnancy: A randomised controlled trial. Lancet 342:887
59 Keirse MJNC (1993) Frequent prenatal ultrasound: Time to think again. Lancet 342:878

Anmerkung:

Wenn auch gewisse Literaturstellen teils älteren Datums sind, stellen diese immer noch einen hohen, repräsentativen Stellenwert dar.

Anhang 1

Empfehlungen für das ärztliche Verhalten nach pränataler Exposition mit ionisierenden Strahlen

Schweizerische Gesellschaft für Medizinische Radiologie (SGMR), Schweizerische Gesellschaft für Strahlenbiologie und Medizinische Physik (SGSMP), Schweizerische Gesellschaft für Gynäkologie und Geburtshilfe (SGGG)

Die folgenden Empfehlungen sollen dem Arzt bei zwingender Indikation einer Röntgenuntersuchung oder nach unbeabsichtigter Exposition einer schwangeren Frau Anhaltspunkte für das Strahlenrisiko der Frucht bieten und Entscheidungshilfe für weiteres Verhalten sein.

Repräsentativ für die Strahlenexposition von Embryo/Fetus ist die Äquivalentdosis am Uterus. Es wird postuliert, daß aus einer Strahlenexposition bis zu einer Dosis von 20 mSv (2 rem)* keine Gefährdung für das Kind entsteht [1]. Ergibt die grobe Abschätzung eine mögliche Exposition von größer als 20 mSv, ist die Dosis, die die Frucht erhalten hat, exakter zu bestimmen.

Zur Bewertung der Strahlenexposition von Embryo/Fetus existieren zahlreiche wissenschaftliche Untersuchungen, welche in zusammenfassenden Darstellungen vorliegen [1–4].

Der menschliche Embryo besteht aus strahlensensiblen Geweben, deren Empfindlichkeit sich während der intrauterinen Entwicklung wandelt. Die höchste Empfindlichkeit wird der Hauptorganbildungsperiode (sog. Organogenese) zugeschrieben, die etwa in der 4. Woche (6 Wochen nach Beginn der letzten Periodenblutung) beginnt und sich über 8–10 Wochen erstreckt. Vor dieser Zeit, in der Phase der Präimplantation bzw. zu Beginn der Implantation, vermag der Keim ihm durch kleine Strahlendosen (unter 200 mSv) zugefügte Schäden zu reparieren oder er stirbt ab [2].

Während der späten Organogenese und in der folgenden Fetalperiode ist die Frucht weniger strahlenempfindlich.

Für das praktische Vorgehen empfehlen wir ein Dreistufenkonzept [1]:

1. Eine Dosis- und Risikoabschätzung entfällt, wenn der Embryo/Fetus nicht im Nutzstrahlenbündel liegt (Dosis unter 20 mSv). In der diagnostischen Nuklearmedizin treten erfahrungsgemäß keine Dosen am Uterus von über 5 mSv auf.

2. Ergibt die grobe Schätzung, daß die Dosis am Uterus über 20 mSv liegen könnte (z. B. CT-Untersuchungen, Durchleuchtungen des unteren Abdomens, intravenöse Urographie, Zystographie mit Refluxuntersuchung, Angiographie), dann sollte die Dosis berechnet werden. Die Berechnung erfolgt auf der Grundlage von Standardwerten der benutzten Röntgeneinrichtung und des Körperdurchmessers der Patientin.

3. Ergibt die Berechnung eine Dosis am Uterus von über 50 mSv, muß der Hergang der Röntgenuntersuchung rekonstruiert werden (z. B. mit Phantomen). Diese Aufgabe ist vom Medizinphysiker in Zusammenarbeit mit dem medizinischen Personal durchzuführen.

XV/Anh.1

Auch im Bereich einer Exposition der Frucht um 100 mSv ist das Risiko der Fruchtschädigung noch zu vernachlässigen. Bei einer Exposition am Uterus von mehr als 100 mSv sollten das Risiko und die sich daraus ergebenden Konsequenzen individuell und multidisziplinär bewertet werden.

Literatur

1 Leetz H-K et al (1990) Pränatale Strahlenexposition aus medizinischer Indikation. Dosisermittlung, Folgerungen für Arzt und Schwangere. Arbeitsausschuß zur Ermittlung der Dosis in der Leibesfrucht der Deutschen Gesellschaft für Medizinische Physik (DGMP) in Zusammenarbeit mit dem Ausschuß für Strahlenschutz der Deutschen Röntgengesellschaft. DGMP-Bericht 7

2 Fritz-Niggli H (1991) Strahlenbedingte Entwicklungsstörungen. In: Fritz-Niggli H (Hrsg) Strahlengefährdung – Strahlenschutz. Ein Leitfaden für die Praxis. 3. Aufl. Huber. Bern-Stuttgart S. 206–226

3 Bundesminister für Umwelt, Naturschutz und Reaktorsicherheit, Bundesrepublik Deutschland (Hrsg) (1989) Wirkungen nach pränataler Bestrahlung. Veröffentlichungen der Strahlenschutzkommission. Band 2. Fischer. Stuttgart-New York

4 UNSCEAR (1986) Genetic and somatic effects of ionizing radiation. United Nations. New York

* mSv = Milli-Sievert (Sievert = Einheit für Äquivalentdosis) 1 Sv = 100 rem = 1 J/kg.

Anhang 2

Schwarze Liste Medikamente und Schwangerschaft

XV/Anh.2

mit Begleitkommentar von
E. Gysling (1992), pharma-kritik 14:17

Die Frage, ob ein Medikament einer schwangeren Frau bedenkenlos verabreicht werden könne, läßt sich kaum je zuverlässig beantworten. Auch wenn im *Tierversuch* keine teratogene Wirkung und auch keine andere Schädigung des mütterlichen und des fetalen Organismus beobachtet werden können, ist damit die Schwangerschafts-Verträglichkeit eines Arzneimittels beim Menschen nicht gesichert. Umgekehrt lassen bei Tieren nachgewiesene Schäden auch nicht eindeutig auf entsprechende Probleme beim Menschen schließen.

Es ist aber offensichtlich, daß systematische *Arzneimittelstudien bei schwangeren Frauen ethisch nicht verantwortet* werden können: Umso wichtiger ist die ärztliche Wachsamkeit, wenn Zusammenhänge zwischen Medikamenten und Fehlbildungen beim Menschen aufgedeckt werden sollen. Für Substanzen mit geringem teratogenen Potential gelingt es allerdings kaum, einen solchen Zusammenhang sicher nachzuweisen oder auszuschließen.

Die Basis unseres Entscheides über die Verwendung eines Medikamentes in der Schwangerschaft ist also fast immer sehr schmal. Daraus ergibt sich eine wichtige Regel: *In der Schwangerschaft sollten alle Medikamente höchst zurückhaltend, nur bei eindeutiger Indikation eingesetzt werden.* Diese Regel gilt ganz besonders für das erste Schwangerschafts-Trimester und die letzten Schwangerschaftswochen. Im übrigen sollen natürlich diejenigen Medikamente, die ein offensichtliches Risiko darstellen, nach Möglichkeit ganz vermieden werden.

Die von der amerikanischen Arzneimittelbehörde (FDA) empfohlenen (und heute auch in der Schweiz verwendeten) *Schwangerschaftskategorien* sind geeignet, uns bei der Risikoabwägung zu helfen. Leider kann aber diese Art Information gerade bei heiklen Fragen nicht entscheidend zu unserem Entscheid beitragen. Wenn ein Medikament «klare Risiken für den menschlichen Fetus» bringt, aber «der therapeutische Nutzen für die Mutter» allenfalls überwiegen kann, fällt es unter Umständen sehr schwer, die im Einzelfall beste Therapie zu wählen.

Auch die vorliegende pharma-kritik-Doppelnummer (Abdruck S. 359 ff.) kann hier nur einen bescheidenen Beitrag leisten. Sie enthält zwei Listen: In Liste I sind die Medikamente zusammengestellt, die während der Schwangerschaft *in der Regel vermieden* werden sollten bzw. eine zuverlässige Kontrazeption erfordern. Es handelt sich vorwiegend um Medikamente, die den Schwangerschaftskategorien D und X zugeordnet werden. In Liste II finden sich die Arzneimittel, die *in den letzten Schwangerschaftswochen* und unter der Geburt vermieden werden sollten. Ein Beilageblatt enthält die in der Schweiz gebräuchlichen Markennamen.

Medikamente, die in diesen Listen *nicht* vorkommen, sind jedoch *nicht über jeden Zweifel erhaben.* Mehrere Arzneimittelgruppen, die in den Listen nicht genannt sind, werden von einzelnen Autoren als in der Schwangerschaft mindestens relativ kontraindiziert bezeichnet. Diese Medikamente sind nachstehend zusammengestellt. Die vorliegenden Verdachtsmomente erscheinen im ganzen nicht so überzeugend, daß auch diese Mittel in die «schwarze Liste» aufgenommen werden müßten.

Ausschlußliste (Medikamente, die als problematisch geprüft wurden, aber doch «schwangerschaftsverträglich» erscheinen).

- Antidepressiva (trizyklische und neuere Präparate)
- Betarezeptorenblocker
- Bisphosphonate
- Diuretika
- H_1-Rezeptorantagonisten (Antithistaminika)
- Kalziumantagonisten
- Kortikosteroide
- Lokalanästhetika
- Narkosemittel
- Neuroleptika
- Östrogene (auch orale Kontrazeptiva)

Liste I:
Medikamente, die in der Schwangerschaft vermieden werden sollten (z.T. 1995 ergänzt)

Medikamente	Kommentar
ACE-Hemmer	*Bei Anwendung während des zweiten und dritten Schwangerschaftstrimesters kann es zu einer schweren Beeinträchtigung der fötalen Nierenfunktion kommen. Weitere mögliche Folgen: Oligohydramnion; Schädelhypoplasie, Anurie des neugeborenen Kindes.*
Acenocoumarol	siehe Antikoagulanzien (orale)
Acitretin	Teratogenes Retinoid. Zuverlässige Kontrazeption schon einen Monat vor der Anwendung und noch zwei Jahre nach Absetzen notwendig! Siehe auch: Vitamin A
Alkohol	*Bei chronischem Mißbrauch schwere Schäden (fötales Alkohol-Syndrom, Wachstumsverzögerung, Aborte).*
Alteplase	Thrombolytika können zur Plazentalösung führen; Blutungsrisiko!
Amfepramon	Teratogene Wirkung möglich
Amikacin	siehe Aminoglykoside
Aminoglutethimid	Störung der sexuellen Entwicklung möglich (Pseudohermaphroditismus)
Aminoglykoside	*Wahrscheinlich können alle Aminoglykoside den achten Hirnnerven schädigen; dokumentiert sind insbesondere Schäden infolge von Streptomycin und Dihydrostreptomycin.*
Amiodaron	Kropfbildung oder andere Schilddrüsenstörungen beim Neugeborenen nicht sicher auszuschließen
Anabolika	Maskulinisierung von weiblichen Föten möglich (Androgenwirkung)
Androgene	Maskulinisierung von weiblichen Föten!
Anistreplase	Thrombolytika können zur Plazentalösung führen; Blutungsrisiko!
Anthrazykline	siehe Zytostatika
Antidiabetika (orale)	*Hyper- und Hypoglykämien führen möglicherweise zu fötalen Schädigungen; zudem können beim Neugeborenen eventuell langdauernde Hypoglykämien auftreten. Diabetikerinnen sollten in der Schwangerschaft mit Insulin behandelt werden.*
Antiepileptika	*Praktisch alle Antiepileptika werden als teratogen verdächtigt; bekannt sind u. a. das durch Phenytoin verursachte fötale Hydantoin-Syndrom und Neuralrohrdefekte infolge einer Valproinsäure-Therapie. Antiepileptika können und sollen aber in der Regel in der Schwangerschaft nicht abgesetzt werden.*
Antikoagulanzien	(orale) *Schwere embryonale und fötale Schäden («Warfarin-Embryopathie») möglich. Heparin ist als Alternative nicht problemlos, aber eindeutig vorzuziehen.*
Antimalariamittel	*Malariaprophylaxe und -therapie dürfen in der Schwangerschaft nicht vernachlässigt werden. Einzig Chinin ist beim Menschen als teratogen dokumentiert. Mefloquin und Pyrimethamin haben in Tierversuchen Schädigungen hervorgerufen. Chloroquin gilt als weitgehend problemlos. Dennoch soll eine Basistherapie des Lupus erythematodes oder einer Polyarthritis mit Chloroquin und Verwandten in der Schwangerschaft unterbrochen werden.*
APSAC	siehe Anistreplase
Asparaginase	siehe Zytostatika
Auranofin	In Tierversuchen wurden unter Auranofin weniger Fehlbildungen als unter parenteral verabreichten Goldpräparaten (Aurothiomalat) beobachtet

XV/Anh.2

Medikamente	Kommentar
Aurothiomalat	Wird kontrovers beurteilt; im Tierversuch Fehlbildung beobachtet
Barbexaclon	siehe Antiepileptika
Batroxobin	Thrombolytika können zur Plazentalösung führen; Blutungsrisiko!
Benazepril	siehe ACE-Hemmer
Bezafibrat	Fibrate haben in Tierversuchen fötale Schädigungen hervorgerufen
Biguanide	siehe Antidiabetika (orale)
Bleomycin	siehe Zytostatika
Buformin	siehe Antidiabetika (orale)
Busulfan	siehe Zytostatika
Captopril	siehe ACE-Hemmer
Carbamazepin	siehe Antiepileptika
Carbimazol	siehe Thyreostatika
Carboplatin	siehe Zytostatika
Chenodeoxycholsäure	Im Tierversuch fötale Schäden
Chinidin	Nach Herstellerangaben in höheren Dosen abortive Wirkung möglich
Chinin	Teratogene Wirkung dokumentiert; siehe Antimalariamittel
Chinolone	Im Tierversuch chondrotoxische Wirkung!
Chlorambucil	siehe Zytostatika
Chloramphenicol	Wird kontrovers beurteilt; am Ende der Schwangerschaft kontraindiziert, da es beim Neugeborenen zu einem vasomotorischen Kollaps («gray syndrome») kommen kann
Chloroquin	siehe Antimalariamittel
Chlorotrianisen	Nicht-steroidale Östrogene gelten als problematisch und sind deshalb kontraindiziert
Chlorpropamid	siehe Antidiabetika (orale)
Chlortetracyclin	siehe Tetrazykline
Cilazapril	siehe ACE-Hemmer
Ciprofloxacin	Chinolone haben im Tierversuch chondrotoxische Wirkung!
Cisplatin	siehe Zytostatika
Clofibrat	Fibrate haben in Tierversuchen fötale Schädigungen hervorgerufen
Clomifen	In Tierversuchen fötale Schädigung; nach Herstellerangaben kontraindiziert
Clotrimazol	In einzelnen Tierversuchen hatten hohe Dosen teratogene Wirkungen. Im ersten Trimester vermeiden!
Cotrimoxazol	siehe Trimethoprim und Liste II (Sulfonamide)
Cyclophosphamid	siehe Zytostatika
Cyproteronazetat	Störungen der sexuellen Entwicklung (Feminisierung männlicher Föten)
Cytarabin	siehe Zytostatika
Dactinomycin	siehe Zytostatika
Danazol	Pseudohermaphroditismus (Maskulinisierung) weiblicher Föten
Daunorubicin	siehe Zytostatika
Diäthylpropion	siehe Amfepremon
Diäthylstilböstrol	*Ein synthetisches Östrogen, das bei den Nachkommen zu Spätkomplikationen führen kann: genitale Anomalien, Fertilitätsstörungen; bei weiblichen Nachkommen auch vaginale Adenokarzinome!*
Dihydroergotamin	Abortive Wirkung möglich (Uteruskontraktionen); ungünstige kardiovaskuläre Effekte
Dihydrostreptomycin	siehe Aminoglykoside
Diltiazem	Fötale Schäden möglich
Disopyramid	Uteruskontraktionen möglich
Disulfiram	Mit Alkohol zusammen führt Disulfiram zu hohen Acetaldehydspiegeln, die eventuell teratogen wirken
Doxorubicin	siehe Zytostatika
Doxycyclin	siehe Tetrazykline
Dydrogesteron	siehe Gestagene
Enalapril	siehe ACE-Hemmer
Epirubicin	siehe Zytostatika

Medikamente	Kommentar
Ergotamin	Abortive Wirkung möglich (Uteruskontraktionen); ungünstige kardiovaskuläre Effekte
Ethadion	siehe Antiepileptika
Ethosuximid	siehe Antiepileptika
Etofibrat	Fibrate haben in Tierversuchen fötale Schädigungen hervorgerufen
Etoposid	siehe Zytostatika
Fenofibrat	Fibrate haben in Tierversuchen fötale Schädigungen hervorgerufen
Fibrate	Fibrate haben in Tierversuchen fötale Schädigungen hervorgerufen
Fleroxacin	Chinolone haben im Tierversuch chondrotoxische Wirkung
Flucytosin	Wird teilweise zu Fluorouracil metabolisiert, siehe Zytostatika
Fluorochinolone	Chinolone haben im Tierversuch chondrotoxische Wirkung
Fluorouracil	siehe Zytostatika
Fluvastatin	HMG-CoA-Reduktase-Hemmer haben im Tierversuch Skelettfehlbildungen verursacht
Fosfestrol	Phosphoryliertes Diäthylstilböstrol! (Nur bei Männern mit Prostatakarzinom indiziert)
Fosinopril	siehe ACE-Hemmer
Ganciclovir	Im Tierversuch Fehlbildungen beobachtet
Gelbfieberimpfung	Lebendvirusimpfungen grundsätzlich kontraindiziert
Gemfibrozil	Fibrate haben in Tierversuchen fötale Schädigungen hervorgerufen
Gentamicin	siehe Aminoglykoside
Gestagene	*Werden kontrovers beurteilt; hohe Dosen führen möglicherweise zu Fehlbildungen. Kleine Dosen (wie in Kontrazeptiva) sind offenbar harmlos. Ein Gestagen (Allylestrenol) wird jedoch speziell als Antiabortivum angeboten.*
Gestonoron	siehe Gestagene
Gestrinon	Als Hypophysenhemmstoff kontraindiziert
Glibenclamid	siehe Antidiabetika (orale)
Glibornurid	siehe Antidiabetika (orale)
Gliclazid	siehe Antidiabetika (orale)
Glipizid	siehe Antidiabetika (orale)
Goldpräparate	siehe Auranofin, Aurothiomalat
Griseofulvin	Teratogene Wirkung möglich
Heparin	Bei eindeutiger Indikation zulässig; fötales Risiko gering. Langdauernde Verabreichung kann bei der Mutter zu Osteoporose führen.
HMG-CoA-Reduktase-Hemmer	Im Tierversuch Skelettfehlbildungen beobachtet
Hydroxychloroquin	siehe Antimalariamittel
Hydroxyprogesteron	siehe Gestagene
Idarubicin	siehe Zytostatika
Ifosfamid	siehe Zytostatika
Interferone	Ähnlich zu beurteilen wie Zytostatika; es liegen jedoch keine sicheren Anhaltspunkte für fötale Schäden vor
Iodamid	siehe Jodhaltige Kontrastmittel
Iodoxaminsäure	siehe Jodhaltige Kontrastmittel
Ioglicinsäure	siehe Jodhaltige Kontrastmittel
Iohexol	siehe Jodhaltige Kontrastmittel
Iopamidol	siehe Jodhaltige Kontrastmittel
Iopansäure	siehe Jodhaltige Kontrastmittel
Iopentol	siehe Jodhaltige Kontrastmittel
Iopromid	siehe Jodhaltige Kontrastmittel
Iotrolan	siehe Jodhaltige Kontrastmittel
Iotraxinsäure	siehe Jodhaltige Kontrastmittel
Ioversol	siehe Jodhaltige Kontrastmittel
Ioxaglinsäure	siehe Jodhaltige Kontrastmittel
Ioxitalaminsäure	siehe Jodhaltige Kontrastmittel

XV/Anh.2

Medikamente	Kommentar
Isotretinoin	Teratogene Wirkung nachgewiesen! Zuverlässige Kontrazeption schon einen Monat vor der Anwendung und noch einen Monat nach Absetzen notwendig
Itraconazol	Nach Herstellerangaben kontraindiziert
Jod (radioaktives)	Hypothyreose beim Neugeborenen
Jodhaltige Medikamente	Hypothyreose, Kropf
Ketoconazol	Im Tierversuch fötale Schäden beobachtet
Lebendvirusimpfungen	Grundsätzlich kontraindiziert
Levodopa	Hohe Dosen verursachen im Tierversuch Fehlbildungen
Lindan	Nach Herstellerangaben kontraindiziert, obwohl bisher keine sichtbaren Schäden nachgewiesen wurden
Lisinopril	siehe ACE-Hemmer
Lithium	Teratogene Wirkung (insbesondere Herzklappenfehler) möglich
Lomefloxacin	Chinolone haben im Tierversuch chondrotoxische Wirkung
Lomustin	siehe Zytostatika
Losartan	Wahrscheinlich analoge Risiken wie bei ACE-Hemmern
Lynestrenol	siehe Gestagene
Lypressin	Blutversorgung des Uterus kann beeinträchtigt werden
Masernimpfung	Lebendvirusimpfungen grundsätzlich kontraindiziert
Mebendazol	Im Tierversuch Fehlbildungen beobachtet
Mechlorethamin	siehe Zytostatika
Medrogeston	siehe Gestagene
Medroxyprogesteron	siehe Gestagene
Mefloquin	Im Tierversuch Schädigungen beobachtet; siehe Antimalariamittel
Megestrolazetat	siehe Gestagene
Melphalan	siehe Zytostatika
Mercaptopurin	siehe Zytostatika
Metacyclin	Tetrazykline
Metenolon	siehe Anabolika
Metformin	siehe Antidiabetika (orale)
Methotrexat	*Aminopterin kann in hohen Dosen zum «fötalen Aminopterin-Syndrom» (kraniale Dysostose und weitere Fehlbildungen) führen; das Aminopterin-Derivat Methotrexat bringt wahrscheinlich ein geringeres Risiko mit sich; siehe auch Zytostatika*
Metronidazol	Risiken werden kontrovers beurteilt; im 1. Trimester vermeiden!
Minocyclin	siehe Tetrazykline
Minoxidil	Einzelne Fehlbildungen und Hypertrichose beobachtet. Im 1. Trimester vermeiden!
Misoprostol	Abortive Wirkung
Mitomycin C	siehe Zytostatika
Mitoxantron	siehe Zytostatika
Mumpsimpfung	Lebendvirusimpfungen generell kontraindiziert
Nandrolon-Decanonat	siehe Anabolika
Natriumiopodat	siehe Jodhaltige Kontrastmittel
Netilmicin	siehe Aminoglykoside
Nicotin	*Tabakrauchen ist eindeutig toxisch für den Fötus; verzögertes Wachstum, Aborte und verschiedene andere Probleme werden beobachtet. Deshalb ist auch die «medizinische» Anwendung von Nicotin (Hautpflaster, Kaugummi) kontraindiziert.*
Nimustin	siehe Zytostatika
Noradrenalin	Wird kontrovers beurteilt: Fehlbildungen (?), Durchblutungsstörungen des Uterus
Norethisteron	siehe Gestagene
Norfloxacin	Chinolone haben im Tierversuch chondrotoxische Wirkung!
Nortestosteronpropionat	siehe Anabolika

Medikamente	Kommentar
Noscapin	Teratogene Wirkung vermutet
Ofloxacin	Chinolone haben im Tierversuch chondrotoxische Wirkung
Oxcarbazepin	Siehe Antiepileptika
Oxytetracyclin	siehe Tetrazykline
Penicillamin	Im Tierversuch Schädigungen beobachtet; Cutis laxa bei Neugeborenen
Perindopril	siehe ACE-Hemmer
Phenturid	siehe Antiepileptika
Phenobarbital	siehe Antiepileptika
Phenprocoumon	siehe Antikoagulanzien (orale)
Phenytoin	Fehlbildungsrisiko! Siehe Antiepileptika
Plicamycin	siehe Zytostatika
Pockenimpfung	Lebendvirusimpfungen grundsätzlich kontraindiziert
Podophyllotoxin	Nach lokaler Anwendung fötale Schädigung möglich
Povidon-Jod	Nach Anwendung auf der Haut ist eine Störung der Schilddrüsenfunktion oder Kropfbildung möglich
Pravastin	HMG-CoA-Reduktase-Hemmer haben im Tierversuch Skelettfehlbildungen verursacht
Prednimustin	siehe Zytostatika
Primidon	siehe Antiepileptika
Procarbazin	siehe Zytostatika
Progesteron	siehe Gestagene
Proguanil	siehe Antimalariamittel
Propylthiouracil	siehe Thyreostatika
Pyrimethamin	Im Tierversuch Schädigungen beobachtet; beim Menschen sind hohe Dosen möglicherweise schädlich; siehe Antimalariamittel
Quinapril	siehe ACE-Hemmer
Ramipril	siehe ACE-Hemmer
Retinoide	siehe Vitamin A
Retinol	siehe Vitamin A
Rifampicin	Wird kontrovers beurteilt. Im Tierversuch Fehlbildungen beobachtet
Rötelnimpfung	Lebendvirusimpfungen grundsätzlich kontraindiziert
Simvastatin	HMG-CoA-Reduktase-Hemmer haben im Tierversuch Skelettfehlbildungen verursacht
Spirapril	siehe ACE-Hemmer
Spironolacton	Keine teratogene Wirkung beobachtet; antiandrogene Wirkung möglich!
Statine	siehe HMG-CoA-Reduktase-Hemmer
Streptokinase	Thrombolytika können zur Plazentalösung führen; Blutungsrisiko!
Streptomycin	siehe Aminoglykoside
Sulfadoxin	Im Tierversuch fötale Schäden beobachtet; siehe Antimalariamittel
Sulfonylharnstoffe	siehe Antidiabetika (orale)
Tamoxifen	Als Antiöstrogen kontraindiziert
Teniposid	siehe Zytostatika
Tetracyclin	siehe Tetrazykline
Tetrazykline	*Werden in den Zähnen und im Knochen eingelagert; vereinzelt akute Hepatotoxizität bei der Schwangeren.*
Theofibrat	Fibrate haben in Tierversuchen fötale Schädigungen hervorgerufen
Thiamazol	siehe Thyreostatika
Thioguanin	siehe Zytostatika
Thiotepa	siehe Zytostatika
Thrombolytika	Können zur Plazentalösung führen; Blutungsrisiko!

XV/Anh.2

Medikamente	Kommentar
Thyreostatika	*Alle Thyreostatika können die Schilddrüsenfunktion des Föten beeinträchtigen; auch teratogene Effekte sind nicht sicher ausgeschlossen. Dennoch gelten diese Medikamente als Therapie der Wahl einer Hyperthyreose in der Schwangerschaft. Propylthiouracil in möglichst kleiner Dosis scheint mit dem geringsten Risiko verbunden zu sein.*
Tobramycin	siehe Aminoglykoside
Tolbutamid	siehe Antidiabetika (orale)
TPA	siehe Alteplase
Trandolapril	siehe ACE-Hemmer
Trimethoprim	Im Tierversuch teratogene Wirkung. Im 1. Trimester kontraindiziert
Urokinase	Thrombolytika können zur Plazentalösung führen; Blutungsrisiko!
Valproinsäure	Fehlbildungsrisiko! Siehe Antiepileptika
Varizellenimpfung	Lebendvirusimpfungen generell kontraindiziert
Vigabatrin	Teratogene Wirkung nicht ausgeschlossen; siehe Antiepileptika
Vinblastin	siehe Zytostatika
Vincristin	siehe Zytostatika
Vindesin	siehe Zytostatika
Vitamin A (hohe Dosen)	*Hohe Vitamin A-Dosen sind teratogen. Schwangere Frauen sollten nicht mehr als 8000 IE täglich erhalten. Das teratogene Potential der Vitamin A-Säurederivate (Acitretin, Etretinat, Isotretinoin) ist sehr hoch; während einer Behandlung mit diesen Präparaten ist eine zuverlässige Kontrazeption unabdingbar.*
Zytostatika allgemein	*Zytostatika haben mutagene und teratogene Wirkungen. Während der Verabreichung dieser Medikamente sollte eine Schwangerschaft nach Möglichkeit vermieden werden. Bei mindestens 10 % der im ersten Trimester mit Zytostatika behandelten Schwangeren zeigt das Kind Fehlbildungen. Zytostatische Behandlung im zweiten und dritten Trimester scheint dagegen ein verhältnismäßig kleines Risiko darzustellen.*

Liste II:
Medikamente, die in den letzten Schwangerschaftswochen vermieden werden sollten

Medikamente	Kommentar
Acetamin	siehe Entzündungshemmer (nicht-steroidale)
Azetylsalizylsäure	*Obwohl immer wieder diskutiert, liegen keine überzeugenden Daten für eine teratogene Wirkung der Azetylsalizylsäure vor. Probleme sind aber möglich, wenn in den letzten Schwangerschaftswochen hohe Dosen verabreicht werden. Die Plättchenhemmung kann dann zu einem erhöhten Blutungsrisiko führen. Auch ist dann mit den anderen Risiken nicht-steroidaler Entzündungshemmer zu rechnen (siehe: Entzündungshemmer)*
Alclofenac	siehe Entzündungshemmer (nicht-steroidale)
Alfentanil	siehe Opioide
Aloxiprin	siehe Azetylsalizylsäure
Alprazolam	siehe Benzodiazepine
Azapropazon	siehe Entzündungshemmer (nicht-steroidale)
Benorilat	siehe Azetylsalizylsäure
Benzodiazepine	*Auch im Fall der Benzodiazepine fehlen sichere Anhaltspunkte für teratogene Wirkungen. Benzodiazepin-Einnahme gegen Ende der Schwangerschaft kann bei Neugeborenen zu Entzugserscheinungen, Benommenheit, Hypotonie («Floppy Infant») führen*
Bromazepam	siehe Benzodiazepine
Brotizolam	siehe Benzodiazepine
Buprenorphin	siehe Opioide
CalciumAzetylsalizylat	siehe Azetylsalizylsäure
Camazepam	siehe Benzodiazepine
Chlordiazepoxid	siehe Benzodiazepine
Clobazam	siehe Benzodiazepine
Clonazepam	siehe Benzodiazepine
Clorazepat	siehe Benzodiazepine
Codein	siehe Opioide
Cotrimoxazol	siehe Sulfonamide und Liste I
Delorazepam	siehe Benzodiazepine
Dextropropoxyphen	siehe Opioide
Diazepam	siehe Benzodiazepine
Diclofenac	siehe Entzündungshemmer (nicht-steroidale)
Diflunisal	siehe Entzündungshemmer (nicht-steroidale)
Entzündungshemmer (nicht-steroidale)	*Die regelmäßige Verabreichung von Prostaglandinsynthesehemmern ist in den letzten Schwangerschaftswochen kontraindiziert. Sie können die Geburt verzögern und eventuell verlängern. Beim Kind kann es zu einem vorzeitigen Verschluß des Ductus arteriosus Botalli und anderen Anomalien des kindlichen Kreislaufs kommen.*
Etodolac	siehe Entzündungshemmer (nicht-steroidale)
Fentanyl	siehe Opioide
Flunitrazepam	siehe Benzodiazepine
Flurazepam	siehe Benzodiazepine
Flurbiprofen	siehe Entzündungshemmer (nicht-steroidale)
Hydromorphon	siehe Opioide
Ibuprofen	siehe Entzündungshemmer (nicht-steroidale)

XV/Anh.2

Medikamente	Kommentar
Ibuproxam	siehe Entzündungshemmer (nicht-steroidale)
Indometacin	siehe Entzündungshemmer (nicht-steroidale)
Ketazolam	siehe Benzodiazepine
Ketoprofen	siehe Entzündungshemmer (nicht-steroidale)
Ketorolac	siehe Entzündungshemmer (nicht-steroidale)
Lonazolac	siehe Entzündungshemmer (nicht-steroidale)
Lorazepam	siehe Benzodiazepine
Lormetazepam	siehe Benzodiazepine
LysinAzetylsalizylat	siehe Azetylsalizylsäure
Meclofenaminsäure	siehe Entzündungshemmer (nicht-steroidale)
Medazepam	siehe Benzodiazepine
Mefenaminsäure	siehe Entzündungshemmer (nicht-steroidale)
Methadon	Weniger problematisch als illegale Drogen. Die Auswirkungen sind dennoch beträchtlich: Entzugssyndrom beim Neugeborenen! Langzeiteffekte nicht ausgeschlossen
Midazolam	siehe Benzodiazepine
Morphin	siehe Opioide
Nabumeton	siehe Entzündungshemmer (nicht-steroidale)
Nalbuphin	siehe Opioide
Naproxen	siehe Entzündungshemmer (nicht-steroidale)
Nicomorphin	siehe Opioide
Nifluminsäure	siehe Entzündungshemmer (nicht-steroidale)
Nimesulid	siehe Entzündungshemmer (nicht-steroidale)
Nitrazepam	siehe Benzodiazepine
Nordazepam	siehe Benzodiazepine
Opioide	*Die zentraldämpfende Wirkung der Opioide kann beim Neugeborenen zu einer Atemdepression führen. Bei Neugeborenen opioidabhängiger Mütter treten Entzugserscheinungen auf*
Oxazepam	siehe Benzodiazepine
Pentazocin	siehe Opioide
Pethidin	siehe Opioide
Phenylbutazon	siehe Entzündungshemmer (nicht-steroidale)
Piroxicam	siehe Entzündungshemmer (nicht-steroidale)
Prazepam	siehe Benzodiazepine
Pyridostigmin	Wird kontrovers beurteilt: neonatale Myasthenie?
Salizylate	siehe Acetylsalicylsäure und Entzündungshemmer
Sulfaguanidin	siehe Sulfonamide
Sulfamethoxazol	siehe Sulfonamide
Sulfonamide	*Am Ende der Schwangerschaft verabreichte Sulfonamide können für Hämolyse oder Methämoglobinämie beim Neugeborenen verantwortlich sein. Dagegen scheinen sie das Risiko eines Kernikterus nicht zu erhöhen.*
Sulindac	siehe Entzündungshemmer (nicht-steroidale)
Temazepam	siehe Benzodiazepine
Tenoxicam	siehe Entzündungshemmer (nicht-steroidale)
Tiaprofensäure	siehe Entzündungshemmer (nicht-steroidale)
Tilidin	siehe Opioide
Tolfenaminsäure	siehe Entzündungshemmer (nicht-steroidale)
Tolmetin	siehe Entzündungshemmer (nicht-steroidale)
Tramadol	siehe Opioide
Triazolam	siehe Benzodiazepine

XVI Prä- und perinatale Infektionen

XVI

Die prä- und perinatalen viralen, bakteriellen und parasitären Infektionen haben sowohl für die Mutter als auch besonders für den Embryo, den Fetus und den Neonatus, entsprechend dem Erreger und dem Zeitpunkt der Erkrankung, unterschiedliche Auswirkungen. Diese können zu einer neonatalen Sepsis und/oder kongenitalen Mißbildungen führen und je nach Erkrankung in einem hohen Prozentsatz letal verlaufen. – Die im einzelnen notwendigen präventiven und therapeutischen Maßnahmen variieren je nach dem Infektionstyp. Ein allgemein gültiger Konsensus über das Vorgehen (Richtlinien), wie beispielsweise bei Röteln, ist jedoch nur selten zu finden.

Infektionen während einer Schwangerschaft bedeuten für die Mutter im allgemeinen keine größere Gefährdung, während diese für die Frucht je nach Erregertyp und Gestationsalter ganz unterschiedlich ausfallen kann. So sind z. B. Rötelnvirusinfekte für den Embryo und den Fetus nicht nur während der pränatalen Phase außerordentlich schwerwiegend, sondern können sich auch postnatal erst nach Jahren als Folge entzündlicher Gewebereaktionen und weiterlaufender Virusvermehrung, trotz Antikörperbildung, in Form von Retardierung, progressiver Panenzephalitis oder von Endokrinopathien manifestieren [1]. – Eine Virusinfektion bedeutet aber nicht unbedingt, daß die Frucht erkrankt oder das Erkrankungsrisiko und dessen Folgen exakt vorausgesagt werden können.

Frühe Infektionen führen – besonders virale – während der Phase der Organogenese zu strukturellen Defekten, die entweder direkt durch die Erregervermehrung oder indirekt durch die immunologischen Reaktionen von Mutter und Embryo zustande kommen [2]. Man spricht von *Embryopathie*. – *Perikonzeptionelle Röteln* sind offenbar dann zu vernachlässigen, wenn sie vor der letzten Periode vor einer Schwangerschaft aufgetreten sind [8]. In der *Präimplantationsphase* konnten im Tierversuch kongenitale Mißbildungen erzeugt werden, bei Menschen hingegen ist dies unsicher, da bei einer Infektion die Blastozysten wahrscheinlich zugrunde gehen [3].

In der *virämischen Phase der Mutter* kommt es beispielsweise bei Röteln zum Infekt der Plazenta und nach plazentarer Passage des Virus oder nach Embolisation von infiziertem Material aus dem Trophoblasten bzw. Plazenta sekundär zur embryo-fetalen Virämie mit nachfolgender Infektion embryo-fetaler Organe. Folge davon sind Mitosehemmungen, Zelltod, Nekrosen oder ein Infekt vaskulärer Endothelzellen (Vaskulitis) mit nachfolgender Ischämie.

Kommt es erst *nach dem ersten Trimenon* zum fetalen Virusinfekt, sind es weniger die Fehlbildungen, sondern die entzündlichen Veränderungen, die als Wachstumsretardierungen und Defektheilungen wechselnden Ausmaßes imponieren und unter dem Begriff der *Fetopathie* subsumiert werden.

Viren und Mikroorganismen, welche prä- und perinatale Läsionen hervorrufen können, werden unter dem Begriff TORCH zusammengefaßt (Tab. 126 [2]).

Dazu sind außerhalb der großen Gruppen heute auch das *HIV-1-Virus (sowie das HIV-2)* zu zählen, das von infizierten Frauen intrauterin oder perinatal auf das Neugeborene übertragen in etwa einem Viertel der Fälle zum AIDS-Syndrom führt. Auch die von Zecken übertragene Borrelieninfektion, als Lyme-Krankheit bekannt, kann transplazentar zu einer Mißbildung führen. Die durch *Parvoviren* hervorgerufenen Ringelröteln können zum Hydrops fetalis bzw. zum intrauterinen Fruchttod, zum Abort und zu Mißbildungen führen. Schließlich können auch die *Papillomaviren* auf das Neugeborene übertragen werden [2]. Über die Prävalenz und zur Abklärung der Frage der Möglichkeit der vertikalen Transmission des Hepatitis-C-Virus laufen Studien [8].

Nach Erkrankungsrisiko sind es die auf Tabelle 127 [6] aufgeführten Infektionen in der Schwangerschaft, die Auswirkungen für den Embryo/Fetus oder das Neugeborene haben können.

Die *Labordiagnostik* orientiert sich am Modell der Rötelninfektion (Tab. 128) [7]. Eine zentrale Rolle spielt dabei der Nachweis erregerspezifischer IgM- und IgG-Antikörper zur Feststellung einer akuten mütterlichen Infektion in der Schwangerschaft und zur Sicherung einer prä- oder perinatal erfolgten kindlichen Infektion [2]. – Generell sind die während einer Schwangerschaft notwendigen serologischen Untersuchungen in der BRD in den Mutterschaftsrichtlinien festgelegt [9]. Ähnliches existiert z. B. in der Schweiz nicht.

Im folgenden werden schwerpunktmäßig sowohl einige der Virusinfektionen wie auch der parasitären und bakteriellen Infektionen besprochen, die für das Gestationsprodukt von besonderer Bedeutung sind und in unseren Regionen ins Gewicht fallen. Bei den übrigen Infektionen im Zusammenhang mit einer Gravidität verweisen wir auf die Spezialliteratur und auf die bereits in den Kapiteln IV, XIV und XV beschriebenen Zusammenhänge.

Tabelle 126: T.O.R.C.H. (TORCH)

T	Toxoplasmen
O	«Other infectious microorganisms» Varizellen-Zoster-Virus, Masern-Virus, Mumps-Virus, Coxsackie-B-Virus, Hepatitis-B-Virus, HIV 1 und 2 (AIDS) LCM-Virus (lymphozytäre Choriomeningitis) Parvovirus (Ringelröteln) Papillomaviren [Influenza-A-Virus, Epstein-Barr-Virus] Treponema pallidum (Lues), Listerien, Gonokokken, Chlamydien, Borrelien (Lyme-Krankheit) [Plasmodien (Malaria)], Streptokokken der Gruppe B
R	Rubella-Virus
C	Cytomegalie-Virus
H	Herpes-simplex-Virus

Tabelle 127: Infektionen in der Schwangerschaft. *Folgen für den Embryo/Feten und das Neugeborene.*

bewiesen	diskutiert/selten	nicht beobachtet
– Chlamydien	– Borreliose (Zeckenbiß)	– Pertussis
– Gonorrhoe	– Coxsackie-Echoviren	– Scharlach
– Hepatitis B + C	– HPV-Infekt	
– Herpes simplex	– Masern	
– HIV (AIDS)	– Mononukleose	
– Listeriose	– Mumps	
– Lues	– Mykoplasmen	
– Ringelröteln (Parvovirus B 19)		
– Röteln		
– Toxoplasmose		
– Varizellen-Zoster		
– Zytomegalie		

Tabelle 128: Labordiagnose einer mütterlichen und einer kindlichen Infektion ohne und mit Symptomen.

Mutter:	IgM- und IgG-Antikörperbestimmung eventuell mit Erregernachweis eventuell pränatale Diagnostik
Kind:	– Screening für Gesamt-IgM-, IgA-Konzentration im Nabelschnurblut – Isolierung des Erregers aus Proben des Kindes (1–6 Monate) – Nachweis spezifischer Antikörper einschließlich IgM-, IgA-Antikörper im Nabelschnurblut und späteren Blutproben – Nachweis persistierender Antikörper jenseits des 6. Lebensmonats

1. Röteln

1.1 Epidemiologie, Häufigkeit der Rötelnembryopathie

Die teratogenen Eigenschaften des Rötelnvirus, die sog. Rötelnembryopathie wurde erstmals im XVI/1. Jahre 1941 vom australischen Ophthalmologen Gregg entdeckt und ist seither als *Gregg-Syndrom mit Herzfehler, Katarakt und Taubheit* in die Literatur eingegangen [4]. Die sozialmedizinische Bedeutung der Röteln war damals enorm und wurde erstmals anläßlich einer großen Epidemie in den USA (1964–1965) im vollen Ausmaß erkannt [5].

> Man nimmt an, daß in der BRD zur Zeit immer noch rund 8–11 % der Frauen im fertilen Alter seronegativ sind, davon ca. 2 % trotz vorausgegangener Impfung [2, 9, 10].

Auf etwa 2000–6000 (–10.000 [2]) Geburten kommt ein in der Schwangerschaft rötelngeschädigtes Kind [10].

Im ersten und zweiten Trimenon liegt die *Mißbildungs- und Schädigungsrate* bei 35 % (Tab. 129 [2]), obwohl in den ersten 12 SSW bei gesichertem Rötelninfekt der Mutter das Rötelnvirus sogar in 75–91 % aus der Frucht bzw. aus dem Interruptiomaterial isoliert werden kann [2]. – Nach der 17. SSW hingegen besteht ein wesentlich ge-

Tabelle 129: Häufigkeit von Rötelnembryopathien bei gesicherter* mütterlicher Rötelninfektion im ersten bis dritten Trimenon.

mütterliche Rötelninfektion Schwangerschaftswoche**	Rötelnembryopathie (%)	
1.–6.	56	35%***
7.–9.	25	
10.–12.	20	
13.–17.	10	
> 18	< 3,5	
präkonzeptionell ab 6 Wochen vor bis 1 Woche nach der letzten Regel	< 3,5	

* prospektiv mit Serologie, Weltliteratur und eigene Studien
** ab dem ersten Tag der letzten Regel (Gestationswoche: minus zwei Wochen)
*** mit Nachschau

ringeres Risiko für eine geistige oder körperliche Behinderung des Kindes, obwohl zu diesem Zeitpunkt durchaus noch pränatale Infektionen vorkommen können.

Die *Abortrate* beträgt etwa 10–15 % und übersteigt nicht oder kaum die Norm.

XVI/1.

Der *infizierte Neonatus* ist hoch kontagiös und muß isoliert werden. Die Virusproduktion und Ausscheidung (Rachen, Darm, Harnwege) hält trotz Antikörperbildung durchschnittlich 6 Monate bis ein Jahr nach der Geburt an [11].

1.2 Diagnostik

Sie beruht in erster Linie auf der *Serodiagnostik* mit einer Vielzahl von Methoden und Modifikationen zum Nachweis der hämagglutinationshemmenden sowie der IgG- und IgM-Antikörper.

Für die Diagnose der akuten Rötelninfektion werden vorwiegend der Hämagglutinationstest (HAH) mit einem signifikanten Titeranstieg innerhalb der ersten und zweiten Krankheitswoche und die IgM-Tests eingesetzt, die je nach Methode ca. 8–10 Wochen nach der Infektion positiv werden. Doch sind auch der Serologie gewisse immunbiologische Grenzen gesetzt, vor allem dann, wenn z. B. beim Fehlen von IgM-Antikörpern eine frische Infektion nicht mit Sicherheit ausgeschlossen werden kann.

Das Befragen der schwangeren Frau nach früherer Rötelnimpfung, nach Rötelnkontakt und rötelnverdächtigen Symptomen ist deshalb bei der Blutentnahme durch den Arzt unerläßlich [12].

Im weiteren sollte man auch über den *Infektionsablauf* orientiert sein (Tab. 130 [10]).

Im Zweifelsfall kann man zwischen der 22. und 24. SSW fetales *Blut aus der Nabelvene* gewinnen. Fehlen IgM-Antikörper, kann eine pränatale Infektion mit hoher Wahrscheinlichkeit ausgeschlossen werden.

Tabelle 130: Infektionsablauf.

- Inkubationszeit: 14–21 Tage (Exanthembeginn)
- Virämie: ca. vom 8./9. Tag p. i. bis zum Exanthemtag (ca. 8 Tage)
- Virusausscheidung im Rachen ca. 3 Wochen mit Maximum an den Exanthemtagen, beginnend 8./9. Tag p. i. (d. h. ca. eine Woche vor Exanthem)
- Antikörperanstieg beginnt mit dem 1./2. Exanthemtag (16.–21. Tag p. i.)

Eine *Immunität* wird bei einem HAH-Titer von 1:32 und höher angenommen, bei einem Titer unter 1:8 fehlt sie.

Bei Titern von 1:8 und 1:16 sind zur Absicherung noch andere IgG-Tests (HIG, ELISA) beizuziehen. Wird das HAH-Ergebnis dadurch bestätigt, darf auch hier eine Immunität angenommen werden.

1.3 Prophylaxe

1.3.1 Passive Prophylaxe

Bei der als seronegativ erkannten Schwangeren muß obligatorisch beim ersten Arztbesuch ein HAH-Test durchgeführt werden.

Auch nach erfolgter Rötelnschutzimpfung ist nach den deutschen Mutterschaftsrichtlinien der Nachweis spezifischer Antikörper zu erbringen.

In der 16. SSW ist eine erneute HAH-Titerbestimmung vorzunehmen, da Röteln symptomlos ablaufen können. Rötelnkontakt oder ein sicherer Infekt veranlassen zur sofortigen HAH-Titerkontrolle und zur Suche nach spezifischen IgM-Antikörpern.

Bei *seronegativen Schwangeren* besteht bei sicherer oder auch nur fraglicher Exposition die Möglichkeit einer *passiven Prophylaxe mit hochtitrigen Röteln-Immunglobulinen.*

Deren Einsatz ist jedoch nur vor dem Einsetzen der virämischen Phase – also innerhalb von 8 Tagen nach einem vermeintlichen Kontakt – sinnvoll. – Das Angehen einer Infektion kann damit häufig, jedoch nicht immer verhindert werden [2]. Genaues Vorgehen s. Tabelle 131 [10].

Eine *generelle Prophylaxe bei seronegativen Sonderfällen* mit hohem Expositionsrisiko (Kindergärtnerinnen, Lehrerinnen) ist durch wiederholte Verabreichungen von Immunglobulin möglich. Es ist dies aber keine absolut sichere Maßnahme.

1.3.2 Aktive Prophylaxe

Gegenwärtige Impfstrategien beinhalten Kleinkinderschutzimpfungen zusammen mit der Mumps- und Masernimpfung, dazu Immunisierung aller Mädchen vor der Pubertät mit monovalentem Rötelnimpfstoff und schließlich Impfung aller noch seronegativen Wöchnerinnen. – Der *Impfschutz hält bei mehr als 90 % der Geimpften 7–14 Jahre, vermutlich länger* [9]. Trotzdem ist es möglich, daß es in seltenen Fällen auch bei vorhandenen Antikörpern zu Reinfektionen kommen kann [2].

Eine aktive Immunsisierung in der Schwangerschaft ist kontraindiziert, da es sich um Lebendvakzine handelt.

Allerdings ist das Risiko einer embryo-fetalen Schädigung nach einer versehentlichen Impfung außerordentlich gering, so daß von einem obligaten Schwangerschaftsabbruch abgesehen werden kann.

1.4 Rötelninfekt in der Schwangerschaft

Liegt in den ersten 12 Wochen in der Schwangerschaft ein gesicherter Rötelninfekt vor, ist die Indikation zur Interruptio (Abruptio graviditatis) gegeben.

Die Liste von Mißbildungen und anderen Schädigungen, die anläßlich der Rötelnepidemie in den USA 1964/65 erstellt wurde, gibt über die Notwendigkeit eines Schwangerschaftsabbruchs in eindrücklicher Weise Auskunft (Tab. 132 [5]).

Da eine Bildung von Immunglobulinen beim Feten erst in der 16.-18. SSW erfolgt, kann deren Nachweis im Nabelschnurblut zur Sicherung oder zum Ausschluß einer kindlichen Infektion erst später erfolgen.

2. Herpes-simplex-Viren (HSV)

Siehe Kapitel IV/8.

Tabelle 131: Rötelnprophylaxe in der Schwangerschaft.

SS-Monat	Rötelnkontakt	Akutmaßnahmen	Weitere Maßnahmen
I–III	< 4 Tage zurückliegend	1. Titer unbekannt: Blutentnahme HHT;* 15 ml Röteln-Ig. i. m. 2. bei bekannt negativem HHT: 0,3 ml/kg (ca. 30 ml) Röteln-Ig. i. m.	1. bei Seronegativität: Nachinjektion der Gesamtdosis 0,3 ml/kg Röteln-Ig.; Verlaufskontrolle HHT 2. alle 4 Wochen (bis 20. SSW) 10 ml Röteln-Ig., falls Exposition anhält (Kindergärtnerinnen u. a.): Verlaufskontrolle HHT
I–III	4–6 Tage zurückliegend	1. Titer unbekannt: Blutentnahme HHT;* 50 ml Gammavenin, Titer 1:1000 i. v. + 15 ml Röteln-Ig. i. m. 2. bei bekannt negativem HHT: 50 ml Gammavenin, Titer 1:1000 i. v. 3. 15 ml Röteln-Ig. i.m.	1. bei Seronegativität: Verlaufskontrolle HHT 2. alle 4 Wochen 10 ml Röteln-Ig. (bis 20. SSW), falls Exposition anhält (Kindergärtnerinnen u. a.): Verlaufskontrolle HHT
I–III	> 6 Tage zurückliegend	1. Titer unbekannt: Blutentnahme HHT, ggf. IgM 2. bei bekannt negativem Titer: Blutentnahme HHT, ggf. IgM 3. 2. Blutprobe untersuchen	1. + 2.: Virämie durch Röteln-Ig. nicht mehr zu verhindern. Bei serologischem Infektionsnachweis Frage der Interruptio 3.: 2. Blutprobe untersuchen
IV–IX	< 6 Tage	Blutentnahme für HHT, IgM: Mißbildungen nicht mehr zu erwarten, Fetopathie möglich	Bei Seronegativität evtl. Gabe von 15 ml Röteln-Ig. i. m.

* wenn möglich, Ergebnis abwarten

Tabelle 132: Röteln-Epidemie USA 1964/65: Schädigung, Häufigkeit und Konsequenzen.

		a	
b	Herzmißbildungen	52–80 %	
	offener Ductus Botalli		
	Pulmonal-Aortenstenose		z. T. operabel
	Ventrikelseptumdefekt		
XVI/3. b	Augendefekte	50–55 %	
	Katarakt		
	– bilateral		zu operieren ab 6. Lebenswoche
	– unilateral		nicht operieren
	Glaukom		sofort operieren
	Retinopathie		bessert sich von selbst
b	Hörschäden (sensorineural)	50 % und mehr	
	– schwer bis gering		oft erst nach 1. Lebensjahr erkennbar
	– uni- und bilateral		
	Retardierung		
	– psychomotorisch	40–50 %	oft erst später erkennbar
	– und geistig	schwer–gering	
	Mikrozephalie		
c	Hepatosplenomegalie	60 %	
	Thrombozytopenie	45 %	Letalität – 35 %
	geringes Geburtsgewicht (< 2500 g)	60 %	bei Überlebenden Normalisierung
	Enzephalitis-Hepatits	häufig	innerhalb 1.–4. Lebensjahr
	Knochenveränderungen	30 %	
	Gesamtletalität	13–20 %	

a Werte aus amerikanischen Langzeitstudien nach der Rötelnepidemie 1964/65
b klassische Trias
c akutes sog. «erweitertes Rubellasyndrom»

Tabelle 133: Folgen der kongenitalen Zytomegalieinfektion.

kongenitales Syndrom	Defekte?	Spätschäden
Hepatosplenomegalie Thrombozytopenie Petechien Hyperbilirubinämie hämolytische Anämie Mikrozephalie Chorioretinitis Enzephalitits mit oder ohne Verkalkung Krämpfe atypische Lymphozytose	kardiovaskulär? gastrointestinal? Gallengangsatresie	geistiger und körperlicher Entwicklungsrückstand Intelligenzdefizit Sprach-Hörstörungen Taubheit

3. Zytomegalievirus (CMV)

Die Zytomegalie stellt die häufigste virale, prä- und perinatale Infektion dar. Durchschnittlich sind 1 % der lebendgeborenen Kinder mit CMV infiziert, wobei besonders ins Gewicht fällt, daß

schwere Mißbildungen auftreten können, ohne daß sich die Erkrankung in der Schwangerschaft bemerkbar gemacht hätte.

Wird die Diagnose anhand von Kulturen (Zervixabstrich u. a.) oder serologisch bei unklarem Fieber gemacht, besteht allerdings keine Möglichkeit der Therapie. 10–15 % der Kinder mit einer CMV-Infektion haben bei der Geburt Symptome, weitere 10–15 % können Spätmanifestationen entwickeln (Tab. 133 [2]).

Häufiger als die schweren konnatalen Schädigungen sind die leichteren Verlaufsformen wie Dystrophie, Hepatosplenomegalie oder «Gedeihstörungen» des Neugeborenen. Auch bei den Kindern bleibt jedoch wie bei der Mutter die Erkrankung meistens symptomlos [10].

Die *viralen Läsionen* erfolgen durch Zytolyse, Zelltod, sekundäre entzündliche Endothel-Reaktionen mit «Vaskulitiden» und nachfolgender ischämischer Reaktion in den Geweben.

3.1 Infektionswege

Die Übertragung außerhalb der Schwangerschaft erfolgt über eine Schmier- und Schmutzinfektion sowie durch enge körperliche Kontakte. Die Zytomegalie wird deshalb auch zu den sexuell übertragbaren Erkrankungen gerechnet [9].

Die Röteln hinterlassen beispielsweise in Anwesenheit mütterlicher Antikörper einen Schutz vor der pränatalen Infektion (s. o.), während sowohl CMV-seropositive wie -negative Schwangere dem Risiko einer prä- und perinatalen CMV-Infektion ausgesetzt sind. Nach der Primärinfektion persisitiert das Virus lebenslänglich. Eine spätere Reaktivierung einer «ruhenden Erkrankung» ist deshalb möglich [9].

Während der *virämischen Phase* einer Primärinfektion kann es zu jedem Zeitpunkt in der Schwangerschaft zum *transplazentaren Übertritt* des Virus auf den Embryo/Feten erfolgen. Bei einer Reaktivierung kann die Übertragung offenbar sowohl diaplazentar wie auch *aszendierend aus dem Zervikal-*

sekret erfolgen [14]. – Unter der Geburt stellen die Geburtswege die Hauptquelle der Infekterreger; postnatal ist es die Muttermilch, in der sich etwa bei 50 % der infizierten Mütter Viren nachweisen lassen [15].

3.2 Diagnostik

Zur *serologischen Diagnostik* stehen die KBR, der Immunfluoreszenztest (IgM/IgG) und verschiedene IgM/IgG-ELISA zur Verfügung [10].

Titer von 1:64 und mehr sind dabei als erhöht zu betrachten. Bei reaktivierten Infektionen können z. B. die IgM-Antikörper fehlen, so daß nur erhöhte CMV-Antikörpertiter einen Infekt vermuten lassen [2].

Der *Virusnachweis* im Urin, Rachen- oder Zervixsekret, als sichere Nachweismethode, bedingt jedoch eine Wartezeit von 6–20 Tagen bis zum Ergebniseingang. Diese kann heute mit dem *Early-Antigen-Nachweis* mittels Anzüchtung und Immunfluoreszenz mit monoklonalen Antikörpern oder dem DNA-Nachweis mit der PCR («Polymerase-Chain-Reaction») auf 3–4 Tage verkürzt werden [2, 6].

3.3 Prophylaxe/Therapie

Eine einsatzbereite *Vakzine* gibt es noch nicht. Eine *passive Prophylaxe* kann eventuell unter gewissen Bedingungen nützlich sein [2].

Verschiedene Virostatika wurden mit relativ geringem Erfolg eingesetzt, wobei mit *Ganciclovir* – bisher zur Behandlung bei zytomegalieinfizierten AIDS-Patienten eingesetzt – z. Zt. allerdings nur geringe Erfahrungen vorliegen [16].

4. Varizellen-Zoster-Virus (VZV)

Da die Durchseuchungsrate in der Bevölkerung sehr hoch ist (ca. 95 %), treten Windpocken in der Schwangerschaft nur selten auf. Die Übertragung erfolgt höchstwahrscheinlich über eine Tröpfcheninfektion. Da die Bläschen hohe Viruskonzentrationen enthalten, ist aber auch eine direkte Kontaktübertragung möglich.

- Inkubationszeit 14 Tage (14–21 Tage)
- Virämie vermutlich 4.-6. Tag und 10.-14 Tag
- Virusausscheidung 2 Tage vor Exanthembeginn während einer Woche

Der *transplazentare Infektionsweg* führt im ersten und zweiten Trimenon nur selten zu einer *Schädigung der Frucht.* Im weiteren wird auch der aszendierende Infektionsweg aus dem Epithel der Zervix zur Dezidua und den Eihäuten diskutiert. – Das *Infektionsrisiko* für die Frucht beträgt in der ersten Schwangerschaftshälfte nur etwa 1–2 %, XVI/4. weshalb ein Schwangerschaftsabbruch nur selten gerechtfertigt erscheint.

Das seltene Auftreten des kongenitalen Varizellensyndroms bis gegen das Ende der Schwangerschaft wird z. T. durch die mütterlichen, plazentagängigen IgG-Antikörper, die zu einer ausreichenden Immunabwehr führen, erklärt. Im weiteren sieht man dafür den Grund in einer nur kurzen virämischen Phase oder in der geringen Fähigkeit des Varizellenvirus, die Plazenta zu passieren.

Treten die *Windpocken hingegen im Zeitraum von 4 Tagen a.p. bis 2 Tage p.p. auf,* ist mit einem schwersten, generalisierten Varizelleninfekt mit hoher Mortalität des Neonatus oder im Überlebensfall mit dem Risiko schwerer neurologischer Schäden zu rechnen, da zu diesem Zeitpunkt noch keine mütterlichen und auch keine kindlichen Antikörper vorhanden sind [2].

Es kommt zu Augenanomalien (Katarakt, Mikrophthalmus, Horner-Syndrom, Optikusatrophie, Nystagmus, Chorioretinitis), zu zerebralen Defekten, zu Hypoplasie der Gliedmaßen, Hüftgelenken und des Rumpfes sowie zu Hautdefekten.

Ultraschall-Zeichen für eine kongenitale Varizellen-Embryo-Fetopathie sind die Mangelentwicklung, die Extremitätenhypoplasie, Paralyse und Kontrakturen von Gliedmaßen sowie rudimentäre Finger [6].

Während Zweiterkrankungen wegen der Immunitätslage praktisch unbekannt sind, führt eine Reaktivierung des Varizellenvirus klinisch meist zum Zoster, der ohne Virämie und damit ohne Gefährdung des Kindes verläuft [10].

4.1 Diagnose

Aufgrund des typischen Bildes kann die Diagnose meist *klinisch* gestellt werden.

Der *serologische Nachweis* gelingt 4–6 Tage nach Exanthembeginn mit dem Nachweis von IgG- und IgM-Antikörpern. Die KBR wird nach 2–3 Tagen nach Exanthembeginn positiv und steigt sehr rasch an [2, 10]. Die lebenslange, humorale Immunität wird mit einem IgG-ELISA nachgewiesen, während die KBR dafür nicht geeignet ist.

4.2 Prophylaxe/Therapie

Bei Varizellenexposition einer Schwangeren wird sofort der Immunstatus (IgG-ELISA) erstellt und bei Seronegativität mit Zosterhyperimmunglobulin (ZIG) (0,4 ml/kg) innerhalb von 72 Stunden nach dem Kontakt *passiv immunisiert.*

XVI/5.

Für das *Neugeborene* bedeutet die Varizelleninfektion der Mutter unmittelbar vor und nach der Geburt (s. o.) eine *absolute Indikation zur passiven Immunisierung.*

Das Kind erhält sofort nach der Entbindung 0,2 ml/kg bzw. 2 ml Varizellenhyperimmunglobulin i. m. Sollte es trotzdem zu neonatalen Varizellen kommen, müßte beim Auftreten der ersten Bläschen mit einer *Acyclovir-Therapie* begonnen werden, wobei auch die prophylaktische Applikation diskutiert wird.

5. Hepatitisvirusinfektion

Virushepatitiden sind häufig und stellen uns damit auch in der Schwangerschaft vor besondere Probleme. Das Hepatitis-B-Virus, wie wahrscheinlich auch das Hepatitis-C-Virus, wird während der Geburt «vertikal» übertragen und kann zur perinatalen Infektion des Neugeborenen führen.

5.1 Hepatitis-B-Virus (HBV)

Der Verlauf einer Hepatitis hängt im wesentlichen von der Immunreaktion des betreffenden Organismus ab. Kommt es während einer Infektion zu keiner Anti-HBs-Bildung (Antikörper gegen «Hepatitis-surface-Antigen»; Marker für Immunität gegen HBV), entsteht eine chronische Hepatitis, eventuell eine Leberzirrhose oder ein hepatozelluläres Karzinom. *Dies trifft auch für infizierte Neugeborene zu.*

Das Risiko einer kindlichen Infektion besteht bei einer akuten Hepatitis der Mutter oder wenn sie einen Trägerstatus entwickelt hat. – Das Hepatitisvirus ist jedoch nicht teratogen.
Der wichtigste Übertragungsmodus in der Schwangerschaft ist die «vertikale» Infektion unter der Geburt, wobei es auch Hinweise für einen transplazentaren Infektionsweg gibt [17].

– Inkubationszeit: im Mittel 90 Tage (40–160 Tage)

Die *Infektionsgefahr für das Neugeborene* ist dann besonders groß, wenn die Mutter zur Zeit der Geburt HBs-Ag-positiv, besonders aber auch HBe-Ag-positiv (Marker für den Grad der Infektiosität) ist.

Wird im mütterlichen Serum neben HBs-Ag auch HBe-Ag nachgewiesen, so kommt es in bis zu 95 % der Fälle zu einer neonatalen Infektion. Ist kein HBe-Antigen vorhanden, beträgt die Infektquote nur 12 % [9].

Da die *Durchseuchungsgefahr* generell gesehen mit etwa 0,5–1,0 % relativ hoch ist (Einheimische in der BRD: 0,3–0,44 %; hingegen «Zuwandererinnen» aus Südosteuropa und dem vorderen Orient 4–5 % (!); Einheimische in der Schweiz: 0,5 %, Ausländerinnen 1,9 % [28]), erscheint

ein generelles Screening im letzten Schwangerschaftsdrittel gerechtfertigt [2], zumindest aber ein Screening der besonders gefährdeten Population.

Auch die vom American College of Obstetricians and Gynecologists (ACOG) 1990 erarbeiteten Richtlinien enthalten die Aufforderung zur Integration des HBs-Ag-Screenings in die «Batterie» der routinemäßigen, pränatalen Testverfahren [13].

Mit einer kombinierten aktiv-passiven Impfung unmittelbar nach der Geburt können 90 % der perinatalen HBV-Infektionen und damit auch ein Carrier-Status verhindert werden [6]. Die Verabreichung von Hepatitis-B-Immunglobulin (HBIG) allein genügt nicht, da das Kind in ein Milieu geboren wird, in dem es ständig dem Risiko einer erneuten Infektion ausgesetzt ist [10].

Praktische Durchführung: Sofort nach der Geburt 200 IE Anti-Hepatitis-B-Hyperimmunglobulin i. m. + 5 µg Hepatitis-B-Vakzine; aktive Immunisierung nach 6 und 12 Monaten wiederholen. – Eine Wiederholung der passiven Immunisierung ist hingegen nicht notwendig.

Im weiteren empfiehlt sich bei der Neuentdekkung einer HBs-Ag-positiven Schwangeren, die *Familienangehörigen* entsprechend abzuklären. – HBs-Ag ist auch in der *Muttermilch* infizierter Wöchnerinnen häufig nachzuweisen. Ein Kind darf nur nach erfolgter Impfung gestillt werden.

5.2 Hepatitis A, Hepatitis C und Non-A-Non-B-Hepatitis

Die *Hepatitis-A-Virus*-Infektion führt normalerweise zu keiner Beeinträchtigung des Schwangerschaftsverlaufes. Bei schwerer Erkrankung ist jedoch die Frühgeburtlichkeit erhöht [18].

Das Hepatitis-A-Virus hat keine teratogene Wirkung.

Bei Hepatitis-A-Kontakt oder einer akuten Hepatitis in der Perinatal- und Stillperiode sollte das gut wirksame 16prozentige Standardimmunglobulin verabreicht werden.

Während der übrigen Gestationszeit kommt es bei einer akuten Hepatitis zum diaplazentaren Übertritt von IgG-Antikörper von der Mutter zum Feten mit genügender Schutzwirkung.

Beim Vorliegen einer *Non-A-Non-B-Hepatitis, beispielsweise bei einer Hepatitis-C* kommt wahrscheinlich ein ähnlicher Transmissionsweg des Virus wie bei der Hepatitis-B in Frage. Daneben sind heute die Hepatitis-D und E-Viren bekannt [19]. Die akute *D-Hepatitis (HDV)* kommt z.B. in der Schweiz praktisch nur bei Drogenabhängigen (in > 90 %) vor. Eine E-Virus-*Hepatitis (HEV)*) kommt nur in Ländern mit besonders niedrigem hygienischen Standard vor, kann aber durch Touristen eingeschleppt werden. So zeigt eine erste Studie aus Deutschland, daß sich bei 1–2 % der Blutspender die entsprechenden IgG-Antikörper nachweisen lassen [19].

6. Toxoplasmose

6.1 Epidemiologische Gesichtspunkte, Häufigkeit

Heute dürften neben den Röteln die Infektionen durch Toxoplasma gondii und Streptokokken hinsichtlich Häufigkeit, Mortalität und Anteil von Kindern mit bleibenden Nachteilen die größte Rolle spielen [20].

Ein *Toxoplasmosescreening* ist derzeit noch nicht in den deutschen Mutterschaftsrichtlinien verankert (in der Schweiz gibt es ebenfalls keine Richtlinien), wird hingegen von einer Kommission des BGA (Bundes-Gesundheitsamt) befürwortet [21]. – In Österreich ist es obligat.

Das Protozoon Toxoplasma gondii vermehrt sich nach Aufnahme durch die Katze in der Darmschleimhaut mit Bildung von Oozysten, die in Millionen täglich zwei bis drei Wochen lang im Katzenkot ausgeschieden werden. Nach deren oraler Aufnahme bilden sich nach einem Reifungs- und Vermehrungsprozeß im Zwischenwirt (Haus- und Nutztiere, aber auch Menschen) Zysten, bevorzugt im Gehirn und in der Muskulatur. Diese sind möglicherweise verantwortlich für die Immunität des nun latent infizierten Organismus [21]. Wenn die Oozysten in ungenügend gekochtem oder rohem Fleisch auf nicht immune Wirtsorganismen übertragen werden, kommt es zur Infektion. XVI/6.

Die Durchseuchung mit Toxoplasma gondii ist weltweit verschieden. Screeningstrategien hängen deshalb auch vom jeweiligen regionalen Durchseuchungsgrad ab, der eng mit Umweltbedingungen, Lebensstandard u. a. zusammenhängt.

Während in verschiedenen Regionen Deutschlands die Durchseuchung Schwangerer zwischen 27 % und 47 % liegt, beträgt diese beispielsweise in Greifswald und seiner ländlichen Umgebung satte 72,8 % [21], in Mitteleuropa ca. 50 % [2].

In der Schweiz sind jährlich rund 500 schwangere Frauen von einem *Toxoplasmose-Neuinfekt* betroffen. Mit einem systematischen Antikörperscreening zu Beginn der Schwangerschaft können die sero-negativen Frauen erfaßt werden. Eventuelle Serokonversionen werden mit serologischen Nachkontrollen sichtbar, worauf weitere diagnostische bzw. therapeutische Maßnahmen einzuleiten sind (s. u.) [22].

6.2 Diagnostik

Das *klinische Bild* einer Erstinfektion verläuft zumeist symptomlos oder mit unspezifischen Symptomen (Fieber, Abgeschlagenheit u. a.). Nur in etwa 1 % kommt es zu schwerwiegenden Erkrankung mit Lymphknotenschwellung, Meningitis, Hepatitis, Myokarditis, Chorioretinitis u. a.

Schließlich führt die Parasitämie während der Erstinfektion zu Erkrankungsherden in der Plazenta, aus denen erst nach einem gewissen zeitlichen Intervall (= pränatale Inkubationszeit [9]) der Einbruch in die fetale Zirkulation erfolgt. Dies hat zur Folge, daß die Parasiten bei einer Toxoplasmose-Aquirierung in der Frühschwangerschaft, den Feten erst nach der 16. SSW erreichen. – Eine sog.

latente Toxoplasmose (s. o.) führt entgegen früherer Ansichten weder zu einer Gefährdung der Frucht noch zu einer erhöhten Abortgefahr [23].

In 0,7–1,7 % der Fälle ist mit einer mütterlichen Erstinfektion zu rechnen, die in ca. 50 % der Fälle zur intrauterinen Infektion führt. Aber nur 30 % der Kinder weisen Symptome auf [12].

XVI/6.

Die typische fetale bzw. Neugeborenentoxoplasmose läuft in *generalisierter Form* ab und führt zur Hepatitis, Myokarditis, Pneumonie und Enzephalitis mit starker Selbstheilungstendenz. Differentialdiagnostisch ist in erster Linie an eine Zytomegalie zu denken.

Intrazerebrale Verkalkungen, Hydrozephalus und rezidivierende Chorioretinitis als klassische Trias werden sehr oft erst im Kleinkindesalter entdeckt.

Es gilt jedoch als sicher, daß es bei bis zu 90 % der Kinder mit einer subklinischen, konnatalen Toxoplasmose nach Toxoplasmose-Serokonversion in der Schwangerschaft, trotz klinischer Unauffälligkeit in der Neonatalperiode, *im späteren Leben doch noch zu neurologisch-psychiatrischen oder ophthalmologischen Störungen kommt* [24].

Im Vordergrund der Diagnostik stehen wiederum die *serologischen Verfahren,* wobei die Vielzahl vorhandener, kommerzieller Kits für den Nichtfachmann mittlerweile verwirrend ist. Bei Screeninguntersuchungen sollte man sich zumindest auf einige wenige, aussagekräftige Tests konzentrieren.

Dazu gehören nach Krausse und Straube 1993 [21] wegen des relativ geringen Laboraufwandes ELISA-Tests, aber auch der IFT (indirekter Immunfluoreszenztest), der Sabin-Feldmannn-Test und die KBR. Zur weiteren Eingrenzung des Infektionszeitpunktes stehen der quantitative «IgM-immunsorbent agglutination assay» (IgM-ISAGA) und der IgM-FT Fluoreszenz-Test zur Verfügung [10]. Der entsprechende Nachweis der Antikörperentwicklung ist auf Abbildung 59 [2] wiedergegeben. In Zweifelsfällen ist die Untersuchung mehrerer Serumproben mit verschiedenen Testverfahren angezeigt.

Die *definitive Diagnose einer konnatalen Toxoplasmoseinfektion* kann nur durch Erregerisolierung (aus Plazenta, Blut, Liquor), den Antigen- bzw. DNA-Nachweis im Blut insbesondere mittels PCR und/oder den Nachweis spezifischer Antikörper gestellt werden [2, 21, 25 u. a.].

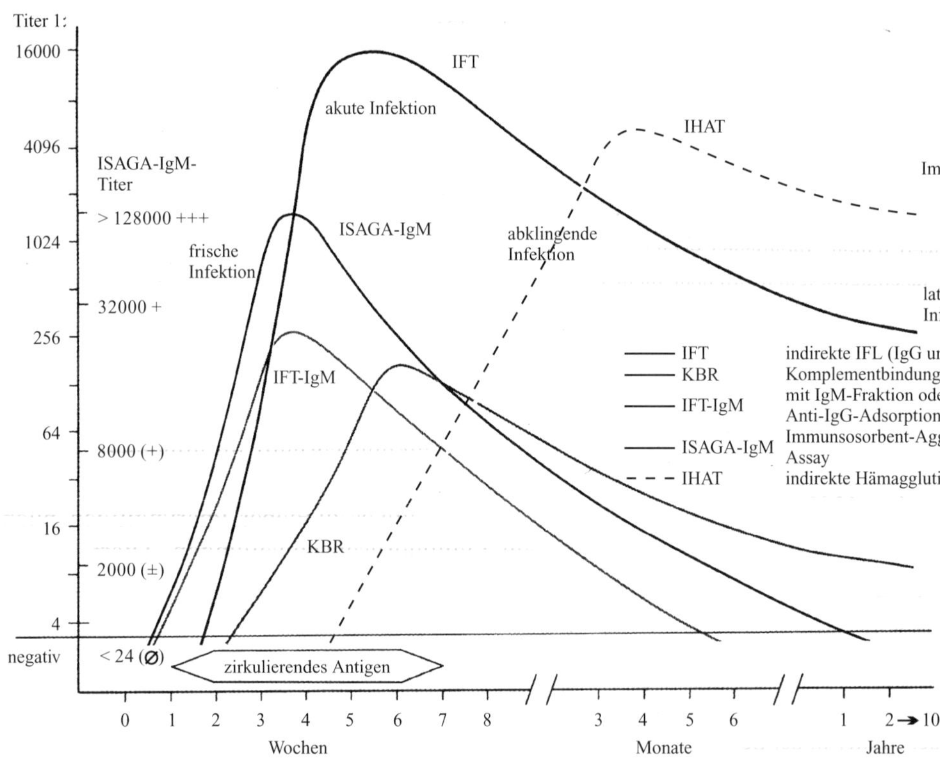

Abbildung 59: Toxoplasmoseinfektion und Labordiagnose: Nachweis der Antikörperentwicklung und -persistenz in verschiedenen Testarten.

6.3 Prophylaxe

Die Prophylaxe ist (wäre) unter Beachtung einfacher hygienischer Grundsätze im Umgang mit Haustieren (Katzen!) und durch Verzicht auf rohes oder ungenügend erhitztes Fleisch einfach und wirkungsvoll.

6.4 Therapie

6.4.1 Behandlung einer Erstinfektion in der Schwangerschaft

Zur Anwendung kommen heute Pyrimethamin und Sulfonamide bzw. Spiramycin, wobei je nach Autoren verschiedene Prioritäten gesetzt werden. Auf die schon im Tierversuch bessere Wirkung einer Pyrimethamin/Sulfonamid-Kombination wird besonders hingewiesen [21]. Allerdings sollte Pyrimethamin wegen des Verdachts auf Teratogenität erst jenseits der 16. SSW gegeben werden [2].

Behandlungsschema [10, 6]: Pyrimethamin (Daraprim®) 25 mg/tägl. (1. Tag 50 mg) + Sulfadiazin (Durenat®) 750 mg/tägl. (1. Tag 1,5 g) während 3–5 Wochen oder Fansidar® (Pyrimethamin 25 mg + Sulfadoxin 500 mg) 2 mal 1 Tabl./Woche. – *Gleichzeitig*: Folsäurepräparat (5mg/2 mal wöchentlich) zur Verhinderung einer Knochenmarkdepression. Cave: Thrombozytopenie, Leukopenie!

Couvreur und Desmonts 1983 [30] bevorzugten *Spiramycin (Rovamycin®)* in einer Dosis von 2 mal 1–1,5 g pro die über mehr als einen Monat, während Wolff und Mertens 1992 [10] Spiramycin wegen der geringeren Wirksamkeit nicht für empfehlenswert halten. Teratogene Effekte sind wegen der geringen Plazentagängigkeit offenbar nicht zu befürchten und die Abgabe kann bereits in der Frühschwangerschaft erfolgen.

6.4.2 Behandlung der konnatalen Toxoplasmose

Die *Indikationen* zur Behandlung sind in folgenden Situationen gegeben [29]:

1. Floride konnatale Toxoplasmose
2. Oligosymptomatische Formen der konnatalen Toxoplasmose
3. Serologisch nachgewiesene subklinische Infektion
4. Gesunde Neugeborene ohne eindeutigen serologischen Nachweis einer Toxoplasmoseinfektion bei eindeutiger Erstinfektion der Mutter in der Schwangerschaft.

Als Therapieschemata werden vorgeschlagen (Tab. 134 [30]):

Tabelle 134: Medikamente.

1. Reifgeborene in den ersten 4 Lebenswochen, bzw. Neugeborene mit einem Geburtsgewicht unter 2500 g: Pyrimethamin (Daraprim®) 3×6,25 mg/Woche über 10 Tage.
2. Ältere Säuglinge: 21 Tage Pyrimethmin: 1 mg/kgKG pro Tag und Sulfadiazin (Durenat®) 50–100 mg/kgKG tägl. in 2 Tagesdosen.
3. Bei Kontraindikationen gegen Pyrimethamin: Spriramycin (Rovamycin 500®) 100 mg/kgKG tägl. in 2 Tagesdosen über 30–45 Tage.
4. Bei floriden entzündlichen Prozessen (v. a. Chorioretinitis, Eiweißerhöhung im Liquor): Kortikosteroide (Prednisolon oder Methylprednisolon) 1–2 mg/kgKG pro Tag in 2 Tagesdosen und absteigender Dosierung.
5. Zur Prophylaxe einer Knochenmarksdepression durch Pyrimethamin: Folsäure 5 mg zweimal wöchentlich.

XVI/7.

7. Listeriose

Bei der Listeria monocytogenes handelt es sich um ein grampositives Stäbchenbakterium.

Listerien besitzen ein Körper-(O-) und Geissel-(H-)Antigen. Es gibt mehrere Serogruppen mit jeweils mehreren Serovarianten, wobei die Serovarianten 1 a, 1 b und 4 b mehr als 90 % der klinisch manifesten Infektionen verursachen [26].

Es handelt sich um eine Schmutzinfektion mit kontaminierten Speisen bei mangelhafter Hygiene und mit zahlenmäßiger Eskalation in den Sommermonaten. Die Durchseuchung ist hoch und liegt frequenzmäßig, bei allerdings mit Vorsicht zu interpretierenden niedrigen Antikörpertitern, bei etwa 50–80 % [2, 21]. – In graviditate wird ein Auftreten einer Listeriose mit etwa 0,3 % beziffert [9].

7.1 Verlaufsformen

Die Erkrankung verläuft im allgemeinen uncharakteristisch, nicht selten aber zweiphasig. Zunächst kommt es zu Fieber, Pharyngitiden, nuchalen Lymphdrüsenschwellungen, Diarrhoen und Harnwegsinfektionen. Nach einem Intervall von 10–14 Tagen, im allgemeinen am Ende des zweiten bis Anfang des dritten Trimenons, erfolgt der zweite Fieberschub mit einem Amnioninfektionssyndrom und anschließendem Einsetzen von Wehen mit Abgang der Frucht *(Abort, Totgeburt)* oder der Geburt eines *infizierten Kindes mit hoher Mortalität.*

Neben der transplazentarem Übertragung mit Bildung von entzündlichen Listeriomen in der Plazenta, wird auch die «vertikale» Aszension aus der Vagina mit darauffolgender Chorioamnionitis und fetaler Infektion diskutiert [27].

Beim infizierten Kind sind drei verschiedene Verlaufsformen auszumachen, wobei die zwei erstgenannten mit einer Mortalität von ca. 70 % belastet sind [9]:

XVI/8.

- Die *Frühform* betrifft die *Frühgeburten*, die bereits am ersten Tag ein schweres «Respiratory-Distreß-Syndrom», ein Exanthem und eine Septikämie aufweisen.
- Bei *termingerecht geborenen Kindern* kann man meistens nach 1–2 Wochen einen *verzögerten Ausbruch* der Erkrankung registrieren, die sich in Meningoenzephalitiden, Pneumonien u. a. zeigt.
- *Zu einem späteren Zeitpunkt* können sich eine Granulomatosis infantiseptica (miliare Granulome mit Leberzellnekrosen), petechiale Blutungen, Exantheme u. a. entwickeln.

7.2 Diagnose

Die Diagnose wird am sichersten durch den *kulturellen Nachweis* aus mütterlichem oder kindlichem Blut, Urin, Liquor, Fruchtwasser, Abortmaterial, Plazentaanteilen, Lochialsekret und/oder Mekonium erbracht.

Bei *Neugeborenen-Listeriose* sollte ein Abstrich aus dem Ohr und eine Liquoranalyse gemacht werden [2].

Die *serologische Diagnostik* mit der Agglutinationsreaktion nach Gruber-Widal und die KBR sind unsicher,

da einerseits die Antikörperentwicklung, trotz kulturell bewiesener Listerieninfektion, besonders bei Neugeborenen und Kindern bis zu 6 Monaten fehlen kann und andererseits nicht mit Listerien Infizierte trotzdem einen Antikörpertiter bis zu 1:400 aufweisen können [2, 10]. Wichtig ist der Titerverlauf, wobei Titeranstiege von > 1:400 sowie solche von mehr als zwei Stufen für eine frische Infektion sprechen.

7.3 Prophylaxe

In Anbetracht der Schwere der kindlichen Schädigungen sind Hinweissymptome einer Listerieninfektion in der Schwangerschaft ernst zu nehmen und die entsprechenden diagnostischen Abklärungen einzuleiten, umso mehr, als nur bei einer frühzeitigen Erfassung und Behandlung in der Gravidität Aussicht auf einen Therapieerfolg besteht.

7.4 Therapie

Bei der *Schwangeren:* Penicilline (Ampicillin hat neben Amoxycillin die beste Wirkung; z. B. 6 g Ampicillin/i. v./tägl./10 Tage [10]); *Neugeborenenlisteriose:* Ampicillin und Gentamycin oder Tobramycin (bei Meningoenzephalitis auch intrathekal appliziert) oder Erythromycin [2].

8. Beta-hämolysierende Streptokokken der Gruppe B

Die hohe Zahl an Trägerinnen von Streptokokken B in einem normalen Kollektiv von Schwangeren (z. B. 12 % aller Schwangeren der geburtshilflichen Poliklinik Zürich [6]) und die deletären Auswirkungen bei einem Infekt des Neugeborenen zwingen zu entsprechenden *prophylaktischen Maßnahmen* (s. u.).

Der *Nachweis* der grampositiven Streptokokken, die in Ketten wachsen, erfolgt durch einen Abstrich aus der Zervix oder durch den Latex-Test im Fruchtwasser und/oder Urin; beim Neugeborenen aus Abstrichen aus der Mundhöhle, von Magensaft und bei Sepsis aus Blutkulturen.

Besonders bei Frühgeburten, vorzeitigem Blasensprung und protrahierten Geburten als Risikofaktoren kann es zur fetalen Infektion mit nachfolgender neonataler Sepsis kommen. In der Frühschwangerschaft kommt es zu Aborten.
Mit 2–3 solcher Fälle auf 1000 Lebendgeburten stellt die Streptokokkensepsis die häufigste Ursache der perinatalen Sepsisfälle mit einer Mortalität von 60 % dar.

Die häufigste und auch gleichsam schwerste Erkrankungsform ist die *Frühform* (early onset). Sie tritt innerhalb weniger Stunden p.p. bis max. 5 Tage p.p. auf. – Die *Spätform* (late onset), die erst nach 8 Wochen auftreten kann, zeichnet sich durch meningitische Symptome aus. Die Letalität ist in solchen Fällen bei rechtzeitiger und adäquater Therapie geringer als bei den Frühfällen.

8.1 Prophylaxe

Eine erfolgreiche Prophylaxe ist bei einer mütterlichen Zervixbesiedlung vor der Entbindung mit Penicillinen möglich.

Dies impliziert einen Zervixabstrich im dritten Trimenon zur Selektion der für eine Prophylaxe vorzusehenden Patientinnen. Zumindest ist bei allen Schwangeren mit drohender Frühgeburt, Cerclage, vorzeitigem Blasensprung nach Streptokokken zu suchen.

8.2 Therapie

Subpartal: z. B. 4stündlich 1,2 g Augmentin® (Augmentan®) bis zur Geburt. Damit kann eine Frühinfektion des Neugeborenen verhindert werden.
Postpartal: Augmentin® 3 mal 625 mg/tägl. p. o. während 7 Tagen
Bei den geringsten Anzeichen einer neonatalen Sepsis: Ampicillin 200 mg/kg + Kanamycin 15 mg/kg, da beim Vollbild einer Sepsis der Krankheitsverlauf sonst kaum noch zu beeinflussen ist [10].

9. Schutzimpfungen in der Schwangerschaft und empfohlene Reiseimpfungen [2]

(Tab. 135 und 136)

Tabelle 135: Schutzimpfungen in der Schwangerschaft.

Gravidität	Mens I–III	IV–VIII	IX–X
⇒ *Lebendimpfstoffe*			
Poliomyelitis	+	+	–
Masern	–	–	–
Mumps	–	–	–
Röteln	–	–	–
Varizellen	–	–	–
Gelbfieber	(+)	(+)	(+)
Pocken	–	–	–
Tuberkulose	–	–	–
[Zytomegalie, Herpes simplex, Hepatits A]*	–	–	–
⇒ *Tot-, Subunit-Impfstoffe oder Toxoide*			
Poliomyelitis (Salk)	+	+	+
Influenza	+	+	+
Tollwut	(+)	(+)	(+)
Hepatitis B [Hepatitis A]	(+)	(+)	(+)
*[Zytomegalie, Herpes simplex]	(+)	(+)	(+)
Zeckenenzephalitis (FSME)	(+)	(+)	(+)
Tetanus	+	+	+
Diphtherie	(+)	(+)	(+)
Typhus (oral)	(+)	(+)	(+)
Cholera	(+)	(+)	(+)
Meningokokken, Pneumokokken	(+)	(+)	(+)

+ Unbedenklich, (+) bei Reisen in Endemiegebiete oder Kontakt, – keine Impfung bei Graviden, *[ ] Impfstoff in Entwicklung.

Tabelle 136: Reiseimpfungen: Gesundheitsempfehlungen für Internationalen Reiseverkehr (WHO 1986/87).

Impfungen gegen	Impfstoffart	empfohlen für Endemiegebiete	Schwangerschaft
Gelbfieber	Lebend	ja, Impfbescheinigung	ja, ab 2. Trimester
Poliomyelitis	Lebend	ja, Auffrischung	ja
	Inaktiviert	ja, falls noch nie geimpft	ja
Hepatitis B	Inaktiviert	ja	keine Bedenken
Di-Tetanus	Inaktiviert	ja, Auffrischung falls notwendig	ja
Typhus	a) Inaktiviert	ja	nein, Nebenreaktion
	b) Typhoral L	ja	ja
Cholera	Ganzzellen-Vakzine	bedingt	ja/nein? 0,15 ml intrakutan
Meningokokken A + C + W 135	Subunit	ja	ja
Pneumokokken	Subunit	bedingt	nur zwingende Indikation z. B. Asplenie

XVI/9.

XVI/Lit.

Literaturhinweise

Basisliteratur

2 Enders G (1988) Infektionen und Impfungen in der Schwangerschaft. Urban & Schwarzenberg. München-Wien-Baltimore
3 Dickinson J, Gonik B (1990) Teratogenic viral infections. Clin Obstet Gynecol 33:242
9 Knörr K, Knörr-Gärtner H, Beller FK, Lauritzen C (1989) Pränatale und perinatale Infektionen. In Geburtshilfe und Gynäkologie. Springer. Berlin-Heidelberg-New York S 367
10 Wolff F, Mertens Th (1992) Intrauterine Infektionen des Feten, Infektionen in der Gravidität. In Martius G (Hrsg) Geburtshilfe. Thieme. Stuttgart-New York S 76

Übrige Literaturstellen

1 Sever JL, South MA, Shaver KA (1985) Delayed manifestations of congenital rubella. Rev Infect Dis 7:164
4 Gregg NM (1941) Congenital cataract following German measles in mothers. Trans Ophthal Soc Aust 3:35
5 Stop Rubella, 1964–65 (1970). Rubella epidemic, estimated health and economic costs. Atlanta. Dep. of Health, Education and Welfare. National Communicable Disease Center
6 Huch A (1994) Pflichtenheft. Leitfaden. USZ. Zürich
7 Chantler JK, Tingle AJ, Petty E (1985) Persistent rubella virus infection associated with chronic arthritis in children. N Engl J Med 313:1117
8 Enders G, Nickerl-Pacher U, Miller E et al (1988) Outcome of confirmed periconceptionel maternal rubella. Lancet 1:1445
11 Enders G, Jonatha W (1987) Prenatal diagnosis of intrauterine rubella. Infection 15
12 Kassenärztliche Bundesvereinigung (1990) Neue Aspekte in der gesetzlichen Mutterschaftsvorsorge. Dtsch Ärztebl 37:73
13 ACOG Committee Opinion: Committee on Obstetrics: Maternal and Fetal Medicine (1990) Guidelines for hepatitis B virus screening and vaccination during pregnancy. Int J Gynecol Obstet (1991) 35:367
14 Krech UH, Jung M, Jung F (1971) Cytomegalovirus infections of man. Karger. Basel
15 Dworsky ME, Yow M, Stagno S et al (1983) Cytomegalovirus infection of breast milk and transmission in infancy. Pediatrics 72:295
16 Laskin OL, Cederberg DM, Mills J et al (1987) Ganciclovir for the treatment and suppression of serious infections caused by cytomegalovirus. Am J Med 83:201
17 Alexander GJM, Eddleston ALWF (1986) Does maternal antibody to core antigen prevent recognition of transplacental transmission of hepatitis-B-virus infection? Lancet I:296
18 Niesen M, Plotz EJ, Schneeweis KE (1982) Virushepatitis und Schwangerschaft. Gynäkologe 15:11
19 Grob PJ (1993) Hepatitis-Serologie. DIA-GM 14:1103
20 Kind C (1989) Perinatale Infektionen – Epidemiologische Aspekte. Arch Gynecol Obstet 246:4
21 Krausse T, Straube W (1993) Toxoplasmose und Schwangerschaft. Der Frauenarzt 34:313
22 Hohlfeld P, Biedermann K, Extermann P, Gyr T (1995) Toxoplasmose en cours de grossesse: prévention, diagnostic prénatal et traitment. Schweiz Med Wochenschr 125 (Suppl 65):625
23 Mau G, Piekarski G (1978) Toxoplasmoseinfektion und Schwangerschaft. Dtsch Ärztebl 43:77
24 Koppe JG, Loewer-Sieger DH, De Roever-Bonnet H (1986) Results of a 20-year follow-up of congenital toxoplasmosis. Lancet I:254
25 Frenkel JK (1990) Diagnosis, incidence, and prevention of congenital toxoplasmosis. Am J Dis Child 144:956
26 Seliger HPR (1987) Listeriose-aktuell. Dtsch Med Wochenschr 90:359
27 Yamazaki K, Price JT, Altshuler G (1977) A placental view of the diagnosis and pathogenesis of congenital listeriosis. Am J Obstet Gynecol 129:703
28 Baumann H, Schneider H, Grob PJ et al (1984) Häufigkeit des HBs-AG bei symptomfreien schwangeren Frauen. Schweiz Med Wochenschr 114:783
29 Couvreur J, Desmonts G (1983) Behandlung der konnatalen Toxoplasmose während der Schwangerschaft mit Spiramycin. Zbl Gynäkol 105:1104

XVII Überwachung der gefährdeten Schwangerschaft und Geburt – Zustandsdiagnostik des Feten

Der Einsatz der heute zur Verfügung stehenden Überwachungsmethoden hat mit der notwendigen Zurückhaltung und kritischen Einschätzung der Aussagekraft der einzelnen Parameter zu erfolgen. Die klinische Untersuchung und Beurteilung haben dabei ihren prioritären Stellenwert nicht verloren.

Nur die zweckmäßige Synchronisierung und nicht die Anwendung möglichst vieler Methoden ergeben schließlich auch einen ökonomisch vertretbaren Sinn.

Neue Überwachungsmethoden (Ultraschall-Doppler-Verfahren u. a.) sind in den letzten Jahren hinzugekommen, ältere haben an Bedeutung verloren (z. B. biochemische Untersuchungen). Die Palette der zur Verfügung stehenden Methoden ist größer geworden. Deren Aussagekraft ist allerdings zum Teil neu validiert worden (z. B. kontinuierliche Kardiotokographie sub partu). – So müssen *Möglichkeiten und Grenzen der einzelnen Methoden* stets mit der notwendigen kritischen Zurückhaltung und vor allem im Zusammenhang mit der jeweiligen klinischen Situation gesehen werden.

Es kann jedoch nicht genug betont werden, daß auch bei einem noch so unerschütterlichen Glauben an die Unfehlbarkeit technischer Mittel die klinische Untersuchung nicht zur Nebensache verkommt oder sogar vernachlässigt wird.

1. Generelles zur Plazentainsuffizienz

1.1 Zur Pathogenese

Zahlenmäßig überwiegen die zur Plazentainsuffizienz führenden *mütterlichen Ursachen,* so z. B. XVII/1.
Kreislauf- und Gefäßerkrankungen mit Beeinträchtigung der uteroplazentaren Durchblutung. – Dazu kommen *plazentare Ursachen* mit verschiedenen histologischen Bildern, *die eine funktionelle und/ oder nutritive Insuffizienz zur Folge haben können,* wie Reifungsstörungen, Zottenfibrosen, Infarkte und Blutungen, die generell zu einer Einschränkung von Stoffwechselleistungen und zu Diffusionsstörungen u. a. führen. Dadurch kann die Plazenta die Versorgung des Kindes mit den für die Homöostase und/oder Ernährung notwendigen Stoffen nicht in ausreichendem Maß bis zur Geburt gewährleisten [4]. – Schließlich wird der Begriff der Plazentainsuffizienz nicht selten *fälschlicherweise* synonym für eine Reihe von *fetalen Versorgungs- und Entwicklungsstörungen bei ungestörter Plazentafunktion* benutzt, so z. B. für eine intrauterine Retardierung bei Trisomien, Fehlbildungen und Infektionen [1].

Gruenwald 1975 [2] faßte diese damals neuen, weitgefaßten pathogenetischen Prinzipien der fetalen Wachstumsretardierung in einem heute noch gültigen Schema zusammen (Abb. 60). In ähnli-

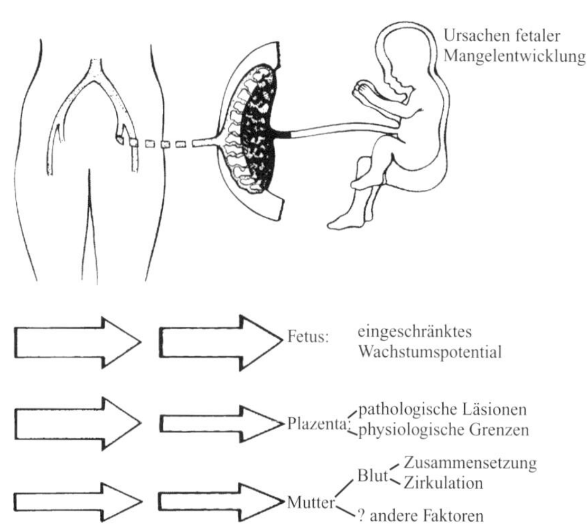

Abbildung 60: Schematische Darstellung der Ursachen der intrauterinen Mangelentwicklung.

XVII/1.

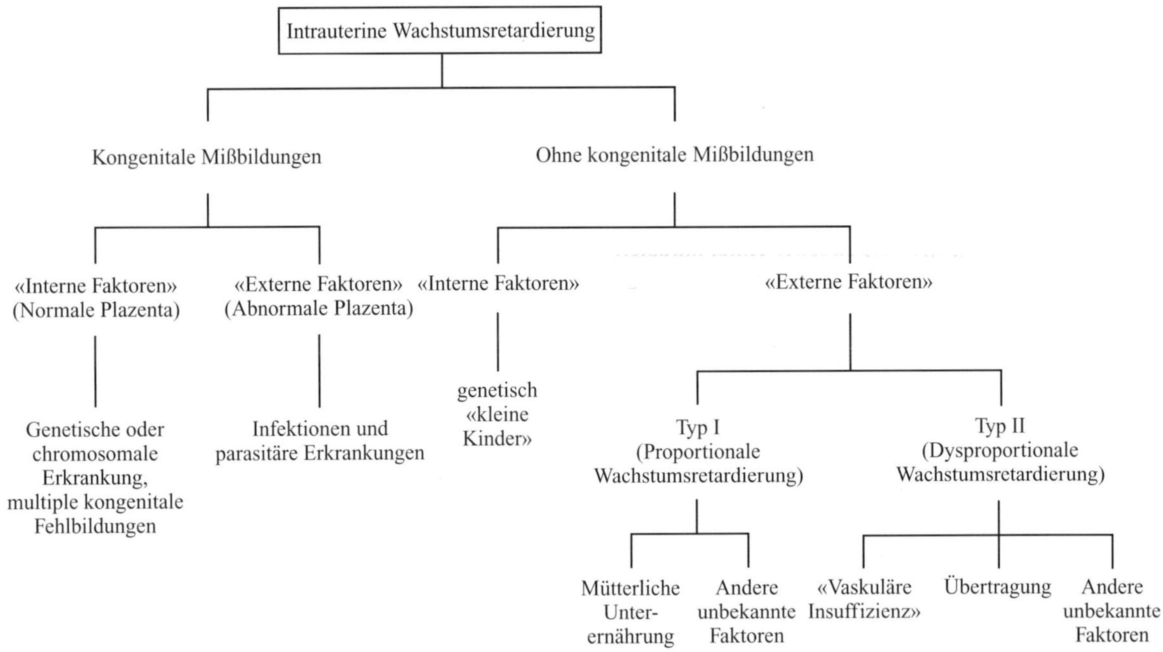

Abbildung 61 : Pathogenese der IUGR.

cher Weise haben zur selben Zeit Rosso und Winik 1974 [13] ihre bekannten Vorstellungen über die Pathogenese der IUGR formuliert (Abb. 61 [13]).

Die *respiratorische Plazentainsuffizienz* als finaler Ausdruck der globalen Insuffizienz (nutritiv und respiratorisch) mit Behinderung des Gasaustausches äußert sich in einer fetalen Hypoxie/Azidose meistens als perakutes Ereignis erst unter der Geburt. Unter diesen Begriff fallen auch nicht plazentare Ursachen wie Nabelschnurzirkulationsstörungen, die ebenfalls zur akuten Bedrohung der Sauerstoffversorgung des Feten führen können.

Dabei ist die Plazenta jedoch nicht als isoliertes, autonom arbeitendes Organ zu verstehen, sondern als Teil einer materno- bzw. fetoplazentaren Funktionseinheit (s. o.). Die Erweiterung des Begriffs der Plazentainsuffizienz zum klinischen Komplex des *Plazentainsuffizienz-Syndroms* entspricht einem solchen Konzept [3].

Somit bedeutet eine *Plazentainsuffizienz im engeren Sinn und plazentabezogen eine unzureichende Austausch- bzw. Stoffwechselleistung* dieses Organs für die heranwachsende Frucht.

Für den *klinischen Gebrauch* hat sich nach wie vor eine Dreiteilung in eine *akute, subakute und chronische Verlaufsform* bewährt.

Die *akute Form,* die mit Ausnahme der vorzeitigen Lösung und der seltenen massiven Plazenta praevia-Blutung fast ausschließlich unter der Geburt auftritt, äußert sich in einer *respiratorischen Insuffizienz.* Die daraus entstehende *fetale Notsituation* führt zu den bekannten Veränderungen der Herzfrequenzmuster und der gasanalytischen Parameter. Die *Ursachen* (s. o.) sind mannigfaltig, wie z. B. auch das Venacava-Kompressionssyndrom oder die hyperkinetische Wehentätigkeit auf der mütterlichen und die gesamte Nabelschnurpathologie auf der fetalen Seite. – Die *chronische Form* hingegen ist eine langdauernde Funktionsstörung, die zur intrauterinen Wachstumsretardierung (IUGR) des Feten führt.

XVII/1.

1.2 Zur intrauterinen Wachstumsretardierung

Das seit den sechziger Jahren bekannte Krankheitsbild zeichnet sich durch eine große Palette *verschiedener Definitionen* und Begriffsbestimmungen aus:

- *Uneinheitliche Begriffe:* hypotrophes Kind, intrauterine somatische Retardierung, small-for-gestational-age-babies, small-for-date-babies, intrauterine-growth-retardation, chronical fetal distress, pseudomaturity u. a.
- *Uneinheitliche Definitionen* (Battaglia und Lubchenko, 1967 [5]; Gruenwald, 1963 [6] u. a.): Am verbreitetsten sind die Definitionen in Abhängigkeit von Standardgewichts-Perzentilen des zum entsprechenden Schwangerschaftszeitpunkt ermittelten Standardgewichtes oder solche unter Berücksichtigung der *zweifachen Standardabweichung.*

Nimmt man als relevante Wachstumsretardierung ein Abweichen des Kindsgewichts unter die Zehnerperzentile der Standardwachstumskurve an, ist mit einer *Häufigkeit von etwa 3–10 %* zu rechnen. Darunter fallen je nach Tragzeit und nach den Daten der Bayerischen Perinatalerhebung auch die *hypotrophen Frühgeborenen* (23,0 % der Kinder < 2500 g) wie die *hypotrophen Reifgeborenen* (31,2 % der Kinder < 2500 g) [7]. Die Ursache der erhöhten Morbidität und Mortalität ist somit nicht nur in der Wachstumsretardierung, sondern auch in der oft damit koinzidenten Tragzeitverkürzung zu suchen. *Die unterschiedliche Prognose* solcher Kinder ist jedoch zur Hauptsache abhängig von der Ursache der Retardierung (s. o.). So ist diese in den meisten Fällen günstiger bei Störungen im plazentaren und maternalen Bereich mit erfolgversprechenden therapeutischen Ansätzen als bei rein fetalen Ursachen (Fehlbildungen, intrauterine Infektionen u. a.). Die Ursachen sind jedoch sehr vielfältig und spielen sich auf den verschiedensten pathogenetischen Ebenen ab (Tab. 137 [11]).

Obwohl mit dem heutigen diagnostischen Instrumentarium dieses *Risikokollektiv* nicht mehr verkannt werden sollte, sind nach wie vor Todesfälle (meistens als intrauteriner *Fruchttod ante partum*) oder fatale Komplikationen in Form von *neuropädiatrischen Handikaps* zu beklagen. Je nach den Definitionen (Perzentilenbereiche u. a.), Ursachen, Tragzeit und geburtshilflichem wie neonatologischem Management sind diese Raten unterschiedlich. So sind *schwere neurologische Spätschädigungen* bei reifen und nur leicht retardierten Kindern selten, bei schwer retardierten jedoch um den Faktor 3 erhöht. Kommt eine Frühgeburt dazu, steigt das Risiko um den Faktor 15 auf 15 Promille [8].

Tabelle 137: Bekannte Ursachen der intrauterinen Mangelentwicklung und ihre Häufigkeit in der Bayerischen Perinatalerhebung 1982.

Ursachen		Häufigkeit in %
Ausgangsgewicht der Mutter < 50 kg		18,7
Größe der Mutter < 155 cm		16,8
Gewichtszunahme der Mutter < 5 kg		12,4
Mehrlingsschwangerschaften		0,9
Chromosomenaberrationen		0,1
Fetopathien		
– infektiös (Röteln, ZMV usw.)		< 0,1
– «metabolische»:	Diabetes	0,2
	Alkoholabusus	0,1
	Nikotinabusus	1,8
	Drogenabusus	0,1
Schwere mütterliche Erkrankung		0,4
Chronische Nierenerkrankung		0,3
Hypertonie		3,5
Plazentainsuffizienz		2,1

Der intrauterine Fruchttod ist vermeidbar – von Ausnahmen abgesehen (sehr frühe und schwere intrauterine Retardierung) [10]. Die meist fatalen neurologischen und psychomotorischen Spätfolgen sind bei uteroplazentaren Ursachen und ohne das Hinzutreten einer Hypoxie ebenfalls vermeidbar [9].
Dennoch sieht die klinische Wirklichkeit offenbar immer noch ganz anders aus. Knapp die *Hälfte der pränatalen Todesfälle* geht nach Lang 1989 [1] auf das Konto nicht erkannter fetaler Wachstumsretardierungen.

1.3 Der Einsatz der Überwachungsmethoden

Nach wie vor hat die klinische Untersuchung als notwendige Basisuntersuchung einen entscheidenden diagnostischen Stellenwert.

Sie steht am Anfang unserer diagnostisch-therapeutischen Überlegungen. Aufgrund der damit erhobenen Daten (Symphysen-Fundus-Abstand, mütterlicher Bauchumfang und Gewichtszunahme) erfolgt die «Intensivüberwachung». Die heute praktisch in fast jede klinische Untersuchung integrierte Ultraschalluntersuchung (Patienten-Anspruch, Photodokumentation u. a.) erleichtert die Früherkennung.

Schließlich vermittelt uns das zur Überwachung von Risikoschwangerschaften notwendige *apparative und biochemische Instrumentarium* verläßliche Daten der Retardierung und damit das Ausmaß der kindlichen Gefährdung.

XVII/2. Die *Ultrasonographie* wird somit zweifellos als die wichtigste und auch aussagekräftigste Methode zur Erkennung intrauteriner Wachstumsstörungen angesehen.

Die biochemischen Parameter, vorweg *Östriol und HPL,* haben an Bedeutung verloren. Sie können jedoch zur diagnostischen Absicherung zusätzlich herangezogen werden. Schließlich liefert uns das *CTG* in der Spätschwangerschaft und unter der Geburt Hinweise über das Vorliegen einer Störung der fetalen Sauerstoffversorgung, welche sub partu mittels *Mikroblutuntersuchungen* oder des sich in klinischer Evaluierung befindlichen Verfahrens der fetalen Pulsoxymetrie als Oxykardiotokographie [OCTG, 27] verifiziert werden können (s. Kap. 6.3).

Die *Gewichtung der einzelnen* Methoden jedoch ist sehr oft subjektiv und deren diagnostische Auslegung hält gelegentlich einer objektiven Bestandsaufnahme nicht stand. Dazu sind immer noch große prospektiv randomisierte Studien vonnöten.

Dennoch stimmt eine Validitätsstudie von Villar und Belizan 1986 [12] sehr nachdenklich, obwohl die daraus gezogenen Schlüsse aus retrospektiven Literaturrecherchen stammen. Sensitivität, Spezifität und der prognostische Wert verschiedener diagnostischer Methoden zur Erkennung der intrauterinen Mangelentwicklung wurden dabei untersucht und miteinander verglichen:

Sie kamen zum überraschenden Ergebnis, daß *die Erfassung aller bekannten Risikofaktoren* (s. auch Tab.137) *und die sorgfältige Beobachtung des Uteruswachstums die größte Zuverlässigkeit* ergab, die nur von speziellen, morphometrischen Ultraschalluntersuchungen und der quantitativen Beurteilung des Fruchtwasservolumens erreicht wurde. Deutlich schlechter schnitten dagegen die alleinige Anwendung des biparietalen Durchmessers ab, ebenso die biochemischen Verfahren und die Kardiotokographie; diese sowohl in ihrer Anwendung als Non-Streß-Test wie auch als Oxytozinbelastungstest [zit. nach 1].

2. Biochemische Überwachung der Risikoschwangerschaft

Unter Berücksichtigung des bereits Erwähnten haben sich nur das Östriol und mit Einschränkung das HPL in der Klinik halten können. *Östriol gilt dabei als Parameter für die feto-plazentare Biosyntheseeinheit.* Das humane Plazentalaktogen ist ein von der Plazenta produziertes Proteohormon. *Screening-Bestimmungen* [14 u. a.] *mit Östriol und HPL werden zudem seit langem als sinnlos* bezeichnet und sind zudem unwirtschaftlich [10]. Dazu zeigen Einzelbestimmungen aus verschiedenen Gründen eine *zu* große Variabilität. Allerdings wird der biochemischen Überwachung auch heute noch das Attribut eines *«Frühwarnsystems»* zugestanden, da mit dem US erst die bereits eingetretene Retardierung verifiziert werden könne und mit dem CTG im nachhinein die drohende intrauterine Asphyxie [17].

Dem *Östriol* kommt nach Kuss 1992 [15] für die Diagnose «mangelhaftes Wohlbefinden des Fetus» etwa 50 % Sensitivität und etwa 90 % Spezifität zu. Östriol besitze ungefähr das gleiche diagnostische Gewicht wie das Kardiotokogramm. – Die Meinungen darüber sind widersprüchlich, auch was die Aussagen des CTG betrifft. Diesen gehen oft eine zwingende rationale Begründung ab, werden ohne empirische Prüfung akzeptiert und je nach persönlichem Standpunkt in ein festgefügtes Denkmuster integriert [16 u. a.].

So bleibt die Frage nach dem Stellenwert dieser Methoden zur Überwachung der Schwangerschaft weiterhin Gegenstand der Diskussion und Aufgabe klinischer Prüfungen [15].

Erst kürzlich hat sich z. B. auch das American College of Obstetricians and Gynecologists und das der Pediatricians erneut mit dem Einsatz des Monitorings kritisch beschäftigt [26].

2.1 Östrogenbestimmungen

2.1.1 Zur Pharmakinetik und zur Östriolbestimmung

Östriol zeigt von allen Östrogenen die beste Korrelation zur feto-plazentaren Funktionseinheit. Trotzdem kann der *prädiktive Wert der Östriolbe-*

XVII/2.

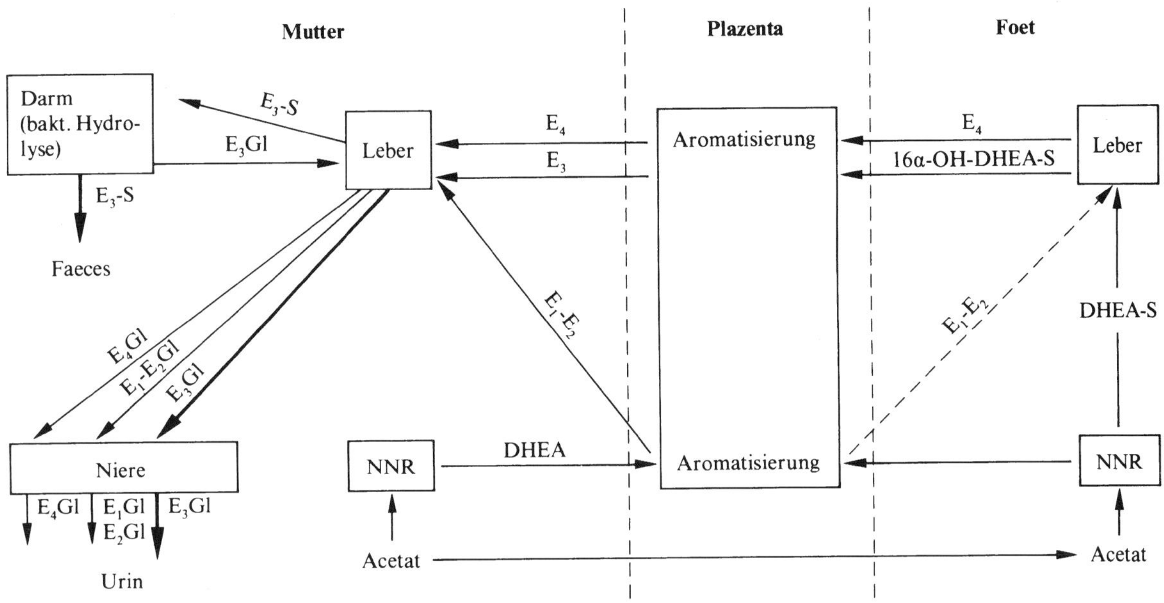

Abbildung 62: Östrogen-Biosynthese in der Spätschwangerschaft (modifiziert nach Tulchinsky). E_1 = Östron, E_2 = Östradiol, E_3 = Östriol, E_4 = Östetrol, -S = sulfat, Gl = Glukuronid, DHEA-S = Dehydroepiandrosteron-sulfat.

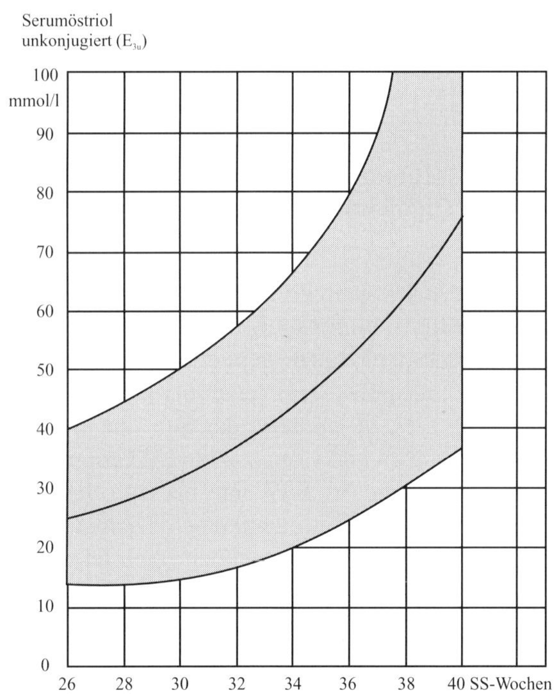

Abbildung 63: Östriolbestimmung: mittlere Serumöstriolwerte in der normalen Schwangerschaft.

stimmung im Plasma aufgrund sehr vieler, diese diagnostische Maßnahme beeinflussender, Faktoren *nur schwer abgeschätzt* werden [25].

Während beim Östron und 17-Beta-Östradiol 40 % der Hormonpräkursoren (DHEA-S und DHEA) aus der Nebennierenrinde der Mutter stammen und es erst in der Plazenta zur Konversion kommt, stammen beim Östriol nur 10 % aus dem maternalen Kompartiment. 90 % des im mütterlichen Serum nachweislichen Östriols werden so überwiegend feto-plazentar reguliert. In der mütterlichen Leber erfolgt die Glukuronidierung bzw. die Sulfatisierung mit nachfolgend überwiegend renaler Ausscheidung. Die Östriolsulfate kommen mit der Galle in den Darm [18]. – Die *komplizierte Synthetisierung* kommt auf Abbildung 62 zur Darstellung [19].

Aus praktikablen Gründen wird heute das Östriol hauptsächlich *radioimmunologisch aus dem Serum und Plasma* bestimmt.

Die Messung des *freien, unkonjugierten Östriols* (entspricht einem Anteil von 8–10 % des Gesamtöstriols) *im Serum wird als direkter Parameter der feto-plazentaren Funktionseinheit* bevorzugt (Abb. 63 [4]), da das Gesamtöstriol durch die mütterliche Leber-, Nieren- und Darmfunktion beeinflußt wird [18].

Um dem bekannten zirkadianen Rhythmus der Plasmaöstrogenspiegel Rechnung zu tragen, sollten die Bestimmungen zur gleichen Tageszeit vorgenommen werden. Nur eine Verlaufskurve mit möglichst vielen Meßpunkten erlaubt eine Aussage.

Die Bestimmung im 24-Stundenurin findet heute kaum noch Verwendung. Doch wurde die Frage nach der Östriolbestimmung aus «Urin oder Serum?» vor noch nicht allzu langer Zeit aufgrund der Bezugswerte zur fetalen Hypotrophie eindeutig zugunsten der Urindiagnostik beantwortet [20]. Diese XVII/2. Aussage bedarf aber jedenfalls der Relativierung, besonders dann, wenn man die «Patienten-Compliance» im technischen Ablauf bei der Harnöstrogenanalyse mitberücksichtigt!

Wesentliche Einflüsse endogener und exogener Faktoren auf die Östrogenwerte:

Kortikosteroide zur Induktion der fetalen Lungenreife während der Gravidität: Es kommt zu einer zeitweiligen Suppression der fetalen Nebennierenrinde mit verminderter Synthese von Östrogenpräkursoren.

Antibiotika führen zum Teil zur Zerstörung der Darmflora mit Beeinflussung der Glukuronidierung von Östriol durch Störung des enterohepatischen Kreislaufes.

Tokolytika: s. Kap. XIX

Mißbildungen des fetalen zentralen Nervensystems *(Anenzephalus)* können infolge Störung auf der Achse Hypophyse-Nebennierenrinde zu einer sekundären Hypoplasie der fetalen Nebennierenrinde führen → Östrogene ↓.

Schwere Lebererkrankung der Mutter: Störung der Östrogenkonjugation und deren Ausscheidung in die Galle.

Nierenfunktionsstörung der Mutter: Verringerung der Nierenclearance führt zu niedrigen Urinöstrogenen, während die Serumöstrogene gleichzeitig ansteigen und zu «falsch normalen Werten» führen können. – *Deshalb bei schwerer Gestose mit eingeschränkter Nierenclearance: Bestimmung der Östrogene in beiden Kompartimenten.* – Bei der Beurteilung *berücksichtigen:* evtl. intermittierende Diurese-Therapie!

Plazenta: Angeborene Enzymdefekte (Sulfatase oder Aromatase) führen zu extrem niedrigen Östrogenwerten.

Hyperplasie des Trophoblasten (Diabetes, Rh-Inkompatibilität): erhöhte Konversionsrate von Östrogenvorstufen in Östrogene = «falsch normale Befunde».

Technische Fehler: Urinsammeln! Die gleichzeitige Bestimmung der Kreatininausscheidung im Urin als innerer Standard hilft die Fehlergebnisse reduzieren. Beachte auch im Urin ausgeschiedene Medikamente (z. B. Hexamethylentetramin-Präparate) mit dadurch bedingtem Östrogenabfall.

Weitere Faktoren, die schließlich die Konzentration von Östrogenen sowohl im Urin wie auch im Blut verändern können: Bettruhe, Laxativa, Narkotika, Nikotin, maternaler Ernährungszustand, Mongolismus u. a.

2.1.2 Klinische Aussage

Bei Verdacht auf eine fetale Wachstumsretardierung weisen unverändert tiefe Werte auf eine plazentare Insuffizienz hin (sog. «Frühwarnung», s. o.). Die individuellen Konzentrationsverläufe sind jedoch sehr verschieden, und eine ausgeprägte Wachstumsretardierung muß nicht unbedingt mit niedrigen Konzentrationen einhergehen.

> Im allgemeinen besteht jedoch ein deutlicher Zusammenhang zwischen den Östrogenwerten und dem Schweregrad der intrauterinen Mangelentwicklung.

Niedriges Östriol kann zudem mit schweren Mißbildungen und generell mit einer erhöhten perinatalen Mortalität assoziiert sein [23].

Ein *abrupter Konzentrationsabfall im Serum,* ein sog. *Östrogensturz von mehr als 30 %* (vergleichsweise: Absinken der Östriolausscheidung um > 50 % innerhalb von 2 Tagen) *gegenüber dem Vorbefund* vermag einen bevorstehenden intrauterinen Fruchttod anzuzeigen. Diese Beobachtung war noch vor der Ära des CTG ein sehr wertvolles «Gefahrenzeichen».

> Die biochemische Überwachung durch die Messung des Östriols im Serum kann somit nur eine zum Ultraschall und zur Kardiotokographie begleitende Überwachungsmethode sein [18].

2.2 HPL (Humanes Plazentares Laktogen oder Chorion-Somatomammotropin (HCS))

Es handelt sich um ein Proteohormon mit prolaktin- und wachstumshormonähnlicher Wirkung, das ausschließlich in der Plazenta gebildet wird. – Die *mütterlichen Serumspiegel (radioimmunologischer Nachweis)* steigen während der Schwangerschaft kontinuierlich an und erreichen ein Maximum zwischen der 34. und 36. SSW, um bis zum Schwangerschaftsende ein Plateau mit einem leichten, finalen Konzentrationsabfall zu bilden (Abb. 64).

Die HPL-Werte zeigen besonders in der zweiten Schwangerschaftshälfte eine große Streubreite. Von einer «Fetal Danger Zone» spricht man dann, falls ein Grenzwert in den Bereich von 4 ng/ml nach der 34. SSW fällt [21]. Auch das Absinken um mehr als 50 % wird als Gefahrensignal ausgelegt.

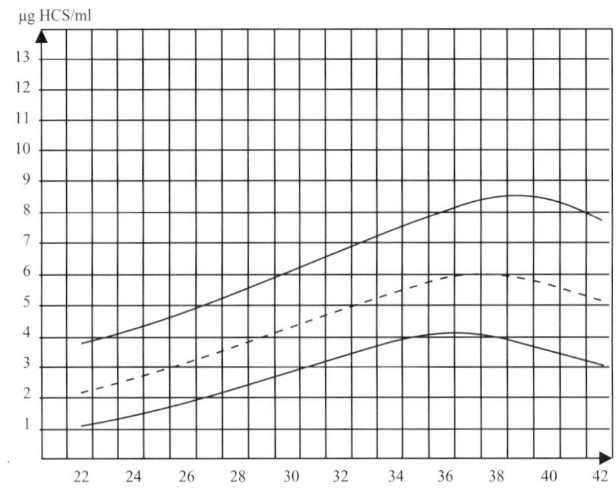

Abbildung 64: HCS-Werte entsprechend den SSW.

Die *Korrelation zur Masse der Plazenta* ist offenbar größer als diejenige zum fetalen Gewicht. Dennoch bestehen relativ enge Beziehungen zwischen niedrigen HPL-Werten und der schweren Form der Wachstumsretardierung [1]. – Ohne Zweifel ist jedoch der klinische Wert der HPL-Bestimmung geringer als der des Östriols. So liegen bei Diabetes mellitus oder Rhesusinkompatibilität bzw. Mehrlingsschwangerschaften selbst bei intrauteriner Gefährdung Normalwerte vor [17].

Nach der klinischen Erfahrung läßt sich aus einem pathologischen HPL-Spiegel lediglich die Indikation zu einer intensiven klinischen Überwachung ablesen.

2.3 Andere biochemische Überwachungsmethoden

Mit Ausnahme des «Schwangerschaftsspezifischen *Beta 1*-Glykoprotein (SP1)», das ebenfalls eine gute Korrelation zwischen den Serumkonzentrationen und der fetalen Retardierung zeigt [22], haben keine weiteren Parameter Eingang in den Routinebetrieb gefunden.

2.4 Rationaler Einsatz

Der Einsatz biochemischer Methoden ist als zusätzliche Information bei der Überwachung von Risikoschwangerschaften wünschenswert, wird aber zunehmend in Frage gestellt.

Mit dem Östriol im Serum verfügt man über einen sehr guten Marker. Mit Ausnahme der Fälle mit einer gestörten Nierenfunktion, bei denen die Bestimmung des unkonjugierten Östriols vorzuziehen ist, sind sowohl das freie Östriol wie das Gesamtöstriol gleichermaßen verwendbar [26]. Die Gesamtöstrogene im Urin werden schon aus XVII/2.
Gründen der mangelnden Praktikabilität nicht mehr oder nur noch sehr selten gemessen. – Auch auf die (gleichzeitige) *Bestimmung von HPL wird heute weitgehend verzichtet.*

Dennoch ist der vermehrte Einsatz dieser Methoden (im besonderen von Serum-Östriol) beim Vorhandensein von Risikofaktoren als sog. «Frühwarnsystem» zumindest in Erwägung zu ziehen, jedenfalls solange *noch ca. 50 % der intrauterinen Mangelentwicklung durch die klinische Untersuchung und das übliche Ultraschallscreening nicht erfaßt werden* [24].

Literaturhinweise

1 Lang N (1989) Die Plazentainsuffizienz. In Hillemanns HG, Schillinger H (Hrsg) Das Restrisiko gegenwärtiger Geburtshilfe. Springer. Berlin-Heidelberg-New York S 178
2 Gruenwald P (1975) The supply line of the fetus: definitions relating to fetal growth. In Gruenwald P (ed) The placenta and its maternal supply line. MTP. Lancaster
3 Wulf KH (1981) Das Plazentainsuffizienzsyndrom (ein klinisches Konzept). Z Geburtsh Perinat 185:2
4 Huch A, Benz J (1993) Checkliste Geburtshilfe. Thieme. Stuttgart-New York
5 Battaglia FC, Lubchenko LO (1967) A practical classification of newborn infants by weight and gestational age. J Pediatr 71:159
6 Gruenwald P (1963) Chronic fetal distress and placental insufficiency. Biol Neonate 5:215
7 Künzel W (1982) Die intrauterine Mangelentwicklung des Feten. 44. Tg Dtsch Ges Gynäk u Geburtsh. München
8 Hagberg B (1978) In major mental handicap. Methods and costs of prevention. CIBA Found Symp 59. Excerpta Medica. Amsterdam
9 Brandt J (1981) Braingrowth, fetal malnutrition, and clinical consequences. J Perinat Med 9:3
10 Berg D (1988) Schwangerschaftsberatung und Perinatologie. Thieme. Stuttgart-New York
11 Riegel K, Selbmann HK, Oesterlund K (1986) Perinatalrisiken und kindliche Mortalität und Morbidität. Ges f Strahlen- und Umweltforschung. München
12 Villar J, Belizan JM (1986) The evaluation of the methods used in the diagnosis of intrauterine growth retardation. Obstet Gynecol Surv 41:187
13 Rosso P, Winik M (1974) Intrauterine growth retardation. A new systematic approach based on the clinical

and biochemical characteristics of this condition. J Perinat Med 2:147
14 Beischer NA, Brown JB (1972) Current status of estrogen assays in obstetrics and gynecology. Estrogen assays in late pregnancy. Obstet Gynecol Surv 27:303
15 Kuss E (1992) Biochemische Methoden zur Überwachung der Schwangerschaft. In Schindler AE (Hrsg) Biochemische Überwachung der Schwangerschaft. Enke. Stuttgart S 1
16 Barret JFR, Jarvis GJ, MacDonald HN et al (1990) Inconsistencies in clinical decisions in obstetrics. Lancet 336:549
17 Schindler AE (1992) Richtlinien für die praktische Anwendung von biochemischen Diagnoseverfahren und Überwachungsmethoden während der Schwangerschaft. In Schindler AE (Hrsg) Biochemische Überwachung der Schwangerschaft. Enke. Stuttgart S 104
18 Kleinstein J, Gips H (1992) Biochemische Überwachung der Schwangerschaft. In Wulf KH, Schmidt-Matthiesen H (Hrsg) Schwangerschaft. Urban & Schwarzenberg. München-Wien-Baltimore S 277
19 Lang N, Bellmann O (1977) Kritische Analysen des heutigen Standes der fetalen Risikoerkennung in der Schwangerschaft durch Hormonbestimmungen. Z Geburtsh Perinat 181:303
20 Wolfrum R, Gethmann U (1980) Gesamtöstrogene, S-unkonjugiertes-Östriol und S-Gesamtöstriol bei Hypotrophie. Ein Vergleich der klinischen Relevanz auf quantitativer Basis. Z Geburtsh Perinat 184:413
21 Spellacy WM, Teah ES, Buhi WC (1970) Human chorionic somatomammotropin (HCS) levels prior to fetal death in high-risk-pregnancy. Obstet Gynecol 35:685
22 Würz H, Geiger W, Künzig HJ et al (1981) Radioimmunoassay of SP1 (Pregnancy-specific B1-glycoprotein) in maternal blood and in amniotic fluid in normal and pathologic pregnancies. J Perinat Med 9:67
23 Beischer N, Broen J, Parkinson P, Walstab J (1992) Urinöstriolbestimmung zur Überwachung der fetoplazentaren Funktion. In Schindler AE (Hrsg) Biochemische Überwachung der Schwangerschaft. Enke. Stuttgart S 58
24 Voigt HJ, Landendörfer W, Segerer H (1987) Geburtshilfe bei schwerer fetaler Wachstumsretardierung. Pränatale Diagnostik und geburtshilfliche Resultate. Gyn Rdsch 27 (Suppl 2):133
25 Goebel R (1992) Überwachung der Risikoschwangerschaft durch Plasmaöstrogenbestimmung. In Schindler AE (Hrsg) Biochemische Überwachung der Schwangerschaft. Enke. Stuttgart S 49
26 American College of Obstetrics and Gynecology. Technical Bulletin. No 132:1989
27 Knitza R, Rall G, Mainz S et al (1993) Fetale Geburtsüberwachung durch Oxykardiotokographie (OCTG). Geburtsh Frauenheilkd 53:849

XVII/3.

3. Überwachung durch Kardiotokographie

1968 war es soweit. Die kontinuierliche Registrierung der fetalen Herzaktion wurde in die Geburtshilfe eingeführt. Hon 1961 [1], Hammacher 1962 [2] und Caldeyro-Barcia 1966 [3] erkannten dank ihrer Grundlagenarbeiten, daß eine *fetale Hypoxie von «typischen» Veränderungen der Herzfrequenz begleitet wird.*

Die fetale Herzfrequenz ist bestimmt durch die Größe-Δt zwischen den einzelnen Herzaktionen und ist ihnen umgekehrt proportional. Δt unterliegt ständigen Variationen. Sie ist inkonstant.

Die *Variabilität der kardiotokographischen Kurvenverläufe* ist sehr groß wie auch der *technische Aufwand* zur einwandfreien Registrierung qualitativ guter Herzfrequenz- und Wehenkurven.

Das CTG (Cardio-Toko-Gramm) erlaubt die gleichzeitige, kontinuierliche Registrierung der fetalen, momentanen Herzfrequenz (FHF) und der Wehentätigkeit.
Das Kurvenbild des Kardiotokogramms ist ein Produkt ständiger adaptiver, kardiovaskulär-fetaler Reaktionen und demzufolge als dynamischer Vorgang und nicht nur als momentan zu qualifizierendes Diagnosemuster zu verstehen.

Da unterschiedliche Pathomechanismen für die fetale Gefährdung verantwortlich zeichnen, sind bei der Interpretation des Kardiotokogramms auch mütterliche Aspekte (Präeklampsie, Hypotonie, Vena cava-Syndrom, Anämie u. a.) in die Beurteilung miteinzubeziehen.

3.1 Zu Technik und Methoden der CTG-Ableitung

Die Qualität der Herzfrequenzkurven ist abhängig von der Aufnahme eines konstanten «Rohsignals» mittels Elektroden oder Transducer, einer geeigneten Signalverarbeitung (Registriertechnik) und schließlich vom Untersuchungsobjekt (und vom Untersucher!). Der Vorgang der Umwandlung eines «Rohsignals» in einen elektrischen Impuls wird *Triggerung* genannt. Störungen sind demzufolge sog. Triggerfehler.

Mit der Einführung der *Autokorrelationsmethode* zur Berechnung der FHF aus den Ultraschall-

Dopplersignalen hat es in den letzten Jahren eine wesentliche Verbesserung auf dem Gebiet der Signalwertauswertung gegeben. Mit der Entwicklung neuer Signalaufnehmer konnte somit im Sinn der technischen Optimierung die Qualität der abgeleiteten «Rohsignale» weiter optimiert werden [12].

3.1.1 Die externe Kardiotokographie

3.1.1.1 Die Phonokardiotokographie

Dazu verwendet man Spezialmikrophone zur Erfassung der fetalen Herzschallsignale über den mütterlichen Bauchdecken. Unter Verwendung des Zeitvergleichs zwischen zwei Herztönen mit Hilfe einer besonderen elektronischen Schaltung gelingt die Registrierung der *instantanen Herzfrequenz* [2]. – Die Signale der Herzfrequenz und der Wehentätigkeit können – durch zwei verschiedene Transducer getrennt – simultan über dem Fundus uteri wie über dem fetalen Herzen – optimal empfangen werden.

Ab der 26. SSW lassen sich in einem hohen Prozentsatz einwandfreie CTG-Kurven ableiten.

Nachteile für die Aufnahmequalität sind Adipositas der Mutter, Vorderwandplazenta und starke Kindsbewegungen. Die Rückenlage kann durch entsprechendes Anbringen leichter Transducer vermieden werden (Cave: Vena cava-Syndrom mit hochpathologischem CTG).

3.1.1.2 Ultrasonokardiotokographie

Seit 1983 kann das fetale Ultraschallsignal aufgrund einer neuen technischen Konzeption besser und praktisch EKG-identisch verarbeitet werden. Dafür bot sich die *Autokorrelationstechnik* an, ein schon lange bekanntes mathematisches Verfahren. Dank der modernen Elektronik und dem Einsatz von Mikroprozessoren ist es möglich, dieses aufwendige Verfahren «on-line» in einem Kardiotokographen einzusetzen [5]. Im Gegensatz zu den anderen Methoden nutzt man nicht die vom Feten ausgesandten biophysikalischen Signale, sondern die durch den Ultraschall-Doppler-Effekt zustandekommenden Frequenzalterationen.

Der klinische Einsatz ist ab etwa 24.–26. SSW möglich.

Die Autokorrelationstechnik führt bei der Ultraschallbreitstrahlregistrierung zu weniger Fehlregistrierungen bei fetalen Arrhythmien, bei Schluckphasen des Fetus und bei der Aufzeichnung der mütterlichen Herzfrequenz (in Zweifelsfällen simultane Kontrolle des mütterlichen Pulses) [4]. – Hingegen können in der späten EP und in der AP *Signalausfälle* auftreten, so daß in diesen Fällen auf die direkte Elektrokardiotokographie nicht verzichtet werden kann [5]. XVII/3.

Da mit breitstrahlenden Transducern verschiedene Strukturen als Reflektoren auftreten können (z. B. Herzkammer, Vorhöfe, Gefäße und deren Verschiebung durch mütterliche Atemexkursionen), sind häufig breite, verwischte *Pseudofluktuationen* vorhanden, die keine sichere Beurteilung dieser Kurvenmerkmale zulassen. Diese Nachteile können durch die Verwendung von schmalstrahlenden Transducern oder «besseren» Autokorrelationsgeräten gemindert werden [4].

3.1.1.3 Das abdominale EKG

Die beste abdominale Registrierung ante partum erreicht man mit dem fetalen EKG, da Triggerfehler seltener auftreten.

Das fetale EKG (R-Zacke) ist ein genau definiertes Signal, das sich ideal als Trigger für eine Schlag-zu-Schlag(«beat-to-beat»)-Registrierung eignet. Allerdings sind auch die derzeitigen Kardiotokographen offenbar nicht imstande, die echte beat-to-beat-Information wiederzugeben [45]. Störende mütterliche EKG-Komplexe können jedoch durch entsprechende Filterung eliminiert werden.

Die Ableitung erfolgt über zwei diagonal plazierte Klebeelektroden (im allgemeinen rechts oben (Fundus uteri) und links unten (Isthmus uteri)). Saugelektroden sind nur über kurze Zeit verwendbar. Schlechte Ergebnisse erhält man bei Adipositas, Vorderwandplazenta und unruhigen Patientinnen.

Nach der 36. SSW kann das EKG in über 80 % der Fälle einwandfrei abgeleitet werden. Die Vernix caseosa stellt bei unreifen Kindern ein Hindernis (Niedervoltage) dar. Bei hypotrophen Frühgeburten ohne Vernix hingegen gelingt die Ableitung schon sehr früh.

3.1.2 Das interne, direkte fetale EKG

Die *interne Aufzeichnung des fetalen EKG* ist als Folge der heute optimierten äußeren Ableitung und der Ansprüche der Gebärenden und deren Partner auf ein möglichst natürliches, und nicht durch eine «invasive Technik» gestörtes Geburtserlebnis, zusehends *in den Hintergrund getreten.*

Ohne Zweifel führt die Ableitung des direkten fetalen EKG aber nach wie vor zum zuverlässigsten Kurvenbild, und dies ohne Einschränkung bis zum Schluß der gelegentlich doch sehr turbulenten AP, einer Phase, in der das CTG oft den einzigen Hinweis für eine operative Geburtsbeendigung liefert.
XVII/3. – Unter Einhaltung der für aseptisches Arbeiten geltenden Regeln, darf die *Infektionsgefährdung* von Mutter und Feten durch die durch das Anbringen der Elektrode notwendigen vaginalen Manipulationen als gering eingestuft werden. Doch sind immerhin auch Kopfschwartenphlegmonen als Folge von Verletzungen der kindlichen Kopfhaut beschrieben worden [8].

Das Anbringen eines der *Elektrodenmodelle* (bei uns am geläufigsten die Schraub- und die Clipelektrode) geschieht im allgemeinen unter amnioskopischer Sicht. Die indifferente Elektrode wird am Oberschenkel fixiert. Als *bestes Modell* stellte sich erst kürzlich in einer prospektiven randomisierten Studie eine *Clip-Elektrode (Surgicraft-Copeland)* hinsichtlich Reapplikationsfrequenz, «Skalp-Trauma» und Kurvenqualität heraus [6], eine Elektrode, die im deutschsprachigen Raum im Gegensatz zu England nur selten eingesetzt wird.

Nach einem *intrauterinen Fruchttod* können u. U. beim Ausfall der fetalen Impulse die mütterlichen EKG-Komplexe stellvertretend so weiterverstärkt werden, daß sie als schwere fetale Bradykardie imponieren können (mütterliche Pulskontrolle!).

3.1.3 Registriergeschwindigkeit

Während in angloamerikanischen Ländern im allgemeinen eine Vorschubgeschwindigkeit von 3 cm/Min. (bessere Beurteilung von Oszillationen) empfohlen wird, kann eine solche von nur 1 cm als genügend erachtet werden [7].

Auch ökologisch/ökonomische Gründe sprechen neben der besseren Übersicht über eine längere Beobachtungszeit für den geringeren Papierverbrauch.

3.1.4 Externe und interne Ableitungsverfahren im Vergleich

Auf Tabelle 138 sind Vor- und Nachteile dieser Methoden einander gegenübergestellt [4].

3.2 Tokographie

Die simultane Aufzeichnung von Herzfrequenz und Wehen erlaubt die Zuordnung bestimmter Herzfrequenzmuster unter Belastung und bei interner Ableitung die quantitative Erfassung der Wehentätigkeit.

Tabelle 138: Bedeutung der externen und internen Ableitungsverfahren im Vergleich.

	Anwendungsbereich	Registrierqualität	Aufwand	Risiken
Phonokardiographie	28.–36. SSW	gut	mittel	keine
Abdominale Elektrokardiographie	ab 36. SSW	gut	mittel	keine
Ultrasonokardiographie	ab 24. SSW	fehlerhaft, bei Autokorrelation gut	gering	wahrscheinlich keine
Direkte Elektrokardiographie	nur sub partu bei offener Fruchtblase	sehr gut	mittel	in ca. 1 % Infektionen

3.2.1 Die externe Tokographie

Die externe Messung kann *keinen Anspruch auf repräsentative Meßergebnisse* erheben. Weder Wehenqualität noch Wehenfrequenz (Verwechslung mit Kindsbewegungen) können exakt festgehalten werden. Auch der Basaltonus ist nicht zu erfassen. Adipositas und mütterliche Bewegungen stören. – Dennoch ist die externe Tokographie zusammen mit den externen CTG-Aufzeichnungen trotz dieser Mängel von der täglichen Routine nicht mehr wegzudenken, da der internen Ableitung heute aus bekannten Gründen (s. o.) keine allzu großen «Sympathien» mehr entgegengebracht werden.

3.2.2 Die interne Tokographie

Die intrauterine Druckableitung über einen Intrauterinkatheter garantiert die Aufzeichnung einer qualitativ und quantitativ verwertbaren Wehenkurve.

Die intrauterinen Druckschwankungen werden zur Verarbeitung eines Kurvenbildes über die Flüssigkeitssäule im Katheter übertragen und über einen Druckumwandler in einen elektrischen Impuls umgewandelt.

Nach spontanem oder künstlichem Blasensprung kann der Intrauterinkatheter transzervikal, am vorangehenden Teil vorbei, in die Amnionhöhle bis auf eine Länge von etwa 30 cm vorgeschoben werden. Die richtige Lage wird meist durch das aus dem Katheter abgehende FW angezeigt.

Cave: *Infektionsgefahr!* Mit allen invasiven diagnostischen Maßnahmen sub partu (auch mit der einfachen vaginalen Untersuchung, besonders beim vorzeitigen Blasensprung) ist eine potentielle Infektionsgefährdung verbunden. Die Einführung des Katheters ist deshalb unter strengster *Beachtung steriler Kautelen* durchzuführen. Jedenfalls war danach die infektiöse Morbidität nach sekundären, mit Intrauterinkatheter überwachten Kaiserschnitten nicht höher als die nach primären Sectiones [9].

Cave: *Perforationsgefahr!* Beim Einlegen des Katheters ist eine Verletzung von feto-plazentaren Gefäßen möglich. Auch über Perforationen von Plazenta und Uterus wurde berichtet [10, 11]. Ein technisches Problem, das nur gelöst werden kann, wenn der Katheter gelegentlich gelegt wird (sprich: Übung).

3.2.3 Die Telemetrie

Die Telemetrie, mit der nach der Entwicklung eines Zweikanaltelemetriesystems sowohl die fetale Herzfrequenz wie die Wehentätigkeit drahtlos übertragen werden können, ist auch über eine *externe Ableitung* möglich. Zusätzliche Informationen wie Schmerzangabe, mütterliches Befinden, Alarmruf können ebenfalls mitgeteilt werden. Die Mobilität der überwachten Patientinnen ist damit nur noch durch die bekannten äußeren Faktoren, welche die Übermittlung hindern, begrenzt.

XVII/3.

3.3 Die Charakteristik des CTG

Das Kardiotokogramm kann generell charakterisiert werden durch:

- das Frequenzniveau, die *basale Herzfrequenz*
- die Kurzzeitschwankungen der Basalfrequenz, die *Oszillationen.* Dabei sollte nicht nur die Oszillationsamplitude, sondern auch die Oszillationsfrequenz (d. h. die Zahl der fetalen Herzfrequenzschwankungen/Min.) berücksichtigt werden.
- die *periodischen, wehenabhängigen Herzfrequenzänderungen,* im Sinne von *Dezelerationen und Akzelerationen*
- *die sporadischen Herzfrequenzänderungen (Dezelerationen, Akzelerationen).*

Daneben werden auch lang-, mittel- und kurzfristige FHF-Veränderungen voneinander unterschieden [4].

Die einzelnen Parameter werden synoptisch zusammengefügt und so zusammen mit dem klinischen Bild in ihrer Gesamtheit beurteilt.

3.3.1 Die basale Herzfrequenz (Frequenzniveau, Basalfrequenz)

Sie ist die mittlere fetale Herzfrequenz, gemessen am wehenlosen Uterus bei Bewegungsruhe des Feten oder zwischen den Kontraktionen des Uterus bzw. zwischen Akzelerationen oder Dezelerationen.

Am Ende der SS liegt die normale basale Herzfrequenz nach den Richtlinien der FIGO 1987 zwischen 110 und 150 spm [44], «herkömmlich» bzw. immer noch weitverbreitet zwischen 120 und 160. Die Tachykardie resp. die Bradykardie wird in eine mäßige und in eine schwere Form eingeteilt bzw. als verdächtig oder pathologisch bezeichnet (Abb. 65).

Supraventrikuläre und ventrikuläre Extrasystolen können zu hochgradiger Tachyarrythmie (spm > 200) führen. Bei heterotoper Erregungsbildung als Folge eines AV-Blocks (z. B. im Rahmen eines Lupus erythematodes) kommt es hingegen zu einer schweren Bradykardie mit Frequenzen zwischen 80 und 60 spm [4].

XVII/3.

Abbildung 65: Die fetalen Herzfrequenzen.*

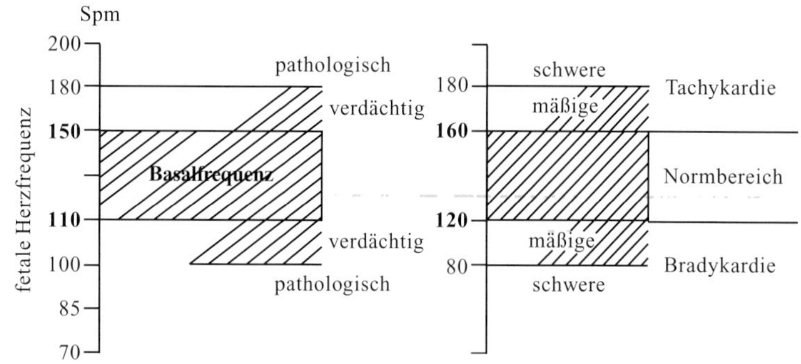

* siehe auch «Guidelines for the use of fetal monitoring» [47]

Ursachen der Tachykardie: Die Erhöhung des Frequenzniveaus gilt im allgemeinen als unsicheres Zeichen für eine *fetale Hypoxie,* sofern nicht weitere hypoxieverdächtige CTG-Muster damit verbunden sind. Eine schwere, persistierende fetale Tachykardie hingegen ist bedeutend ernster einzustufen. *Andere Ursachen:* fetale Unreife, mütterliches Fieber, Betamimetika u. a.

Ursachen der Bradykardie: Die isolierte fetale Bradykardie ist selten und steht wahrscheinlich in keiner Beziehung zur fetalen Hypoxie. Im Zusammenhang mit Fluktuationsverlust und Dezelerationen wird sie aber als prognostisch sehr ungünstiges Zeichen und auch ante finem beobachtet. *Andere Ursachen:* konnatale Herzvitien, AV-Block mit oder ohne Vitium, medikamentöse Beeinflussung durch Lokalanästhetika, besonders bekannt nach Parazervikalblockaden (die im übrigen in der Geburtshilfe heute obsolet sein sollten [47]), mit direkter Wirkung auf das Reizleitungssystem des Herzens.

3.3.2 Oszillationen (Kurzzeitschwankungen der Basalfrequenz, Irregularität der basalen Herzfrequenz)

3.3.2.1 Oszillationsamplitude

Der Begriff der Oszillation bzw. der Irregularität entspricht der Bandbreite eines vorgegebenen Abschnitts der Herzfrequenzkurve, in der sich die Amplitude um das mittlere Frequenzniveau *(«Floatingline»)* ständig ändert.

Dieses Phänomen entspricht den funktionierenden vegetativen und biochemischen Regelmechanismen am Herzen. Möglich ist auch eine Beeinflussung der Oszillationen durch kortikale Zentren oder durch Zentren des Hirnstamms. Die Bandbreite ist zudem repräsentativ für das Ausmaß der Blutvolumenschwankungen.

Hammacher 1962 [2] hat vier *Oszillationstypen* aufgrund verschiedener Bandbreiten als erster in ihrer pathognomonischen Bedeutung beschrieben, eine Typeneinteilung, die heute noch Bestand hat (Abb. 66).

Die Einteilung der wiedergegebenen Kurvenbilder wurde damals für die Phonokardiotokographie aufgestellt. Die Ableitung mit der Elektrokardiotokographie ergibt offenbar kleinere Ausschläge [4].

3.3.2.2 Makrofluktuation (Oszillationsfrequenz)

Die Anzahl der Oszillationen pro Minute werden als Oszillationsfrequenz oder *Makrofluktuation* (Abb.67) bezeichnet (langsam: 2/Min.; mittel: 2/Min. bis 6/Min.; schnell: 6/Min.). Die Schnittpunkte der Oszillationen mit der «Floatingline» (Nullinie) werden *Nulldurchgänge* genannt. Diese Einzelinformationen werden in das bekannte «Scoring-System» von Hammacher 1974 [13] eingebaut.

3.3.2.3 Mikrofluktuation (Kurzzeitschwankungen)

Die aus vielen Einzelpunkten zusammengesetzte CTG-Kurve entspricht als Punkte-Folge den «beat-to-beat»-Abständen (Abb. 67 [4]). Mit den üblichen Geräten können jedoch diese Mikrofluktuationen nicht erfaßt werden. Die klinische Bedeutung ist demzufolge schon aus technischen Gründen gering.

3.3.2.4 Synoptische Beurteilung von Oszillationsamplitude und -frequenz

Dem Verlust der Oszillationsfrequenz (oder Abnahme der Nulldurchgänge) kommt eine ähnliche Bedeutung zu wie der Abnahme der Oszillations-

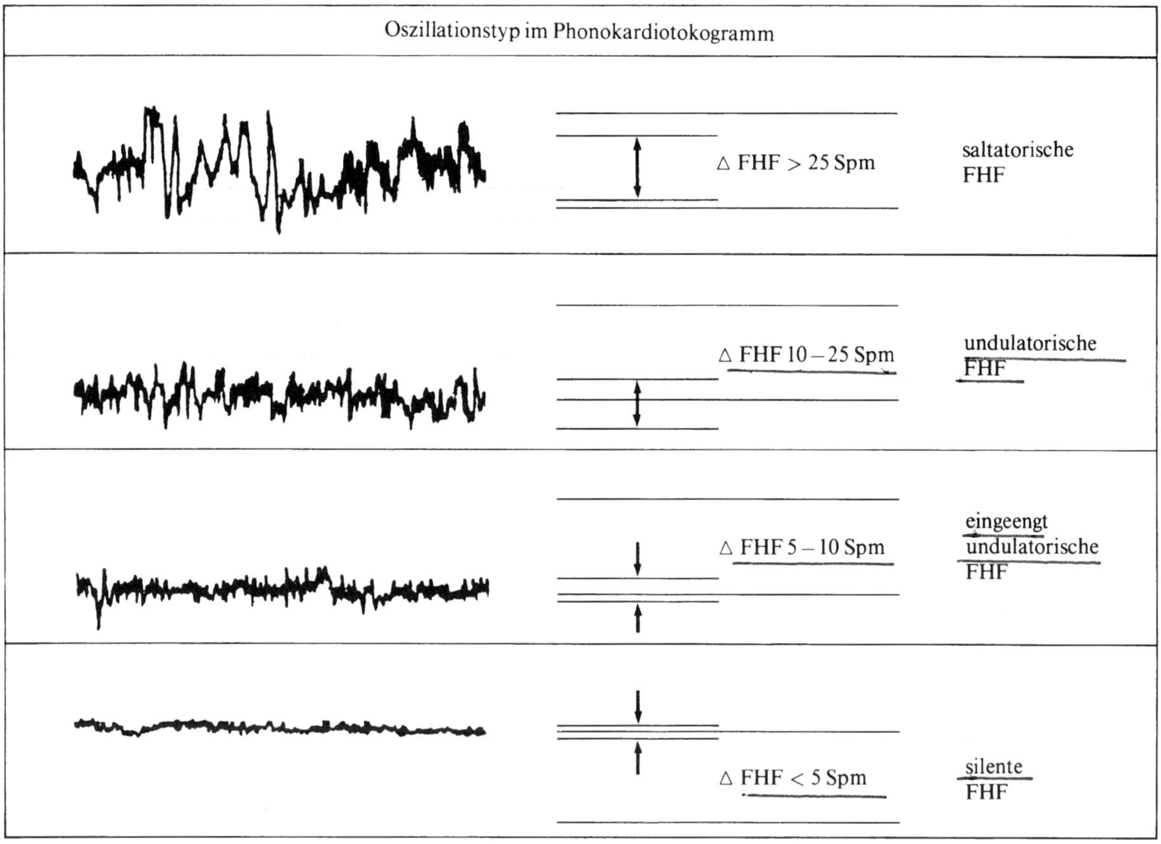

Abbildung 66: Oszillationstyp im Phonokardiotokogramm.

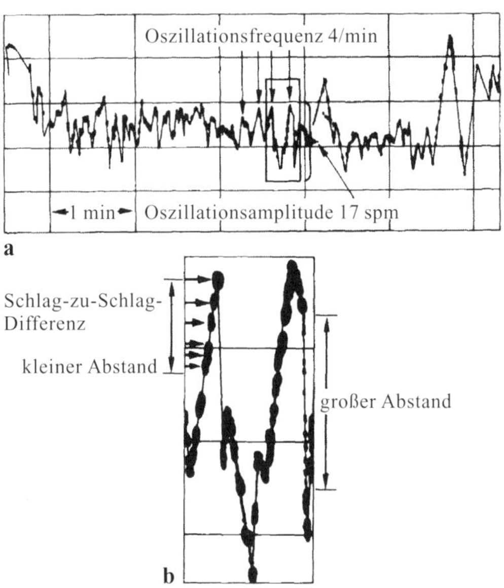

Abbildung 67: Makrofluktuation und Mikrofluktuation.
a Darstellung der Oszillationsfrequenz = 4/min und der Oszillationsamplitude = 17 spm.
b Ausschnittvergrösserung zur Verdeutlichung der Schlag-zu-Schlag-Differenzen.

amplitude, wobei sich meistens beide Parameter synchron verhalten. Es ist aber durchaus möglich, daß sich eine Abnahme der Nulldurchgänge auch ohne Rückgang der Amplitudenhöhe als Zeichen einer hypoxischen Gefährdung herauslesen läßt.

Ein saltatorischer Oszillationstyp spricht für eine Störung der *Nabelschnurzirkulation,* ein silenter Typ vor allem in Kombination mit Spätdezelerationen für eine antepartale, hypoxische Gefährdung bei *Plazentainsuffizienz.* – Durch zentral dämpfende, *medikamentöse Einflüsse* unter der Geburt (Analgetika, Neuroleptika) sind ebenfalls silente Kurvenbilder zu erzeugen. Meistens ist jedoch in solchen Fällen die Makrofluktuation nicht beeinflußt, oder es läßt sich das silente Kurvenbild durch Weckversuche normalisieren.

Eine *schwere Hypoxie* kann zu einem *sinusoidalen Verlauf* mit *Totalverlust der Makrofluktuation* führen. Der meist bevorstehende *intrauterine Fruchttod* kann jedoch anhand des Kurvenbildes allein zeitlich nicht mit Sicherheit vorausgesagt werden.

3.4 Die periodischen, wehenabhängigen Herzfrequenzänderungen (Dezelerationen)

XVII/3.

Wird während einer Wehe die utero-plazentare Zirkulation oder jene in der Nabelschnur beeinträchtigt, kommt es zu einer Dezeleration. Nach Hon 1968 [14] werden drei klassische Dezelerationstypen unterschieden: Die Frühdezeleration, die Spätdezeleration und die variable Dezeleration. Die intermittierende Verlangsamung beträgt im Gegensatz zur Bradykardie höchstens 3 Minuten.

3.4.1 Frühdezeleration (Dip I, Spikes, Frühtief)

Sie ist gleichförmig und verhält sich spiegelbildlich zur Wehenkurve.

Der Herzfrequenzabfall tritt gleichzeitig mit der Erhöhung des intrauterinen Druckes auf und entspricht dementsprechend der fetalen Kopfkompression als physiologische, vagotone Antwort. – Daneben kann das gehäufte Auftreten dieser Dip I auch ein Warnsignal bei einer Nabelschnurkompression sein (Nabelschnurumschlingung, Nabelschnurknoten)

3.4.2 Spätdezeleration (Dip II, Spättief, verzögerte Dezeleration)

Sie beginnt meist zur Zeit der Wehenakme und erreicht ihren Tiefpunkt erst dann, wenn der Amniondruck bereits wieder den Ruhetonus erreicht hat.

Als Unterscheidungsmerkmal zu anderen Dezelerationsmustern eignet sich die sogenannte «lag time» (Verzögerungszeit), die vom Beginn der Dezeleration oder der Wehenakme (verschiedene Definitionen) bis zum Tiefpunkt der Dezeleration ungefähr bei 20 Sekunden liegt.

Spätdezelerationen sprechen für einen verminderten utero-plazentaren «Flow» während der Wehe und sind häufig mit einer fetalen Azidose und Neugeborenen-Asphyxie korreliert. Auch eine schwere Anämie (Hb < 8 g/l) kann sich in einer Spätdezeleration manifestieren.

3.4.3 Variable Dezelerationen (Kombinationen von Dip I und II)

Umbiliko-plazentare Zirkulationsstörungen werden für diese Kurvenbilder verantwortlich gemacht. Sie sind häufig zu beobachten, vor allem während der AP. Das Kurvenbild ist charakterisiert durch seine Variabilität, durch seine raschen Frequenzabfälle und -anstiege, die vor, während oder erst nach der Wehenakme einsetzen. – Für die prognostische Aussage zählt jedoch nicht nur der Frequenzabfall, sondern auch die Anzahl der Dezelerationen und die Zeitdauer, während der sie auftreten. Man spricht deshalb besser von einem *Dezelerationsmuster.*

Kubli et al [15] unterteilten bereits 1969 die variablen wie auch die *späten Dezelerationen in Schweregrade* (Tab. 139).

Tabelle 139: Einteilungsprinzipien der variablen und späten Dezeleration nach ihrem Schweregrad.

Beurteilungs kriterien	Grad der Dezeleration leichte (mild)	mäßige (moderate)	schwere (severe)
Variable Dezeleration, Niveau und Dauer des Frequenzabfalls	< 30 Sek. Dauer oder minimale FHF ≥ 80 Spm, unabhängig von der Dauer	minimale FHF ≤ 70 Spm, Dauer 30–60 Sek. oder minimale FHF 70–80 Spm, Dauer > 60 Sek.	minimale FHF ≤ 70 Spm, Dauer ≥ 60 Sek., minimale FHF ≤ 60 Spm, Dauer ≥ 30 Sek.
Späte Dezeleration, Amplitude des Frequenzabfalls (Spm)	Dezelerations-Amplitude < 15 Spm	Dezelerations-Amplitude 15–45 Spm	Dezelerations-Amplitude > 45 Spm

FHF: Fetale Herzfrequenz; Spm: Schläge pro Minute

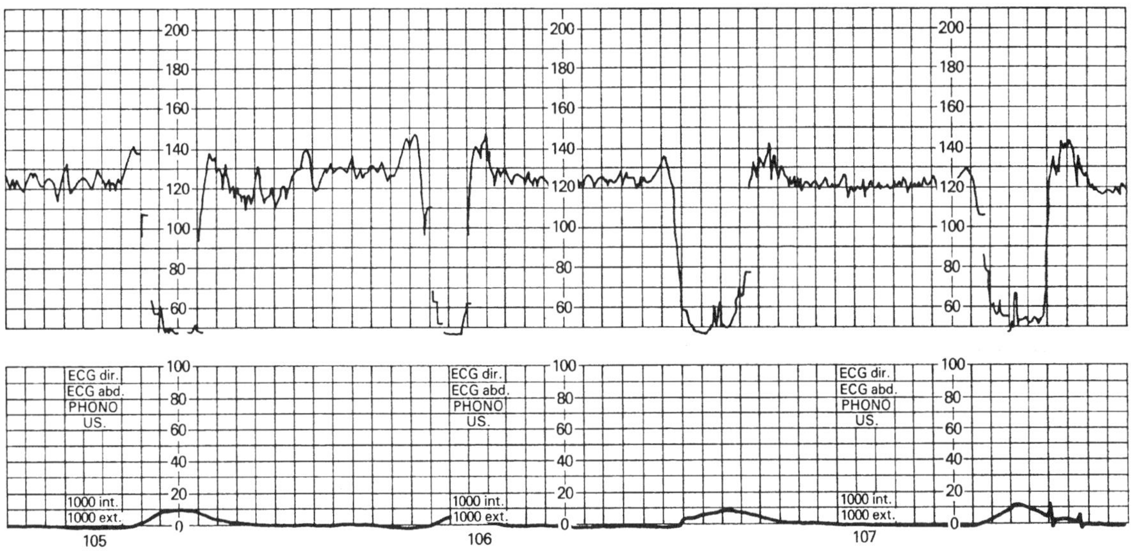

Abbildung 68: Schwere variable Dezelerationen.

Während die leichten Veränderungen in der Regel mit einem normalen pH-Wert einhergingen, kommt es bei mittelschweren und schweren Dezelerationen zu einem statistisch signifikanten pH-Abfall. Daß aber auch schwere, variable Dezelerationen über eine Dauer von mehr als 8 Stunden bei normalem Basaltonus und genügend langem Wehenintervall ohne Beeinträchtigung des fetalen Säure-Basenhaushaltes (pH-akt. beim Neugeborenen 7,26) einhergehen können, zeigt Abbildung 68.

Eine bessere Prognose läßt sich aus Zusatzzeichen ableiten, die mit den variablen Dezelerationen assoziiert sind (Abb. 69 [16]). Variable Dezelerationen mit diesen Zusatzkriterien werden auch als «atypisch» bezeichnet [18].

Unabhängig vom Dezelerationstyp ist auch der Flächeninhalt der Dezeleration ein prognostisches Maß mit guter Korrelation zur fetalen Azidose oder neonatalen Apgar-Ziffer [9].

3.4.4 Prolongierte Dezelerationen

Diese halten über mehrere Minuten an als Folge einer schweren utero-plazentaren Durchblutungsstörung. Ursachen sind: Vena cava-Syndrom, schwere Hypotonie (rasche BD-Senkung bei Präeklampsie, Dauerkontraktion u. a.). Die Behandlung liegt in der Ursachenbekämpfung.

3.4.5 Synoptischer Kommentar

Besonders in der *AP* können in einem hohen Prozentsatz in ihrer Dignität verschieden zu bewertende Herzfrequenzmuster unterschieden werden.

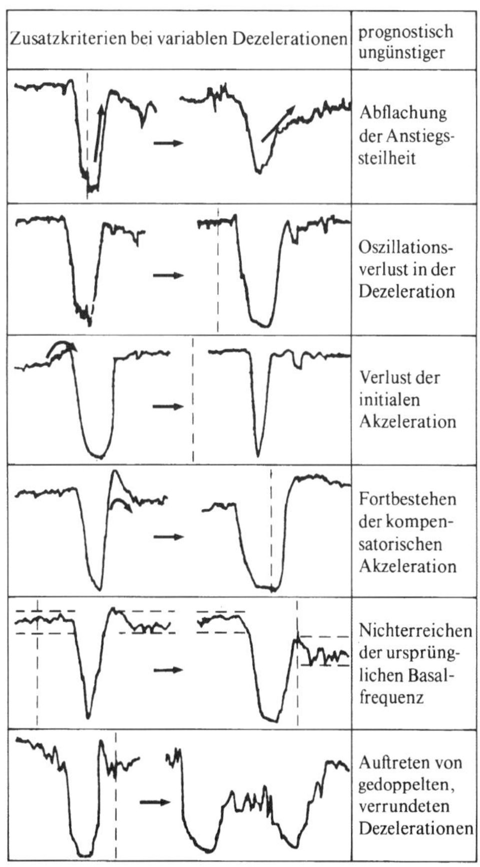

Abbildung 69: Zusatzkriterien bei variablen Dezelerationen.

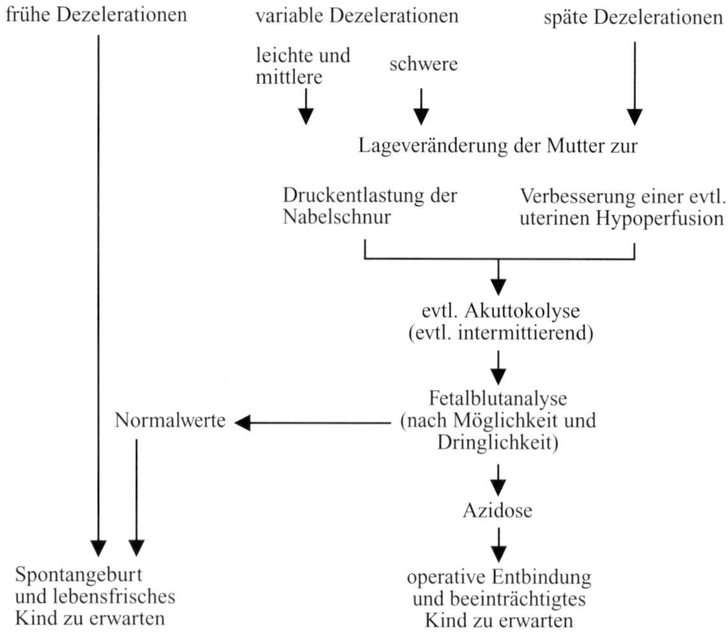

Abbildung 70: Zu erwartende Folgen von Dezelerationen und therapeutischen Konsequenzen.

In etwa 40–50 % liegen *variable Dezelerationen* vor, mit denen sich mit zunehmendem Schweregrad die kindlichen Azidosen häufen (Tab. 139). Die klinischen Konsequenzen nach Dezelerationen lassen sich, wie auf Abbildung 70 festgehalten, einordnen [4].

Kommt es zu einer bradykarden Phase während der Preßperiode, entspricht dies einer unmittelbaren Gefährdung des Feten («terminale Bradykardie»), was die sofortige Entbindung nach sich ziehen sollte.

3.5 Sporadische Dezelerationen (ohne Wehen)

Darunter fällt u. a. das «Cava-Syndrom» mit dem typischen CTG-Bild («Badewanne»). – Gelegentlich sind auch Spätdezelerationen ohne Wehen (falls die Druckregistrierung funktioniert!) oder im Zusammenhang mit Kindsbewegungen zu beobachten, was auf eine schwere utero-plazentare Störung hindeutet.

3.6 Akzelerationen

Kurzfristige Herzfrequenzsteigerungen können *sporadisch (ohne Wehen) oder periodisch* auftreten.

3.6.1 Sporadische Akzelerationen

Diese Form von kurzfristigen Herzfrequenzsteigerungen bildet die Grundlage des von Evertson et al 1979 [17] entwickelten «Non-Streß-Test» (s. u.).

Er beruht auf der Annahme, daß in Abhängigkeit von spontanen oder induzierten Kindsbewegungen bei ungestörten Verhältnissen der fetale Kreislauf mit einer Herzfrequenzzunahme reagiert. Als Folge sympathikotoner Reize kommt es auch beim Anlegen der Kopfschwartenelektrode, bei einer MBU oder sogar bei vaginalen Untersuchungen (was geradezu als Test für die fetale Reaktivität verwendet werden kann) zu kurzfristigen Frequenzsteigerungen. Das Ausbleiben von Akzelerationen ist zumindest ein Warnzeichen.

3.6.2 Periodische Akzelerationen

Wehenkonforme Akzelerationen werden als kompensatorischer Mechanismus bei utero-plazentarer Mangelversorgung oder Nabelschnurzirkulationsstörungen gedeutet, die sich im Stadium der Dekompensation zu Dezelerationen wandeln können.

Die initialen oder kompensatorischen Akzelerationen im Zusammenhang mit Dezelerationen sind ähnlich zu werten und bilden sozusagen den fließenden Übergang von der physiologischen Kompensation zur beginnenden fetalen Gefährdung.

XVII/3.

Punkte	★	Baseline = BL	★	Floatingline = FL	★	Fluktuation = Oszill. Typ = OT
6	61	> 90% BL kongruent mit FL bei 100% 0a (kein Atropin usw.)	63	und/oder 100% FL kongruent mit 100% 0a – IIIa	67	
5	51	< 80 > 10′	53	100% Dip II	57	> 90% 0a – IIIa (Weckversuch neg.)
4	41	< 80 > 3′	43	≥ 2 schw. var. Dez.	47	> 60% 0a – IIIa
3	31	> 180 > 30′	35 34 33	≥ 5 variable Dez. 1 schw. var. Dez. Dip II (?)	38 37	OT nicht auswertbar > 30% 0a – IIIa
2	22 21	> 180 > 10′ < 100 > 10′	25 24 23	5 Dip 0 ≥ 5 Dip I ≥ 2 var. Dez.	28 27	> 50% IIIb – IIIc > 90% 0b – 0c
1	12 11	> 160 > 10′ < 120 > 10′	16 15 14 13	≥ 3 Dip 0 ≥ 3 Dip I 1 var. Dez. Vena cava Syndr.	17	< 50% IIb
0	01	120 – 160	04 03	≤ 2 Dip 0 ≤ 2 Dip I	07	> 50% IIb

(★ = Identifikationszahl für jedes Merkmal)

CTG-Score:	normal	suspekt	präpathologisch	pathologisch
	0 1 2	3 4	5 6 7	8 9 10 11 ≥ 12

Abbildung 71a: Hammacher-Score zur Auswertung von 30 CTG-Minuten.

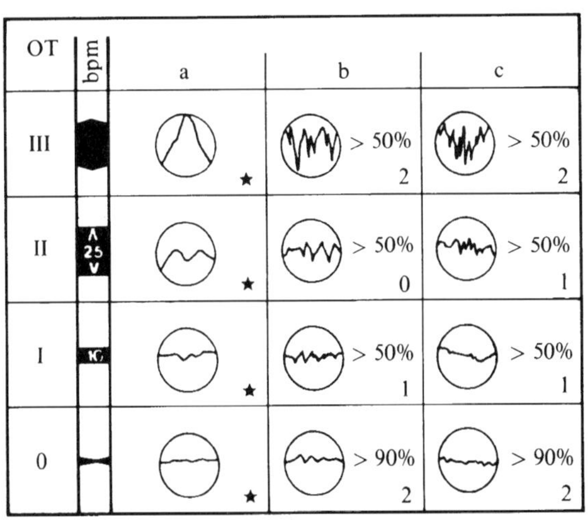

★ > 30% = 3
> 60% = 4
> 90% = 5
100% = 6
} P.

Abbildung 71b: Oszillationsamplituden und Oszillationsfrequenz und Punktebewertung im Detail.

3.7 Diagnostische «Scores» und Tests im Zusammenhang mit dem CTG

3.7.1 «Scores» und ihre Praktikabilität

Hammacher hat bereits 1975 [19] ein «Scoring-System» während eines 30 Minuten CTG aufgrund von 12 verschiedenen Oszillationstypen zusammen mit anderen Bezugsparametern aufgestellt (Abb. 71a, b).

Sehr oft wird die *Praktikabilität* des auf den ersten Blick nicht gerade einfachen «Scores» *in Zweifel gezogen.* Diese gezwungenermaßen etwas «eingehendere» Beurteilung verschiedener Parameter hat jedoch nicht nur einen prädiktiven, sondern auch einen «edukativen» bzw. didaktischen Wert, sowohl für den Arzt wie auch für die Hebamme.

Ein ähnliches, einfacheres System wurde von *Fischer* et al 1976 [16] entwickelt, das Herzfrequenzalterationen in Anlehnung an das Apgar-Schema berücksichtigt (Abb. 72).

XVII/3.

		0	1	2	Σ
basale FHF	Niveau [Spm]	< 100 > 180	100 – 120 160 – 180	120 – 160	
	Bandbreite [Spm]	< 5	5 – 10 > 30	10 – 30	
	Nulldurchgänge [n/min]	< 2	2 – 6	> 6	
FHF-Alterationen	Akzelerationen	keine	periodische	sporadische	
	Dezelerationen	späte, variable mit prognostisch ungünstigen Zusatz-kriterien	variable	keine, sporadisch auftretende Dip 0	
Zustandsindex					

Registrierdauer 30 Min.
Berücksichtigung des jeweils ungünstigsten Musters
Zusätzliches Zeitkriterium für basale FHF: 10 Min. Mindestdauer

Abbildung 72: Fischer-Score.

CTG-Klassifikation nach FIGO (1985)			
Punkte	0	1	**2 (normal)**
Niveau (Schläge/Min.)	<100 >180	100–110 150–180	**110–150**
Bandbreite (Schläge/Min.)	<5	5–10>30	**10–30**
Nulldurchgänge (Anzahl/Min.)	2	2–6	**>6**
Akzelerationen	keine	periodisch	**sporadisch**
Dezelerationen	späte variable mit prognostisch ungünstigen Zusatzkriterien	variable	**keine, sporadisch (leicht und kurz) (Dip O)**

Fischer-Score (1976), Abweichungen zu FIGO-Score			
Punkte	0	1	**2 (normal)**
Niveau (Schläge/Min.)	<100 >180	100–120 160–180	**120–160**

Abbildung 73: FIGO-Klassifikation 1985. (Abweichungen zum Fischer-Score [16])

Seit 1985 existiert die *CTG-Klassifikation der FIGO* [44] (Abb. 73 [48]).

Neben diesen bekannten Scores gibt es noch verschiedene andere Varianten, mit denen versucht wird, diese dynamischen und (patho-)physiologischen Abläufe zu quantifizieren. Wenn wir die Erwartungen in ein Scoring jedoch realistisch abschätzen, müssen folgende Voraussetzungen erfüllt sein:

- gute Korrelation zum fetalen Zustand (pH, Apgar)
- keine falsch negativen Resultate
- keine falsch positiven Resultate
- *einfach und rasch in der praktischen Anwendung.*

Als Folge der fortlaufenden Inkonstanten sind jedoch der Beurteilung von vornherein gewisse Grenzen gesetzt.

Auf ähnliche Schwierigkeiten stößt man bei der kontinuierlichen und computergerechten Erfassung von CTG-Kriterien und deren Verarbeitung in Alarmsignale, die immer noch keine «klinische Reife» erreicht haben. Immerhin attestieren Farmakides und Weiner 1995 [54] der Computertechnik bzw. -analyse eine verbesserte Sicherheit und Reproduzierbarkeit in der Interpretation von FHF-Mustern, als dies mit der visuellen Beurteilung durch verschiedene «Experten» möglich sei.

3.7.2 «Non-Streß-Test» (NST)

In der Literatur sind ganz uneinheitliche Definitionen zu finden [20]. Dennoch scheint der NST unter Berücksichtigung der übrigen klinischen Parameter mehr oder weniger verbindliche Informationen zu liefern, besonders was das weitere Vorgehen anbetrifft (s. z. B. Abb. 74 [24]), und hat weltweite Verbreitung gefunden.

Der NST ist damit zu einem unentbehrlichen Instrument in der Überwachung von Risikoschwangerschaften in der Spätschwangerschaft geworden

Am häufigsten kommt bei uns eine Beurteilung von folgenden Einzelaspekten zur Anwendung: mindestens zwei oder mehr spontane oder durch Weckreiz induzierte Akzelerationen aufgrund von Kindsbewegungen mit einer Amplitude von mindestens 15 spm und 15 s Dauer während einer

Beobachtungszeit von 20 Minuten. *Entsprechend wird der NST als «reaktiv» oder beim Fehlen der genannten Kriterien als «nicht reaktiv» eingestuft* [21]. – *Da bekannterweise immer in mehr oder minder großen Abständen Kontraktionen vorhanden sind, reicht gelegentlich eine Registrierdauer von 20 Minuten nicht aus! Zudem wissen wir, daß der Fetus am Termin Schlafphasen bis zu 45 Minuten mit einem silenten FHR-Muster haben kann.*

3.7.3 Oxytozin-Belastungstest (Contraction-Test)

Ein sog. Kontraktions-Streß-Test besteht bereits bei spontan im CTG nachweislichen Kontraktionen. – Sind keine Kontraktionen vorhanden, gibt uns der abgestufte Oxytozin-Belastungstest (auch Oxytozin-Sensibilitätstest genannt) Auskunft. Er beruht auf den Erfahrungen mit intrapartalen CTG-Veränderungen im Zusammenhang mit der Uterusaktivität.

Normale, pathologische oder suspekte Herzfrequenzmuster lassen nach medikamentös induzierten Kontraktionen bereits antepartal auf den fetalen Zustand schließen bzw. bereits vorhandene, respiratorische Plazentafunktionsstörungen (mit gewissen Einschränkungen) erkennen.

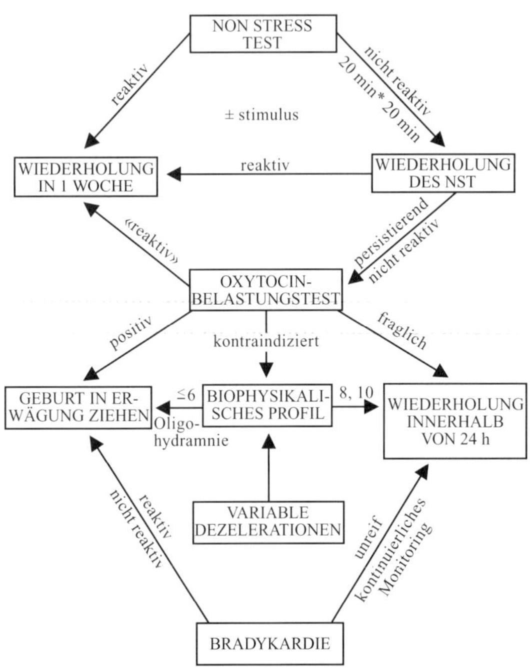

Abbildung 74: Antepartales CTG-Testprogramm an der Cornell-Universität, New York.

3.7.3.1 Technik

Vorerst über 30 Minuten Kardiotokogramm bei wehenlosem Uterus. Bei silentem oder eingeschränkt undulatorischem Kurvenverlauf muß durch einen Weckversuch zwischen Schlaf- und Wachzustand des Feten unterschieden werden.

Cave: Cava-Syndrom. Beste Ableitung mit *abdominalem* XVII/3.
EKG. Evtl. *Akzelerationen* beim Weckversuch werden als *günstiges Zeichen* bewertet.

Applikation von Syntocinon mit einer *Infusionspumpe (obligat)*. Anfangsdosis 0,33 mE Syntocinon/Min. (21,8 mE/h). Die Anfangsdosis soll möglichst niedrig gewählt werden.

Steigerung der Infusionsmenge stufenförmig um je 0,33 mE/20 Min. → *Erzeugung von drei Kontraktionen innerhalb von 10 Min.* Treten diese Kontraktionen nach insgesamt fünfmaliger Steigerung (max. 1,65 mE/Min.) nicht auf: Abbruch.

Cave: Überdosierung → Erzeugung sog. «Oxytozinwehen» mit hoher Frequenz und evtl. erhöhtem Basaltonus, was zwangsläufig zu *falschpositiven Testresultaten* führen muß!

Deshalb: genaueste Überwachung der Kontraktionshäufigkeit während des Tests! Exakte Wehenschreibung!

Grundsatz: Primum nil nocere! Ein falschpositiver Belastungstest kann unter Umständen zu einer falschen Indikationsstellung und zur operativen Geburtsbeendigung führen!

Wiederholung des Tests: je nach Ausfall der Testergebnisse und dem Grad der fetalen Gefährdung.

3.7.3.2 Beurteilung der Testergebnisse [22]

- *Negativ:* Undulatorischer Oszillationstyp mit Akzelerationen bei Kindsbewegungen. Keine Dezeleration.
- *Positiv:* Spätdezelerationen. Eingeschränkter oder silenter Kurvenverlauf. Keine Akzelerationen bei Kindsbewegungen.
- *Verdächtig:* Einzelne Spätdezelerationen. Oszillationstyp: normal oder eingeschränkt undulatorisch. Akzelerationen ± .
- *Nicht beurteilbar*

Etwas differenziertere Informationen sind in dem Beurteilungsschema nach Freeman et al. 1982 [23] (Multicenterstudie) im Originaltext enthalten:

1. *Nonreactive.* No acceleration exceeding 15 bpm in amplitude or lasting more than 15 seconds at any point during the test.
2. *Reactive.* Any acceleration exceeding 15 bpm in amplitude and lasting more than 15 seconds at any point during the test.

3. *Negative.* No late deceleration with a contraction frequency of at least three in 10 minutes.
4. *Positive.* Consistent and persistent late deceleration, regardless of contraction frequency without excessive uterine activity (hyperstimulation).
5. *Equivocal.* (a) Suspicious – nonpersistent late deceleration; (b) hyperstimulation – fetal heart rate deceleration associated with excessive uterine activity as defined by a XVII/3. contraction frequency of greater than five in 10 minutes or a contraction duration exceeding 90 seconds.

Ein *«positiver Contraction-Test»* ist offenbar ein wesentlich *früheres Warnsymptom,* als ein *nicht-reaktives CTG.* Vor der *Überstimulation,* die zu falsch positiven Testergebnissen führen kann, wird jedoch gewarnt. Treten trotz Überstimulation keine pathologischen Herzfrequenzmuster auf, ist der Test zumindest als sicher negativ einzustufen. Es gibt jedoch auch Fälle mit einem positiven Ausfall des Testergebnisses (nicht erkannte Überstimulation?), die weder unter der Geburt (normaler Kurvenverlauf) noch post partum eine Aziditätssteigerung beim Neugeborenen zeigen.

3.7.4 Andere Belastungstests

Am verbreitetsten ist darunter der Kniebeugebelastungstest. Der Test gilt als normal, wenn nach 10–15 Kniebeugen keine Dezelerationen auftreten. Durch die körperliche Belastung kommt es zur kurzfristigen utero-plazentaren Minderdurchblutung, was bei normalen Verhältnissen keine FHF-Änderung hervorruft. Der Test kann bei orthostatischer Dysregulation ebenfalls positiv ausfallen [25].

3.8 Zur Praxis des ante- und intrapartalen Kardiotokogramms

Ausmaß, Dauer und Schwere sowie Verlauf der Einzelparameter müssen synoptisch gesehen werden!

Ein nicht reaktiver «Non-Streß-Test» wird wiederholt und dessen Resultat bei erneut positivem Ausfall mit einem Oxytozinbelastungstest erhärtet bzw. widerlegt. – Ein silenter Oszillationstyp mit auch nur leichten Spätdezelerationen ist ein meist sicheres Hypoxiezeichen und kann über einen sinusoidalen Kurvenverlauf zum intrauterinen Fruchttod überleiten.

Generell gesehen ist die *intrapartale CTG-Interpretation komplexer.* Die Zahl der fakultativ hypoxieverdächtigen Herzfrequenzmuster (s. o.) ist häufiger und bedarf der Absicherung mittels MBU. Schwere Dezelerationsmuster sind beim Verlust der Oszillationen während des Dezelerationsablaufes bzw. -bodens besonders schwerwiegend.

> *Klinische Entscheidungen* sollten im allgemeinen nicht nur aufgrund des kardiotokographischen Bildes allein gefällt werden (Ausnahme in der AP). Ein hypoxieverdächtiges CTG ist zusammen mit der Klinik (z. B. bei schwerer intrauteriner Wachstumsretardierung) entsprechend zu gewichten oder bedarf sub partu der Bestätigung durch eine MBU.

3.9 Generelles Monitoring; Monitoring in Risikosituationen; intermittierend-auskultatorisches Überwachen der Herzfrequenz

3.9.1 Die intermittierende Herztonauskultation

Aufgrund mehrerer Berichte im anglo-amerikanischen Schrifttum werden immer wieder Zweifel über den Nutzen des kontinuierlichen Monitorings gegenüber der «antiquierten» Methode der diskontinuierlichen Herztonüberwachung mit dem Hörrohr laut.

Erst vor kurzem erschien erneut, diesmal im *New England Journal of Medicine 1990* [26], eine Arbeit, in der festgestellt wurde, daß die kontinuierliche CTG-Registrierung gegenüber der stichprobenartigen Auskultation mit dem Hörrohr (alle 15 Minuten in der EP und alle 5 Minuten in der AP) nicht nur keine Vorteile, sondern auch noch Nachteile bei der Überwachung von Frühgeburten mit sich bringe.

Denn Shy et al 1990 [26] stellten nämlich anläßlich der Nachuntersuchung kleiner Frühgeborener (< 1750 g) 18 Monate nach der Geburt fest, daß *Hirnschäden seltener auftraten, wenn die Geburt auskultatorisch und nicht kardiotokographisch überwacht wurde.* Aufgrund dieser Ergebnisse kamen die Autoren zum Schluß, daß die neurologische Entwicklung der Kinder mit der elektronischen Überwachung nicht besser ist, als mit der klassischen Auskultation.

Kritik: Laut Studienprotokoll war in der Kardiotokographiegruppe die Indikation zur Geburtsbeendigung erst dann gegeben, falls bei einem «pathologischen CTG» bereits ein pH < 7,20 nachzuweisen war oder das «pathologische CTG» mindestens 30 Minuten andauerte. In der Auskultationsgruppe hingegen genügte dazu die abnorme Herzfrequenz ohne Validierung durch eine MBU. Die Operationsfrequenzen waren in beiden Gruppen gleich. Die operativen Eingriffe in der Kardiotokographiegruppe wurden jedoch im Durchschnitt 44 Minuten später durchgeführt (!), d. h., daß für Kinder in der Kardiotokographie-Gruppe die «hypoxiegefährdende» Phase 44 Minuten länger dauerte.

Es ist deshalb nicht verwunderlich, daß in der Kardiotokographie-Gruppe mehr Kinder mit einem Hirnschaden anzutreffen waren, da nach einem 5-Minuten-Sauerstoffmangel in 1 % der Fälle, nach 15 Minuten in 10 % und nach 20 Minuten in 50 % der Fälle mit einem Hirnschaden zu rechnen ist [27]. *So führte nicht die Überwachungsart, sondern vielmehr die Dauer der Hypoxiephase zu den unterschiedlichen Resultaten, urteilte Goeschen 1990 [27], der im Auftrag der DGGG diese Arbeit kritisch zu kommentieren hatte* (s. o.).

Diese *Kontroversen um die Frage der Opportunität eines «fetalen Monitorings»* nahmen ihren Anfang bereits in den siebziger Jahren. Doch waren hinter die immer wieder zitierte Studie von Haverkamp et al 1978 [28] berechtigte Fragezeichen zu setzen, da zum einen mit einer statistisch nicht haltbaren Analyse und zum anderen mit einer zweifelhaften Randomisierung argumentiert wurde. Banta und Thacker 1979 [29] – zwei Epidemiologen – haben aufgrund von Literaturübersichten, und wenig später Wood et al 1981 [30] allerdings an einer «low-risk-obstetric-population», den Nutzen der apparativen Geburtsüberwachung ebenfalls in Zweifel gezogen. Hobbins et al 1979 [31] u. a. replizierten jedoch schon vor der letztgenannten Publikation: «Der Report von Banta und Thacker scheint nicht mehr als eine subjektive und im Endeffekt negativistische Beurteilung diverser Literaturstellen zu sein. *Mehrere Beispiele zeugen geradezu von der geburtshilflichen Naivität der Autoren*»(!)

Die ebenfalls immer wieder kritisierten und gegenüber früher höheren Sektioraten sind schließlich das Produkt der dank des Monitorings erkannten pathophysiologischen Zusammenhänge in der Geburtsmedizin und nicht die Folge des Monitorings per se.

Die *stichprobenartige Auskultation* der Herztöne mittels Hörrohr führt zwangsläufig zu Phasen, in denen eine Herztonalteration übersehen werden kann (so z. B. eine späte Dezeleration im Anschluß an eine Kontraktion oder eine Bradykardie zwischen zwei Auskultationen u. a.). Herzfrequenzmuster, die uns einen Hypoxieverdacht vermitteln, können zudem nicht identifiziert werden. Bei der intermittierenden Auskultation kann zudem wertvolle Zeit vergehen, die sonst zur Überprüfung des pH-Wertes, zur Einleitung einer intrauterinen Reanimation oder zur Operationsvorbereitung genutzt werden kann. Ob die diskontinuierliche Herztonüberwachung im Wissen um diese Nachteile trotz gewissenhaftem Einsatz in kurzfristigen Abständen (am besten nach jeder Kontraktion oder spätestens alle 10 Minuten) in Fällen ohne Schwangerschafts- und Geburtsrisiken, trotz anderslautenden Meinungen (s. o., s. u.) überhaupt noch zu verantworten ist, bleibe dahingestellt.

Treten Herztonalterationen hinzu, kann jedenfalls auf die elektronische Überwachung nicht verzichtet werden.

3.9.2 Das generelle «fetale Monitoring»

In einem repräsentativen Krankengut war es möglich, nach Einführung des generellen Monitorings die vor der Ära der generellen Überwachung hohe Azidosefrequenz (pH < 7,10) von > 2 % auf nachher < 0,5 % zu senken [32]. Als Folge des Monitorings (90 % aller Patientinnen) und der damit verbundenen Reduktion der Azidosefrequenz sahen Ingemarsson et al bereits 1981 [33] eine signifikante Reduktion späterer neuropädiatrischer Handikaps, was auch anderswo bestätigt werden konnte [42]. Diese auch prospektive Bedeutung des generellen Monitorings drückte sich ebenfalls in einer eindeutig positiven materiellen Bilanz im Rahmen einer Kosten-Nutzen-Analyse aus [34].

Allerdings sprechen kürzlich publizierte Resultate aus Dublin nur von einer Reduktion der neonatalen Morbidität, nicht aber von einem Rückgang späterer Zerebralparesen als Folge der kontinuierlichen Überwachung [37]. Da offenbar weder Nabelschnur-pH noch Apgarziffern gut mit der neonatalen, neurologischen Morbidität [38] bzw. mit einem perinatalen Zerebralschaden korrelieren [39], ist dies auch bei suspekten Hypoxiezeichen sub partu für die spätere «neuromentale» Entwicklung nicht zu erwarten [40]. Über das *Risiko bleibender kindlicher Hirnschäden* durch *akuten O_2-Mangel* sub partu bestehen demnach z. T. sehr

unterschiedliche Auffassungen. Während es aufgrund verschiedener Literaturanalysen nicht möglich ist, ein *hirnschadenspezifisches FHF-Muster zu definieren* [49, 50 u. a.], steigt offenbar das Zerabralparesenrisiko nur bei schwerster kindlicher Atem- und Kreislaufdepression auf
XVII/3. etwa 5 % [51], während motorische und kognitive Störungen jedenfalls vom Ausmaß und der Dauer der fetalen Hypoxie abhängig sind [52].

In der Tat glaubt man aufgrund einer kürzlichen «follow-up»-Studie, daß die neonatale Azidität geradezu ein Indikator für die gute Adaptationsfähigkeit des Feten an die subpartale Hypoxie mit einem besseren «long-term-outcome» sei [41] (?). Allerdings konnten auch in dieser Studie gewisse Korrelationen zwischen neonataler Azidität und neuropädiatrischen Handikaps hergestellt werden.

Unklar bleibt jedoch der Einfluß der Dauer und kritischen Größe der Aziditätssteigerung auf die spätere Entwicklung [42] sowie der Zeitpunkt während der Schwangerschaft und/ oder Geburt der mutmaßlichen hypoxischen Schädigung. Jedenfalls ist die unmittelbare perinatale Phase offenbar weit weniger für die späteren «neuropädiatrischen Handikaps» verantwortlich als die antenatale Phase [53].

Faktoren, die letztlich bei der Beantwortung dieser u. E. nicht gelösten Fragen und Zusammenhänge entscheidend sein dürften. – Dennoch bestehen in unserem Sprachbereich wenig Zweifel über den Nutzen des «generellen Monitorings», was anhand von 45.000 Fällen einer «Multicenterstudie» von Baumgarten bereits 1981 [35] verdeutlicht wurde:

Überall dort, wo mit mehr als einer 50prozentigen Frequenz apparativ überwacht wurde, sanken perinatale Morbidität und Mortalität. Die perinatale Mortalität verhielt sich im übrigen nach Sze-Ya et al 1982 [36] umgekehrt proportional zur Monitoringfrequenz.

3.9.3 Monitoring je nach Risikosituation

50 % der Neugeborenenazidosen (als Morbiditätskriterium) werden durch eine nur nach Risikosituation indizierte apparative Überwachung nicht erfaßt [32]. Es ist somit nicht möglich, die in jedem Fall richtige Selektion zu treffen. Wird jedoch sub partu nur nach Risikoabwägung überwacht, sind zumindest folgende *Indikationen* zu beachten:

Risikoschwangerschaft, pathologisches antepartales CTG, mekoniumhaltiges FW, protrahierter Geburtsverlauf, Frühgeburt, Periduralanästhesie, Herztonalterationen bei der Auskultation.

3.9.4 «... eine Methode kann aber nicht besser sein als derjenige, der sie anwendet» [27]

Verzichtet man heute auf eine kontinuierliche Überwachung, so wird man trotz der aus dem angloamerikanischen Bereich stammenden Berichte (s. o.) bei einer *forensischen Beurteilung* kaum ohne die CTG-Dokumentation auskommen. Daß aber der Interpretation wie den technischen Aspekten des CTG nach wie vor größte Aufmerksamkeit entgegengebracht wird, zeigten kürzlich eine «working party» des Royal College of Obstetricians and Gynecologists in London 1990 und deren 28-Punkte-Programm [43], das sich teils auf die FIGO-Richtlinien 1987 [44] abstützt. Der in diesem Zusammenhang abgegebene Überblick über die Kardiotokographie war denn auch z.T. aufgrund der bereits erwähnten anglo-amerikanischen Berichte sehr kritisch [46].

Literaturhinweise

1 Hon EH, Wohlgemuth R (1961) The electronic evaluation of the fetal heartrate IV. Am J Obstet Gynecol 86:361
2 Hammacher K (1962) Eine neue Methode zur selektiven Registrierung der fetalen Herzschlagfrequenz. Geburtsh Frauenheilkd 22:1542
3 Caldeyro-Barcia R, Mendez-Bauer C, Poseiro JJ et al (1966) Control of human fetal heart rate during labor. In Cassels DE (ed) The heart and circulation in the newborn and infant. Grune & Stratton. New York
4 Goeschen K (1988) Überwachung durch Kardiotokographie. In Berg D (Hrsg) Schwangerschaftsberatung und Perinatologie. Thieme. Stuttgart-New York S 348
5 Rüttgers H, Auer L (1983) Ergebnisse und Erfahrungen mit einem autokorrelierten Ultraschall-Kardiotokographen. Z Geburts Perinat 187:69
6 Needs L, Grant A, Sleep J et al (1992) A randomized controlled trial to compare three types of fetal scalp electrodes. Br J Obstet Gynaecol 99:302
7 Künzel W, Jovanovic V (1992) Überwachung des Feten durch Kardiotokographie und Doppler-Sonographie. In Wulf KH, Schmidt-Matthiesen H (Hrsg)

Schwangerschaft, Bd 4. Urban & Schwarzenberg. München-Wien-Baltimore S 233
8 Sauter M, Fricker HS, Stoll W (1981) Kopfschwartenphlegmone mit Sepsis durch ß-hämolysierende Streptokokken der Gruppe A nach interner CTG-Überwachung. gynäkol prax 5:433
9 Hochuli E, Eberhard J, Dubler O (1976) The effect of modern intensive monitoring in obstetrics on infant mortality and the incidence of hypoxia and acidosis. J Perinat Med 4:78
10 Haverkamp A, Bowes WA (1971) Uterine perforation. A complication of continuous fetal monitoring. Am J Obstet Gynecol 110:667
11 Ledger WJ (1978) Complications associated with invasive monitoring. Semin Perinat 2:187
12 Morgenstern J (1993) Bedeutung des technischen Fortschritts für die CTG-Überwachung in naher Zukunft. Gynäkologe 26:76
13 Hammacher K, Brun del Re R, Gaudenz R et al (1974) Kardiotokographischer Nachweis einer fetalen Gefährdung mit einem CTG-Score. Gynäk Rdsch 14 (Suppl 1):63
14 Hon EH (1968) An atlas of fetal heart rate patterns. Harty. New Haven
15 Kubli F, Hon EH, Khanzin AF, Takemura H (1969) Observations on heart rate and pH in the human fetus during labor. Am J Obstet Gynecol 104:1190
16 Fischer EM, Halberstadt E, Rüttgers H, Berg D (1976) Kardiotokographie. Lehrbuch und Atlas. 2. Aufl. Thieme. Stuttgart
17 Evertson LR, Gauthier RJ, Schilfrin BS, Paul RH (1979) Evolution of the non-stress-test. Am J Obstet Gynecol 1:29
18 Krebs HB, Petres RE, Dunn LJ (1983) Intrapartum fetal heart rate monitoring. VI. Prognostic significance of accelerations. Am J Obstet Gynecol 145:297
19 Hammacher K (1975) Die semiquantitative Auswertung von Kardiotokogrammen anhand eines CTG-Scores. In Dudenhausen JW, Saling E, Schmidt E (Hrsg) Perinatale Medicine, Bd II. Thieme. Stuttgart
20 Spinelli A, Lüscher KP (1982) Non-Streß-Test: Standortbestimmung aus der Literatur und eigene Erfahrungen. Schweiz Gynäk Kongr. Genève
21 Schifrin BS, Foye G, Amato J et al (1979) Routine fetal heart rate monitoring in ante partum period. Obstet Gynecol 54:21
22 Siebert W, Konrad TH (1977) Der abgestufte Oxytozin-Belastungstest zur Diagnostik respiratorischer Plazenta-Funktionsstörungen. gynäkol prax 1:211
23 Freeman RK, Anderson G, Dorchester W (1982) A prospective multinstitutional study of antepartum fetal heart rate monitoring. I. Risk of perinatal mortality and morbidity according to antepartum fetal heart rate test results. Am J Obstet Gynecol 143:771
24 Druzin ML (1990) Fetal heart rate monitoring. In Quilligan EJ, Zuspan FP (eds) Current Therapy in Obstetrics and Gynecology. Saunders. Philadelphia, p 321
25 Goeschen K, Saling E, Wiktor H (1983) Fetale Gefährdungszeichen bei mütterlicher Hypotonie im CTG und therapeutische Konsequenzen. Geburtsh Frauenheilkd 43:417
26 Shy K, Lurhy DA, Bennett FC et al (1990) Effects of electronic fetal-heart-rate monitoring, as compared with periodic auscultation, on the neurologic development of premature infants. New Engl J Med 322:588
27 Goeschen K (1990) Schlechte Ergebnisse bei der elektronischen Geburtsüberwachung? DGGG Mitteilungen. 4:34
28 Haverkamp A, Thompson H, McFee J, Cetrulo C (1976) Evaluation of continuous fetal heart rate monitoring in high-risk pregnancy. Am J Obstet Gynecol 125:125
29 Banta HD, Thacker SB (1979) Assessing the costs and benefits of electronic monitoring. Obstet Gynecol Survey Suppl 134:627
30 Wood C, Renou P, Oats J et al (1981) A controlled trial of fetal heart rate monitoring in a low-risk obstetric population. Am J Obstet Gynecol 141:527
31 Hobbins JC, Freeman R, Queenan JT (1979) The fetal monitoring debate. Pediatrics 63:942
32 Hochuli E (1983) Überwachung des Fetus. Pädiatr Fortbildung. Praxis 57:1
33 Ingemarsson E, Ingemarsson I, Svenningsen NW (1981) Impact of routine fetal monitoring during labor on fetal outcome with long-term follow-up. Am J Obstet Gynecol 141:29
34 Eberhard J, Hochuli E (1977) Möglichkeiten und Grenzen der geburtshilfichen Intensivmedizin. Eine Aufwand-Nutzen-Analyse. Z Geburtsh Perinat 181:10
35 Baumgarten K (1981) The advantages and risks of feto-maternal monitoring. J Perinat Med 9:257
36 Sze-Ya Y, Diaz F, Paul RH (1982) Ten-year experience of intrapartum fetal monitoring in Los Angeles County/University of Southern California Medical Center. Am J Obstet Gynecol 143:496
37 Grant A, O'Brien N, Joy MT et al (1989) Cerebral palsy among children born during the Dublin randomised trial of intrapartum monitoring. Lancet II:1233
38 Dijxhoorn MJ, Visser GH, Fidler VJ et al (1986) Apgar score, meconium and acidaemia at birth in relation to neonatal neurological morbidity in term infants. Br J Obstet Gynaecol 93:217
39 Ruth VJ, Raivio KO (1988) Perinatal brain damage: predictive value of metabolic acidosis and Apgar score. Br Med J 297:24
40 Painter MJ, Scott M, Hirsch RP et al (1988) Fetal heart rate patterns during labour: neurologic and cognitive development at six to nine years of age. Am J Obstet Gynecol 159:854
41 Dennis J, Johnson A, Mutch L et al (1989) Acide-base status at birth and neurodevelopmental outcome at four and one-half years. Am J Obstet Gynecol 161:213
42 Hochuli E, Vogt HP (1988) Available evidence relating abnormal intrapartum fetal acid balance (pH) to neuromotor dysfunction and mental handicap. In Kubli F, Patel N, Schmidt W, Lindenkamp O (eds) Perinatal events and brain damage in surviving children. Springer. Berlin-Heidelberg-New York p 160
43 Working party on cardiotocograph technology – Abstract, objectives and propositions (1993) Br J Obstet Gynaeacol 100, Suppl 9:2

44 FIGO (1987) Guidelines for the use of fetal monitoring. Int J Gynecol Obstet 25:159
45 Carter MC (1993) Signal processing and display-cardiotocographs. Br J Obstet Gynaecol 100, Suppl 9:21
46 Spencer JAD (1993) Clinical overview of cardiotocography. Br J Obstet Gynaecol 100, Suppl 9:4
47 Hepp H (1994) pers. Mitteilung des Lektors
XVII/4. 48 Huch A (1994) Pflichtenheft-Leitfaden. USZ. Zürich
49 Kastendieck E (1995) Akuter O_2-Mangel sub partu und frühkindlicher Hirnschaden. Ges Geburtsh Gynäk Berlin. Mai
50 Schifrin BS (1995) Antenatal fetal assessment: Overview and implications for neurologic injury and routine testing. Clin Obstet Gynecol 38:132
51 Nelson KB, Ellenberg JH (1981) Apgar scores as predictors of chronic neurologic disability. Pediatrics 68:36
52 Low JA, Galbraith AS, Muir DW et al (1988) Motor and cognitive deficits after intrapartum asphyxia in the mature fetus. Am J Obstet Gynecol 158:356
53 Hagberg B (1975) Pre-, peri- and postnatal prevention of major neuropediatric handicaps. Neuropediatrics 6:331
54 Farmakides G, Weiner Z (1995) Computerized analysis of the fetal heart rate. Clin Obstet Gynecol 38:112

PS. Die Literaturstellen aus den sechziger und siebziger Jahren haben z. T. immer noch Bestand und zeugen von der damals innovativen Phase, die die heutige Perinatalmedizin mitgeprägt hat.

4. Die Fetalblutanalyse unter der Geburt

Diese Form der Überwachung ist *erstmals* durch die von Saling 1964 [1] eingeführte Technik der *endoskopischen Mikroblutentnahme* am Feten möglich geworden. Sie stellte damals die einzige Methode dar, eine fetale Notsituation exakt und reproduzierbar zu diagnostizieren. Allerdings blieb diese bis heute aus technischen Gründen in der Klinik auf Einzelbestimmungen limitiert, da nach wie vor keine klinisch nutzbaren *kontinuierlichen* pH-Messungen möglich sind.

4.1 Pathophysiologische Grundlagen

Wird die Sauerstoffversorgung des Feten reduziert, ergibt sich daraus eine anaerobe *Stoffwechsellage* (Abb. 75 [2]).

Infolge der vermehrten anaeroben Glykolyse häufen sich saure Stoffwechselprodukte (vor allem Milchsäure) an. Da meist bei mangelhaftem Sauerstoffangebot auch die Kohlensäureabgabe erschwert ist, wird dadurch die Ansäuerung verstärkt. Es resultiert eine *Azidose*. – Als kompensatorische Reaktion entsteht eine periphere und viszerale *Vasokonstriktion*. Sie entspricht ungefähr der beim Erwachsenen im Schock beobachteten *Zentralisation* des Kreislaufes.

Kommt es beim Feten infolge einer *chronischen Plazentainsuffizienz* zu einem O_2-Mangel, reagiert er mit einer entsprechenden Minderdurchblutung von weniger lebenswichtigen Körperabschnitten wie Muskulatur, Haut, Eingeweide, Lungen *(O_2-Sparschaltung)*. Der Gesamt-O_2-Verbrauch wird reduziert, im zentralen Kreislauf hingegen bleibt der O_2-Spiegel vorerst annähernd normal. Erst unter weiteren «Streß-Situationen» (z. B. Wehen) kommt es dann zur globalen Insuffizienz mit Auswirkung auf alle Organsysteme.

4.2 Indikation zur Mikroblutuntersuchung

Die *Indikationsstellung* hat sich seit Einführung der kontinuierlich möglichen Herzfrequenzschreibung *geändert*. Heute liefern uns vorwiegend die hypoxieverdächtigen Herzfrequenzmuster die Indikation zur einmaligen oder wiederholten pH-Messung sub partu.

Je größer die Erfahrung mit der Interpretation pathologischer Herzfrequenzmuster, je weniger häufig wird die Indikation zur Mikroblutuntersuchung gestellt. Mit Aus-

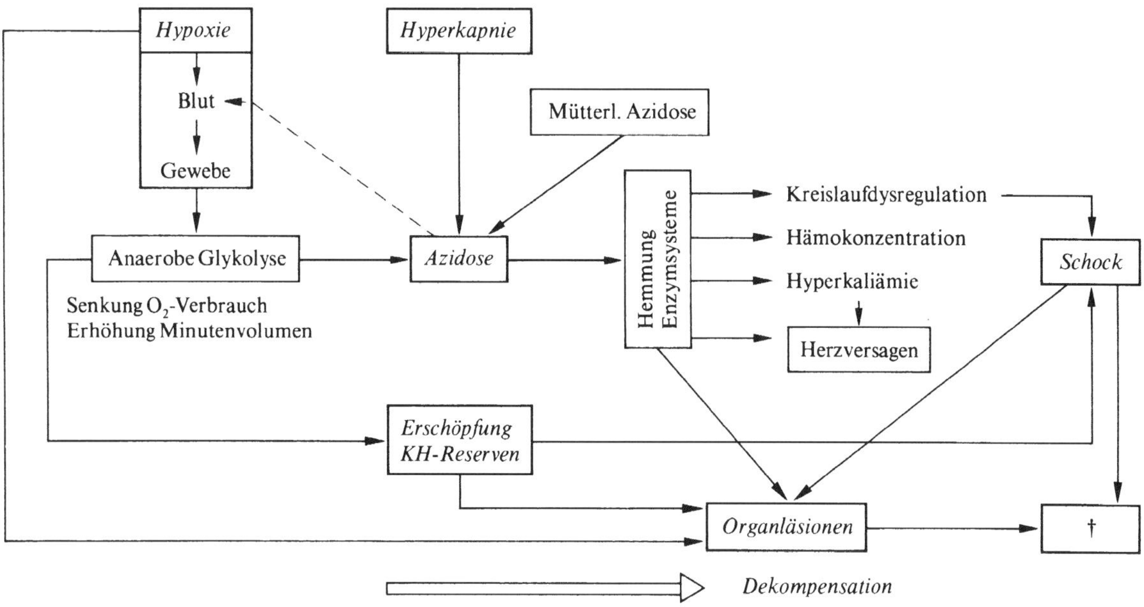

Abbildung 75: Pathophysiologie der intrauterinen Asphyxie.

nahme von schwer pathologischen Herzfrequenzmustern, die zusammen mit dem klinischen Verlauf eine Hypoxie mit einiger Wahrscheinlichkeit vermuten lassen, sind verdächtige Herztonfrequenzmuster jedoch immer mit biochemischen Daten zu belegen!

4.3 Methodik

Die Entnahmetechnik wurde von Saling 1966 [3] mehrfach und eingehend beschrieben:

Die Steinschnitt-Lage, für die Patientin sehr unbequem, kann zugunsten der Lage im Längsbett ohne Nachteile aufgegeben werden.

Vorteile der Entnahme im Längsbett: Geringere Belästigung der Patientin (wichtig vor allem bei wiederholten Blutentnahmen), geringerer Aufwand für das Personal! Das Instrumentarium liegt auf sterilen Tüchern zwischen den angewinkelten Beinen der Patientin in günstiger Reichweite des Operateurs. Die Entnahme wird durch das Anheben des Beckens erleichtert.

Die Validität der Mikroblutuntersuchungen ist mehrfach untersucht und dokumentiert worden [4, 5]. Fehlerquellen liegen in der Meßapparatur, bei der Blutentnahme, bei der Lagerung der Blutprobe sowie im biologischen Milieu selbst. Folgende Punkte sind dabei zu beachten [6, 7]:

Eine Verschiebung der pH-Werte auf die alkalische Seite durch den *Hyperämisierungseffekt.* Die Hyperämisierung kann durch intensives Reiben der Kopfhaut mit einem gestielten Tupfer, mit Chloräthylspray (kurze reaktive Hyperämie) oder mit dem Auftragen von Finalgon® erreicht werden [6]. – Durch *Luftkontakt* von mehr als 5 Sekunden werden die Kapillarblutwerte deutlich besser als im arteriellen Blut. Die Abnahme in *Glaskapillaren* verhindert vor allem einen CO_2-Verlust.

Der *mittlere Meßfehler* bei klinischer Routinearbeit wird im allgemeinen mit ± 0,005 pH-Einheiten angegeben und kann somit vernachlässigt werden. Fehler können durch Doppelbestimmungen weitgehend ausgeschaltet werden, da die Präzision der Methodik die Reproduzierbarkeit der Werte garantiert.

Die pH-Werte verändern sich geringgradig unter der *Wehe* mit einer mittleren Erhöhung von 0,05 Einheiten bis zur Wehenakme. Der Einfluß der *Geburtsgeschwulst* ist zu vernachlässigen.

Die Gefahr einer *Infektion* an der Punktionsstelle ist gering. Ein *Nachbluten* aus der Inzisionsstelle im Pelottenbereich kann nach Vakuumextraktion gelegentlich beobachtet werden.

4.4 Grenzwerte des fetalen Säurebasenhaushaltes und deren Interpretation

Zur Beurteilung des fetalen Zustandes hat sich in der Klinik das aktuelle pH als repräsentativer Parameter eingebürgert. Dieser Parameter zeigt die Hypoxiegefährdung des Feten besser an, als die kurzfristigen Schwankungen unterliegenden Blutgase O_2 und CO_2.

Aufgrund des aktuellen pH-Wertes wird zur Hauptsache die jeweilige geburtshilfliche Entscheidung getroffen.

XVII/4. Zur genauen *Differenzierung der vorliegenden Störung* genügt allerdings die alleinige Bestimmung des aktuellen pH-Wertes nicht.

Dazu sind weitere Daten des Säure-Basen-Haushaltes (Basendefizit u. a.) notwendig. Zudem ist die Bestimmung des äquilibrierten pH-Wertes (pH qu 40), eines pH-Wertes nach Einstellung der Blutprobe auf einen normalen CO_2-Druck von 40 mmHg, sehr nützlich. Bei einer *respiratorischen Azidose* normalisiert sich der pH-Wert nach dem Äquilibrieren, während er bei der *metabolischen Azidose* unverändert bleibt. Außerdem ist zur genauen Differenzierung der Ursache der fetalen Azidose die simultane fetomaternale Blutgasanalyse zu empfehlen [8]. Folgende Azidosetypen können beim Feten in Erscheinung treten:

- *Metabolische Azidose* (s. auch Abb. 75): Infolge Sauerstoffmangel kommt es zum anaeroben Glukoseabbau, was u. a. zu einem Konzentrationsanstieg von Milchsäure und damit zur metabolischen Azidose führt.
- *Respiratorische Azidose:* Die reine Form (meistens handelt es sich um eine gemischte Azidose) ist selten und Ausdruck einer nur kurzfristigen Störung des fetalen Gasaustausches.
- *Maternogene (Infusions-)Azidose:* Die maternogene Aziditätssteigerung hat dabei nicht dieselbe pathologische Bedeutung für den Feten wie die hypoxisch bedingte Azidose. Als Ursache für die «falsch abnormalen» pH-Werte wird ein diaplazentarer Übertritt von H+-Ionen bzw. ein fetomaternaler Transfer von Bicarbonaten angenommen [9 u. a.]. Im Tierversuch verursacht selbst eine ausgeprägte metabolische Azidose im Bereich des Extrazellulärraumes per se keine schwerwiegenden kardiovaskulären Veränderungen und keine Störung des Elektrolythaushaltes beim Feten [8]. – Der fetale pH ist normalerweise um 0,1 Einheit tiefer als der der Mutter aufgrund des Diffusionsgradienten, der den Transfer von CO_2 durch die Plazenta ermöglicht [11].

Beim Vorliegen einer maternogenen Aziditätssteigerung lassen sich folgende klinische Konsequenzen ableiten: Bei mütterlichen pH qu 40-Werten < 7,28 erfolgt eine Korrektur mit 100 ml 8,4prozentigem Natriumbikarbonat. Ein Wert von > 7,35 sollte dabei nicht überschritten werden [12].

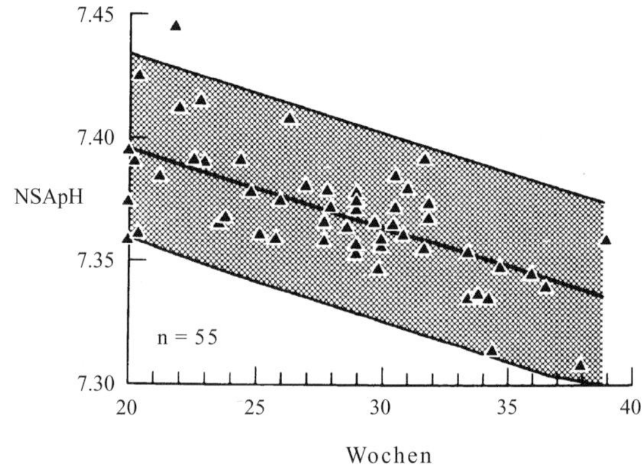

Abbildung 76: Abbildung 76: Veränderungen des arteriellen pH-Wertes in der Nabelschnur im Laufe des Gestationsalters. Werte gewonnen durch Kordozentese.

Während der *Eröffnungsphase* beginnen die *kritischen fetalen pH-Werte bei einem pH < 7,25, in der Austreibungsphase bei 7,20 (Azidose)* [12]!

Die Werte zwischen einem pH 7,20 und 7,24 bezeichnet man als *Präazidose* (entspricht einem Standardbikarbonatgehalt zwischen 17 und 15 mmol/l und einem Basendefizit zwischen –10 und –12,5 mmol/l).

Normalerweise beträgt der pH-Wert bei einem ausgeglichenen Säure-Basenstatus in der *Eröffnungsphase* um 7,40, der Kohlensäurepartialdruck 40 mmHg und der Basenexzeß Null [10 u. a.]. Während der *Austreibungsperiode* kommt es erst während stärkerer Kontraktionen zu einem durchschnittlichen Absinken der pH-Werte in der Nabelarterie auf 7,24 (Basendefizit –8,4 mmol/l (± 4,0), pCO_2 49,6 (± 8,6)) [4].

Bereits in der Schwangerschaft beginnt der mittels Kordozentese in der Umbilikalarterie bestimmte pH-Wert mit zunehmender Schwangerschaftsdauer von der 18. bis zur 40. SSW kontinuierlich abzusinken (Abb. 76 [13]).

4.5 Klinische Konsequenzen

Die *Indikation zur Geburtsbeendigung* wird aufgrund biochemischer Daten mit wenigen Ausnahmen wie folgt gestellt:

pH < 7,20; sofortige Entbindung (= Standardbikarbonat im allgemeinen < 15 mmol/l, Basendefizit > –12,5 mmol/l), falls die sofortige Kontrolle identische oder fallende Werte ergibt. Der eventuelle Einsatz einer Bolustokolyse ergibt sich je nach geburtshilflicher Situation. – Verschiedene Schemata orientieren über Kontrollintervalle, Bolusapplikationen und Indikationen zur Entbindung [12, 15] (Abb. 77).

Bestehen Werte innerhalb des präazidotischen Bereichs, sind wiederholt kurzfristige Bestimmungen (evtl. innerhalb von 10 bis 20 Minuten) notwendig. Je nach Verlaufstendenz ist die Geburtsbeendigung vorzusehen. Selbstverständlich erfolgt bei gleichzeitiger Herzfrequenzschreibung die Indikation zur weiteren Blutgasanalyse zudem nach den Kriterien der Frequenzmusterpathologie. Am häufigsten führen mittelschwere bis schwere variable Dezelerationen zur Azidose.

Ein pH-akt. < 7,20 beim *unverdächtigen CTG* bedarf jedenfalls der nochmaligen Bestätigung, bevor irgend eine klinische Entscheidung getroffen wird.

Es ist klar, daß *nicht* nur der *biochemische Wert* allein die Indikation zu einem geburtshilflichen Eingriff liefert, da man die Hypoxiegefährdung des Feten kontinuierlich einzuschätzen hat und zudem auch Möglichkeiten der *intrauterinen Reanimation* zur Verfügung stehen. Dabei ist das *klinische Bild* (Plazentainsuffizienz u. a.) jedenfalls nicht zu vernachlässigen.

So kann mit einer intrauterinen Reanimation eine vorübergehende aktuelle Gefährdung des Feten (z. B. bei Nabelschnurkomplikationen) vorerst überbrückt werden. Die weiteren geburtshilflichen Gesichtspunkte richten XVII/4.
sich dann nach der klinischen Situation bzw. Erholung nach dem Reanimationsversuch. Ausgesprochen nützliche Dienste leistet diese Therapieform mit Tokolytika bei hypoxieinduzierenden *Dystokien.*

Die *kombinierte Überwachung* sollte *jedenfalls* dazu führen, daß fortgeschrittene oder schwere kindliche Azidosen unter einem pH-Wert von 7,10 zu einem großen Teil verhindert werden können (= in einem Gesamtazidosekollektiv < 1 % oder sogar < 0,5 %). Dieser Grenzwert kann u. a. auch als *Leistungsziffer* der geburtshilflichen Intensivüberwachung einer Klinik angesehen werden [14].

Fortgeschrittene und schwere kindliche Azidosen sollten theoretisch nur noch bei akutem oder perakutem Ereignis wie schwere Nabelschnurkomplikation (Vorfall) oder bei «Drop-in-Cases» mit akuter fetaler Bedrohung vorkommen.

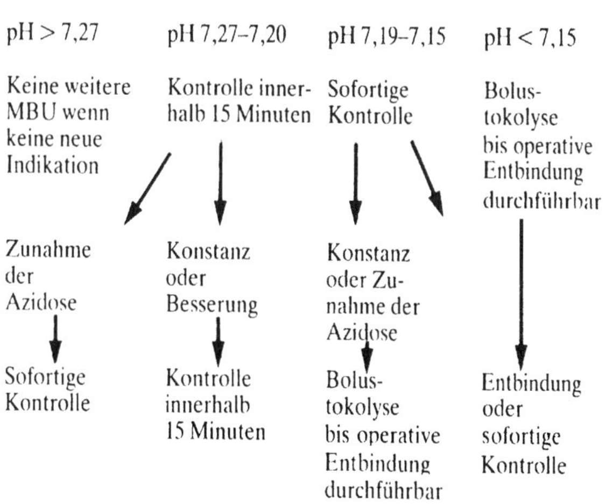

Abbildung 77: Vorgehen je nach pH-Werten [mod. nach 15].

5. Die Nabelschnurblutgasanalyse

Eine fetale Notsituation während der Schwangerschaft kann mit dem heute zur Verfügung stehenden diagnostischen Instrumentarium zuverlässig beurteilt werden. Sub partu wird eine «fe-
XVII/5. **tal distress»-Situation über den direkten oder indirekten elektronischen und biochemischen Zugang zum intrauterinen Patienten erkannt.**

Die Nabelschnurblutgasanalyse hingegen orientiert uns über das Ausmaß einer respiratorischen oder metabolischen Störung beim Neugeborenen. Sie ist eine Momentaufnahme und sagt nichts aus über den vorausgegangenen Schweregrad und über die Dauer der Azidose.

Dies erklärt auch, warum man anhand der Werte im Nabelschnurblut allein nicht auf eventuelle spätere neuropädiatrische Handikaps schließen kann. So lassen weder schlechte Blutgaswerte zur Zeit der Geburt eine Vorhersage über die kindliche Entwicklung zu, noch garantiert ein aziditätsfreier Status späteres Wohlbefinden [23].

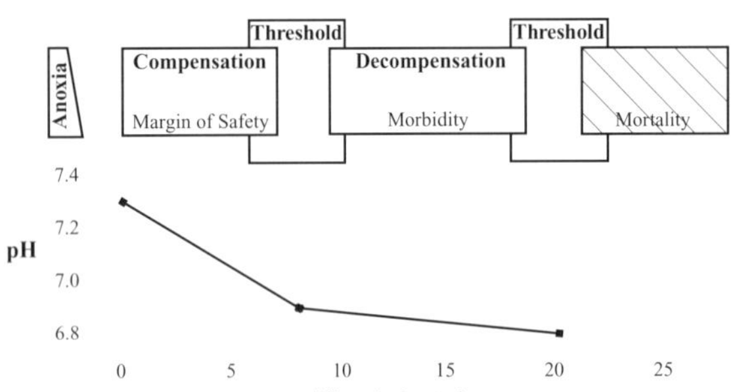

Abbildung 78a: Anoxie-Effekt auf das fetale Gehirn, übernommen ab Original.

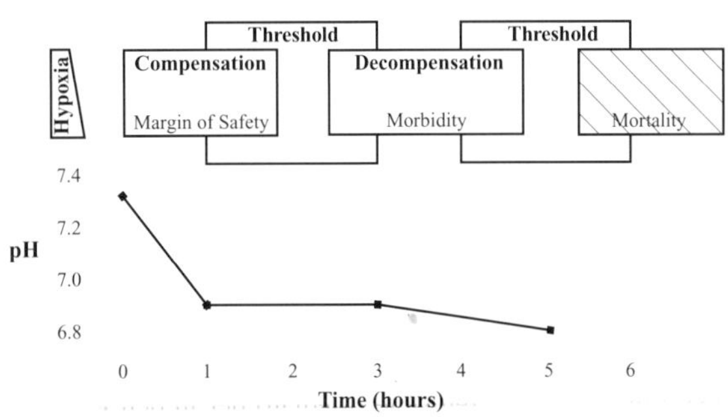

Abbildung 78b: Hypoxie-Effekt auf das fetale Gehirn, übernommen ab Original.

Das weitere Schicksal hängt offenbar mit der noch möglichen kompensatorischen, kardiovaskulären Leistung des hypoxischen Feten ab, um eine noch suffiziente zerebrale Durchblutung und O_2-Versorgung aufrechtzuerhalten. Persistiert die hypoxische Phase, überschreitet man aufgrund tierexperimenteller Resultate die kritische Schwelle zur kardiovaskulären Dekompensation und zu den daraus resultierenden zerebralen Schäden offenbar bei einem pO_2 von 12–14 mmHg und einem pH < 7,10 nach 1–3 Stunden [16, 17]. Während einer Anoxie laufen diese Mechanismen viel schneller ab (Abb. 78a, b [17]).

5.1 Aziditätsgrade

In deutschen Sprachbereich werden die *Azidosestufen* nach Saling und Wulf 1971 [18] (Tab. 140) verwendet.

Andere legen die Grenze zur Azidose bei einem pH < 7,15 fest (Schweiz. Neonatologiegruppe).

Die *prozentuale Verteilung* der Aziditätsgrade in einem großen Patientengut aus der Arbeitsgemeinschaft Schweiz. Frauenkliniken ist auf Tabelle 142 dokumentiert.

Vergleichsweise ergab die Messung des pH-Wertes in der Nabelschnurarterie post partum nach den Zahlen der BPE 1986 (Bayerische Perinatalerhebung) die auf Tabelle 141 aufgezeichneten Ergebnisse [31].

Die Deutsche Gesellschaft für Perinatale Medizin hat in einer Empfehlung 1987 für die Bestimmung des Säure-Basenstatus bzw. des pH-Wertes aus der Nabelschnur votiert, da diese Messungen geeignet sind:

1. als Qualitätskontrolle der eigenen geburtshilflichen Maßnahmen zu dienen
2. perinatalmedizinische Bemühungen zu demonstrieren
3. dem nachfolgenden Kinderarzt wertvolle Hinweise zu geben und
4. als objektiver Meßwert wissenschaftliche und gutachterliche Auswertungen zu erleichtern [32].

Die Kombination von Apgar-Bewertung und pH-Metrie in der Nabelschnur erlaubt dabei, zuverlässig eine passagere respiratorische Azidose von einer gefährlichen Depression des Neugeborenen zu unterscheiden. Gefährdete Neugeborene können so rasch einer neonatologischen Überwa-

XVII/5.

Tabelle 140: Nomenklatur der Azidosestufen.

	Bezeichnung des Aziditätsgrades	Zahlensymbol
pH ≥ 7,30	Normazidität	A V
pH 7,20–7,29	gering bis mittelgradig erhöhte Azidität	A IV
pH 7,10–7,19	leichte bis mittelgradige Azidose	A III
pH 7,00–7,09	fortgeschrittene Azidose	A II
pH < 7,00	schwere Azidose	A I

Tabelle 141: Messung des pH-Wertes in der Nabelschnurarterie post partum – BPE 1986.

Anzahl der Geburten in der BPE 1986		98822	100,0 %	
pH-Messung dokumentiert		35501	35,9 %	
pH-Messung routinemäßig		22904	23,2 %	
Verteilung		N	%	Gesamt
Azidose	< 7,0	68	0,3 %	2,2%
	7,0–7,09	426	1,9 %	
Präazidose	7,1–7,19	2576	11,2 %	11,2 %
Normal	7,2–7,29	9253	40,4 %	86,6%
	> 7,29	10581	46,2 %	
Gesamt		22904	100,0 %	100,0%

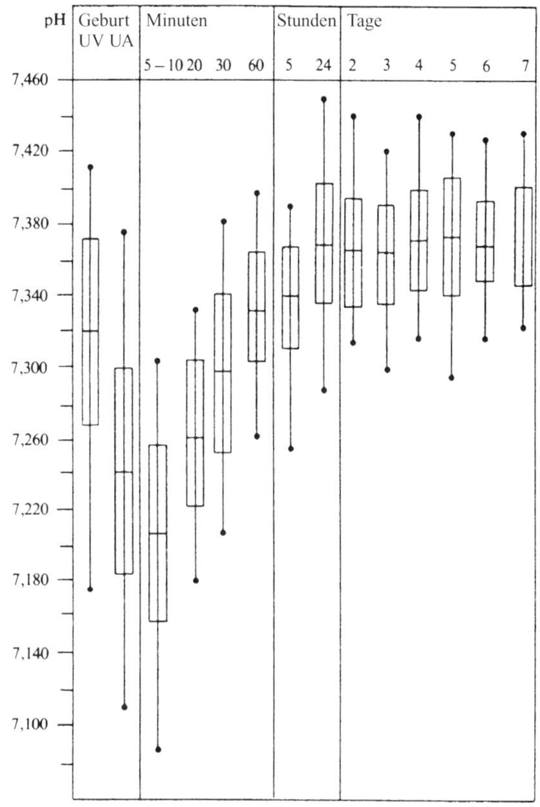

Abbildung 79: Verlauf der postpartalen pH-Werte beim Neugeborenen.

Tabelle 142: APGAR-Scores bei 318,913 Neugeborenen und Azidosestufen bei 263,185 Neugeborenen (1. 1. 83–31. 12. 93)*

5-Minuten-APGAR-Score							
APGAR 0–4	0,31	0,56	0,82	0,97	2,64	Neugeborene	2.641
APGAR 5–7	1,12	2,19	3,07	3,79	8,82	und APGAR-	9.844
APGAR 8–10	89,64	94,60	95,67	96,83	98,12	Scores	306.428
Azidosestufen (pH arteriell)							
Keine BGA aus der Nabelschnur	0,91	3,13	17,21	34,17	99,84	Neugeborene und gemessene PH:	55.111
< 7,00	0,00	0,15	0,32	0,43	15,38		849
7,00–7,09	0,00	0,98	1,43	2,14	20,58		3.771
7,10–7,14	0,00	2,34	3,08	4,93	18,79		8.115
7,15–7,19	0,00	6,44	8,81	11,16	20,58		23.189
7,20–7,29	0,00	42,47	48,05	51,03	100,00		126.409
7,30 und mehr	0,00	26,49	38,29	45,19	58,27		100.741
Perzentilen	Min	P25	P50	P75	Max		

* Darstellung in Perzentilen. Die mittlere Kolonne stellt den durchschnittlich ermittelten Wert in Prozenten dar. Die relevante Azidoseziffer pH < 7.10 beträgt für das untersuchte Kollektiv 1.75 %; die mittlere Streuweite (Median) der in den Kliniken vorkommenden pH-Werte liegt z. B. bei Werten 7,00–7,09 zwischen 0.98% und 2.14%; die Max-Prozentzahlen beziehen sich meistens auf vereinzelte Bestimmungen. In durchschnittlich 0.32 % kommen pH-Werte < 7.00 vor!

chung und Behandlung zugeführt werden. Außerdem ist die routinemäßige Messung des pH-Wertes auch nach Elser und Thieme (1992) [31] ein Qualitätsparameter des eigenen Handelns (s.o.). Die auf Tabelle 141 gezeigte Perzentileneinteilung erleichtert dabei die Standortbestimmung.

XVII/5. Den weiteren *Verlauf der postpartalen pH-Werte* beim Neugeborenen sieht man auf Abbildung 79 [19].

5.2 Unmittelbare klinische Bedeutung einer Aziditätssteigerung

Fortgeschrittene und schwere Azidosen (pH < 7,10) sind in jedem Fall *behandlungsbedürftig* (Beatmung und evtl. Pufferung). Die Anzahl Azidosen < 7,10 repräsentiert die *Azidosemorbidität* [7].

Bei sich rasch entwickelnden respiratorischen Azidosen kann sich evtl. unmittelbar im Anschluß an die Geburt noch keine klinisch manifeste Neugeborenendepression entwickeln. Dies ist einer der Gründe, daß auch beim *klinischen Normalfall eine biochemische Zustandsdiagnostik notwendig* ist, um eine nicht erwartete Aziditätssteigerung dennoch zu erfassen. – Eine solche kann sich evtl. erst später nach Erreichen des sog. «Säuretiefs» (bis zu 10 Minuten post partum) nach Aufhebung der sog. «Sparschaltung» und Überschwemmung des kindlichen Kreislaufes mit sauren Valenzen überraschenderweise in einer *schweren sekundären Depression* des Neugeborenen äußern.

> Es kann nicht genug darauf hingewiesen werden, daß in einem relativ hohen Prozentsatz eine deutliche Diskrepanz zwischen den biochemischen Befunden und dem klinischen Zustandsbild besteht.

5.3 Faktoren, die im Zusammenhang mit dem Geburtsvorgang die blutgasanalytischen Werte in der Nabelschnur beeinflussen

5.3.1 Regionalanästhesie

Eine *uterine Vasokonstriktion* oder ein *uteriner Hypertonus* kann aufgrund überhöhter Serumspiegel des Lokalanästhetikums oder bei direkter Injektion in die Uterusmuskulatur (Parazervikalblock!) erfolgen. Es kommt zur Azidose ohne direkte Einwirkung das Anästhetikums auf den Feten.

5.3.2 Sectio-Anästhesie

Vergleicht man anhand größerer Kollektive die Azidoseraten zwischen Intubationsnarkosen und Regionalanästhesien, ist zwischen diesen zwei Anästhesiemethoden keine Differenz auszumachen [20]. Wichtiger als die Technik der Anästhesie ist jedoch die Operationsdauer bis zur Entwicklung des Kindes. Übersteigt das zeitliche Intervall von der Uterusinzision bis zur Entwicklung des Kindes bei einer Allgemeinanästhesie 90 Sekunden oder bei einer Regionalanästhesie 180 Sekunden (?), steigt offenbar das Azidoserisiko [21].

5.3.3 Mütterliche Hyperventilation

Die Hyperventilation führt sowohl bei der Mutter wie beim Fetus zu einer *Alkalose* mit Abfall des pCO_2. Bei längerer Dauer resultiert daraus eine kompensatorische Azidose mit Verlust von Bikarbonat bei Mutter und Kind mit einem kritischen mütterlichen pCO_2 bei 17 mmHg [22]. Als wahrscheinliche Folge davon kommt es zur Minderdurchblutung des Uterus mit einem Abfall des fetalen pO_2.

5.3.4 Nabelschnurpathologie (Umschlingung, Kompression)

Das Blut in der Nabelarterie repräsentiert das arterielle, fetale Blut, während die Blutgase in der Nabelvene einen Hinweis vermitteln, ob eine Hypoxie durch eine Reduktion der uterinen oder umbilikalen Durchblutung vorausging. So kommt es bei einer Reduktion der uterinen Durchblutung zu einer synchronen Veränderung der Blutgase in beiden Kompartimenten. Bei einer umbilikalen Durchblutungsverminderung (Nabelschnurkompression) hingegen fällt nur der pH-Wert in der Vene geringfügig ab. pO_2 und pCO_2 hingegen bleiben konstant, da ein ausreichender Gasaustausch über die Plazenta bestehen bleibt [6].

> Die arterio-venöse Differenz ist daher ein guter Gradmesser für das Ausmaß der abgelaufenen Nabelschnurkompression.

5.3.5 Mekonium

Mekoniumabgang korreliert gesamthaft betrachtet offenbar nur schlecht mit dem Säure-Basenstatus und dem unmittelbaren Status des Neugeborenen [24].

5.4 Zur Technik der Blutabnahme

5.4.1 Einwandfreie Abnahme-Technik

Die Blutproben müssen unter anaeroben Bedingungen entnommen werden, wobei das Blut ohne Luftkontakt in eine Glaskapillare oder 2 ml-Spritze geleitet wird. Falls die Messung innerhalb von 10 Minuten gemacht wird, ist die pH-Änderung irrelevant. Bei Lagerung der Blutprobe in Glaskapillaren während einer Stunde kommt es bei 4° Celsius zu einem pH-Abfall von 0,012 E.

Wenn aus personellen Gründen die sofortige Bestimmung nicht möglich ist, stellten wir nach 30 Minuten nach der Blutabnahme an der bei Zimmertemperatur gelagerten Nabelschnur einen pH-Abfall im Maximum von 0,05 E fest. Eine ähnliche pH-Verschiebung findet man bei der Heparinbeimischung in die Aspirationsspritze bei einem Blutvolumen < 0,5 ml [6].

5.4.2 Einfluß der Früh- und Spätabnabelung

Wird eine Spätabnabelung erst nach 3 Minuten oder nach Erlöschen der Nabelschnurpulsationen durchgeführt, liegt der aktuelle pH-Wert um durchschnittlich 0,08 E tiefer [25].

6. Kontinuierliche Messung fetaler Blutgasparameter

6.1 Kontinuierliche Messung des pH-Wertes unter der Geburt

XVII/6.

Die kontinuierliche pH-Messung wäre an sich die ideale Form der fetalen Überwachung, abgesehen von der nicht zu umgehenden «vaginal-invasiven» Elektrodenapplikation. Bei der erstmaligen Präsentation dieser Methodik mit applikablen pH-Elektroden war man begeistert [26]. – Leider hat jedoch bis heute die kontinuierliche Bestimmung des Gewebe-pH am fetalen Kopf wegen der komplizierten Applikation, der verschiedenen Größen, die an Ort das pH verändern und zu z. T. variierenden Ergebnissen im Vergleich mit den Werten aus den Fetalblut oder aus der Nabelschnur führen, noch keinen Eingang in den Routinebetrieb gefunden.

6.2 Die Messung des Sauerstoffpartialdrucks sub partu

Nach grundlegenden Arbeiten [27 u. a.] scheint es mit der kontinuierlichen Messung des pO_2 (tc-pO_2) möglich, den fetalen Zustand sub partu mit hinreichender Genauigkeit zu beurteilen.

Die erreichte Miniaturisierung der Elektrode macht es möglich, bei einer Muttermundweite von 2–3 cm die Elektrode in das kindliche Hautgewebe einzudrehen und danach sowohl die FHR wie auch den intrakutanen Gewebe-pO_2, der weder dem rein arteriellen noch dem venösen pH entspricht, kontinuierlich zu registrieren [28]. Auch mit der pO_2-Klebelektrode kann bei ausreichend eröffnetem MM nach einer Einstellzeit von etwa 10–15 Minuten der Sauerstoffpartialdruck kontinuierlich registriert werden [6]. Die Interpretation der Werte bietet aber offenbar einige Schwierigkeiten, die z.T auf die während einer Hypoxie beobachtete Sekretion von Katecholaminen mit nachfolgender Konstriktion der Hautgefäße zurückzuführen ist.

6.3 Die Pulsoxymetrie

Die *Pulsoxymetrie*, ein Verfahren zur kontinuierlichen Messung der Sauerstoffsättigung, scheint derzeit die geeignete Methode für die Frühanzeige einer fetalen Hypoxie zu sein [33].

6.4 Die transkutane Messung des Kohlendioxid-Partialdrucks sub partu

Insgesamt stellt die tc-pCO_2-Messung ein Verfahren dar, das im Rahmen einer erweiterten Überwachung des Feten sub partu zur zuverlässigen, nicht invasiven Registrierung eines zusätzlichen biochemischen Parameters, besonders in Fällen mit auffälligem CTG und erhöhtem Hypoxierisiko eingesetzt werden sollte [29]. XVII/6.

Im Vergleich zum tc-pO_2 ist die Messung zuverlässiger, da sie weniger dem Einfluß der Vasokonstriktion der Haut unterliegt. Zum pH-Wert des fetalen Skalpblutes besteht eine gute Korrelation, jedoch mit einer beträchtlichen Streuung der Meßwerte [30 u. a.].

Literaturhinweise

1 Saling E (1964) Technik der endoskopischen Mikroblutentnahme am Feten. Geburtsh Frauenheilkd 24:464

2 Schneider D (1969) Die Überwachung des Feten durch pH-Messung in Mikroblutproben. Gynäkologe 2:89

3 Saling E (1966) Das Kind im Bereich der Geburtshilfe. Thieme. Stuttgart

4 Beard RW, Filshie GM, Knight CA, Roberts GM (1971) The significance of the changes in the continuous fetal heart rate in the first stages of labour. J Obstet Gynaecol Brit Cwlth 78:1055

5 Hon EH, Kazin AT (1969) Biochemical studies of the fetus. II. Fetal pH and Apgar scores. Obstet Gynecol 33:237

6 Künzel W (1990) Überwachung des Feten während der Geburt. In Wulf KH, Schmidt-Matthiesen H (Hrsg) Physiologie und Pathologie der Geburt. Bd 7/1. Urban & Schwarzenberg. München-Wien-Baltimore S 91

7 Hochuli E (1985) Geburtshilfe, Gynäkologie und Grenzgebiete. Huber. Bern-Stuttgart-Toronto

8 Paulick R, Kastendieck E, Martin J (1986) Einfluß der Infusionsazidose auf den Zustand des Feten – tierexperimentelle Untersuchungen. Z Geburtsh Perinat 190:185

9 Wulf H, Künzel W, Lehmann V (1967) Vergleichende Untersuchungen der aktuellen Blutgase und des Säure-Basen-Status im fetalen und maternen Kapillarblut während der Geburt. Z Geburtsh Perinat 167:113

10 Huch R, Huch A (1984) Maternal and fetal acid-base balance blood gas measurement. In Beard RW, Nathanielsz PW (eds) Fetal physiology and medicine. Decker. New York-Basel-London p 713

11 Blechner JN (1993) Maternal-fetal-acid-base physiology. Clin Obstet Gynecol 36:3

12 Goeschen K (1988) Die Fetalblutanalyse. In Berg D (Hrsg) Schwangerschaftsberatung und Perinatologie. Thieme. Stuttgart-New York S 410

13 Gregg AR, Weiner CP (1993) «Normal» umbilical arterial and venous acid-base and blood gas values. Clin Obstet Gynecol 36:24

14 Hochuli E, Eberhard J, Dubler O (1976) Fetales Monitoring im Rahmen der aktuellen geburtshilflichen Intensivüberwachung. Schweiz Med Wschr 106:841

15 Huch A, Benz J (1993) Checkliste Geburtshilfe. Thieme. Stuttgart-New York

16 Myers RE (1972) Two patterns of perinatal brain damage and their condition of occurence. Am J Obstet Gynecol 112:246

17 Low JA (1993) The relationship of asphyxia in the mature fetus to long-term neurologic function. Clin Obstet Gynecol 36:82

18 Saling E, Wulf KH (1971) Zustandsdiagnostik beim Neugeborenen – Gruppeneinteilung. Fortschr Med 89:12

19 Koch G, Wendel H (1968) Adjustments of arterial blood gases and acid base balance in the normal newborn infant during the first week of live. Biol Neonat 12:136

20 Ralston DH, Shnider SM (1978) The fetal and neonatal effects of regional anesthesia in obstetrics. Anesthesiology 48:34

21 Datta S, Ostheimer GW, Weiss JB et al (1981) Neonatal effect of prolonged anesthetic induction for cesarean section. Obstet Gynecol 58:331

22 Motoyama EK, Rivard G, Acheson F, Cook CD (1966) Adverse effect of maternal hyperventilation on the fetus. Lancet I:266

23 Behnke M, Eyler FD, Conlon M et al (1993) The relationship between umbilical cord and infant blood gases and developmental outcome in very low birth weight infants. Clin Obstet Gynecol 36:73

24 Yeomans ER, Gilstrap LC, Leveno KL, Burris JS (1989) Meconium in the amniotic fluid and fetal acid-base status. Obstet Gynecol 73:175

25 Schurz AR, Reich T, Hochuli E (1973) Veränderungen im Säurebasenstatus in der Nabelarterie bei Früh- und Spätabnabelung. Z Geburtsh Perinat 177:18

26 Stamm O, Latscha U, Janecek P, Campana A (1974) Kontinuierliche pH-Messung am kindlichen Kopf postpartum und sub partu. Z Geburtsh Perinat 178:368

27 Huch R, Huch A, Lübbers DW (1981) Transcutaneous pO_2. Thieme. Stuttgart

28 Schuhmann R, Halberstadt E (1989) Die Messung des Sauerstoffdrucks sub partu. In Hillemanns HG, Schillinger H (Hrsg) Das Restrisiko gegenwärtiger Geburtshilfe. Springer. Heidelberg-New York S 440

29 Schmidt S (1989) Die transkutane Messung des Kohlendioxid-Partialdrucks sub partu. In Hillemanns HG, Schillinger H (Hrsg) Das Restrisiko gegenwärtiger Geburtshilfe. Springer. Heidelberg-New York S 443

30 Lysikiewick A, Vetter K, Huch R, Huch A (1983) Fetal transcutaneous pCO_2 during labour. In Huch R, Huch A (eds) Continueous transcutaneous blood gas monitoring. Decker. New York-Basel p 641

31 Elser H, Thieme Ch (1992) Die Messung des pH-Wertes in der Nabelschnurarterie post partum. Dtsch Ges Gynäk Geburtsh Mitteilungen 1:49

32 von Loewenich (1987) Empfehlung der Deutschen Gesellschaft für Perinatale Medizin (17.9.)

33 Knitza R, Buschmann I, Rall G (1992) Ein neues Verfahren zur kontinuierlichen Messung der fetalen Sauerstoffsättigung sub partu. Geburtsh Frauenheilkd 52:319

7. Ultraschalluntersuchungen in der Schwangerschaft

Die Ultraschalldiagnostik hat mit der raschen Entwicklung auf Geräteebene im Laufe der letzten Jahre immer neue Perspektiven eröffnet. Als bisher letzte Entwicklungsstufe ist die Ultraschall-Dopplersonographie anzusehen, ergänzt durch die farbkodierte Dopplersonographie («Color-Doppler»). Materno-plazentare, feto-plazentare und fetale Durchblutungsmessungen stellen eine vielversprechende Bereicherung in der Diagnostik intrauteriner Gefährdungssituationen dar.

Ohne Ultraschall ist heute eine Diagnostik während der Schwangerschaft nicht mehr denkbar.

Als Ultraschall bezeichnet man mechanische Schwingungen, deren Frequenzen oberhalb 20 kHz, der Hörbarkeitsgrenze des menschlichen Ohres, liegen. Für den Ultraschallbereich gelten dabei die gleichen Gesetze der Akustik wie für den hörbaren Bereich, der von 16 bis etwa 20.000 Hz reicht [1].

Zahlreiche nationale und internationale Institutionen haben bisher Stellungnahmen zur *biologischen Sicherheit* diagnostisch angewandten Ultraschalls abgegeben. Dabei wird einheitlich der Schluß gezogen, daß bisher *kein sicherer Nachweis* dafür erbracht werden konnte, daß *diagnostisch angewandter Ultraschall zu einer Schädigung* der untersuchten Person, ihrer Nachkommen oder der Untersucher selbst führt [2] (s. auch Kap. XIV/4.1.1). Dennoch wird im allgemeinen zur *Zurückhaltung bei der Indikationsstellung* zu Ultraschalluntersuchungen in der Schwangerschaft geraten. Dies gilt besonders für Dopplerflußmessungen im Duplexverfahren, bei dem die Schallintensitäten um ein mehrfaches höher sein können als im B-Mode [3]. *Doppleruntersuchungen in der Schwangerschaft erfordern deshalb eine spezielle Fragestellung* [5].

7.1 Ultraschall in der Frühschwangerschaft

7.1.1 Methodik

Nachdem bereits 1969 Kratochwil [4] u. a. erstmals über die neue Methode der transvaginalen Sonographie berichteten, ist durch die heutige Verfügbarkeit hochempfindlicher Geräte und geeigneter vaginaler Schallköpfe die Vaginosonographie bereits zur klinischen Routineuntersuchung geworden. XVII/7.

Die für die herkömmliche transabdominale Sonographie notwendige Füllung der Harnblase als sog. Sicht- oder Schallfenster, ist nicht mehr erforderlich – sie stört sogar. Unnötige Wartezeiten entfallen dadurch. Die transvaginale Sonographie läßt sich somit direkt im Anschluß an die bimanuelle Palpation durchführen. Die Kontrolle des eigenen Tastbefundes wird dadurch möglich. Die mit der Vaginosonographie erfaßten Organe lassen sich dank der geringen Distanz zwischen Schallsonde und Untersuchungsobjekt optimal darstellen. Daher können höhere Schallfrequenzen von 5–7,5 MHz verwendet werden, mit denen eine bessere Bildauflösung zu erzielen ist [6]. Es ist heute zur Selbstverständlichkeit geworden, daß die Patientin den Untersuchungsvorgang mit entsprechendem ärztlichen Kommentar auf dem Bildschirm mitverfolgt. Photodokumentationen oder Videos gehören ebenfalls zum Instrumentarium der psychologischen Schwangerschaftsbetreuung. – Die Technik im einzelnen ist schon mehrfach beschrieben worden [7–9, 17 u.a].

In der *Gynäkologie* ist die Vaginosonographie zur Darstellung der Genitalorgane und der Strukturen des kleinen Beckens einsetzbar. Hingegen entgehen Befunde im Mittel- und Oberbauch der Beurteilung infolge der begrenzten Eindringtiefe (s. Kap. I/7).

Somit können z. B. weder in der Gynäkologie hochsitzende oder große Ovarialtumoren beurteilt noch in der Schwangerschaft das fetale Wachstum im zweiten und dritten Trimenon verfolgt werden.
Die Vaginosonographie ersetzt somit in keiner Weise die abdominale Sonographie, sondern sie ergänzt sinnvoll das Spektrum der sonographischen Diagnostik.

7.1.2 Nachweis des Gestationsprodukts und dessen frühe Entwicklung

Seit 1992 gibt es in Deutschland ein sonographisches Konzept für das Drei-Punkte-Screening zu bestimmten Zeitpunkten und mit Mindestanforderungen in der Schwangerschaft (8.–12. SSW; 18.–22. SSW; 28.–32. SSW) [30]. Damit lassen

sich die in diesen Schwangerschaftsabschnitten relevanten Daten erheben (s. auch Kap. XIV/4.1). Fehlbildungen sollten damit frühzeitig erkannt werden.

XVII/7. Sonographisch lassen sich dadurch folgende Fragen in der Frühschwangerschaft klären [7 u. a.]:

1. Liegt eine Frühschwangerschaft vor (ab 5. SSW p.m.)?
2. Entwickelt sich die Frucht normal?
3. Entspricht das morphologische Bild des Embryos/Feten der Norm?
4. Handelt es sich um eine Mehrlingsschwangerschaft?

Daher ist eine routinemäßige Ultraschalluntersuchung im ersten Trimenon notwendig.

Auch die *Terminfestlegung* ist zu diesem Zeitpunkt anhand der erhobenen Daten am zuverlässigsten. – Die Abgrenzung einer normalen von einer *gestörten Schwangerschaft* und im speziellen von einer Extrauteringravidität mit den entsprechenden klinischen Konsequenzen ist möglich, im letzteren Fall dank der frühzeitigen Diagnose sogar mit nachfolgend intakten Fertilitätschancen. – Die rechtzeitige Erkennung einer *Mehrlingsschwangerschaft* erleichtert die Planung geeigneter Maßnahmen zur Beschränkung des Schwangerschafts- und Geburtsrisikos (Frühgeburten und andere Komplikationen). Außerdem ist nur in der Frühschwangerschaft die für den weiteren Verlauf wesentliche Unterscheidung zwischen mono- und dichorialer Gemini- bzw. Mehrlingsanlage möglich, da ein feto-fetales Transfusionssyndrom nur bei monochorialer Eianlage zu beobachten ist [33]. – Besondere Bedeutung kommt auch der Beobachtung *abgestorbenen Mehrlingsanlagen* und der kausalen Zuordnung auftretender Blutungen zu, wie auch der Abschätzung der Überlebenschancen multipler Eianlagen und der dadurch eventuell (medizinisch) notwendigen Interventionen (Fetocid). – Schließlich sind auch gröbere *Fehlbildungen* oder pathologische Entwicklungen im Sinne einer Blasenmole u. a. nicht zu übersehen. Besonderes Augenmerk sollte auch den Hinweiszeichen für *chromosomale Störungen* gelten, u. a. dem Nackenödem (Nackenfalte) bei Trisomien, das bereits in der 10.–12. SSW sehr ausgeprägt sein kann, aber auch der Größe des Dottersacks [33].

7.1.2.1 Sonoanatomische Entwicklung und sonographische Daten der Frühschwangerschaft [8, 10, 11, 15, 17, 18, 28 u. a.]

Bereits am 28.–30. Tag p.m. läßt sich die *Chorionhöhle* als 2–3 mm messende echoarme Struktur im hoch aufgebauten Endometrium nachweisen. Im Verlauf der 5. SSW wird in der Chorionhöhle der *Dottersack* als erstes Hinweiszeichen für den *Embryoblasten* sichtbar. In der 6. SSW kann der Embryo dargestellt und sogar die Scheitel-Steißlänge mit abgrenzbarem kranialem und kaudalem Fruchtpol zum ersten Mal gemessen werden. In der 6. SSW können erstmals *Herzaktionen* registriert werden. Die *embryonale Herzfrequenz* steigt von durchschnittlich 100 Schlägen/Min. in der 5. SSW auf ungefähr 170 Schläge/Min. in der 10. SSW, um hernach wieder auf ca. 130 Schläge/Min. (13. SSW) abzufallen [12].

Positive Herzaktion heißt aber nicht, daß es später nicht zum Absterben der Frucht kommen kann. Ebenso wenig lassen verschiedene Herzfrequenzen eine prognostische Aussage zu.

Aktive Bewegungen lassen sich erst ab der 9. SSW nach Ausbildung der entsprechenden Muskelgruppen feststellen. – Der *Bewegungsqualität* kommt offenbar eine prognostische Bedeutung zu [13, 14 u. a.]. Lebhafte und häufige Spontanbewegungen sowie entsprechende Reflexbeantwortung auf Stoßpalpation deuten auf eine ungestörte Vitalität hin, während träge und seltene Bewegungen mit ebenso träger Reflexbeantwortung das Gegenteil annehmen lassen. Ein «unphysiologisches Bewegungsverhalten» bleibt aber bei nachgewiesener Herzaktion vorerst ohne klinische Konsequenzen.

Von einer *intakten Schwangerschaft* kann jedoch erst dann gesprochen werden, wenn Herzaktionen (und Kindsbewegungen) nachzuweisen sind [11].

Obwohl der Nachweis *spontaner fetaler Bewegungen* als ein diagnostischer Index für das fetale Wohlbefinden auch *im letzten Trimester* gilt, sind die Zusammenhänge zwischen den zugrundeliegenden morphologischen Strukturen und deren funktionelle Auswirkungen immer noch wenig bekannt. Doch sollten künftige Forschungen über eine eventuelle Korrelation fetaler Bewegungsabläufe mit späterer neurologischer Entwicklung wichtige Daten über die Reifung neuraler und muskulärer Strukturen beim menschlichen Feten liefern können [35].

Bei der *Entwicklung der äußeren Körperform* wird in der 10. SSW p.m. die Abgrenzung des Kopfes vom Rumpf durch die Entwicklung des Halses erstmals sichtbar, und an der vorderen

Bauchwand kommt der physiologische Nabelbruch, aus dem die Nabelschnur herausführt, zur Darstellung. Zwei Wochen später können im Sagittalschnitt bereits Einzelheiten des Gesichtes differenziert und Schluckbewegungen nachgewiesen werden.

Die Ausbildung von Extremitätenknospen beginnt in der 6. SSW, die einzelnen Extremitätensegmente sind in der 9.–10. SSW zu erkennen.

Während in der 6. SSW lediglich der kaudale vom kranialen Pol abzugrenzen ist, hat bis zur 12. SSW das Großhirn bereits seine Oberflächenkonturen und umhüllt den Thalamus.

Die transvaginale Sonographie erlaubt somit die Darstellung der makroembryologischen Entwicklung [10].

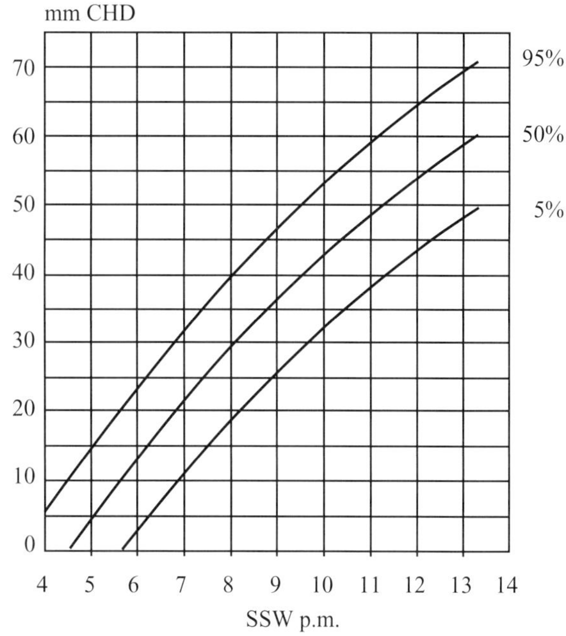

Abbildung 80: Wachstumskurve des mittleren Chorionhöhlendurchmessers im ersten Trimenon mit 90 %-Vertrauensbereich.

XVII/7.

7.1.2.2 Biometrie in der Frühschwangerschaft

Aus dem arithmetischen Mittel der drei senkrecht aufeinanderstehenden Chorionhöhlendurchmesser (Meßstrecke von Innenwand zu Innenwand) läßt sich das Gestationsalter während der 7.–13. SSW auf einer Wachstumskurve ablesen. Der Vertrauensbereich für die Ermittlung des Schwangerschaftsalters aus der Chorionhöhlengröße beträgt im ersten Trimenon ± 10 Tage (Abb. 80 [12]). Bei «gestörten Schwangerschaften» liegen die Meßwerte in den meisten Fällen schon sehr früh unterhalb der Normwerte.

Der *Dottersack* kann sicher ab der 5. SSW als scharfe Ringstruktur dargestellt werden [10]. Er vergrößert sich bis auf durchschnittlich 5,5 mm in der 10. SSW, wobei besonders die *Größenrelation zum Embryo von Bedeutung* ist.

Die *Scheitel-Steiß-Länge* nimmt im Vergleich zum *Chorionhöhlendurchmesser* sehr viel rascher zu, mit geringerer Streuung um die Mittelwerte, und ermöglicht daher eine bessere Bestimmung des Gestationsalters (Abb. 81a [12]).

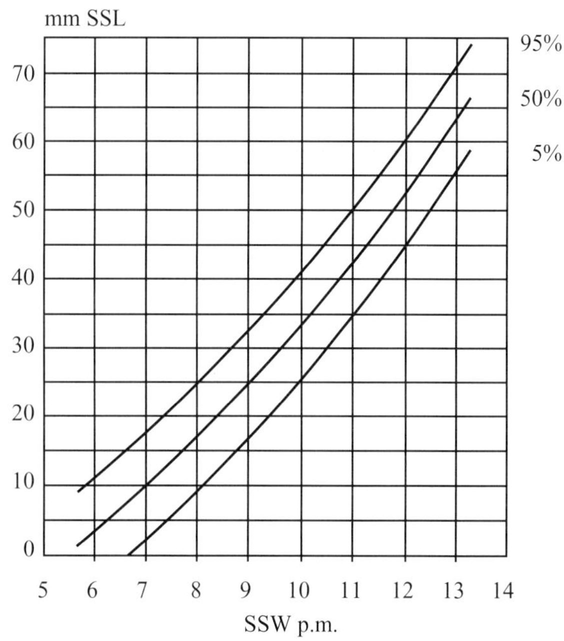

Abbildung 81a: Wachstumskurve der Scheitelsteißlänge im ersten Trimenon mit 90 %-Vertrauensbereich.

Der Vertrauensbereich einer vaginalsonographischen Messung beträgt ± 6 Tage. Frühere Messungen mit der Abdominalsonographie ergaben sogar noch optimistischere Vorhersagen (± 4,7 Tage für die Terminbestimmung), wobei die korrekte Darstellung des Feten allerdings nur in einem Drittel

XVII/7. gelang [15]. *Schon durch eine einmalige Messung kann selbst bei nicht optimaler Schnittführung mit Sicherheit ein Terminfehler von Zykluslänge vermieden werden.* Da sich das Längenwachstum von der 7.–9. SSW verdoppelt, kann bei verlangsamtem Wachstum schon sehr früh der *Verdacht auf eine Entwicklungsstörung* gelenkt werden ([11], Abb. 81b [12]).

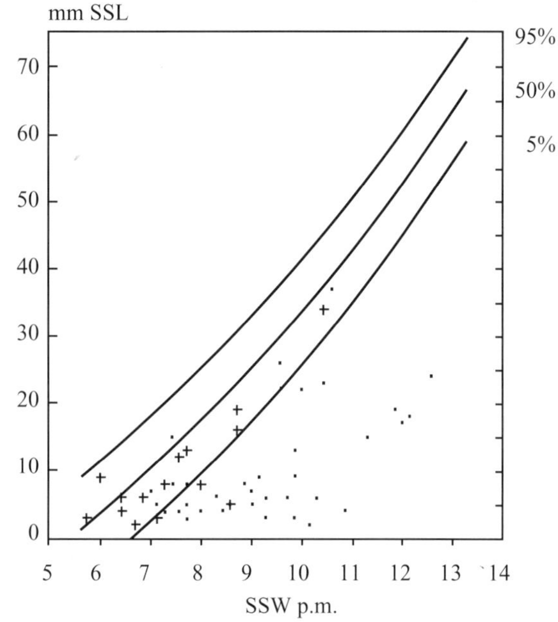

Abbildung 81b: Scheitelsteißlänge bei gestörten (•) und noch vitalen (+) Schwangerschaften im Vergleich zu den Normwerten.

7.1.2.3 Gestörte Frühschwangerschaft

Die Ultraschalldiagnostik hat dazu geführt, daß bei bekanntem Gestationsalter meist eine sichere Diagnose bei der Erstuntersuchung gestellt werden kann, ohne den weiteren Verlauf abwarten zu müssen.

Damit können Erwartungsängste der Patientinnen abgebaut, zusätzliche Kosten und unnötige Hospitalisationen vermieden werden.

Verschiedene Parameter weisen dabei auf die gestörte Frühschwangerschaft hin, wobei *zurückgebliebene Biometriemasse* (unter dem Vorbehalt, daß es sich um keinen Terminfehler handelt) von besonderer Bedeutung sind [16]:

- der fehlende Nachweis eines Embryos
- der fehlende Nachweis von Herzaktionen
- eine unscharfe Embryonalstruktur
- eine entrundete Fruchthöhle
- ein zu kleiner oder zu großer Dottersack
- ein Hämatom neben der Fruchthöhle, das aber nicht zwingend zu einem Abort führen muß
- eine auffällige Plazentastruktur
- ein positiver Schwangerschaftstest ohne Nachweis einer intrauterinen Fruchthöhle (s. EUG).

Neben den verschiedenen Abortformen stehen ultraschalldiagnostisch vor allem die ektope Schwangerschaft und die Blasenmole im Vordergrund des Interesses.

Extrauterinschwangerschaft: Die Vaginosonographie eröffnet mit der Möglichkeit der Frühdiagnostik bereits ab der 5. SSW optimale Bedingungen zur rechtzeitigen Therapie ohne Kompromittierung späterer Fertilitätschancen.

Findet sich in der Uterushöhle kein Fruchtsack und ist in der Adnexgegend eine positive Herzaktion zu registrieren, so steht die Diagnose fest. Dazu ist oft eine geringe Flüssigkeitsansammlung im Cavum uteri (Pseudogestationsring) wahrzunehmen. Ohne erkennbare Herzaktion muß die Verdachtsdiagnose mit quantitativer HCG-Bestimmung und/oder Laparoskopie erhärtet werden. – Im Prinzip ist jedoch bereits die fehlende Fruchtblase im Uteruskavum in Relation zum HCG-Wert (ab 1000 E muß ein Bläschen, ab 4000 E ein Dottersack gesehen werden) ein sicherer Hinweis für eine EUG.

Im klinischen Alltag wird die Diagnose einer EUG weniger durch ihren Nachweis als durch das Fehlen eines intrauterinen Gestationsproduktes erbracht.

Blasenmole: Innerhalb des Uterus läßt sich eine teils echoreiche, teils echoarme Struktur als Trophoblastgewebe darstellen. Das früher als typisch angesehene «Schneegestöber» wird nicht mehr erwähnt und war auf das mangelnde Auflösungsvermögen der damaligen Geräte zurückzuführen.

7.1.2.4 Fehlbildungsdiagnostik (s. Kap. XIV/4.)

7.1.2.5 Uterine und parauterine Befunde in graviditate

Darunter fallen Uterusmyome, deren Beurteilung bezüglich Sitz und Wachstumsverhalten sowie pathologische Adnexerkrankungen (Ovarialzysten).

7.2 Zweites und drittes Trimenon

7.2.1 Biometrie

Eine sinnvolle Biometrie ist nur möglich, wenn mindestens zwei (besser drei) Parameter abgegriffen werden: der biparietale und der quere thorakoabdominale Durchmesser (und die Femurlänge) [11].

7.2.1.1 Kephalometrie

Der *biparietale DM* war der erste Parameter zur Erfassung der intrauterinen Wachstumsretardation. Daß dieses Maß aber für die Diagnose Retardierung nicht allein genügt, zeigte sich bereits in einer Studie von Hughey 1984 [23], der den prädiktiven Wert eines positiven Tests auf nur 6 % bezifferte.

Bei der Ermittlung des biparietalen DM muß der Einfallswinkel des Ultraschall so gewählt werden, daß das Mittelecho möglichst hell als strichförmige Linie erscheint. Die Schnittebene wird anatomisch durch folgende Strukturen definiert [11]:

- durch die Vorderhörner der Seitenventrikel
- durch die Hinterhörner der Seitenventrikel
- durch das Cavum septi pellucidi und
- durch die beiden Thalami

Senkrecht dazu wird der größte quere Schädeldurchmesser abgegriffen, was üblicherweise dem biparietalen DM entspricht. Die Scheitelbeine liegen in diesem Bereich parallel zueinander und das Schallbündel trifft dementsprechend senkrecht auf mit optimaler Schallreflexion. Die zu messenden Begrenzungen der Schädelkonturen werden jedoch erstaunlicherweise immer noch je nach Autoren verschieden festgelegt. So sind Messungen von der äußeren Begrenzung der vorderen Schädelkalotte zur inneren Begrenzung der hinteren Kalotte wie auch solche von «außen zu außen», von «innen zu innen» oder von «Konturmitte zu Konturmitte» geläufig. Zu den bereits subjektiven Einflüssen unterliegenden Meßergebnissen der jeweiligen Untersucher addieren sich so noch die durch die angewandte Methodik verursachten Unterschiede [24].

Bei Beckenendlagen oder bei dolichokephalen Köpfen kann bei zu kleinen Meßwerten eine Wachstumsretardierung vorgetäuscht werden. In diesen Fällen mißt man besser den *frontookzipitalen* und den biparietalen Durchmesser und berechnet daraus den *Kopfumfang* [11] oder man mißt ihn direkt mit dem Tracer. XVII/7.

Die Dokumentation der Wachstumsverlaufskurven wie z. B. nach Hansmann 1976 [25] erlaubt das rechtzeitige Erkennen von Wachstumsstörungen (Abb. 82).

Im Sinne der Qualitätssicherung und aus «medico-legalen» Gründen wird z. B. von der Schweizerischen Gesellschaft für Ultraschall in Medizin und Biologie ein «erweitertes» Dokumentationsblatt zur standardisierten Aufzeichnung der Befunde empfohlen (Abb. 83 [34]).

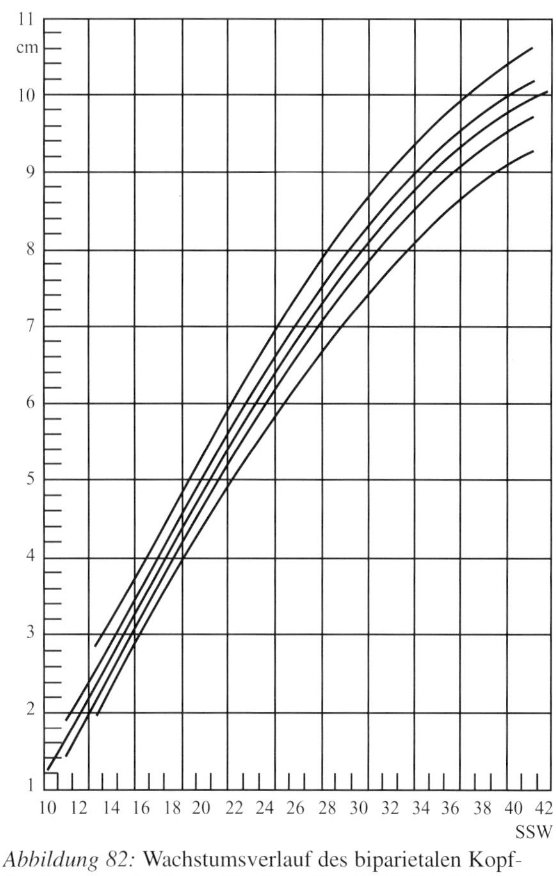

Abbildung 82: Wachstumsverlauf des biparietalen Kopfdurchmessers in Perzentilenform (5–25–50–75–95).

Ultraschalldiagnostik SGUMB

Name:	Geb. Datum

Para:	Gravida:
L.P.:	E.T.:
Ov.:	korr. T.
Mehrlinge:	

XVII/7.

Normtabelle zur Bestimmung des Schwangerschaftsalters

cm	SSL	BPD	cm	SSL	BPD	cm	SSL	BPD
			2.0	8+3	11+5	**4.0**	10+5	17+3
0.1			**2.1**	8+4	12+0	**4.1**	10+5	17+5
0.2	6+0		**2.2**	8+5	12+2	**4.2**	10+6	18+0
0.3	6+1	6+6	**2.3**	8+5	12+4	**4.3**	11+0	18+2
0.4	6+2	7+1	**2.4**	8+6	12+6	**4.4**	11+0	18+4
0.5	6+3	7+3	**2.5**	9+0	13+1	**4.5**	11+1	18+6
0.6	6+4	7+5	**2.6**	9+1	13+3	**4.6**	11+2	19+1
0.7	6+5	8+0	**2.7**	9+2	13+5	**4.7**	11+2	19+3
0.8	6+6	8+2	**2.8**	9+3	14+1	**4.8**	11+3	19+5
0.9	7+0	8+4	**2.9**	9+3	14+2	**4.9**	11+4	20+0
1.0	7+1	8+6	**3.0**	9+4	14+4	**5.0**	11+4	20+3
1.1	7+2	9+1	**3.1**	9+5	14+6	**5.1**	11+5	20+5
1.2	7+3	9+3	**3.2**	9+6	15+1	**5.2**	11+5	21+0
1.3	7+4	9+5	**3.3**	9+6	15+3	**5.3**	11+6	21+2
1.4	7+5	10+0	**3.4**	10+0	15+5	**5.4**	12+0	21+4
1.5	7+6	10+2	**3.5**	10+1	16+0	**5.5**	12+0	21+6
1.6	7+6	10+4	**3.6**	10+2	16+2	**5.6**	12+1	22+1
1.7	8+0	10+6	**3.7**	10+2	16+4	**5.7**	12+1	22+4
1.8	8+1	11+1	**3.8**	10+3	16+6	**5.8**	12+2	22+6
1.9	8+2	11+3	**3.9**	10+4	17+1	**5.9**	12+3	23+1

Rempen 9/90

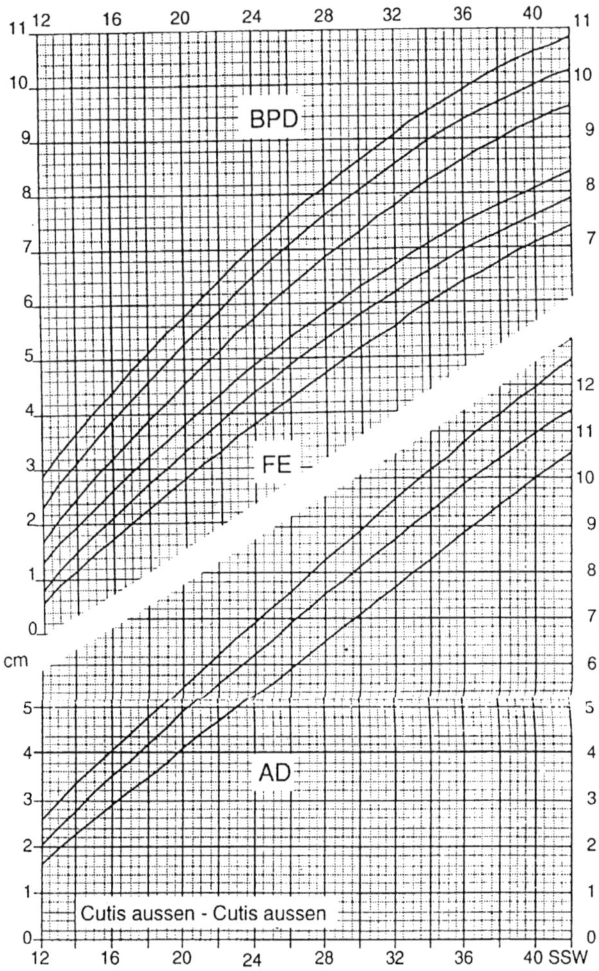

Klinik für Geburtshilfe, USZ 1993

Checkliste I. Trimenon	mm	SSW	mm	SSW	mm	SSW
Fruchtsack						
Herzaktion						
Kopf J/N						
Nackenödem						
Mehrlinge						
Trennwand						

Checkliste II. u. III. Trimenon

Kopf/Wirbelsäule		SSW	Gesicht		SSW	Rumpf		SSW	Extremitäten		SSW	Nabelschnur/Plazenta		SSW
Kopfform	☐		Profil	☐		Herz (Vierkam.)	☐		obere r/l	☐☐		NS-Gefässe	☐	
Seitenventrikel	☐		Frontal	☐		Magen/Darm	☐		untere r/l	☐☐		*NS-Insertion*	☐	
Mittelecho	☐					Bauchwand	☐					Plaz.-Morph.	☐	
Cerebellum	☐					Nieren r/l	☐☐		Tonus	☐				
Wirbelsäule	☐					Harnblase	☐		*Atembew.*	☐		*Geschlecht*	☐	

☑ unauffällig ⊙ pathologisch (Beschreibung auf Rückseite) ☐ nicht gesehen / nicht untersucht

Datum	SSW	SSL cm	BPD cm	AD cm	Fe cm	FW	Lage	Plazenta-Sitz	Herz +/-	Bewegung Ja/Nein	Sig.

Abbildung 83: Dokumentation Ultraschalldiagnostik (SGUMB).

Zwei Typen von Wachstumsstörungen können beobachtet werden [25, 26]:

- *Typ I:* Zu diesem Typ gehören 20–30 % aller wachstumsretardierten Feten. Der Wachstumsrückstand (als «low-profile»-Wachstumsmuster oder «Hypoplasie» benannt [26, 27]), der meist alle Körperabschnitte mehr oder minder gleichmäßig betrifft, kann bereits im Verlauf des zweiten Trimenons erkannt werden.
  Darunter finden sich genetisch kleine, aber gesunde Kinder. Dazu kommen Feten mit intrauterinen Infektionen, Chromosomenaberrationen, Mißbildungen und solche, die exogenen Noxen ausgesetzt sind (Alkohol, Nikotin, Drogen).
- *Typ II:* In über zwei Drittel der Fälle kommt es nach vorerst unauffälligem Wachstum zumeist erst gegen das Ende des zweiten Trimenon zu einer asymmetrischen Wachstumsretardierung bzw. sie wird zu diesem Zeitpunkt erkannt (plazentare Ursache u.a.). Diese macht sich besonders am Thorax (s. u.) bemerkbar, während sie am Kopf vergleichsweise diskret ist oder auch ganz fehlen kann («late flattening» [26]).

Als zusätzliche Zeichen für eine Retardierung vom Typ II gelten: ein praktisch inexistentes subkutanes Fettgewebe, schwach abgrenzbare Nierenstrukturen (Fettabbau) und eine reduziertes FW-Menge [11].

Werden Thorax- und Kopfwachstumskurven nebeneinander aufgezeichnet, so ist die Dysproportion sofort erkennbar. Sie kann auch mathematisch als Quotient ausgedrückt werden [25].

Während die Wachstumsgeschwindigkeit des biparietalen Durchmessers bis zum Termin normalerweise kontinuierlich abnimmt, verläuft die des Thoraxdurchmessers annähernd linear, so daß der Quotient gegen den Termin hin abfällt und am Termin einem Index von 1,0 entspricht.

7.2.1.2 Thorakoabdominometrie

Rumpfmessungen sind schon beinahe 30 Jahre alt. Verschiedene Meßtechniken führten u. a. zu der von Hansmann et al 1985 [28] festgelegten Referenzebenen. Das Verfahren wird als *Thorakoabdominometrie* bezeichnet, da neben den Organen des Oberbauches noch die Rippen in der Schnittebene liegen.

Die Meßebene wird durch die untere Thoraxapertur in Höhe des Zwerchfells festgelegt mit dem kranialsten Anschnitt der V. umbilicalis als Bezugspunkt. Die Messung des queren thorakoabdominalen Durchmessers bereitet allerdings mehr Schwierigkeiten als die des BIP.

7.2.1.3 Femurmessung

Bei unbekanntem Gestationsalter ist zu empfehlen, diesen dritten Parameter mit in die Messung zu nehmen. Die Terminbestimmung kann damit abgesichert werden. Bei fehlender Übereinstimmung hingegen ist ein intensives Suchen nach Entwicklungsanomalien indiziert. Auch für den *Humerus* bestehen gestationsalterkorrelierte Kurven. XVII/7.

Die Längenbestimmung des fetalen Femurs in der zweiten Schwangerschaftshälfte (in der 25.–35. SSW) soll sich sogar besser zur Festlegung des Gestationsalters eignen als der BIP, mit einem Voraussageirrtum von ± 5 Tagen [29].

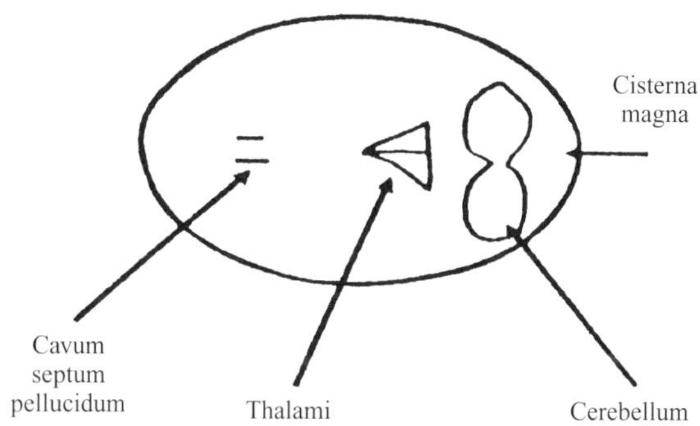

Abbildung 84a: Schematic representation of the axial ultrasonic plane used to view the posterior fossa structures. The view incorporates the cavum septum pellucidum, thalami and posterior fossa (ab Original).

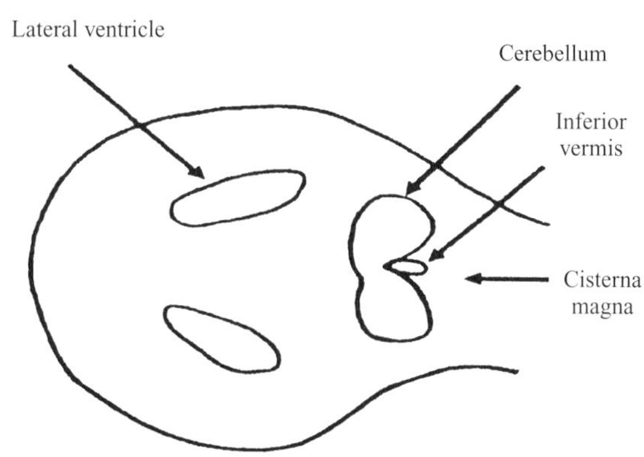

Abbildung 84b: Schematic representation of the coronal ultrasonic plane used to view the posterior fossa structures. The view is through the occipital portion of the head and incorporates the occipital portion of the lateral ventricles, the cerebellum, cisterna magna, and cervical spine. In the coronal plane, the cisterna magna is the space anatomically immediately inferior to the cerebellar vermis (ab Original).

7.2.1.4 Fruchtwassermenge (s. Kap. XXIII/2.3)

7.2.1.5 Biometrie anderer Organe

Die Ausmessung des *Cerebellums* wird ebenfalls in die Biometrie des Feten miteinbezogen. Ähnliches gilt für die *Ventrikelmessung,* die (vielleicht XVII/7. weniger wichtig als die des Cerebellums) schon seit längerer Zeit eingeführt ist.

Das Cerebellum kann dabei in axialer oder koronarer Ebene eingestellt werden, wobei der transzerebellare Diameter von den äußersten Begrenzungen der beiden lateralen Hemisphären abgegriffen wird (Abb. 84a, b [31]). Die koronare Meßtechnik scheint dabei zwischen der 24. und 30. SSW die zuverlässigeren Daten zu liefern. Das lineare Wachstums des Cerebellums kann auch für die Terminbestimmung herangezogen werden. Das Cerebellum wächst offenbar auch bei einer Wachstumsretardierung linear weiter.

7.2.1.6 Gewichtsbestimmung

Ein Schätzwert für das Gewicht kann anhand einer Fluchtentafel aus dem BIP und THQ ermittelt werden (Abb. 85 [32]). Während man bei der klinischen Gewichtsschätzung im allgemeinen mit einem Schätzfehler von ± 500 g rechnet, sind die Ergebnisse mit der alleinigen Messung des BIP kaum besser. Unter Einbezug des THQ läßt sich der Fehler allerdings um etwa 50 % reduzieren (Fehleinschätzung durchschnittlich ± 240 g) [25].

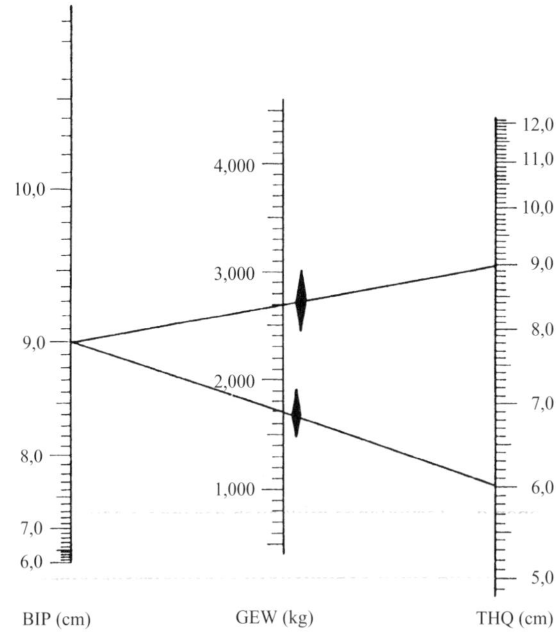

Abbildung 85: Fluchtentafel zur präpartalen Gewichtsschätzung.

7.2.2 Plazenta

7.2.2.1 Plazentalokalisation

Im Vordergrund steht die *Plazentalokalisation* bzw. die Diagnose einer Placenta praevia. Findet man vor der 20. SSW eine Placenta praevia (in etwa 20 % der Fälle), so beträgt die antepartale Inzidenz allerdings nur mehr 0,5 %.

Durch unterschiedliches Wachstumsverhalten von Uterus und Plazenta, leichte Rotationsbewegungen des Uterus und mögliche regressive Veränderungen im Bereich des Plazentarandes kann eine Verschiebung oder scheinbare Veränderung des Plazentasitzes auftreten. Es ist dabei aber nur mit einer Zunahme, nicht aber mit einer Abnahme der Entfernung des Plazentarandes vom inneren Muttermund zu rechnen [17]. Schon früher wurde dafür der Begriff der «Migration» der Plazenta geprägt, während Hackeloer 1983 [21] die Existenz dieses Wanderungsphänomens der Plazenta in Abrede stellte. Immerhin läßt eine vor der 20. SSW diagnostizierte Fundusplazenta die Aussage zu, daß später mit Sicherheit nicht mit einer Placenta praevia zu rechnen ist [11].

Diagnostiziert man im Verlauf der Schwangerschaft eine definitiv vorliegende Plazenta, kann man aufgrund der sonographischen Ergebnisse die frühzeitige stationäre Aufnahme auch ohne vorausgegangene Blutung in Erwägung ziehen und den Kaiserschnitt terminieren.

7.2.2.2 Vorzeitige Lösung

Der direkte sonographische Nachweis einer retroplazentaren Blutung ist bei einem noch frischen Hämatom aufgrund der echofreien Zone zwischen Uteruswand und Plazenta leichter möglich als der eines bereits organisierten Hämatoms mit seinen zahlreichen schallreflektierenden Grenzflächen [17].

7.2.2.3 Plazentadicke, Plazentareife

Das Dickenwachstum der Plazenta nimmt während der Schwangerschaft bis zur 37. SSW laufend zu, um nachher leicht abzunehmen [17]. Abnorm dicke Plazenten sieht man bei Rhesusinkompatibilität und Diabetes mellitus, wobei hydropische Plazenten durch ihre schwammige Auflockerung imponieren.

7.2.3 Beurteilung der Cervix uteri

Bei Verdacht auf isthmozervikale Insuffizienz oder belasteter Anamnese ist jedenfalls die vaginosonographische Beurteilung der Zervix angezeigt, um den palpatorisch oft sehr unsicheren Zervixbefund zu objektivieren und zu quantifizieren [11]. So ergaben z. B. die von Klug et al 1985 [18] allerdings mit der Abdominalsonographie beurteilten Zervixlängen im Durchschnitt 2 cm längere Befunde als palpatorisch geschätzt. Zudem geben uns ein geschlossener äußerer Muttermund und eine erhaltene Portio keine Hinweise über die eventuell frühzeitige Eröffnung des inneren Muttermundes, da die Erweiterung von kranial nach kaudal erfolgt.

Neben der Zervixlänge muß auch der innere Muttermund beurteilt werden, der mit einer «U»- oder «V»-förmigen Erweiterung einen beginnenden Fruchtblasenprolaps anzeigen kann [19]. Daneben spielen auch die Breite der Zervix und der Abstand vom äußeren Muttermund bis zur Blasenumschlagfalte bei der Einschätzung der Zervixinsuffizienz eine Rolle [20].

Bei der vaginosonographischen Untersuchung des unteren Uterinsegmentes kann der Schallkopf im vorderen Scheidengewölbe oder bei zentrierter Portio vor den äußeren Muttermund – ohne Druck auszuüben – plaziert werden. Der Zervikalkanal sollte grundsätzlich in seiner ganzen Länge, eventuell bei starker Krümmung in zwei Schritten vermessen werden [19].

Als *suffiziente Zervix* wird bei vaginosonographischen Untersuchungen eine *Länge von > 3 cm* angenommen. Längenmaße von 2,5–3,0 cm erfordern Kontrollen, und bei kürzeren Meßergebnissen ist ein Muttermundsverschluß ins Auge zu fassen [19]. Nach einer Cerclage liegt der Verschluß meistens sehr peripher und nicht auf Höhe des inneren Muttermundes. Dies ist einer der Gründe, weswegen die Operation nicht immer von Erfolg begleitet ist.

7.2.4 Pelvimetrie (s. Kap. XXVI)

Mit der Vaginosonographie wäre es möglich, ohne Strahlenbelastung zu «pelvimetrieren». Allerdings sind der Darstellung der verschiedenen Meßgrößen aus technischen Gründen Grenzen gesetzt. So sollte z. B. die Untersuchung möglichst vor Ablauf der 36. SSW erfolgen, da nach diesem Zeitpunkt der ins Becken eintretende kindliche Kopf das Ausmessen der Conjugate vera und der Conjugata obstetrica erschweren bzw. verunmöglichen kann [22].

Literaturhinweise

1 Lehfeldt W (1973) Ultraschall. Vogel. Würzburg
2 Grab D, Sterzig K, Terinde R (1992) Ultraschalluntersuchungen in der Schwangerschaft: Technische Grundlagen und klinische Sicherheit. Geburtsh Frauenheilkd 52:721
3 European Federation of Societies for Ultrasound in Medicine & Biology. Newsletter no 5 – European titles. July 1991
4 Kratochwil A (1966) Möglichkeiten der Ultraschalldiagnostik in der Geburtshilfe und Gynäkologie. Wien Klin Wschr 78:379
5 Huch R, Schneider KTM, Rott HD (1993) Sicherheitsaspekte der Ultraschall- und Ultraschall Doppler-Sonographie in der Schwangerschaft. Frauenarzt 34:261
6 Merz E (1992) Vor- und Nachteile der Vaginosonographie. In Merz E (Hrsg) Vaginosonographie. Enke. Stuttgart S 18
7 Merz E (1992) Vaginosonographie. Enke. Stuttgart
8 Degenhardt F (1991) Vaginale Ultraschalldiagnostik in Gynäkologie und Geburtshilfe. Speculum 9/1:3
9 Bernaschek G, Deutinger J, Kratochwil A (1990) Endosonography in obstetrics and gynecology: The importance of standardized image display. Springer. Berlin-Heidelberg-New York
10 Wisser J, Krone S (1992) Studium der normalen Gravidität. In Merz E (Hrsg) Vaginosonographie. Enke. Stuttgart S 66
11 Staudach A, Lassmann R (1988) Ultraschalldiagnostik. In Berg D (Hrsg) Schwangerschaftsberatung und Perinatologie. Thieme. Stuttgart-New York S 247
12 Rempen A (1992) Biometrie der normalen und gestörten Frühgravidität. In Merz E (Hrsg) Vaginosonographie. Enke. Stuttgart S 78
13 Reinold E (1977) Bewegungsverhalten der Frucht in der Frühgravidität. Med Klin 72:2041
14 Haller U (1979) Sonographie dynamischer Prozesse. Ultraschalldiagnostik in der Geburtshilfe. Frauenklinik St. Gallen
15 Hackelöer BJ, Hansmann M (1976) Ultraschalldiagnostik in der Frühschwangerschaft. Gynäkologe 9:108
16 Funk A, Fendel H (1988) Ultraschallechographische Darstellbarkeit und Messung der Amnionhöhle und des Dottersackes in der frühen Schwangerschaft: Vergleichende Untersuchung von intakten und gestörten Schwangerschaften. Z Geburtsh Perinat 192:59
17 Schlensker KH (1992) Ultraschall-Screening. In Wulf KH, Schmidt-Matthiesen H (Hrsg) Schwangerschaft, Bd 4/I. Urban & Schwarzenberg. München-Wien-Baltimore S 201
18 Klug PW, Staudach A, Hohlweg T (1985) Cervixsonographie versus Palpation. In Otto R, Schaars P (Hrsg) Ultraschalldiagnostik. Thieme. Stuttgart
19 Degenhardt F (1992) Vaginosonographie im II. und III. Trimenon. In Merz E (Hrsg) Vaginosonographie. Enke. Stuttgart S 101
20 Böhmer S, Degenhardt F, Gerlach C et al (1989) Vagialsonographie als Untersuchungsverfahren der Zervixinsuffizeinz – Eine sinnvolle Ergänzung zum Tastbefund. Ultraschall in der Medizin 10:19

21 Hackelöer BJ (1983) Die «Plazentawanderung». gynäkol prax 7:219
22 Deutinger J, Bernaschek G (1986) Die vaginalsonographische Pelvimetrie als neue Methode zur Bestimmung der inneren Beckenmaße. Geburtsh Frauenheilkd 46:568
XVII/7.
23 Hughey MJ (1984) Routine ultrasound for the detection and management of the small-for-gestational-age fetus. Obstet Gynecol 64:101
24 Schlensker KH (1984) Atlas der Ultraschalldiagnostik in Geburtshilfe und Gynäkologie. Thieme. Stuttgart-New York
25 Hansmann M (1976) Ultraschallbiometrie im II. und III. Trimenon. Gynäkologe 9:133
26 Campbell S (1974) The assessment of fetal development by diagnostic ultrasound. In Milunsky A (ed) Clinics in perinatology, Vol 1/2. The pregnancy at risk. Saunders. Philadelphia
27 Campbell S (1986) Fetal growth. In Beard RW, Nathanielsz PW (eds) Fetal physiology and medicine. Saunders. Philadelphia
28 Hansmann M, Hackelöer BJ, Staudach A (1985) Ultraschalldiagnostik in Geburtshilfe und Gynäkologie. Lehrbuch und Atlas. Springer. Berlin-Heidelberg-New York
29 Ming-Neng YL, Taylor NA, Reilly KB et al (1982) Ultrasonic measurements of the femur length as an index of fetal gestational age. Am J Obstet Gynecol 144:519
30 Hackelöer BJ (1992) Geburtshilflicher Ultraschall: Fehlbildungsdiagnostik in der ersten Schwangerschaftshälfte. Arch Gynecol Obstet 252:31
31 Sarno AP, Rose GS, Harrington RA (1992) Coronal transcerebellar diameter: an alternative view. Ultrasound Obstet Gynecol 2:158
32 Huch A, Benz J (1993) Checkliste Geburtshilfe. Thieme. Stuttgart-New York
33 Hepp H (1994) pers. Mitteilung des Lektors
34 SGUMB (1995) Ultraschall. Bulletin 1:26/27
35 Rayburn WF (1995) Fetal moving monitoring. Clin Obstet Gynecol 38:59

XVIII Doppler-Sonographie in Geburtshilfe und Gynäkologie

Die Doppler-Ultraschalltechnik ist eine nichtinvasive Methode, mit der es gelingt, Strömungsverhältnisse in Blutgefäßen zu beurteilen.

XVIII/1.

1. Einleitung

Obwohl die Doppler-Sonographie bereits seit vielen Jahren routinemäßig in der medizinischen Diagnostik eingesetzt wird, wurde erst Ende der siebziger Jahre mit systematischen Untersuchungen unter Verwendung der transabdominalen Doppler-Technik in der Geburtshilfe begonnen [14, 26, 30, 38, 85]. Heute kommt der *transabdominalen Doppler-Sonographie* zweifellos ein wichtiger Stellenwert im Rahmen der *geburtshilflichen Diagnostik* zu [3, 25, 29, 40, 58, 65, 97, 101, 105].

Mit der Weiterentwicklung der Ultraschalltechnik durch Konstruktion von *Vaginal-Schallköpfen,* die mit einer Doppler-Einrichtung aufgerüstet sind, können seit etwa 10 Jahren Blutgefäße im kleinen Becken transvaginal, wesentlich besser als von abdominal her, dargestellt und dopplersonographisch erfaßt werden [21, 22]. Auf diese Weise gelingt es, den Blutfluß in der A. ovarica bzw. im Hauptstamm der A. uterina frei von überlagernden Signalen aus anderen Blutgefäßen darzustellen. Im Gegensatz zur transabdominalen Technik kommt die *vaginale Doppler-Sonographie* vor allem in der *gynäkologischen Diagnostik,* so in erster Linie in der Sterilitätsdiagnostik und als sogenannte *farbkodierte Doppler-Sonographie* besonders in der *gynäkologischen Onkologie* zum Einsatz.

1.1 Prinzip der Doppler-Sonographie

Unter Doppler-Effekt (Christian Doppler, 1842 [24]) versteht man ein Phänomen, das bei allen sich fortbewegenden Wellen zu beobachten ist. Nähert sich eine Schallquelle einem stationären Beobachter, erhöht sich die Frequenz der Schallwellen.

Bei Entfernungen nimmt die Frequenz ab. Zu dieser Frequenzverschiebung kommt es bei Wellen, die von einer stationären Quelle (z. B. Schallkopf) ausgesandt werden und die von bewegten Teilchen (z. B. von den Blutkörperchen in einem Blutgefäß) reflektiert werden. Es resultiert eine der Geschwindigkeit der reflektierenden Teilchen proportionale Frequenzverschiebung *(Dopplershift)*. Die Frequenzverschiebung (fd) ist abhängig

- von der Sendefrequenz der Schallquelle (fo, zwischen 2 und 10 MHz)
- von der Geschwindigkeit der bewegten Partikel (v, z. B. Strömungsgeschwindigkeit des Blutes)
- vom Winkel zwischen Schallstrahl und Bewegungsrichtung (α idealerweise zwischen 30° und 70°) und
- von der Geschwindigkeit des Schalls (c, in menschlichen Geweben etwa 1540 m/Sek.).

Aus der Formel

$$fd = \frac{2fo\ v \cos \alpha^{-}}{c}$$

läßt sich die Geschwindigkeit der Blutströmung errechnen.

$$V = \frac{fd\ c}{2fo \cos \alpha}$$

Da die relevanten Doppler-Signale im Hörbereich liegen, können sie akustisch kontrolliert und außerdem für spätere «off-line»-Analysen gespeichert werden.

1.2 Technische Verfahren der Doppler-Registrierung

Im Prinzip finden zwei Techniken zur Erfassung des Blutflusses in Gefäßen Anwendung, nämlich die *«continuous wave»-Technik* (CW-Technik) und die *«pulsed wave»-Technik* (PW-Technik).

1.2.1 CW-Doppler

Die einfachste Form einer Doppler-Anwendung ist der CW-Doppler. Im Schallkopf befinden sich *zwei Kristalle.* Einer sendet kontinuierlich Schallwellen aus, der andere arbeitet als Empfänger (Abb. 86).

Beim CW-Doppler steht kein «real time»-Bild zur Verfügung, es kann also im einzelnen nicht zwischen den Signalen aus verschiedenen, sich bewegenden Strukturen entlang des Strahles unterschieden werden. Da der Untersucher demnach keine Information hat, aus welcher Tiefe er das entsprechende Doppler-Signal erhält, ist bei Überlagerung mehrerer Gefäße im Verlauf des Ultraschallstrahles eine genaue Aussage über ein bestimmtes Gefäß nicht möglich. Andererseits sind die Geräte einfach gebaut und relativ billig.

Abbildung 86: Continuous wave-(CW-)Doppler: Schema der CW-Registrierung.

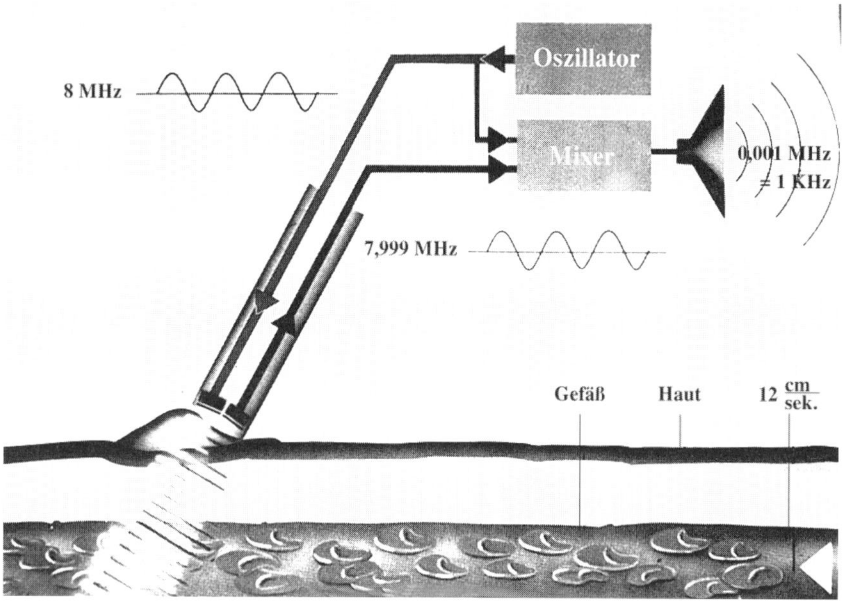

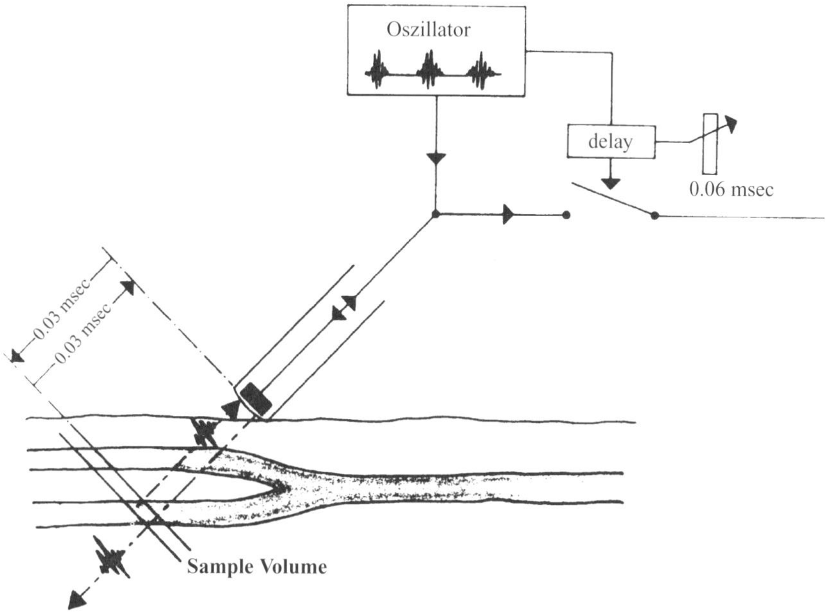

Abbildung 87: Pulsed wave-(PW)-Doppler: Schema der PW-Registrierung.

Die CW-Technik hat sich als zweckmäßig für Flow-Messungen im Bereich von isoliert liegenden Gefäßen erwiesen, so z. B. zur Registrierung von Blutflußprofilen (Blood Flow Velocity Waveforms = BFVW) in der A. umbilicalis.

XVIII/1.

1.2.2 PW-Doppler und Duplex-Scanner

Diese Technik bedient sich kurzer, intermittierend von einem *einzigen Kristall* ausgesandter Schallwellen, die nicht nur in eine *bestimmte Richtung* gelenkt werden können, sondern es läßt sich auch die *Tiefe,* in der die Messung zu erfolgen hat, *einstellen.*

Der Kristall dient nämlich nicht nur als Schallsender, sondern auch als Schallempfänger. Die variable Zeitverzögerung zwischen ausgesandtem Signal und Registrierung (PRF = pulse repetition frequency) erlaubt eine *Tiefenselektion entlang des Ultraschallstrahles* (Abb. 87).

Bei Verwendung eines PW-Gerätes wird nach Aufsuchen des gewünschten Gefäßes mit Hilfe des «real time»-Bildes das Schallfenster (sample volume) eingestellt. Im Anschluß daran muß allerdings das Bild «eingefroren» werden, und erst dann wird auf Doppler-Registrierung umgeschaltet.

Dieser Nachteil läßt sich durch Verwendung eines sogenannten *Duplex-Scanners* eliminieren. Bei diesen Geräten kann die Doppler-Registrierung bei kontinuierlich vorhandenem «real time»-Bild durchgeführt werden, womit es möglich ist, z. B. bei Bewegung der Patientin oder des Feten das «sample volume» nachzujustieren.

1.2.3 Farbkodierte Doppler-Sonographie

Eine wertvolle technische Weiterentwicklung stellt der sogenannte «Farbdoppler» dar. Die Farbänderungen werden durch die relative Änderung der Strömungsrichtung in Beziehung zum Schallkopf hervorgerufen – zum Schallkopf hin stellt sich die Strömung zumeist rot dar, vom Schallkopf weg blau. Die Intensität der Farbe gibt die Strömungsgeschwindigkeit wieder. Diesen, allerdings sehr teuren, Geräten kommt in der Geburtshilfe ein wichtiger Stellenwert im Rahmen der pränatalen fetalen Echokardiographie und zur Erfassung kleiner fetaler Gefäße zu. Sie sind weiter von großem Wert im Rahmen der Sterilitätsdiagnostik bzw. -therapie und unentbehrlich bei der Beantwortung bestimmter onkologischer Fragestellungen (Abb. 88a, b).

1.3 Sicherheitsaspekte

Das *American Institute of Ultrasound in Medicine (AIUM)* konstatierte 1988: «...there are no confirmed biologic effects on patients ... caused by exposure at intensities typical for present diagnostic ultrasound instruments...» [1]. Dieses Statement bezieht sich allerdings auf die B-Mode-Technik und schließt Doppler-Verfahren nicht ausdrücklich ein.

Zweifellos werden im Rahmen der Doppler-Sonographie deutlich höhere Intensitäten angewandt als beim B-Mode allein, wobei vor allem Dauer, Art und Lokalisation der Ultraschallexposition von Bedeutung sind. Aus diesem Grund ist bei fetalen Messungen nicht nur die kleinstmögliche Leistung anzustreben *(ALARA-Prinzip: «as low as reasonably achievable»),* sondern es sind zusätzlich bestimmte Vorsichtsmaßnahmen einzuhalten [45]:

- wenn immer möglich, ist die Farbkodierung abzuschalten
- der gepulste Doppler sollte erst nach Plazierung des «sample volume» eingesetzt werden
- die Ultraschallzeiten sind kurz zu halten, und
- insbesondere bei Diagnostik im fetalen Kopfbereich sollte eine ausreichende Erfahrung des Untersuchers vorhanden sein.

«The need for a thinking, well educated operator is now greater than ever before» [45].

Im weiteren werden für fetale Messungen Leistungsbegrenzungen gefordert, z. B. in den USA vom AIUM für die zeitgemittelte Raumspitzenintensität (SPTA) eine solche auf maximal 100 mWatt/cm^2.

Zusammenfassend ist festzustellen, daß bis heute keine epidemiologischen Untersuchungen vorliegen, die eine Gefährdung des Embryos/Feten durch Doppler-Sonographie belegen bzw. ausschließen.

Doppler-Untersuchungen in der Schwangerschaft sollten deshalb in erster Linie speziellen Indikationen vorbehalten sein, wobei in jedem Fall die

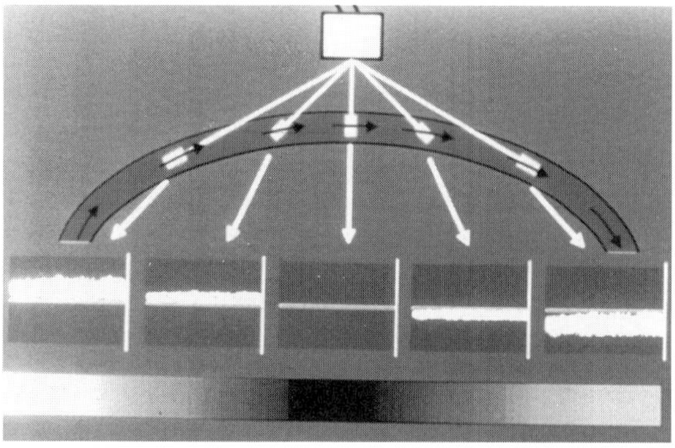

Abbildung 88 a: Farbkodierte Doppler-Sonographie (Farbdoppler); Schema.

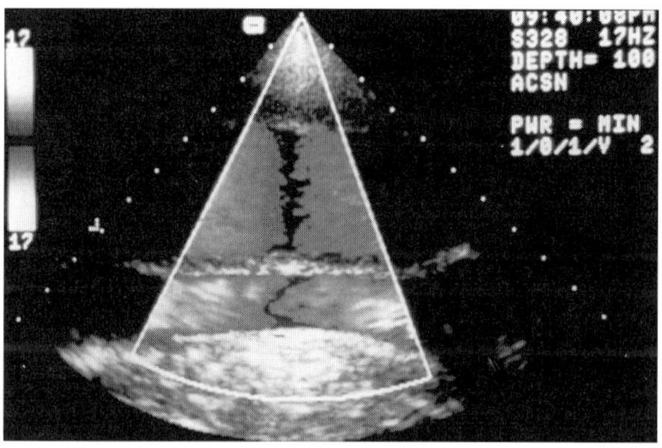

Abbildung 88 b: Farbänderung in Relation zur Blutflußrichtung

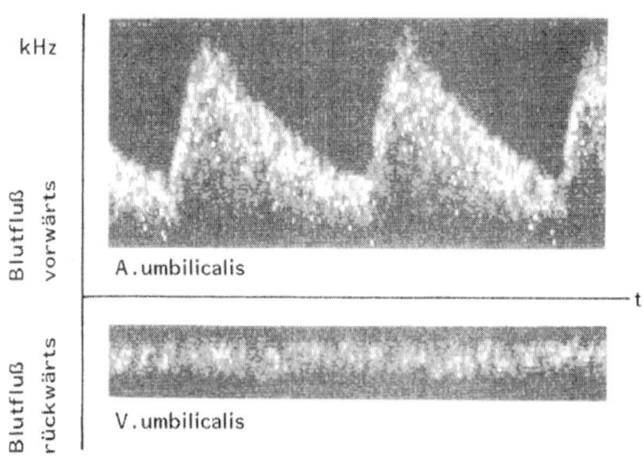

Abbildung 89: Wiedergabe des Doppler-Spektrums (CW-Doppler).

niedrigst mögliche Intensität einzusetzen ist (ALARA-Prinzip). Wegen der Gefahr lokaler Überwärmung müssen die Untersuchungen kurz bzw. fraktioniert ausgeführt werden, wobei vor allem eine längere Beschallung fetaler Knochen (z. B. kindlicher Schädel), die in diesem Zusammenhang besonders gefährdet erscheinen, zu vermeiden ist [45]. XVIII/1.

1.4 Auswertungsverfahren

Die am Bildschirm wiedergegebenen Signale sind nicht das Resultat einer einzigen bewegten Blutzelle, sondern die Summe vieler Zellen (sog. Doppler-Spektrum), wobei die Zeit auf der Abszisse (X-Achse), die Höhe der Doppler-Verschiebung (in KHz) auf der Ordinate (Y-Achse) wiedergegeben sind (Abb. 89).

Die arterielle Wellenform ist typisch biphasisch und läßt sich entsprechend dem kardialen Zyklusprofil in einen systolischen und einen diastolischen Abschnitt unterteilen, was für die weitere Auswertung wichtig ist. Sie wird durch eine Vielzahl von Faktoren beeinflußt:

Der systolische Anstieg ist Ausdruck der kardialen Kontraktionskraft, der systolische Abfall ist als kombinierter Effekt von Gefäßwandcompliance, Distanz des Doppler-Meßpunktes von den Aortenklappen und als Reflexion des peripheren Widerstandes aufzufassen. Der *(end-)diastolische Fluß* wird generell als Indikator für den peripheren Widerstand anerkannt [73]. *Reduzierter Flow, Flow-Verlust* bzw. sogenannte *Flußumkehr («reverse flow»)* sind als Zeichen für einen pathologisch erhöhten Widerstand im nachgeordneten Gefäßsystem aufzufassen. Dies erlaubt eine visuelle Bewertung der Flußprofile [3, 65, 67, 93].

Doppler-Spektren können *quantitativ* und *qualitativ* ausgewertet werden.

1.4.1 Quantitative Flow-Messungen

Das Blutflußvolumen pro Minute berechnet sich aus dem Produkt von Blutstromgeschwindigkeit (v) und Gefäßquerschnitt (r^2):

$$Q \text{ (ml/Min.)} = V\, r^2$$

Da eine exakte Bestimmung des Gefäßdurchmessers nur selten möglich ist [27] und eine quantitative Auswertung

zusätzlich die genaue Kenntnis des Winkels zwischen Doppler-Strahl und Gefäß erfordert, werden in praxi kaum volumetrische Messungen vorgenommen. Von verschiedenen Autoren wurden allerdings bei bestimmten Indikationen, so z. B. bei Fällen mit Rhesusinkompatibilität bzw. Hydrops fetalis, quantitative Messungen (in der V.umbilicalis) als sinnvoll erachtet [28]. Bei diesen Fällen
XVIII/1. wurde auch die fetale Therapie mittels Doppler-Sonographie überwacht [82].

1.4.2 Qualitative Flow-Messungen

Für die klinische Routine ist, im Bestreben, Meßprobleme zu vermeiden, qualitativen Auswertungsverfahren der Vorzug zu geben.

Zunächst wird um das Doppler-Spektrum eine Hüllkurve angelegt, die dann für die jeweiligen Berechnungen herangezogen wird. Gemessen werden die *maximale Strömungsgeschwindigkeit (A),* die *enddiastolische Endgeschwindigkeit (B)* sowie die *mittlere Strömungsgeschwindigkeit* (mean) während des gesamten kardialen Zyklus. Aus diesen Werten lassen sich verschiedene Indizes berechnen. Von den etwa 20 in der Literatur vorgeschlagenen Berechnungsmöglichkeiten sind

- *A/B Ratio [101]*
- *Widerstandsindex (RI) [79] und*
- *Pulsatilitätsindex (PI) [42]*

am gebräuchlichsten (Abb. 90). Ihre Bestimmung ist mit Hilfe der heute im Handel befindlichen Ultraschall-Geräte Routine.

Die Berechnung dieser Indizes erfolgt unabhängig vom Einfallswinkel (Insonationswinkel) des Doppler-Strahles auf das Blutgefäß. Es werden demnach nicht absolute Strömungsgeschwindigkeiten gemessen, sondern es wird die Relation zwischen systolischen und diastolischen Geschwindigkeiten errechnet.

> In jedem Fall ist ein hoher Index-Wert Ausdruck für einen hohen Widerstand im nachgeordneten Strombett und mit einer Minderdurchblutung gleichzusetzen.

1.5 Fehlermöglichkeiten

Fehlerquellen resultieren u. a.

- bei einem Insonationswinkel von über 60°, da der auswertbare Anteil des Nutzsignals im Verhältnis zum Störsignal kleiner wird, und
- bei hoch (mehr als 100 Hz) eingestelltem wallmotion-Filter («highpass-Filter»), da durch Filtrierung oder

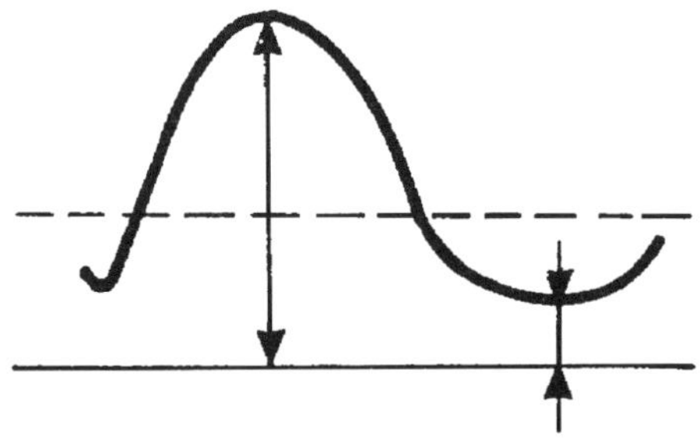

$$\frac{\mathbf{A}}{\mathbf{B}} = \text{A / B ratio (101)}$$

$$\frac{\mathbf{A-B}}{\mathbf{A}} = \text{Resistance index (RI, 79)}$$

$$\frac{\mathbf{A-B}}{\mathbf{mean}} = \text{Pulsatility index (PI, 42)}$$

Abbildung 90: Qualitative Auswertung mittels Indizes (A/B-Ratio, RI, PI).

Auslöschen der niedrigen Frequenzen ein gefährlicher Informationsverlust entsteht. Die Berechnung führt in diesem Fall zu einer Überschätzung des Wertes und damit der mittleren Blutflußgeschwindigkeit bzw. des mittleren Flußvolumens.

Weitere Fehlermöglichkeiten sind durch zu niedrig eingestellte *Pulsrepetitionsfrequenz* (PRF) gegeben, wodurch es bei hohen Geschwindigkeiten zum Informationsverlust *(Aliasing-Effekt)* kommt [39], und durch Messungen während fetaler Atembewegungen, da bei Inspiration des Feten die Blutflußgeschwindigkeit abnimmt und bei Exspiration zunimmt [66].

Ebenso problematisch sind Messungen bei hoher fetaler Herzfrequenz (Tachykardie), da durch die kurze Diastole eine relativ geringere Abnahme der diastolischen Flußgeschwindigkeit erfolgt und somit ein zu niedriger Gefäßwiderstand vorgetäuscht wird.

> Grundsätzlich ist jedoch festzustellen, daß bei qualitativer Auswertung der Doppler-Kurven durch Berechnung von Indizes eine große Verläßlichkeit und hohe Reproduzierbarkeit der Resultate gegeben ist.

XVIII/2.

2. Geburtshilflicher Doppler

In der Geburtshilfe wird die Doppler-Sonographie zur Messung der *utero-plazentaren Durchblutung*, zur Erfassung der *feto-plazentaren Perfusion* sowie zur Erfassung des *fetalen Blutflusses* eingesetzt [25, 58, 59, 65, 107] (Abb. 91).

Die im Rahmen der geburtshilflichen Doppler-Messungen untersuchten Blutgefäße weisen im Normalfall, zumeist in Abhängigkeit vom Schwangerschaftsalter, jeweils ein typisches Doppler-Signal auf. Im Rahmen der optischen Beurteilung der Kurven ist vor allem die *visuelle Bewertung der (end-)diastolischen Frequenzen* von Bedeutung (s. 8.1.4). Zusätzlich wurden für die einzelnen Schwangerschaftswochen Medianwerte (bzw. Mittelwerte) und Perzentilen (bzw. Normverteilungen) für die verschiedenen Indizes errechnet (Abb. 92a–d).

Als Indikationen [59] für die Doppler-Sonographie in der Schwangerschaft gelten

- Verdacht oder bestätigte Wachstumsretardierung [71, 94]
- Verdacht auf Fehlbildungen
- fetale Erkrankungen
- Mehrlingsschwangerschaften mit diskordantem Wachstum
- Hypertonie/Präeklampsie [32, 81]
- Auffälligkeiten im CTG
- Zustand nach Mangelgeburt/intrauteriner Fruchttod [31] und
- Zustand nach Präeklampsie.

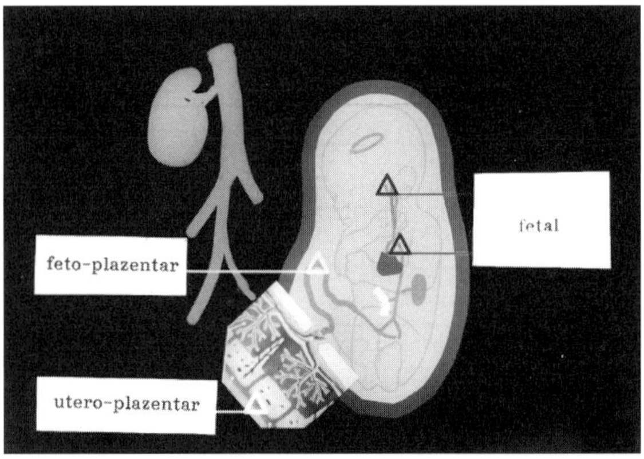

Abbildung 91: Utero-plazentare (A. arcuatae), feto-plazentare (A. umbilicalis) und fetale (Aorta fetalis, zerebrale Gefäße) Durchblutungsmessung, Schema

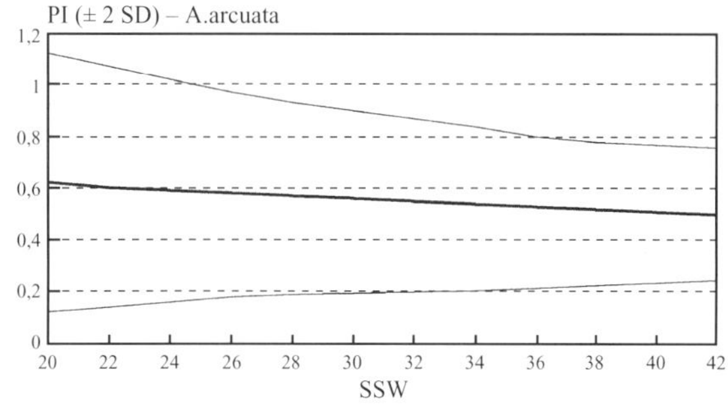

92a) A. arcuata

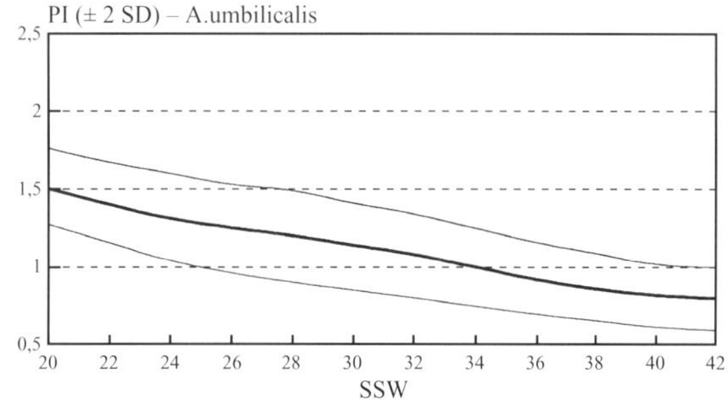

92b) A. umbilicalis

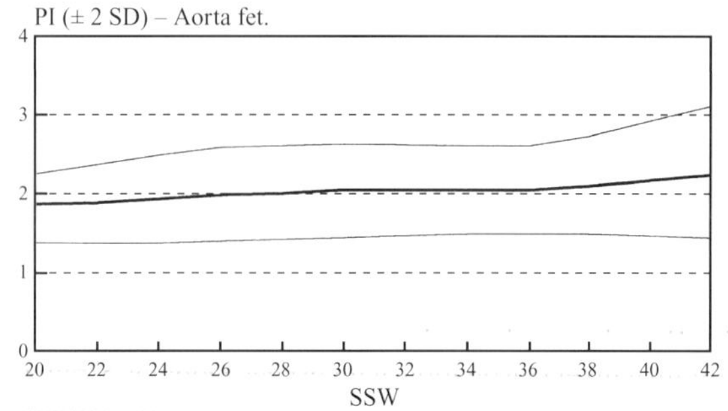

92c) A. fetalis

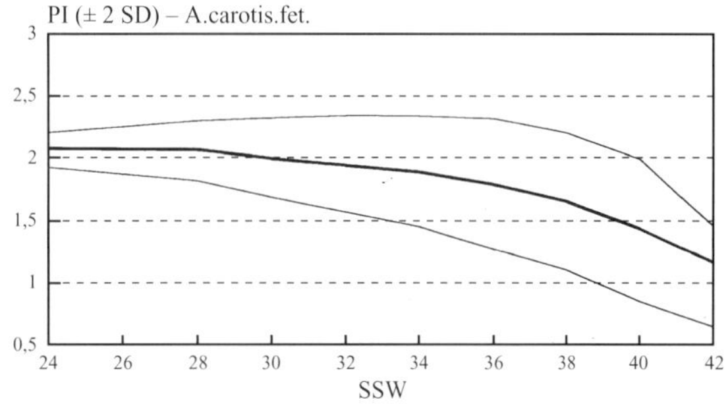

92d) A. carotis interna

Abbildung 92: Normwerte für die Indizes (am Beispiel des PI) im bezug zu den einzelnen Schwangerschaftswochen.

XVIII/2.

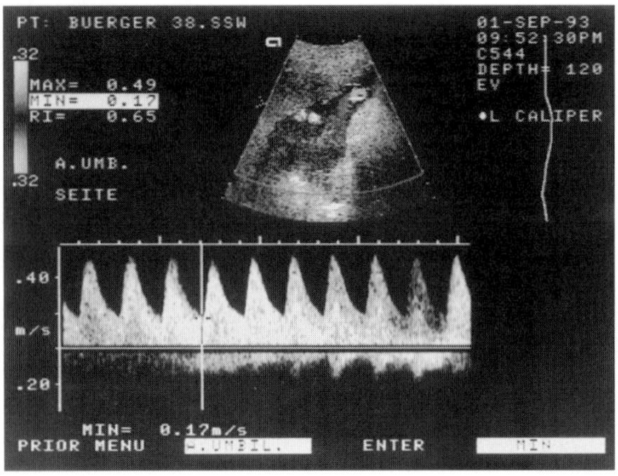

a) Normaler Blutfluß

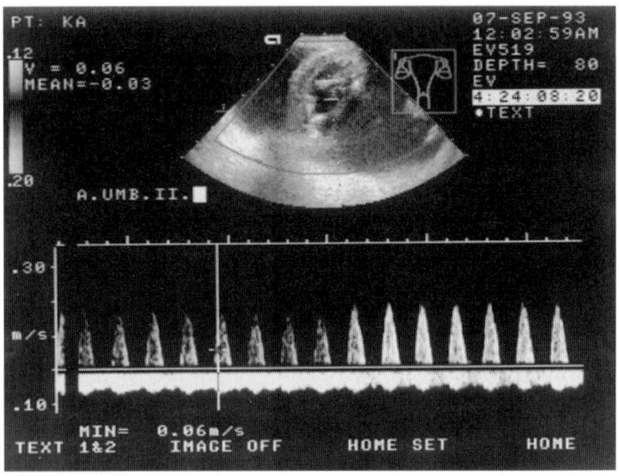

b) Reduktion bzw. Verlust von diastolischen Frequenzen

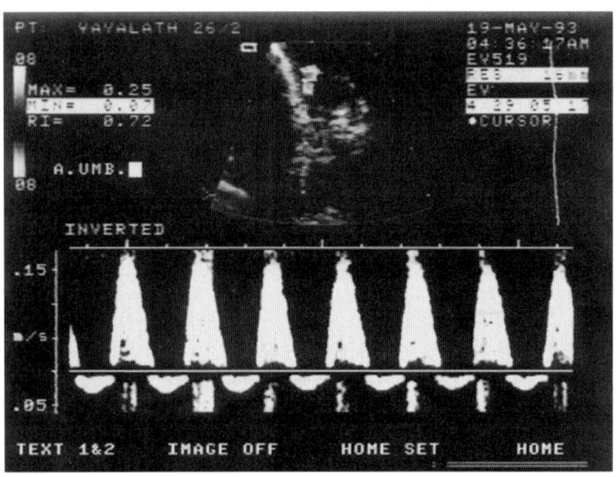

c) Flußumkehr («reverse-flow»)

Abbildung 93: Am Beispiel der A. umbilicalis.

Vor allem die beiden wichtigsten pathophysiologischen Geschehen in der Schwangerschaft, nämlich *Plazenta-Insuffizienz-Syndrom* und *Schwangerschaftshochdruck,* lassen sich besonders gut mit Hilfe der Doppler-Sonographie überwachen. Allerdings läßt sich aufgrund der registrierten Doppler-Kurven nicht zwischen diesen beiden Zuständen differenzieren. Es resultiert in beiden Fällen eine *Einschränkung der fetalen Zirkulation,* die sich am Doppler-Strömungsbild entweder als Reduktion oder Verlust von (end-)diastolischen Frequenzen bzw. im Extremfall als Flußumkehr («reverse flow») darstellt [23, 71] (Abb. 93a–c).

Weitere Schwangerschaftsrisiken, für die der Stellenwert der Doppler-Untersuchungen heute unumstritten ist, sind fetale Herzrhythmusstörungen, Verdacht auf fetale Herzmißbildung, Diabetes mellitus bzw. Gestationsdiabetes [60], Rhesusinkompatibilität und Hydrops fetalis sowie Oligohydramnion.

2.1 Physiologische Erkenntnisse

2.1.1 Utero-plazentarer Blutfluß (A. uterina, A. arcuata)

Die *Arkadengefäße* sind sonographisch nur selten selektiv darstellbar, sie lassen sich jedoch aufgrund ihrer charakteristischen Kurvenform identifizieren. Von Relevanz scheint auch die vagino-sonographische Doppler-Strömungsmessung im Bereich der Aa. uterinae zu sein, da *bei Messung beider Uterinarterien* eine *Beurteilung der Gesamtperfusion des Uterus* möglich ist. Unterschiede bestehen zwischen der plazentaren und der nicht-plazentaren Seite, wobei der diastolische Blutfluß der A. uterina auf der plazentaren Seite höher ist [21, 23].

Der *Gefäßwiderstand in den Aa. arcuatae* nimmt physiologischerweise im Verlauf der Schwangerschaft als Folge der Zytotrophoblastinvasion in die Spiralarterien bis zur 20. SSW deutlich ab [23, 47, 104]; die Spiralarterien werden von ihrer muskulo-elastischen Wand befreit. Ab Mitte der Schwangerschaft ändert sich der Widerstand in diesen Gefäßen nicht mehr signifikant. Die ab diesem Zeitpunkt zu registrierenden, hohen diastolischen Frequenzen bleiben annähernd konstant.

2.1.2 Feto-plazentare Perfusionsmessung (A. umbilicalis)

Die *Strömungsmessung in der A. umbilicalis* ist die einfachste Form von Doppler-Untersuchungen an einem fetalen Gefäß [55, 98].

Wichtig ist, daß bei der Untersuchung der Fet keine Atembewegungen zeigt. Im Unterschied zu den Arkadengefäßen zeigen die Aa. umbilicales als Folge der zunehmenden Vaskularisierung im Bereich der tertiären Stammzotten und der dadurch bedingten weiteren Zunahme des Gefäßquerschnittes auch in der zweiten Schwangerschaftshälfte eine weitere Abnahme des Gefäßwiderstandes, die ihr Korrelat in einen Anstieg an (end-)diastolischen Frequenzen findet (Abb. 94) [68, 88].

2.1.3 Fetale Perfusionsmessung (Aorta thoracica et abdominalis, Aa. carotes int. et ext., A. cerebri media, kleine Gefäße des fetalen Gehirns und Abdomens (Aa. mesentericae sup. et inf., A. renalis)

Der *Blutfluß in den fetalen Gefäßen* ist von verschiedenen Regulationsmechanismen abhängig. Für die *fetale Aorta* sind die Indexwerte (A/B Ratio, PI, RI) im Normalfall zwischen der 20. und 40. SSW in etwa konstant [41].

Das *Kurvenbild* selbst ist charakterisiert durch hohe Pulsatilität (hohe Systole), eine charakteristische postsystolische Inzisur (gibt den aortalen Klappenschluß wieder) und positive diastolische Frequenzen (Abb. 95), die im Verlauf der fetalen Aorta descendens kaudalwärts, als Zeichen für den niedrigen peripheren Widerstand hin zu den Umbilikalgefäßen, noch zunehmen. Gegen Ende der Schwangerschaft kommt es zu einem leichten Anstieg der Index-Werte, als Ausdruck der zunehmenden Zentralisation.

Das Kurvenbild der *zerebralen Arterien (A. carotis int., A. cerebri media etc.)* unterscheidet sich während der ersten beiden Schwangerschaftsdrittel in bezug auf die diastolischen Frequenzen von der aortalen Wellenform [113].

Im Normalfall sind (end-)diastolische Frequenzen erst ab dem dritten Schwangerschafts-Trimenon zu registrieren (Abb. 96), sie nehmen dann allerdings kontinuierlich zu und sind Ausdruck der als physiologisch anzusehenden Zentralisation des Blutflusses gegen Ende der Schwangerschaft. Durch Korrelation der Werte für die Pulsatilitätsindizes von Aorta fetalis und der zerebralen Arterien des Fetus, so z. B. der A. carotis interna zueinander *(Aorta/Carotis-Ratio)* läßt sich diese Zentralisation besonders deutlich nachweisen (Abb. 97) [93].

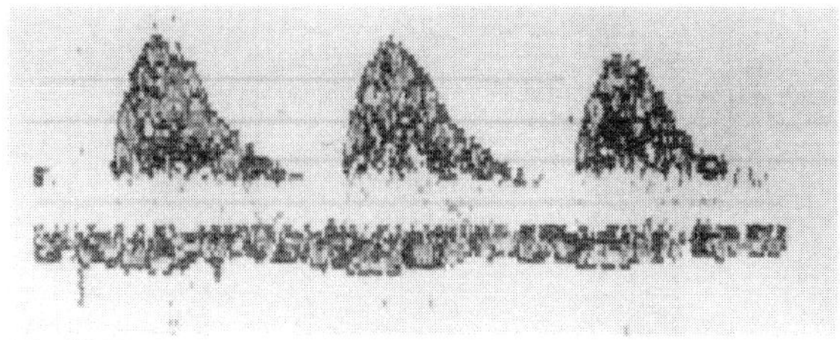

15. SSW

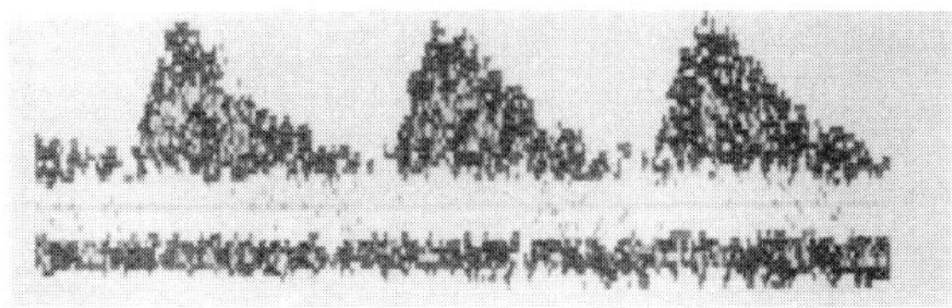

18. SSW

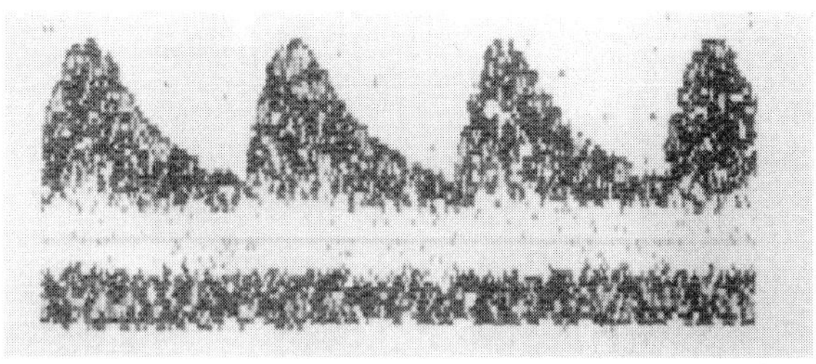

20. SSW

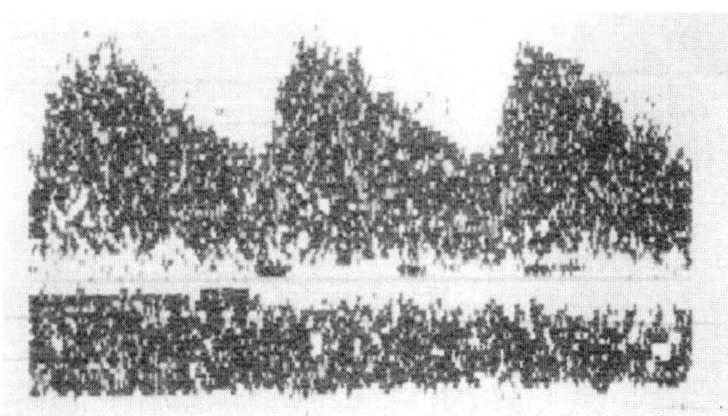

30. SSW

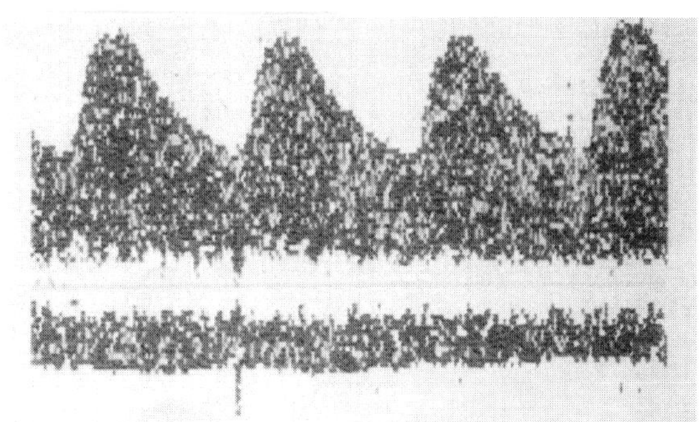

36. SSW

Abbildung 94: A.umbilicalis-Flußprofiländerung im Verlauf der Schwangerschaft.

XVIII/2.

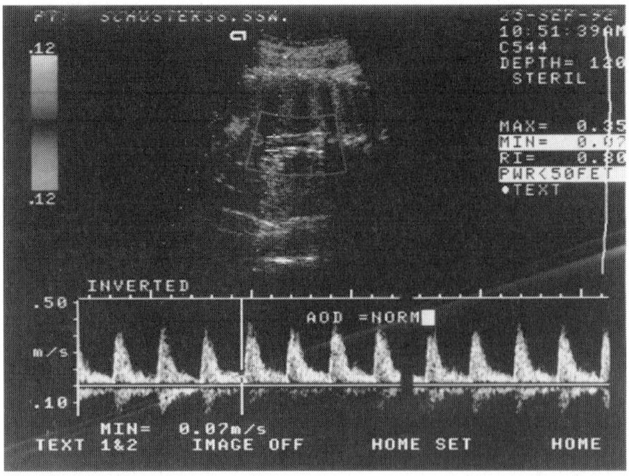

Abbildung 95: Aorta fetalis.

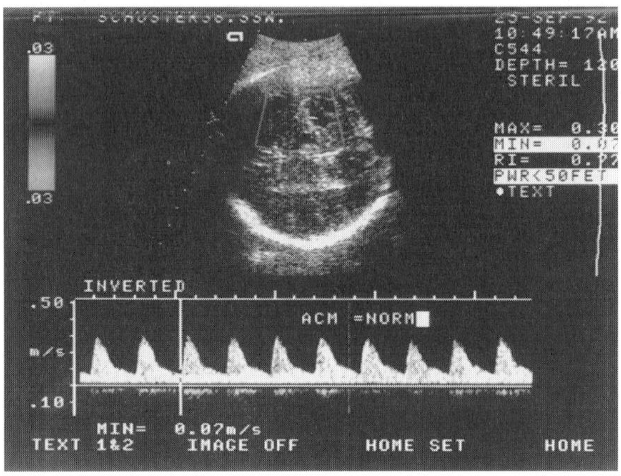

Abbildung 96: A. cerebri media (33. SSW).

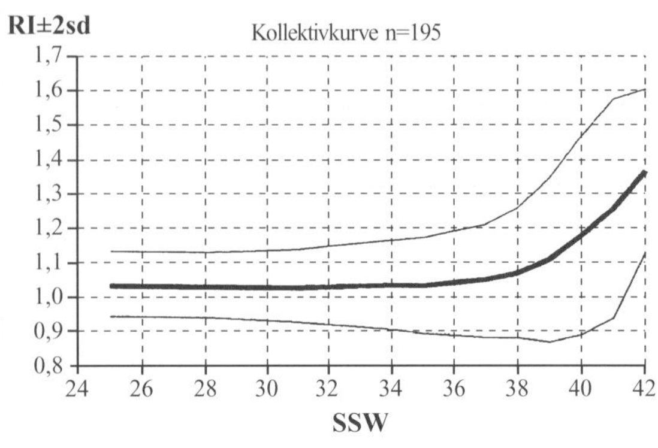

Abbildung 97: Verlauf der A/C-Ratio (aus RI) abhängig vom Gestationsalter.

2.2 Pathophysiologie

2.2.1 Feto-maternale Kompartimente, pathologische Doppler-Befunde

Grundsätzlich weist ein erhöhter Widerstand in einem Blutgefäß auf pathologische Veränderungen im nachgeordneten Gefäßsystem hin. Eine *Widerstandserhöhung* in den *Aa. uterinae* bzw. *Aa. arcuatae* signalisiert eine *präplazentare Störung im Bereich der materno-plazentaren Einheit.* Diese ist zumeist durch eine fehlende oder inkomplette Trophoblastinvasion bedingt. Als Ausdruck des erhöhten peripheren, plazentaren Widerstandes sind verminderte diastolische Frequenzen zu beobachten. Solche als pathologisch aufzufassenden Kurvenbilder weisen auf die Gefahr einer sich entwickelnden Mangelversorgung des Feten (IUGR) bzw. auf eine sich anbahnende PIH (pregnancy induced hypertension) hin. Dieser Umstand bietet den Ansatz für ein generelles Screening, etwa um die Schwangerschaftsmitte [15, 106].

Neuesten wissenschaftlichen Untersuchungen zufolge läßt sich durch den Einsatz der transvaginalen farbkodierten Doppler-Sonographie sogar bereits im ersten Schwangerschafts-Trimenon die Entwicklungstendenz zu plazentaren Pathologien aufzeigen, womit die Möglichkeit für den rechtzeitigen Einsatz von Präventivmaßnahmen gegeben ist [56, 69].

Ein *erhöhter Gefäßwiderstand* in der *A. umbilicalis* signalisiert *pathologische Veränderungen im feto-plazentaren Strombett,* wie z. B. Infarzierung oder Zottenfibrose. Charakteristisch ist die Verminderung oder der komplette Verlust von (end-) diastolischen Frequenzen bzw. eine Flußumkehr («reverse flow») als Ausdruck des hohen plazentaren Widerstandes (s. Abb. 93).

Ebenso gilt *der (end-)diastolische Anteil der aortalen Doppler-Wellenform* als *wichtiger Indikator für das Befinden des Feten.* Die pathologische Wellenform der fetalen *Aorta descendens* ist charakterisiert durch erhöhte Pulsatilität mit erniedrigten diastolischen Frequenzen. Auch hier ist als schwerwiegendes pathologisches Zeichen der (end-)diastolische Block und als schwerste Form der Perfusionsstörung die Flußumkehr zu werten.

Im Gegensatz zu A. umbilicalis und Aorta fetalis weisen die *Arterien des fetalen Gehirns* erst in der Spätschwangerschaft (mit Beginn des dritten

XVIII/2.

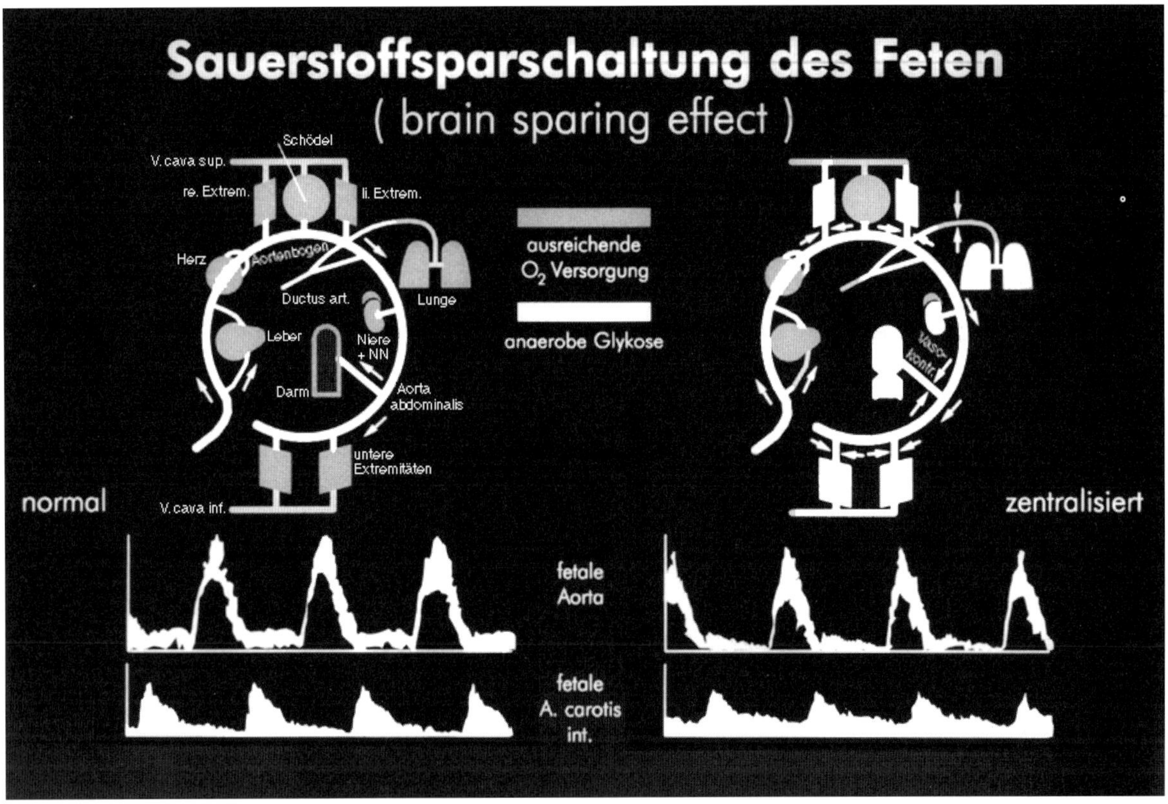

Abbildung 98: Zentralisation des fetalen Kreislaufes («brain-sparing»-Effekt) – Schema.

Schwangerschafts-Trimenons) diastolische Frequenzen auf. Werden nun bereits im zweiten Schwangerschaftsdrittel diastolische Frequenzen registriert bzw. schon zu Beginn des dritten Schwangerschafts-Trimenons ein stark erhöhter diastolischer Fluß, so ist dies Ausdruck einer vorzeitigen Zentralisation *(«brain sparing»-Effekt)* (Abb. 98) [65, 93].

Es konnte mehrfach gezeigt werden, daß der Fet auf *Störungen der plazentaren Funktion* durch eine Kreislaufreaktion im Sinne einer *Umverteilung seines Blutes* reagiert, wobei Gehirn, Koronararterien und Nebennieren auf Kosten der Haut, der Muskeln, der Lunge und vor allem der verschiedenen Bauchorgane, so z. B. der Nieren und des Darmes bevorzugt durchblutet werden. Diesem von Saling [84] schon 1966 postulierten und nunmehr mit Hilfe der Doppler-Sonographie nachgewiesenen Effekt [50] kommt besondere Bedeutung zu, da die für das *Neugeborene* so bedrohlichen Zustandsbilder wie *nekrotisierende Enterokolitis, gastrointestinale Hämorrhagien* oder das *Auftreten von Nierenversagen* [115] ihre Ursache in eben diesem «brain sparing»-Effekt haben.

Aus diesem Grund sollten die Doppler-Flußmessungen aus der fetalen Aorta in jedem Fall durch Messungen aus den Zerebralgefäßen ergänzt und beide Meßergebnisse miteinander im Sinne der Erstellung des Aorta/Carotis-Ratio (A/C-Ratio) korreliert werden (siehe Abb. 97). Der potentielle praktische Nutzen liegt in der Möglichkeit, den Entbindungszeitpunkt noch vor dem Einsetzen einer hypoxischen Schädigung festzusetzen.

2.2.2 Praktische Konsequenzen

Für den praktizierenden Kollegen stellt sich die Frage, was die fetale Doppler-Sonographie im Vergleich zu den herkömmlichen Überwachungsmethoden zu leisten imstande ist.

Zusammenfassend läßt sich sagen, daß mit Hilfe von geburtshilflichen Doppler-Ultraschalluntersuchungen die zeitgerechte Erfassung einer drohenden Gefährdung des Feten möglich ist [37]. Im Gegensatz zur Kontrolle des fetalen Wachstums durch Biometrie erlaubt die Doppler-Sonographie
XVIII/2. die Beurteilung der unmittelbaren Plazentafunktion und somit der kindlichen Versorgungslage [57]. Risikozustände sind mit Hilfe der Doppler-Sonographie in einigen Fällen Wochen, durchschnittlich aber zumindest 7 Tage früher zu erfassen als mit konventionellen Methoden wie Ultraschall-Biometrie und Kardiotokogramm [48, 95, 105].

Von Signifikanz sind vor allem die als schwerwiegend angesehenen Doppler-Kriterien wie (end-) diastolischer Blutverlust («zero-flow», Block) bzw. Flußumkehr («reverse-flow»). Übereinstimmend wird festgestellt, daß bei Vorhandensein dieser Doppler-Befunde eine hohe fetale Azidosemorbidität nachzuweisen ist [92, 96, 100, 108]. Auch wird über eine hohe perinatale Mortalität berichtet [95, 70]. Nicht jede fetale Wachstumsretardierung ist jedoch mit einer Insuffizienz der fetalen Hämodynamik assoziiert. Bei auffälliger Biometrie wird sich deshalb eine Überprüfung der fetalen Hämodynamik als sinnvoll erweisen, womit es möglich ist, eine Aussage zu treffen, ob die fetale Retardierung vaskulär bedingt ist oder nicht.

Schwangere mit wachstumsretardierten Feten und pathologischer Hämodynamik sind einer stationären Betreuung zuzuführen, bei wachstumsretardierten Feten mit «unauffälliger» Hämodynamik wird sich in erster Linie die Notwendigkeit ergeben, genetische Störungen oder Infektionen auszuschließen [12, 65].

Eine wertvolle Bereicherung der diagnostischen Möglichkeiten ergibt sich auch durch Einsatz des «perinatalen Dopplers» zur Evaluierung der Wirksamkeit von therapeutischen Maßnahmen im Rahmen der Betreuung von Risiko-Schwangerschaften [56, 69].

Abschließend soll jedoch festgehalten werden, daß Methoden, die biologisches Verhalten überprüfen, nie eine 100prozentige Sensitivität oder Spezifität haben können. In diesem Sinn sollten auch in Zukunft als Grundlage für klinische Entscheidung die Ergebnisse aller zur Verfügung stehender diagnostischer Verfahren herangezogen werden und nicht nur isoliert die Befunde der Doppler-Sonographie.

XVIII/3.

3. Gynäkologischer Doppler

Während der Stellenwert der Doppler-Sonographie in der Geburtshilfe seit vielen Jahren unbestritten ist und diese Untersuchungsmethode einen integralen Bestandteil der Routinediagnostik darstellt, ist die Doppler-Sonographie im Teilbereich Gynäkologie auch heute noch in erster Linie spezialisierten Zentren vorbehalten. Einer der Gründe für diesen Umstand liegt sicherlich darin, daß der *transabdominalen Technik* bei der Beantwortung gynäkologischer Fragestellungen nur ein bescheidener Stellenwert zukommt. In der Gynäkologie ist vor allem die *transvaginale Untersuchungstechnik* von Bedeutung und im besonderen die *transvaginale, farbkodierte Doppler-Sonographie* [7, 46]. Letztere ermöglicht nicht nur das Auffinden aller für die gynäkologische Diagnostik relevanten Gefäße mit der notwendigen Sicherheit, sondern bietet auch die Möglichkeit der Erfassung und des Studiums von Gefäßneubildungen (Angiogenese, Neovaskularisation), wie sie z. B. im Ovar und im Uterus im Rahmen der Follikel- und Endometriumreifung während eines Reproduktionszyklus zu beobachten sind. Darüber hinaus haben eine Reihe von Untersuchungen die Bedeutung dieser Angiogenese zur Unterscheidung zwischen benignen und malignen Tumorbildungen des weiblichen Genitale belegt.

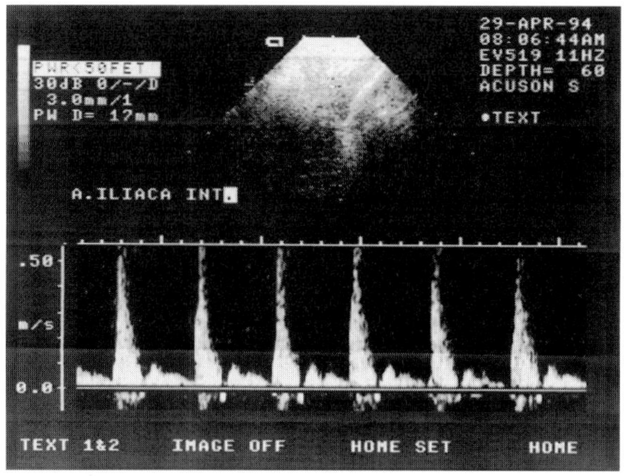

a) A. iliaca int.

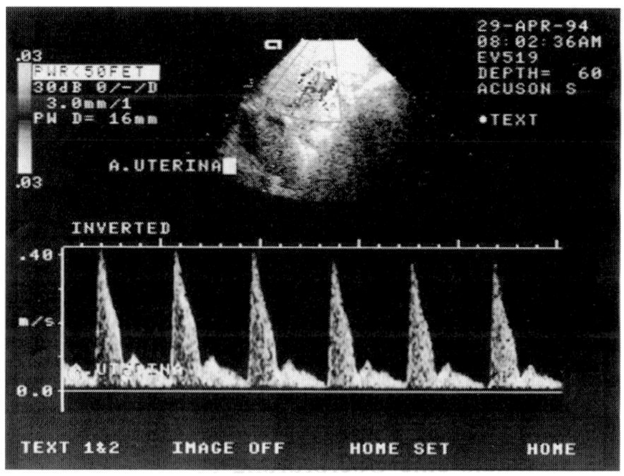

b) A. uterina

Abbildung 99: Charakteristische Kurvenformen weiblicher Beckengefäße.

3.1 Der weibliche Zyklus

Die den *verschiedenen Arterien* des weiblichen Beckens zuzuordnenden Doppler-Spektren *zeigen ganz charakteristische, voneinander unterschiedliche Kurvenformen* (Abb.99a, b). *Dieser Umstand erleichtert das Auffinden dieser Gefäße* [65, 102]. Vor allem die Veränderungen des Blutflusses im Bereich von *Ovar* und in den *Uteringefäßen* lassen sich mit Hilfe der dopplersonographischen Technik erfassen.

3.1.1 A. ovarica [17, 72]

Der Gefäßwiderstand der *A. ovarica* sinkt im Verlauf des *physiologischen Zyklus* kontinuierlich ab. Der Blutfluß beginnt, periovulatorisch zuzunehmen und steigt bis zur Mitte der zweiten Zyklushälfte fortlaufend an.

Verschiedene Arbeiten zeigten, daß der Wert für den Perfusionsindex (PI) auf der Seite des dominanten Follikels

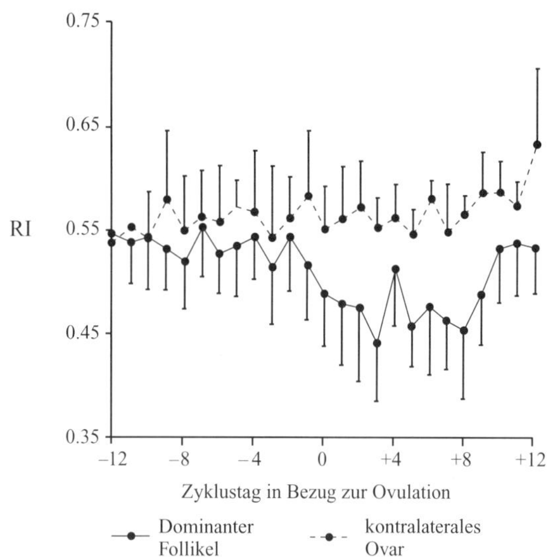

Abbildung 100: A. ovarica. Durchblutungsveränderungen in bezug zur Ovulation (RI).

niedriger ist als auf der kontralateralen Seite (Abb. 100 [72]) und, daß ein funktionstüchtiges Ovar mit einem sprungreifen Follikel einen signifikant besseren Blutfluß in seiner A. ovarica aufweist als ein inaktives Ovar [18, 87]. In diesem Sinn scheint eine enge Beziehung zwischen ovarieller Steroidproduktion und Ovardurchblutung zu bestehen.

XVIII/3. Vielfach wurde jedoch darauf hingewiesen, daß Blutflußmessungen der A. ovarica technisch schwierig sind und die in diesem Bereich aufgezeichneten Signale möglicherweise nicht nur der A. ovarica zuzuordnen sind, sondern auch den Blutfluß im Ovar selbst wiedergeben [18, 72]. Die signifikante Abnahme des Flußwiderstandes im Bereich des Ovars während der späten Follikelphase und der Lutealphase scheint demnach wohl auch Ausdruck einer Neovaskularisation im Bereich des heranwachsenden Follikels und des sich im Anschluß daraus entwickelnden Corpus luteums zu sein (Abb. 101). Die mit Hilfe der transvaginalen, farbkodierten Doppler-Sonographie vorgenommenen Untersuchungen bestätigen diese Annahme [9].

In Fällen, bei denen in der Folge eine Schwangerschaft eintrat, veränderten sich die ab der frühen Corpus luteum-Phase besonders niedrigen PI-Werte nicht. Der Flußwiderstand blieb also niedrig, die Neovaskularisation bestehen. Wenn es hingegen nicht zur Schwangerschaft kommt, ist in der späten Lutealphase ein Wiederanstieg des PI zu beobachten, gleichzusetzen mit einer Verminderung des Blutflusses im Ovar. Besonders eindrucksvolle Blutflußveränderungen im Bereich der Ovarien ergeben sich unter Zyklusstimulierung.

Während bei Sterilitätspatientinnen mit gutem Ansprechen auf die Gonadotropin-Medikation parallel mit dem Follikelwachstum und dem Östradiolanstieg intraovariell ein signifikanter Abfall der Werte für den PI, gleichzusetzen mit einer Zunahme der Durchblutung, festzustellen ist, bleiben bei Frauen, die auf die Stimulation nicht ansprechen, die Indexwerte unverändert [112].

3.1.2 A. uterina

Auch im Strombett der *A. uterina* kommt es zu ganz charakteristischen, zyklusbedingten Veränderungen des Blutflusses (Abb. 102) [7]. Durch die einfache Auffindbarkeit der A. uterina und die gute Reproduzierbarkeit der Meßergebnisse läßt sich die Zunahme der Uterusdurchblutung während des Verlaufs des weiblichen Zyklus ein-

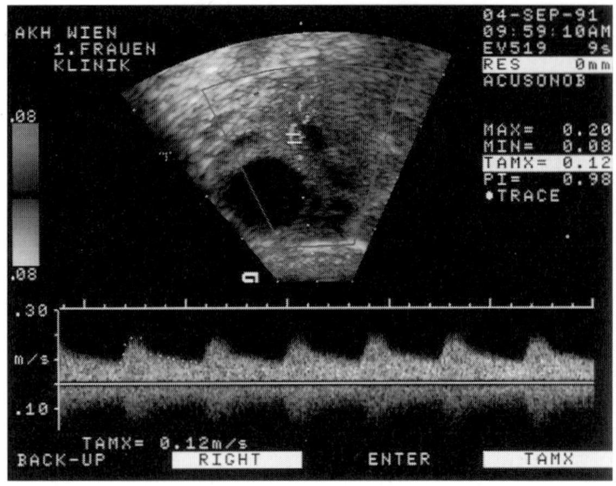

Abbildung 101: Neovaskularisation im Bereich des heranwachsenden Follikels (Abb. aus der Abteilung für Geburtshilfe und Gynäkologie der Univ. Frauenklinik/Wien (B. Schurz)).

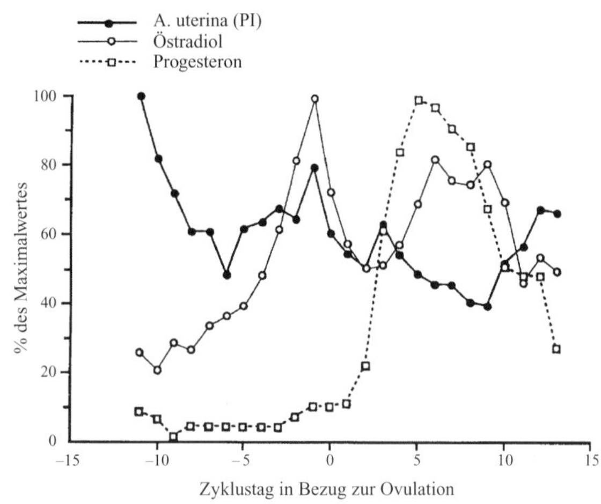

Abbildung 102: A. uterina. Durchblutungsveränderungen während des weiblichen Zyklus in Korrelation zum Steroidhormon-Spiegel.

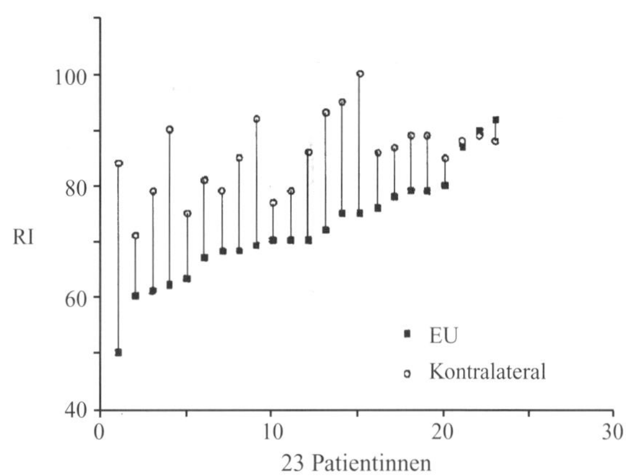

Abbildung 103: A. tubae. Gegenüberstellung von Blutfluß in A. tubae bei Tubaria und der kontralateralen Seite.

drucksvoll dokumentieren. Der niedrigste Flußwiderstand, gleichzusetzen mit der höchsten Durchblutung, ist um die Mitte der Lutealphase, also zum Zeitpunkt der potentiellen Implantation zu beobachten [7, 87, 99].

Verschiedene Arbeiten weisen darauf hin, daß bei *Sterilitätspatientinnen* mit langjährigem Kinderwunsch, besonders bei sog. «Implantationsversagern» im Rahmen von IVF Programmen, ein erhöhter uteriner Flußwiderstand in der zweiten Zyklushälfte zu beobachten ist. Diese Tatsache haben manche Autoren zum Anlaß genommen, bei suboptimalen Werten für den Pulsatilitätsindex in der zweiten Zyklushälfte, also bei hohem PI in der A. uterina, auf den Embryotransfer zu verzichten und den Weg der Kryokonservierung zu beschreiten, womit die Möglichkeit eines Embryo-Transfers zu einem späteren Zeitpunkt, unter besseren Bedingungen, besteht.

Sollten sich die bisherigen Beobachtungen bestätigen, so ergibt sich für die Zukunft über das bloße Monitoring hinaus auch die faszinierende Möglichkeit, mit Hilfe von dopplersonographischen Untersuchungen den Effekt verschiedener therapeutischer Verfahren, die sich für eine Verbesserung der Implantationschance anbieten, zu evaluieren [112].

Zusammenfassend ist für Uterus und Ovar festzustellen, daß ganz charakteristische, dopplersonographische Durchblutungsveränderungen im Bereich von Ovar und Uterus während des Reproduktionszyklus für Ovulation und Implantation von entscheidender Bedeutung sind [52].

3.2 Extrauterinschwangerschaft (EU)

Im Bestreben, eine Extrauterinschwangerschaft (EU) auszuschließen bzw. gegebenenfalls in Hinblick auf die Möglichkeit eines weitgehend schonenden, minimal-invasiven, therapeutischen Vorgehens schon zu einem frühen Zeitpunkt zu erfassen, wird die transvaginale «real time»-Sonographie heute bereits routinemäßig ab der 5.–6. SSW eingesetzt. Dazu wurde der Versuch unternommen, bei Verdacht auf Vorliegen einer EU mittels transvaginaler, farbkodierter Doppler-Sonographie zusätzliche diagnostische Informationen zu erhalten (Abb. 103) [49]. Zumeist gelingt es mit dieser Technik, die Seite der Corpus luteum graviditatis, die in über 85 % der Fälle mit der Seite der EU identisch ist, zu erfassen, was bei der Suche nach der ektopen Schwangerschaft hilfreich sein kann. Von verschiedenen Arbeitsgruppen wurden auch Studien über den Blutfluß im Ramus tubae der A. uterina vorgenommen, wobei auf der Seite der Tubaria eine signifikante Widerstandsverminderung zu verifizieren war [13, 74]. XVIII/3.

3.3 Maligne und benigne Tumore des inneren Genitale

Zahlreiche dopplersonographische Untersuchungen belegen, daß benigne Geschwülste ein anderes Durchblutungsmuster aufweisen als maligne Tumorbildungen [35, 43, 44, 53, 80, 86].

Auch gibt es Hinweise, daß aus dem Grad der Durchblutung auf das biologische Verhalten, also auf die Prognose der Tumorerkrankung, geschlossen werden kann [35, 91].

Allerdings sind bei gynäkologischen Tumorbildungen verschiedene Umstände im Rahmen der Bewertung von Blutflußmustern zu beachten. So kommt dem Alter der Patientin bzw. der Zyklusfunktion Bedeutung zu, da in den für die dopplersonographische Diagnostik relevanten gynäkologischen Tumoren (Ovar, Uterus und Mamma) zyklusabhängig Veränderungen der Durchblutung zu beachten sind, womit die Dignitätsdiagnostik entscheidend erschwert wird.

Bei postmenopausalen Patientinnen sind, falls nicht hormonell substituiert wird, die dopplersonographischen Befunde jedenfalls wesentlich aussagekräftiger.

3.3.1 Ovarialkarzinom

Da im Frühstadium des Ovarialkarzinoms kaum charakteristische Symptome vorhanden sind, besteht in der Mehrzahl der Fälle bei Diagnosestellung bereits ein Stadium III oder gar ein Stadium IV mit entsprechend schlechter Prognose.

Zentrales Anliegen muß es deshalb sein, das Neoplasma ovarii zu einem Zeitpunkt zu erfassen, in dem eine kurative Therapie noch möglich ist.

Seit den Anfängen der Ultraschalldiagnostik werden große Hoffnungen in die Sonographie zur Früherfassung des Ovarialkarzinoms gesetzt [10, 11, 16]. Es ist zwar gelungen, durch Fortschritte auf dem Gebiete der Sonographie eine Reihe von morphologischen Kriterien zu erarbeiten [83], die
XVIII/3. Hinweise auf die Dignität des vorliegenden Eierstocktumors zulassen, die Zahl an falsch positiven Befunden ist allerdings hoch.

Bei Fällen, bei denen durch «real time»-Vaginalsonographie ein *pathologischer Befund* im Bereich der Ovarien zu erheben ist, sollte deshalb als Konsequenz, sozusagen als zweiter Untersuchungsschritt, die transvaginale Doppler-Sonographie zum Einsatz kommen [4]. Grundlage für diese Forderung ist die Erkenntnis, daß bei der Entwicklung eines Ovarialkarzinoms *Veränderungen in der Gewebevaskularisation* im Sinne einer Neoangiogenese eine wichtige Rolle spielen [54]. So konnte gezeigt werden, daß diese *Gefäßneubildungen* (Abb.104) *von großer Bedeutung für den Schritt von einer benignen zu einer malignen Tumorbildung sind* und anscheinend schon in den frühesten Phasen der Entwicklung eines Ovarialkarzinoms ein obligates Ereignis darstellen [34]. Verschiedene Arbeitsgruppen konnten übereinstimmend nachweisen, daß die Flußprofile bei Malignomen der Eierstöcke durch besonders niedrige Perfusionswiderstände charakterisiert sind [33, 51, 54, 103, 109, 110] (Tab. 143).

Allerdings bestehen auch bei der dopplersonographischen Ovardiagnostik gewisse Grenzen. So sind die durch physiologische Veränderungen im Bereich der Eierstöcke während der präovulatorischen Phase, aber auch während der Gelbkörper-Entwicklung dopplersonographisch zu erfassenden Gefäßneubildungen kaum von der Angiogenese bei maligner Entartung zu unterscheiden. Aus diesem Grund ist es wichtig, die Gefäßsituation mit der jeweils vorliegenden Zyklusphase zu korrelieren. Bei Frauen in der Geschlechtsreife wird deshalb empfohlen, die Untersuchung zwischen dem 3. und 8. Zyklustag durchzuführen.

Trotz aller Vorbehalte steht bereits heute fest, daß die transvaginale, farbkodierte Doppler-Sonographie geeignet ist, die Rate an falsch positiven Befunden, wie sie im Rahmen jedes «real time»-Ultraschalls-Screeningprogrammes nach Ovarialkarzinom berichtet wird, zu vermindern.

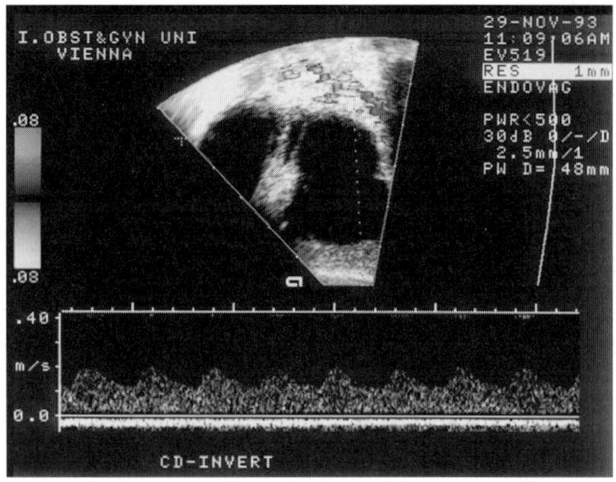

Abbildung 104: Neovaskularisation eines Ovarialtumors bei Neoplasma ovarii (Abb. aus der Abteilung für Geburtshilfe und Gynäkologie der Univ. Frauenklinik/Wien (B. Schurz)).

Tabelle 143: Ergebnisse der Durchblutungsmessung (PI) bei benignen und malignen Ovarialtumoren.

	n	PI Mittelwert ± Standardabweichung	Bereich
benigne	21	1,9 ± 0,7	0,6–2,8
maligne	5	7,7 ± 0,2	0,3–1,0

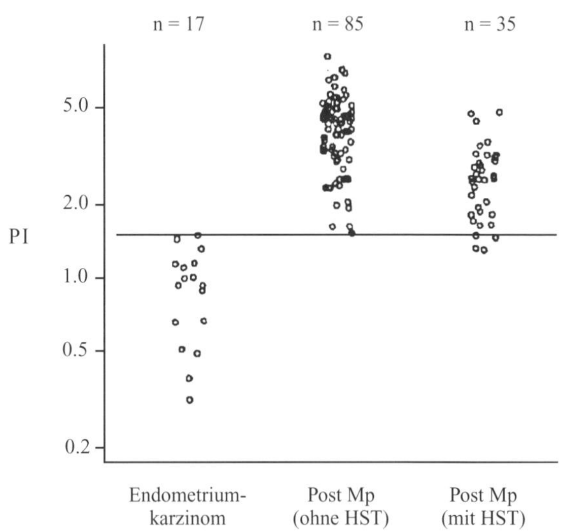

Abbildung 105: Blutfluß in der A. uterina
Bei Endometriumkarzinom bzw. nach der Menopause mit und ohne Substitutionstherapie.

3.3.2 Endometriumkarzinom

Peri- und Post-Menopauseblutungen sind die häufigsten Initialsymptome eines Endometriumkarzinoms und bedürfen zwangsläufig einer invasiven Abklärung. Es ist allerdings eine Tatsache, daß bei weniger als 10 % der Frauen, die eine klimakterische Blutungsanomalie aufweisen, auch tatsächlich ein Endometriumkarzinom vorliegt. Der Einsatz eines sensitiven, diagnostischen Verfahrens wäre demnach äußerst wertvoll. Zudem wäre es wünschenswert, könnte das Verfahren bei asymptomatischen Frauen, bei denen die bekannten Risiken für die Entwicklung eines Endometriumkarzinoms gegeben sind, in regelmäßigen Intervallen zum Einsatz kommen.

Zahlreiche Studien bestätigen den Stellenwert der sonographisch bestimmten *Endometriumdicke bei Frauen in der Postmenopause;* dieser Methode wird eine gute Sensitivität, sowohl im Sinne einer positiven wie auch negativen Vorhersagekraft, für pathologische Veränderungen im Bereich des Endometriums zugebilligt. Von Osmers wurde 1990 die Grenze bei einer Endometriumdicke von 2×4 mm (= 8 mm) festgesetzt [75]. Diskutiert wird heute eine Grenze von 6 mm. So hilfreich die Bestimmung der Endometriumdicke auch ist, die Rate an falsch positiven Befunden ist immer noch hoch (s. auch Kap. XI/3.3.2).

Aktuelle Daten, die eine Korrelation der durch transvaginale, farbkodierte Doppler-Sonographie ermittelten Durchblutungswerte in den Aa. uterinae zur Endometriumdicke zum Inhalt haben [5], scheinen bei Frauen mit klimakterischen Blutungsanomalien einen Hinweis auf die Dignität der Endometriumveränderungen zu geben. Bei Patientinnen mit Endometriumkarzinom ist nämlich eine drastische Abnahme des Flußwiderstandes, die sich in einer signifikanten Reduktion des PI ausdrückt, festzustellen (Abb. 105) [6, 111].

Zusätzlich läßt sich im Bereich von malignen Endometriumveränderungen eine eindrucksvolle Neovaskularisation nachweisen.

Zu berücksichtigen ist naturgemäß, ob im jeweiligen Fall eine *Hormonsubstitutionstherapie (HST)* der Postmenopause vorgenommen wird. Während ohne Substitutionsbehandlung der Blutfluß im Bereich der Uterinarterien mit den Jahren nach der Menopause abnimmt [2, 78], der Flußwiderstand also ansteigt, wurde in zahlreichen Arbeiten eine *Verbesserung des uterinen Blutflusses* unter HST berichtet [8, 114]. Allerdings ist der Flußwiderstand bei Fällen mit Korpuskarzinom noch wesentlich niedriger (Abb. 105).

3.3.3 Uterus myomatosus

Der Blutfluß der *Aa. uterinae* ist bei Fällen mit Uterus myomatosus zumeist durch einen *erniedrigten Flußwiderstand* charakterisiert, wobei durch Einsatz der transvaginalen, farbkodierten Doppler-Sonographie auch der Blutfluß im Myom selbst zu evaluieren ist [53]. Weiter läßt sich mit dieser Technik der therapeutische Effekt einer Verabreichung von *Gonadotropin Releasing Hormon-Agonisten (GnRH-Agonisten)* dokumentieren; unter dieser Medikation kommt es zu einer signifikanten Abnahme des Blutflusses innerhalb der Myome.

Dieser Umstand erlaubt möglicherweise eine Abgrenzung benigner Tumorbildungen des Myometriums von sarkomatösen Veränderungen, bei denen diese Blutflußabnahme unter Therapie nicht festzustellen ist.

3.3.4 Mammadiagnostik

Der routinemäßige Einsatz der röntgenologischen Mammographie als Screeningmethode zur Früherkennung von Fällen mit Brustkrebs hat zu einer beträchtlichen Zunahme der Zahl an suspekten Befunden und, als Konsequenz, zu überflüssigen operativen Eingriffen geführt. Dieser Umstand läßt den Einsatz zusätzlicher diagnostischer Verfahren als dringend notwendig erscheinen.

Gewisse Fortschritte in der Mammadiagnostik wurden bereits durch Einsatz der Sonographie-Technik erzielt [19]. In letzter Zeit weisen außerdem eine Vielzahl von Publikationen darauf hin, daß auch im Rahmen der Mammadiagnostik dopplersonographischen Untersuchungen ein hoher

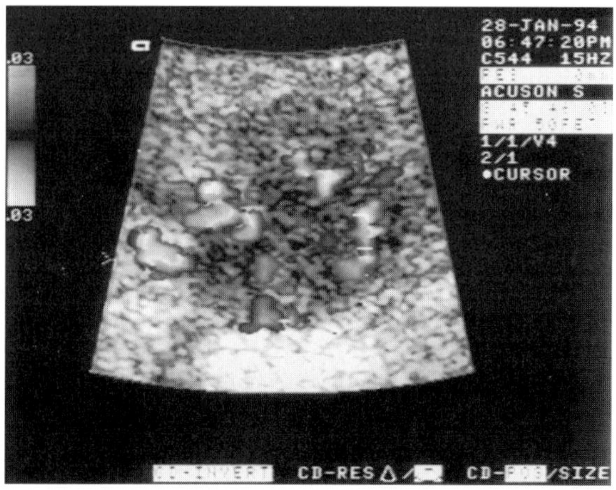

Abbildung 106: Neovaskularisation bei Mammakarzinom

Stellenwert zukommt im Bestreben, zwischen benignen und malignen Läsionen der weiblichen Brust zu differenzieren [63].

Bösartige Mammatumore weisen analog zu anderen malignen Geschwulstbildungen einen gesteigerten Metabolismus auf. Dem intensivierten Stoff-
XVIII/3. wechselgeschehen liegt eine ausgeprägte Neovaskularisation zugrunde (Abb. 106), mit einer großen Variationsbreite in bezug auf das dopplersonographische Gefäßmuster [89].

Madjar et al (1986–92) haben mittels *CW-Doppler* bei palpablen Brustkarzinomen in 94 % der Fälle eine abnorme Vaskularisation feststellen können [61, 62, 63]. Nicht palpable Läsionen lassen sich zwar nicht mit der CW-Technik erfassen, jedoch in vielen Fällen durch Einsatz der *farbkodierten Doppler-Sonographie.*

Zusammenfassend kann also festgestellt werden, daß die Doppler-Sonographie und im besonderen der «Farbdoppler» [63, 90] eine vielversprechende Untersuchungsmethode bei Verdacht auf maligne Läsionen im Bereich der weiblichen Brust darstellt. Von Dixon wurde zusätzlich über relevante Ergebnisse von Untersuchungen berichtet, die eine Überprüfung der Dignität der axillären Lymphknoten zum Inhalt hatten [20].

Ähnlich wie bei der dopplersonographischen Beurteilung des Ovars ergibt sich auch bei der weiblichen Brust durch die zyklusbedingten Durchblutungsveränderungen (bei Frauen im geschlechtsreifen Alter) eine diagnostische Problematik; ab etwa dem 10. Zyklustag ist eine kontinuierliche Zunahme des Blutflusses im Bereich der Mammae festzustellen, die bei der Bewertung der Blutflußmuster von Mammatumoren zu berücksichtigen sind [76]. Eine beträchtliche Flußzunahme ist vor allem auch in der Frühschwangerschaft zu beobachten [64].

3.4 Hormonsubstitutionstherapie (HST)

Eine Vielzahl von wissenschaftlichen Studien weisen auf eine Verbesserung der Durchblutung verschiedenster Organsysteme *unter HST* hin.

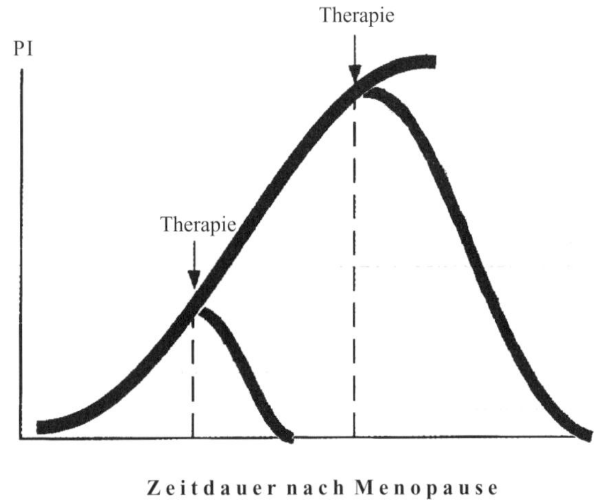

Abbildung 107: A. carotis interna. Flußwiderstands-Zunahme (PI) entsprechend Zeitraum seit Menopause und Abnahme unter HST.

So wurde über eine *signifikante Blutflußsteigerung in den Gefäßen* im Bereich des äußeren und inneren weiblichen Genitales, aber auch in anderen Gefäßen und Gefäßsystemen des Körpers, so u. a. den Koronar- und den Zerebralgefäßen (A. carotis interna) berichtet [8, 36, 77, 114].

Besonders eindrucksvolle Ergebnisse erbrachten Durchblutungsmessungen im Bereich der A. carotis interna. Es konnte gezeigt werden, daß der Gefäßwiderstand in der A. carotis interna mit der Zeitdauer der Postmenopause steigt; je länger also ein Östrogenmangel besteht, desto höher ist der Gefäßwiderstand. Gleichgültig zu welchem Zeitpunkt in der Postmenopause die HST begonnen wird, läßt sich eine Senkung des Gefäßwiderstandes auf das Basisniveau erreichen [36] (Abb. 107).

Dopplerechographische Studien haben im weiteren auf eine Verbesserung der Herzleistung unter HST hingewiesen. Diese Untersuchungen haben gezeigt, daß die Durchblutungsverbesserung verschiedener Organe und Organsysteme unter Östrogenersatz-Therapie nicht nur auf den seit langem bekannten, östrogenbedingten Benefit in bezug auf die Blutfette zurückzuführen ist, sondern zusätzlich auch eine direkte Beeinflussung der Herzleistung und eine direkte Östrogen-Wirkung auf die Gefäßwand gegeben ist. Eine additive Progesteron-Medikation scheint allerdings die Östrogenwirkung im Sinne einer Wiederzunahme des Gefäßwiderstandes zu verändern, wobei zwischen den vom Progesteron abstammenden Gestagenpräparaten und den Derivaten des Testosterons (Progestagene) zu unterscheiden ist.

XVIII/Lit.

Literaturhinweise

1 AIUM (1988) Bioeffects Committee: Considerations for the safety of diagnostic ultrasound. In Ultrasound Med 7:51

2 Anderson SG, Hackshaw BT, Still JG, Greiss FC Jr (1977) Uterine blood flow and its distribution after chronic estrogen and progesterone administration. Am J Obstet Gynecol 127:138

3 Arabin B (1990) Doppler blood flow measurement in uteroplacental and fetal vessels. Springer. Berlin

4 Bourne TH, Campbell S, Steer CV et al (1989) Transvaginal color flow imaging: A possible new screening tool for ovarian cancer. Br Med J 299:1367

5 Bourne T, Hillard TC, Whitehead MI et al (1990) Östrogens, arterial status and postmenopausal women. Lancet 335:1470

6 Bourne TH, Campbell S, Steer CV et al (1990) Detection of endometrial cancer by transvaginal ultrasonography with color flow imaging and blood flow analysis: A preliminary report. Gynecol Oncol 40:353

7 Bourne TH (1991) Transvaginal color Doppler in gynecology. Ultrasound Obstet Gynecol 359

8 Bourne TH, Hillard T, Whitehead M et al (1991) Transvaginal ultrasonography with color flow imaging to monitor hormone replacement therapy in postmenopausal women. Br J Radiology 64:657

9 Bourne TH, Jurkovic D, Waterstone S et al (1991) Intrafollicular blood flow during human ovulation. Ultrasound Obstet Gynecol 1:53

10 Bourne TH, Reynolds K, Campbell S (1991) Ovarian cancer screening. Eur J Cancer 27:655

11 Bourne TH, Whitehead MI, Campbell S et al (1991) Ultrasound screening for familial ovarian cancer. Gynecol Oncol 43:92

12 Burke G, Stuart B, Crowley P et al (1990) Is intrauterine growth retardation with normal umbilical artery blood flow a benign condition? Br Med J 300:1044

13 Cacciatore B, Ylöstalo P, Stenman U, and Widholm O (1988) Suspected ectopic pregnancy: ultrasound findings and HCG levels by an immunofluorometric assay. Br J Obstet Gynaecol 95:497

14 Campbell S, Griffin DR, Pearce JM et al (1983) New Doppler technique for assessing utero-placental blood flow. Lancet 1:675

15 Campbell S, Pearce JM, Hackett G et al (1986) Qualitative assessment of uteroplacental blood flow. Early screening test for high-risk pregnancies. Obstet Gynecol 68:649

16 Campbell S, Bhan V, Royston P et al (1989) Transabdominal ultrasound screening for early ovarian cancer. Br Med J 299:1363

17 Collins WP (1992) Ultrasound indices of ovarian function. Ultrasound Obstet Gynecol 2/3:146

18. Collins WP, Jurkovic D, Bourne TH et al (1991) Ovarian morphology, endocrine function and intra-follicular blood flow during the peri-ovulatory period. Hum Reprod 6:319

19 Cosgrove DO (1992) The role of ultrasound in the diagnosis of breast abnormalities. Ultrasound Obstet Gynec 2:148

20 Dixon JM, Walsh J, Paterson D, Chetty U (1992) Colour Doppler ultrasonography studies of benign and malignant breast lesions. Br J Surgery 79(3):259

21 Deutinger J, Rudelstorfer R, Bernaschek G (1988) Transvaginale gepulste Dopplermessungen der Blutströmungsgeschwindigkeit am schwangeren Uterus. Ultraschall Klin Prax 3:19

22 Deutinger J, Rudelstorfer R, Bernaschek G (1988) Vaginosonographic velocimetry of both main uterine arteries by visual vessels recognition and pulsed doppler method during pregnancy. Am J Obstet Gynec 159: 1072

23 Deutinger J (1991) Doppler-Strömungsmessungen in der Geburtshilfe. Gynäkol Geburtsh Rundschau 31: 252

24 Doppler JC (1842) Über das farbige Licht der Doppelsterne und einiger anderer Gestirne des Himmels. Abhandlung d Königl Böhmischen Gesellschaft der Wissenschaftler V, 2

25 Eik-Nes SH, Brubakk AO, Ulstein MK (1980) Measurement of human fetal blood flow. Lancet 1:283

26 Eik-Nes SH, Brubakk AO, Ulstein MK (1980) Measurement of human fetal blood flow. Br Med J 280:283

27 Eik-Nes SH, Marsal K, Kristofferson K, Vernersson E (1981) Non-invasive Messung des fetalen Blutstromes mittels Ultraschall. Ultraschall 2:226

28 Eik-Nes SH, Marsal K, Kristofferson (1984) Methodology and basic problems related to blood flow studies in the human fetus. Ultrasound Med Biol 10:329

29 Fendel H, Sohn CH (1989) Dopplersonographie in der Geburtshilfe. Springer. Berlin

30 Fitzgerald DE, Drumm JE (1977) Non-invasive measurement of the fetal circulation using ultrasound: A new method. Br J Obstet Gynaecol 2:1450

31 Fleischer A, Schulman H, Farmakides G et al (1985) Umbilical velocity wave ratios in intrauterine growth retardation. Am J Obstet Gynecol 151:502

32 Fleischer A, Schulman H, Farmakides et al (1986) Uterine artery Doppler velocimetry in pregnant women with hypertension. Am J Obstet Gynecol 154 (4):806

33 Fleischer A, Rogers WH, Rao BK et al (1991) Transvaginal color Doppler sonography of ovarian masses. Ultrasound Obstet Gynecol 1:275

34 Fleischer A, Rogers WH, Roa B et al (1991) Assessment of ovarian tumor vascularity with transvaginal color Doppler sonography. J Ultrasound Med 10:563

35 Folkmann J, Watson J, Ingber D, Hanahan D (1989) Induction of angiogenesis during the transition from hyperplasia to neoplasia. Nature, London 56:345

36 Ganger K, Vyas S, Whitehead M et al (1991) Pulsatility index in internal carotid artery in relation to transdermal oestradiol and time since menopause. Lancet 338:839

37 Giles WB (1992) Clinical use of Doppler ultrasound in pregnancy: Information from six randomised trials. Fetal Diagn Ther 247–255

38 Gill RW (1978) Quantitative flow measurement in deep lying vessels using pulsed Doppler with the octoson. In White DN, Lyons EA (eds) Ultrasound in Medicine. Vol 4. Plenum Press. New York p 341

39 Graf HP, Klosa W, Kurz CS, Schillinger H (1985) Der Einfluß des «aliasing»-Effekts und des «Filters» auf die quantitative Bestimmung der mittleren Flußge-

XVIII/Lit.

schwindigkeit und des Flußvolumens pro Zeiteinheit bei der gepulsten Ultraschall-Doppler-Methode. Ultraschall 6:237
40 Griffin D, Cohen-Overbeek T, Campbell S et al (1983) Fetal and utero-placental flood flow. Clin Obstet Gynecol 10:565
41 Griffin D, Bilardo K, Masini L et al (1984) Doppler blood flow waveforms in the descending thoracic aorta of the human fetus. Br J Obstet Gynaecol 91:997
42 Gosling RG, King DH (1975) Ultrasound angiology. In Manus AW, Adonun (Hrsg): Arteries and veins. 61, Churchill Livingstone. Edinburgh
43 Hata T, Hata K, Senoh D et al (1989) Doppler ultrasound assessment of tumor vascularity in gynecologic disorders. J Ultrasound Med 8:309
44 Hata K, Makihara K, Hata T et al (1991) Transvaginal color doppler imaging for haemodynamic assessment of tumors in the reproductive tract. Int J Gynecol Obstet 36:301
45 Huch R, Scheider KTM, Rott MD (1993) Sicherheitsaspekte der Ultraschall- und Ultraschall Doppler-Sonographie in der Schwangerschaft. Der Frauenarzt 34/3:261
46 Jaffe R, Warsof S (1992) Color doppler imaging in obstetrics and gynecology. McGraw-Hill. New York
47 Jaffe R, Woods JR (1993) Color Doppler imaging and in vivo assessment of the anatomy and physiology of the early uteroplacental circulation. Fertil Steril 60 (2):293
48 Jörn H, Fendel H, Funk A (1993) Die Wertigkeit von Doppleruntersuchungen im Rahmen des Geburtshilflichen Managements bei unerwarteten Befunden im Kardiotokogramm. Geburtsh Frauenheilkd 53:49
49 Kirchler CH, Kölle D, Schwegel P (1992) Changes in tubal blood flow in evaluating ectopic pregnancy. Ultrasound Obstet Gynecol 2:283
50 Kirkinen P, Müller R, Huch R et al (1987) Blood flow velocity waveforms in human fetal intracranial arteries. Obstet Gynecol 70/4:617
51 Kurjak A (1991) Ultrasound and ovarian cancer. Ultrasound Obstet Gynecol 1:231
52 Kurjak A, Kupesik-Urek S, Schulman H et al (1991) Transvaginal color flow Doppler in the assessement of ovarian and uterine blood flow in infertile women. Fertil Steril 856
53 Kurjak A, Zalud I (1991) The characterisation of uterine tumors by transvaginal color Doppler. Ultrasound Obstet Gynecol 1:50
54 Kurjak A, Zalud I (1991) Early detection of ovarian cancer by transvaginal color Doppler. Ultrasound Med 10:57
55 Künzel W, Jovanovic V, Grüßner S (1991) Der Blutfluß in der Vena und Arteria umbilicalis während der Schwangerschaft. Geburtsh Frauenheilkd 51:513
56 Lancet-Editorial (1992) Doppler ultrasound in obstetrics. Lancet 339:1083
57 Laurin J, Lingman G, Marsal M (1987) Fetal bloodflow in pregnancies complicated by intrauterine growth retardation. Obstet Gynecol 69 (9):895
58 Leodolter S, Marhold W, Quittan G, Medl M (1989) Perinatale Doppler-Ultraschall-Diagnostik. Speculum 7(2):9
59 Leodolter S (1992) Indikation und Zeitpunkt des Doppler-Screenings. Gynäkol Geburtsh Rundsch 32:47
60 Leodolter S, Quittan G, Medl M, Bali Ch, Irsigler K (1992) Ist die vaginale Entbindung am Termin bei Schwangeren mit KH-STW-Störung anzustreben? Gynäkol Geburtsh Rundschau 32/3:80
61 Madjar H, Schillinger H, Hillemanns G (1986) Differenzierung von Mammakarzinomen durch CW-Doppler Ultraschall. Ultraschall in Med 7:183
62 Madjar H, Sauerbrei W, Münch S, Schillinger H (1991) Continous-wave and pulsed Doppler studies of the breast: Clinical results and effect of transducer frequency. Ultrasound Med Biol 17:31
63 Madjar H (1992) Breast examinations with continuous wave and color Doppler. Ultrasound Obstet Gynecol 2/3:215
64 Madjar H, Vetter M, Prömpeler HH et al (1992) Untersuchungen zur normalen Vaskularisation der weiblichen Brust durch Doppler-Ultraschall. Ultraschall in Med 13:171
65 Marhold W, Leodolter S (1989) Perinatale Doppler-Ultraschall-Diagnostik. Bücherei des Frauenarztes, Bd 32. Enke. Stuttgart
66 Marsal K, Lindblad A, Lingman G et al (1984) Blood flow in the fetal descending aorta: Intrinsic factors affecting fetal blood flow, i. e. fetal breathing movements and cardiac arrhythmia. Ultrasound Med Biol 10
67 Marsal K, Laurin J, Lindblad A, Lingman G (1987) Blood flow in the fetal descending aorta. Seminar in Perinatology 11(4):322
68 McCowan LM, Mullen BM, Ritchie K (1987) Umbilical artery flow velocity waveforms and the placental vascular bed. Am J Obstet Gynecol 157(4):900
69 McParland P, Pearce JM, Chamberlain GVP (1990) Doppler ultrasound in aspirin in recognition and prevention of pregnancy-induced hypertension. Lancet 335:1152
70 McParland P, Stell SA, Pearce JM (1990) The clinical implications of absent or reversed end-diastolic frequencies in umbilical artery flow velocity waveforms. Eur J Obstet Gynecol Repro Biol 37:15
71 Medl M, Leodolter S, Marhold W (1992) Zwei Fälle von diastolischem Rückfluß bei schwerer, früher IUGR. In Fendel H, Funk A, Jung H (Hrsg) Pränatale Dopplerdiagnostik 147. Steinkopf. Darmstadt
72 Merce LT, Garces D, Barco MJ, De la Fuente F (1992) Intraovarian Doppler velocimetry in ovulatory, dysovulatory and anovulatory cycles. Ultrasound Obstet Gynecol 2:197
73 Nicolaides KH, Bilardo CM, Soothill PW, Campbell S (1988) Absence of end-diastolic frequencies in the umbilical artery: A sign of fetal hypoxia and acidosis. Br Med J 297:1026
74 Nyberg DA, Laing FC, Filly RA et al (1987) Ectopic pregnancy: Diagnosis by sonography correlated with quantitive HCG levels. J Ultrasound Med 6:145
75 Osmers R, Volksen M, Schauer A (1990) Vaginal sonography for early detection of endometrial carcinoma. Lancet 1:1569
76 Peters-Engl Ch, Medl M, Leodolter S (1993) Changes in mammarian blood flow during the menstrual cycle. Blood flow and sexual steroids (Symposium) Vienna

77 Pines A, Fisman EZ, Levo Y et al (1991) The effects of hormone replacement therapy in normal postmenopausal women: Measurements of Doppler-derived parameters of aortic flow. Am J Obstet Gynecol 164:806

78 Pirhonen JP MD, Vuento MH MD et al (1993) Long term effects of hormone replacement therapy on the uterus and on uterine circulation. Am J Obstet Gynecol 168:620

79 Pourcelot L (1974) Applications cliniques de l'examen Doppler transcutanie. In Peronneau P (Hrsg) Velocimetric ultrasonor Doppler 34:625. Inserm. Paris

80 Ramos I, Fernadez LA, Morse SS et al (1988) Detection of neovascular signals in a 3 day walker rat by CW Doppler Ultrasound. Ultrasound Med Biol 14:123

81 Robertson WB, Brosens I, Dixon HG (1967) The pathological response of the vessels of the placenta to hypertensive pregnancies. J Pathol Bacteriol 93:581

82 Rotmensch S, Liberati M, Luo JS, Hobbins JC (1992) Monitoring of intravascular fetal transfusions with doppler velocity. Am J Obstet Gynecol 67(5):1314

83 Rottem S, Levit N, Thaler I et al (1990) Classification of ovarian lesions by high frequency transvaginal sonography. J Clin Ultrasound 18:359

84 Saling E (1966) Das Kind im Bereich der Geburtshilfe. Thieme. Stuttgart

85 Satomura A (1959) Study of flow patterns in peripheran arteries by ultrasonics. J Acoustical Soc Japan 15:151

86 Shimamoto K, Sakuma S, Tshigaki T, Makino N (1987) Intratumoral blood flow: Evaluation with colour Doppler echography. Radiology 165: 683

87 Sholtes M, Wladmiroff J (1989) Uterine and ovarian flow velocity waveforms in the normal menstrual cycle: A transvaginal Doppler study. Fertil Steril 52:981

88 Skodler WD, Philipp K, Paleisky N et al (1987) Measurements of uteroplacental bloodflow – early results using Doppler-ultrasound. Obstetric and Neonatal Blood Flow, Conference Proceedings Vol 2, 37. Biological Engineering Society

89 Sohn CH, Grischke EM, Wallwiener D et al (1992) Die sonographische Durchblutungsdiagnostik gut- und bösartiger Brusttumore. Geburtsh Frauenheilkd 52:397

90 Sohn CH, Stolz W, Grischke EM et al (1992) Die dopplersonographische Untersuchung von Mammatumoren mit Hilfe der Farbdopplersonographie, der Duplexsonographie und des CW-Dopplers. Zbl Gynäkol 249

91 Sohn CH, Meyberg G, Fournier DU, Bastert G (1993) Die Durchblutung maligner und benigner Tumoren des inneren Genitale. Geburtsh Frauenheilkd 53:395

92 Soothill PW, Nicolaides KH, Bilardo K et al (1986) Uteroplacental blood velocity resistance index and umbilical venous pO_2, pCO_2, pH. Lactate and Erythroblast-count in growthretarded fetuses. Fetal Therapy 1:176

93 Schaffer H, Staudach A, Lassmann R, Steiner H (1990) Doppleruntersuchung als Indikator zur operativen Entbindung. Geburtsh Frauenheilkd 50:404

94 Schmidt W, Rühle W, Braun W, Gnirs J (1988) Doppler-Flow-Untersuchungen (Duplex-Sonographie): Differentialdignostische Abklärung intrauteriner Wachstumsretardierung und unsicheres Schwangerschaftsalter. Geburtsh Frauenheilkd 48:512

95 Schmidt W, Graf von Ballestrem CL et al (1991) Pathologische Doppler-Flow-Befunde und kardiotokographische Ergebnisse. Geburtsh Frauenheilkd 51: 523

96 Schmidt W, Rühle W, Ertan AK et al (1991) Doppler-Sonographie – Perinatologische Daten bei Fällen mit enddiastolischem Block bzw. Reverse Flow. Geburtsh Frauenheilkd 51:288

97 Schneider KTM, Loos W (1989) 10 Jahre geburtshilfliche Dopplersonographie-Entwicklung und Perspektiven. Geburtsh Frauenheilkd 49:407

98 Schulman H, Fleischer RA, Stern W et al (1984) Umbilical velocity wave ratios in human pregnancy. Am J Obst Gynecol 148:985

99 Steer CV, Campbell S, Pampiglione JS et al (1990) Transvaginal colour flow imaging of the uterine arteries during the ovarian and menstrual cycles. Hum Reprod 5:391

100 Steiner H, Schaffer H, Lassmann R et al (1991) Validität von Dopplerbefunden in Hinblick auf das fetal Outcome. Gynäkol Geburtsh Rundsch 31:99

101 Stuart B, Drumm J, Fitzgerald DE et al (1980) Fetal blood velocity waveforms in normal pregnancy. Br J Obstet Gynaecol 87:780

102 Taylor KJW, Burns PN, Wells PNT et al (1985) Ultrasound Doppler flow studies of the ovarian and uterine arteries. Br J Obstet Gynaecol 92:240

103 Tekay A, Jouppila P (1992) Validity of pulsatility and resistance indices in classification of adnexal tumors with transvaginal color Doppler ultrasound. Ultrasound Obstet Gynecol 2:338

104 Trudinger BJ, Giles WB, Cook CM (1985) Uteroplacental blood flow velocity time waveforms in normal and complicated pregnancy. Br J Obstet Gynaecol 92:39

105 Trudinger BJ, Cook CM, Jones L et al (1986) A comparison of fetal heart rate monitoring and umbilical artery waveforms in the recognition of fetal compromise. Br J Obstet Gynaecol 93:71

106 Valensise H, Bezzeccheri V, Rizzo G et al (1993) Doppler velocimetry of the uterine artery as a screening test for gestational hypertension. Ultrasound Obstet Gynecol 3:18

107 Vetter K, Baumann H (1988) Die Doppler-Ultraschalluntersuchungen in der Geburtshilfe. Therapeut Umschau/45(10):708

108 Weiner CP MD (1990) The relationship between the umbilical artery systolic/diastolic ratio and umbilical blood gas measurements in specimens obtained by cordocentesis. Am J Obstet Gynecol 162(5):1198

109 Weiner Z, Thaler I, Beck D et al (1992) Differentiating malignant from benign ovarian tumors with transvaginal color flow imaging. Obstet Gynecol 79:159

110 Weiner Z, Beck D, Shteiner M et al (1993) Screening for ovarian cancer in women with breast cancer with transvaginal sonography and color flow imaging. J Ultrasound Med 12:387

111 Weiner Z, Back D, Rottem S et al (1993) Uterine ar-

tery flow velocity waveforms and color flow imaging in women with perimenopausal and postmenopausal bleeding: Correlation to endometrial histopathology. Acta Obstet Gynec 72:162

112 Weiner Z, Thaler I, Levron J et al (1993) Assessment of ovarian and uterine blood flow by transvaginal color Doppler in ovarian-stimulated women: Correlation with the number of follicles and steroid hormone levels. Fertil Steril 4:59

113 Wladimiroff JW, von Bel F (1987) Fetal and neonatal cerebral blood flow. Seminars in Perinatology 11: 335

114 De Ziegler D, Bessis R, Frydman R (1991) Vascular resistance of uterine arteries: Physiological effects of estradiol and progesterone. Fertil Steril 55:775

115 Zimmermann R, Eichhorn KH, Huch A, Huch R (1992) Doppler ultrasound examination of fetal renal arteries. Ultrasound Obstet Gynecol 420

XIX Tokolyse

Mit der Tokolyse kann die vorzeitige Wehentätigkeit (vorübergehend) unterbrochen werden. Damit können – falls keine feto-plazentare Pathologie vorhanden ist – die Überlebenschancen einer Frühgeburt durch Verlängerung der Tragzeit verbessert werden. – Der Umgang mit tokolytischen Substanzen verlangt Kenntnisse über die differenzierten pharmakokinetischen Eigenschaften der Betamimetika sowie eine adäquate Überwachung verschiedener fetaler und mütterlicher Parameter. Gefährliche mütterliche Komplikationen sind Myokard-Schäden und das interstitielle Lungenödem; fetale sind Myokardnekrosen und die postpartale Hypoglykämie.

XIX/1.

Die unverändert hohe *Frühgeburtenrate* – mit 60–80 % die wichtigste Ursache der perinatalen Mortalität – stellt nach wie vor ein *ungelöstes präventiv medizinisches und therapeutisches Problem* dar. Trotz der intensiven diagnostischen Bemühungen, Frühgeburtsbestrebungen rechtzeitig zu erkennen, und trotz der therapeutischen Anstrengungen, die vorzeitige Wehentätigkeit medikamentös zu hemmen, konnte die Frühgeburtenrate nicht oder nur unwesentlich gesenkt werden. – Die Frühgeburt hat allerdings verschiedene Ursachen. Deshalb ist es nur dann sinnvoll, die *vorzeitige Wehentätigkeit* medikamentös anzugehen, falls diese als *prioritäres Symptom* in Erscheinung tritt und keine zusätzliche mütterliche oder fetale Pathologie ersichtlich ist.

Die Chance, das Überleben Frühgeborener zu verbessern, kann daher nur genutzt werden, falls es gelingt, einerseits die Tragzeit durch medikamentöse Ruhigstellung der Uterusmuskulatur sinnvoll (s.o.) zu verlängern, und andererseits die neonatologische Intensivbetreuung weiter zu optimieren.

1. Kriterien einer therapiebedürftigen Uterusaktivität

1.1 Kontraktionen

Zahl und Intensität der Kontraktionen in der Schwangerschaft und deren Registrierung durch die Patientinnen sind großen individuellen Schwankungen unterworfen. Angaben über vermehrte und/oder schmerzhafte Kontraktionen sind daher mit der nötigen Vorsicht aufzunehmen und müssen mit der *Tokographie* objektiviert werden. Die *externe Tokographie* liefert dabei Daten über die Frequenz der Kontraktionen, weniger exakt über deren Intensität.

Tokographisches Korrelat der vorerst in der Gravidität völlig unkontrollierten, kleinflächigen Muskelkontraktionen sind die Alvarez-Wellen, die später in die großflächigeren, koordinierten und an Häufigkeit und Stärke zunehmenden Braxton-Hicks-Kontraktionen übergehen. – Die Zahl der *Schwangerschaftskontraktionen* steigt, abgesehen von einem Zwischengipfel um die 32. SSW, kontinuierlich an. Als 97er Perzentile, damit als Grenze vom Physiologischen zum Pathologischen, werden für die *33. SSW vier Kontraktionen*, für die *40. SSW sieben Kontraktionen pro Stunde* angegeben [28]. Die Uterusaktivität nimmt in den letzten 6 SSW von anfänglich 10 Montevideo-Einheiten auf 120 ME bis zur Geburt zu [27].

Der Geburtsbeginn zeichnet sich schließlich durch die nun voll koordinierte Aktivität – normales Wehenmuster vorausgesetzt – mit fundusnahem Erregungszentrum aus [29].

Eine *abnorme Kontraktionsfrequenz* in der Schwangerschaft muß jedoch nicht unbedingt mit einer drohenden Frühgeburt einhergehen. Aufgrund der herkömmlichen Tokographie lassen sich zervixwirksame Wehen nicht immer von denen ohne Effekt unterscheiden.

Allerdings konnten mit der von Spätling und Fallenstein 1992 [1] entwickelten Vierfachtokographie neue, offenbar überzeugende Ansätze zur Früherkennung sowie zur diagnostischen Abgrenzung geburtswirksamer Kontraktionen geliefert werden. Kontraktionen, die im oberen rechten Uterussegment beginnen, zeichnen sich als besonders geburtswirksam aus.

Die vorzeitige (und therapiebedürftige) Wehentätigkeit wird durch in Abständen von 10 Minuten aufeinander folgende Kontraktionen (mehr als 6 /Stunde) definiert, die auch zu einer Veränderung der Beschaffenheit der Zervix («Softening») und deren Verkürzung sowie zur Eröffnung des Muttermundes führen.

1.2 Beurteilung der Zervix

1.2.1 Klinische Beurteilung

Für die *klinische Beurteilung* der Zervix stehen folgende Parameter zur Verfügung: Länge, Konsistenz, Stellung gegenüber der Führungslinie, Muttermundweite und der Höhenstand des vorangehenden Teils. Diese Einzelaspekte können mittels des *«Bishop-Scores»* [2] *laufend verfolgt* und auf einem entsprechenden Befundblatt auch graphisch zur Darstellung gebracht werden (Tab. 144 [2]). Das Ausmaß der Zervixeröffnung und der Höhenstand des vorangehenden Teils sind dabei die relevanten Größen. Der subjektiven Interpretation sind allerdings keine Grenzen gesetzt.

Das Punktesystem erlaubt somit nur in gewissem Rahmen eine Beurteilung der «Geburtsreife» und damit eine verläßliche Vorhersage von echten Frühgeburtsbestrebungen. Geburtsreife ist dann erreicht, *falls das «Scoring» die Ziffer 8* erreicht und somit auch eine Geburtseinleitung mittels Blasensprengung Erfolg verspricht.

1.2.2 Sonographische Beurteilung

Zwischen der klinischen und sonographischen Beurteilung der Zervix bestehen deutliche Diskrepanzen. Im Unterschied zur Palpation ist die *sonographische Zervixlänge* durchschnittlich 1,0–1,5 cm länger und die Gegend des inneren Muttermundes besser zu beurteilen [3].

Für eine suffiziente Zervix wird eine sonographische Gesamtlänge von 3,0 cm angenommen. Im Längenbereich zwischen 3,0 und 2,5 cm sind engmaschige Kontrollen angezeigt und unter diesen Maßen bei Schwangerschaften vor der 28. SSW kommt ein Muttermundverschluß in Frage [4]. Die beginnende *Zervixinsuffizienz* imponiert in der vaginalen Sonographie jedoch nicht nur durch eine Längenabnahme der Zervix, sondern auch durch eine Verformung des unteren Uterinsegmentes im Sinne einer Trichterbildung mit beginnendem Fruchtblasenprolaps.

Obwohl die Vaginosonographie offenbar verläßlichere Resultate liefert als die rein klinische Beurteilung und jederzeit mit der abdominalen Sonographie ergänzt werden kann,

ist die nicht immer einfache Wertung gelegentlich zu sehr von der *subjektiven Interpretation und der Erfahrung des Untersuchers* abhängig.

Zudem ist bei der Befunderhebung auch die Parität mitzuberücksichtigen.

Tabelle 144: Pelvic-Score nach Bishop.

	Punkte
Muttermundsweite	
höchstens 1 cm	0
bis 2 cm	1
3–4 cm	2
mehr als 4 cm	3
Portiolänge	
zu 30 % verstrichen	0
Verkürzung um 40–50 %	1
Verkürzung um 60–70 %	2
Verkürzung um mehr als 80 %	3
Höhenstand des vorangehenden Teils	
3 cm über Interspinalebene	0
2 cm über Interspinalebene	1
Kopf eingetreten	2
weiteres Tiefertreten	3
Konsistenz der Portio	
derb	0
aufgelockert	1–2
Stellung der Portio	
sakral	0
mittel	1
in der Führungslinie	2

XIX/2.

2. Die Tokolyseformen und ihre Indikationen

Als wichtigste Indikationen sind zu nennen:

- Die Verlängerung der Tragzeit – wenn möglichst über Wochen –, im Idealfall bis zum Erreichen der kindlichen Reife (37. SSW).
- Die Unterbrechung der Wehentätigkeit über mindestens 48 Stunden, um während dieser Zeitspanne die Lungenreife medikamentös zu induzieren.
- Die «Notfalltokolyse» mittels Bolusinjektion als Möglichkeit der intrauterinen Reanimation.
- Die Uterusrelaxation bei der äußeren Wendung (s. unter Beckenendlage).

2.1 Die Langzeit-(prophylaktische) perorale Tokolyse ohne vorangegangene Wehentätigkeit

Die Indikationen zur *Langzeittokolyse mit peroraler Medikation,* evtl. beginnend mit *einer i. v.-Tokolyse* sind sehr mannigfaltig und die «guten per- XIX/2. sönlichen» Erfahrungen basieren größtenteils auf empirisch ermittelten Daten. Zahlreiche prospektiv randomisierte Vergleichsuntersuchungen haben jedoch den Nutzen einer prophylaktischen Tokolyse mit oralen Betamimetikagaben relativiert bzw. in Abrede gestellt [6, 10]. Trotzdem werden Tokolytika nach wie vor prophylaktisch verabreicht, obwohl sich dadurch die Frühgeburtenrate nicht verändern ließ und das Frühgeburtenproblem auf diese Weise sicherlich nicht gelöst werden kann.

Die *Blutspiegel* der verschiedenen, oral applizierten Betamimetika sind um ein Vielfaches niedriger als bei intravenöser Therapieform. Außerdem kommt es zwischen den einzelnen Gaben, je nach Zeitintervall, zu einem erheblichen Absinken des Spiegels, so daß auch bei genügend hoher peroraler Dosierung die Wirkung auf Frequenz und Intensität der Wehen in Frage gestellt wird.

Inwiefern die freizügige Verwendung von *Magnesium* als tokolytische Substanz oder zur Korrektur des Magnesiummangels in der Schwangerschaft zu dieser Problematik etwas beitragen kann, ist ebenfalls umstritten (s. unter 7.). Zuviele andere Faktoren sind bei der Auslösung von Frühgeburtsbestrebungen mitbeteiligt (Abb. 108 [6]). Immerhin glaubt man in diesem Zusammenhang an eine gewisse Beziehung zwischen Magnesiummangel und Frühgeburtsbestrebungen [5].

2.1.1 Operationen und Erkrankungen in graviditate – Mehrlingsschwangerschaften

Zervixcerclage und *Operationen am Uterus (Myomenukleationen)* sind die gängigsten Indikationen für eine prophylaktische Tokolyse. Uterusirritierende und damit kontraktionsfördernde Manipulationen werden mit einer i. v.-Tokolyse während des Eingriffs unterdrückt. Die i. v.-Applikation wird nach 24–48 Stunden – falls als notwendig erachtet (s. u.) – peroral fortgesetzt.

Da auch die prophylaktische Cerclage zunehmend in Mißkredit gekommen ist (ohne eindeutige Erfolgsquoten), ist es auch um die Indikation für eine «Begleittokolyse» stiller geworden. Möglicherweise verhält es sich anders nach einer Notfallcerclage (oder totalem Muttermundverschluß) bei echter Zervixinsuffizienz (Verlaufsbeobachtung auf Abb. 109 [7]).

Auch nicht mit dem Genitale in Verbindung stehende operative Eingriffe (meistens *Notfalloperationen:* Appendektomie u. a.) werden sehr oft mit Tokolytika «abgedeckt».

Uterusmißbildungen, Uterusmyome, die unbehandelt u. a. mit einer erhöhten Frühgeburtenfrequenz einhergehen, wie *Pyelonephritiden und Nephrolithiasis* als wehenfördernde Erkrankungen des ableitenden Harnwegsystems, sind neben der entsprechenden Behandlung der Grundkrankheit als weitere fakultative Indikationsbereiche für eine tokolytische Behandlung anzusehen.

Bei der *Placenta praevia-Blutung* kann die Ruhigstellung des unteren Eipols zur Verhinderung von

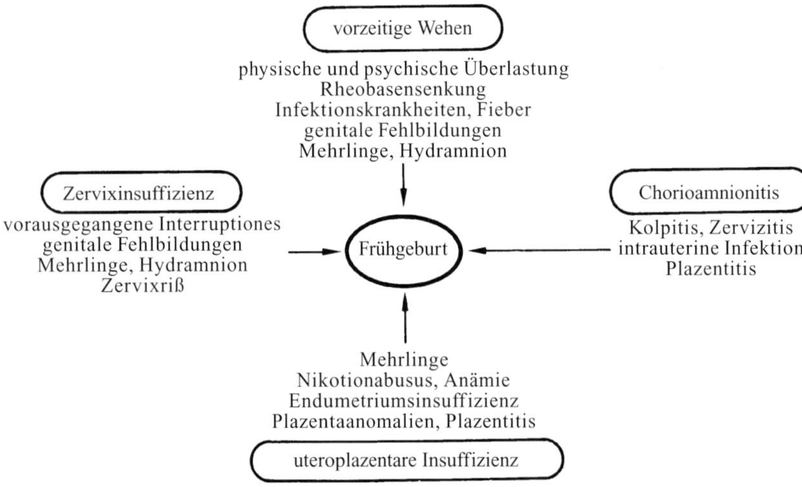

Abbildung 108: Klinisch bedeutsame Faktoren in der Pathogenese der Frühgeburt.

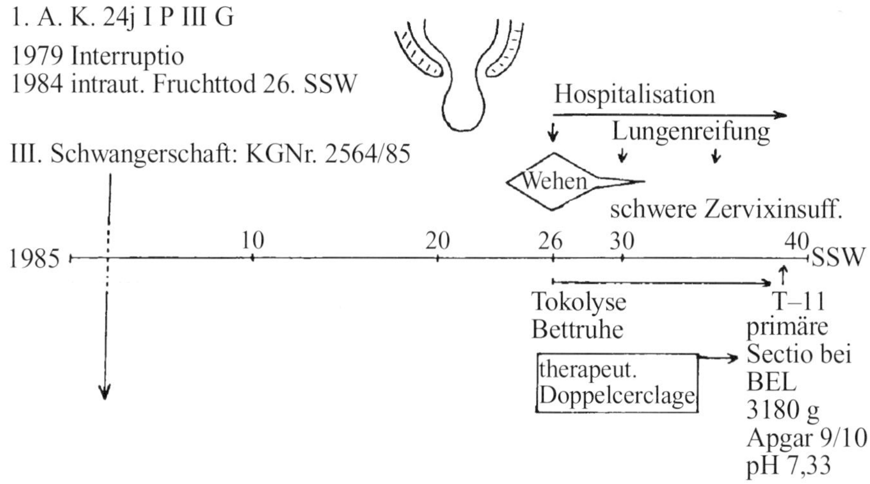

Abbildung 109: Verlaufsbeobachtung: Doppelcerclage und Tokolytika.

tangentialen Abschermechanismen mit Einrißblutungen nach primärer intravenöser Tokolytikaapplikation peroral weitergeführt werden. Infolge konträrer hämodynamischer Effekte ist bei starker Blutung jedoch auf Tokolytika zu verzichten.

Mehrlingsschwangerschaften fallen ebenfalls in den Indikationsbereich (mit und ohne Cerclage) der langfristigen Verabreichung von Betamimetika und/oder Magnesiumverbindungen. Eine Erfolgsbeurteilung der Tokolyse wird durch eventuelle Zusatzeingriffe (Cerclage), längerfristige Hospitalisationen u. a. erschwert bzw. verunmöglicht [8].

Da man den β_2-adrenergen Substanzen aber auch über die Steigerung des Herzminutenvolumens und die Verringerung des Strömungswiderstands eine Verbesserung der utero-plazentaren Funktion zuschreibt, wird ihre Anwendung auch bei *utero-plazentarer Insuffizienz* diskutiert [9].

So kontrovers, wie das therapeutische Vorgehen beim *vorzeitigen Blasensprung* (aktives versus abwartendes Verhalten) gehandhabt wird, werden in diesem Zusammenhang auch Tokolytika unterschiedlich eingesetzt.

Eine *Kontraindikation* stellt beim vorzeitigen Blasensprung jedenfalls ein bestehendes oder beginnendes Amnioninfektionssyndrom dar. Hingegen wird die Tokolytikagabe (i. v.-Tokolyse) über einen Zeitraum von etwa 48 Stunden, um das Einsetzen vorzeitiger Wehentätigkeit zu verhindern, von den meisten Geburtshelfern akzeptiert, um die fetale Lungenreife zu induzieren.

2.2 Kurzzeittokolyse (Notfalltokolyse, intrauterine Reanimation), Bolusinjektion

Im Gegensatz zur stark in Zweifel gezogenen Wirksamkeit einer Langzeittokolyse, hat die Bolusinjektion ihren klaren Indikationsbereich.

Die seit langem bekannte, kontinuierlich abnehmende Wirkung von Betamimetika bei längerer Verabreichung zur Unterdrückung der vorzeitigen Wehentätigkeit, die sog. *Tachyphylaxie*, wird mit einer Desensibilisierung bzw. Downregulation der β-Rezeptoren in Verbindung gebracht. Die *intermittierende Verabreichung* scheint nun einen vielversprechenden Ansatz zur Vermeidung dieses Phänomens zu sein.

Es ist sowohl mit einer höheren Effektivität wie auch mit einem geringeren Gesamtbedarf zu rechnen als bei der kontinuierlichen Verabreichung. Unerwünschte Nebenwirkungen lassen sich auf diese Weise reduzieren. Die Auswirkungen auf den Wasser- und Elektrolythaushalt sowie auf metabolische Veränderungen sind geringer.

XIX/2. Dosierung wie auch das Zeitintervall der zu verabreichenden Boli *(pulsatiles Therapieschema)* sind Gegenstand derzeitiger Untersuchungen.

Die bis anhin propagierte rasche Aufeinanderfolge der Boli im Abstand von 3 Minuten entspricht gemäß den damit erreichten Plasmakonzentrationen eher der herkömmlichen i. v.-Tokolyse. Mit bis auf 12–14 Minuten verlängerten Zeitintervallen und höheren Einzeldosen kann der Tachyphylaxie wahrscheinlich wirksamer begegnet werden. Entsprechende Erfahrungen sind bereits mit der intramuskulären Verabreichung von Ritodrin in Abständen von 2–4 Stunden gemacht worden [11].

2.2.1 Zervikale und/oder uterine Dystokie

Diese Wehenstörung setzt sich aus *folgenden Parametern* zusammen:

- Hyperintensität (exzessive Amplitude) > 50 mmHg
- Hyperkinetik (exzessive Frequenzen) > 4–10 Minuten
- Hyperaktivität (Produkt von 1 und 2) > 150–200 ME
- Hypertonie (erhöhter Basaltonus) > 12 mmHg
- Dyskoordination (Wechsel von Wehenform, Amplitude, Frequenz).

Die in solchen Situationen oft kompromittierte fetale Situation (Hypoxie, Azidose) wird durch die unter Betamimetika zu beobachtende Zunahme der uteroplazentaren Perfusion verbessert *(intrauterine Reanimation)*. Durch die Koordinierung einer pathologischen Wehentätigkeit kann zudem u. U. eine Verkürzung der Geburtsdauer erreicht werden.

Eine *Kombination mit Wehenmitteln* kann in ausgesuchten Fällen im Titrationsverfahren diskutiert werden, was auch unter Beibehaltung der Tokolyse (Verbesserung der utero- plazentaren Perfusion) zu einer ausgewogenen Wehentätigkeit führen kann (*Dystokolyse* [12]).

2.2.2 Geburtshilfliche Notfälle

Die Notfallmedikation vor einer dringlichen Sectio zur Überbrückung der Zeit zwischen Indikationsstellung und Operationsbeginn (z. B. drohende Uterusruptur) ist allgemein anerkannt. Die meisten Notfälle gehen mit einer fetalen Hypoxie/Azidose einher, und die Notfalltokolyse ist daher das Mittel der Wahl zur *intrauterinen Reanimation.*

Auch vor dem *Transport einer frühgeburtsgefährdeten Schwangeren* in eine Zentrumsklinik mit neonatologischer Intensivstation ist die Indikation für eine tokolytische Behandlung sorgfältig zu überprüfen und gegebenenfalls einzuleiten.

2.2.3 Kombinierte Tokolyse

Es ist keine Frage, daß zur *Optimierung des Prophylaxe- und Therapieeffektes* sowohl die perorale wie i. v.-Tokolyse ineinandergreifen müssen und sich teils überlappen. So ist es durchaus möglich, daß eine perorale Langzeittokolyse durch kurzfristige i. v.-Applikationen betamimetischer Substanzen ergänzt oder ersetzt werden muß.

3. Kontraindikationen

Die Kontraindikationen der Tokolyse mit Betamimetika können wie auf Tabelle 145 zusammengefaßt werden [13].

3.1 Absolute

3.1.1 Erkrankungen in graviditate

An erster Stelle stehen dabei die *Herzerkrankungen* der Schwangeren inklusive *Koronarerkrankungen.*

3.1.2 Erkrankungen e graviditate

Dazu gehört die bereits erwähnte schwere Blutung bei *Placenta praevia* mit Verstärkung eines eventuellen Schockzustandes (s. o.) und das *Amnioninfektionssyndrom mit oder ohne Blasensprung.*

3.2 Relative

Bei gut eingestelltem *Diabetes mellitus* und sorgfältiger Überwachung ist eine Tokolyse nicht kontraindiziert [31].

Als eine der Behandlungsmöglichkeiten bei einer «EPH-Gestose» und Blutdruckwerten unter 160/95 wird auch eine solche mit Betamimetika, am besten kombiniert mit Magnesium (Beeinflussung des Arteriolospasmus und der uterinen Wandspannung mit Verbesserung der uteroplazentaren Durchblutung), angesehen [14].

4. Tokolytische Substanzen – Wirkung und Nebenwirkung

4.1 Betasympathikomimetika

Zu den in Tabelle 146 [25] aufgeführten Substanzen ist zu bemerken, daß *Ritodrin* trotz gleicher Wirkung, aber im Vergleich mit den anderen Betamimetika offenbar mit mehr Nebeneffekten, immer noch das einzige von der FDA in den USA zugelassene Betamimetikum ist.

4.1.1 Wirkungsmechanismus

Betamimetika sind *Abkömmlinge des Adrenalins bzw. des Isoproterenols.*

Durch die Stimulation der β-Rezeptoren werden Methylierungsvorgänge in der Zellmembran ausgelöst, die die Ankoppelung des stimulierten β-Rezeptors an Adenylatzyklase und dadurch deren Aktivierung ermöglicht. Adenylatzyklase katalysiert in der Zelle die Überführung von ATP in zyklisches AMP. Mit der Anreicherung von cAMP nimmt das freie Kalzium ab und bewirkt so die *Erschlaffung.* Durch Hemmung des Einstroms von Kalzium in die Zelle kann die kalziumabhängige Intensität der Zellfunktion weiter gesenkt werden [15].

> Ziel der Tokolyse ist somit letztlich, das Kalzium aus der Zelle zu eliminieren.

β-Rezeptoren sind sowohl als β_1- und β_2-Rezeptoren ubiquitär im Organismus verteilt. Ihre relative Häufigkeit variiert in den einzelnen Effektor-Organen ganz erheblich.

Tabelle 145: Kontraindikationen der Tokolyse mit β-Mimetika.

Absolute Kontraindikationen	Relative Kontrainidikationen
– Herzvitien und -myopathien	– Herzvitien, -myopathien und Rhythmusstörungen nach Risikoabwägung
– pulmonale Hypertonie	
	– Hypertonie, Hypotonie
– Pneumonie, schwere Bronchitis	
– Niereninsuffizienz	
– akute febrile Pyelonephritis	– Vena cava-Kompressionssyndrom
– bestehende Hyperthyreose	
– entgleister Diabetes mellitus	– Diabetes mellitus
– Ileus	– Hypoglykämie
– Hyperkalzämie	– dystrophische Myotonie
– Glaukom	– Allergie gegen β-Stimulatoren
– Amnioninfektion	
– schwere Blutungen bei Placenta praevia	– vorzeitige Plazentalösung
	– vorzeitiger Blasensprung
	– schwere Plazentainsuffizienz
	– fetale Erkrankungen

Die wehenhemmende Eigenschaft der tokolytisch wirkenden Betamimetika basiert auf der β_2-Rezeptoren-stimulierenden Wirkung. Neben einem glykolytischen Effekt kommt es über die β_2-Rezeptoren zugleich zu exzitatorischen Wirkungen am Herzen. Die β_2-Selektivität ist jedoch nur relativ, so daß bei allen Pharmaka eine β_1-Restaktivität besteht. Über die β_1-Rezeptoren kommt es zu einer Zunahme der Herzleistung mit Steigerung der
XIX/4. Herzfrequenz, ferner zu einer Lipolyse und Relaxierung der glatten Muskulatur.

Eine ausschließlich β_2-adrenergische Wirkung auf den Uterus ist daher nicht möglich. Betarezeptoren (sowohl β_1 und β_2) anderer Organe werden mitstimuliert. Entsprechende Nebenwirkungen können so zur Einschränkung des Anwendungsbereiches führen.

4.1.2 Nebenwirkungen

4.1.2.1 Subjektive Nebenwirkungen

Unter β_2-Sympathikomimetika auftretende Nebenwirkungen sind vorwiegend Folge der β_1-Restaktivitäten. Als solche sind bekannt: Herzklopfen, Schweißausbrüche, Gesichtsrötung, Muskelzittern, Übelkeit, Kopfschmerzen und allgemeine Unruhe.

4.1.2.2 Kardiovaskuläre Nebenwirkungen

Generell gesehen zeigen kreislaufgesunde Schwangere keine bedrohlichen Negativeffekte; falls sie auftreten, sind sie dosisabhängig und reversibel.

- Die *Tachykardie* ist auf die positive Wirkung auf Inotropie und Chronotropie zurückzuführen
- Zur *Hypotonie* kommt es als Folge des Absinkens des mütterlichen arteriellen Mitteldruckes und peripherer Vasodilatation trotz steigendem Herzminutenvolumen.

Die Durchblutung der A. uterina steigt vor allem aufgrund des erniedrigten uterinen Widerstandes. Die feto-plazentare Durchblutung nimmt zu. Die fetale Sauerstoffversorgung verbessert sich. – Zu hohe Dosierungen können jedoch einen Konträreffekt zur Folge haben.

- *Herzrhythmusstörungen* treten vor allem als supraventrikuläre Extrasystolen in Kombination mit Halothan auf.
- *Myokardschädigunen* können als Folge von Nekrosen in den Muskelzellen auftreten. Diese Gefahr besteht vor allem bei Überdosierung und Langzeitfusionen.

Die Betamimetika bewirken eine Steigerung des Kalziumeinflusses in die Herzmuskelzelle. Dadurch wird die Aktivität der kalziumabhängigen ATP-asen stark erhöht. Es kommt zu einer übermäßigen ATP-Spaltung und einer Schädigung der Mitochondrien aufgrund des Defizits an energiereichen Phosphaten und schließlich zum Zellzerfall. Die Überladung der Myokardzellen mit Kalziumionen kann durch folgende Substanzen potenziert werden: Glukokortikoide, externes Kalzium sowie durch einen Kalium- bzw. Magnesiummangel (Kardioprotektion s. u.).

4.1.2.3 Pulmonale Nebenwirkungen

Bei intravenöser Tokolyse und unausgeglichener Flüssigkeitsbilanz und vor allem bei gleichzeitiger Kortikoidapplikation zur Förderung der fetalen Lungenreife kann ein *interstitielles Lungenödem* entstehen.

Betamimetika führen allein oder in Kombination mit Glukokortikoiden zu einer vermehrten Wasserretention. Es kommt zu einer Linksüberlastung und zur Stauung im kleinen Kreislauf. Eine restriktive Flüssigkeitszufuhr ist oberstes Gebot. Besonders gefährdet sind Schwangere mit einer «EPH-Gestose» und zusätzlicher Wasserretention sowie Mehrlingsschwangerschaften mit einem um 20–30 % erhöhten Blutvolumen gegenüber Einlingsschwangerschaften.

Tabelle 146: Eigenschaften und Dosierung einiger gebräuchlicher Tokolytika.

Generic name	Handelsname	Halbwertzeit	Parenterale Resorption	Dosierung oral mg/Tag	i. v. µg/min	Bolus im Notfall µg i. v.
Fenoterol	Partusisten	kurz	40%	20–30	1–5	10(–25)
Ritodrin	Pre-Par	kurz		40–80	150–250	
Hexoprenalin	Gynipral	länger	5 %	3–4	0,1–0,3	1–10
Clenbuterol*	Spiropent	lang	100 %	0,04–0,08	–	–

* Zur Zeit nur als Broncholytikum zugelassen

4.1.2.4 Einfluß auf den Kohlehydrat- und Fettstoffwechsel

Als Folge der *Glykogenolyse* (Spaltung von Muskelglykogen bei Mutter und Fetus) kommt es zu einem Anstieg von Laktat, Pyruvat und des Blutzuckerspiegels mit nachfolgender Insulinausschüttung. Eine *diabetische Stoffwechsellage* kann daher vorübergehend außer Kontrolle geraten.

Die durch β_2-Adrenergika ausgelöste *Lipolyse* führt zu einem Anstieg der freien Fettsäuren und freiem Glyzerin.

Beide Mechanismen können bei einer Infusionstherapie zu einer mütterlichen und fetalen *metabolischen Azidose* führen.

4.1.2.5 Elektrolytveränderungen

Im Vordergrund steht die *Hypokaliämie,* während die Konzentrationen von Natrium, Kalzium und Chloriden nicht signifikant verändert werden.

4.1.2.6 Einfluß auf biochemische Plazentaparameter

Die Ausscheidung der Gesamtöstrogene kann durch Betamimetika negativ beeinflußt werden. – Serum-HPL wird hingegen kaum beeinflußt.

Die DHEA-Sulfatproduktion (Vorstufe zur Östriolsynthese) wird durch Tokolytika erniedrigt. Dazu kommt es durch den antidiuretischen Effekt der Betamimetika zu falsch pathologischen Östriolwerten im Urin.

4.1.2.7 Fetale Nebenwirkungen

Auch beim Feten kommt es zu kardiovaskulären Nebenwirkungen, wobei die *nekrogene Potenz* der Betamimetika neben der fetalen Tachykardie im Vordergrund steht. Die durch Betamimetika bedingte Toxizität scheint ebenfalls über den Mechanismus des vermehrten Kalziumzustroms zur Myokardzelle mit Übererregbarkeit und Zellnekrose zu laufen [21].

Infolge Erschöpfung der kindlichen Glykogendepots besteht während des ersten postpartalen Stunden die Gefahr einer *Hypoglykämie.* Deshalb sind die Serum-Glukosespiegel des Neugeborenen bis zum Erreichen der Normwerte zu überprüfen.

Trotzdem kann unter tokolytischer Behandlung häufig auf eine Betamethason-Applikation zur fetalen Lungenreifung nicht verzichtet werden (s. unter 4.1.2.3).

Möglicherweise läuft die *Surfactantbildung unter Langzeittokolyse verzögert* ab [32]. XIX/4.

4.1.2.8 Konsequenzen

Wirkung und Nebenwirkung begrenzen den Einsatzbereich betamimetischer Substanzen.

Zahllose Publikationen und prospektive Studien sind Ausdruck davon [Überblick unter 22].

4.2 Zusatz-, Begleit- oder Kombinationsmedikation

4.2.1 Kardioprotektive Zusatztherapie

Die mannigfaltigen durch Betamimetika hervorgerufenen kardialen Nebenwirkungen implizieren eine wirksame Kardioprotektion. Dafür stehen Kalziumantagonisten und Betablocker zur Verfügung.

4.2.1.1 Kalziumantagonisten

- *Magnesium* ist ein physiologischer Kalzium-Antagonist und ein Aktivator zahlreicher Enzymsysteme. Magnesium wird daher vor allem als *Zusatzmedikation* zu Betamimetika empfohlen, kommt aufgrund der *tokolytischen Eigenwirkung* jedoch auch separat zur Anwendung. Bei einer Zusatztherapie werden signifikant geringere Dosen Betamimetika benötigt, was wiederum das Nebenwirkungsrisiko vermindert. – Für einen Magnesiumzusatz spricht nicht zuletzt auch die Tatsache, daß mit einer laufenden Abnahme des Magnesiumspiegels in der Schwangerschaft zu rechnen ist.
- Eine Kombinationstherapie mit *Verapamil* wird heute nicht mehr empfohlen, obwohl sich damit die Kalziumüberladung des Myokards zumindest theoretisch verhindern läßt. Der kardioprotektive Wert wurde bereits 1980 in Zweifel gezogen [16]. Höhere Dosierungen führen in Kombination mit Betamimetika zu einer massiven peripheren Vasodilatation mit Blutdruckabfall sowie zu einer Einschränkung von Nierenfunktion und Reduktion der uteroplazentaren Durchblutung [23]. Dadurch ist auch der Fetus potentiell gefährdet [17].

4.2.1.2 β_1-Blocker

Klinische und experimentelle Untersuchungen liegen mit Metoprolol in der Kombination mit Betamimetika schon seit längerer Zeit vor [18, 19]. Damit wird die unerwünschte und für die Patientin stark belastende, positiv inotrope und chronotrope
XIX/4. Wirkung der Betamimetika günstig beeinflußt. Die anfänglich geäußerten Vorbehalte (fetale Wachstumsretardierung, Bradykardie, Atemdepression, Hypoglykämie) dürften heute fallen gelassen werden. Der antidiuretische Effekt der Betamimetika läßt sich ebenfalls deutlich reduzieren und damit die Gefahr eines Lungenödems vermindern. Die tokolytische Potenz geht durch den Betablocker nicht verloren.

> Als Zusatztherapie werden folgende Dosierungen empfohlen: Metoprolol (Beloc, Lopresor): 6 mg/h = 150 mg/24 h i. v., anschließend 300 mg tägl. peroral [18].

4.2.1.3 Kaliumsubstitution

Bei dem unter Tokolyse konstanten Abfall des Serum-Kaliums scheint es sinnvoll, den Infusionen *prophylaktisch* Kalium beizugeben, im Sinne einer erweiterten Kardioprotektion (s. o.), obwohl es sich primär nur um eine stoffwechselbedingte Verschiebung vom extrazellulären in den intrazellulären Raum handelt. – Jedenfalls ist eine Substitution bei *Ausgangswerten unter 3,2 mVal/l* notwendig.

> Dosierungsrichtlinien: am 1. Infusionstag max. 100 mmol, am 2. Tag max. 40 mmol, am 3. Tag im allgemeinen Stopp (Serum-Werte!).

Der maximale Abfall des Serumspiegels auf etwa 0,6–1,5 mEq gegenüber den Ausgangswerten ist in etwa 2–3 Stunden nach Beginn der Therapie beendet. Die Rückkehr zu normalen Serumkonzentrationen erfolgt im allgemeinen nach etwa 10–20 Stunden nach Infusionsbeginn [22].

4.2.2 Betamimetika und Kortikosteroide

Diese Kombination kommt bei Frühgeburtsbestrebungen zwischen der 26. SSW und 34. SSW zur Anwendung. Die meisten Lungenödeme sind als Folge dieser Kombinationstherapie aufgetreten (Cave: unausgewogene Flüssigkeitsbilanzierung!).

Das durch die Betamimetika vermehrt freigesetzte Adiuretin führt zur verminderten Diurese und zusammen mit übermäßig zugeführter Infusionsflüssigkeit zu einem erhöhten Plasmavolumen. Dies wiederum steigert den hydrostatischen Druck in der Lunge mit Ödembildung im Interstitium (s. o.).

Auf die Kortikosteroidgabe läßt sich allerdings als wirksamste Maßnahme zur *Lungenreifeinduktion* nicht verzichten. Der vorzeitige Blasensprung stellt keine Kontraindikation dar, sofern kein Amnioninfektionssyndrom vorliegt.

> Dosierung der Kortikosteroide: Celestone® (Betamethason phosphoric dinatricum) 12 mg (i. v. oder i. m.) beim Eintritt zusammen mit Tokolysebeginn. Dosis wiederholen nach 12 bzw. 24 Stunden. Weiteres Vorgehen je nach Situation.

Aufgrund der Resultate einer Multicenterstudie kann auch mit einer pränatalen Gabe von Ambroxol eine Senkung der Frequenz und Schwere des kindlichen Atemnotsyndroms erreicht werden, die jener nach Betamethason-Therapie entspricht [24].

Die tierexperimentellen Arbeiten ließen dabei sowohl einen stimulierenden Effekt auf die Surfactant-Bildung wie auch auf die Surfactant-Sekretion erkennen. Da jedoch unter Ambroxol generell weniger gravierende Nebenwirkungen beschrieben werden, bestehen hierdurch bei gleicher Wirksamkeit offenbar *Vorteile gegenüber der Betamethasonbehandlung* [24]. Die längere Applikationsdauer des Ambroxol sollte jedoch bei der Indikationsstellung mitbedacht werden.

> Therapiealternative: Mucosolvon® (Ambroxol) 1000 mg/500 ml Glukose 5 %/120 Minuten. Tägliche Wiederholung während 5 Tagen.

4.2.3 Vitamine und Betamimetika

Viele Vitaminpräparate enthalten Vitamin D und Kalzium. Diese beide Substanzen können besonders bei Kalium- und Magnesiummangel in Verbindung mit Betamimetika, wie im Tierversuch bei hoher Dosierung nachgewiesen, zu elektiven Herzmuskelnekrosen führen. Deshalb sollten Präparate, die Vitamin D und Kalzium enthalten, nicht mit Betamimetika kombiniert werden [25]!

5. Untersuchungsmaßnahmen bei intravenöser Tokolyse

Wegen allfälliger mütterlicher und fetaler kardiovaskulärer Nebenwirkungen vor allem unter i. v.-Tokolyse ist eine sorgfältige Überwachung unerläßlich.

5.1 Gezielte Anamnese

- Hypertonie? (Betamimetika sind kontraindiziert bei BD über 160/95 mmHg)
- «Herzjagen» (Paroxysmale Tachykardie?)
- Herzfehler? (Dyspnoe: in Ruhe und/oder Anstrengung)
- Diabetes mellitus?

5.2 Untersuchungen

5.2.1 Vor Beginn der Tokolyse

- Genaue Herzauskultation und BD-Kontrolle
- EKG
- Laboruntersuchungen: Elektrolyte (Kalium, Kalzium, Magnesium), Harnstoff, Kreatinin, Blutzucker, Enzyme (SGOT, SGPT, CPK, HBDH [myokardspezifisch])

5.2.2 Untersuchungen nach 24–48 Stunden

- EKG
- Kalium und Enzyme (wie oben)

5.2.3 Spätere Untersuchungen

- EKG nach Abschluß der Behandlung (evtl. alle 3–4 Tage?)
- Enzyme, Kalium evtl. täglich resp. nach Abschluß der Behandlung

5.2.4 Mögliche EKG-Veränderungen unter Dauerbehandlung mit einem β-Rezeptorenstimulator

Grundsätzlich sind Ischämiezeichen zu erwarten, die sich im EKG in der Repolarisationsphase zeigen: ST-Strecken (ziemlich spezifisch) und/oder T-Wellen (oft unspezifisch).

Neben Ischämiezeichen treten oft auch Arrhythmien auf. Zur Beurteilung eignen sich am ehesten die Ableitungen I, II, aVL, V_3–V_6.

T-Welle: Diese ist im Prinzip gleich gerichtet wie die dazugehörige R-Zacke, in den erwähnten Ableitungen also meist nach oben. Bei deutlich positivem Ausschlag der R-Zacke muß ein deutlich negativer Ausschlag der T-Welle als abnorm betrachtet werden.

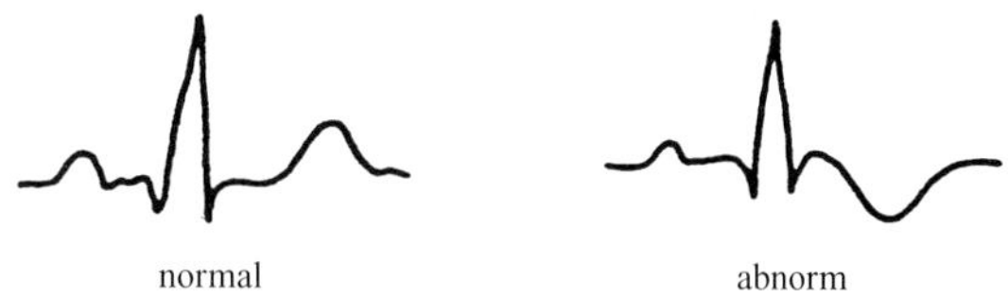

St-Strecken: Diese verlaufen normalerweise horizontal auf der isoelektrischen Linie (= kurze Strecke zwischen P-Ende und QRS-Beginn) oder kreuzen diese von links unten nach rechts oben, verlaufen also leicht ansteigend nach anfänglich leichter Senkung.

Eine horizontal verlaufende, gesenkte ST-Strecke (mehr als 1 mm = 0,1 mV gesenkt) bedeutet wahrscheinlich Ischämie. Eine absteigend gesenkte ST-Strecke beweist die Ischämie fast sicher.

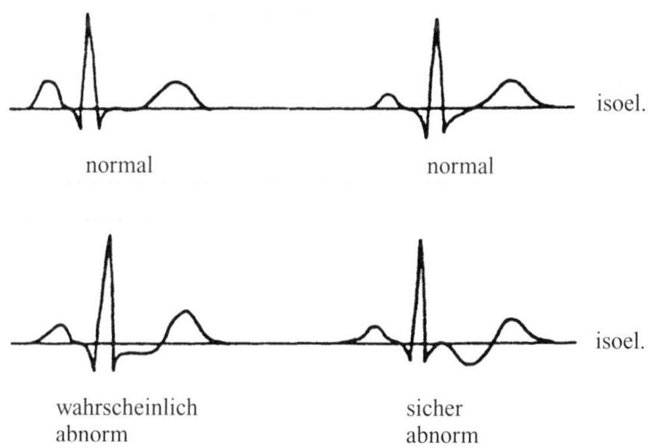

XIX/5.

6. Therapieschemata

6.1 Intravenöse Zufuhr von Betamimetika

Unter intravenöser Therapie können verschiedene
XIX/6. Applikationsarten verstanden werden:

- *Einmalige Bolusinjektion (Akut-Tokolyse).* Wir verstehen darunter die Notfallapplikation bei *akuten fetalen Warnzeichen und/oder schwerer Dystokie.* Geburtshilfliche Situationen sind: *Nabelschnurvorfall, Armvorfall, Querlage, drohende Uterusruptur, Inversio uteri.* Mit der Bolusinjektion sollen weitere Kontraktionen bis zu der in den meisten Fällen anstehenden Notfallsectio vermieden werden.

> *Technik:* z. B. 0,05 mg Partusisten® (1 ml) und 4 ml 5 %ige Glucoselösung in Spritze aufziehen, langsam i. v. (eventuell nachspritzen), bis sich die kindliche Herzfrequenz normalisiert hat oder bis zur Sectio. Cave: Seitenlagerung (Vena cava-Syndrom!), Kreislaufüberwachung.

- *Mehrmalige Bolusinjektionen* («pulsatile» Verabreichung), mit initial rascher Aufeinanderfolge der Boli in Abständen von 3 Minuten. Plasmakonzentrationsmessungen entsprechen auf diese Weise den Blutspiegeln, die bei der herkömmlichen Tokolyse üblich sind.
- Bolusinjektionen tokolytischer Substanzen in variablen zeitlichen Intervallen (12–14 Minuten) und variablen Dosen mittels spezieller Spritzenpumpen (*«Bolustokolyse», «intermittierende» Verabreichung).* Damit könnte der Vorgang der Tachyphylaxie wahrscheinlich am besten unterbrochen werden [11].
- *Herkömmliche intravenöse Tokolyse* (Dosisadaptierte Dauerinfusion tokolytischer Substanzen mittels Infusions- oder Spritzenpumpe).

Generelle Dosierungsrichtlinien: Die Einleitung der Tokolyse kann in einer mittleren Dosierung mit entsprechender Dosiskorrektur nach oben und nach unten erfolgen oder aber in niedrigster Dosierung mit entsprechender Steigerungsmöglichkeit. Die als oberste Grenze angegebene Dosis für das jeweilige Tokolytikum sollte nicht überschritten werden (Cave: Anstieg der mütterlichen Herzfrequenz um mehr als 50 % bzw. Abfall des systolischen Blutdrucks um mehr als 10–20 mm/Hg).

Beispiele mit verschiedenen Tokolytika und mit den damit zu erreichenden Dosierungen (Tab. 147a, b):

Tabelle 147a: Dosierung der gebräuchlichsten Betamimetika bei intravenöser Zufuhr mittels *Infusionspumpe.*

Fenoterol (Partusisten®)
Infusionspumpe: 460 ml Trägerlösung + 4 Amp. zu je 10ml à 0,5 mg Partusisten = 2 mg Partusisten im 500 ml Lösg. = 4 µg Partusisten/ ml Lösg.

µg	Trpf./min	ml/h	ml/24 h
1	5	15	360
2	10	30	720
3	15	45	1080
4	20	60	1440

Ritodrine (Pre-Par®)
Infusionspumpe: 480 ml Trägerlösung + 4 Amp. zu je 5 ml à 50 mg Pre-Par = 200 mg Pre-Par in 500 ml Lösg. = 400 µg Pre-Par/ml Lösg.

µg	Trpf./min	ml/h	ml/24 h
60	3	9	216
100	5	15	360
200	10	30	720
300	15	45	1080
400	20	60	1440

Hexoprenalin (Gynipral®)
Infusionspumpe: 440 ml Trägerlösung + 6 Amp. zu je 10 ml à 25 µg Gynipral = 150 µg Gynipral in 500 ml Lösg. = 0,3 µg Gynipral in 1 ml Lösung

µg	Trpf./min	ml/h	ml/24 h
0,07	5	15	360
0,15	10	30	720
0,23	15	45	1080
0,30	20	60	1440

Tabelle 147b: Dosierung der gebräuchlichsten Betamimetika bei intravenöser Zufuhr mittels *Spritzenpumpe*.

*Fenoterol (Partusisten®)**
Spritzenpumpe: 10 ml NaCl-Lösg. + 4 Amp. zu je 10 ml à 0,5 mg Partusisten = 2 mg Partusisten in 50 ml Lösg. = 40 µg Lösg.

µg	ml/min	ml/h	ml/24 h
0,8	0,02	1,2	28,8
2,0	0,05	3,0	72,0
4,0	0,10	6,0	144,0

* Dosierungsempfehlung [34]: 0,5–3,0 µg/min (max. 4 µg/min).

Ritodrine (Pre-Par®)
Spritzenpumpe: 30 ml NaCl-Lösg. + 4 Amp. zu je 5 ml à 50 mg Pre-Par = 200 mg Pre-Par in 50 ml Lösg. = 4 mg Pre-Par/ml Lösg.

µg	ml/min	ml/h	ml/24 h
80	0,02	1,2	28,8
200	0,05	3,0	72,0
400	0,10	6,0	144,0

Hexoprenalin (Gynipral®)
Spritzenpumpe: 20 ml NaCl + 3 Amp. zu je 10 ml à 25µg Gynipral = 75 µg Gynipral in 50 ml Lösg. = 1,5 µg in 1 ml Lösg.

µg	ml/min	ml/h	ml/24 h
0,08	0,05	3	72
0,15	0,10	6	144
0,30	0,20	12	288

– *Übergang auf perorale Tokolyse:*

Beispiel: 1 Std. vor Beendigung der i. v.-Tokolyse Beginn mit der ersten Tabl. Partusisten (überlappend). Anschließend 4–8 Tabl. à 5 mg Partusisten/tägl.(= 20–40 mg/tägl.). Reduktion der Dosis je nach tokolytischem Effekt.

6.2 Flüssigkeitszufuhr, Infusionsmenge

Zur exakten Bilanzierung hat die Applikation der Betamimetika mittels Spritzen- oder Infusionspumpen zu erfolgen. – Die übermäßige Flüssigkeitszufuhr ist zusammen mit Tokolytika und Betamethason die Hauptursache für die schwerste Komplikation, die des Lungenödems.

Als Richtlinien gelten: Intravenöse Zufuhr mit Obergrenze bei 1000 ml/tägl.; orale Flüssigkeitszufuhr etwa 1000 ml/24 Stunden.

7. Tokolyse mit Magnesium

XIX/7.

Überblickt man die umfangreiche Literatur der letzten Jahre [22], wird Magnesiumsulfat ebenfalls als *eigenständiges Tokolytikum* eingesetzt, sei es auch nur nach fehlgeschlagenem Versuch mit einem Betamimetikum. – Allerdings wird die *tokolytische Wirkung* vor allem im Vergleich mit Ritodrin nicht einheitlich beurteilt [26]. Jedenfalls liegen die eindeutigen *Vorteile bei den geringen Nebeneffekten* ohne Beeinträchtigung der uteroplazentaren Durchblutung (auch bei höherer Dosierung). Die unter Magnesiuminfusionen gelegentlich zu beobachtende Vasodilatation mit leichtem Blutdruckabfall und Flushsymptomatik ist, wie die abführende Wirkung, zu vernachlässigen.

Therapieschema [35 u. a.]:
40 ml Magnesiumsulfat 33 % (= 13,2 g $MgSO4$ = 54 mmol Mg^{++}) in 1000 ml Dextrose 5 % i.v. Beginn mit 20–25 Tr./Min.
Erhaltungsdosis: 15–20 Tr./Min.
Mittlere Dosierung: 1 g Magnesiumsulfat pro Stunde
oder: 100 ml Magnesiumsulfat 10 % (= 10 g $MgSO_4$) in 250 ml Infusion.
Mittlere Dosierung: 10 Tr./Min. = 1,2 g $MgSO_4$/Std.
Kontrolle des Kalzium- und Magnesiumserumspiegels täglich.
Untere Grenzwerte: Kalzium 2,1 mmol/l, Magnesium 1,5 mmol/l.
Perorale Magnesiumtherapie: Magnesiumhydrogenaspartat
20 mmol Mg^{++} /Tag (z. B. Mg 5-Longoral®): 4 mal 1 Tabl. oder Mg 5-Granoral®: 2 mal 1 Sachet/ tägl.

Die *orale Verabreichung von Magnesiumpräparaten ist in der Schwangerschaft weit verbreitet.* Die vielfach beschriebene Abnahme des Magnesiumplasmaspiegels in der Schwangerschaft stellt einen offenbar noch ungeklärten, jedoch physiologischen Prozeß dar und ist nicht einem eigentlichen Magnesiummangel gleichzusetzen [33]. Ein Zusammenhang zwischen einer Hypomagnesiämie (< 0,66 mmol/l) und vorzeitiger Wehentätigkeit ist jedenfalls nicht erwiesen. Dennoch wird Magnesium vielerorts großzügig oder sogar generell in der Schwangerschaft eingesetzt. Die orale Verabreichung scheint zumindest im Anschluß an eine intravenöse Magnesiumbehandlung oder zur Wirkungsverstärkung und Kardioprotektion bei der Tokolyse mit intravenösen Betamimetika sinnvoll zu sein.

7.1 Perorale Behandlung

Über den Langzeiteffekt bzw. Nutzen einer peroralen Langzeitbehandlung (bis zur 37. SSW) sind die Meinungen geteilt. Mehrheitlich wird ein solcher heute bestritten [13]. Dosierungsbeispiel s. o.

XIX/8.

7.2 Abschließende Beurteilung

Die Tokolyse, als unentbehrliches Notfallinstrumentarium, verlangt neben den Kenntnissen über die differenzierten Wirkungen und Nebenwirkungen, solche über die verschiedenen Indikationsbereiche und Applikationsformen.

8. Tokolyse mit Prostaglandinsynthetasehemmer

Indomethacin (Indocin) ist das am meisten verwendete Präparat und zusammen mit Naxopren und Fenoprofen wirksamer als Aspirin. Die Plasma-Prostaglandin-Spiegel können damit wirksam gesenkt werden. Während die mütterlichen Nebenwirkungen gering sind und die unter hochdosierter Aspirinmedikation bekannten, vermehrten peripartalen Blutungen nicht beobachtet wurden, richtet sich das Hauptaugenmerk auf die potentielle Gefahr des *vorzeitigen Verschlusses des Ductus Botalli* beim Feten und Neugeborenen. Indomethacin wird deshalb auch zur Behandlung eines persistierenden offenen Ductus Botalli beim Frühgeborenen eingesetzt. Nach Besinger und Niebyl 1990 [22] sind die meisten der Berichte über die Prostaglandinsynthetasehemmer als Tokolytika jedoch heute eher von «anekdotischem» Wert.

Literaturhinweise

1 Spätling L, Fallenstein F (1992) Bolustokolyse in Theorie und Praxis. Vortrag. Bochum

2 Bishop EH (1964) Elective induction of labor. Obstet Gynecol 24:266

3 Klug PW, Mayer HGK, Staudach A (1988) Die sonographische und palpatorische Beurteilung des zervikalen Verschlußapparates. Geburtsh Frauenheilkd 48:143

4 Degenhardt F (1992) Vaginosonographie im II.und III. Trimenon. In Merz E (Hrsg) Vaginosonographie. Enke. Stuttgart S 101

5 Spätling L (1981) Orale Magnesiumzusatztherapie bei vorzeitiger Wehentätigkeit. Geburtsh Frauenheilkd 37:207

6 Husslein P (1990) Kritische Überlegungen zur Anwendung der Betamimetika bei drohender Frühgeburt. Speculum. Schering. Wien

7 Hochuli E, Vogt HP (1987) Die «Doppelcerclage». Geburtsh Frauenheilkd 47:537

8 Künsch U, Hochuli E (1984) Cerclage und Tokolyse bei Zwillingsgraviditäten. Geburtsh Frauenheilkd 44:249

9 Knörr K, Knörr-Gärtner H, Beller FK, Lauritzen C (1989) Wehenhemmung – Tokolyse. In Geburtshilfe und Gynäkologie (Hrsg) Springer. Berlin-Heidelberg-New York S 269

10 Grospietsch G (1993) Betamimetika-Tokolyse und vermeidbare Komplikationen. Fortbildung. Zürich

11 Schneider H (1992) Bolustokolyse in Theorie und Praxis. Referat. Bochum

12 Hochuli E (1985) Geburtshilfe, Gynäkologie und Grenzgebiete. Huber. Bern-Stuttgart-Toronto S 278

13 Grospietsch G, Jung H, Kubli F et al. Entwurf des Berichts der Standardkomission «Tokolyse» (unveröffentlicht)

14 Conradt A, Weidinger H, Algayer H (1983) Die Bedeutung von Betamimetika und Magnesium für den Schwangerschaftsausgang II: Zur Rolle des Magnesiums bei der Entstehung der Gestose und fetalen Hypotrophie. Z Geburtsh Perinat 187:264

15 Lundgren B, Hedberg A, Mattson H (1983) Zum Einfluß selektiver und nicht-selektiver Beta-Blockade auf die Wirkung selektiver Beta 2-Agonisten am Herzen und am Uterus in vitro. In Irmer M, Weidinger H (Hrsg) Neuere Aspekte zur Betablockade und Tokolyse. Beltz. Weinheim

16 Strigl R, Pfeiffer U, Erhardt W, Blümel G (1980) Bietet der Kalziumantagonist Verapamil bei der Tokolyse mit Beta-Sympathikomimetika den erwarteten Schutz vor Myocardschäden? Geburtsh Frauenheilkd 40:500

17 Carstensen MH, Goeckenjan G, Meger CH, Müntefing H (1983) Tokolyse mit β-Sympathikomimetika allein oder in Kombination mit dem Kalziumantagonisten Verapamil? Geburtsh Frauenheilkd 43:481

18 Irmer H (1980) Tokolyse. Gefahren-Nutzen? Fortbildung. Freiburg

19 Wischnik A, Mendler N, Schroll A et al (1982) Das kardiale Risiko bei Tokolyse und Möglichkeiten zu dessen Antagonisierung. II. Mitteilung: Kardioprotektion durch Magnesiumsubstitution. Geburtsh Frauenheilkd 42:537

20 Huch A, Benz J (1993) Checkliste Geburtshilfe. Thieme. Stuttgart-New York S 239
21 Katz L, Seeds JW (1989) Fetal and neonatal cardiovascular complications from β-sympathomimetic therapy for tocolysis. Am J Obstet Gynecol 161:1
22 Besinger RE, Niebyl JR (1990) The safety and efficacy of tocolytic agents for the treatment of preterm labor. Obstet Gynecol Surv 45:415
23 Schlaginhaufen G, Keller B (1987) Vergiftungen mit Verapamil. Schweiz Rundschau Med (Praxis) 76:199
24 Wolff F, Ponnath H, Wiest W (1987) Induktion der fetalen Lungenreifung durch Ambroxol und Betamethason. Geburtsh Frauenheilkd 47:19
25 Berg D (1988) Schwangerschaftsberatung und Perinatologie. Thieme. Stuttgart-New York S 335
26 Passweg J (1991) Magnesium. pharma-kritik 13:53
27 Junge HD (1990) Überwachung und Behandlung der Schwangerschaft am Geburtstermin und bei Terminüberschreitung. In Wulf KH, Schmidt-Matthiesen H (Hrsg) Klinik der Frauenheilkunde und Geburtshilfe. Bd 7/1. Urban & Schwarzenberg. München-Wien-Baltimore S 143
28 Zahn V (1982) Formen der uterinen Kontraktionen in der Schwangerschaft und klinische Konsequenzen. In Dudenhausen JW, Saling E (Hrsg) Perinatale Medizin. Bd IX. Thieme. Stuttgart-New York
29 Caldeyro-Barcia R, Poseiro JJ (1960) Physiology of the uterine contraction. Clin Obstet Gynecol 3:386
30 Leodolter S, Müller-Tyl E, Phillip K et al (1979) Der Einfluß von Ritodrine-HCL (Prepar R), Bunitrolol (Stresson R) und Oxytocin (Syntocinon R) auf die utero-plazentare Perfusion. Z Geburtsh Perinat 183:111
31 Leodolter S, Baali Ch, Fuchs G et al (1984) Acute tocolysis in diabetic pregnancies under biostator R control. In Schenker JG, Rippmann ET, Weinstein D (eds) Recent advances in pathophysiological conditions in pregnancy. Elsevier. Rotterdam
32 Dudenhausen JW, Kynast G, Lange-Lindberg AN, Saling E (1978) Influence of long-term beta-mimetic therapy on the lecithin content of amniotic fluid. Gynec Obstet Invest 9:205
33 von Mandach U (1992) Orales Magnesium in der Schwangerschaft. pharma-kritik 21:83
34 Hepp H (1994) pers. Mitteilung des Lektors
35 Huch A (1994) Pflichtenheft. Leitfaden. USZ. Zürich

XX Frühgeburt

Die Frühgeburtsraten sind unverändert hoch. Viele der mit dem Problem «Frühgeburt» zusammenhängende Fragen sind noch offen. Es sind dies u.a. solche über die Möglichkeiten einer wirksamen Prophylaxe, über das jeweilige Abwägen besserer Überlebenschancen in utero oder auf der Intensivstation bei sehr kleinen Früchten, über den Einsatz von Reanimationsmaßnahmen bei Kindern mit einem extrem niedrigen Geburtsgewicht und unsicherer Prognose sowie auch solche über die Organisation und Zusammenarbeit zwischen Peripherie und Zentrumsklinik.

In Anbetracht der nach wie vor hohen Rate an neuropädiatrischen Handikaps bei Kindern mit sehr niedrigem Gestationsalter sind auch die damit verbundenen sozio-ökonomischen Folgen in diesen Fragenkomplex miteinzubeziehen.

Die Grenze der Lebensfähigkeit festzulegen ist schließlich nicht nur eine Frage des medizinisch Machbaren, sondern letztlich auch eine solche des ethisch Vertretbaren.

Dieses Kapitel wurde im Sinne eines Diskussionsbeitrages und in eigener Verantwortung des Autors gestaltet, nachdem man nach verschiedenen Lektoraten [41, 42, 45] im Hinblick auf «interventionistische Strategien» nicht generell der gleichen Meinung war.

Es ist nicht leicht, das mit dem Thema Frühgeburt verbundene Abstecken der Grenzen der Lebensfähigkeit ausgewogen abzuhandeln, um so mehr als im Einzelfall aus der Perinatalphase heraus nicht sicher auf die spätere Prognose geschlossen werden kann. Gerade dies macht die Entscheidung über Fortsetzung oder Weiterführung der Intensivtherapie im Individualfall so schwierig [41].

Die globalen geburtshilflichen Ergebnisse, in erster Linie die perinatale Morbidität und Mortalität, sind zweifellos eng mit der Rate an Frühgeburten korreliert. Nach wie vor sind viele Fragen zu diesem Themenkomplex offen (s.o.). So hat z.B. Fibronectin, das in letzter Zeit doch einige Bedeutung erlangt hat, für die Voraussage einer eventuellen Frühgeborenen-Gefährdung bei einer «low risk»-Population offenbar nur einen limitierten Wert als Screening-Methode [53]. Auch die routinemäßige Zervix-Untersuchung (Palpation) und deren prädiktive Aussage hinsichtlich Frühgeburtengefährdung werden sehr unterschiedlich beurteilt [54].

Die *Maximalmedizin* hat schon seit längerer Zeit auch in die Perinatologie Eingang gefunden. So sind auch die Grenzen des technisch Machbaren in den untersten noch überlebensfähigen Gestationsaltersklassen (23.–24. SSW [43, 44]) im Einzelfall noch auszuloten und bedürfen weiterer Studien aufgrund von Langzeitergebnissen.

In Anbetracht der nach wie vor hohen «Handikap»-Raten von langzeit-überlebenden kleinen Frühgeburten und den damit verbundenen sozioökonomischen Folgen, ist die derzeitige Situation aus *medizinischer und ethischer Sicht* immer wieder neu zu überdenken. In diese Richtung weist auch eine kürzliche Meta-Analyse von Escobar et al 1991 [1]. – Auf der anderen Seite stehen die Frühgeborenen mit durchaus intakten Aussichten auf ein späteres Wohlergehen. Eine Gegenüberstellung also, bei der man beim Abwägen und beim Einordnen unserer Entscheidungen in eine Wertskala ebenfalls an Grenzen stößt und uns das Abschätzen des statistischen Risikos im Einzelfall kaum weiterhilft.

Nachdem man im Rahmen der Reproduktionsmedizin zusätzlich Mehrlinge mit sehr niedrigem Geburtsgewicht «produziert» bzw. nicht immer verhindern kann und der Weg über die selektive Reduktion bzw. über den «Fetocid» das Problem auch nicht zu lösen vermag, sehen wir uns zusätzlich noch mit diesen «iatrogenen» Frühgeburten konfrontiert.

Für das *Ingangkommen einer Frühgeburt* wird eine ganze Reihe von Gründen verantwortlich gemacht. Im Vordergrund des Interesses steht heute jedoch die Infektionstheorie.

Aufgrund der im Fruchtwasser und in der Dezidua vorhandenen Mikroorganismen kommt es u.a. über die Freisetzung von Interleukinen zur Initiierung der Prostaglandinsynthese (s. Abb. 115; Kap. XXI).

1. Definitionen

Unter dem *Begriff der Frühgeburt («preterm infant»)* versteht man gemäß WHO eine verkürzte Schwangerschaftsdauer und eine Geburt vor dem 259. Tag der Schwangerschaft, entsprechend der vollendeten 37. SSW p. m. [21]. Die untere Grenze ist nicht klar definiert und wird dementsprechend verschieden ausgelegt. War diese früher am Beginn (oder auch nach Beendigung) der 28. SSW und bei einen Gewicht von 1000 g anzusetzen, wird sie nun aufgrund der aktuellen perinatologischen Mortalitätsziffern bis auf die 22. SSW p. c. (24. SSW p. m.) oder bis zu einer Scheitelsteißlänge von 25 cm herabgesetzt [2, 3].

Nach aktuellen Berichten über noch mögliche Überlebensziffern bei niedrigem Gestationsalter dürfte diese Grenze heute bei 23. SSW p.m. liegen [43].

Im deutschen Schrifttum sind *verschiedene Bezeichnungen für niedrige Gewichtsgruppen* geläufig, die sich nach den FIGO-Definitionen (bearbeitet von einem «Sub-Committee on Perinatal Epidemiology and Health Statistics 1984» [4]) richten:

- «Low birthweight infants» (LBW): 500 g–2499 g (< 2500) WHO-Definition). Im deutschen Sprachgebrauch werden Neugeborene in dieser Gewichtsklasse u. a. als «Kinder mit einem niedrigen Geburtsgewicht» bezeichnet. – Allerdings gehören Wachstumsretardierte mit einem Gewicht von < 2500 g, aber jenseits der 37. SSW, ebenfalls dazu wie auch Frühgeborene < 37. SSW mit einem Geburtsgewicht > 2500 g.
- «Very low birthweight infants» (vLBW): 500–1499 g (< 1500 g). Diese Neugeborene werden als «Kinder mit sehr niedrigem Geburtsgewicht» oder auch als «frühe Frühgeborene» benannt.
- «Extremely low birthweight infants» (eLBW): 500–999 g (< 1000 g).

Dazu sind auch Bezeichnungen wie «small for gestational age infants» (mit einem nicht der Tragzeit entsprechenden Geburtsgewicht) und «preterm small for gestational age infants» (hypotrophe Frühgeborene) geläufig.

1.1 Entscheide aufgrund von Gewichtsschätzungen

Aufgrund der hochtechnisierten Überwachung in der Schwangerschaft und unter der Geburt, zusammen mit den Fortschritten von Perinatologie und Neonatologie, scheint sich heute das Thema der Frühgeburten in praxi auf das Problemkollektiv der untersten Gewichtskategorie (< 1000 g) zu konzentrieren bzw. zu redimensionieren. – Wie schwierig es jedoch sein kann, sich bei diesen tiefen Gewichtsklassen und niedrigem Gestationsalter auf ein entsprechendes Behandlungskonzept festzulegen, zeigt eine Aufzeichnung der großen Streubreite der Geburtsgewichte in bezug auf das jeweilige Gestationsalter (Abb. 110 [5]). XX/1.

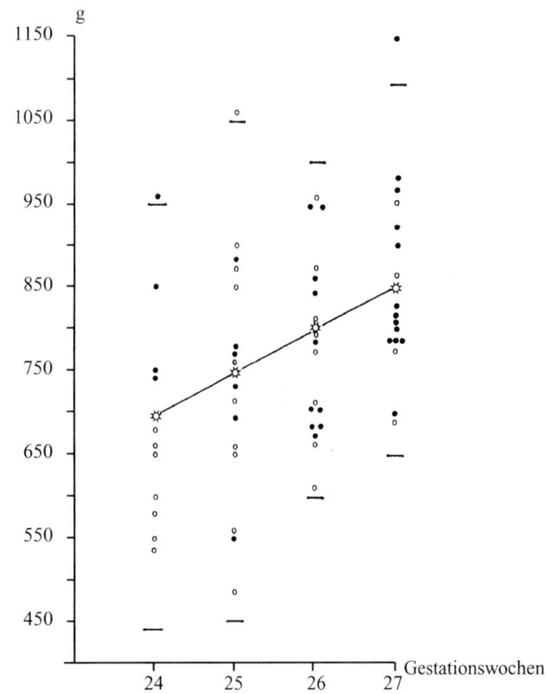

☆ mittleres Geburtsgewicht für jede Gest. Gruppe
— +/– 2 S.D. vom Mittel
• überlebende Kinder
o verstorbene Kinder

Abbildung 110: Streubreite der Gewichtsklassen innerhalb der Gestationsaltersklassen.
Relation zwischen dem Geburtsgewicht von 62 Kindern und dem vorgeburtlich bestimmten Gestationsalter.

Eine Entscheidung (aktiv eingreifen versus abwarten?) wird dann besonders heikel, wenn die Gewichtsschätzungen in keiner Weise mit dem Gestationsalter übereinstimmen.
Aufgrund dieser Streubreiten (Abb. 110) sollte der Entscheid für ein «aggressives Management» – wenn immer möglich – aufgrund des Gestationsalters und nicht des geschätzten Geburtsgewichts gefällt werden [5, 6].

XX/2.

Diese Forderung ist durchaus verständlich, wenn z.B. nach einer Statistik in den Vereinigten Staaten der Gewichtsbereich zwischen der 10. und 90. Perzentile bei Kindern in der 28. SSW offenbar zwischen 750–1500 g liegt. 750 g stellt aber ebenso die 75. Perzentile bei Kindern in der 24. SSW dar [7]. Ein ähnliches Gewichtsverhalten ist auch in einem ganz anderen demographischen Bereich vom bekannten Perinatologen Dunn 1985 [4] bestätigt worden.

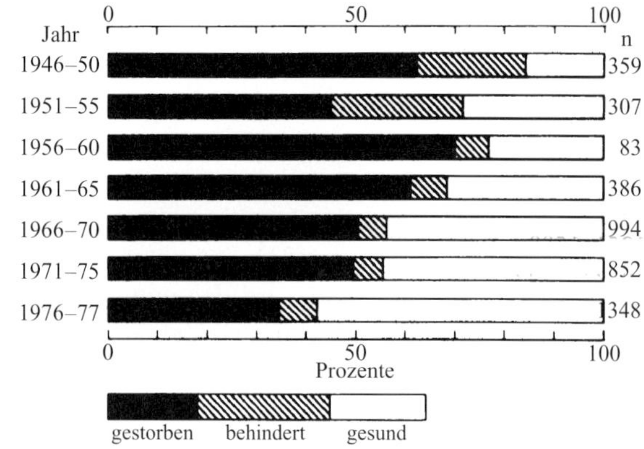

Abbildung 111: Prozentuale Sammelstatistik von Kindern < 1500 g, welche starben, behindert oder gesund überlebten. Ergebnisse in 5 Jahres-Gruppen eingeteilt.

1.2 Häufigkeit

Frühgeburten machen in der Literatur 5–10 % aller Geburten aus. In dem von 1983–1986 kumulierten Kollektiv der Arbeitsgemeinschaft Schweizerischer Frauenkliniken war unter 101.037 Geburten ein *Frühgeburtenanteil von 6,4 %* vor der abgeschlossenen 37. SSW zu verzeichnen. 13,3 % aller Frühgeburten wurden vor der 32. SSW geboren und 10,8 % wogen weniger als 1500 g. 4,4 % lagen unter der kritischen Gewichtsgrenze von 1000 g [8].

So änderte sich das Verhältnis von gestorbenen oder geschädigten zu Gunsten der gesunden Kinder, nämlich von 60:40 % Anfang der sechziger Jahre auf 40:60 % in den späten siebziger Jahren.

Die Abnahme der Mortalität, die Zunahme der gesund Überlebenden, aber auch eine gewisse *Konstanz der Behinderungsrate* wird bei Kindern < 1500 g auf Abbildung 111 aus dem Jahre 1982 verdeutlicht [10].

2. Perinatale Mortalität – Morbidität

Überlebenschancen bei niedrigem Gestationsalter (22.–25. SSW) und in der Gewichtsklasse 1500–500 g

Vor 1960 waren die Überlebenschancen in dieser *Gewichtsklasse* gering. Aufgrund fehlender, anderer Daten (Ultraschall) hatte man sich meistens mit Gewichtsangaben zu begnügen. Zudem rechnete man mit 40–70 % ZNS-Schädigungen. Später kam es dank verbesserten Standards in der Geburtsmedizin und in der Neonatologie zu einem deutlichen Ansteigen der Überlebensrate und einem Rückgang von neuropädiatrischen Handikaps [9]. Diese Entwicklung wurde vor allem dort beobachtet, wo *perinatologische Zentren* verwirklicht wurden.

Die *Definitionen neuropädiatrischer Handikaps* sind mit den zu verschiedenen Zeitpunkten vorgenommen Nachuntersuchungen auch heute noch alles andere als einheitlich. In diesem Licht sind auch die zum Teil doch erheblich divergierenden Handikapraten zu sehen (s. auch folgende Tabellen, Abbildungen und Literaturzitate).

Die *Mortalitäts- und Morbiditätsraten korrelieren eng mit den Gewichtsklassen,* wobei die «kritische Grenze» nach Stewart 1982 [10] damals offenbar mit etwa 750 g erreicht wurde (Tab. 148 [10]). Man sprach deshalb bei Frühgeborenen unter 750 g auch 1986 noch von einer *«hands-off»-Politik:* Diese Kinder sollten ernährt und warmgehalten werden sowie bei Bedarf Sauerstoff erhalten [11]. Ähnlich verhielt es sich unter Berücksichtigung der *Gestationswochen* mit einem kritischen Grenzbereich bei etwa 26 vollendeten SSW (Tab. 149 [15]).

Tabelle 148: Neonatale Sterblichkeit und Morbiditätsrate bei «vLBW-Kindern» (< 1500 g) nach Geburtsgewicht (University College Hospital, London).

Geburtsgewicht	Mortalität		«Handikap»-Rate	Mortalität ASF 1983–1986
500–750 g	76 %		33,0 %	
751–1000 g	55 %		21,0 %	
1001–1250 g	36 %	p < 0,01	9,5 %	
1251–1500 g	20 %	p < 0,01	6,5 %	
alle Gewichtsgruppen				
≤ 1500 g	38 %		11,0 %	51,3 % (!)

XX/2.

Tabelle 149: Anzahl von lebendgeborenen Kindern im Gestationsalter unter 29 Wochen, Langzeit-Überleben und im Alter von 2 Jahren entdeckten Behinderungen (Prozentangabe in Klammern).

Gestations-wochen	Lebend-geburten	Überlebende	Haupt-Behinderung	Verzögerte Entwicklung	Keine Behinderung	Unklassifiziert
24	11	1 (9,1)	–	–	1 (9,1)	
25	18	3 (6,7)	1 (5,6)	–	1 (5,6)	1 (5,6)
26	46	23 (50,0)	7 (5,2)	5 (10,9)	11 (23,9)	–
27	37	27 (73,0)	8 (10,8)	5 (13,5)	17 (45,9)	1 (2,7)
28	54	37 (68,5)	4 (7,4)	10 (18,5)	23 (42,6)	–
Total	166	91 (54,8)	16 (9,6)	20 (12,0)	53 (31,9)	2 (1,2)

Betrachtet man die etwas später publizierten Resultate der *perinatalen Mortalität und Morbidität der unter 1000 g schweren Frühgeborenen* aus den USA, so stellt man ebenfalls eine drastische Abnahme der neonatalen Todesfälle gegenüber früher fest, aber auch eine nicht zu übersehende 10prozentige Rate schwerer neuropädiatrischer Handikaps (Abb. 112 [12]).

Nach einer *Meta-Analyse von Escobar et al 1991* [1] über 26.099 Frühgeborene unter 1500 g betrug deren Mortalität 41 % und der Prozentsatz körperlich und geistig Behinderter 25 % inklusive 7,7 % Zerebralparesen (Follow-up von 6 Monaten bis zu 14 Jahren).

Noch bedrückender sind naturgemäß die Resultate in der *Gewichtsklasse 500–750 g*. Obwohl heute nach Young und Stevenson 1990 [13] Überlebensziffern von 35–50 % erreicht werden, betragen die Raten schwerer und permanenter Handikaps «nur» 10–25 %. Unter den Kindern < 800 g entwickelten sich nach Lipper et al 1990 [14] nach primärer Reanimation bis zum 7. Altersjahr sogar in 72 % neuropädiatrische Handikaps. – Werden die mit aggressiver neonataler Intensivmedizin erreichten «Erfolgsziffern» in den USA mit denen in Schweden und England verglichen – die Kinder unter 750 g werden dort in der Regel nicht langzeitbeatmet –, überleben in den USA mehr kleinste Frühgeburten, was jedoch nach Ehrenhaft 1989 [12] in vielen Fällen mit lebenslänglicher Invalidität und deutlich höheren Folgekosten erkauft werden muß.

Die *Zwiespältigkeit bei der Interpretation* dieser Daten wird einem jedoch dann verdeutlicht, wenn man andererseits darauf hinweist, daß neben den mit Handikaps überlebenden Kindern z. B. nach den von Young und Stewart 1990 [13] publizierten Daten immerhin 75–90 % *gesund überleben.*

1993 berichteten Allen et al [43] aus der pädiatrischen Abteilung der John Hopkins Universität in Baltimore unter dem Titel: «The limit of viability» über den «neonatalen Outcome» von Kindern, die in der 22.–25. SSW geboren wurden (Abb. 113 und 114 [43]).

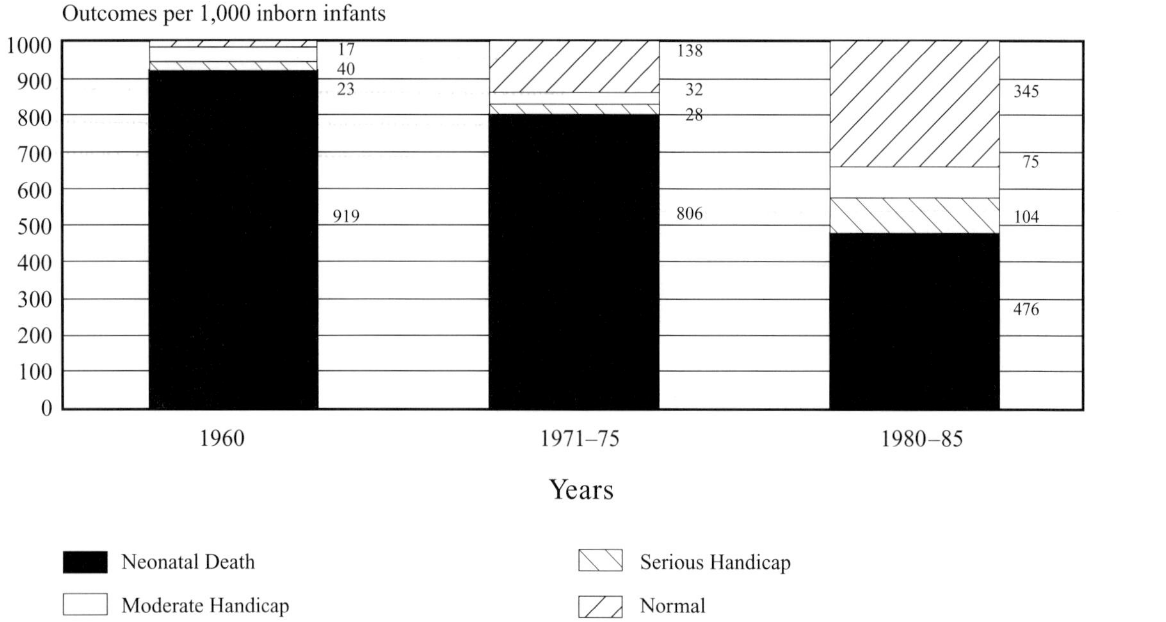

Abbildung 112: Mortalität/Morbidität pro 1000 Frühgeburten unter 1000 g in Schwerpunktspitälern (level-III-hospitals) 1960–1985 (USA) (ab Original).

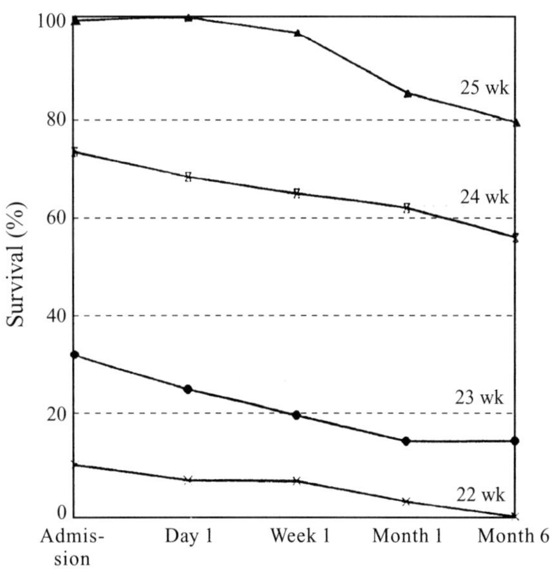

Abbildung 113: Survival of infants born at 22 to 25 week's gestation, according to gestational age. Survival was studied from the time of infants' admission into the neonatal intensive care unit to six months after birth. Gestational ages were based on the best obstetrical estimate (ab Original).

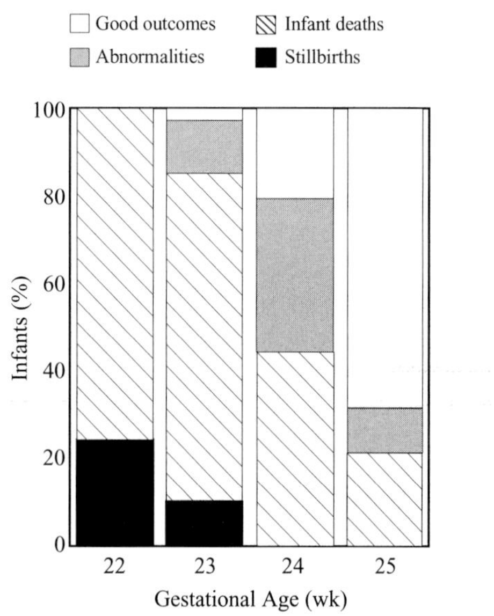

Abbildung 114: Six-Month Outcomes in Infants Born at 22 to 25 Weeks' Gestation. «Good outcomes» denotes survival without severe abnormalities on cranial ultrasonography, «abnormalities» denotes the presence of severe abnormalities on cranial ultrasonography, and «infant deaths» denotes all perinatal, neonatal, and infant mortality (ab Original).

Diese Gestationswochen wurden für die Untersuchung gewählt, um die bisher angenommene Überlebensgrenze von 23. oder 24. SSW besser definieren zu können. Das Gestationsalter wurde aufgrund der anamnestischen Angaben und der Ultraschallbefunde errechnet. – Alle Kinder erhielten nach der Geburt routinemäßig prophylaktisch intratracheal *Surfactant* (Infasurf®, Curosurf®). Wurden die Kinder «lebensfrisch» (vigorous) geboren, kam es zur Intubation und Surfactant-Applikation. War bei der Geburt eine nur ungenügende, schwache Atmung oder eine Bradykardie zu registrieren, wurde das Frühgeborene erst nach Maskenbeatmung und guter Erholung intubiert und Surfactant appliziert. Um eine möglichst realistische Mortalitätsrate zu errechnen, wurden auch Totgeborene und jene, die innerhalb von 6 Monaten verstarben, miteinbezogen.

> Unter diesen Prämissen überlebte kein Kind in der 22. SSW.

Es erfolgten mehrfach *Schädelsonographien* und eine Beurteilung des Ausmaßes der peri- oder intraventrikulären Hämorrhagie nach dem Grading von Papile [46]. Da Zerebralparesen oder schwere mentale Retardationen in 50–100 % bei Frühgeborenen mit einer intraventrikulären Grad III oder IV – Blutung oder periventrikuläre Leukomalazie assoziiert sind [43], wurden diese Befunde als schwere sonographische Abnormität eingestuft (Abb. 114). Die periventrikuläre Leukomalazie wurde aufgrund des Nachweises zystischer Formationen definiert. – Im weiteren wurden andere Morbiditätsparameter wie notwendige Beatmungsdauer, zusätzliche O_2-Applikation u. a. aufgeschlüsselt (Tab. 150 [43]). XX/2.

Resultate:

- *Mortalität inklusive Totgeborene* (Abb. 113 und 114): Von 142 Kindern, geboren zwischen der 22. und 25.SSW, überlebten während mindestens 30 Minuten 80 (56 %) und während mindestens 6 Monaten 56 (39 %). – Von 29 Kindern in der 22. SSW überlebte keines während 6 Monaten, während es in der 25. SSW bereits 80 % von insgesamt 39 Kindern waren.
- *Morbidität und Dauer der Behandlung* (Tab. 150 [43]): Bei der Dauer der Behandlungsmaßnahmen ist eine signifikante Differenz zwischen der 24. und 25. SSW auszumachen.
- Anzahl Retinopathien und pathologische Ultraschallbefunde sind ebenfalls auf Tabelle 150 aufgeführt.

Tabelle 150: Outcomes in infants born at 23 to 25 weeks' gestation who survived for 6 months (ab Original).

Outcome	Gestational age at birth 23 Wk (N = 6)	24 Wk (N = 19)	25 Wk (N = 31)
		percent mean ± SD	
Mechanical ventilation (days)	60±29	51±42	24±19*
Oxygen administration (days)	89±40	81±48	52±33
Postmentrual age at discontinuation of oxygen (wk)	36±6	36±7	32±5
Length of stay (days)	120±23	107±37	76±23⇔
Retinopathy of prematurity Active	83	53	32
Treated by cryotherapy	33	16	13
Intraventricular hemorrhage			
Any	83	74	32
Grade 3	17	11	10
Grade 4	33	32	0
Periventricular leukomalacia	33	21	3
Severe abnormality on cranial ultrasonography	83	64	13

* P = 0.02 and P = 0.04 for the comparison with the 23-week group and the 24-week group, respectively, by one-way analysis of variance using the Student–Newman–Keuls test.

⇔ P = 0.001 and P = 0.011 for the comparison with the 23-week group and the 24-week group, respectively, by one-way analysis of variance using the Student–Newman–Keuls test (ab Original).

- Die Verhältnisse nach 6 Monaten sind auf Abbildung 114 dargestellt. Im Kontrast zu den ganz frühen Gestationsaltergruppen befinden sich *in der 25. SSW nach 6 Monaten 69 % der Kinder ohne schwer-pathologische Sonographie und damit wahrscheinlich ohne spätere,* XX/2. *schwere neuropädiatrische Beeinträchtigung (Zerebralparese, mentale Retardation).*

Unter Prüfung mehrerer Variablen wie Gewicht, Schwangerschaftsdauer, Rasse, Geschlecht, Art der Entbindung, «fetal distress» u. a. war ein signifikant schlechteres neonatale Ergebnis nur mit einem Gestationsalter von 24 SSW oder weniger und mit dem männlichen Geschlecht assoziiert.

Seit Einführung der intratrachealen Surfactant-Substitution hat sich offenbar die Grenze der Überlebensfähigkeit weiter verschoben.
Dennoch werden die Resultate von Allen et al 1993 [43] von ihnen selbst immer noch als entmutigend beurteilt, wenn man in Betracht zieht, daß 50–100 % der Kinder mit schwerer Schädelsonographie-Pathologie später erhebliche neuropädiatrische Handikaps aufweisen. Dazu ist eventuell – als Folge einer schweren Frühgeborenenretinopathie – noch mit Blindheit zu rechnen [44].

Eine regionale Langzeitstudie 1993 aus Ontario (Kanada) [47] findet nach 2 Jahren ein Fehlen von Handikaps in 50 % bei den in der 23. SSW Geborenen, in 38 % bei den in der 24. SSW Geborenen und in 59 % bei den in der 25. SSW Geborenen. Eine weitere regionale Studie aus Oxford (England) registrierte ebenfalls 1993 [48] nach 4 Jahren mittlere bis schwere funktionelle Handikaps in 80 % bei den vor der 25. SSW Geborenen und in 66 % bei den in der 25. SSW Geborenen.

Man sieht auch aus diesen neuesten Statistiken, daß ein Vergleich der Daten außerordentlich schwierig ist und zudem abhängig vom Jahr der Studie, von sozio-ökonomischen Unterschieden im Patientengut inklusive Rassenverschiedenheit, von kleinen Kollektiven und nicht zuletzt von verschiedenen Definitionen der Handikaps inklusive mentale Retardation, Zerebralparese und Blindheit (?) [44]. Weitere Inkompatibilitäten sind: Verschiedene Zeitpunkte der Nachuntersuchungen, andersartige Geburtsstrategien und intensivmedizinische Ansichten sowie gravierende Unterschiede in einer einwandfrei funktionierenden regionalen Versorgung mit Perinatalzentren u. a.

Aus der Studie von Allen et al 1993 [43] kann vorerst folgendes abgeleitet werden: In der 23. oder 24. SSW ist Flexibilität im Hinblick auf eventuelle Reanimationsmaßnahmen geboten. Der Zustand des Kindes zum Zeitpunkt der Geburt und das familiäre Umfeld sind die wesentlichen Entscheidungsfaktoren, während Kinder ab der 25. SSW ohne andere Gründe der Reanimation zugeführt werden sollten.

Eine Senkung der Mortalität von vLBW-Kindern ist somit nur dann als eine Verbesserung der medizinischen Qualität zu verstehen, falls die zusätzlich Überlebenden wenn möglich gesund bleiben! Diese Forderung ist schließlich der limitierende Faktor, wenn wir uns im *Grenzbereich des noch «vertretbaren medizinischen und auch ethischen Handelns» bewegen.*

2.1 Hirnblutung

Intrakranielle Blutungen und ischämische Hirnläsionen werden global gesehen in etwa der Hälfte bei kleinen Frühgeborenen nachgewiesen [16]. Sie bestimmen im wesentlichen über Letalität und das Ausmaß von Spätläsionen bzw. über das spätere Schicksal. Unkomplizierte leicht- bis mittelgradige Blutungen sind in der Regel für die weitere psycho-motorische Entwicklung der Kinder jedoch ohne Folgen.

Ursächlich spielt der durch «Asphyxie» ausgelöste Kreislaufschock des Kindes vor, während und nach der Geburt sowie in der Neugeborenenperiode die größte Rolle, wobei als Prädilektionsstelle der intrazerebellaren Blutung bei Frühgeborenen das fragile Kapillarbett der germinalen Matrix gilt. Davon gehen etwa 80 % der *intraventrikulären Blutungen* bei sehr unreifen Frühgeborenen aus [16]. Offenbar spielt aber auch die Plexus chorioideus-Blutung, bekannt vor allem beim reifen Neugeborenen, bei der Entstehung intraventrikulärer Blutungen beim Frühgeborenen eine Rolle.

Pathogenetisch werden dafür verschiedene Mechanismen verantwortlich gemacht, wie Anoxie, Hyperkapnie, Azidose, Permeabilitätsstörungen, Druckschwankungen, Stase, Schock u. a. [18]. – Kommt es als Folge einer protrahierten Asphyxie zur Hypotension, so führt dies zur zerebralen Ischämie und daraus zu einer *periventrikulären* Leukomalazie.

Tabelle 151: Verteilung intrakranieller Blutungen.

Lokalisation der Blutung	Früh-geburten	Termin-geburten
intrakraniell		
extradural	+	++
subdural	++	+++
subarachnoidal	+++	+++
intrazerebral		
kortikal	++	+++
weiße Substanz	+++	++
subependymal	+++	+
intraventrikulär	+++	+
Gehirnstamm	+++	++

Tabelle 152: Psychomotorische («neuro-mentale») Entwicklungsstörungen entsprechend den Ultraschallbefunden bei 342 Frühgeburten (< 33 Wochen) in den Jahren 1979–83 im Alter von 12 Monaten.

Ultraschall	n	Psychomotorische Entwicklungsstörung	
		Schwere Störung %	Total %
Normaler Befund	174	3	7
Unkomplizierte periventrikuläre Blutung	101	4	19
Ventrikeldilatation	41	27	34
Hydrozephalus	8	50	75
Zerebrale Atrophie	10	80	100
zystisch[a]	8	38	88
generell	18	61	94

[a] als Folge auffallender, echodichter Parenchymbezirke oder zystischer periventrikulärer Leukomalazie

Tabelle 153: Kombinierte antenatale Phenobarbital- und Vitamin K-Applikation (n = 387 < 1500 g).

	Kontrollen (n = 155)	Phenobarbital (n = 133)	Phenobarbital + Vit. K (n = 99)
Gestationsalter (w)	28,4	28,4	28,5
Gewicht (g)	1065	1110	1092
Intraventrikuläre Blutung %	39	22*	18*
Überlebende in %	79	91*	90*

* p < 0,5 im Vergleich zur Kontrollgruppe

Intrakranielle Blutungen zeigen unterschiedliche Häufigkeits- und Verteilungsmuster für Frühgeborene und Kinder am Termin (Tab. 151 [17]).

Die *extraduralen Blutungen* sind selten und werden in der Regel als Folge von Geburtstraumen ohne Folgeschäden überstanden. *Subdurale Blutungen* bzw. Hämatome entstehen meistens aufgrund von Falx- oder Tentoriumrissen. Drei Viertel aller Kinder mit tödlich verlaufenden *Subarachnoidalblutungen* sind *Frühgeborene.* Die Blutungen stammen häufig aus dem Ventrikelsystem. XX/2.

Bei reifen Neugeborenen kommen *intrazerebrale Blutungen* hauptsächlich als *kortikale Blutungen mit einer nachfolgenden* kortikalen Nekrose der Grenzstromgebiete vor. Die Blutung in die *weiße Substanz,* häufig von einer subependymalen Blutung ausgehend, ist hingegen typisch bei *sehr unreifen Frühgeborenen* [16].

Die Lokalisation *subependymaler und intraventrikulärer Blutungen* hängt von dem Entwicklungsstand des Gehirns ab. Sie treten nach der 32. SSW nur noch selten auf. Blutungen in das Ventrikelsystem werden in der großen Mehrzahl erst in den ersten Stunden bzw. Tagen post partum manifest.

Die *intraventrikulären Blutungen* können ultrasonographisch in *verschiedene Grade* (es gibt verschiedene Nomenklaturen) eingeteilt werden [16]:

- Grad I (leicht): alleinige subependymale Blutung mit oder ohne Ventrikeleinbruch, ohne Ventrikelerweiterung
- Grad II (mittel): wie unter I, aber zusätzliche Ventrikeldilatation
- Grad III (schwer): wie unter I und II, aber mit ausgeprägter Einblutung ins Parenchym.

Je nach Ausdehnung und Lokalisation der Blutung kommt es nach Stewart 1988 [49] zu den entsprechenden neurologischen Folgen (Tab. 152 [10]).

Unter den ischämischen Hirnläsionen, die zu verschiedenen neuropathologischen Syndromen führen können, ist die *periventrikuläre Leukomalazie* besonders bei Frühgeborenen gefürchtet (s. o.).

Eine der wesentlichen Konsequenzen aus diesen und anderen Untersuchungen sind gezielte Maßnahmen zur *Verhinderung intraventrikulärer Blutungen und ischämischer Störungen,* welche die Prognose der besonders vulnerablen Kinder mit sehr niedrigem Geburtsgewicht verbessern können. Dazu gehören alle Maßnahmen zur möglichen Verhütung einer Frühgeburt und eine rechtzeitige medikamentöse Lungenreifeinduktion. Zur antenatal über die Mutter wirksamen Pharmakotherapie gehört u. a. auch *Phenobarbital,* mit dem man die mittleren arteriellen Blutdruckspitzen neben anderen pathophysiologischen Mechanismen günstig beeinflussen kann. Jedenfalls zeigen auch aktuelle, prospektive Studien, daß man schwere intraventrikuläre Blutungen eventuell sogar eliminieren bzw. reduzieren kann [50 u. a.].

XX/2.

Im weiteren wird über eine signifikante Reduktion schwerer intraventrikulärer Blutungen mit einer Applikation von 10 mg *Vitamin K* (fördert die Aktivität Vitamin K-abhängiger Gerinnungsfaktoren) i. m. + 20 mg p. o. mindestens 4 Stunden vor der Geburt berichtet, wie in noch vermehrtem Maße mit der Gabe beider Substanzen von (Tab. 153 [50]).

Mit 780 mg Phenobarbital (Applikationsdauer während 30 Minuten i. v.) kann der im Nabelschnurblut erwünschte, antikonvulsiv wirksame Spiegel von > 15 mg/dl erreicht werden.

2.2 Atemnotsyndrom

Unter den Todesursachen der frühgeborenen, unreifen Kinder steht das *«respiratory distress-syndrome»* = RDS = hyalines Membransyndrom an erster Stelle. Die zur Zeit der 24. SSW noch *unzureichende Synthese der oberflächenaktiven Phospholipide* verhindert eine suffiziente Umstellung auf die extrauterine Lungenatmung zu diesem frühen Zeitpunkt. Erst nach der 26. SSW und mit einem Geburtsgewicht von > 750 g sind die Lungenkapillaren soweit ausgereift und an die Alveolaroberfläche herangerückt, daß eine gerade noch ausreichende Gasperfusion möglich wird [19]. Obgleich der Nutzen der pränatalen Steroid-Applikation heute als erwiesen gilt und kein Zweifel besteht, daß durch die rechtzeitige Lungenreifung die Frühmorbidität bei drohender Frühgeburt gesenkt werden kann, gibt es immer noch gewisse Einwände [24]. Liggins 1986 [25] schränkte z. B. die Wirksamkeit der Steroidgabe auf die 30.–34. SSW ein, während vor der 30. SSW ein multifaktorielles Problem bestehe und die Lungenreifung nur mittels eines multihormonalen «Cocktails für extreme Frühgeburten» (inkl. Schilddrüsenhormone, Prolaktin, Östrogene) induziert werden könne.

Kommen noch weitere pathogenetische Mechanismen hinzu (*Surfactant-Synthesehemmung* infolge hypoxischer Schädigung des Alveolarepithels mit pulmonaler Vasokonstriktion und Hypoperfusion; Mikrozirkulationsstörung mit Stase und intravasaler Gerinnung sowie Austritt von Plasmaproteinen), stehen wir dem *Vollbild der hyalinen Membranen* gegenüber, dem nur noch mit assistierter Beatmung zu begegnen ist. Als weitere therapiebedingte Risikofaktoren sind zu nennen: Hohe Sauerstoffkonzentrationen, hohe Beatmungsdrucke und langdauernde Beatmung.

10 % der langzeitbeatmeten Kinder entwickeln in der Folge eine *bronchopulmonale Dysplasie.* Bei der Dauerbeatmung von Kindern unter 1000 g nimmt diese Inzidenz bis auf 70 % zu, mit den möglichen Folgen einer interstitiellen Lungenfibrose mit emphysematischen Bezirken und einer Rechtsinsuffizienz, die plötzlich zum Tode führen kann. Die Mehrzahl der Kinder erholt sich jedoch vor dem zweiten Lebensjahr.

Trotzdem ist der Nutzen einer Frühbeatmung mit Intubation bei der Geburt der vLBW-Kinder unbestritten. Die primär intubierten Kinder mit einem Geburtsgewicht von 500–1500 g zeigten jedenfalls eine Überlebensrate von 77 % gegenüber nur 51 % bei Beatmung auf Indikation [20]. Auch eine Langzeitbeatmung wird dadurch weniger häufig notwendig.

Unter der pharmakologischen Induktion der Lungenreife unterscheidet man *antenatale und postnatale Techniken.* Am weitesten verbreitet sind mit gesicherter Wirkung die antenatale Gabe von Kortikoiden und Ambroxol. Im weiteren stehen zur Diskussion oder in klinischer Erprobung als Einzelmedikation oder in Kombination Schilddrüsenhormone, Prolaktin und neuerdings auch Intralipid. – *Postnatal* ist die intratracheale Instillation von Surfactant, wenn möglich vor dem ersten Atemzug, entweder auf Indikation oder prophylaktisch bei Frühgeborenen unterhalb der 28. SSW möglich. Mit der Verfügbarkeit von synthetischen und tierischen (Kalb) Lungen-Surfactant-Präparationen überwiegen offenbar die praktischen Vorteile gegenüber den theoretischen mit menschlichem Surfactant [51].

2.3 Retrolentale Fibroplasie

Sie ist ein Produkt der Sauerstofftherapie Frühgeborener. Heute spricht man zutreffender von einer *Frühgeborenenretinopathie.* Sie tritt bevorzugt bei Frühgeburten < 28. SSW mit einem Gewicht < 1000 g auf und wird durch eine toxische Schädigung der noch unreifen Netzhautgefäße bei länger dauernder Beatmung mit hohem O_2-Druck hervorgerufen [19, 22].

Die klinische Bedeutung wird klar, wenn wir vor allem die Ergebnisse langzeitbeatmeter Frühgeborener geringen Gestationsalters mit den Folgen einer eventuell daraus resultierenden Blindheit betrachten (s. o.).

Nachdem in kontrollierten Studien die Wirksamkeit der Kryotherapie bei einem Teil der Kinder mit Frühgeborenen-Retinopathie nachgewiesen wurde, ist es Aufgabe der Kinderärzte, Frühgeborene mit einem erhöhten Risiko für eine Retinopathie augenärztlich zu untersuchen und gegebenenfalls behandeln zu lassen [52].

2.4 Hypoglykämie, Hypothermie, Hyperbilirubinämie

Während die Enzyme für die Glykolyse bereits in der Embryonalzeit zur Verfügung stehen, werden diejenigen für die Glukoneogenese erst nach der Geburt benötigt. Infolge Unreife der Enzymsysteme beim Frühgeborenen kommt es zu *klinisch relevanten Hypoglykämien* (< 2,2 mmol/l (< 40 mg %)) mit Unruhe, Muskelzittern, Krämpfen, Gähnen und Apathie.

Geringe Glykogen- und Fettreserven u. a. beeinträchtigen die Wärmeproduktion und führen zur *Unterkühlung*. Es kann dabei nicht genügend auf das Aufrechterhalten einer thermo-neutralen Umgebung (z. B. Einpacken in Aluminiumfolien zur Verhinderung des Wärmeverlustes) hingewiesen werden.

Schließlich kann als Folge der noch nicht abgeschlossenen Reifung der Leber eine *Hyperbilirubinämie* entstehen. Hohe Konzentrationen führen zum Kernikterus und vor allem bei Frühgeborenen zu Hirnschädigungen.

3. Transport der Risikoschwangeren und/oder des Risikoneugeborenen

Der Transport eines Hochrisikofrühgeborenen hat – wenn immer möglich – in utero zu erfolgen. XX/3.

Verlegungen post partum, mit welchem Transportsystem auch immer, ziehen erhebliche Nachteile nach sich, was sich letztlich in einer gesteigerten perinatalen Mortalität und Morbidität (vermehrt Hirnblutungen u. a.) ausdrückt. Infolge der teils in *ungenügender Zahl vorhandenen Neonatologieplätze* sind allerdings noch so gut gemeinten Neonatologiestrategien gelegentlich unfreiwillig Grenzen gesetzt!

Es ist unbestritten, daß der *postpartale Transport* für Frühgeborene eine lebensbedrohliche Unterbrechung zwischen optimaler Primärversorgung im Kreißsaal und anschließender Betreuung auf der Neonatologischen Intensivstation bedeutet. So konnte schon 1977 gezeigt werden, daß der postnatale Transport von Risikoneugeborenen mit einer doppelt so hohen Mortalitätsrate belastet ist wie der antenatale in utero [26]. Besonders eindrucksvoll sind dabei die verbesserten Überlebenschancen für Kinder < 1500 g bzw. für Frühgeborene < 34. SSW nach einer Verlegung «in utero». Auch die Behandlungszeit auf der neonatologischen Intensivstation nach mütterlichem Transport ist offensichtlich signifikant kürzer. Nicht zuletzt dadurch fällt der Kostenvergleich deutlich zugunsten des Transports in utero aus [27].

Die mit einem postpartalen Transport in Kauf zu nehmenden Nachteile sind mannigfaltig (Tab. 154 und 155 [28]).

Neben den höheren Mortalitätsraten der nicht in utero verlegten oder nicht primär im Perinatalzentrum geborenen Frühgeburten stechen die hohen Zahlen von Hirnblutungen hervor (Tab. 156 [28]).

Die Optimierung der Geburtsmedizin für das Frühgeborene läuft so letztendlich auch auf ein Organisationsproblem hinaus.

Das geht auch aus einer Analyse der Ursachen der neonatalen Letalität für die Jahre 1981–1983 in

Tabelle 154: Nachteile des Neugeborenen-Transports.

1. Neonatologen sind im Notfall nicht sofort verfügbar
2. Erschwerung der ständigen Kommunikation von Geburtshelfern und Neonatologen
3. Neonatologe muß in wechselnden Räumlichkeiten mit unterschiedlichen Hilfsmitteln arbeiten
4. Reanimation dauert länger, da vorsorglich Maßnahmen (z. B. Intubation, Infusion) getroffen werden müssen, die während des Transports schwer durchführbar sind
5. Zusätzliche Transportärzte und -schwestern sind schwer durch qualifiziertes Personal zu decken und verursachen Kosten
6. Während des Transports treten erhebliche mechanische Belastungen (Schütteln, Vibration) auf
7. Überwachung und Behandlung unerwarteter Störungen sind während des Transports erschwert
8. Technische Defekte während des Transports (z. B. Unterbrechung von Wärme-, O_2-Zufuhr)
9. Unfallgefahr
10. Trennung von Mutter und Kind

Tabelle 155: Transport und Risikofaktoren für die Entstehung intrakranieller Blutungen bei Frühgeborenen.

1. Verzögerte oder fehlerhafte Reanimation
   - Hyperkapnie, Azidose, Hypoxämie
   - Perfusionsstörung des Gehirns (Brachykardie, Hypotension)
   - Hypothermie
   - Gabe von Natrium-Bicarbonat
   - Rasche Volumenexpansion

2. Transport
   - Schütteln und Vibration (Beschleunigungen bis 4 × G)
   - Verzögerte Behandlung von Hyperkapnie, Azidose, Hypoxämie, Hypotension
   - Defekte von Wärme-, O_2-Zufuhr

Tabelle 156: Transport und Hirnblutung bei Frühgeborenen.

		Gewicht Gest.Alter	in utero	neonatal
Clark et al	1981	< 1250 g	12 %[a]	55 %
v. Loewenich et al	1984	< 1500 g	3 %[a]	50 %
Hawgood et al	1984	< 1500 g	39 %[a]	65 %
Levene et al	1982	< 34. Wo.	33 %[a]	42 %
Garcia-Prats et al	1982	< 1000 g	61 %	61 %
		1000–1499 g	16 %[a]	38 %
Lamont et al	1983	< 1000 g	62 %	55 %
		1000–1499 g	33 %[a]	47 %
Horbar et al	1983	< 1200 g	57 %	47 %

a = signifikant

der Bundesrepublik hervor [29]. Die Dezentralisierung der Geburtshilfe in den deutschsprachigen Ländern bringt es zwangsläufig mit sich, daß die Präsenz eines Neonatologen in kritischen Situationen nicht immer oder gar nicht gewährleistet ist. Wird die rechtzeitige Verlegung in utero verpaßt, sind sehr oft die Voraussetzungen für eine angemessene Adaptation an die extrauterine Existenz nicht mehr gegeben. Fehlt zudem die Reanimationserfahrung an kleinen Häusern (z. B. mit < 500 Geburten), wird die Sterblichkeit von Frühgeburten nachgewiesenermaßen signifikant höher als an größeren Abteilungen [29].

Eine *Verbesserung der perinatalen «Chancen» Frühgeborener* läßt sich aber definitiv nur dann verwirklichen, falls die erheblichen regionalen Unterschiede bezüglich der zur Verfügung stehenden *neonatologischen Intensivpflegeplätze* mit genügendem Etat an ausgebildeten Neonatologieschwestern eliminiert werden [30].

Ein *Regionalisierungskonzept* für die peri- bzw. neonatologische Patientenversorgung kommt in der Bundesrepublik nach und nach zum Tragen. So gibt es z. B. nicht wenige Kliniken, in denen Mütter von Kindern mit < 1500 g nicht mehr entbunden werden [31]. Daß sich dieses Regionalisierungskonzept auszuzahlen beginnt, zeigt sich auch in einer deutlichen Verbesserung der Sterblichkeitsziffern Frühgeborener an perinatalen Zentren (Tab. 157 [32, 33, 37]). Eine zentrale Registrierung und Abrufmöglichkeit von verfügbaren Neonatologieplätzen brachte auch in der Schweiz eine merkliche organisatorische Verbesserung.

Für die *Indikationen, ein Kind «in utero» zu verlegen,* kann es keine verbindlichen Richtlinien geben. Es gibt jedoch eine Reihe von bekannten Indikationen, bei denen die Wahrscheinlichkeit einer Gefährdung des Feten so hoch ist, daß eine Überweisung kaum zu Diskussionen Anlaß geben wird [33].

Tabelle 157: Mortalität der Frühgeborenen mit sehr niedrigem Geburtsgewicht. Universitäts-Frauenklinik/Abteilung Neonatologie, Tübingen 1972 – 5/1986.

Geburtsgewicht	1972–1976			1977–1981			1982–5/1986		
	N	†N	†%	N	†N	†%	N	†N	†%
500– 750 g	10	9	90	30	17	57	27	18	66,0
751–1000 g	35	22	63	61	29	48	59	14	24,0
1001–1500 g	122	33	27	130	11	8	124	9	7,0
1501–2000 g	241	26	11	231	5	2	221	3	1,3

4. Geburtsleitung

4.1 Schädellage, Beckenendlage < 1500 g – Vaginale oder abdominale Entbindung?

Überlegungen über die Geburtsleitung beginnen bereits in der Vorphase der eigentlichen Geburt, in der man sich z. B. mit einem vorzeitigen Blasensprung und/oder mit der eventuellen Indikation zu einer Tokolyse konfrontiert sieht.

Der Kaiserschnitt bietet in der Regel für das kleine Frühgeborene in Schädellage keine Vorteile.

Während aufgrund verschiedener Empfehlungen die Routineentbindung für Beckenendlagekinder < 1500 g bzw. < 32. SSW mittels primärem Kaiserschnitt angestrebt werden soll, sind die Sectioindikationen bei Schädellage durch die bekannten fetalen und mütterlichen Indikatoren gegeben. Jedenfalls scheint eine generelle *protektive Kaiserschnittentbindung* allein aufgrund eines niedrigen Geburtsgewichtes auch nach den Zahlen der Bayerischen Perinatalerhebung nicht angebracht. Andererseits sind aber auch die früher gemachten Vorbehalte wegen häufigeren RDS, Hypoxämien und Hirnblutungen bei unreifen Sectiokindern heute nicht mehr haltbar, da protrahierte Geburten, sekundäre Sectiones u. a., welche den «fetal outcome» per se verschlechtern, vermieden werden sollten.

Im Zusammenhang mit den *Beckenendlagengeburten* sind die Beobachtungen von Yu et al 1984 [34, 35] interessant. Innerhalb der Gewichtsklasse von 1001–1500 war die Überlebensrate nach Kaiserschnitt signifikant höher als bei der vaginalen Entbindung, nicht aber in derjenigen von 501–1000 g, wobei sehr wahrscheinlich die Kinder < 750 g die Überlebensrate besonders negativ belasteten. – Hingegen konnte im Alter von 2 Jahren zwischen den vaginal und den durch Kaiserschnitt entbundenen Kindern neurologisch und entwicklungsmäßig keine Differenz gefunden werden, was wiederum durch das Fehlen der meisten Kinder < 750 g zu erklären wäre.

In ähnlicher Weise bearbeiteten Kitchen et al 1985 [36] dieselbe Thematik, allerdings bezogen auf die *Gestationswochen (24.–28. SSW)*. 172 von 326 Frühgeborenen überlebten (52,8 %), davon 62 % der durch Kaiserschnitt Geborenen gegenüber nur 50,9 % der vaginal Entbundenen. Unterhalb der 26. SSW gab es keine Überlebenden. Diese auf den ersten Blick eindrückliche Differenz ist aber statistisch nicht signifikant. *Allerdings waren nur 35,5 % der aus Beckenendlage oder Querlage geborenen Kinder gegenüber 72,4 % der Schädellagekinder frei von Handikaps!*

Wenig spricht nach diesen größeren Reihenuntersuchungen für den Kaiserschnitt im Grenzbereich der Überlebenschance. Eine generelle Aussage kann jedoch auch über den zu bevorzugenden Entbindungsmodus nicht gemacht werden. Es sind in diesen speziellen Fällen auch andere Faktoren, wie langjährige Sterilität u. a., die mit in die Entscheidung einfließen. XX/4.

4.2 Technische Fragen beim Kaiserschnitt

Solche Fragen werden immer wieder diskutiert. Ist das untere Uterinsegment entfaltet, so gibt es keine Gründe, um von der herkömmlichen Sectiotechnik abzurücken. Es empfiehlt sich jedoch bei ungenügender Entfaltung nach angelegter querer Inzision, diese digital und halbmondförmig nach lateral und kranial zu erweitern. Auf diese Weise gelingt es in den meisten Fällen, die tiefe vertikale Inzision («low classical cesarean section»), die nicht selten in einer echten klassischen, korporalen Schnittführung endet, zu vermeiden.

Der tiefe vertikale Schnitt verlangt ein genügendes Abschieben der Blase. Eine kaudal des Schnittendes gesetzte Umstechungsligatur verhindert bei der Entwicklung des Kindes das Weiterreißen in der Zervix bzw. in die Blase.

Da es sich bei der «lower-segment vertical section» nicht um eine klassische Sectio im herkömmlichen Sinn handelt, ist bei einer nachfolgenden Schwangerschaft auch nicht mit einer Narbenruptur zu rechnen.

4.3 Geburtsleitung und Überwachung bei vaginaler Geburt

Peripartale Hypoxie und Azidose sind zusammen mit ihren Folgeerscheinungen (Hirnblutungen u. a.) heute die wesentlichen Ursachen der neonatalen Mortalität und Morbidität «kleiner» Frühgeborener < 1500 g. Neben der adäquaten Indikationsstellung zur Sectio kommt der Verhinderung subpartaler «fetal distress»-Situationen ganz besondere Bedeutung zu. So ist die Prognose der kontinuierlich und elektronisch überwachten Frühgeburten signifikant besser als jene der nicht überwachten Feten [38] (s. auch Kap. XVII/3.9). Außerdem besteht ein Zusammenhang zwischen den schweren Azidosen zum Zeitpunkt der Geburt und abnehmendem Geburtsgewicht, was einerseits auf die relative Häufigkeit einer «hypoxierelevanten» Schwangerschaftspathologie in diesen Gewichtskategorien zurückzuführen ist, andererseits auf die in diesem Kollektiv überproportional vertretenen Beckenendlagen [23].

XX/5. Man versucht deshalb, sofern die Fruchtblase noch nicht gesprungen ist, eine *künstliche Blasensprengung zu unterlassen* und extern mit einem *Ultraschall-Autokorrelations-Kardiotokographen (Breitstrahler) kontinuierlich* zu überwachen. Eine Kopfelektrode soll nur bei absolut fehlenden Infektzeichen (Cave: vorzeitiger Blasensprung) angelegt werden, da Frühgeburten besonders infektanfällig sind.

Die *Schmerzbekämpfung* sub partu sollte – wenn möglich – nicht über zentral und atemdepressorisch wirksame Medikamente versucht werden, sondern vorzugsweise mit einer Periduralanästhesie. Einem möglicherweise anästhesiebedingten Blutdruckabfall ist mit geeigneten Mitteln (Plasmaexpander) zuvorzukommen.

Kommt es zur Geburt, wird der perineale Widerstand durch eine *großzügige Episiotomie* reduziert und der Kopf langsam und schonend (Cave: Druckschwankungen bei plötzlicher Druckentlastung) herausgeleitet. Der Indikationsbereich der *Beckenausgangszange* wird verschieden abgesteckt, vom generellen protektiven Gebrauch bis zu dem nur aufgrund von fetalen Notsituationen. Mit der Zange sollten Druckschwankungen aufgefangen werden. Der im amerikanischen Schrifttum bekannte «low Elliot forceps» wird sowohl empfohlen wie auch abgelehnt [11]. Wir denken dabei auch an die gelegentlich extrem kleinen Schädel, die kaum in die Zangenlöffel hineinpassen und dabei die Gefahr der Traumatisierung der Halsgegend besteht. *Vakuum-Extraktionen* sind bei Frühgeburten obsolet und kommen auch nicht als «Dégagement assisté» in Frage.

5. Das überregionale Problem der Frühgeburt

Aus einer grobgerasterten Zusammenstellung der seit 1983 kumulierten Datenbank der Arbeitsgemeinschaft Schweizerischer Frauenkliniken (60 gynäkologisch-geburtshilfliche Abteilungen) wird zum einen die *fachüberschreitende Bedeutung des «Problems Frühgeburt»* sichtbar (Geburtsmedizin, Perinatologie, Neonatologie, Intensivpflege, Anästhesie). Zum anderen wird das «Problem Frühgeburt», besonders in der Gewichtsklasse 500–1500 g, anhand der perinatalen Mortalitäts- und Morbiditätsziffern mit späteren neuropädiatrischen Handikaps (die allerdings in Tabelle 158 nicht erfaßt sind) sowie der Kaiserschnitt- und Verlegungsfrequenzen in auswärtigen Spezialkliniken mehr als nur verdeutlicht (Tab. 158 [39]).

Tabelle 158: Frühgeburten-Statistik. Arbeitsgemeinschaft schweizerischer Frauenkliniken.

Fragestellung	Kumulierte Statistik 1983–1992 Alle Geburten	Frühgeburten 1000–1499 g	Frühgeburten 500–999 g
Anzahl Patientinnen mit Entbindung	n = 317000 %	n = 1366 %	n = 887 %
– Anteil Mehrlingsgeburten	3401 (1,07)	93 (6,81)	67 (7,55)
Sectiofrequenz	38685 (12,2)	748 (54,76)	268 (30,11)
Azidosefrequenz (Fälle mit pH < 7,10)	4614 (1,46)	87 (9,47)	44 (16,98)
Apgar-Score 0–4/5 Minute	2634 (0.83)	313 (22,91)	458 (51,63)
Perinatale Mortalität (WHO ungereinigt)	2474 (0,78)	395 (29,04)	622 (70,12)
– intrauteriner Fruchttod vor Spitaleintritt	1134 (0,36)	216 (15,88)	212 (23,90)
– intrauteriner Fruchttod nach Spitaleintritt	257 (0,08)	42 (3,07)	73 (8,23)
– sub partu gestorben	212 (0,07)	26 (1,92)	95 (10,71)
– Exitus bis 7. Tag post partum	871 (0,27)	111 (8,16)	242 (27,28)
Verlegung des Kindes auf Kinderklinik im Hause	12224 (3,86)	481 (35,21)	185 (20,86)
Verlegung des Kindes auf IPS der Kinderklinik im Hause	1941 (0,61)	206 (15,08)	98 (11,05)
Verlegung des Kindes in auswärtige Kinderklinik	4401 (1,39)	110 (8,05)	23 (2,59)
Verlegung des Kindes auf IPS der auswärtigen Kinderklinik	4099 (1,29)	342 (25,04)	124 (13,98)

Betrachten wir diese sehr eindrücklichen Ziffern eines ungereinigten Kollektivs, das auch nicht das institutionelle Prädikat einer «level-III»-Versorgung für sich in Anspruch nimmt, so müßte man sich gezwungenermaßen den Worten von Graber 1992 («Prematurity 1992» [40]) anschließen:

Der Einsatz einer künstlichen extrakorporalen Einheit im Sinne einer funktionstüchtigen feto-plazentaren Einheit, als Ersatz für die ungenügende intrauterine Alimentation, ist – falls überhaupt zu realisieren – vorerst noch nicht in Sicht.

Literaturhinweise

1 Escobar GJ, Littenberg B, Petitti D (1991) Outcome among surviving very low birthweight infants: A meta-analysis. Arch Dis 66:204
2 Ackermann U, Duc G, Paccaud F, Romanens M (1984) Die neonatale Mortalität in der Schweiz. Schweiz Ärztezeitung 65:443
3 Bisig B (1984) Probleme der Definition und Vergleichbarkeit der perinatalen Säuglingssterblichkeit. Sozial Präventivmed 29:244
4 Dunn PM (1985) A perinatal growth chart for international reference. In Wharton BA, Dunn PM (eds) Perinatal growth. Acta Paediatr Scand Suppl 319:180
5 Dillon WP, Egan EA (1981) Management in late second-trimester deliveries. Obstet Gynecol 58:685
6 Martin RJ, Fanaroff AA (1984) Delivery room management of the low birth weight infant. Clin Obstet Gynecol 27:636
7 Brenner WE, Edelmann DA, Hendricks CH (1976) A standard of fetal growth for the United States of America. Am J Obstet Gynecol 126:555
8 Vogt HP, Hochuli E, Benz J et al (1987) Die Frühgeburt – das perinatologische Problem – unter Berücksichtigung der frühen Frühgeburt. Komissionsarbeit. Unveröffentlicht
9 Hack M, Fanaroff A, Merkatz IR (1979) The low-birth- weight infant. Evaluation of a changing outlook. N Engl J Med 301:1162
10 Stewart A (1982) Follow up bei Kindern mit sehr niedrigem Geburtsgewicht (vLBW). In Huch A, Huch R, Duc G, Rooth G (Hrsg) Klinisches Management des «kleinen» Frühgeborenen (< 1500 g). Thieme. Stuttgart-New York S 9
11 Eggleston MK (1986) Management of preterm labor and delivery. Clin Obstet Gynecol 29:230
12 Ehrenhaft PM, Wagnes JL, Herdman RG (1989) Changing prognosis for very low birthweight infants. Obstet Gynecol 74:528
13 Young EWD, Stevenson DK (1990) Limiting treatment for extremely premature, low-birth-weight infants (500 to 750 g). Am J Dis Child 144:549
14 Lipper EG, Ross GS, Auld PA (1990) Survival and outcome of infants weighing less than 800 g at birth. Am J Obstet Gynecol 163:146
15 Kitchen WH, Yu VYH, Orgil AA et al (1985) Cesarean section or vaginal delivery at 24 to 28 weeks' gestation: Comparison of survival and neonatal and two-year morbidity. Obstet Gynecol 66:149
16 Jensen A, Schumacher R (1987) Intrakranielle Blutungen: Ursache, Diagnostik und Bedeutung. Gynäkologe 20:52
17 Pape KE, Wigglesworth JS (1979) Haemorrhage, ischaemia and the perinatal brain. Heinemann. London
18 Halberstadt E (1987) Geburtsleitung bei Frühgeburten. In Wulf KH, Schmidt-Matthiesen H (Hrsg) Klinik der Frauenheilkunde und Geburtshilfe. Bd 6. Urban & Schwarzenberg. München-Wien-Baltimore S 249
19 Ewerbeck H, Groneck P (1983) Das extrem unreife Frühgeborene – ein Dilemma für Geburtshelfer und Pädiater. Geburtsh Frauenheilkd 43:99
20 Drew JH (1982) Immediate intubation at birth of the very-low-birth-weight infant. Am J Dis Child 136:207
21 Knörr K, Knörr-Gärtner H, Beller FK, Lauritzen C (1989) Geburtshilfe und Gynäkologie. Springer. Berlin-Heidelberg-New York S 381
22 Körner F, Bossi E (1984) Die Retinopathie des Frühgeborenen. Fischer. Stuttgart-New York
23 Kubli F (1986) Zur Versorgung des Neugeborenen in der Bundesrepublik. Geburtsh Frauenheilkd 46:404
24 Papageorgiou A, Stern L (1986) Antenatal prevention of the neonatal respiratory distress syndrom: Benefits and potential risks for the mother and of the infant. J Perinat Med 14:75
25 Liggins GC (1986) Letters to the Editor. J Perinat Med 14:276
26 Merenstein GB, Pettett G, Woodall J, Hill JM (1977) An analysis of air transport results in the sick newborn. II. Antenatal and neonatal referrals. Am J Obstet Gynecol 128:520
27 Harris TR (1975) Neonatal vs maternal transport. An analysis of dollar costs and mortality rates. Clin Res 23:149
28 Linderkamp O, Vesmold HT (1986) Das Transportproblem – Transport in utero gegen Transport des Neugeborenen. Ref auf der Tg der Dtsch Ges Gynäk Geb. Düsseldorf
29 Obladen M, Heemann U, Hennecke KH, Hanssler L (1985) Ursachen neonataler Letalität 1981–1983: Eine regionale Analyse. Z Geburtsh Perinat 189:181
30 Schneider H, Mieth D (1990) Mangel an Intensivpflegeplätzen in der Neonatologie in der Schweiz. Schlußbericht. Schweiz Chefärztekonf
31 Riegel K (1986) Theorie und Praxis der Regionalisierung in der Geburtshilfe und Neonatologie. Fortbildung. Sicherheit und Humanität – Moderne Konzepte der risikogerechten Versorgung der Schwangeren und des Neugeborenen. Heidelberg
32 Mentzel H (1986) Mortalität der Frühgeborenen mit sehr niedrigem Geburtsgewicht. Work-shop über perinatale Probleme. Heidelberg
33 Hickl HJ (1987) Zur Frage der Optimierung der geburtshilflich-pädiatrischen Versorgung von Frühgeborenen in der Bundesrepublik Deutschland. Gynäkologe 20:41
34 Yu VJH, Bajuk B, Cutting D et al(1984) Effect of mode

XX/Lit.

of delivery on outcome of very-low-birthweight infants. Br J Obstet Gynaecol 91:633
35 Yu VJH, Orgill AA, Bajuk B, Astbury J (1984) Survival and 2-year outcome of extremely preterm infants. Br J Obstet Gynaecol 91:640
36 Kitchen W, Ford GW, Doyle LW et al (1985) Cesarean section or vaginal delivery at 24 to 28 weeks' gestation. Obstet Gynecol 66:149
37 Terinde R, Pohlandt F, Gortner L et al (1991) Erfahrungen mit einem Perinatalzentrum der Maximalversorgung am Beispiel der Überlebensrate von Frühgeborenen mit einem Geburtsgewicht unter 1500 g. Perinatal Medizin 3:117
38 Hochuli E (1987) Geburtsleitung bei früher Frühgeburt. Gynäkologe 20:32
39 Hochuli E (1990) Risikoschwangerschaft – Risikogeburt. Schweiz Med Wochenschr 120:243
40 Graber EA (1992) Prematurity 1992. Obstet Gynecol Surv 47:521
41 Hepp H (1994) pers. Mitteilung des Lektors
42 Mieth D (1994) pers. Mitteilung des Gast-Lektors (Neonatologie USZ Zürich)
43 Allen MC, Donohue PK, Dusman AE (1993) The limit of viability – Neonatal outcome of infants born at 22 to 25 weeks' gestation. N Engl J Med 329:1597
44 Hack M, Fanaroff AA (1993) Outcomes of extremely immature infants – a perinatal dilemma. N Engl J Med 329:1649
45 Leodolter S (1994) pers. Mitteilung des Lektors
46 Papile LA, Burnstein J, Burnstein R, Koffler H (1978) Incidence and evolution of subependymel and intraventricular hemorrhage: A study of infants with less than 1500 g. J Pediat 92:529
47 Whyte HE, Fitzhardinge PM, Shennan AT et al (1993) Extreme immaturity: Outcome of 568 pregnancies of 23–26 weeks gestation. Obstet Gynecol 306:1715
48 Johnson A, Townshend P, Yudkin P et al (1993) Functional abilities at age 4 years of children born before 29 weeks of gestation. Br Med J 306:1715
49 Stewart A, Hope P (1988) Prediction of outcome: Periventricular hemorrhage versus ischemia. In Kubli F, Patel N, Schmidt W (eds) Perinatal events and brain damage in surviving children. Springer. Berlin-Heidelberg-New York
50 Morales WJ (1991) Antenatal therapy to minimize neonatal intraventricular hemorrhage. Clin Obstet Gynecol 34:328
51 Roberts ER, Morrison JC (1994) Pharmacologic induction of fetal lung maturity. Clin Obstet Gynecol 34:319
52 Augenärztliche Untersuchungen zur Erfassung einer Frühgeborenenretinopathie (1995). Gemeinsame Empfehlung des Arbeitskreises der Neonatalerhebungen der Bundesländer et al. Perinatal Medizin 7:49
53 Hellemans P, Gerris J, Verdonk P (1995) Fetal fibronectin detection for prediction of preterm birth in low risk women. Br J Obstet Gynaecol 102:207
54 Buckens P, Alexander S, Boutien M et al (1994) Randomised controlled trial of routine cervical examinations in pregnancy. The european community collaborative study group on prenatal screening. Lancet 344: 841

XXI Vorzeitiger Blasensprung

Der vorzeitige Blasensprung ist eine im mittleren Trimester gefürchtete Komplikation. Fetale Unreife und die Infektionsgefährdung sind für das hohe Risikopotential verantwortlich.

XXI **Daraus ergeben sich je nach Gestationswochen verschiedene Behandlungsprinzipien, wie zum Beispiel beim terminnahen Blasensprung die möglichst rasche Entbindung. Beim terminfernen Blasensprung sind Fragen über exspektatives Verhalten, Tokolyse, Antibiotika und Lungenreifeinduktion sowie über den Geburtsmodus in Abhängigkeit von fetalen (Gestationsalter, Gewicht, Lage) und mütterliche Faktoren (Amnioninfekt) in das Behandlungskonzept miteinzubeziehen.**

Der vorzeitige Blasensprung ist ein relativ häufiges Ereignis. Die pathognomische Bedeutung eines Blasensprungs in Terminnähe ist jedoch eine ganz andere als jene in Verbindung mit einer (frühen) Frühgeburt. Mehr und mehr glaubt man an einen *sehr engen Zusammenhang zwischen lokalem Infekt und einem vorzeitigen Wehenbeginn und/oder Blasensprung bei Frühgeburten.* Die Beziehungen zwischen der zerviko-vaginalen Besiedlung mit Mikroorganismen, der dadurch initiierten Prostaglandinsynthese und der vorzeitigen Wehentätigkeit kommen auf Abbildung 115 [1] zur Darstellung. Spricht eine Tokolyse nicht an, so wird dieses Phänomen auch ohne Blasensprung auf die durch Bakterien in Gang gesetzte Prostaglandinsynthese zurückgeführt [1, 9]. Deswegen befürwortet man den *generellen Einsatz von Antibiotika* zusammen mit Tokolytika [10, 11].

Die Frühgeburt (und der vorzeitige Blasensprung) ist somit ein logisches Produkt infektiöser Vorgänge zusammen mit anderen Faktoren. Entsprechend hat sich auch die geburtsmedizinische Logistik zum Teil geändert.

Neben der primären Infektursache werden auch *degenerative Veränderungen der Intermediärschicht* zwischen Amnion und Chorion mit Herabsetzung der Reißfestigkeit für den Blasensprung verantwortlich gemacht. Entzündliche Vorgänge – primär oder sekundär – initiieren oder beschleunigen diese Vorgänge.

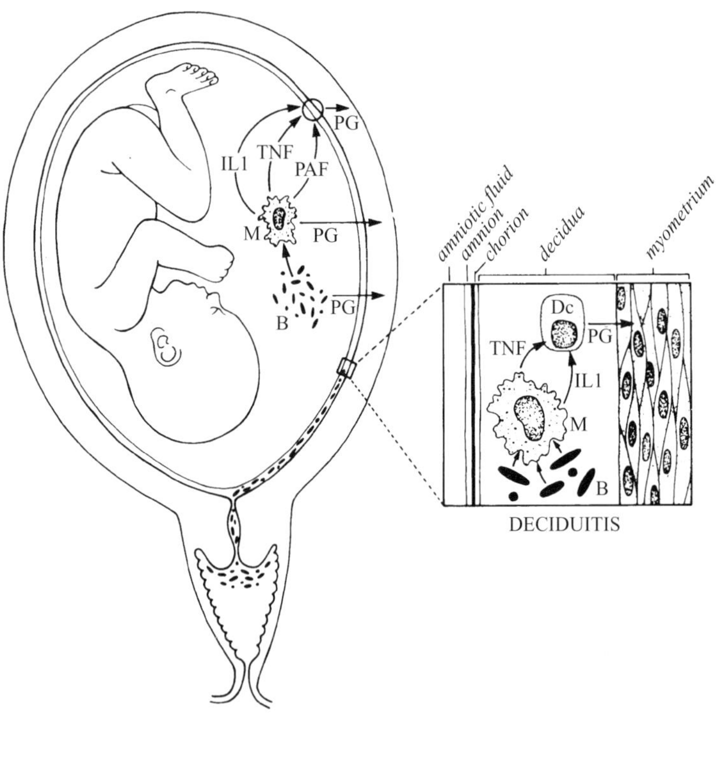

Abbildung 115: Cellular and biochemical mechanisms involved in the initiation of preterm labor in cases of intrauterine infection.
B = bacteria; M = monocyte/macrophage; Dc = decidua; IL1 = interleukin-1; TNF = tumor necrosis factor/cachectin; PG = prostaglandins; PAF = platelet activating factor (ab Original).

1. Der terminnahe Blasensprung

Je mehr man mit den heutigen Methoden der Geburtseinleitung vertraut ist, desto weniger ist man bereit, nach einem vorzeitigen Blasensprung in Terminnähe bei reifem Kind zuzuwarten.

1.1 Definitionen

Der vorzeitige Blasensprung wird mit einem *länger als eine Stunde dauernden Intervall zwischen Blasensprung und Wehenbeginn* definiert. Da bis zum Klinikeintritt meistens bereits mehr als eine Stunde verstreicht, kann man sich der Ansicht von Grant et al 1992 [2] ohne weiteres anschließen, einen vorzeitigen Blasensprung erst dann als solchen anzunehmen, wenn nach Klinikeintritt während einer Stunde keine Kontraktionen auftreten. Der vorzeitige Blasensprung führt in Terminnähe in 80 % der Fälle zum Wehenbeginn.

Die Latenzzeit ist im allgemeinen um so länger, je früher der Blasensprung erfolgt.

1.2 Komplikationen

1.2.2 Geburtshilfliche Komplikationen

Ein relativ hoher Prozentsatz der Termingeburten führt zu *Komplikationen,* falls der Wehenbeginn nicht innerhalb von 24 Stunden nach vorzeitigem Blasensprung erfolgt. *Protrahierte Geburten,* zusammen mit Haltungs- und Stellungsanomalien, sowie *Amnioninfekte* ziehen sehr oft eine operative Entbindung nach sich. Der *Nabelschnurvorfall,* meistens als Folge von Lageanomalien (Beckenendlagen und Querlagen), tritt mit wenigen Ausnahmen zu einem früheren Zeitpunkt auf.

1.2.3 Amnioninfektionssyndrom

Die Gefahr einer Chorioamnionitis ist beim terminnahen Blasensprung gering. Die Geburtseinleitung ist gleichsam Therapie und Prophylaxe, um die Latenzzeit und damit das Risiko eines Infektes bis zur Geburt zu reduzieren. Sind jedoch bereits *Infektzeichen* vorhanden (Leukozytose > 12.500, CPR (c-reaktives Protein) > 1,0 mg/dl, Fieber > 38° Celsius [16]), wobei auch eine fetale Tachykardie ein Frühzeichen sein kann, sollten sofort Antibiotika (Ampicillin, Cephalosporine) intravenös in hoher Dosierung appliziert werden.

Bei einem bereits *bestehenden bakteriellen Infekt* im unteren Genitaltrakt sollten lokal wirksame Antiseptika eingelegt werden, z. B. Polyvinylpyrrolidin (Betadine®). Die vaginale Keimflora, meistens ein weites Spektrum endogener Keime beinhaltend, hat jedoch nur einen beschränkten prognostischen Aussagewert in bezug auf ein eventuelles infektiöses Potential. XXI/1.

1.3 Diagnose

Die *Diagnose des vorzeitigen Abgangs von Fruchtwasser* ist nicht immer einfach. Neben der *Spekulumeinstellung* kommt im Zweifelsfall auch die *Amnioskopie* zum Einsatz, mit welcher der untere Eipol und die Intaktheit der Vorblase oder abfließendes Fruchtwasser und kindliche Strukturen (Haare, Haut u. a.) direkt eingesehen werden können. Daneben vermitteln uns Farbe, Menge und Geruch des Fruchtwassers Hinweise über eine eventuelle fetale Gefährdung (Mekoniumabgang). Fötid riechendes Fruchtwasser zeigt einen (beginnenden) Amnioninfekt an. Vernixflocken orientieren über den Reifezustand des Feten.

Mit *Lackmuspapier* kann der typische alkalische Bereich des Fruchtwassers (pH 7–7,5) nachgewiesen werden (Norm: pH 4,5–5,5). Falschpositive oder -negative Ergebnisse sind oft Folgen eines zu lange zurückliegenden Blasensprungs und einer Vermischung von Fruchtwasser mit Vaginalsekret bzw. mit entzündlichen Elementen.

Mikroskopisch können Zellen von fetalen Talgdrüsen mit Nilblausulfat als kernlose, polygonale Zellen identifiziert werden. Die Entnahme erfolgt bevorzugt mit Hilfe eines Spekulums oder Amnioskops aus dem Zervikalkanal (nicht aus dem hinteren Scheidengewölbe – Detritus).

1.4 Nachweis von Fibronectin zur Sicherung der Diagnose des vorzeitigen Blasensprungs

Die so wichtige Diagnose des Abgangs von Fruchtwasser ist entweder ungenau oder sogar mit einem Risiko (Amnioskopie > Infekt) verbunden. Die Tatsache, daß sich das fetale Fibronectin in hohen Konzentrationen im FW findet (am Termin in einer Konzentration von 27,1 μg/ml), läßt es zur Identi-

fikation von Fruchtwasser in der Scheidenflüssigkeit als geeignet erscheinen. Fetales Fibronectin wird im Chorion, insbesondere im Bereich der Haftzotten, gebildet. Zum Nachweis dient ein Membran-Immuno-Assay. Nach Salfeder et al 1992 [34] war der Test bei deutlich sichtbarem FW
XXI/1. in 97,1 % positiv, bei fehlendem FW in 96,5 % negativ. Der Test ist vorerst zumindest als sinnvolle Ergänzung zu den bisherigen anzusehen.

1.5 Generelles klinisches Verhalten

Ein vorzeitiger Blasensprung bedeutet *Klinikeinweisung und Bettruhe.* Vaginale Untersuchungen sollen nur bei strenger Indikation und unter aseptischen Kautelen unternommen werden (Infektionsgefährdung). Eine eventuell liegende Cerclage muß entfernt werden. Mit dem Spekulum erhält man vorerst genügend Informationen über Fruchtwasser (s. o.), Zervix und Muttermund; ebenso können auf diese Weise bakterielle Abstriche entnommen werden. Im Zweifelsfall kann bei fehlender Wehentätigkeit die Ultraschalluntersuchung zusätzliche Daten liefern. Entzündliche Diagnostika kommen situationsgerecht zur Anwendung.

1.6 Abwarten – Einleiten?

Das geburtshilfliche Handeln wird weitgehend durch das Infektrisiko bestimmt, das mit zunehmender Latenz zwischen Blasensprung und Geburt ansteigt. Dieses nicht immer exakt zu erfassende Risiko und die heute zur Verfügung stehenden Prostaglandinpräparate, großzügig eingesetzt, haben mehr und mehr dazu geführt, den Einleitungszeitpunkt vorzuverlegen, dies um so mehr, als besonders bei unreifen Geburtswegen und ohne Wehentätigkeit nach 12 Stunden so oder so mit einer erhöhten Kaiserschnittfrequenz gerechnet werden muß [1, 4]. Allerdings gibt es auch heute noch gegenteilige Meinungen [14].

Falls das Kind nach klinischen Kriterien reif ist, sollte die Geburtseinleitung nach früheren Ansichten 12 Stunden nach dem Blasensprung erfolgen, damit die 24-Stunden-Grenze bis zur Geburt wenn möglich nicht überschritten wird [5]. Diesem Grundsatz wird an manchen Orten nach wie vor nachgelebt, oder man wartet vor allen bei unreifer Zervix sogar noch länger bis zum spontanen Einsetzen der Wehentätigkeit [2, 6].

Man ist jedoch derzeit eher der Meinung, *bereits nach einem 6-Stunden-Intervall aktiv zu werden* [7, 8].

1.6.1 Einleiten bei reifer Zervix mit Oxytozin

Bis vor kurzem stand in dieser Situation nur das *Oxytozin* als synthetisches Hypophysenhinterlappenpräparat (Synocinon®) zu Verfügung. Die Applikation erfolgt mit einer über einen Tropfenzähler kontrollierbaren Dauertropfinfusion oder besser mittels einer Infusionspumpe.

Die Wehenstimulation mit Oxytozin sollte jedoch nur bei einem Bishop-Score von > 7 in Betracht gezogen werden.

Dosierung: 5 IE Syntocion® in 500 ml 5prozentiger Glucose. Beginn mit 5 Tropfen/Min., steigernd um 5 Tropfen pro 30 Min., bis zum erwünschten Effekt. Maximale Tropfenzahl: 25 Tropfen/Min. = Sicherheitsgrenze. Dauer: Maximum 8 Stunden, anschließende Nachtruhe.
Alternative: 5 IE Syntocinon® in 5prozentiger Glucose in einer Infusionspumpe. Anfangsdosis: 1–3 mE/Min. Steigerung bis zu 16 mE/Min.

Der *Vorteil* der intravenösen Oxytozinapplikation liegt in ihrer leichten Steuerbarkeit, der *Nachteil* in der geringen oder fehlenden Wirksamkeit bei unreifen Zervixverhältnissen.

1.6.2 Einleiten bei reifer Zervix mit Prostaglandin

Prostaglandine führen sowohl zu Kontraktionen des Uterus wie auch zur Zervixreifung. Durch die lokale Verabreichung können Dosis und Wirksamkeit einerseits wesentlich gesteigert, andererseits die systemischen, vornehmlich gastrointestinalen Nebenwirkungen reduziert werden [12]. Diese Vorteile werden allerdings um den Preis der fehlenden oder doch eingeschränkten Steuerbarkeit verringert. Die *Dosierungen zur Geburtseinleitung* entsprechen dabei nicht jenen für Abortinduktionen, da es während der Schwangerschaft zu einer Zunahme der PG-Empfindlichkeit kommt.

PGE2 ist besonders zervixwirksam und wird deshalb bevorzugt zur Zervixreifung und zur Geburtseinleitung eingesetzt.

Dosierung: Intravaginale Einlage einer 3 mg PGE2 – Tablette, eventuelle Wiederholung nach 6 Stunden.

Normalerweise ist bei einer Geburtseinleitung, unabhängig von der Zervixreife, bei Primigraviden nach einer einmaligen Gabe von 3 mg PGE_2 in 80 %, bei Multiparen sogar in 90 % mit einer Spontangeburt zu rechnen. Ein gewisses Risiko stellt die gesprungene Blase dar, da es infolge der größeren Resorptionsfläche des Amnions zur rascheren Resorption und Überstimulation kommen kann [13]. Auch ist zu beachten, daß sich die Wirkung gelegentlich erst *nach längerer Latenzzeit,* dafür um so heftiger einstellen kann und sogar Betamimetika nötig werden. Mit diesen ist jedoch eine Überstimulierung gut beherrschbar.

1.6.3 Oxytozin oder Prostaglandin?

Die Effizienz beider Substanzen ist bei reifer Zervix (und vorzeitigem Blasensprung) gleichwertig. Die Akzeptanz einer die Mobilität nicht einschränkenden Vaginaltablette ist bei den Gebärenden jedoch ungleich höher. Überstimulationen sind bei den PGE_2-Tabletten relativ selten, jedoch ist besonders beim vorzeitigen Blasensprung daran zu denken (s. o.).

1.6.4 Einleiten bei unreifer Portio mit einem PGE2-Gel

Erfahrungen (Retro- und Prospektivstudien) zeigen beim vorzeitigen Blasensprung die Überlegenheit der intrazervikalen Gabe von PGE_2-Gel gegenüber einer Oxytozininfusion [7].

Dosierung: Intrazervikale Instillation von 0,5 (0,4) mg-PGE2-Gel (gegebenenfalls Zweitinstillation nach 6 Stunden [7]).

Die niedrigere Dosierung bei der Gelform gegenüber derjenigen der Vaginaltablette ergibt sich aus der besseren Resorption im endozervikalen Bereich. Falls versehentlich das Gel in den retroamnialen Raum fließt, können unmittelbar nach der Instillation Kontraktionen auftreten (Kardiotokographie!). Dystokien mit fetalen Herztonalterationen werden aber sowohl mit der Vaginaltablette wie mit Gel-Instillationen, besonders bei unreifer Zervix, beobachtet [15].

In 30–60 % der Fälle kommt es zur Weheninduktion mit fortschreitender Zervixdilatation, in den übrigen Fällen zumindest zu einer deutlichen Zervixreifung. So kann im allgemeinen 6 Stunden nach Gel- XXI/2.
Applikation eine Oxytozin-Infusion angeschlossen werden, was wiederholten intrazervikalen Instillationen vorzuziehen ist. – Als Alternative – je nach Zervixreife – ist auch die intravaginale Verabreichung einer 3 mg PGE2-Tablette nach erfolgloser Gel-Applikation noch möglich.

2. Der terminferne Blasensprung

Nachdem noch bis vor kurzem die Grenzen zwischen *expektativem Verhalten (Tokolyse und abwarten)* und *aktivem Vorgehen (Geburtseinleitung, Sectio)* ganz unterschiedlich gezogen wurden, je nachdem, ob das Risiko der Unreife oder jenes der Infektionsgefährdung höher eingestuft wurde, hat sich nunmehr eine etwas differenziertere und vielerorts akzeptierte Einstellung durchgesetzt. Diese Strategie beinhaltet – unter Berücksichtigung der jeweiligen Gestationswochen – folgendes Vorgehen:

- bei *terminnahem Blasensprung* (jenseits der 37. SSW): s. o. Die Geburt ist innerhalb von 24 Stunden anzustreben. Eine Lungenreifung ist nicht nötig.
- *Zwischen der 33. und 37. SSW* ist bei nachgewiesener Lungenreife keine Tokolyse, bei fehlender Lungenreife hingegen ist eine Surfactant-Stimulation mit Kortikosteroiden unter Betamimetika notwendig. Da als Ursache des vorzeitigen Wehenbeginns und Blasensprungs vornehmlich eine aszendierende Infektion mit Befall der choriodezidualen Schichten («Deciduitis» [1]) vermutet wird, sind zumindest während der Zeit der Tokolyse Antibiotika (prophylaktisch/therapeutisch) einzusetzen. Dies um so mehr, als auch Tokolyseversager mit der bakteriell induzierten und unterhaltenen Prostaglandinsynthese erklärt werden [1, 10, 11]. Da nach Abschluß der Lungenreifung das Infektrisiko höher eingeschätzt wird als die Gefahr einer Frühgeburt, wird im allgemeinen auf eine Weiterführung der Tokolyse verzichtet. Das weitere Management richtet sich nach geburtsmedizinischen Kriterien, wobei die

Beckenendlagekinder bis zur abgeschlossenen 37. SSW von einer Sectio profitieren sollten [17].

Wartet man zu, sind die Infektparameter (Leukozyten, (Cave: Thrombozyten), C-reaktives Protein und Körpertemperatur) laufend zu überwachen. Bei Anzeichen eines beginnenden Amnioninfektionssyndroms ist die Entbindung anzustreben, bei unreifen Zervixverhältnissen die Sectio.

XXI/3.

- *Vor Abschluß der 32. SSW* – vor allem bei den sehr tiefen Gewichtsklassen und frühen Gestationswochen (< 1000 g, < 28. SSW) – ist ohne Zusatzpathologie («fetal distress», Amnioninfekt) ein *expektatives Verhalten* primäres Ziel, da die Risiken einer Frühgeburt jene der Infektgefährdung übersteigen [18, 21].
- *Vor der (25.–)26. SSW nach vorzeitigem Blasensprung* sind die Aussichten eher gering, ein lebendes und dazu noch gesundes Kind zur Welt zu bringen [19, 20] (s. auch Kap. XX). Zu den Risiken der extremen Unreife und der fetalen und mütterlichen Infekte kommt die Gefahr der pulmonalen Hypoplasie sowie eventueller kindlicher Deformitäten bei längerem Fruchtwassermangel bzw. Fruchtwasserabgang [22]. Ein Abwarten unter Anwendung von Tokolytika scheint deshalb nur in Abwägung aller Risiken in besonderen Fällen (z. B. jahrelange Kinderlosigkeit) gerechtfertigt.

3. Amnioninfektionssyndrom

Darunter versteht man eine unspezifische Infektion der Amnionhöhle mit den anliegenden Gewebeschichten, der Plazenta und der Frucht.

Der Infektionsweg ist bei einem vorzeitigen Blasensprung durch die Aszension der Mikroorganismen aus dem zerviko-vaginalen Bereich vorgezeichnet. Es handelt sich um endogen vorhandene Keime, die im Fruchtwassermilieu ihre vorherige Apathogenität verlieren und auch die Prostaglandinsynthese in Gang setzen (s. o.).

Im Vordergrund des Interesses stehen dabei die *hämolysierenden Beta-Streptokokken,* während die Streptokokken der A-Gruppe, früher als Erreger der Puerperalsepsis bekannt, nunmehr eine untergeordnete Rolle spielen. Meistens haben wir es mit einer *polymikrobiellen Infektion* zu tun, wobei bei gramnegativen Erregern die gramnegative Sepsis besonders gefürchtet ist.

Im weiteren wird auch die Kolonisation der Zervix mit Chlamydien und Mykoplasmen mit der Entstehung eines vorzeitigen Blasensprungs in Verbindung gebracht (s. Kap. IV/7.4). Da man eine «Durchseuchungsrate» von 5 % und mehr in der Schwangerschaft annimmt, werden Chlamydien-Screeningprogramme diskutiert und bei positivem Nachweis Antibiotika im Sinne einer Prophylaxe für eine spätere Neugeboreneninfektion in Betracht gezogen. Der Infekt erfolgt im Laufe der Geburtspassage durch den Zervikalkanal, wonach etwa 50–60 % der infizierten Neugeborenen an einer Konjunktivitis und später auch an einer Pneumonie erkranken können.

Behandlung nach Chlamydiennachweis: 4 mal 500 g Erythromycin (Erythrocin®) pro Tag während 7 Tagen.

Um das Aufsteigen der Keime in die Fruchthöhle zu verhindern, wurde beispielsweise das Spülen mit einer PVP-Jod-Lösung [24] oder die Einlage von Suppositorien empfohlen, was aber vaginale Manipulationen impliziert, auf die man eigentlich verzichten sollte.

Eine *Fruchtwasserinfektion* sollte auch bei vorzeitiger Wehentätigkeit vor dem Termin (besonders < 30. SSW) und noch *stehender Fruchtblase* in Erwägung gezogen werden.

Die Bestätigung erhält man mit einer Amniozentese und dem Nachweis von > 100 Leukozyten/ml Fruchtwasser und einer positiven Kultur. Ist die Gramfärbung negativ, ist die Kultur meistens auch negativ. Dazu hat ein positiver *Leukozyten-Elastase-Nachweis* einen hohen negativen bzw. positiven prädiktiven Aussagewert [23]. Ist die Amniozentese nicht praktikabel, so ist das mütterliche CRP als Marker am zuverlässigsten, wobei nach einem Wert > 2 mg/dl die fetale Infektionsgefahr ansteigen soll [25]. Diese Serum-Grenzwerte werden jedoch verschieden angesetzt (s. u.).

Das *klinische Bild* ergibt sich aus der Dauer und der Intensität des Infektes. Temperaturerhöhungen > 38°, Leukozytosen > 12.500/mm^3 mit Linksverschiebung, Thrombozytenabfall < 150.000 und C-reaktives Protein > 1,0 mg/dl (>2 mg/dl) sind wegweisende Laborparameter [16].

Der Uterus wird dolent und gespannt, der Fruchtwasserabgang fötid. Die fetalen Aussichten infolge der kontinuierlichen Aufnahme von infiziertem Fruchtwasser und der Kommunikation mit dem Respirationstrakt (Pneumonie) verschlechtern sich laufend, falls dieser Circulus vitiosus nicht unterbrochen wird. Schließlich kommt es bei der Mutter zur raschen Ausbildung eines septischen Krankheitsbildes mit hohem Fieber und den Gefahren des *septischen Schocks* (u. a. Gerinnungsstörung im Sinne einer *Verbrauchskoagulopathie* – s. Kap. XXIX).

Durch die strikte Beachtung der Frühsymptomatik eines beginnenden Fruchtwasserinfekts und durch den Einsatz potenter Antibiotika in hoher Dosierung läßt sich im allgemeinen das klinische Vollbild der Amnioninfektion verhindern.

4. Surfactant

Der Surfactant-Nachweis und die Surfactant-Stimulation spielen sowohl unter dem Titel Frühgeburt, Tokolyse und vorzeitiger Blasensprung eine wesentliche Rolle.

Der Nachweis läßt eine Beurteilung der Lungenreife und damit eine Voraussage über eine eventuell zu erwartende hyaline Membranerkrankung zu; eine Surfactant-Stimulation soll das RDS verhindern.

4.1 Surfactant-Nachweis

Die Lungenalveolen werden von einer dünnen, zellfreien oberflächenaktiven Substanz (Antiatelektasefaktor, Surfactant) ausgekleidet. Der *Surfactant* garantiert die Stabilität der Alveolarwandung und induziert eine *Abnahme der Oberflächenspannung* an der Grenzfläche zwischen Alveolarepithel und der Luft bei der Exspiration und Verkleinerung der Alveole und einer *Zunahme* derselben bei Inspiration und Alveolenvergrößerung.

Chemisch setzt sich der Surfactant aus verschiedenen Substanzen zusammen: vorwiegend aus Phosphatidylcholin (Lezithin) sowie u. a. aus kleineren Mengen von Phosphatidylglycerol, Sphingomyelin, Cholesterol und Proteinen. Unter den Lezithinfraktionen ist offenbar das *Dipalmitoyl-Phosphatidylcholin (DPPC) die entscheidende Komponente im Surfactantsystem.* – Diese Erkenntnis führte bereits zur therapeutischen Verwendung dieser Substanzen. Eine Aufbereitung von DPPC mit Phosphatidylglycerol und Instillation in die Luftwege soll bei gefährdeten «kleinen Frühgeburten» ein Respiratory-Distress-Syndrom (RDS) verhindern [26].

Diese Substanzen werden nach der 24. SSW in den sog. Alveolarzellen Typ 2 (granulierte Pneumozyten) gebildet, in den lamellären Einschlußkörperchen gespeichert und am Ende der Gravidität zur Sekretion in das Alveolarlumen verlagert. Solche «lamellar bodies» können übrigens auch im Fruchtwasser nachgewiesen werden.

Ein starker Anstieg der oberflächenaktiven Substanzen ist nach der 36. SSW mit gleichzeitig starkem Abfall der Oberflächenspannung in den Lungenalveolen zu beobachten. XXI/4.

Der Surfactant wird somit benötigt, um die Alveolen offen zu halten und vor dem Kollaps zu bewahren.

4.1.1 Nachweis bei vorzeitigem Blasensprung

Bei *vorzeitigem Blasensprung* bietet sich die *Phosphatidylglyzerolbestimmung* im vaginal aufgefangenen Fruchtwasser an. Die Analyse wird im Gegensatz zur Lezithin-Sphingomyelin-Ratio weder durch mekoniumhaltiges Sekret noch durch blutige Kontamination beeinflußt [27, 28]. Ist der Test zwischen der 28. und 34. SSW positiv, sollte es beim Neugeborenen zu keinem RDS kommen. Zudem soll nach 48–72 Stunden nach vorzeitigem Blasensprung und nachweisbarem Phosphatidylglyzerol auch ohne Kortisonapplikation kein RDS mehr auftreten [28].

Auch beim vorzeitigen Blasensprung kann Fruchtwasser mittels Amniozentese gewonnen und zur Lungenreifebestimmung herangezogen werden. Allerdings gelingt die Punktion nur in etwa 50 % der Fälle [27]. Der Vorteil der abdominal entnommenen Fruchtwasserprobe liegt aber auch im gleichzeitigen Nachweis entzündlicher Parameter (Kultur u. a.).

4.1.2 Nachweis bei stehender Fruchtblase

Zur *Lungen-Reifebestimmung in dem durch Amniozentese entnommenen Fruchtwasser* stehen als Testverfahren *physikalische (Oberflächenspannung), biochemische und indirekte Methoden* zur Verfügung. Klinische Bedeutung haben aber nur wenige erlangt. Die Fruchtwasserzytologie (Auszählen von mit Nilblau gefärbten kernlosen, polygonalen fetalen Talgdrüsenzellen), Kreatininbestimmungen im Fruchtwasser (Konzentrationen von 180 μmol/l (2 mg %) entsprechen der 37. SSW) und Harnstoffbestimmungen sind z. B. wegen der großen Streubreiten nur von begrenztem Wert.

– *LS-Ratio*

Die in den fetalen Lungen gebildeten oberflächenaktiven Phospholipide gelangen über den Respirationstrakt ins Fruchtwasser. Die hier vorhandenen Mengenverhältnisse zwischen Lezithin und Sphingomyelin in Abhängigkeit von der Schwangerschaftsdauer wurden erstmals von Gluck et al 1971 [33] dargestellt.
Da lediglich das Lezithin nach der 35. Woche stark ansteigt, das Sphingomyelin eher abfällt, ergibt sich daraus ein bestimmtes Verhältnis, die sog. LS-Ratio. Diese Ratio wird dabei als Kriterium der fetalen Lungenreife angesehen (Abb. 116).

Bei einem LS-Quotienten von 1,5 bis 2,0 muß bereits in 35 % der Fälle mit einem Atemnotsyndrom gerechnet werden. Bei einem Quotienten unter 1,5 ist in 78 % der Fälle ein RDS wahrscheinlich [29].

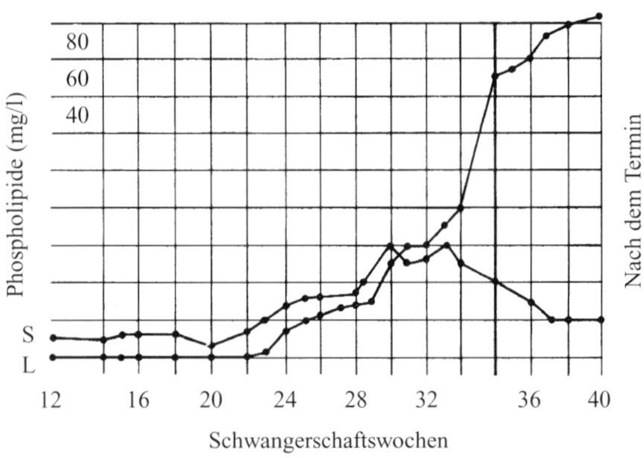

Abbildung 116: Lezithin- und Shingomyelingehalt im Fruchtwasser.
≥ 2: Reife Lunge, kein Respiratory-distress-Syndrom zu erwarten.
Zwischen 1,5 bis 1,99: Mittelschweres bis leichtes Respiratory-distress-Syndrom zu erwarten, Kontrolle in 1 Woche angezeigt.
1,0 bis 1,49: Unreife Lunge, mittelschweres bis schweres Respiratory-distress-Syndrom zu erwarten, Kontrolle in 2 Wochen angezeigt.
< 1: Sehr unreife Lungen, schweres Respiratory-distress-Syndrom zu erwarten, Kontrolle in 2 Wochen angezeigt.

– *Clements-Test (Schaumtest-Schütteltest) als Screening-Methode ohne großen Laboraufwand.*

Die oberflächenaktiven Substanzen bilden auch in Gegenwart von Alkohol stabile Oberflächenfilme, welche die Struktur eines Schaumes über relativ lange Zeit erhalten. Konkurrierende oberflächenaktive Substanzen wie Eiweiß, Gallensalze, Salze freier Fettsäuren im Fruchtwasser bilden in einer alkoholischen Lösung hingegen keinen oder nur für kurze Zeit Schaum.

Eine semiquantitative Aussage erhält man mit einer Verdünnungsreihe mit physiologischer Kochsalzlösung!

Praktisches Vorgehen, wobei die Originalmethode von uns etwas modifiziert wurde. Ansetzen folgender Verdünnungsreihe (Mengen in ml):

Röhrchen	I	II	III
Fruchtwasser	1,0	0,75	0,5
NaCl 0,9 %	–	0,25	0,5
Alkohol 95 %	1,0	1,00	1,0

Die mit Parafilm® verschlossenen Röhrchen werden von Hand während 15 Sekunden kräftig geschüttelt und dann während 15 Minuten stehengelassen.

Fehlermöglichkeiten

- Beimengung von Blut, Mekonium, Vaginalhaut
- Entnommenes Fruchtwasser nicht stehenlassen! Aufbewahren im Kühlschrank bis 3 Stunden, bei –20° bis 24 Stunden möglich. Vor dem Test auf Raumtemperatur erwärmen
- Reagenzröhrchen müssen absolut sauber sein!
- Die Alkohollösung muß genau 95prozentig sein. Flasche immer gut verschließen
- Die Kochsalzlösung darf nicht in Flaschen mit Gummistopfen aufbewahrt werden.

Beurteilung

In jedem einzelnen Röhrchen wird die Ausdehnung des im Bereich des Meniskus vorhandenen Schaumes festgehalten, wobei folgende Bewertung gilt:

+	Schaumring über 50% der Zirkumferenz
(+)	Schaum vorhanden, aber weniger als 50% der Zirkumferenz
–	Kein Schaum vorhanden

Der Test als Ganzes wird folgendermaßen beurteilt:

Positiv	= + / + / +
Intermediär	= (+) / – / – bis + / + / (+)
Negativ	= – / – / –

Praktische Konsequenzen
Test positiv: Es ist kein Atemnotsyndrom zu erwarten (falsch-positive Resultate sind selten).
Test intermediär: In 10 bis 60 % ist mit respiratorischen Störungen zu rechnen. Empfehlung: Bestimmung der LS-Ratio.
Test negativ: Im Einzelfall läßt sich keine Prognose stellen: LS-Ratio bestimmen. Steht die Geburt bevor, ist das Neugeborene als Risikofall zu betrachten.

Vorteile des Tests: einfach, billig und schnell.
Nachteile des Tests: negative und intermediäre Resultate sind nur bedingt verwertbar.

- *Neuramin-/Protein-Quotient.* Diesem Test wird neuerdings eine hohe diagnostische Spezifität und Sensitivität zugestanden [30].
- *Ultraschall* mit Bestimmung des biparietalen Durchmessers, des Abdomenquerdurchmessers und der Femurlänge lassen mit annähernder Genauigkeit anhand von Standardkurven eine indirekte Reifebestimmung zu (s. Kap. XXVII/7.).

4.2 Surfactant-Stimulation und -Substitution (s. auch Kap. XX)

Auch beim vorzeitigen Blasensprung gelten dieselben Dosierungsrichtlinien wie bei intakter Fruchtblase, allerdings unter obligatem Antibiotikaschutz (s.o).

Der Effekt limitiert sich allerdings auf diejenigen Fälle, bei denen Betamethason (oder Dexamethason: 4 mal 5 mg i. m., alle 12 Stunden) spätestens 24 Stunden vor der Geburt und nicht mehr als 7 Tage vorher verabfolgt wurde [31]. Ambroxol [3] u.a. s. Kap. XX u.a.

Die Wirkung ist beim vorzeitigen Blasensprung umstritten [28]. Ob eine wiederholte Applikation nach 7 Tagen von Nutzen ist (betrifft vor allem die Stimulation bei intakter Blase), ist ebenfalls unsicher [32].

Eine Aufbereitung von Dipalmityl-Phosphatidglyzerol kann durch Instillation in die Luftwege bei «kleinen Frühgeburten» ein «Respiratory-Distress-Syndrom» (RDS) verhindern [26]. Siehe auch weitere Möglichkeiten zur Substitution unter Kap. XX.

Literaturhinweise

XXI/Lit.

1 Romero R, Mazor M (1988) Infection and preterm labor. Clin Obstet Gynecol 31:553
2 Grant JM et al (1992) Management of prelabour rupture of the membranes in term primigravidae: Report of a randomized prospective trial. Br J Obstet Gynaecol 99:557
3 Wolff F, Ponnath H, Wiest W (1987) Induktion der fetalen Lungenreife durch Ambroxol und Betamethason. Geburtsh Frauenheilkd 47:19
4 Duff P, Huff RW, Gibbs RS (1984) Management of premature rupture of membranes and unfavourable cervix in term pregnancy. Obstet Gynecol 59:697
5 Hochuli E (1985) Geburtshilfe, Gynäkologie und Grenzgebiete. Huber. Bern-Stuttgart-Toronto S 287
6 Conway DI, Prendiville WJ, Morris A et al (1984) Management of spontaneus rupture of the membranes in the absence of labour in primi gravid women at term. Am J Obstet Gynecol 150:947
7 Goeschen K, Mesrogli M, Rosswog U, Schneider J (1989) Vorzeitiger Blasensprung in Terminnähe: Abwarten oder handeln? Z Geburtsh Perinat 193:16
8 Husslein P (1988) Geburtseinleitung mit Prostaglandinen – Grundlagen für eine klinische Anwendung. In Haller U, Kubli F, Husslein P (Hrsg) Prostaglandine in Geburtshilfe und Gynäkologie. Springer. Berlin-Heidelberg-New York S 139
9 Hillier SL, Martius J, Krohn M et al (1988) A case-control study of chorioamnionic infection and histologic chorioamnionitis in prematurity. N Engl J Med 319:972
10 Morales WJ, Angel JL, O'Brian WF et al (1988) A randomized study of antibiotic therapy in idiopathic preterm labor. Obstet Gynecol 72:829
11 Newton ER, Dinsmoor MJ, Gibbs RS (1988) A randomized blinded trial of antibiotics in idiopathic preterm labor. Ann Meeting. Snow Ass Village, Colorado
12 Hepp H, Schüssler B (1981) Prostaglandine in Gynäkologie und Geburtshilfe. Springer. Berlin
13 Lichtenegger W, Motter W, Ralph G (1988) Lokale Prostaglandin-E2-Applikation zur Geburtseinleitung. In Haller U, Kubli F, Husslein P (Hrsg) Prostaglandine in Geburtshilfe und Gynäkologie. Springer. Berlin-Heidelberg-New York S 145
14 Duncan SLB, Beckley S (1992) Prelabour rupture of the membranes – why hurry? Br J Obstet Gynaecol 99:543
15 Egarter CH, Husslein P (1986) Überstimulierung bei elektiver Geburtsleitung mit intravaginaler PGE_2-Applikation. Z Geburtsh Perinat 190:87
16 Clees JP, Bürger C, Gonser M (1991) Diagnostic procedures for recognition of subclinical infection in patients with premature labor. In Hirsch HA (ed) Infection and preterm labor. Thieme. Stuttgart-New York S 44
17 Huch A, Benz J (1993) Checkliste Geburtshilfe. Thieme. Stuttgart-New York S 130
18 Halberstadt E, Granitzka S (1987) Komplikationen bei drohender Frühgeburt. In Wulf KH, Schmidt-Matthiesen H (Hrsg) Klinik der Frauenheilkunde und Ge-

XXI/Lit.

burtshilfe, Bd 6. Urban & Schwarzenberg. München-Wien-Baltimore S 119
19 Garite TJ (1985) Premature rupture of the membranes: The engima of the obstetrician. Am J Obstet Gynecol 157:1001
20 Moretti M, Sibai BM (1988) Maternal und perinatal outcome of expectant management of premature rupture of membranes in the midtrimester. Am J Obstet Gynecol 159:390
21 Fortunato SJ, Welt SI, Eggleston M et al (1990) Prolongation of the latency period in preterm premature rupture of the membranes using prophylactic antibiotics and tocolysis. J Perinatol 10:252
22 Thiebeault DW, Beatty EC, Hall RT et al (1985) Neonatal pulmonary hypoplasia with premature rupture of membranes and oligohydramnios. J Pediat 107:273
23 Watts DH (1991) Factors predictive of rapid preterm delivery or amniotic fluid infection among women in preterm labor with intact membranes. In Hirsch HA (ed) Infection and preterm labor. Thieme. Stuttgart-New York S 49
24 Saling E, Zöckler R (1981) Vaginal infection therapy after premature rupture of the membranes. J Perinatol Med 9:41
25 Krohn M, Pahnke VG, Albrecht K, Trams G (1990) Diagnostische Aussagekraft von C-reaktivem Protein und exspektatives Management bei Patientinnen mit vorzeitigem Blasensprung. Z Geburtsh Perinat 194: 208
26 Morley CJ, Bangham AD, Miller N, Davis JA (1981) Dry artificial lung surfactant and its effect on very premature babies. Lancet I:64
27 Garite TJ, Yabusaki KK, Moberg J et al (1983) A new rapid slide agglutination test for amniotic fluid phosphatidglycerol: Laboratory and clinical correlation. Am J Obstet Gynecol 147:681
28 Stedman CM, Crawford S, Staten E, Cherny WB (1981) Management of preterm premature rupture of the membranes: Assessing amniotic fluid in the vagina for phosphatidglycerol. Am J Obstet Gynecol 140:34
29 Parkinson CH, Harvey ED (1981) Amniotic fluid and fetal maturity. In Sandler M (ed) Fluid and its clinical significance. Dekker. New York
30 Kaestner B, Schenk H, Weise W, Donat H (1990) Der Neuraminsäure/Protein-Quotient im Fruchtwasser: Indikator für die fetale Reife. Z Med Lab Diagn 31:77
31 Collaborative Group on Antenatal Steroid Therapy (1982) Effect of antenatal dexamethasone administration on the prevention of respiratory distress syndrome. Am J Obstet Gynecol 141:276
32 Avery ME, Aylward G, Creasy R et al (1986) Update on prenatal steroid for prevention of respiratory distress. Am J Obstet Gynecol 155:2
33 Gluck L, Kulovich M, Borer RC, Brenner PH, Anderson GG, Spellacy WN (1971) Diagnosis of the respiratory distress syndrome by amniocentesis. Am J Obstet Gynecol. 109:440
34 Salfelder A, Kagerah M, Nugent E, Hickl E (1992) Der Nachweis von Fibronectin zur Sicherung der Diagnose eines vorzeitigen Blasensprungs. Geburtsh Frauenheilkd 52:730

XXII Gemini: Schwangerschaft – Geburt

Zwillingsschwangerschaften sind mit einer erheblichen mütterlichen und perinatalen Komplikationsrate belastet. Gefürchtet sind Prämaturität, diskordantes fetales Wachstum, Transfusionssyndrome u.a. Das Risikokollektiv bedarf deshalb der Intensivbetreuung während der
XXII/1. **Schwangerschaft.**

Durch die zunehmende Präferenz für den Kaiserschnitt bei den häufigen Lageanomalien – vor allem des zweiten Zwillings – sind geburtshilfliche Operationen wie innere Wendungen und Extraktionen immer seltener geworden. – Jedenfalls ist auf ein möglichst kurzes zeitliches Intervall zwischen der Geburt des ersten und zweiten Zwillings zu achten, da sich die neonatale Prognose sonst rasch verschlechtert.

Zwillingsschwangerschaft und -geburt sind mit einer erheblichen Komplikationsrate assoziiert. Diese betrifft sowohl Mutter wie auch Zwillingskinder. – Während vor der Ultraschallära nur zwei Drittel der Mehrlingsschwangerschaften vor der Geburt erkannt wurden, dürfen Gemini heute nicht mehr übersehen werden. Nur die möglichst frühe Diagnose erlaubt eine *adäquate Intensivbetreuung.*

1. Schwangerschaft

Der im Schwangerschaftsverlauf nach Lagemann et al 1989 [1] besonders hohe Anteil an Fällen mit *vorzeitiger Wehentätigkeit* (47,6 %), *vorzeitigem Blasensprung* (33,4 %) und *Zervixinsuffizienz* (8,1 %) ruft geradezu nach wirkungsvollen *Präventivmaßnahmen,* mit dem Ziel, die Frühgeburten, die «small for gestational-date babies» oder generell die *perinatale wie auch die mütterliche Morbidität* zu reduzieren. Über die Wirksamkeit solcher Bemühungen gehen jedoch die Ansichten weit auseinander: Prophylaktische Tokolyse, präventive Cerclage oder beides gemeinsam, längerfristige Hospitalisationen? – Für keine dieser Maßnahmen konnten jedoch bis jetzt in randomisierten und prospektiven Studien und zudem an einem repräsentativen Kollektiv eindeutige Ergebnisse vorgelegt werden. – Außerdem interferieren andere Faktoren wie gehäufte Lageanomalien, Gestosen, nutritive und respiratorische Plazentainsuffizienz, feto-fetales Transfusionssyndrom, Nabelschnurkomplikationen u.a., so daß es auf diese komplexe Thematik kaum nur eine Antwort gibt (s. auch Tab. 159).

1.1 Antepartale Problematik

Tabelle 159: Risiken und Komplikationen bei Zwillingsschwangerschaften.

1. Hypochrome Eisenmangelanämie
2. Urintraktinfektionen
3. Präeklampsie, «EPH-Gestosen»
4. Hydramnion
5. Placenta praevia
6. Mißbildungen
7. Intrauterine Wachstumsretardation mit oder ohne diskordantes Wachstum, Absterben des einen Zwillings, Transfusionssyndrom, Plazentainsuffizienz
8. Vorzeitiger Blasensprung
9. Vorzeitige Wehentätigkeit
10. Lageanomalien (BEL, Querlagen), Nabelschnurvorfall
11. Erhöhte perinatale Morbidität und Mortalität
12. Psychologische Problematik

1.1.1 Dizygotie, Monozygotie, Transfusionssyndrom

Eine Zwillingsschwangerschaft ist das Resultat der Fertilisation von einer *(Monozygotie)* oder von zwei Eizellen *(Dizygotie).* Dizygote Zwillinge sind zweimal so häufig wie monozygote.

Je nach dem Zeitpunkt der Teilung *einer befruchteten Eizelle* entwickeln sich entweder zwei Embryonen mit zwei Amnionhöhlen und zwei Chorien oder monochorisch-diamniote oder monochorisch-monoamniote monozygote Zwillinge. Zweieiige Zwillinge hingegen sind dichorisch und diamniotisch.

Die *sonographische Diagnose* eineiiger Zwillinge ist nur dann möglich, falls sie monoamniotisch sind. Dann fehlt das sonst die zwei Fruchthöhlen trennende Amnion im Ultraschall, als wellenförmige Bewegung im Zusammenhang mit Kindsbewegungen sichtbar. Lassen sich zwei getrennte Plazenten nachweisen, können monoamniote Zwillinge ausgeschlossen werden [13].

Monoamniote Zwillinge haben eine *extrem hohe Mortalitätsrate.* So überlebten z.B. unter 169 Zwillingspaaren nur 202 Kinder (60 %) [2]. Gründe dafür sind Nabelschnurkomplikationen (Verwicklungen und Abschnürungen), Prämaturität und kongenitale Anomalien. *Plazentare Gefäßanastomosen* und damit *feto-fetale Transfusionen* sowie eine dadurch auch mögliche Thromboplastintransfusion vom abgestorbenen (mazerierten) Feten in den lebenden Zwilling (→ intravasale, disseminierte Gerinnungsstörung) sind allerdings *häufiger bei monochorisch-diamnioten Zwillingen.*

Als wichtigste Gefäßanastomose gilt dabei der intrakotyledär gelegene arteriovenöse Shunt (Abb. 117 [3]). Das klinische Bild variiert je nach Sitz, Zahl der Anastomosen sowie nach Transfusionsrichtung und -fluß. Die *Differenz der Hämoglobinkonzentrationen als Leitsymptom beträgt > 5 g/100 ml* [6]. Entwickelt sich ein ausgeprägtes Transfusionssyndrom (Tab. 160 [14]), so wird der *Empfängerzwilling* u. a. plethorisch (mit einem akuten Hydramnion zwischen der 20. und 30. SSW [4]) und hypervolämisch, der Donor-Zwilling hingegen anämisch und hypovolämisch. Meistens ist in solchen Fällen ein diskordantes Wachstum zu beobachten, das allerdings auch ohne Transfusionssyndrom (häufiger bei monochorischen als bei dichorischen Zwillingen) vorkommt.

Bei Hofstaetter et al 1994 [42] lag die Mortalität nach einem feto-fetalen Transfusionssyndrom in einem allerdings sehr kleinen Kollektiv bei zwei Drittel der Fälle und die Morbidität bei zwei Drittel der überlebenden Kinder. Burke 1990 [36] spricht von einer Mortalitätsrate von 71 % und von beinahe 100 %, falls das Transfusionssyndrom vor der 26. SSW auftritt.

Von diskordantem Wachstum spricht man im allgemeinen dann, wenn die Gewichtsdifferenz mehr als 15 % beträgt, wobei das Gewicht des schwereren Zwilling mit 100 % bemessen wird.

Beträgt die Gewichtsdifferenz > 25 %, ist die perinatale Mortalität des diskordant wachsenden Zwillings 2,5 mal höher, die intrapartale Mortalität sogar 6,5 mal [5].

Dopplersonographische Messungen von utero- und fetoplazentaren Strömungsprofilen kommen bei Einlingsgeburten zumindest bei Risikokollektiven als additive Überwachungsmethode zunehmend zur Anwendung [7] (s. Kap. XVIII/2.2.1).

Tabelle 160: Transfusionssyndrom.

Spender
1. Oligohydramnion
2. Hypovolämie
3. Untergewichtigkeit

Empfänger
1. Hydramnion
2. Polyzytämie
3. Herzversagen
4. Erhöhte Blutviskosität
5. Hyperbilirubinämie
6. Kernikterus

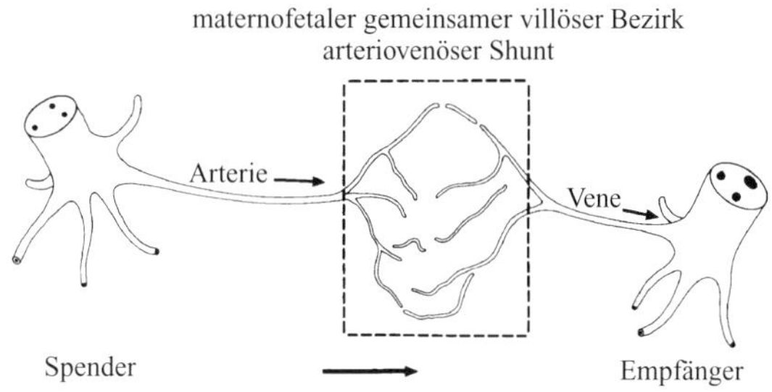

Abbildung 117: Schema eines arteriovenösen Shunts bei einer monochorischen Plazenta.

XXII/1.

Welchen diagnostischen Zusatzgewinn der Einsatz pränataler Dopplersonographien bei Zwillingsschwangerschaften bringt, wird jedoch im Schrifttum (noch) nicht einheitlich beurteilt [8].

Giles et al 1988 [12] fanden in einer allerdings nicht randomisierten Studie unter 172 Zwillingen, bei denen die Ergebnisse der Dopplersonographie im klinischen Management Berücksichtigung fanden, eine deutlich niedrigere perinatale Mortalität und weniger Zuweisungen auf eine neonatale Intensivstation als unter 100 Zwillingspaaren, bei denen die dopplersonographischen Strömungsmessungen ohne Einfluß auf das klinische Vorgehen blieben.

Die durch die Dopplersonographie mögliche Früherkennung abnormer Strömungsprofile kann somit einen wesentlichen, präventiven Beitrag bei der Diagnostik und bei der Behandlung von utero-fetoplazentaren Problemfällen leisten.

Neueste Auswertungen zeigen, daß diskordante Wachstumsentwicklungen durch dopplersonographische Untersuchungen der fetoplazentaren Durchblutung mit einer zwischen 44 % und 66 % *liegenden Sensitivität und einer Spezifität zwischen 66 % und 73 % (je nach Zeitpunkt der Untersuchung) relativ früh aufgedeckt werden können* [9].

Mit der dopplersonographischen Untersuchung der Nabelschnurgefäße konnten Farmakides et al 1989 [10] Gewichtsunterschiede > 350 g mit einer deutlich höheren Spezifität von 82 % und einer Sensitivität von 73 % vorhersagen. Zu ähnlichen Resultaten kamen auch Grab et al 1993 (Abb. 118 [8]). Zwar kann eine diskordante Gewichtsentwicklung auch mittels sonographischer Fetometrie allein mit einer hohen Spezifität (98,5 %), jedoch mit einer geringeren Sensitivität von nur 55 % diagnostiziert werden [9].

> Somit stellen Fetometrie und Dopplersonographie komplementäre, und nicht konkurrierende Verfahren dar.

Während die Bedeutung *pathologischer, utero-fetoplazentarer Flußmuster* in der Frühdiagnostik
XXII/1. der *schwangerschafts-bedingten Hypertonie* bei *Einlingsschwangerschaften* bereits in großangelegten Studien nachgewiesen wurde [11], sahen Grab et al 1993 [8] auch bei Zwillingsschwangerschaften und Hypertonie ähnliche Verhältnisse.

Zur jeweiligen Identifikation der richtigen Nabelschnur zum zugehörigen Zwilling kann die Differenz zwischen den *Mittelwerten* der «A/B ratio» der beiden Nabelschnurgefäße herangezogen werden. – Die Differenz des *«resistance index»* scheint hingegen besser mit der Gewichtsdifferenz zu korrelieren [10].

Überwachung in der Schwangerschaft: Mit der Messung der Blutflußparameter sollte in der *24. SSW begonnen und diese alle 14 Tage (ab 32. SSW evtl. in kürzeren Abständen)* fortgeführt werden, um die Zeichen eines Transfusionssyndroms (differente, hochpathologische Indexwerte in beiden Nabelschnüren bis zur Ausbildung eines enddiastolischen Blocks) und einer Wachstumsdiskordanz im Ultraschall (Abb. 118 [43]) frühzeitig zu erkennen.

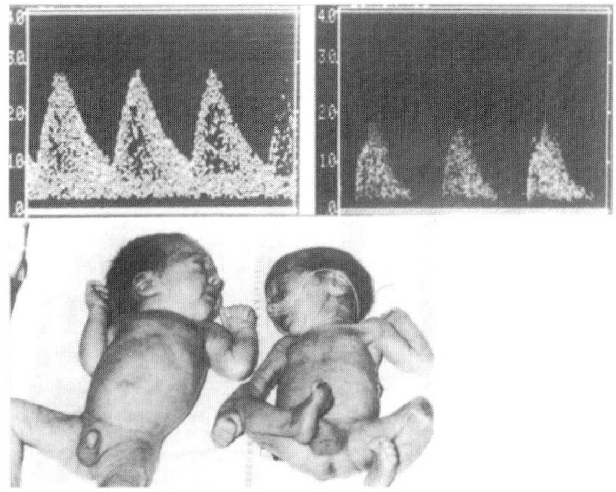

Abbildung 118: Dopplersonographie und diskordantes Wachstum.

1.1.2 Zur Häufigkeit von Zwillingsschwangerschaften

Während man sich bis vor kurzem auf die bekannte von Hellin 1895 aufgestellte Regel bezog, scheinen nach den heutigen Kenntnissen die Zwillings- und Mehrlingshäufigkeiten doch um einiges höher zu liegen. Einerseits weiß man dank der Ultraschalluntersuchungen in der frühen Schwangerschaft um die deutlich höhere Frequenz von angelegten Zwillingsschwangerschaften, aber auch um die relativ hohe Verlustrate in Form von Aborten und späterem Absterben (Fetus papyraceus), andererseits sind die verschiedenen Verfahren in der reproduktiven Medizin nicht selten mit Mehrlingsschwangerschaften assoziiert. Bei der Stimulation der Ovarien werden zumeist mehrere Follikel zur Reifung gebracht, die in der Folge für eine Befruchtung zur Verfügung stehen. Außerdem erfolgt bei der In-vitro-Fertilisation der Transfer von zumeist mehreren Embryonen, so daß auch auf diese Weise gehäuft mit Mehrlingen höheren Grades zu rechnen ist (falls man diesen «iatrogenen Mehrlingen» nicht mit dem «selektiven Fetocid» zu begegnen versucht, was aber erst nach gründlicher Aufklärung von Patientin und Partner sowie Vorabklärung aller ethischer, forensischer und weiterer Fragen überhaupt zur Diskussion steht).

1.1.3 Komplikationen in der Schwangerschaft

1.1.3.1 Hypochrome Anämie

Während einer Einlingsschwangerschaft werden normalerweise 800 mg Eisen benötigt, 300 mg davon für den Feten. Bei Zwillingen steigt der Verbrauch auf mindestens 1000 mg täglich. Eisenpräparate und/oder Multivitaminpräparate mit Folsäure und hohem Eisengehalt sind deshalb in jedem Fall angezeigt, um nicht eine hochgradige Anämie in Kauf zu nehmen. – Dabei ist auch an eine *larvierte Sideropenie* zu denken, da der schwangerschaftsbedingte Eisenverlust bedeutend höher ist als die vom gesamten Eisenbestand rasch verfügbare Eisenreserve (600 mg).

> Auch die Zwillingsmutter sollte nicht mit einem Hämoglobinwert < 12 g % zur Geburt kommen.

1.1.3.2 Harnwegsinfektionen

Das gegenüber Einlingsschwangerschaften vergrößerte Uterusvolumen und die damit verbundene Ureterkompression und -dilatation sowie Rückstauung sind ideale Schrittmacher für einen Urininfekt. Dieser ist etwa zweimal so häufig wie bei Einlingsschwangerschaften.

1.1.3.3 «EPH-Gestose», Präeklampsie

Die verschiedenen Nomenklaturen bei den hypertensiven Krankheitsbildern in der Schwangerschaft führen u. a. bei Zwillingsschwangerschaften zu uneinheitlichen Häufigkeitsangaben. – Es ist jedoch mit einer Inzidenz zu rechnen, die um den Faktor 3–5 höher liegt als die bei Einlingsschwangerschaften [14, 15], womit sich generell Frequenzen zwischen 20 und 40 % ergeben. – Als auslösender Mechanismus wird u. a. die Überdehnung der Uteruswandung mit Minderung der utero-plazentaren Durchblutung und damit Freisetzung pressorischer Substanzen diskutiert.

1.1.3.4 Intrauterine Wachstumsretardation (s. o.)

Das fetale Wachstumsprofil ist bis zur 30. SSW dasselbe wie bei Einlingen [16]. Nachher tritt bei Zwillingen eine deutliche Wachstumsverlangsamung ein.

Häufigkeit und Grad der Retardation *(mit und ohne Plazentainsuffizienz)* steigen mit zunehmender Schwangerschaftsdauer. Dabei kann nur einer oder aber beide Feten betroffen sein. *Diskordantes Wachstum* findet man häufiger bei monozygoten Zwillingen [17]. Um ein *Transfusionssyndrom* bis auf wenige Einzelfälle ausschließen zu können, gilt es vorerst, die dichorische Plazentation im Ultraschall nachzuweisen.

Zur *Diagnose der Wachstumsdiskrepanz* sind neben den bereits genannten Parametern (Doppler u. a. (s. o.)) folgende maßgebend: 5-mm-Differenz der BPD-Messungen, 5prozentige Kopfumfangsunterschiede, ein BPD des kleineren Zwillings unterhalb von zwei Standardabweichungen sowie eine 20-mm-Differenz des Abdominalumfanges [18].

Dopplersonographische Untersuchungen (s. o.) sowie Kordozentesen (Hämoglobin, Hämatokrit [15]) bieten weitere Differenzierungsmöglichkeiten (s. o.).

Der wachstumsretardierte und diskordant wachsende Zwilling hat eine deutlich höhere perinatale Mortalität (20 % bei eine BPD-Differenz von mehr als 7 mm [19]), zudem soll bei Überleben in einem hohen Prozentsatz mit einer psycho-motorischen Retardierung zu rechnen sein [20] (s. auch unter 1.1.1).

XXII/1.

1.1.3.5 Hydramnion

Ein Hydramnion wird in ungefähr 10 % der Fälle beobachtet. Auch diese Komplikation kommt häufiger bei monozygoten Zwillingen vor und ist nicht selten mit fetalen Mißbildungen kombiniert.

Ein akutes Hydramnion verlangt eine *therapeutische Amniozentese.* Bei Entnahme zu hoher Fruchtwassermengen besteht allerdings die Gefahr von Kontraktionen oder sogar einer vorzeitigen Plazentalösung. Deshalb: Entnahme von etwa 200 ml pro Amniozentese, dafür in kürzeren Intervallen. Die fetale Prognose ist im allgemeinen schlecht.

1.1.3.6 Resorption oder Abgang in der Frühschwangerschaft; intrauterines Absterben im zweiten bis dritten Schwangerschaftsdrittel

Bei ungefähr 20 % der intrauterinen Zwillingsanlagen geht ein Keimling innerhalb der ersten 14 SSW «zugrunde», sei es durch Abgang (Abort) oder Resorption [21]. Es werden aber auch viel höhere Verlustraten angegeben, abhängig vom Zeitpunkt der Frühdiagnose *(je früher die Diagnose, je höher die Verlustrate)* oder unter Berücksichtigung auch von späteren Verlusten (intrauterines Absterben (Fetus papyraceus)).

Nach dem ersten Trimester stirbt immer noch in bis zu 7 % einer der Zwillingsfeten ab [36]. Eine hohe fetale Morbidität muß aber auch für den überlebenden Feten in Kauf genommen werden: so z.B «fetal distress» mit nachfolgender Sectio in 37 %; intrauterine Wachstumsretardation in 42 %; Hyperbilirubinämie in 74 % [37]. Monoamniote Zwillinge sowie monozygote Zwillinge mit diamniot-monochorischer Plazentation und vaskulären Anastomosen sind besonders betroffen. Das Transfusionssyndrom, als schwerste Komplikation, bietet dabei ganz besondere diagnostische (s. o.) und therapeutische Probleme.

1.1.3.7 Frühgeburt

Die Prävention und/oder Behandlung des Frühgeborenen ist auch bei Zwillingsschwangerschaften der kontinuierliche neonatale «Challenge» in der heutigen Geburtsmedizin. Man rechnet bei allerdings wechselnden Literaturangaben mit einer Frequenz von etwa 40 % (Geburt vor Beginn der XXII/1. 37. SSW [14]). In etwa 20 % geht den Kontraktionen ein vorzeitiger Blasensprung voraus. Die Frühgeburt spielt auch bei der Geburtsleitung eine entscheidende Rolle, wobei beim zweiten Zwilling < 2000 g (< 1500 g, s. u.) mit oder ohne Lageanomalie heute der Sectio der Vorzug gegeben wird.

1.2 Schwangerschaftsbetreuung

Die *Zwillingsschwangerschaft ist eine Risikoschwangerschaft* und wird entsprechend intensiv überwacht. (Dopplersonographie s.o.)

Nach der 20. SSW Kontrollen alle zwei Wochen, später alle Wochen: vaginale Untersuchungen obligat, Ultraschallkontrollen (inkl. Doppler bei Hypertonie und Verdacht auf diskordantes Wachstum (Cave: gehäufte Mißbildungen)).

Die Erfolgsaussichten einer «Präventivbehandlung» der in einem hohen Prozentsatz abzusehenden Komplikationen (Frühgeburt, vorzeitige Wehentätigkeit und Blasensprung) werden kontrovers diskutiert.

1.2.1 Bettruhe

Schon vor mehr als vierzig Jahren konnte Russell 1952 [22] in Aberdeen auf Grund des sozio-ökonomischen Gefälles bei Zwillingsschwangerschaften einen deutlichen Unterschied zwischen Kindsgewichten und «fetalem outcome» zwischen der sog. «middle-class» und «working-class» feststellen. Darauf wurde es in England zur Praxis, *Zwillingsschwangerschaften bereits in der 30. SSW zu hospitalisieren.* Andere Empfehlungen sprechen jedoch bereits von einer Klinikaufnahme in der 26. SSW oder sogar ab der 24. SSW [17]. Diese beruhen auf der Tatsache, daß ungefähr 50 % der Zwillingsmortalität schon vor der 30. SSW zu verzeichnen sind [23]. Durch Bettruhe sollen die *utero-plazentare Durchblutung gefördert* und der Druck auf das untere Uterinsegment vermindert werden [24]. Zielvorstellung: Verhindern der Wachstumsretardation und der Prämaturität.

1.2.2 Prophylaktische Tokolyse

Ein Effekt dieser Maßnahme konnte in randomisierten Doppelblindstudien mit Feneterol, Terbutalin und Ritodrin – allerdings mit sehr kleinen Plazebogruppen und wahrscheinlich inadäquater Dosierung – nicht dokumentiert werden. Gestationsdauer und Kindsgewichte zeigten keine signifikanten Abweichungen [14]. Eine prinzipielle Gabe von Betamimetika scheit deshalb auch Krause et al 1984 [25] nicht zu befürworten. – Aus *therapeutischer Sicht* (bei Wehentätigkeit) sollten jedoch Tokolytika großzügig eingesetzt werde.

1.2.3 Prophylaktische Cerclage

Auch diese Maßnahme wird als Präventivkonzept weder einheitlich akzeptiert noch abgelehnt. Die Risiken einer prophylaktischen Cerclage gleichen offenbar den möglichen «Benefit» nicht aus.

1.2.4 «Das eine nicht ohne das andere»

Aufgrund dieser kontroversen Meinungen haben wir uns seinerzeit entschlossen, kombiniert zu behandeln: Aufnahme in der 32. SSW (alle Pat. waren vorher in der Risikosprechstunde); prophylaktische Cerclage wenn mög-

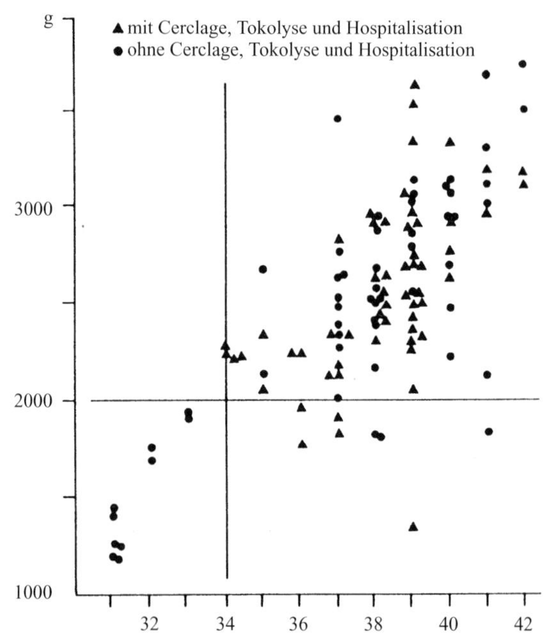

Abbildung 119: Geburtsgewicht und Geburtstermin bei Zwillingsgraviditäten mit und ohne Cerclage, mit und ohne Tokolyse, mit und ohne Hospitalisation in der 32. SSW.

lich vor der 18. SSW (um damit die Infektionsgefährdung durch den Eingriff auszuschalten); begleitende Tokolyse nach der Cerclage. Wenn wir auch aus verschiedenen Gründen nicht randomisieren konnten, die Kollektive zu klein waren, fiel dennoch folgendes auf: selteneres Vorkommen eines vorzeitigen Blasensprungs, Verschiebung der Gewichtsklassen nach oben mit Reduktion bzw. Verhinderung von Geburten mit sehr niedrigem Geburtsgewicht (Abb. 119 [26]).

Der Polypragmasie und den Kosten zum Trotz, ein Weg in die richtige Richtung? Die hohen Komplikationsraten infolge vorzeitiger Kontraktionen, vorzeitigem Blasensprung und Zervixinsuffizienz (s. o.) lassen zumindest diesem «dreidimensionalen Präventivkonzept» die theoretische Berechtigung nicht ganz absprechen [26].

Dieser persönlicher Meinung steht aber diejenige eines Lektors gegenüber (entsprechend der mehrheitlich geäußerten Ansicht über die Zwillingsbetreuung in graviditate): Es wird weder generell hospitalisiert noch werden Cerclagen durchgeführt [41].

2. Geburt

Lange Zeit stellten die Zwillinge noch eine der wenigen klassischen Situationen dar, in denen Geburtshilfe nach «altem Muster» geübt wurde. Aus verschiedenen Gründen ist dies Vergangenheit! So werden innere Wendungen höchstens XXII/2.
noch bei Querlage des zweiten Zwillings in Kaiserschnittbereitschaft gemacht. Eine Operation zwar, mit gelegentlich ähnlichen Tücken wie bei den vaginalen Interventionen, und übrigens auch nur den Erfahrenen vorbehalten!

Seit den neueren geburtsmedizinischen Erkenntnissen bei der Behandlung der Beckenendlage haben vaginale Entbindungsverfahren bei Lageanomalien – besonders häufig bei Zwillingen – nur noch beim Vorliegen optimaler Bedingungen ihre Berechtigung. Wenn aber auch bei Beckenendlagen immer noch gewisse Diskrepanzen von Lehrmeinungen hinsichtlich optimalem Entbindungsverfahren sichtbar werden, dürfte dies um so mehr bei «zwei Früchten in utero» der Fall sein.

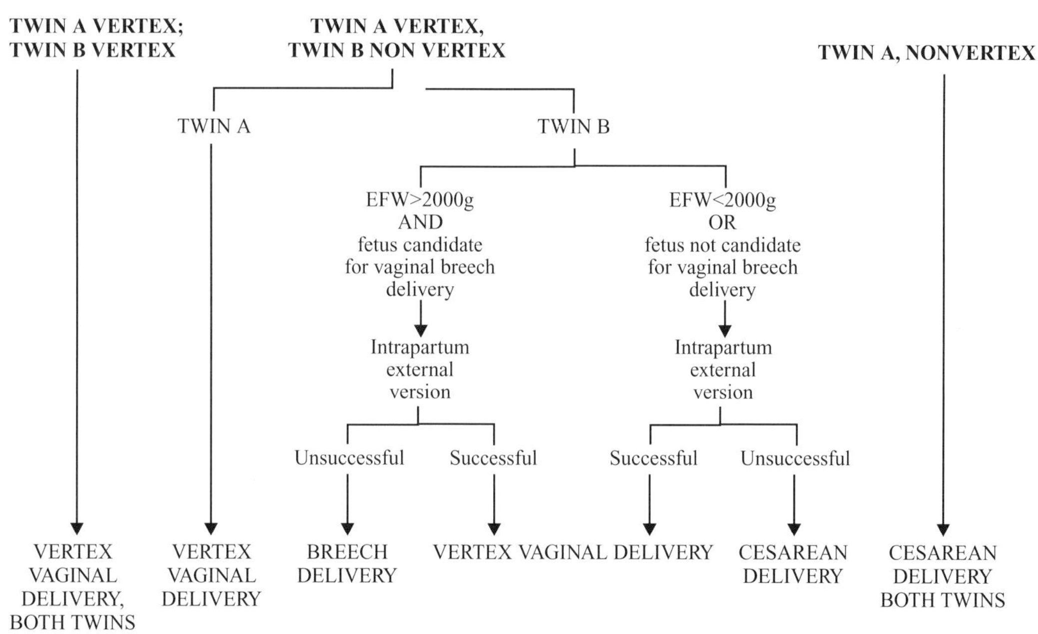

Abbildung 120: The current authors' plan, in outline form, for intrapartum management of twin gestations (ab Original).

2.1 Geburtsverfahren je nach Präsentation der Zwillinge

Darüber existieren verschiedene Ansichten und entsprechende Schemen, wie z.B jenes von Adams und Chervenak 1990 (Abb. 120 [27]).

XXII/2.

2.1.1 Kopf-Kopflage

Die häufigste Einstellung sind Kopf-Kopf-Präsentationen beider Zwillinge (in 42,5 % [27]). Die vaginale Entbindung wird in diesem Fall auch für «Frühgeburten» (s. Einschränkungen Kap. XX/4) allgemein akzeptiert.

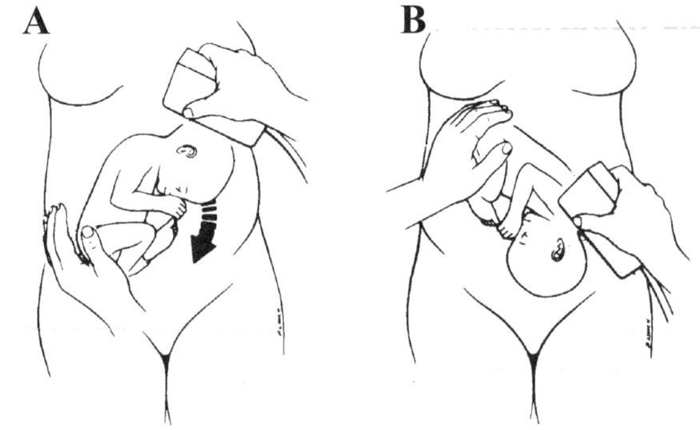

Abbildung 121: Äußere Wendung unter «Ultraschallführung».

2.1.2 Erster Zwilling Kopflage, zweiter Zwilling in Beckenendlage

Eine günstige Situation, den zweiten Zwilling in BEL vaginal zu entbinden. Trotzdem gibt es auch Stimmen, die für eine primäre Sectio eintreten mit dem Argument, damit für beide Zwillinge identische Mortalitätsraten ausweisen zu können [28]. Unterschiedliche Mortalitätsraten hängen aber von vielen Faktoren ab, und je mehr man die Kollektive «reinigt», desto mehr nähern sich Morbiditäts- und Mortalitätsraten. Dazu gibt es aber auch aktuelle Zahlen, nach denen bei vaginaler Entbindung des sich in BEL präsentierenden zweiten Zwillings für diesen weder Mortalitäts- noch Morbiditätsunterschiede auszumachen sind [30]. – Entscheidet man sich für die in den deutschsprachigen Gebieten immer noch am meisten bevorzugte Variante, nämlich für die vaginale Entbindung des zweiten Zwillings, kann u. E. auch auf externe Wendungsversuche (s. Abb. 120 [27]) verzichtet werden.

Wenn wir bei Einlingen in Beckenendlage mit einer Haltungsvariation für eine vaginale Entbindung Vorbehalte anbringen (erhöhte Rate an Azidität und niedrigeren Apgar-Ziffern (s. auch Kap. XXV)), sind beim zweiten Zwilling meistens die Voraussetzungen (vollständiger MM, kleines Kind) gegeben, ohne Verzug auch in dieser Situation notfallmäßig und ohne Beeinträchtigung des neonatalen Zustandes vaginal zu entbinden.

Zwischen diesen zwei Optionen (Sectio versus vaginale Entbindung) gibt es als «vertretbare Alternative», beim zweiten Zwilling vorerst einen externen Wendungsversuch zu unternehmen (s.o. und Abb. 120 [27]). Dabei kann die Vorwärts- oder Rückwärtsrolle mit dem Ultraschallkopf kontrolliert und unterstützt werden. Nach Eintreten des Kopfes in das kleine Becken erfolgt die Amniotomie mit möglichst rascher Geburt.

Als ultraschallmäßig geschätzte untere Gewichtslimite für eine vaginale Geburt des zweiten Zwillings in BEL werden 2000 g postuliert, so daß auch bei *Fehlbeurteilungen das Geburtsgewicht von 1500 g als kritische Grenze* nicht unterschritten werden dürfte [30, 31].

2.1.3 Zweiter Zwilling in Querlage

Diese geburtshilfliche Konstellation wird heute im allgemeinen mit einer Sectio «behandelt».

Mangelnde Erfahrung in operativen geburtshilflichen Eingriffen ganz generell (und in Sachen innerer Wendung im speziellen) werden für diese Entwicklung verantwortlich gemacht. Wenn aber zur mangelnden Erfahrung in der Ausführung geburtshilflicher Operationen auch noch eine solche bei Kaiserschnittoperationen hinzukommt (denn auch bei einer Sectio muß das querliegende Kind gewendet und extrahiert werden), haben wir es *nicht nur mit einem erhöhten neonatalen, sondern auch noch mit einem erhöhten Risiko für die Mutter* zu tun.

Nach Chervenak et al 1984 [29, 31] konnten damals immerhin 53 % der querliegenden zweiten Zwillinge vaginal entbunden werden, wobei, unter Berücksichtigung der bereits unter 2.1.2 erwähnten Auswahlkriterien, weder ein perinataler Exitus noch intrazerebrale Blutungen zu verzeichnen waren.

2.1.4 Erster Zwilling in BEL

Da die Gefahr einer *Verhackung* des flektierten Kopfes des nachfolgenden Zwillings mit dem flektierten Kopfes des tiefertretenden ersten Zwillings nie ganz auszuschließen ist, wird schon aus Gründen dieser potentiellen Gefährdung heraus die Sectio bevorzugt.

2.2 Geburtsleitung

Nach der vaginalen Geburt des ersten Zwillings wird mittels *Ultraschall und klinischer Untersuchung die Kindslage* festgestellt. Während der sich sofort anschließenden *vaginalen Untersuchung* erfolgt die Beurteilung des vorangehenden Teils, des MM und der Nachweis einer noch stehenden Fruchtblase bzw. von abgehendem Fruchtwasser. Die CTG-Überwachung läuft weiter.

Mit einer Syntociontropfinfusion wird die Wehentätigkeit gesteuert, meistens beginnend mit einer «Bolus-Applikation». Mit der *Blasensprengung* wird der letzte Akt eingeleitet (operative oder spontane Entbindung). – Ein Intervall von 20 Minuten bis zur Geburt des zweiten Zwillings sollte nicht überschritten werden, da die perinatale Morbidität und Mortalität mit zunehmender zeitlicher Verzögerung (Gefahr der vorzeitigen Lösung, der akuten respiratorischen Insuffizienz, des Nabelschnurvorfalls, einer sich wieder schließende Zervix) ansteigt. Die klare Abhängigkeit der perinatalen Mortalität oder des postnatalen Zustandes des zweiten Zwillings vom Entbindungsintervall wurde schon mehrfach dokumentiert [1, 38, 39 u. a.].

2.3 Schnittentbindung beim zweiten Zwilling

Es ist nicht verwunderlich, daß sich Berichte über Zweitzwillingssectiones häufen. Dafür werden besondere geburtshilfliche Notfallsituationen für diese seltene Vorgehensweise beim zweiten Zwilling verantwortlich gemacht. In den meisten Fällen liegt eine geburtshilfliche Mehrfachproblematik vor. Immerhin kamen nach Seifert et al 1991 [32] unter 261 Zwillingsgeburten zwischen 1980 und1990 8 zweite Zwillingskinder per sectionem zur Welt.

In ausgewählten Fällen scheint die Notfallintervention per sectionem beim zweiten Zwilling eine Entbindungsalternative zu sein [33, 34, 35], zumal bei fehlender Erfahrung in der Ausführung vaginaler geburtshilflicher und auch zum Erfolg führender (!) Operationen. Wie sich die in Kauf zu nehmende zeitliche Verzögerung aufgrund organisatorischer und anderer Zwänge schließlich auf die neonatalen Parameter niederschlägt, wird kaum zu beantworten sein.

Literaturhinweise

1 Lagemann A, Weisner D, Ibrahim M. Schindler H, Semm K (1989) Schwangerschaftsverlauf und Geburt bei Gemini. In Hillemanns HG, Schillinger H (Hrsg) Das Restrisiko gegenwärtiger Geburtshhilfe. Springer. Berlin-Heidelberg-New York S 164

2 Benirschke K (1990) The placenta in twin gestation. Clin Obstet Gynecol 33:18

3 Benirschke K (1984) Multiple gestation: Incidence, etiology and inheritance. In Creasy RK, Resnik R (eds) Maternal-fetal Medicine. Saunders. Philadelphia

4 Braat DDM, Exalto N, Bernadus RE, Arts NFT, Rajnhere JR (1985) Twin pregnancy: Case reports illustrating variations in transfusion syndrome. Europ J Obstet Gynecol 19:383

5 Erkkola R, Ala-Mello S, Piiroinen O et al (1985) Growth discordancy in twin pregnancies: A risk factor not detected by biparietal diameter. Obstet Gynecol 66:203

6 Niermeyer S (1990) Twin neonates: Special considerations. Clin Obstet Gynecol 33:88

7 McParland P, Pearce JM (1990) Doppler studies in pregnancy. Rec Adv Obstet Gynecol 16:43

8 Grab G, Hütter W, Haller T et al (1993) Diskordantes Wachstum bei Geminigravidität – Stellenwert der Dopplersonographie. Geburtsh Frauenheilkd 53:42

9 Chamberlain P, Murphy M, Comerford FR (1991) How accurate is antenatal sonographic identification of discordant birthweight in twins. Eur J Obstet Gynecol Repr Biol 40:91

10 Farmakides G, Schulman H, Schneider E et al (1989) Umbilical artery velocimetry in multiple pregnancy. Clin Obstet Gynecol 32:687

11 Bewley S, Cooper D, Campbell S (1991) Doppler investigation of uteroplacental blood flow resistance in the second trimester: A screeening study for preeclampsia and intrauterine growth retardation. Br J Obstet Gynaecol 98:871

12 Giles WB, Trudinger B, Cook C, Conelly A (1985) Fetal umbilical artery flow velocity – time wave forms in twin pregnancies. Br J Obstet Gynaecol 92:490

13 Wernicke K (1987) Mehrlingsschwangerschaft. In Wulf KH, Schmidt-Matthiesen H (Hrsg) Frühgeburt – Mehrlingsschwangerschaften. Urban & Schwarzenberg. München-Wien-Baltimore S 305

14 Makowski EL (1990) Twin pregnancy. In Quilligan EJ, Zuspan FP (eds) Current therapy in obstetrics and gynecology. Saunders. Philadelphia-London-Toronto p 290

15 Jones JM, Sbarra AJ, Cetrulo CL (1990) Antepartum management of twin gestation. Clin Obstet Gynecol 33:32

16 Fenner A, Malm T, Kusserow U (1980) Intrauterine growth of twins: A retrospective analysis. Eur J Pediatr 133(2):119

17 O'Grady JP (1987) Clinical management of twins. Contemp Obstet Gynecol 129:126

18 D'Alton ME, Mercer BM (1990) Antepartum management of twin gestation: Ultrasound. Clin Obstet Gynecol 33:4

19 Leveno K, Santos-Ramos R, Duenhoelter J (1980) So-

XXII/Lit.

nar cephalometry in twin pregnancy: Discordancy of the biparietal diameter after 28 weeks gestation. Am J Obstet Gynecol 138:727
20 Babson SG, Phillips DS (1973) Growth and development of twins dissimilar in size at birth. N Engl J Med 289:937
21 Landy HJ, Weiner S, Corson SL, Batzer FR, Bolognese RJ (1986) The «vanishing twin»: Ultrasonographic assessment of fetal disappearance in the first trimester. Am J Obstet Gynecol 155:14
22 Russell JK (1952) Maternal and fetal hazards associated with twin pregnancies. J Obstet Gynaecol Br Emp 59:209
23 Newton ER (1986) Antepartum care in multiple gestation. Semin Perinatol 10:19
24 Papiernik E, Mussy MA, Vial M et al (1985) A low rate of perinatal deaths for twin births. Acta Genet Med Gemellol (Roma) 34:201
25 Krause W, Eichhorn KH, Martin P et al (1984) Die Geminischwangerschaft – ein besonderes Problem der modernen Geburtsmedizin. Geburth Frauenheilkd 44:157
26 Hochuli E (1985) Geburtshilfe – Gynäkologie und Grenzgebiete. Huber. Bern-Stuttgart-Toronto
27 Adams DM, Chervenak FA (1990) Intrapartum management of twin gestation. Clin Obstet Gynecol 33:52
28 Cetrulo CL (1986) The controversy of delivery in twins: The intrapartum management of twin gestation. I. Semin Perinatol 10:39
29 Chervenak FA, Johnson RE, Youcha S et al (1985) Intrapartum management of twin gestation. Obstet Gynecol 65:119
30 Blickstein I, Schwartz-Shohman Z, Lancet M et al (1987) Vaginal delivery of the second twin in breech presentation. Obstet Gynecol 69:774
31 Chervenak FA, Johnson RE, Berkowitz RL et al (1984) Is routine cesarean section necessary for vertex-breech and vertex-transverse twin gestations? Am J Obstet Gynecol 148:1
32 Seifert R, Casper F, Bauer H, Brockerhoff P (1991) Schnittentbindung beim 2. Zwilling. Perinatal Med 3:109
33 Dudenhausen JW (1990) Betreuung der Mehrlingsschwangerschaft und Leitung der Mehrlingsgeburt. Perinatal Med 2:1
34 Schröder W (1989) Sectio-Indikationsstellung zur Entwicklung des 2. Zwillings nach vaginaler Geburt des 1. Zwillings. Geburtsh Frauenheilkd 49:165
35 Thiedig M (1982) Sectio beim 2. Zwilling. Geburtsh Frauenheilkd 42:634
36 Burke MS (1990) Single fetal demise in twin gestation. Clin Obstet Gynecol 33:69
37 Carlson NJ, Towers CV (1989) Multiple gestation complicated by the death of one fetus. Obstet Gynecol 73:685
38 Teske K (1984) Zwillingsschwangerschaften und Zwillingsgeburten (1967–1981) Inaug.-Diss. Berlin
39 Stucki D, Stucki A (1980) Zwillingsschwangerschaft und Zwillingsgeburt. Z Geburtsh Perinat 184:235
40 Dudenhausen JW (1990) Betreuung der Mehrlingsschwangerschaft und Leitung der Mehrlingsgeburt. Standard d Dtsch Ges f Perinatale Medizin. Perinatal Med 2:1
41 Hepp H (1994) pers. Mitteilung des Lektors
42 Hofstaetter C, Mährlein A, Dudenhausen JW (1994) Fetofetales Transfusionssyndrom oder diskordantes Zwillingssyndrom. Perinatal Medizin 6:13
43 Rochelson B (1989) The clinical significance of absent end-diastolic velocity in the umbilical artery waveforms. Clin Obstet Gynecol 32:692

Ein komplementärer Beitrag [40]: Standards in der Perinatalmedizin

Betreuung der Mehrlingsschwangerschaft und Leitung der Mehrlingsgeburt

Der Vorstand der Deutschen Gesellschaft für Perinatale Medizin hatte J. W. Dudenhausen, Zürich, beauftragt, unter Mithilfe von K. Baumgarten, Wien; K.-H. Breuker, Erkelenz; J. Giffei, Berlin; E. Hochuli, Zürich; S. Ramzin, Basel; H. Rüttgers, Wuppertal; G. Scholtes, Berlin; H. Versmold, München zur Frage der geburtshilflichen Betreuung der Mehrlingsschwangeren und zur Leitung der Mehrlingsgeburt Stellung zu nehmen.

1. Einleitung

Erfolge bei der Betreuung von Mehrlingsschwangeren lassen sich heute vor allem durch eine frühere Diagnose der Mehrlingsschwangerschaft, durch eine bessere Schwangerenbetreuung, durch eine schonendere Geburtsleitung und durch eine bedarfsgerechte neonatologische Versorgung erreichen.

2. Schwangerenbetreuung

– Frühe Feststellung der Mehrlingsschwangerschaft

Die Diagnose der Mehrlingsschwangerschaft sollte mit Terminsicherung durch Ultraschall bis zur 20. Schwangerschaftswoche erfolgen.

– Betreuungshäufigkeit

Die Beratungstermine, die möglichst in dem für die Entbindung vorgesehenen Perinatalzentrum erfolgen sollten, sind bis 28. + 0 SSW 14täglich, ab 28. + 0 SSW wöchentlich durchzuführen.

– Vaginale Untersuchung

Bei jedem Beratungstermin ist zur Befundung der Zervix (Punkteschema!) eine vaginale Untersuchung zu empfehlen.

- Ultraschalldiagnostik in etwa 14tägigen Abständen (inkl. Zervix (d. Autor (1995))

  a) Fetometrie: zum frühzeitigen Erfassen eines Wachstumsrückstandes sowie eines feto-fetalen Transfusionssyndroms

  b) Fehlbildungsdiagnostik: in der 24. SSW

- Bei einem im ersten oder zweiten Schwangerschaftsdrittel abgestorbenen Mehrling ist die Prognose für die Fortführung der Schwangerschaft gut. Es ist bei etwa 6 % aller Mehrlingsschwangerschaften mit dem Absterben eines Zwillings in diesem Zeitraum zu rechnen.
- Kommt es vor 32. + 0 SSW zur unaufhaltsamen Geburt eines Mehrlings, wurde mehrfach mit unterschiedlichem Erfolg (bis zu 54 Tagen) versucht, unter Tokolyse und Cerclage die Mehrlingsschwangerschaft zu prolongieren. Bei diesem Vorgehen ist es wichtig, die Gefährdung der Mutter durch eine aszendierende Infektion mit Hilfe labormedizinischer Kontrolluntersuchungen frühzeitig zu erkennen und durch Beendigung der schwangerschaftserhaltenden Maßnahmen abzuwenden.
- Genetische Diagnostik sollte mittels Amniozentese möglichst von allen Fruchthöhlen getrennt unter Zuhilfenahme von Indigokarmin- oder Methylenblauinjektion erfolgen. Die Indikationen zur genetischen Diagnostik bei Mehrlingsschwangerschaften werden entsprechend den üblichen Indikationen (wie mütterliches Alter, familiäre Belastung) gestellt. XXII/Anh.
- Wird infolge einer genetischen Diagnose oder der Diagnose einer Fehlbildung die Tötung eines Feten anstelle der Beendigung der gesamten Mehrlingsschwangerschaft erwogen, so ist heute eine Empfehlung zu der anzuwendenden Technik nicht möglich. Es ist darauf zu achten, daß durch die Behandlung des zu tötenden Feten die anderen Mehrlinge – vor allem bei feto-fetalen Gefäßverbindungen – nicht in Mitleidenschaft gezogen werden. Bei hinreichend sicherem Ausschluß solcher Verbindungen können beispielsweise die ultrasonographisch gelenkte Kardiozentese sowie die intrakardiale Kaliumchloridinstillation genutzt werden. Dabei ist Sorge zu tragen, daß intraoperativ die Diagnose des kranken Mehrlings gesichert wird. Diese Maßnahmen sollten spezialisierten Zentren vorbehalten bleiben.
- Zur selektiven Schwangerschaftsbeendigung bei iatrogener Mehrlingsschwangerschaft im ersten Schwangerschaftsdrittel kann zu den ethischen Implikationen abschließend keine Stellung genommen werden; die Problematik sollte durch Beschränkung bei der Zahl der übertragenen Embryonen bzw. der Follikelstimulierung vermieden werden.

– Kardiotokographie

Ohne weitere Risikosymptome sollte die Kardiotokographie ab 28. + 0 SSW bei jedem Beratungstermin bzw. bei stationärem Aufenthalt jeden zweiten Tag durchgeführt werden; bei zusätzlicher Risikosymptomatik (z. B. Wachstumsretardierung) sind die Abstände kürzer zu wählen.

Auf eine simultane Ableitung der Herzfrequenz beider Zwillinge ist Wert zu legen.

– Blutflußmessung

Erste klinische Untersuchungen weisen auf den Wert der Blutflußmessung fetaler und mütterlicher Gefäße bei Mehrlingsschwangerschaft hin. Verbindliche Richtlinien über Einsatz, Häufigkeit, Interpretationen und Konsequenzen lassen sich heute noch nicht geben. Solche Messungen sind jedenfalls bei Verdacht auf diskordantes Wachstum vorzunehmen (d. Autor, 1995).

– Arbeitsunfähigkeitsbescheinigung

vor 28. + 0 SSW individuell unter Berücksichtigung der familiären und beruflichen Umstände

ab 28. + 0 SSW generelle Arbeitsunfähigkeitsbescheinigung

XXII/Anh.

– Stationäre Aufnahme

Sie ist großzügig nach folgendem Katalog während der ganzen Schwangerschaft, spätestens ab 34. + 0 SSW generell zu empfehlen:

1. geburtshilflich belastete Anamnese
2. vorzeitig gereifte Portio
3. vorzeitige und zervixwirksame Wehentätigkeit
4. hypertensive Schwangerschaftserkrankung
5. Wachstumsrückstand eines oder mehrerer Mehrlinge
6. ungünstige soziale Verhältnisse

Ausnahmsweise ist bei sehr guten familiären Bedingungen und kooperativer Schwangerer eine häusliche Schonung bis zur Hospitalisation bei 37. + 0 zu akzeptieren.

– Therapie bei vorzeitiger Wehentätigkeit

(orale oder intravenöse) Gabe von Tokolytika je nach Bedarf und Effekt; eine prophylaktische Tokolyse bei allen Mehrlingsschwangeren wird abgelehnt.
Dagegen wird von einigen Autoren prophylaktisch und/oder bei vorzeitiger Wehentätigkeit als Zusatzmedikation drei- bis viermal täglich 10 mmol Magnesium oral empfohlen.

– Cerclage

Keine routinemäßige prophylaktische Cerclage bei Zwillingsschwangerschaften! Eine Indikation ist allerdings gegeben bei vorzeitiger Zervixreifung; einige Kliniker haben gute Erfahrungen mit der Einlage von Cerclage-Pessaren gemacht. Bei höheren Mehrlingsschwangerschaften ist der Nutzen der Cerclage (14. + 0 bis 28. + 0 SSW) einsichtig, wenn auch nicht bewiesen.

– Lungenreifeförderung

Bei drohender Frühgeburt vor 35. + 0 SSW ist eine Lungenreifeförderung, beispielsweise durch die Gabe von viermal 4 mg Betamethason solubile in 12stündigen Abständen indiziert. Bei klinischer Notwendigkeit ist die Lungenreifeförderung zehn Tage nach der ersten Gabe zu wiederholen. Einige Autoren empfehlen zur Lungenreifeförderung die intravenöse Ambroxoltherapie (1000 mg jeweils über maximal 5 Tage, Einlaufgeschwindigkeit 120 Minuten bei 500 ml 5 %-Glukoselösung).

– Schwangerschaftsbeendigung

Nach den vorliegenden Untersuchungen erscheint es vor allem aus der Sicht der Plazentafunktion sinnvoll, die Mehrlingsschwangerschaft um 38. + 0 SSW herum zu beenden.

Eine unreife Zervix sollte – vor allem bei beginnenden Gefährdungszeichen in den Überwachungsverfahren – zu diesem Termin mit lokalen Prostaglandingaben gereift werden.

3. Geburtsleitung

– Geburtsmodus

Eine primäre Indikation zur abdominalen Schnittentbindung wird augenblicklich bei folgenden Umständen empfohlen:

- Drillinge und höhere Mehrlinge
- Vorangehender Zwilling in BEL oder QL
- Gewichtsdifferenz zwischen beiden Zwillingen von > 500 g zugunsten des zweiten Zwillings unabhängig von der Lage oder Einstellung der Zwillinge
- Untergewichtigkeit eines oder beider Zwillinge (< 1800 g).

Monoamniote Zwillinge: Möglicherweise ist die primär durchgeführte Schnittentbindung geeignet, die häufigen Risiken dieser seltenen Gruppe (etwa 3 % aller Zwillinge) zu reduzieren. Endgültige Ergebnisse der Literatur fehlen.

– Überwachung der Zwillinge bei vaginaler Geburtsleitung

Kardiotokographische Überwachung beider Kinder; Fetalblutanalysen sind bei suspektem Kardiotokogramm des ersten Kindes indiziert. Da am zweiten Zwilling bei suspektem Kardiotokogramm keine Fetalblutanalyse durchgeführt werden kann, erfolgt die Indikationsstellung zur operativen Entbindung in diesem Fall ausschließlich aus dem Herzfrequenzmuster.

- Zur Geburtserleichterung bei vaginaler Leitung von Zwillingsentbindungen ist die routinemäßige Anwendung der Periduralanästhesie sehr zu empfehlen.

- Nach der vaginalen Geburt des ersten Zwillings konsequentes, aber nicht überstürztes Handeln.

  1. Herzfrequenzregistrierung (meist extern)
  2. Ultrasonographische Lage- und Einstellungsdiagnostik
  3. Vaginale Untersuchung mit der Fragestellung: Stellt sich eine Fruchtblase? Vorangehender Teil? Tritt er tiefer?
  4. Gabe von Wehenmitteln
  5. Eröffnung der Fruchtblase bei tiefertretendem Teil und etablierter Wehentätigkeit

Begrenzend für die Geburtsleitung des zweiten Zwillings ist der Verlust der normalen Herzfrequenzmuster, kein künstliches Zeitlimit!

- Das Vorgehen bei in QL oder BEL liegendem zweiten Zwilling bei SL des ersten Zwillings ist umstritten. Einige Autoren empfehlen in dieser Situation die primäre Schnittentbindung zur schonenderen Entwicklung des zweiten Zwillings. Andere Autoren plädieren – vor allem bei ultrasonographisch nachgewiesenen getrennten Fruchthöhlen – nach vaginaler Geburt des ersten Zwillings, die äußere Wendung auf den Kopf des zweiten Zwillings zu versuchen. Letztlich gibt es Autoren, die eine vaginale Geburt aus BEL des zweiten Zwillings – auch nach innerer bzw. kombinierter Wendung auf den Fuß bei QL des zweiten Zwillings – anstreben. Sollte der zweite Zwilling auf über 2000 g Geburtsgewicht und nicht mehr als 500 g schwerer als der erste Zwilling geschätzt sein, ist die letztgenannte Möglichkeit auch heute noch akzeptierbar.

- Schwierigkeiten bei der Entwicklung des zweiten Zwillings sollten nicht durch den Einsatz aller möglichen vaginalen Manipulationen überbrückt, sondern zur schonenderen Entwicklung sollte die Schnittentbindung – auch am zweiten Zwilling nach vaginaler Geburt des ersten Zwillings! – durchgeführt werden.

4. Neugeborenen-Versorgung

- Die personelle und apparative Ausstattung des Teams, das für die primäre Versorgung der neugeborenen Mehrlinge zuständig ist, muß unter dem Gesichtspunkt «pro Kind eine vollständige Reanimationseinheit» vorbereitet werden. Werden Mehrlinge mit zusätzlichen Risiken geboren, ist die Anwesenheit von Neonatologen entsprechend der Mehrlingszahl unabdingbar.
- Neben den üblichen Blutgasanalysen aus dem Nabelschnurarterienblut ist bei Mehrlingen auf eine Hämoglobin- und Hämatokrit-Bestimmung aus dem Nabelschnurarterienblut zu achten. Bei etwa drei Viertel aller monochorialen Zwillingen bestehen choriale Gefäßanastomosen, bei etwa einem Viertel kann eine feto-fetale Transfusion beobachtet werden.
- Die somatische Klassifizierung (eu-, hypo-, hypertroph) der neugeborenen Mehrlinge ist nur mit Vorbehalt nach Standardkurven von Einlingen vorzunehmen, besser ist die Benutzung von Wachstumskurven von Zwillingen (bspw. von Bazso et al 1970).

Anmerkung des Autors (1995):
Der Bericht dieser Standardkommission, wenn auch aus dem Jahr 1990, zeigt sehr deutlich die verschiedenen Ansichten auch in einem relativ eng umgrenzten Perinatalbereich (stellvertretend aber auch für die gelegentlich sogar kontroversen Meinungen in den übrigen Kapiteln (und nicht nur im Perinatalbereich)).

Ausgewählte Literatur

Bazso J, Dolhay B, Pohanka O (1970): Gewichtszunahme bei Zwillingskindern in den 28. bis 42. Schwangerschaftswochen. Zbl Gynäk 92:628

Bell D, Johansson D., McLean FH, Usher RH (1986) Birth asphyxia, trauma and mortality in twins: Has cesarean section improved outcome? Am J Obstet Gynecol 154:235

Chervenak FA, Johnson RE, Berkowitz RL, Hobbins JC (1983) Intrapartum external version of the second twin. Obstet Gynecol 62:160

Endl J, Baumgarten K (1982) Über die Ergebnisse der prophylaktischen oralen Langzeittokolyse und Cerclage zur Verlängerung der Zwillingsschwangerschaften (Eine Multicenterstudie). Z Geburtsh Perinat 186:319

Evans MI, Fletcher JC, Zador IE et al (1988) Selective first trimester termination in octuplet and quadruplet pregnancies: Clinical and ethical issues. Obstet Gynecol 71:289

Hepp H (1989) Höhergradige Mehrlinge – ein klinisches und ethisches Problem der Reproduktionsmedizin. Geburtsh Frauenheilkd 49:225

Itzkowitz D (1979) A survey of 59 triplet pregnancies. Br J Obstet Gynaecol 86:23

Laros jr RK, Dattel BJ (1988) Management of twin pregnancy: The vaginal route is still safe. Am J Obstet Gynecol 158:1330

Leary JA (1986) Prophylactic tocolysis of twins. Am J Obstet Gynecol 154:904

Saunders MC, Dick JS, McL. Brown I, McPherson K, Chalmers I (1985) The effect of hospital admission for bed rest on the duration of twin pregnany: A randomised trial. Lancet II:793

Wolff F, Ponnath H, Wiest W (1987) Induktion der fetalen Lungenreife durch Ambroxol und Betamethason. Geburtsh Frauenheilkd 47:19

XXIII Übertragung

Die echte Übertragung geht in einem hohen Prozentsatz mit einer Plazentainsuffizienz einher. Entsprechend intensiv muß die Schwangerschaft nach dem Erreichen des Termins überwacht werden. Die Geburtseinleitung kann nach streng zeitlichen Kriterien (T + 7, T + 10) oder erst später nach Hinzutreten pathologischer Überwachungsparameter ins Auge gefaßt werden.

XXIII/1.

Die frühere Sicht, daß mit einer Übertragung perinatale Morbidität und Mortalität als Folge der Dysmaturität laufend zunehmen, hat in Anbetracht strenger Überwachungsmaßnahmen und ggf. Geburtseinleitung (auch ohne reife Zervix) nur noch bedingt Gültigkeit.

1. Definitionen und Pathogenese

Eine zeitliche Überschreitung des Termins kann mit den heute zur Verfügung stehenden Mitteln (Frühultraschallmessungen) besser erfaßt werden als zu jenen Zeiten, in denen noch zwei Drittel aller Terminüberschreitungen zu Lasten von *fehlerhaften Terminbestimmungen* gingen. *Echte Übertragungen* sind als Risikoschwangerschaften anzusehen, da bekannterweise in etwa 20–40 % [1 u. a.] der Fälle plazentabedingte *nutritive, metabolische bzw. respiratorische Störungen* mit erhöhter kindlicher Morbidität (Dysmaturität) und Mortalität auftreten können. Allerdings ist die Bandbreite der prozentualen Schätzungen sehr groß, je nach Interpretation der Gefährdungsparameter und je nach dem jeweiligen Zeitpunkt der Geburt nach dem Termin. Zudem bringen schon anamnestische Terminüberschreitungen von wenigen Tagen für die Eltern gelegentlich unbegründete Ängste, Bangen und Ungeduld und damit auch entsprechende Forderungen an den Geburtshelfer mit sich, die nicht selten in wenig begründeten, überstürzten und gelegentlich auch frustrierenden Einleitungsversuchen enden.

Deshalb ist gerade bei Übertragungen großes psychologisches Geschick von Seiten des Geburtshelfers gefragt, vor allem wenn es gilt, abzuwarten und dennoch den günstigsten Einleitungstermin nicht zu verpassen.

In der Literatur sind *verschiedene Terminologien geläufig, wie relative oder absolute, anamnestische (verlängerte) oder echte Übertragung u. a.*

Im deutschen Sprachraum sprechen wir im allgemeinen von einer *anamnestischen (rechnerischen) Übertragung* oder von einer *Verlängerung der Tragzeit bis zu 294 Tagen p.m.;* nachher von einer *echten Übertragung,* wonach die Gefährdung des Feten je nach Ausmaß einer sich entwickelnden *Plazentainsuffizienz* rasch zunimmt. Entsprechend dieser zeitlichen Abgrenzung kommt es nur in etwa 2–3 % aller Geburten zu einer echten Terminüberschreitung [4 u. a.].

Nach den Empfehlungen der WHO 1975 gilt als eine *Geburt am Termin eine solche nach einer Tragzeit von 259 bis 293 Tagen post menstruationem, bei längerer Tragzeit als Geburt nach Termin* [2].

Allerdings variierten auch nachher die zeitlichen Definitionen der Übertragung je nach Literaturstelle von beendeten 41–43 Wochen oder von 287 bis zu 301 Tagen. So haben sich z. B. Rayburn und Chang 1981 [3] eindeutig für eine solche nach der 41. SSW oder nach 287 Tagen p.m. ausgesprochen.

Die *Pathogenese einer Übertragung* wird solange ungeklärt bleiben, als auch die physiologischen Mechanismen, die zum eigentlichen Wehenbeginn am Geburtstermin führen, immer noch weitgehend spekulativ sind. So werden z. B. gewisse *anatomische und biochemische Veränderungen im Fetus und in der Plazenta* für das Nichtingangkommen rechtzeitiger Wehentätigkeit verantwortlich gemacht. Bekannt ist dabei die früher im Zusammenhang mit Anenzephalen gemachte Beobachtung von häufigen Terminüberschreitungen, was auf eine Hypophysen-Nebenniereninsuffizienz zurückgeführt wurde [5]. Die Nebenniereninsuffizienztheorie wurde auch durch Autopsie-Befunde von nach Terminüberschreitung verstorbener, nicht fehlgebildeter Feten gestützt [6]. Bekannt ist außerdem ein Sulfatase-Mangel in der Plazenta – eine X-assoziierte, rezessive Stoffwechselstörung –, die offenbar regelmäßig zu einer Übertragung führt [7].

2. Pathophysiologische Vorgänge

2.1 Plazenta

Die Plazentafunktion bestimmt letztlich die fetale Entwicklung und deren Beeinträchtigung auch im Rahmen einer Übertragung.

Ist die Funktion ungestört, führt dies bis zu einem nicht im voraus absehbaren Zeitpunkt zu einem kontinuierlichem Wachstum bis zur Makrosomie. In der Mehrzahl der Fälle kommt es jedoch über kurz oder lang zunehmend zu einer Plazentainsuffizienz mit fetalem Wachstumsstillstand bis zur *fetalen Gewichtsabnahme und ausgeprägten Dysmaturität,* im schlechtesten Fall bis zum *intrauterinen Fruchttod.* Bestehen zusätzliche maternale Risiken, wie eine Hypertonie oder ein Diabetes mellitus, kommt es als Folge der wesentlich früher einsetzenden Plazentainsuffizienz zu einer um ein Vielfaches erhöhten perinatalen Morbidität und Mortalität [8]. Um dies möglichst zu verhindern, wird bei einem Diabetes mellitus je nach Schweregrad und mütterlicher oder fetaler Gefährdung vorzeitig entbunden. Ähnlich verhält es sich bei einer Hypertonie.

Vergleicht man allerdings die Mortalitätsraten von in gleicher Weise elektronisch überwachten, übertragenen Feten mit denen am Termin geborenen, ist nach Sachs und Friedman 1986 [44] keine Differenz auszumachen. Hingegen steigen diese generell um das 6–7 fache, falls es als Folge einer schweren Plazentainsuffizienz zu «small-for-gestational-age-fetuses» kommt (also die rechtzeitige Geburtseinleitung verpaßt wurde). Die Zusammenhänge zwischen Plazentainsuffizienz und deren Auswirkungen auf den Feten kommen auf Tabelle 161 zur Darstellung [9].

Tabelle 162: Sonographische Beurteilung der Plazenta.

Grad 0:	Keine Verdichtung der Basalplatte, homogene, feine Plazentastruktur, Chorionplatte gerade und gut darstellbar
Grad I:	Keine Verdichtung der Basalplatte, in der Plazenta weniger echogebende Bezirke, Chorionplatte leicht gewellt
Grad II:	Linienförmige Anordnung kleiner echogener Herde (Stippchen) der Basalplatte, linien- oder kommaförmige Verdichtungen der Plazentastruktur, beginnende Abgrenzung der Kotyledonen von der Chorionplatte in Richtung Basalplatte
Grad III:	Basalplatte mit größeren, teilweise zusammenhängenden Herden, girlandenartige Verdichtungen der Plazentastruktur mit zentralen echoarmen Bezirken, von der Chorionplatte ausgehende Septierung der Kotyledonen bis zur Basalplatte

XXIII/2.

Generell haben *Plazenten* – allerdings nach ungestörter Schwangerschaft – nach dem Geburtstermin ein höheres durchschnittliches Gewicht und eine größere Menge von Kalziumablagerungen als solche am Termin. Die vermehrten Kalkeinlagerungen sind u. a. sonographische Kriterien des «Plazenta-Gradings» nach Grannum et al 1979 (Tab. 162 [10]). Entsprechend dem «Grading» der Plazenta soll auch die fetale Lungenreife zunehmen und bei einer Grad-III-Plazenta 100 % erreichen. Die vorzeitige Ausbildung einer Grad-III-Plazenta wird aber auch als Hinweiszeichen für eine bestehende oder sich entwickelnde plazentare Mangelversorgung des Feten verstanden [42].

Tabelle 161: Entwicklung der Plazentainsuffizienz im Rahmen der Übertragung.

Phase	Plazentafunktion	Auswirkungen auf die FW-Menge und den Fetus	Überwachung durch Ultraschall und CTG
I	unverändert → adäquate Versorgung	Fortdauer des Wachstums → Makrosomie	unauffällig (Biometrie ↑)
II	beginnende Insuffizienz → latente Hypoxie	Kreislaufanpassung ↓ Urinproduktion → FW-Abnahme → NS-Kompression, Asphyxie	↓ des maximalen FW-Depots, sporadische variable Dezelerationen bei reaktivem NST
III	schwere Insuffizienz → Mangelversorgung mit Sauerstoff und Energieträgern (Aminosäuren, Glukose)	Oligohydramnion, dickes Mekonium, Dystrophie, Hypoxie, Asphyxie	stark vermindertes FW, nicht reaktives CTG mit Oszillationsverlust mit oder ohne Dezelerationen

CTG = Kardiotokographie, FW = Fruchtwasser, NS = Nabelschnur, NST = Non-Stress-Test

XXIII/2.

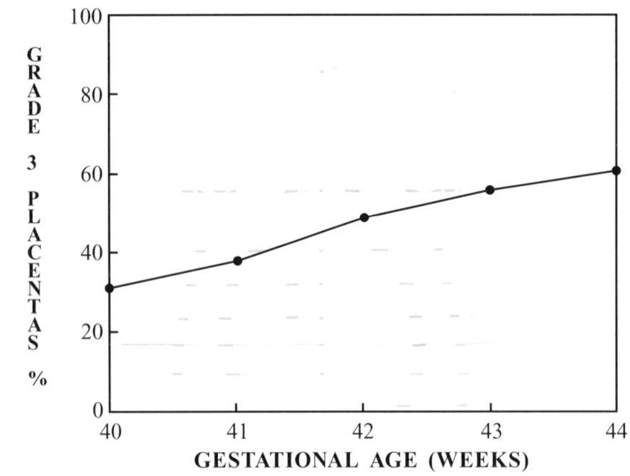

122a

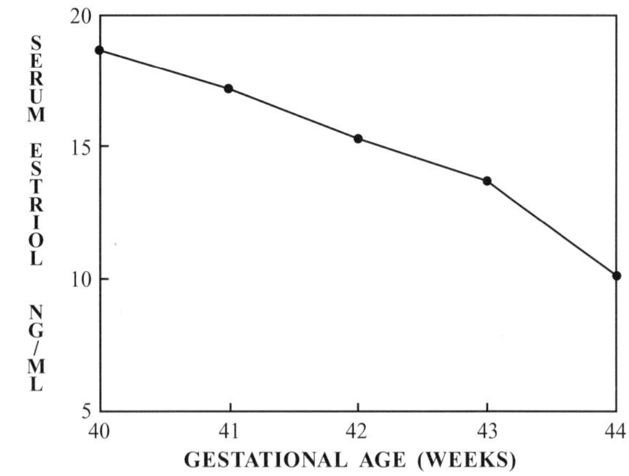

122b

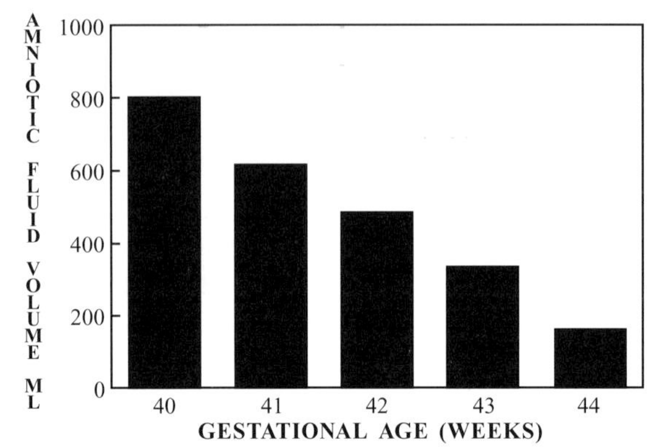

122c

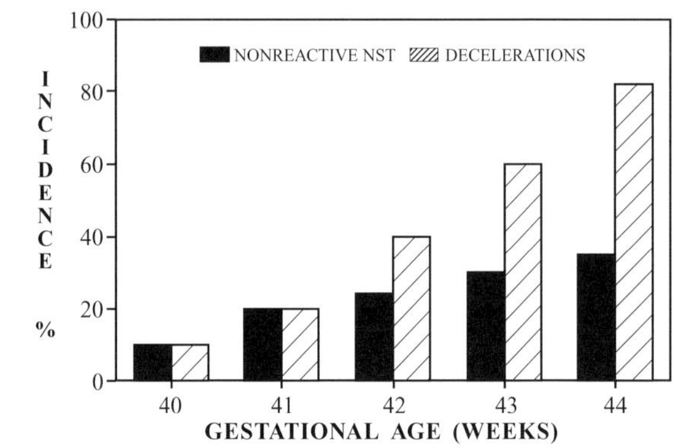

122d

Abbildung 122: Plazenta, Östriol, Fruchtwasser, NST und Dezelerationen bei Übertragung (ab Original).

Histopathologisch finden sich vermehrt Infarkte, Fibrinablagerungen, Kalzifizierungen sowie eine Abnahme der villösen Kapillaren und intervillösen Räume, was normalen Alterungsvorgängen mit vermindertem plazentarem Exchange entspricht [11]. Während die Zahl an Grad-III-Plazenten offenbar von der 26. SSW bis zum Termin von 0 auf 29 % zunimmt [12], steigt diese Quote nach dem Termin weiter an (siehe Abb. 122 a) und erreicht einen Durchschnittswert von 48 % [13]. Die vorzeitige Ausbildung einer Grad-III-Plazenta oder eine Kombination mit anderen Parametern (vermindertes Fruchtwasservolumen [16] u. a. (siehe Abb. 122 c)) gilt als *Hinweiszeichen* für eine bereits bestehende oder sich entwickelnde plazentare Mangelversorgung.

2.2 Östriol (siehe auch Kapitel 3.2.3)

Die während einer SS konstant ansteigende Östriol-Kurve verflacht sich gegen den Termin und sinkt nachher fortlaufend ab (Abb. 122 b [14]). Tiefes Östriol ist signifikant häufiger mit Plazenten mit «Grading-III», mit nicht reaktiven Non-Streß-Tests und Dezelerationen assoziiert wie auch mit abnehmendem FW-Volumen [13].

2.3 Fruchtwassermenge

Unter der Voraussetzung, daß fetale Entwicklungsstörungen fehlen, die ein Oligohydramnion oder eine Polyhydramnie verursachen können, erreicht das FW-Volumen etwa in der 24. SSW seinen Gipfel mit einem konstanten Plateau bis zur 37. SSW. Darauf setzt eine langsame Reduktion des Volumens ein, mit einem rapiden Abfall um 33% pro Woche nach dem Termin (Abb. 122c [15, 16]).

Die fortlaufende FW-Abnahme nach dem Termin wird von Horenstein et al 1987 [19] durch eine reduzierte renale Perfusion und Urinproduktion – als Folge einer herabgesetzten Ventrikelfunktion – begründet. Als dafür verantwortliches Korrelat wird die chronische Hypoxie des Feten angesehen [17].

Obwohl dopplersonographische Messungen bei Übertragungen offenbar noch wenig kongruente Daten liefern (siehe auch Kapitel 2.5), ist die Annahme berechtigt, daß in Anlehnung an die pathophysiologischen Vorstellungen bei Plazentainsuffizienz auch außerhalb der Übertragung die renale Perfusion, und damit die Urinproduktion aufgrund einer Widerstandserhöhung, abnimmt. Gleichzeitig kommt es zu einer Umverteilung der Zirkulation, indem weite Bereiche des Gastrointestinaltraktes «spargeschaltet» werden. Entsprechend diesen patho-physiologischen Vorstellungen kommt es zu einer Umverteilung des Blutes in lebenswichtige Organe, was sich auch in einer Abnahme des Widerstands im zerebralen Kreislauf äußert [43].

Zur FW-Volumenbestimmung mittels Ultraschall als nichtinvasive Methodik wurden vorerst verschiedene FW-Depots ausgemessen, wobei vertikale Diameter von < 1 cm, < 2 cm oder < 3 cm als untere Normgrenze angegeben wurden. Mit der Vier-Quadranten-Methode erhält man wesentlich exaktere Werte (Abb. 123 [27]).

In vier Quadranten des Uterus werden wiederum die vertikalen DM der größten Depots gemessen. Die Summe aller Werte dieser semiquantitativen Methode ergibt den *FW-Index*. Ein Index < 5 cm (= Oligohydramnie) ist nach Rutherford et al 1987 [18] mit einer deutlich erhöhten perinatalen Morbidität («fetal distress», Mekoniumabgang, erniedrigter 5 Minuten-Apgar) assoziiert.

Der Rückgang des FW geht im allgemeinen mit einer Abnahme der Kindsbewegungen einher, was bei einer Übertragung mit rascher Reduktion der FW-Menge als besonderes Warnzeichen gilt, um so mehr, als damit auch vermehrt nicht reaktive Non-Streß-Tests und Dezelerationen verbunden sind (Abb. 122d [18]).

Bei einer Übertragung mit normalen FW-Volumina hingegen ist das fetale Risiko als gering einzustufen [18].

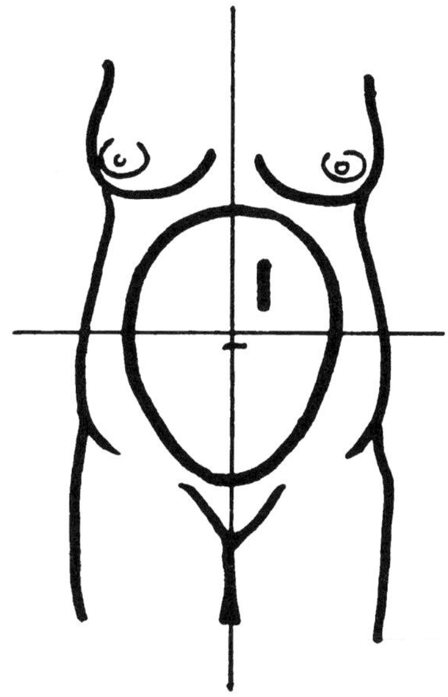

Abbildung 123: 4-Quadranten-Methode (mit entsprechender Einteilung) → FW-Index.

XXIII/2.

2.4 Herztonalterationen

Je weniger Fruchtwasser vorhanden ist, desto häufiger ist als Folge von Nabelschnurkompressionen sowohl vor Einsetzen der Wehentätigkeit [20] als auch unter der Geburt mit variablen Dezelerationen zu rechnen [21]. Spätdezelerationen hingegen treten nur im Zusammenhang mit einer Wachstumsretardierung als Ausdruck einer Plazentainsuffizienz auf [13].

2.5 Doppler

Farmakides et al 1988 [22] war es nicht möglich, aufgrund des Studiums verschiedener Strömungsmuster eine Aussage über den «fetal outcome» bei Übertragung zu machen. Auch die A/B-Ratio in der Umbilikalarterie war offenbar bei postnatalen Komplikationen bei Übertragungen nicht verschieden von der bei normalen Schwangerschaften [23]. Andererseits fand man einen erhöhten Resistance-Index in der Umbilikalarterie nach der 42. SSW, vor allem in Fällen von Wachstumsretardierung [24].

3. Antepartale Überwachung

3.1 Terminbestimmung

XXIII/3. Bei bekanntem Termin reduziert sich das Problem der echten Übertragung auf wenige Fälle.

Auf Angaben über noch so sichere Menstruationsdaten oder subjektive Schwangerschaftssymptome kann man sich nicht verlassen! Die beste Terminbestimmung (sofern der Ovulationstermin nicht bekannt ist (z. B. nach einer Sterilitätsbehandlung)) erhält man mit *Ultraschalluntersuchungen im ersten Trimester* (s. Kap. XXVII/7.1 (z. B. Scheitel-Steißlänge zwischen der 8. und 12. SSW mit Terminvorhersagewerten mit einer Abweichung von ± 4,7 Tage). Bedeutend schlechter sind in dieser Beziehung Messungen des biparietalen DM zwischen der 16. und 20. SSW (Irrtumswahrscheinlichkeit ± 8 Tage).

Frühzeitige HCG-Bestimmungen im Urin mittels hochempfindlicher Urin-Tests (z.B Neo-Pregonsticon®) mit einem unteren Grenzwert von 50 IE werden bereits 10–14 Tage p. c. «positiv». Sind solche Testresultate vorhanden, sollten damit sog. echte Übertragungen zumindest ex juvantibus ausgeschlossen werden können.

3.2 Überwachung nach dem Termin

Das Vorgehen bei Übertragung schwankte über viele Jahre zwischen einem mehr oder weniger *sturen Einleitungsschema nach zeitlichen Gesichtspunkten* (nach 10 Tagen oder spätestens 14 Tagen nach dem errechneten Termin) und einem abwartenden Verhalten bis zum spontanen Wehenbeginn oder bis zum Auftreten der für eine Plazentainsuffizienz typischen pathologischen Befunde der biophysikalischen oder biochemischen Marker. Mehr und mehr wurde das *exspektative Verhalten dank besserer Überwachungsmethoden* und in Anbetracht der oft fehlgeschlagenen Einleitungsversuche und dadurch bedingten unnötigen Sectiones favorisiert (s. u.). Allerdings haben die heute zur Verfügung stehenden Prostaglandinpräparate die Einleitungspraktiken verändert und vereinfacht und damit die Indikationen zur Geburtseinleitung im gewissen Sinne «liberalisiert».

3.2.1 Vorgehensweise

Die Überwachung beginnt mit dem Erreichen des Geburtstermins und wird bei normalen Parametern nach T + 7 oder T + 10 und in der Folge in einem Intervall von 2–3 Tagen fortgesetzt. Die geburtshilflichen Maßnahmen bzw. der Entscheid zu einer Geburtseinleitung richten sich nach den Untersuchungsergebnissen. Zu diesem Vorgehen gibt es in der Literatur die verschiedensten Schemata [9 u. a.], deren Inhalte je nach Gewichtung der einzelnen Überwachungsparameter meist nur unwesentlich voneinander abweichen.

So wird z. B. der Oxytozin-Belastungstest von einigen Autoren als *das* Überwachungsinstrumentarium (sog. «golden standard») für die Übertragung angesehen [20, 25, 26], während von anderen dem «Non-Streß-Test» zusammen mit dem Ultraschall Priorität eingeräumt wird [9, 27 u. a.]. Die alleinige Beurteilung hinsichtlich Präsenz (reaktiv) oder Absenz von Akzelerationen (nicht reaktiv) genügt allerdings nicht. *Kommen Dezelerationen, mit oder ohne Oligohydramnie, hinzu, ist die Geburtseinleitung angezeigt.*

3.2.2 Biophysikalisches Profil

Mit der Erstellung eines biophysikalischen Profils während einer Beobachtungszeit von 30 Minuten erhält man eine zusätzliche Möglichkeit, den fetalen Zustand nach dem Termin dynamisch zu beurteilen. Die Evaluation von fetalen Atembewegungen (mindestens eine Atembewegung während einer Minute in 30 Minuten) und Körperbewegungen (dreimal in 30 Minuten), des fetalen Tonus und die Bestimmung des FW-Volumens (s. o.) kann nach verschiedenen Autoren den NST ersetzen [28, 29, 30]. – Allerdings ist bei der unwidersprochenen Bedeutung von Dezelerationen (s. o.) anläßlich eines NST diese nur auf Ultraschallbefunde bezogene Aussage doch eher mit Vorsicht aufzunehmen. Zudem sind der Praktikabilität (Zeitaufwand) Grenzen gesetzt.

3.2.3 Biochemisches Monitoring und Übertragung

Im Zusammenhang mit einer Übertragung und den meistens relativ rasch ablaufenden Vorgängen haben biochemische Befunde zur Erfassung der fetoplazentaren Funktion ihre *Bedeutung verloren.*

3.2.4 Amnioskopie

In gleicher Weise hat die Amnioskopie ihren früheren Stellenwert eingebüßt (nicht zuletzt aus Gründen der zunehmend geringeren Akzeptanz durch die Patientinnen (natürliche Geburt u. a.!)). Immerhin war durch den «Stripping Effekt» (Ablösung des unteren Eipols und lokale Prostaglandinfreisetzung) gelegentlich ein positiver Einleitungseffekt zu erzielen, falls nicht unbeabsichtigterweise bei unreifer Zervix ein vorzeitiger Blasensprung (Nichtingangkommen der Wehentätigkeit oder Dystokie ohne Geburtsfortschritt) provoziert wurde.

4. Geburtseinleitung

4.1 Einleitung ohne fetale Gefährdungszeichen

In praxi stellt sich 1–2 Wochen nach dem errechneten Termin generell die Frage nach der Geburtseinleitung. Nicht zuletzt führte jedoch der in den Medien in die negativen Schlagzeilen geratene Begriff der *«Programmierten Geburt»* zu einer gewissen Zurückhaltung mit Geburtseinleitungen nur aufgrund einer rechnerischen Überschreitung des Termins. Es steht jedoch außer Zweifel, daß eine so programmierte Geburt bei richtiger Einschätzung der Geburtsbereitschaft («Pelvi-Score») und Zustimmung der Patientin sowohl für diese wie für den Geburtshelfer aus verschiedenen Gründen Vorteile hat.

Vorteile: Sind die genannten Voraussetzungen erfüllt, sind die bereits früher bei einer programmierten Geburt mitgeteilten Morbiditätsziffern durchwegs gut bzw. besser als bei einem unausgewählten Vergleichskollektiv (allerdings ohne Randomisierung [31, 32]), da dieses fast zwingend eine negative Auslese darstellt (eventuell noch unreife Geburtswege, vermehrt Haltungs- und Stellungsanomalien, hoher Kopf u. a.). – Im allgemeinen ist die Geburt unter optimalen Voraussetzungen (reife Geburtswege, Multiparität) innerhalb von 4–6 Stunden zu erwarten. Protrahierte Geburten, die oft zu fetalen Hypoxien bzw. Azidosen führen, fallen in diesen Fällen größtenteils weg. – Der Geburtshelfer profitiert ebenso von einer günstigen zeitlichen Terminierung der Geburt wie die Patientin (optimale Vorbereitung auf die Geburt mit psychologisch günstigem Effekt, kein Überraschtwerden durch das Einsetzen der Wehentätigkeit u. a.).

Nachteile: bei Nichtbeachten der für eine erfolgreiche Geburtseinleitung tauglichen Kriterien sind *die oben genannten Vorteile mit negativen Vorzeichen zu versehen.*

Gerade die vom Geburtshelfer für sich in Anspruch genommenen Vorteile fanden seinerzeit nicht die ungeteilte Freude der Boulevardpresse! Die Tatsache, daß z.B in der BRD und in der Schweiz während der «Sonntagsruhe» die wenigsten, am Dienstag (Ansetzen primärer Sectiones) hingegen die meisten Kinder entbunden werden und in diesen Sachverhalt nicht zu Unrecht die programmierte Geburt miteinbezogen wurde, hat dieses Geburtsverfahren in Mißkredit gebracht. – Daß zudem bei einem starr nach zeitlichen Kriterien ausgerichteten Einleitungsschema gelegentlich sogar Frühgeburten selektioniert wurden oder die Geburt trotzdem (oder wegen der Einleitung) in einer Sectio endete, waren zusätzliche Gründe, die für eine elektive Geburtseinleitung sprachen (s. u.).

4.2 Elektive Geburtseinleitung

Der Einleitungstermin wird einerseits durch die reifen Geburtswege jenseits T + 10 (T + 14), andererseits durch den Ausfall von NST («Non-Streß-Test») und OBT («Oxytozin-Belastungs-Test») (s. Kap. XVII/3.7.2 und 3.7.3) und durch weitere feto-plazentare Parameter (beginnende Plazentainsuffizienz) bestimmt.

4.2.1 Einleitung bei reifen Geburtswegen

4.2.1.1 Prostaglandin

Applikationen von *Prostaglandin*-Vaginaltabletten sind in der Praxis weitverbreitet und bei reifer Zervix in der Wirkung derjenigen von i. v. verabreichtem Oxytozin gleichzusetzen. Die Akzeptanz einer die Mobilität nicht einschränkenden Vaginaltablette (ohne dabei die Überwachung zu vernachlässigen) ist jedoch ungleich höher.

4.2.1.2 Oxytozin

Die über eine Infusionspumpe gesteuerte *Oxytozininfusion* initiiert im allgemeinen innerhalb von 2–4 Stunden eine geregelte und effiziente Wehentätigkeit. Die Oxytozinapplikation ist leicht zu steuern, hingegen zeigt sie bei unreifen Zervixverhältnissen nur eine geringe oder sogar fehlende Wirkung. Ist die Wehentätigkeit etabliert, erfolgt bei ausreichender MM-Weite und bei einem in das kleine Becken eingetretenen Kopf die *Amniotomie,* ein weitherum akzeptiertes, kombiniertes Schema [33, 34]. Gleichzeitig kann der MM gedehnt werden (mit zusätzlichem endogenen Prostaglandineffekt). Der maximale Prostaglandin-«Response» als Folge einer Amniotomie tritt nach 5 Minuten ein und dauert 30

Minuten (nachgewiesen durch einen 13,14-dehydro-15-keto-Prostaglandin-F-Anstieg im mütterlichen Plasma [36]). Eine vermehrte fetale Gefährdung durch eine zeitgerechte künstliche Blasensprengung aufgrund veränderter CTG-Muster ist nicht zu erwarten [35].

XXIII/4.

4.2.1.3 Amniotomie

Auch die Amniotomie (s. o.) allein ist bei günstigen vaginalen Verhältnissen («Pelvic-Score») vor allem bei Mehrgebärenden eine viel praktizierte und auch valable Einleitungstechnik.

4.2.2 Einleitung bei unreifen Zervixverhältnissen

PGE_2-GEL ist in dieser Situation das Mittel und die Applikationsform der Wahl. Ob die Wehenstimulation mit Oxytozin fortgesetzt wird, muß von Fall zu Fall entschieden werden.

4.2.3 Abwarten versus Geburtseinleitung mit Prostaglandin bei unreifer Zervix und Übertragung

> Es ist zweifellos falsch, mit einer Geburtseinleitung solange zuzuwarten, bis eine intrauterine, fetale Notsituation auftritt.

Die Zeichen einer beginnenden Plazentainsuffizienz sind rechtzeitig zu deuten und die Geburt ist unverzüglich einzuleiten. Die wahrscheinlich beste Variante ist die Geburtseinleitung nach einer gesicherten Terminüberschreitung von 7–10 Tagen bei reifen vaginalen Verhältnissen mit einem hohen Pelvic-Score von > 7. Als Restrisikokollektiv verbleiben die Fälle mit unreifen Geburtswegen, mit einer sich mit fortschreitender Tragzeit laufend verschlechternden perinatalen Situation, ausgenommen jene eher seltenen Fälle von Terminüberschreitung ohne Plazentainsuffizienz.

Eine weitere Variante ist nach der zunehmenden Verbreitung der Prostaglandinpräparate die *Geburtseinleitung nach einem starren zeitlichen Schema unbesehen der Zervixreife.*

So verglichen Dyson et al 1987 [37] in einer randomisierten Studie insgesamt 302 Patientinnen mit unreifer Zervix und Geburtseinleitung nach der 41. SSW mit einer gleich großen Kontrollgruppe ohne Einleitung mit zweimal wöchentlichen Non-Streß-Tests und FW-Volumenbestimmungen als Überwachungsparameter.

Die Zervixreifung bzw. Weheninduktion erfolgte initial mit 3 mg PGE_2 intravaginal, gefolgt von 0,5 mg intrazervikal bei unveränderter Zervix (Bishop-Score < 5). Traten keine Wehen auf, wurde 4 Stunden später mit Oxytozin stimuliert. Nach Einsetzen regelmäßiger Wehentätigkeit wurde die Blase gesprengt mit anschließendem invasivem Monitoring inklusive interner Wehendruckmessung.

Resultate: Obwohl in der Kontrollgruppe 80 % der Schwangeren spontan Wehen bekamen und nur 6 % aufgrund abnormer Testresultate eingeleitet bzw. entbunden werden mußten, waren die perinatalen Parameter in dieser Gruppe durchwegs schlechter (Tab. 163 [37]).

Diskussion: Entgegen anderen Studien, allerdings ohne Randomisierung [38, 39], sind die guten Resultate bei

Tabelle 163: Management einer Übertragung mit unreifer Zervix: Resultate.

	PGE_2/Einleitung (n = 152)	Antepartale Überwachung (n=150)	*p*-Wert
Perinataler Exitus (%)	0	0,7	NS
5-min-Apgar < 7 (%)	1,4	2,0	NS
1-min-Apgar < 7 (%)	11,2	21,3	< 0,02
Mekoniumabgang (%)	19,1	46,7	< 0,01
Mekoniumaspiration (%)	0	4,0	< 0,02
Übertragungszeichen (%)	5,3	14,7	< 0,01
Fetal distress (%)*	2,6	18,0	< 0,01
Sectiorate (%)	14,5	27,3	< 0,01
Dauer der Geburt (h)	10,5 ± 5,2	12,5 ± 5,9	< 0,01
Mütterliche Hospitalisationsdauer (d)	3,2 ± 1,3	3,5 ± 1,2	< 0,04
Gestationsalter zum Zeitpunkt der Geburt	292,0 ± 3,0	296,3 ± 4,2	< 0,01

* Als Indikation für eine operative Entbindung.

diesem rigorosen Einleitungsverfahren vorerst mit einer gewissen Vorsicht aufzunehmen, um so mehr, als kombinierte Einleitungen dieser Art schon «per se» gewisse Risiken (Überstimulationen u. a.) in sich tragen.

Immerhin scheinen die Resultate auf den ersten Blick zu überzeugen; die Methode ist zumindest eine Alternative gegenüber der laufenden Überwachung bei ungünstigen Zervixverhältnissen. Ähnlich äußert sich Resnik 1990 [41], der es als durchaus für möglich hält, daß in Zukunft (falls PGE_2 in den USA erhältlich wird) alle Patientinnen nach der 41. SSW eingeleitet werden. Dies vor allem wegen einer trotz strenger Überwachung verbleibenden Restmorbidität mit erhöhter Sectiorate.

5. Geburtsleitung

Bei einer echten Übertragung ist in einem hohen Prozentsatz mit einer beginnenden oder fortgeschrittenen Plazentainsuffizienz zu rechnen.

Dementsprechend ist die Geburt zu überwachen. Eventuell notwendige vaginale oder abdominale Geburtsbeendigungen richten sind nach den jeweiligen Gegebenheiten. – Besteht keine Plazentainsuffizienz und entwickelt sich das Kind makrosom, ist an die Möglichkeit einer Schulterdystokie zu denken.

6. Dysmaturität des Neugeborenen

Nach der Geburt kann anhand von Übertragungszeichen am Kind auf die Schwere der abgelaufenen Plazentainsuffizienz geschlossen werden. Clifford 1954 [40] hat die noch heute gültigen Zeichen als Ausdruck des von ihm genannten «Plazentadysfunktionssyndroms» in drei Schweregrade eingeteilt (Tab. 164).

Dazu werden als weitere Zeichen unter dem Stadium I fehlende Lanugobehaarung, Waschfrauenhände u. a. subsumiert.

Diese Zeichen sind Ausdruck einer oft längerdauernden Exsikkose und Dehydratation als Folge einer nutritiven Negativbilanz. Die mekoniumbedingte, grünlich-gelbliche Imbibierung der Haut (sog. Imbibitionsdermatose) weist auch auf eine durchgemachte Hypoxie des Feten hin.

Tabelle 164: Überreifesyndrom nach Clifford.

Stadium I	Stadium II	Stadium III
Fehlen der Vernix caseosa, trockene, schuppende, stellenweise marzerierte Haut von normaler Farbe Greisenhaftes Aussehen Ängstliche, lebhafte Mimik Lange Finger- und Fußnägel Offensichtlicher Gewichtsverlust	Wie Stadium I, aber Fruchtwasser und Haut durch Mekonium grünlich verfärbt	Wie Stadium I, aber Fruchtwasser und Haut durch altes Mekonium schmutziggelblich verfärbt

XXIII/5.–6

Die frühere Annahme, daß mit einer Übertragung perinatale Morbidität und Mortalität kontinuierlich zunehmen, hat in Anbetracht des Einsatzes von rigorosen Überwachungsmaßnahmen und/oder frühzeitiger Geburtseinleitung, auch ohne reife Zervix, nur noch bedingt Gültigkeit. Dennoch ist die durch eine Plazentadysfunktion oder durch Nabelschnurkomplikationen infolge FW-Abnahme hervorgerufene fetale Gefährdung auch unter der Geburt (Hypoxie, Azidose) immanent.

Literaturhinweise

1 Yeh SY, Read JA (1982) Management of postterm pregnancy in large obstetric population. Obstet Gynecol 60:282
2 WHO (1975) Empfehlungen der «Internationalen Konferenz zur 9. Revision der Internationalen Klassifikation von Krankheiten» der Weltgesundheitsorganisation. Genf
3 Rayburn WF, Chang FE (1981) Management of the uncomplicated postdate pregnancy. J Reprod Med Med 26:93
4 Usher RH, Boyd ME, McLean FH, Kramer MS (1988) Assessment of fetal risk in postdate pregnancies. Am J Obstet Gynecol 158:259
5 Pritchard J, McDonald P, Gant N (1985) Preterm and postterm pregnancies and fetal growth retardation. Williams Obstetrics. Appelton-Cenntury-Crofts. New York
6 Naeye RL (1978) Causes of perinatal mortality. Excess in prolonged gestations. Am J Epidemiol 108:429
7 Flint APT (1983) Regulation of placental enzymes. In McDonald PD, Porter JC (eds) Initiation of parturition: Prevention of prematurity, Fourth Ross Conference on Obstetric Research. Columbus: Ross Labarotories
8 Eden RD, Seifert LS, Winegar A, Spellacy WN (1987)

XXIII/Lit.

Perinatal characteristics of uncomplicated postdate pregnancies. Obstet Gynecol 69:296
9 Schneider H (1991) Management der Übertragung-Hinweise für den praktisch tätigen Geburtshelfer. In Schmidt W (Hrsg) Jahrbuch der Gynäkologie und Geburtshilfe. Biermann. Zülpich S 129
10 Grannum PA, Berkowitz RL, Hobbins JC (1979) The ultrasonic changes in the maturing placenta and their relation to fetal pulmonic maturity. Am J Obstet Gynecol 133:915
11 Ahn MO, Phelan JP (1989) Epidemiologic aspects of the postdate pregnancy. Clin Obstet Gynecol 32:228
12 Petrucha RA, Platt LD, Yeh SY et al (1882) Relationship of placental grade to gestational age. Am J Obstet Gynecol 144:733
13 Phelan JP (1989) The postdate pregnancy: An Overview. Clin Obstet Gynecol 32:221
14 Gauthier RJ, Griego BD, Goebelsmann U (1981) Estriol in pregancy. VII. Unconjugated plasma estriol in prolonged gestation. Am J Obstet Gynecol 139:382
15 Phelan JP, Ahn MO, Smith CV et al (1987) Amniotic fluid index measurements during pregnancy. J Reprod Med 32:601
16 Beischer NA, Brown JB, Townsend L (1969) Studies in prolonged pregnancy. Am J Obstet Gynecol 103:496
17 Campbell S, Wladimiroff JW, Dewhurst CJ (1973) The antenatal measurement of fetal urine production. J Obstet Gynaecol Br Commonwlth 80:680
18 Rutherford SE, Phelan JP, Smith CV, Jacobs N (1987) The four-quadrant assessment of amniotic fluid volume: An adjunct to antepartum fetal heart rate testing. Obstet Gynecol 70:353
19 Horenstein JH, Brar HS, Devore GR et al (1987) Cardiovascular evaluation of the postterm fetus. 34th Ann Meeting Soc Gynec Invest. Atlanta
20 Eden RD, Gergely RZ, Schifrin BS, Wade ME (1982) Comparison of antepartum testing schemas for the management of the postdate pregnancy. Am J Obstet Gynecol 144:683
21 Gibb OFM, Cardozo LD, Shedd JWW, Cooper DJ (1982) Prolonged pregnancy: Is induction of labor indicated? A prospective study. Br J Obstet Gynaecol 89:292
22 Farmakides G, Schulman H, Ducey J et al (1988) Uterine and umbilical artery doppler velocimetry in postterm pregnancy. J Reprod Med 33:259
23 Guidetti DA, Divon MY, Cavalieri RL et al (1987) Fetal umbilical artery flow velocimetry in postdate pregnancies. Am J Obstet Gynecol 157:1521
24 Rightmire DA, Campbell S (1987) Fetal and maternal Doppler blood flow parameters in post-term pregnancies. Obstet Gynecol 69:891
25 Freeman RK, Gantre TJ, Modanlow H et al (1981) Postdate pregnancy utilisation of the contraction stress test for primary fetal surveillance. Am J Obstet Gynecol 140:128
26 Lagrew DC, Freeman RK (1986) Management of postdate pregnancy. Am J Obstet Gynecol 154:8
27 Eden RD (1989) Postdate pregnancy: Antenatal assessment of fetal well-being. Clin Obstet Gynecol 32:235
28 Manning FA, Platt LD, Sipos L (1980) Development of a fetal biophysical profile. Am J Obstet Gynecol 136:787
29 Vintzileos AM, Campbell WA, Nochismon DJ, Weinbaum PJ (1987) The use and misuse of the fetal biophysical profile. Am J Obstet Gynecol 156:527
30 Johnson JM, Harman CR, Lange IR et al (1986) Biophysical profile study in the management of the postterm pregnancy: An analysis of 307 patients. Am J Obstet Gynecol 154:269
31 Hillemanns HG, Ross FM, Schneller H, Steiner H (1977) Die programmierte Geburt. Methodik, Ergebnisse, Richtlinien. Geburtsh Frauenheilkd 37:373
32 Jung HR, Lamberti R, Austermann R, Closs HP (1974) Die programmierte Geburt. Z Geburtsh Perinat 178: 265
33 Augensen K, Bergsjo P, Eikeland T et al (1987) Randomised comparison of early versus late induction of labor in postterm pregnancy. Br Med J 294:1192
34 Hochuli E (1983) Die Übertragung. Fortbildungskurs. Basel
35 Hofer U, Nagel F, Grob F (1973) Ist die künstliche Blasensprengung gefährlich? Oberrheinische Ges Gynäk. Freiburg/Brsg
36 Sellers SM, Hodgson HT, Mitchell MD et al (1980) Release of prostaglandins after amniotomy is not mediated by oxytocin. Br J Obstet Gynaecol 87:43
37 Dyson DC, Miller PD, Armstrong MA (1987) Management of prolonged pregnancy: Induction of labour versus antepartum fetal testing. Am J Obstet Gynecol 156:928
38 Schulman H, Farmakides G (1987) Role of the unfavorable cervix in the induction of labor. Clin Obstet Gynecol 30:50
39 Prins RP, Neilson DR, Bolton RN et al (1986) Preinduction cervical ripening with sequential use of prostaglandin E 2-Gel. Am J Obstet Gynecol 154:1275
40 Clifford SH (1954) Pediatric aspects of placenta dysfunction. J Pediat 44:1
41 Resnik R (1990) Post-term pregnancy. In Quilligan EJ, Zuspan FP (eds) Current therapy in Obstetrics and Gynecology. Saunders. Philadelphia-London-Toronto
42 Schlensker KH (1986) Ultraschall-Screening während der Schwangerschaft. In Künzel W, Wulf KH (Hrsg). Die normale Schwangerschaft. Bd 4. Urban & Schwarzenberg. München-Wien-Baltimore S 169
43 Vetter K, Baumann H (1988) Die Doppler-Ultraschalluntersuchung in der Geburtshilfe. Therap Umschau 45:708
44 Sachs BP, Friedman EA (1986) Results of an epidemiologic study of postdate pregnancy. J Reprod Med 31:162

XXIV Rhesusprophylaxe

Seit Einführung der postpartalen Rhesusprophylaxe konnte die Sensibilisierungsrate beim Vorliegen einer Rhesus-Konstellation um den Faktor 10 auf etwa 1,5–2 % gesenkt werden. Die meisten Versager einer Prophylaxe sind jedoch durch eine bereits in der Schwangerschaft erfolgte Sensi-
XXIV/1. **bilisierung bedingt. Deshalb ist nur mit einer pränatalen Prophylaxe in der 28. SSW eine weitere Reduktion der Sensibilisierungsrate möglich.**

1. Sensibilisierung im Rhesussystem

Da schon zu Beginn in der Schwangerschaft immer wieder kleinste Mengen fetaler Erythrozyten in den mütterlichen Kreislauf gelangen, ist bei blutgruppenungleichem Blut eine *Sensibilisierung mit Antikörperbildung bereits in der Frühschwangerschaft* möglich. Während einer ersten Schwangerschaft ist die Gefahr einer Rhesus-Sensibilisierung im allgemeinen klein.

Das fetale Rh-Antigen ist bereits zwischen dem 30. und 45. Tag einer Schwangerschaft voll ausgebildet auf der Oberfläche der Erythrozyten lokalisiert.

Die *Häufigkeit und die Stärke* der spontan und meistens ohne erkennbare Ursachen auftretenden feto-maternalen Blutungen sind in hohen Maße mit dem *Schwangerschaftsalter* korreliert.

Die schon in der 6. SSW transplazentar in kleinsten Mengen übertretenden fetalen Erythrozyten sind schließlich zum Zeitpunkt der Geburt bei 64 % aller Schwangeren nachweisbar, womit auch das Risiko einer Sensibilisierung mit zunehmender Schwangerschaftsdauer erklärt ist. – Dieses liegt bei einem feto-maternalen Blutübertritt von 0,1 ml bei 3 % und bei > 0,4 ml bereits bei 22 %. Allerdings sind die übertretenden Blutvolumina in 75–80 % geringer als 0,1 ml [3, 4]. – Relativ große Mengen fetalen Blutes kommen erst zur Zeit der Geburt in den mütterlichen Kreislauf. Bei operativen und traumatisierenden Geburten, bei einer Abruptio placentae oder bei einer Placenta praevia, bei Wendungen oder manuellen Plazentalösungen sind die transfundierten, sensibilisierenden Blutmengen besonders groß [1, 2, 5].

Tritt eine Sensibilisierung ein, werden von mütterlicher Seite *«irreguläre» Antikörper vom Typ Immunglobulin G (IgG)* gebildet, die im Gegensatz zu den «regulären», natürlich vorkommenden Antikörpern, etwa im AB0-System, die Plazentarschranke passieren.

Es kommt zur Schädigung der fetalen Erythrozyten, was zu einer Hämolyse unterschiedlicher Ausprägung führt. Eine fetale *Anämie* und eine überschießende Blutneubildung sind die Folge. Im peripheren, fetalen Blut treten vermehrt erythrozytäre Vorstufen wie Retikulozyten, Normoblasten und Erythroblasten auf, was schließlich zur Bezeichnung *«Erythroblastose»* führte. In schwersten Fällen kommt es neben der Retardierung zur Bildung von generalisierten Ödemen, zum *Hydrops fetalis*. – Postpartal führt eine zunehmende *Hyperbilirubinämie* zur Ablagerung von freiem Bilirubin in die Kerne des Hirnstamms und damit zum *Kernikterus mit irreparablen neurologischen Folgeschäden*, da der Abbauweg über die mütterliche Leber entfällt.

Erst *unter der Geburt* reagiert das mütterliche Immunsystem aufgrund der vermehrt anfallenden fetalen Erythrozyten mit einer starken Antikörperbildung, die aber relativ langsam innerhalb von 3–6 Wochen abläuft. Ist jedoch eine Sensibilisierung schon früher erfolgt, führt die erneute Stimulation zu einer sehr schnellen und heftigen Antikörperneubildung (Booster-Effekt) [6].

Das ACOG (American College of Obstetricians and Gynecologists) spricht immerhin von einer *antepartalen Isoimmunisierungsrate* von 1–2 %, die auf bis zu 0,3 % durch die antepartale und postpartale Verabreichung von D-Immunglobulin vermindert werden könne [11].

Die typische Rhesuskonstellation finden wir in rund 12 % aller Schwangerschaften.

Davon sind ein Drittel sogenannte «Non responder», d. h., sie reagieren immunologisch aus bisher ungeklärten Gründen nicht auf das Antigen D [6]. Demzufolge verbleibt ein *Restrisiko für eine Sensibilisierung (ohne Prophylaxe)* für 8 % der Schwangeren. Bei einer AB0-Inkompatibilität hingegen findet eine beschleunigte Zerstörung der fetalen Erythrozyten durch mütterliche, reguläre Antikörper des AB0-Systems statt, und die Sensibilisierungsrate beträgt deshalb in diesen Fällen nur 1,3 %.

Typisch ist in diesen Fällen das Zusammentreffen der Blutgruppe 0 bei der Mutter mit den Blutgruppen A oder B beim Kind. Es kommt jedoch selten zu einer intrauterinen Schädigung, da die Oberflächenantigene der kindlichen Erythrozyten im AB0-System erst gegen Ende der Schwangerschaft voll ausgebildet sind. Deshalb registriert man die Unverträglichkeit erst post partum als Hyperbilirubinämie. Klinische und immunologische Unterschiede zwischen der AB0- und Rh-Erythroblastose sind auf Tabelle 165 [7] dargestellt.

Tabelle 165: Klinische und immunologische Unterschiede zwischen AB0- und Rh-Erythroblastose.

	Morbus haemolyticus neonatorum	
	AB0-System	Rh-System
Erkrankung des ersten Kindes	häufig	selten
Progredienz der Schädigung mit der Kinderzahl	nein	häufig
intrauteriner Fruchttod, Hydrops	kommt praktisch nicht vor	relativ häufig (15–20 %)
Erkrankung Frühgeborener	selten	oft (meist schwer)
Anämie	meist gering	oft stark
Kugelzellen	oft zahlreich	vereinzelt
Erythrozyt. Azetylcholinesterase	vermindert	normal
direkter Coombs-Test	meist negativ	immer positiv
Korrelation der Erkrankung zum serologischen Befund	schlecht	gut

XXIV/2.

2. Rhesusprophylaxe mit Anti-D-Immunglobulin

Aufgrund der maternalen Immunantwort auf eingedrungene fetale Erythrozyten bei AB0-Inkompatibilität wurde die Gabe von Anti-D-Immunoglobulin zur Grundlage der heutigen Rhesusprophylaxe [4, 8].

Die möglichen Mechanismen können wie folgt erklärt werden:

1. Die fetalen Rh-positiven Erythrozyten werden im mütterlichen Kreislauf durch die zugegebenen Anti-D-Globuline markiert und rasch durch das retikuloendotheliale System zerstört und phagozytiert, bevor das mütterliche Immunsystem das fremde Antigen erkennt und mit einer Antikörperbildung reagieren kann.
2. Es handelt sich um einen aus menschlichen Seren gewonnenen Impfstoff, der nicht nur Anti-D-Antikörper, sondern auch Anti-Anti-D-Antikörper enthält, welche die mütterliche Bildung von Anti-D-Antikörpern über eine Suppression von B- und T-Lymphozyten unterdrücken [9].

2.1 Indikationen und Dosierungen zur Rhesusprophylaxe

Bei einer Rh-negativen Patientin ohne vorausgegangene D-Isoimmunisierung ist die prophylaktische Gabe von D-Immunglobulin angezeigt. Nach den neuen Mutterschaftsrichtlinien 1990 ist erstmalig in der 28. SSW eine Anti-D-Gabe von 250–330 µg Immunglobulin bei allen Rh-negativen Schwangeren zu verabreichen.

Es gibt Präparate für die *intramuskuläre wie für die intravenöse Applikation.* Die Präferenzen dafür sind auch heute noch unterschiedlich. Nach Schneider und Behrens 1992 [6] wird intramuskulär injiziert, von uns wird ein i. v.-Präparat verwendet [19, 22].

Das i. m. applizierte Gamma-Globulin wird erst nach 24 Stunden maximal resorbiert, was aber anscheinend keinen wesentlichen Einfluß auf seine Wirkung zu haben scheint. Nach i. v. Injektion können offenbar, wenn auch sehr selten, schockähnliche Ereignisse beobachtet werden, die wahrscheinlich zu vernachlässigen sind, aber dennoch zu einer gewissen Zurückhaltung geführt haben. Allerdings werden den i. v. Präparaten eine raschere Bioverfügbarkeit und damit bessere Wirkung zugeschrieben.

Präparate sind: Partobulin®, Rhesogam®S, Rhesuman® u. a. Zu beachten sind die unterschiedlichen Mengen an Anti-D, z. B. für Rhesogam® 250 µg und für Partobulin® 330 µg [24].

Normalerweise wird bei Rh-negativen Schwangeren in der 20. und in der 28. SSW nach Anti-D-Antikörpern gesucht (neben dem Screening auf irreguläre Antikörper zu Beginn der Schwangerschaft).

Die vorgeschriebene zweite Kontrolle auf irreguläre Antikörper hat vor der Anti-D-Injektion zu erfolgen, da nach Anti-D-Gabe ein schwacher Titeranstieg bis auf Wert 1:4 und nicht selten bis auf 1:16 zu beobachten ist und damit eine bereits stattgefundene Sensibilisierung vortäuschen könnte [10].

Bei Vorliegen eines schwachen D-Antigens, eines D^u, ist offenbar keine Prophylaxe notwendig, da sich das Immunglobulin auf die mütterlichen Erythrozyten mit dem schwachen D^u-Antigen verteilt, ohne die fetalen Erythrozyten eliminieren zu können [6]. Maroni 1987 [23] besteht allerdings auch bei Vorliegen eines D^u auf einer Impfung. Der Nachweis eines D^u-Blutgruppenmerkmals bedeutet in den meisten Fällen, daß die mütterlichen Erythrozyten eine Variante des D-Antigens tragen, so daß man in der Praxis die Patientinnen als D-positiv einordnen kann [11].

Bei den antepartalen Anti-D-Gaben ergibt sich im Normalfall eine Schutzwirkung für etwa 12 Wochen.

Dabei besteht jedoch keine Einigkeit darüber, ob
XXIV/2. beim Fortbestehen einer Schwangerschaft über mehr als 12 Wochen (d.h. bis über den errechneten Termin) eine erneute Anti-D-Injektion notwendig wird [6, 11]. – Gelegentlich ist bei einem Neugeborenen, dessen Mutter die antepartale Prophylaxe erhalten hat, als Ausdruck für den plazentaren Übertritt der Rhesusantikörper (IgG), der direkte Coombs-Test positiv [11].

Falls der Vater Rh-negativ ist, kann auf die antepartale «Impfung» verzichtet werden.

Bei allen Frauen, die eine antepartale Rhesusprophylaxe erhalten haben, ist heute (s.o.!) bei Rh-positivem Kind (dazu zählen in diesem Fall auch Kinder mit dem Antigen D^u) auch postpartal eine Dosis von 250–330 µg Anti-D innerhalb von 72 Stunden zu injizieren.

Da 20 µg des Immunglobulins einen Schutz gegen etwa 1 ml D-positives Erythrozytenkonzentrat gewähren, reichen 300 µg D-Immunglobulin für ungefähr 30 ml im mütterlichen Blut verdünnte fetale Erythrozyten aus [12]. Einschwemmungen von > 20–25 ml Vollblut oder solche von > 10 ml sedimentierter Erythrozyten werden im allgemeinen als *Makrotransfusionen* bezeichnet.

Bei Störungen in der Frühschwangerschaft (Aborte inklusive Schwangerschaftsabbrüche, Blasenmole, Extrauteringravidität) kann die Anti-D-Dosis reduziert werden.

Vor der 12. SSW sollten dabei 100 µg ausreichen [6]. Nach Stewart et al 1978 [13] sind jedoch schon 50 µg D-Immunoglobulin vor der 13. SSW genügend, nachher müssen jedoch 300 µg appliziert werden.

Nach einer *Amniozentese* kann es ebenfalls zum Übertritt fetaler Erythrozyten in den mütterlichen Kreislauf kommen, besonders dann, wenn diaplazentar eingegangen wird. Das gilt sowohl für Früh- wie für Spätamniozentesen. Falls die Entbindung innerhalb von 21 Tagen nach der Amniozentese stattfindet und die Untersuchung des mütterlichen Blutes keine exzessiven Mengen an fetalen Erythrozyten ergibt, kann auf eine zusätzliche postpartale Gabe von Immunglobulinen verzichtet werden.

Die Hälfte der Patientinnen hat nach einer *Chorionbiopsie* einen erhöhten α-Fetoproteinwert im mütterlichen Serum. Die Höhe des Anstiegs soll dabei mit der Anzahl der entnommenen Chorionzotten korrespondieren und für eine feto-maternale Blutung sprechen [14]. Vor der 13. SSW werden deshalb 50 µg (–100 µg) Anti-D-Immunoglobulin verabreicht.

Manipulationen am Feten (z.B. auch äußere Wendungen oder chirurgische Eingriffe) ziehen ebenfalls eine Anti-D-Immunglobulingabe nach sich.

Bei *Nabelschnurpunktionen* wird die Blutgruppe des Feten bestimmt, und falls das Fetalblut Rh-positiv ist, werden 300 µg Immunglobulin verabreicht.

Weitere Indikationen sind *Cerclagen* oder ein Muttermundverschluß im zweiten oder dritten Trimester.

Schließlich wird eine Gefahr der *Sensibilisierung in der Spätschwangerschaft bei Gestosen mit hohen diastolischen Druckwerten von > 100 mmHg und bei vorzeitiger Wehentätigkeit* diskutiert [6].

2.2 Kontrolle der Prophylaxe

Obwohl die Standarddosis des Immunglobulins in der Regel für eine wirksame Prophylaxe ausreicht und nur in 1–4 Promille der Fälle mit einer *Makrotransfusion* zu rechnen ist, muß eine solche erkannt und mit der Erhöhung der Anti-D-Dosis neutralisiert werden. Dazu gibt es zur Zeit zwei Testmethoden:

1. Mit der HbF-Zellkontrolle nach der Methode von Kleihauer et al 1957 [15] ist das Ausmaß des fetalen Blutübertritts in den mütterlichen Kreislauf exakt meßbar.

   Dabei wird im fixierten Blutausstrich mit Säuredilution Hämoglobin aus den adulten Erythrozyten gelöst, während sich die fetalen Erythrozyten selektiv anfärben lassen. In Präparaten, in denen mit mittlerer Vergrößerung eine HbF-Zelle gefunden wird, müssen 1000 Ec ausgezählt werden. 0–1 Promille entsprechen etwa 2 ml Fetalblut; 2 Promille etwa 10 ml Fetalblut.

   Umrechnungsfaktor: Anzahl Promille fetaler Erythrozyten mal 5 = ml transfundiertes Fetalblut (dividiert durch 2 = ml sedimentierte Erythrozyten).

2. Meistens kommt der indirekte Coombs-Test zum Nachweis freier Antikörper im mütterlichen Blut zur Anwendung. Der Test sollte al-

lerdings nicht vor Ablauf der ersten 48–72 Stunden nach der ersten D-Immunglobulingabe gemacht werden, um sicher zugehen, daß genügend Zeit für den Antikörperübertritt in die mütterliche Zirkulation vorhanden ist. Damit kann mit weit weniger Aufwand festgestellt werden, ob eine ausreichende Menge an freiem D-Immunglobulin im mütterlichen Blut nachweisbar ist.

Fällt der *indirekte Coombs-Test negativ* aus, ist eine zusätzliche Anti-D-Immunglobulingabe notwendig, falls mit dem «Kleihauer-Betke Test» eine Makroinfusion erwiesen ist, die durch die Anti-D-Prophylaxe nicht genügend abgedeckt wurde.
Die HbF-Zellzählung ist somit das adäquate Instrument, um die Prophylaxe auch dosismäßig richtig zu steuern.

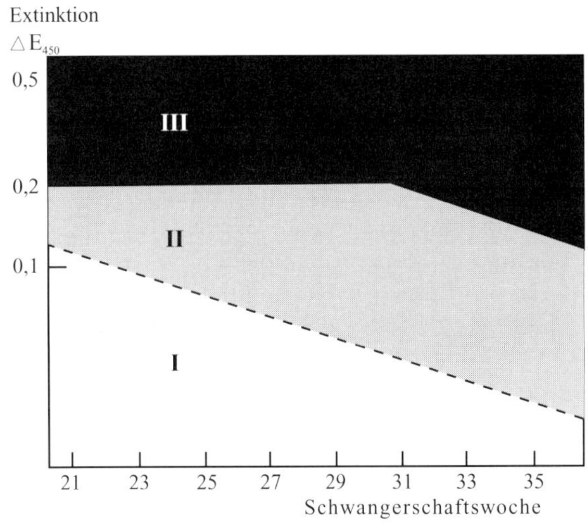

Abbildung 124: Modifiziertes Liley-Diagramm.
Zone I: Leichter M. haemolyticus oder gesundes Kind
Zone II: Mittelschwerer M. haemolyticus
Zone III: Schwerer M. haemolyticus

XXIV/2.

2.3 Ergebnisse

Die vor der Einführung der antepartalen Rhesusprophylaxe relativ hohe Versagerquote von etwa 1–(1,5)–2 % der Fälle hat sich seither auf 0,18 % reduziert [1]. Der größte Anteil der früheren Versager müßte demnach auf die bereits antepartal eingetretenen Sensibilisierungen zurückzuführen sein.

2.4 Vorgehen bei vorhandener Sensibilisierung

Das Vorhandensein irregulärer Antikörper bei einer Rh-negativen Schwangeren führt zwingend zu einer Intensivbetreuung mit laufender Kontrolle des *Antikörpertiters.* Bei Titerwerten > 1:8 wird eine Amniozentese zur Bestimmung des in das Fruchtwasser abgegebenen Bilirubins und von Bilirubinoiden notwendig.

Mit dem Spektralphotometer wird die Extinktion des Fruchtwassers bei verschiedenen Wellenlängen gemessen. Die Höhe des Gipfels bei 450 nm bzw. der ΔE 450-Wert aus den drei Extinktionswerten bei 546 nm, 450 nm und 356 nm gibt ein annäherndes Maß für den *Schweregrad der fetalen Erkrankung.* Die Werte werden in das bekannte Schema von Liley (1961), das auch modifiziert wurde [7 u.a.], übertragen, wonach drei Gefahrenzonen unterschieden werden können (Abbildung 124 [25]).

Die Amniozentesen erfolgen nach der 20.(–22.) SSW, je nach Gefährdung alle 2–4 Wochen, und je nach Bedarf empfiehlt sich eine Kordozentese mit der Möglichkeit der direkten fetalen Zustandsbeurteilung, zumal die Bestimmung der Bilirubinoide im Fruchtwasser im zweiten Trimester nicht immer zuverlässig genug erscheinen [6]. Die Kordozentese gilt deshalb heute als Methode der Wahl [24]. Zum Standard der Überwachung gehören im weiteren die Ultraschalluntersuchung (Hydrops fetalis?) und die Dopplerflowmessung.

Die Indikation zur intrauterinen Transfusion wird durch die Extinktionswerte im Fruchtwasser und aus den Ergebnissen der Kordozentese gestellt. Die Transfusion erfolgt direkt in den fetalen Kreislauf mittels Nabelschnurpunktion. Damit hat sich die Prognose auch bei hydropischen Feten auf über 80 % verbessert [17]. Der Entbindungszeitpunkt richtet sich nach dem aktuellen Zustand des Feten und nach seiner Reife.

3. Hämolytische Erkrankungen außerhalb des Rhesus- und des AB0-Systems

1940 haben Landsteiner und Wiener [18] zum
XXIV/3. ersten Mal den *Rhesusfaktor* beschrieben, der bis heute die häufigste Ursache fetaler Hämolysen blieb.

Zur Verhinderung der fetalen Erythroblastose wurde zudem später erkannt (Finn et al 1961 [4]; Freda et al 1967 [20]), daß die mütterliche Sensibilisierung mit 200–400 µg humanem Anti-D-Globulin innerhalb 72 Stunden ausgeschaltet werden kann. Obwohl dadurch das Auftreten von fetalen Erythroblastosen drastisch gesenkt werden konnte, bleiben jedoch immer noch *andere Blutgruppenantigene* (in etwa 2% der Fälle) übrig, die zu einer fetalen Hämolyse führen können.

Zweck der folgenden Übersicht nach Weinstein 1976 [21] ist es, den Kliniker über die Maßnahmen zu informieren, falls er mit einer Schwangeren mit einem ungewöhnlichen fetalen Blutgruppenantigen außerhalb des Rhesus- bzw. des AB0-Systems konfrontiert wird.

Die Pathogenese der hämolytischen Erkrankungen des Neugeborenen ist dieselbe. Die Antigen-Antikörperreaktion führt zu einem Übertritt von inkompletten mütterlichen Antikörpern durch die Plazenta.

3.1 Zu den wichtigsten Blutgruppensystemen

– *«Lewis»-Blutgruppensystem*

Die meisten der Antikörper gehören den IgM-Immunglobulinen an und können demzufolge die Plazenta nicht passieren.

Was schließlich doch noch die Plazenta passiert, reagiert offenbar nicht mit den Erythrozyten des Neugeborenen. Das Nabelschnurblut weist keine LEWIS-AK auf, da diese gewebegebunden sind.

– *«Kell»-Blutgruppensystem*

Coombs entdeckte das «Kell»-System 1946, indem er einen Antikörper im Serum einer Mrs. Kell fand, die ein Kind mit einer Erythroblastose geboren hatte. Schwere hämolytische Erkrankungen mit wiederholten Totgeburten werden im Zusammenhang mit dem «Kell»-System immer wieder beobachtet.

Beim Vorliegen irregulärer Antikörper im «Kell»-System sind Fruchtwasseranalysen notwendig. Das klinische Verhalten entspricht dem bei einer Rhesus-Sensibilisierung.

Handelt es sich um eine Unverträglichkeit der Untergruppen im «Kell»-System (am häufigsten Kp^b Kp^b und Js^b Js^b), sind die Erkrankungen im allgemeinen ohne große klinische Bedeutung.

– *«Duffy»-Blutgruppensystem*

Auch in diesem Blutgruppensystem kann es zu einer schweren hämolytischen Erkrankung des Feten kommen.

Klinisches Verhalten: Gleich wie bei der Rhesus-Sensibilisierung.

– *«MNSs»-Blutgruppensystem*

Die M- und N-Antigene sind bereits 1927 bekannt geworden.

Anti-N ruft offenbar keine hämolytische Erkrankung hervor, während *Anti-S* und *Anti-s* zu einer Hämolyse führen können.

Anti-M als Ursache einer fetalen Erythroblastose kommt selten vor, kann aber zu einer schwerwiegenden Erkrankung führen.

– *«Lutheran»-Blutgruppensystem*

Es scheint, daß bei dieser Blutgruppendissonanz nur eine geringgradige Sensibilisierung zu erwarten ist.

– *«Diego»-Blutgruppensystem*

Obwohl sehr selten, wurden ebenfalls fetale Erythroblastosen beobachtet.

Deshalb: Entsprechend klinisches Verhalten

Über die *Schwere der fetalen Erythroblastosen* und die entsprechenden therapeutischen Maßnahmen orientiert unter Berücksichtigung weiterer Antigene Tabelle 166.

Neben diesen hämolytischen Erkrankungen außerhalb des Rhesussystems sind neben den Antigenpaaren D-d natürlich auch Unverträglichkeiten mit den Paaren C-c und E-e möglich.

XXIV/3.

Tabelle 166: Übersicht haemolytischer Erkrankungsmöglichkeiten.

Blutgruppensystem	Antigene	Schwere der hämolytischen Erkrankung	Überwachungsvorschlag
Kell	K	leicht bis schwer mit Hydrops	Fruchtwasserpunktion: Bilirubinoide
	K	nur leicht	abwartend
	K_O	nur leicht	abwartend
	Kp^a	nur leicht	abwartend
	Kp^b	nur leicht	abwartend
	Js^a	nur leicht	abwartend
	Js^b	nur leicht	abwartend
Duffy	Fy^a	leicht bis schwer mit Hydrops fetalis	Fruchtwasserpunktion: Bilirubinoide
Kidd	Jk^a	leicht bis schwer	Fruchtwasserpunktion: Bilirubinoide
	Jk^b	leicht bis schwer	Fruchtwasserpunktion: Bilirubinoide
MNSs	M	leicht bis schwer	Fruchtwasserpunktion: Bilirubinoide
	S	leicht bis schwer	Fruchtwasserpunktion: Bilirubinoide
	s	leicht bis schwer	Fruchtwasserpunktion: Bilirubinoide
	U	leicht bis schwer	Fruchtwasserpunktion: Bilirubinoide
	Mi^a	mäßig	Fruchtwasserpunktion: Bilirubinoide
	Mt^a	mäßig	Fruchtwasserpunktion: Bilirubinoide
	Vw	nur leicht	abwartend
Lutheran	Lu^a	nur leicht	abwartend
	Lu^b	nur leicht	abwartend
Diego	Di^a	leicht bis schwer	Fruchtwasserpunktion: Bilirubinoide
	Di^b	nur leicht	abwartend
Xg	Xg^a	nur leicht	abwartend
Public Antigen	Yt^a	mäßig bis schwer	Fruchtwasserpunktion: Bilirubinoide
	Lan	nur leicht	abwartend
	Ge	nur leicht	abwartend
	Co^a	schwer	Fruchtwasserpunktion: Bilirubinoide
«Private Antigene»	Batty	nur leicht	abwartend
	Becker	nur leicht	abwartend
	Berrens	nur leicht	abwrtend
	Biles	mäßig	Fruchtwasserpunktion: Bilirubinoide
	Evans	nur leicht	abwartend
	Gonzales	nur leicht	abwartend
	Good	schwer	Fruchtwasserpunktion: Bilirubinoide
	Heibel	mäßig	Fruchtwasserpunktion: Bilirubinoide
	Hunt	nur leicht	abwartend
	Jobbins	nur leicht	abwartend
	Radin	mäßig	Fruchtwasserpunktion: Bilirubinoide
	Rm	nur leicht	abwartend
	Ven	nur leicht	abwartend
	Wright	schwer	Fruchtwasserpunktion: Bilirubinoide
	Zd	mäßig	Fruchtwasserpunktion: Bilirubinoide

3.2 Screening auf irreguläre Antikörper

Bei der ersten Schwangerschaftskontrolle muß ein *standardisierter Suchtest* zur Erfassung möglicher irregulärer Antikörper gemacht werden. Bei einer Rhesuskonstellation wird zusätzlich in der 20. und 28. SSW nach Anti-D-Antikörper gesucht (s. Kap. 2.1).

XXIV/Lit.

Eingesetzt werden dabei Test-Erythrozyten der Blutgruppe 0, die alle klinisch wichtigen Antigene besitzen, um irreguläre Antikörper nachweisen zu können. Das Vorhandensein oder das Nichtvorhandensein der Antigene ist chargenspezifisch und kann aus einer Antigentabelle abgelesen werden. Dabei ist bei den verschiedenen Nachweistechniken darauf zu achten, daß der vor kurzem eingeführte «Gel-Test» empfindlicher reagiert und bei noch ungenügender Erfahrung durch den «Röhrchentest» abgesichert werden sollte.

Basisliteratur

6 Schneider J, Behrens O (1992) Rhesusproblem heute. Gynäkologe 25:36

11 ACOG Technical Bulletin, Nr 17 (1992) Prophylaxe der D-Immunisierung. Geburtsh Frauenheilkd 52: Beilage

Literaturhinweise

1 Bowman JM (1988) The prevention of Rh immunization. Trans Med Rev 2:129

2 Bowman JM, Pollock JM, Penston LE (1986) Fetomaternal transplacental hemorrhage, during pregnancy and after delivery. Vox Sang 51:117

3 Clarke CA, Donohoe WTA, McConell RB et al (1963) Further experimental studies on the prevention of Rh haemolytic disease. Br Med J 1:179

4 Finn R, Clarke CA, Donohoe WTA et al (1961) Experimental studies on the prevention of Rh haemolytic disease. Br Med J 1:1486

5 ACOG (1984) Prevention of Rh (D) isoimmunization. Tech Bull 79:1

7 Fischer K, Poschmann P (1986) Inkompatibilität im blutbildenden System. In Künzel W, Wulf KH (Hrsg) Die gestörte Schwangerschaft. Bd 5. Urban & Schwarzenberg. München-Wien-Baltimore S 83

8 Race RR, Sanger R (1963) Blood groups in man. 1st ed. Blackwell. Oxford p 234

9 Schneider J, Preisler O (1965) Untersuchungen zur serologischen Prophylaxe der Rhesus-Sensibilisierung. Blut 12:4

10 Arndt-Hanser A (1987) Coombs-Fibel – Der Antihumanglobulintest (Coombstest) 5. Aufl. Biotest-Mitteilungen. Sonderheft 3.

12 Pollack W, Ascari WQ, Kochesky RJ et al (1971) Studies on Rh prophylaxis. I. Relationship between doses of anti-Rh and size of antigenic stimulus. Transfusion 11:33

13 Stewart FH, Burnhill MS, Bozorgi N (1978) Reduced dose of Rh immun globulin following first trimester pregnancy termination. Obstet Gynecol 51:318

14 Blakemore KJ, Baumgarten A, Schoenfeld-Dimaio M et al (1986) Rise in maternal alpha-fetoprotein concentration after chorionic villus sampling and the possibility of isoimmunization. Am J Obstet Gynecol 155:988

15 Kleihauer E, Braun H, Betke K (1957) Demonstration von fetalem Hämoglobin in den Erythrozyten in einem Blutausstrich. Klin Wochenschr 35:637

16 Maas DHA, Bader W, Holle W, Sasse U (1990) Anti-D-Titerkontrolle nach postpartaler Rhesus-Prophylaxe. Frauenarzt 31:745

17 Grannum P (1990) 37th Annual Meeting Society for Gynecologic Investigation. St. Louis

18 Landsteiner K, Wiener P (1927) A new agglutinable factor differentiating individual human blood groups. Proc Soc Exp Biol Med 24:600

19 Hochuli E (1985) Geburtshilfe, Gynäkologie und Grenzgebiete. 2. Aufl. Huber. Bern-Stuttgart-Toronto S 255

20 Freda VJ, Gorman JG, Pollack W et al (1967) Prevention of Rhesus isoimmunization. J Am Med Ass 199:399

21 Weinstein L (1976) Irregular Antibodies causing hemolytic disease of the newborn. Obstet Gynecol Survey 31:581

22 Huch A (1993) Anti-D-Prophylaxe. Leitfaden. USZ, S 73

23 Maroni E (1987) Die erweiterte Rhesusprophylaxe. Schweiz Rundschau Med (Praxis) 45:1254

24 Hepp H (1994) pers. Mitteilung des Lektors

25 Liley AW (1961) Liquor amnii analysis in the management of pregnancy complicated by Rhesus immunization. Am J Obstet Gynecol 82:1359

XXV Beckenendlage

**Das Vorgehen bei Beckenendlagen (BEL) beinhaltet nach wie vor ein weites Spektrum verschiedener und z. T. auch kontroverser Meinungen. Grobgerasterten Behandlungsrichtlinien nach Gestationswochen und fetalem Gewicht stehen solche gegenüber, die am Termin über die va-
XXV/1. ginale oder abdominale Entwicklung entscheiden sollen. Im besonderen ist das geburtshilfliche Management durch die gegenüber Schädellagen deutlich erhöhte perinatale Mortalität und Morbidität bei vaginaler BEL-Geburt geprägt. Die äußere Wendung stellt demnach den Versuch dar, einerseits die Risiken einer vaginalen BEL-Geburt zu umgehen und andererseits die Sectiorate zu senken.**

Die gegenüber Schädellagen *erhöhte perinatale Mortalität/Morbidität* und die damit im Zusammenhang stehende Suche nach *Optimierung des geburtshilflichen Managements,* besonders beim Vorliegen einer Frühgeburt oder von Haltungsvariationen, sind Fragen, die nach wie vor im Zentrum des Interesses stehen. Davon nicht zu trennen sind das mit der erhöhten Sectiorate verbundene mütterliche Morbiditäts- und Letalitätsrisiko und nicht zuletzt die daraus erwachsenden Mehrkosten. In den USA rechnete man 1990 mit 1.437 Milliarden Dollar Mehrkosten, falls alle Beckenendlagen mit Kaiserschnitt entbunden würden [1].

Die Kontroversen um die bestmögliche Entbindungsart einer Beckenendlage haben damit auch heute noch keinen Abschluß gefunden.

1. Relevante Daten im Zusammenhang mit der BEL

1.1 Sectiofrequenz

Die *Sectiofrequenzen bei BEL variieren nach wie vor erheblich von Klinik zu Klinik* und liegen im allgemeinen zwischen 40 und 80 % (oder höher).

Kliniken mit konservativer Einstellung und niedrigen Kaiserschnittfrequenzen sind außerdem deutlich weniger zahlreich vertreten als noch vor 10–20 Jahren. – Im deutschsprachigen Raum war es der Bericht der *Standardkommission «Beckenendlage» 1984,* der einiges zur Klärung der aktuellen Situation beitrug. Dabei sollte der «individuelle Spielraum» nicht mehr eingeengt werden als unbedingt notwendig [2].

Nicht zuletzt aufgrund dieser Empfehlungen hat sich auch das «operationelle» Spektrum in der ASF (Arbeitsgemeinschaft Schweizerischer Frauenkliniken) bei einer Beckenendlagenfrequenz von 4,69 % (Vollkommene Beckenendlagen 3,18 %, Beckenendlagen mit Haltungsvariationen 1,51 %) in den letzten 10 Jahren (1983–1992) so gewandelt, daß *nur noch 29,5 % aller BEL vaginal entbunden* werden (davon 56 % mittels Bracht, 37 % mittels Manualhilfe, 6 % mit einer Steißextraktion und 1 % nach einer inneren Wendung). Vergleichsweise waren es 1983 noch 41 % vaginale Beckenendlagengeburten [3]. – Nach einer *österreichischen Umfrage* schwankten zum selben Zeitpunkt die Sectiofrequenzen in Kliniken mit mehr als 100 Beckenendlagen zwischen 13 % und 85 % (!) bei einem Mittelwert von 33 % [4]. Im Kollektiv der Hessischen Perinatalerhebung (1983–1985) lag die Kaiserschnittfrequenz bei 78 % [7]. – In der *Bundesrepublik Deutschland* werden heute generell über 80 % der Beckenendlagekinder durch Kaiserschnitt geboren, davon ca. 70 % durch primäre Sectio caesarea [5].

In einer Literaturübersicht aus den USA von Weiner 1992 [1] fluktuieren die Frequenzzahlen der vaginalen Beckenendlagengeburten in fünf großen, allerdings gereinigten Kollektiven (> 2000 g, < 3900 g oder > 35. SSW) aus den Jahren 1987–1990 zwischen 41 % und 79 %.

1.2 Perinatale Mortalität

Die perinatale Mortalität und Morbidität wird durch eine *Reihe von Faktoren* bestimmt, wovon der Geburtsmodus nur einer von vielen ist. Unabhängig von der Entbindungstechnik hat die BEL ihr «genuines» Mortalitäts- und Morbiditätsrisiko, hauptsächlich bedingt durch Frühgeburten (RDS, Hirnblutungen).

Die *Häufigkeit der Kinder in BEL* verhält sich umgekehrt proportional zu den Gestationswochen. In der 28. SSW befinden sich noch 30 %, in der 32. SSW noch knapp 20 % der Feten in BEL. Warum schließlich noch 3–5 % in Beckenendlage verbleiben, ist größtenteils zufällig oder unbekannt [6].

Neben der Prämaturität bestimmen noch andere oder zusätzliche Risiken das Schicksal von Beckenendlagekindern [7 u. a.]:

- Vermehrt Mißbildungen, wie z. B. Hydrozephalus, Anenzephalus
- geburtshilfliche Traumen, Tentoriumrisse, intraventrikuläre Blutungen
- Nabelschnur-Komplikationen (-Vorfall, Kompression beim Durchtritt des Kopfes durch das Becken (→ Hypoxie, Azidose))
- Gemini, verbunden mit häufigen Lageanomalien, insbesondere Beckenendlagen (zweiter Zwilling)
- Vorzeitiger Blasensprung (Nabelschnurvorfall)
- Placenta praevia, vorzeitige Plazentalösung (akute Lösung unter der Geburt).

Mit zunehmender Unreife des Kindes steigen Mortalität und Morbidität; entsprechend fallen die genannten Zusatzrisiken ins Gewicht. – Die perinatale Sterblichkeit der BEL-Kinder ist jedenfalls unter Einschluß der Frühgeborenen etwa 5 mal höher als bei den Schädellagekindern.

XXV/1.

Aussagen, die dank einer hohen Sectiorate von einer *verminderten perinatalen Mortalität* sprechen [8, 9], stehen solche gegenüber, die diesen Zusammenhang negieren [1, 10, 12, 13].

Daß dabei die sekundäre Sectio gegenüber der primären Schnittentbindung deutlich schlechter abschneidet, ist jedoch nichts Neues [11].

1.3 Perinatale Morbidität

1.3.1 Frühmorbidität

Die Frühmorbidität wird definiert durch niedrige Apgarziffern, hohe Azidoseraten, hohe Reanimationsfrequenzen und häufige Verlegungen. Sie ist generell gesehen erheblich höher als bei Schädellagen und verhält sich umgekehrt proportional zu den Gestationswochen [10].

Die *Azidoseraten* waren z. B. nach Weiner 1992 [1] (Definition der metabolischen Azidose (umbilikales, arterielles und venöses pH < 10 Perzentile, Basendefizit > 90 Perzentile) nach einer vaginalen BEL-Geburt 6,3 % gegenüber nur 1,1 % nach einer Sectio. Die Verteilungsmuster, geordnet nach verschiedenen Azidosestufen, auch im Vergleich zu den Schädellagen sind in unserem Kollektiv aus Tabelle 167 ersichtlich [10]. Eine *Aziditätssteigerung*

Tabelle 167: Primäre Morbidität: Azidose.

pH	Beckenendlagen						Durchschnitt aller		
Nabelschnur-	vaginal		Sectio		total		Geburten, Schädellagen		
arterie	n	%	n	%	n	%	n	%	
< 7,00	1	(1,0)	2	(2,0)	3	(1,0)	17	(0,2)	$p < 0{,}05$
7,00–7,09	6	(4,0)	4	(4,0)	10	(4,0)	72	(1,0)	$p < 0{,}001$
7,10–7,19	47	(28,0)	20	(18,0)	66	(24,0)	904	(13,1)	$p < 0{,}001$
≥ 7,20	112	(67,0)	82	(76,0)	194	(71,0)	5894	(85,7)	$p < 0{,}001$
Total	165		108		273	(100)	6887 Geburten		

bei den vaginal Entbundenen ist zu erwarten, da es zwangsläufig während der AP zu einer Kompression der Nabelschnur und damit abhängig von Dauer und Ausmaß der Kompression zur respiratorischen Azidose kommen kann.

Allerdings ist die Azidosehäufigkeit im wesentlichen abhängig von den Selektionskriterien und XXV/1. nicht zuletzt von der Geburtsleitung bzw. von der Qualität des Geburtshelfers (s. u.).

1.3.2 Hirnblutungen

Ultrasonographisch nachweisbare Hirnblutungen sind bei reifen Neugeborenen inkl. BEL-Kindern – unabhängig vom Geburtsmodus – seltene Ereignisse, sieht man von traumatisierenden Einwirkungen ab [14].

Aufgrund der Tatsache, daß es bei Jensen 1992 [14] unter 69 vaginalen Beckenendlageentwicklungen bei reifen Neugeborenen nur in einem Fall zu einer Hirnblutung zweiten Grades kam, ist auch aus dieser Sicht die vor einiger Zeit erhobene Forderung nach einer elektiven primären Sectio beim geburtsreifen Kind [15], auch bei Primiparität, nicht mehr aufrechtzuerhalten. – Zwischen der 35. und 37. SSW kam es bei den aus Beckenendlage sowohl vaginal als auch durch Sectio geborenen Kindern jeweils in einem Fall zu einer Hirnblutung ersten Grades [14]. Demgegenüber besteht kaum ein Zweifel daran, daß frühe Frühgeborene schonender durch eine Sectio zu entbinden sind.

Wo exakt die *Grenzziehung zwischen vaginaler Entwicklung und Sectio* zu erfolgen hat, läßt sich nicht exakt festlegen und ist letztlich Ermessenssache.

Da jedoch die *intraventrikuläre Blutungshäufigkeit* mit sinkendem Geburtsgewicht und Gestationsalter zunimmt und zudem Störungen im Säurebasehaushalt die Blutungsneigung verstärken, ist die *protektive Sectioentbindung* unter der 32. SSW bzw. unter einer Gewichtslimite von 1500 g einleuchtend.

Die «Grauzone» dürfte zwischen der 32. und 35. SSW liegen. – Während sich die perinatale Mortalität nach Weiner 1992 [1] zwischen der 32. und 36. SSW in den vaginal und abdominal entbundenen Kollektiven allerdings nicht unterscheidet, war unterhalb der 32. SSW diese Differenz signifikant. Entsprechend steigt das Risiko einer Hirnblutung.

Generell sind Hirnblutungen bei BEL-Kindern häufiger als bei den in Schädellage geborenen. Bei vaginal entbundenen Frühgeborenen sind diese in Abhängigkeit vom Gestationsalter ebenfalls zahlreicher als bei den durch Sectio entwickelten Kindern.

1.3.3 Spätmorbidität

Die Frage nach dem Ausmaß und der Häufigkeit der Spätmorbidität ist generell nur schwer zu beantworten, da vor allem das methodische Vorgehen in der Beurteilung von neuropädiatrischen Handikaps sehr unterschiedlich ist und dementsprechend die meisten statistischen Analysen diskutabel sind. – Wenn auch das Ausmaß der Azidität zur Zeit der Geburt meistens bekannt ist, ist dies bei der Frage nach der zeitlichen Dauer der Aziditätssteigerung jeweils nicht der Fall; einer der wesentlichen Faktoren jedoch, daß die Neugeborenenazidose per se mit späteren neuropädiatrische Handikaps nur schwer oder gar nicht zu korrelieren ist (s. Kap. XVII/5.2 u.a.). Zudem sind auch spätere Rückbildungsmöglichkeiten neuropädiatrischer Handikaps mit zu berücksichtigen.

Eine der aktuellsten Studien von Croughan-Minihane et al 1990 [16], die 93 Kinder mit einem Geburtsgewicht < 2500 g im Alter von 4 Jahren beurteilten, von denen ein Drittel vaginal geboren wurden, zeigte sogar in dieser Gewichtskategorie keine signifikanten Differenzen in der Weiterentwicklung der vaginal oder abdominal entbundenen Kinder.

Demgegenüber soll die psychologische und neurologische Entwicklung Frühgeborener nach abdominaler Schnittentbindung nach früheren Untersuchungen mit einem deutlich geringeren Morbiditätsrisiko einhergehen [24 u. a.]. Bei reif geborenen Kindern fand man hingegen keine Unterschiede in der neurologischen Entwicklung bezogen auf die Wahl des Entbindungsmodus [25].

1.3.4 Schlußfolgerungen aus Mortalitäts- und Morbiditätsstudien

Es ist nach wie vor nicht eindeutig, welchen *Stellenwert den Einzelfaktoren* zukommt, die eine erhöhte Mortalität und Morbidität (insbesondere spätere neuro-pädiatrischen Handikaps) verursachen.

Aufgrund der multifaktoriellen Genese der Beckenendlage und den ihr eigenen, die kindliche Prognose stark beeinflussenden Faktoren ist gegenüber Schädellagen generell mit einer erhöhten Mortalität und Morbidität zu rechnen. Je niedriger das Gestationsalter, desto mehr werden die kindlichen Aussichten dadurch beeinträchtigt.

Der Kaiserschnitt scheint gegenüber den vaginalen Entbindungsverfahren < 32. SSW bzw. < 1500 g Vorteile zu haben. Die Grauzone der individuellen «Entscheidungsfindung» liegt zwischen der 32. und 35. SSW bzw. zwischen einem Kindsgewicht von 1500–2000 g.

Unterhalb der 26. SSW bzw. < 750 g sind unter Berücksichtigung der hohen Rate späterer kindlicher Schädigungen operative Interventionen sehr fragwürdig (s. auch Kap. XX), eine Auffassung, die von einem der Lektoren allerdings nicht uneingeschränkt geteilt wird [26].

Mit der Festlegung von zeitlichen Grenzen für das jeweilige Geburtsprozedere sind jedoch auch die geburtshilflichen Faktoren als Selektionskriterien gebührend zu berücksichtigen.

2. Selektionskriterien

Zu den zeitlich abgesteckten Entscheidungskriterien kommen im weiteren wesentliche geburtshilfliche Momente dazu, welche die Entscheidungsfindung für das optimale Prozedere mit minimalen Risiken mitbestimmen.

Damit untrennbar verbunden sind das sich zunehmend akzentuierende Problem der *ärztlichen Ausbildung und eines äquivalenten «postgraduate training»,* was einen hohen geburtshilflichen Standard garantieren müßte. Darin eingeschlossen ist die Beherrschung vaginal-operativer Verfahren. Dazu werden allerdings aus bekannten Gründen von verschiedener Seite immer mehr Bedenken geäußert [23 u. a.].

2.1 Reife Kinder

Als solche werden Kinder nach 37. vollendeten SSW (im allgemeinen mit einem Kindsgewicht von > 2500 g) angesehen.

Für eine vaginale Entbindung müssen folgende Vorbedingungen erfüllt sein:

- *Ein Mißverhältnis ist auszuschließen.* – Die Größe des Kindes, insbesondere des Kopfes, ist klinisch und ultrasonographisch so exakt wie möglich zu erfassen. Aus den verschiedenen *ultrasonographischen Daten* des Kopfes, Rumpfes, Abdomens und Extremitäten sind fetale Gewichts- und Größenrelationen herzustellen, die mit den mütterlichen Beckenmaßen in Beziehung zu setzen sind. XXV/2.

Alle Methoden zur Beurteilung der *Beckenmaße* und der Beckenkonfiguration sind mit einer gewissen Ungenauigkeit behaftet. Jedenfalls ist die *klinische Beckenaustastung unentbehrlich* (z. B. unter Zuhilfenahme des «Zatuchni-Andros-Scores» [17]), ebenso wie für viele Kliniken die *radiologische Beckenmessung,* sei es generell oder beim klinischen Verdacht auf eine Beckenverengung [1] (s. Kap. XXVI). Es sollte jedoch immer das Verfahren gewählt werden, über das eine Klinik am meisten Erfahrungen verfügt. Der prognostische Aussagewert der mit MRI ermittelten und verschiedenen fetalen Maße und mütterlichen Beckenmaße, ausgedrückt in einem Index, soll dabei nach Berger 1994 [28] besonders hoch sein.

- Bei einem zu erwartenden *Kindsgewicht von > 3500 g* ist im allgemeinen der Sectio der Vorzug zu geben (auch ohne abnorme Beckenmaße).
- Bei *vollkommenen Fußlagen* ist die Sectio vorzuziehen. Mögliche Nabelschnurkomplikationen tragen sonst ein zu hohes Hypoxie- und Aziditätspotential in sich.
- *Reine Steißlagen* sind keine Indikationen für eine primäre Sectio [5]. Sie werden z. B. von Quilligan 1992 [6] u. a. geradezu als ideale Voraussetzung für eine vaginale Geburt angesehen.
- Eine *Hyperextension des Kopfes* sollte vor einem Entschluß für das vaginale Vorgehen ultrasonographisch und/oder röntgenologisch ausgeschlossen werden.
- «Extended legs» (hochgeschlagene Beine) können die Abbiegung des Rumpfes erschweren und das Tiefertreten des Steißes verhindern; der vorangehende Teil federt wieder zurück. Diese Haltungsvariation wird als «relative» Kontraindikation zur vaginalen Entbindung angesehen.
- Ist mit einer *protrahierten Geburt* zu rechnen (z. B. hochstehender Steiß bei unreifer Zervix, mangelhaftes Tiefertreten des Steißes trotz ausreichender Wehentätigkeit und Muttermunderöffnung u. a.), sollte die sekundäre Sectio großzügig indiziert werden.
- Bei *Zusatzrisiken* (Plazentainsuffizienz, Anzeichen von respiratorischer Insuffizienz sub partu u. a.) ist der Kaiserschnitt angezeigt.
- Schwer fehlgebildete Kinder sollten wenn immer möglich vaginal entbunden werden.

Für eine vaginale Geburtsleitung muß das Einverständnis der Eltern vorliegen!

Sie sollen imstande sein, nach vorausgegangener Aufklärung, den ärztlichen Rat für die Bevorzugung einer abdominalen oder vaginalen Entbindung zu verstehen, zu ak-
XXV/3. zeptieren und mitzutragen [4]. Eventuellen forensischen Folgen nach einer nicht erwarteten Komplikation (sei es nach einer Sectio oder nach einer vaginalen BEL-Geburt) wird dadurch die Spitze gebrochen.

2.2 Unreife Kinder (s. unter 1.3.4)

Die derzeitigen Möglichkeiten der neonatologischen Intensivmedizin (immer im Blick auf die hohe «Handikaprate» sehr kleiner Frühgeborener) haben in der letzten Zeit neue Perspektiven eröffnet, auch die bisher gültigen unteren Interventionsgrenzen zu unterschreiten (s. auch Kap. XX). Bei der BEL sind aber schon deshalb gewisse Vorbehalte angebracht, weil auch die abdominale Entwicklung gelegentlich alles andere als einfach ist und für den vulnerablen kindlichen Schädel Geburtstraumen geradezu vorprogrammiert sind.

3. Geburtsleitung

3.1 Eröffnungsphase

- Der *intravenöse Zugang* ist sicherzustellen (Dauertropfinfusion, Notfalltokolyse, i. v.-Narkotika).
- Ohne *Sectiobereitschaft* darf keine vaginale BEL-Geburt geleitet werden (Bereitschaftsdienst des Anästhesisten im Hause).
- In kompetenten Händen bietet die *Leitungsanästhesie, insbesondere die Periduralanästhesie,* Vorteile zur optimalen Bekämpfung des Geburtsschmerzes und Relaxation des Beckenbodens (Erleichterung der Manualhilfe). Dazu ist eine Notfalloperation ohne die Nachteile der Allgemeinnarkose (Aspirationsgefahr u. a.) unter Beisein des Ehepartners jederzeit möglich.
- Die *Fruchtblase* sollte möglichst lange erhalten bleiben (weniger Nabelschnurkompressionen). Die *CTG-Überwachung* wird extern sichergestellt. Bei gesprungener Blase (und unbefriedigender externer Ableitung) sollte intern überwacht werden. – Die Überwachung hat nach gesprungener Blase auch am wehenlosen Uterus sofort zu erfolgen.

Da die Hypoxie- und Azidosegefährdung der vaginal aus BEL entwickelten Kinder sich vorwiegend in der AP (Nabelschnurkompression) akzentuiert, können gefährdete Feten mit kontinuierlicher Überwachung (Cave: respiratorische Störungen) sehr oft rechtzeitig entdeckt und aus dem vaginalen Entbindungsverfahren eliminiert werden.

- *Wehenmittel* können bei Wehenschwäche in Dauertropfinfusion appliziert werden. Bei unreifen Zervixverhältnissen und voraussichtlich protrahierter Geburt hingegen ist die Sectio angezeigt.

3.2 Austreibungsphase

- Der *Steiß sollte, wenn möglich, solange «gehalten»* werden, bis das Kind während einer Preßwehe ohne Zug entwickelt werden kann. Ein dosierter Druck auf den Uterusfundus durch die Hebamme und der gleichzeitig reduzierte Weichteilwiderstand im Bereich des Beckenbodens (großzügige Episiotomie, evtl. Periduralanästhesie) erleichtern den Durchtritt des Rumpfes und des nachfolgenden Kopfes im Sinne einer «Spontangeburt».
- Eine *Oxytozinapplikation* (1 E Syntocinon® unmittelbar nach der vorletzten Austreibungswehe i. v. (d. h. etwa 30 Sekunden vor der Geburt)) erleichtert oder ermöglicht die Entwicklung nach Bracht während einer Wehe. Manualhilfen sind so seltener.
- Bei einer Indikation zur sofortigen Geburtsbeendigung ist auch in der AP bei ungünstigem Stand der Geburt (z. B. hoher Steiß trotz eröffnetem MM) die Notfallsectio der Extraktion wegen der Risiken im Fall von hochgeschlagenen Armen oder eines deflektierten, nachfolgenden Kopfes vorzuziehen.
- Die Zange am nachfolgenden Kopf («Piper Forceps») im Sinne einer Protektion im Beckenausgang verlangt genügend Erfahrung, um diesen Vorteil auszunützen.
- Im Fall einer Sectio ist bei einer Frühgeburt und nicht entfaltetem unteren Uterinsegment ggf. der Zugang durch einen isthmischen Längsschnitt sicherzustellen.

Die *Präsenz eines Anästhesisten* (evtl. Narkose bei schwieriger vaginaler Entwicklung) und eines in primärer Reanimation erfahrenen Arztes sollte jedenfalls sichergestellt sein.

4. Äußere Wendung

Die von Saling 1975 [18] und Müller-Holve 1977 [19] vertretene Ansicht, daß die äußere Wendung des Feten aus BEL in Schädellage in Terminnähe die derzeit beste Lösung darstelle, um die Nachteile einer BEL-Geburt für Mutter und Kind zu umgehen, hört sich bestechend an, wird aber immer noch kontrovers beurteilt. – Die in etwa 50 % erfolgreichen Wendungsversuche und die damit verbundene Reduktion von Kaiserschnitten müssen leider mit einigen Nachteilen erkauft werden.

Einerseits sind bei *Vorderwandplazenta* die Wendungsversuche häufig zum Scheitern verurteilt, andererseits die *vorzeitige Lösung* und die *fetomaternale Makrotransfusion* gefürchtete Komplikationen. Aufgrund einer mit der Wendung ursächlich in Zusammenhang stehenden kindlichen Mortalität von etwa 0,5 % [20] und einer unterschiedlichen Anzahl von «Schnellsectiones», bis zu 12 % [21], ist die äußere Wendung in Terminnähe unter Tokolyse zumindest nicht als einfache Behandlungsmethode zu empfehlen (Kontraindikationen s. u. a. unter Technik).

Da die Manipulationen am Uterus und an der Plazenta zwangsläufig zu *Traumatisierungen* kleineren oder größeren Ausmaßes führen, sollte auf Wendungsversuche bei einer Vorderwandplazenta oder Fundusplazenta eigentlich verzichtet werden [22]. Bei kritischer Würdigung aller Faktoren bleibt schließlich ein Rest-Kollektiv übrig, das die für einen Wendungsversuch notwendigen Voraussetzungen mitbringt: Kind < 3500 g, genügend Fruchtwasser, Multiparität und Hinterwandplazenta.

Saling et al 1993 [27] berichteten über 1000 äußere Wendungen unter Tokolyse. Echte Kontraindikationen zur Wendung bestanden dabei nur in folgenden Fällen:

1. Plazenta praevia totalis oder vorzeitige Lösung der Plazenta
2. kompletter vorzeitiger Blasensprung (betrifft nicht den hohen Blasensprung mit noch vorhandenem Fruchtwasser)
3. offensichtlich pathologisches CTG
4. eindeutiges Mißverhältnis.

Der Wendungserfolg betrug 52 %, die Schnellsectio-Rate 2,3 %. Technik (Tab.168 [27]):

Tabelle 168: Organisatorisches Vorgehen bei der äußeren Wendung unter Tokolyse.

1. Um *kardiovaskuläre Risiken* in Anbetracht der relativ hohen Fenoteroldosis auszuschließen, muß die Patientin vorher nach vorausgegangenen Herzerkrankungen (angeborener oder erworbener Herzfehler, Arrhythmien usw.) befragt werden.
2. Die Patientin soll *nüchtern* sein. XXV/4.
3. *Ultraschalluntersuchung:* Lage, Stellung, Haltung des Feten, Größenbestimmung, Plazentalokalisation.
4. Wegen der Möglichkeit, daß *Schnell-Sectio* erforderlich, Operationsvorbereitung (Einlauf, Bad, Rasur, spontane Blasenentleerung).
5. Mindestens 30minütiges *Kardiotokogramm* in Linksseitenlage bei leichter Beckenhochlagerung auf Wendungsliege aufzeichnen.
6. Bei Bedarf erhalten ängstliche und unruhige Patientinnen je nach Körpergewicht 3–5 mg Diazepam i. v. Bei RR < 100/60 Plasmaexpander verabfolgen. Vorher Verträglichkeitstest.
7. Unter Puls- und Blutdruckkontrolle *10minütige Infusion von* 5 µg/min Fenoterol in Kombination mit $MgSO_4$ (4 mg Partusisten®, 30 ml 10 % $MgSO_4$ auf 500 ml Sterofundin; 12 Tropfen/min). 2 min vor dem Wendungsversuch zur *Analgesie* ein *Lachgas*-Sauerstoff-Gemisch (4 l/min N_2O, 2 l/min O_2) atmen lassen.
8. Infusion beenden, CTG-Transducer abnehmen und *Wendung* versuchen. Kardiotokograph sollte, um die Dauer des Eingriffes korrekt zu registrieren, weiterlaufen.
9. Kurze *Ultraschallkontrolle,* ob Wendung gelungen, und Lokalisation der Herzaktion zur raschen Plazierung des CTG-Transducers.
10. Sofortige *Fortsetzung der fetalen Herzschlagregistrierung* für mindestens 1/2 Stunde. Am gleichen Tag zwei weitere *CTG-Kontrollen.*
11. Falls akute *Brachykardie* ohne Tendenz der Besserung: *Sectio- Alarm.*
12. Nach gelungener Wendung erneute *Ultraschall-Fetometrie,* da bei Schädellage präzisere Ergebnisse.
13. Bei *stark erhöhtem Risiko,* wie Verdacht auf Plazentainsuffizienz oder Hypotrophie, muß ein Wendungsversuch in *OP-Bereitschaft* durchgeführt werden (OPTeam anwesend).
14. Bei jeder *Rh-negativen Patientin* wird eine halbe Stunde nach der Wendung Blut zur HbF-Bestimmung entnommen und ggf. Anti-D-Globulin verabreicht.
15. Am darauffolgenden Tag bei unauffälligem Verlauf Entlassung bei weiteren *zweitägigen CTG- und/oder Amnioskopiekontrollen.*

XXV/Lit.

Literaturhinweise

1 Weiner CP (1992) Vaginal breech delivery in the 1990s. Clin Obstet Gynecol 35:559
2 Standardkommision Beckenendlage. Bericht (1984) Mitteilungen Dtsch Ges Gynäk Geb 1
3 Hochuli E (1983) Optimierung der vaginalen Beckenendlagengeburt. BEL-Standardkomission. Badenweiler
4 Staudach A (1983) Beckenendlage. BEL-Standardkomission. Badenweiler
5 Knörr K, Knörr-Gärtner H, Beller FK, Lauritzen C (1989) Lageanomalien des Kindes. In Geburtshilfe und Gynäkologie (Hrsg) Springer. Berlin-Heidelberg-New York S 424
6 Quilligan QJ (1990) Breech delivery. In Quilligan QJ, Zuspan FP (eds) Current therapy in obstet gynecol. Saunders. Philadelphia-London-Toronto p 204
7 Künzel W, Kirschbaum M (1990) Beckenendlage, Quer-und Schräglage. In Wulf KH, Schmidt-Matthiesen H (Hrsg) Klinik der Frauenheilkunde und Geburtshilfe. Bd 7/1 S 231
8 Green JE, McLean F, Smith LP, Usher R (1982) Has an increased caesarean section rate for term breech delivery reduced the incidence of birth asphyxia, trauma and death? Am J Obstet Gynecol 142:643
9 O'Driscoll K, Foley M (1983) Correlation of decrease in perinatal mortality and increase in caesarean section rates. Obstet Gynecol 61:1
10 Hochuli E, Käch O (1981) Die Beckenendlage. Geburtsh Frauenheilkd 41:23
11 Thorpe-Beeston J, Banfield PJ, Saunders NJ (1992) Outcome of breech delivery at term. Br Med J 305:746
12 Mahomed K (1988) Breech delivery: A critical evaluation of the mode of delivery and outcome of labour. Int J Gynaecol Obstet 27:17
13 Bingham P, Hird V, Lilford RJ (1987) Management of the mature selected breech presentation: An analysis based on the intended method of delivery. Br J Obstet Gynaecol 94:746
14 Jensen A (1992) Das Hirnblutungsrisiko Neugeborener. Gynäkologe 25:176
15 Kubli F, Rüttgers H, Meyer-Menk M (1975) Die fetale Azidosegefährdung bei vaginaler Geburt aus Beckenendlage. Z Geburtsh Perinatol 179:1
16 Croughan-Minihane MS, Petitti DB, Gordis L, Golditch I (1990) Morbidity among breech infants according to method of delivery. Obstet Gynecol 75:821
17 Zatuchni GI, Andros GJ (1967) Prognostic index for vaginal delivery in breech presentation at term. Am J Obstet Gynecol 98:854
18 Saling E, Müller-Holve W (1975) External cephalic version under tocolysis. J Perinat Med 3:115
19 Müller-Holve W (1977) Äußere Wendung unter Tokolyse. gynäkol prax 1:425
20 Hofmeyr GJ (1983) Effect of external cephalic version in late pregnancy on breech presentation and caesarean section rate: A controlled trial. Br J Obstet Gynaecol 90:392
21 Berg D, Albrecht H, Dudenhausen JW et al (1984) Bericht der Standardkomission «Beckenendlage». Z Geburtsh Perinat 188:100
22 Hochuli E (1977) Kritik zur äußeren Wendung in Terminnähe bei Beckenendlage. Z Geburtsh Perinat 181:4
23 Schneider H (1993) Warum ist die vaginale Entbindung aus BEL vom Aussterben bedroht? Frauenheilkd Aktuell 1:25
24 Krause W, Daute KH, Thiele G et al (1984) Morbiditätsuntersuchungen bei Beckenendlagenkindern nach vaginaler und abdominaler Geburt, bezogen auf reife und untergewichtige Kinder. Z Geburtsh Perinat 188: 80
25 Hohlweg-Majert P, Willard M (1975) Nachuntersuchungen der aus Beckenendlage geborenen Kinder im Lebensalter von 3–7 Jahren auf ihre geistige und motorische Entwicklung. Z Geburtsh Perinat 179:441
26 Hepp H (1994) persönliche Mitteilung des Lektors
27 Saling E, deAlmeida Ph, Schwarzenau E (1993) Äußere Wendung des Feten aus Beckenendlage in Schädellage. Geburtsh Frauenheilkd 53:597
28 Berger R, Sawodny E, Bachmann G (1994) The prognostic value of magnetic resonance imaging for the management of breech delivery. Eur J Obstet Gynecol Reprod Biol 55:97

XXVI Beckenmessung

Der klinische Wert einer Beckenmessung ist nach wie vor unbestritten. Sie dient zum Ausschluß eines kephalo-pelvinen Mißverhältnisses und zur Selektion des für Beckenendlagen geeigneten Geburtsverfahrens. Die zur Beckenmessung möglichen Methoden reichen von einfachen röntgeno-
XXVI/1. **logischen Verfahren bis hin zum Einsatz hochtechnisierter Apparaturen (CT, MRI). Niedrige Kosten und einfache Technik, jedoch Strahlenbelastung und Strahlenangst zum einen, hohe Kosten und organisatorische Probleme zum anderen sind die wesentlichen Elemente der derzeitigen Diskussion.**

Der Wert der Beckenmessung zur Erfassung einer kephalo-pelvinen Disproportion und damit zur Abschätzung der Geburtsprognose ist nach wie vor nicht von der Hand zu weisen.

Die *röntgenologische Beckenmessung* ist jedoch nicht mehr uneingeschränkt die Methode der Wahl. Konkurrenzverfahren wie *Ultraschall, CT und MRI* stehen ebenfalls zur Verfügung. Es wird sogar gefordert, daß zur geburtshilflichen Beckenaufnahme heute die Kernspintomographie eingesetzt werden soll, ersatzweise die Computertomographie. Die konventionelle Röntgenaufnahme sollte die Ausnahme sein, die nur durch das Fehlen besserer Techniken zu begründen ist [1].

Diesen zur Zeit vielleicht noch etwas kostenintensiven Forderungen sind vorerst noch Grenzen gesetzt. – Zum einen sind es *organisatorische Gründe,* die es des öfteren verunmöglichen, unter der Geburt (unruhige Patientin, inklusive laufendem CTG) die neuen, in entfernten Lokalitäten liegenden Techniken zu beanspruchen. Dazu kommen nicht zuletzt die besonders in größeren Kliniken bekannten Kommunikationsprobleme hinsichtlich korrekter Befundübermittlung vom MRI-Spezialisten zum Geburtshelfer.

1. Indikationen

1.1 Indikationen für eine antepartale BM

Eine *antepartale Beckenmessung ist zusammen mit der Beckenaustastung und den Ultraschallbefunden* nur dann von Nutzen, wenn bei einer *Beckenendlage* über das Geburtsprozedere entschieden werden soll. Wir erhalten damit zusätzliche Informationen über eine eventuell vorliegende Haltungsvariation (unvollkommene BEL u. a.), über sog. «extended legs» oder über einen deflektierten Kopf, die uns zu den Beckenmaßen die zur Sectioindikation notwendigen Fakten liefern.

1.2 Indikationen für die subpartale BM

Grundsätzlich vermitteln uns die Aufnahmen sub partu die besten Informationen über die Beziehungen zwischen vorangehendem kindlichen Teil bzw. kindlichem Kopf und mütterlichem Becken.

1.2.1 Bei Schädellage

Die *Beckenmessung* sollte bei einer Schädellage normalerweise *sub partu* erst dann erfolgen, wenn bei einem Geburtsstillstand eine Entscheidung über das weitere Vorgehen (abdominale/vaginale Entbindung) ansteht. Die Beckenaufnahme sollte sofort im Kreißsaal mit der klinischen Beckenaustastung und Beurteilung des Geburtstandes in Übereinstimmung gebracht werden. Eventuelle Haltungs- und Stellungsanomalien des Kopfes inkl. Kopfkonfiguration können so zusammen mit dem klinischen Untersuchungsbefund, der gelegentlich keine eindeutige Aussage zuläßt, erkannt werden. Die Verbindung von Beckenmessung und klinischer Beurteilung erlaubt es sozusagen, die Beckenraumverhältnisse aus *dreidimensionaler Sicht* zu verstehen. Dazu eignet sich die röntgenologische Beckenausmessung besonders gut und sollte durch den Geburtshelfer beurteilt werden.

Daß sich diese Auffassung auch mit derjenigen von Thurnau et al 1992 [2] in den USA deckt, zeigt deren 1986 inaugurierte Methode zur Erfassung eines «fetal-pelvic-index» mit röntgenologischen Beckenmaßen und fetalen Ultraschallmessungen an Kopf und Abdomen. Damit sollen die verschiedenen Grade von relativem, oder absoluten feto-pelvinen Disproportionen erfaßt werden. Im übrigen wird die Rö-BM auch noch 1992/1993 in deutschsprachigen geburtshilflichen Kompendien ausführlich beschrieben [9].

1.2.2 Bei Beckenendlage

Ein Geburtsstillstand bei BEL führt im allgemeinen umgehend zur Schnittentbindung, umso mehr als bereits antepartale Befunde vorliegen sollten.

1.3 Die postpartale BM

Will man aus Gründen der Strahlenbelastung (s. u.) u. a. grundsätzlich keine subpartale BM machen, sind die postpartalen Aufnahmen eine Alternative. So kann bei einem «Status nach Sectio» infolge eines Geburtsstillstands eine BM über das Geburtsprozedere im Fall einer nochmals geplanten Schwangerschaft entscheiden. Nachteil der p.p.-BM: die Kopf-Beckenbeziehung fehlt.

1.4 Strahlenexposition

Die Rö-BM zeichnet sich durch eine gute Meßgenauigkeit und Beurteilbarkeit der Beckenform sowie der Haltung bzw. Stellung des kindlichen Kopfes und dessen Konfiguration bei *geringem technischen Aufwand aus.*

Trotzdem wurde sie in den letzten Jahren zunehmend seltener ante partum bzw. sub partu angewandt oder zum Teil verlassen. Der Grund liegt in der *Strahlenexposition des Feten, auch wenn diese bei optimaler Röntgentechnik mit 1–5 mSv/Aufnahme als gering anzusehen ist* (s. auch Kap. XV/2.5). Obwohl nur wenige stichhaltige Daten über die Wirkung kleinster ionisierender Strahlendosen auf das ungeborene Kind vorliegen, führt die allgemeine *Strahlenangst* dazu, dieser Methode gegenüber Zurückhaltung zu üben. Thurnau et al 1992 [2] schließen jedoch aus den bis heute vorliegenden Daten, daß überzeugende Beweise für ein auch nur gering erhöhtes relatives Risiko für die Induktion bösartiger, kindlicher Erkrankungen fehlen. Das relative Leukämie-Risiko von 1,4 wird bei einer geringen Erkrankungswahrscheinlichkeit als nicht signifikant angesehen (Tab. 169 [2]).

Mit der sogenannten «orthodiagraphischen» Technik, die in Schweden praktiziert wird und bei der nur ein frontaler orthodiagraphischer Film belichtet wird, kann die Strahlenbelastung gegenüber der Standardtechnik nochmals um den Faktor 5 reduziert werden [13]. XXVI/2.

Aufgrund der heutigen Situation, besonders an kleineren Häusern, scheint es (nach wie vor) berechtigt, die Technik der *röntgenologischen Beckenmessung* für den Geburtshelfer im besonderen darzustellen, zusammen mit den sich daraus ergebenden *Beckenformen* und deren *Abnormitäten.*

2. Beckenformen und Beckenmaße

2.1 Beckenformen

Grundtypen der Beckenformen sind nach Caldwell und Moloy 1933 [3] sowie Thoms 1941 [4]: das *gynäkoide*, das *androide*, das *anthropoide* und das *platypeloide* Becken.

Mischformen sind häufig! Die exakte Einteilung erfolgt hauptsächlich nach der Form des Beckeneingangs (was aber eine zusätzliche Röntgen-Aufnahme erfordert). Allerdings läßt sich aus Beckenform und meßbaren Parametern auf verschiedenen Ebenen die Zuordnung zu diesen Grund- oder Mischtypen ebenfalls konstruieren.

Die *vier Grundtypen* weisen folgende wesentliche *Merkmale* auf (Tab. 170):

Tabelle 169: Risiko einer Leukämie nach Strahlenexposition durch eine röntgenologische Beckenmessung.

	Risiko per 10 Jahre	Relatives Risiko
U.S. – weiße Kinder ohne Strahlenexposition	1 in 2880	1
Exposition in utero durch röntgenologische Pelvimetrie	1 in 2000	1,4
Geschwister von Leukämie-Kindern ohne Strahlenexposition	1 in 720	4
Down-Syndrom ohne Strahlenexposition	1 in 95	30
Zwillingskind eines Leukämie-Kindes ohne Strahlenexposition	1 in 3	1000

Übernommen von Brent RL: J Reprod Med 1974;12:6–17.

Tabelle 170: Beckenformen nach Caldwell und Moloy 1933 [3].

	gynäkoid etwa 50 %	android etwa 23 %	anthropoid etwas 23 %	platypeloid etwa 4 %
XXVI/2. Beckeneingang	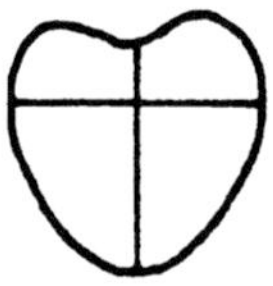	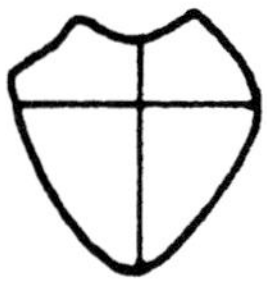	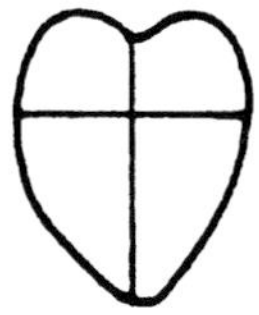	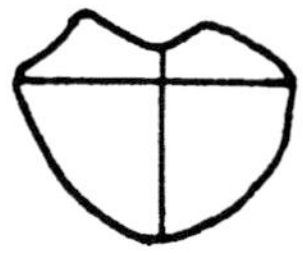
1. Beckeneingang	rund, leicht oval	flach-ovoid	längsoval	queroval
Hinterer gerader Durchmesser	> 3 cm	< 3 cm	> 4 cm	< 3 cm
Hinteres Segment	abgerundet	flach	abgerundet flach	
Vorderes Segment	abgerundet	keilförmig	leicht keilförmig	flach
2. Seitenwände	gerade	konvergent	leicht konvergent	gerade
3. Spinae	≠ prominent	oft prominent	≠ prominent	≠ prominent
4. Incisura sacro-sciatica	weit	eng	weit	normal bis eng
5. Sakrum	normal bis gekrümmt	gestreckt	oft nach hinten geneigt, lang	normal
6. Arcus pubis	weit	gotischer Bogen	leicht verengt	weit
7. Beckenausgang	weit	eng	oft leicht verengt	weit
8. Hinterer gerader Durchmesser Beckenmitte	normal	klein	groß	normal
9. Hinterer gerader Durchmesser Beckenausgang	normal	klein	groß	normal

Das *gynäkoide* Becken entspricht dem normalen weiblichen Becken und ist durch das abgerundete hintere und vordere Segment im Beckeneingang gekennzeichnet. Die Beckenwände verlaufen parallel, die Spinae sind nicht prominent. Beckenmitte und Beckenausgang sind geräumig. Der Arcus pubis sowie die Incisura ischiadica sind weit.

Das *androide* Becken, der männlichen Beckenform entsprechend, weist einen ovoiden Beckeneingang mit flachem hinterem und keilförmigem vorderem Segment auf. Die Seitenwände verlaufen konvergent. Die Spinae sind oft prominent und die Maße des Beckenausganges eng.

Das *anthropoide* Becken weist einen längs-ovalen Beckeneingang auf. Der gerade Durchmesser ist größer als der quere. Das Sakrum ist meist lang und oft nach hinten geneigt. Die hinteren geraden Durchmesser in Beckenmitte und Beckenausgang sind groß. Der interspinale Durchmesser ist kleiner als der Norm entspricht. Die quere Verengung ist somit für diese Beckenform charakteristisch.

Das *platypeloide* Becken zeichnet sich durch einen eingeschränkten Längsdurchmesser im Beckeneingang aus. Dagegen sind die Verhältnisse in Beckenmitte und Beckeneingang eher weit.

2.2 Beckendurchmesser (Abb. 125)

- Der gerade Durchmesser im Beckeneingang

Er wird aus der seitlichen Aufnahme bestimmt. Die Distanz beträgt normalerweise ≥ 10,5 cm. Der größte quere Durchmesser im Beckeneingang: Normalmaß ≥ 11,5 cm.

- Der gerade Durchmesser in Beckenmitte

Entspricht einer Geraden vom unteren Symphysenrand durch die Interspinalebene (Mitte zwischen den beiden sichtbaren Spinaespitzen) bis zum Sakrum. Normalmaß ≥ 12 cm.

- Hinterer gerader Durchmesser in Beckenmitte

Er entspricht dem hinteren Anteil des geraden Durchmessers und beträgt mindestens 4,5 cm. Von besonderer Wichtigkeit bei engen Verhältnissen im vorderen Segment (androides Becken). Entspricht der funktionellen Reserve in Beckenmitte.

- Querer Durchmesser in Beckenmitte

Interspinallinie ≥ 10 cm

XXVI/2.

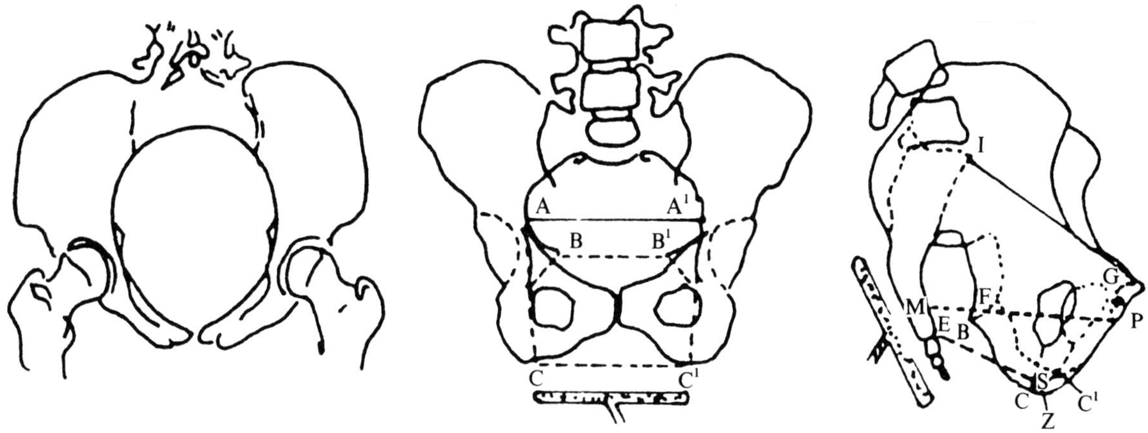

Abbildung 125: Skizzen der drei Beckenaufnahmen mit eingezeichneten Durchmessern.

$A–A_1$	großer querer Durchmesser BE	$C(C_1)$	Tuber ossis ischii
$B–B_1$	Interspinal-Durchmesser BM	G–I	gerader Durchmesser BE
$C–C_1$	querer Durchmesser BA Intertuberal-Durchmesser	P–M	gerader Durchmesser BM
		F–M	hinterer gerader Durchmesser BM
$B(B_1)$	Spina ossis ischii	Z–E	hinterer gerader Durchmesser BA

Der Punkt Z ist entsprechend den anatomischen Verhältnissen schlecht fixiert. Er entspricht der Mitte $C–C_1$. C und C_1 können durch eine Verbindung der untersten Punkte der Foramina obturatoria mit den Tubera bestimmt werden.

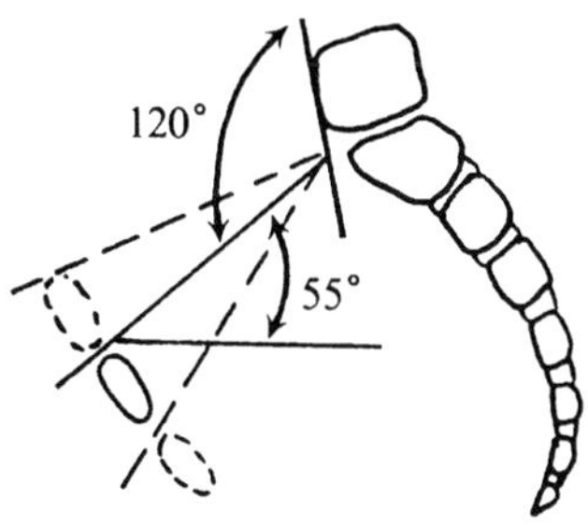

Abbildung 126: Beckenneigungswinkel.

- Hinterer gerader Durchmesser im Beckenausgang

Von der Mitte der Verbindungslinie zwischen den beiden Tubera zur Spitze des Sakrums ziehend (≥ 7 cm).

- Querer Durchmesser im Beckenausgang

Die queren Durchmesser im Beckenausgang sind nur klinisch mit annähernder Sicherheit zu ermitteln.

2.2.1 Weitere wichtige Parameter zur Beurteilung der Beckenkonfiguration

- Die Abwinklung der Beckenachse zur Lendenwirbelsäule (*Beckenneigungswinkel!,* Abb. 126)

Dieser Neigungswinkel zwischen einer Tangente entlang dem ventralen Rand des 5. Lendenwirbels und einer Verbindungslinie zwischen oberem Symphysenrand und oberem Rand des 1. Sakralwirbels beträgt maximal 120°. Der Neigungswinkel kann auch an der Symphyse zwischen Beckeneingangsebene und einer Horizontalen abgenommen werden (etwa 55°).

Als *Beckenöffnungswinkel* wird der auf der Abbildung 126 eingetragene Beckenneigungswinkel bezeichnet, falls die Bezugslinie entlang dem 1. Sakralwirbel (und nicht entlang dem letzten Lendenwirbel) gezogen wird.

- *Die atypische Neigung des Sakrums und Form des Sakrums:*
  Sie findet sich vor allem unter den Formen des *anthropoiden Beckens und/oder Assimilationsbeckens* (langes Becken nach Kirchhoff, 1949 [5]. Die Assimilation im lumbo-sakralen Gebiet
  XXVI/2. schwankt jedoch je nach Schweregrad von 10–90 %, so daß die Angaben über die Häufigkeit des «langen Beckens» stark divergieren (Abb. 127 [6]).

  Durch den Promontorium-Hochstand beim typischen «langen Becken» wird die Conjugata vera überdimensional verlängert und größer als der Querdurchmesser (anthropoide Beckeneingangsform).

Hoher Promontoriumstand mit steilem Beckeneingang; Kopf kann nicht im Beckeneingang «eingefangen» werden, da der Eintrittswinkel nur 45° beträgt. Der Kopf rutscht am Promontorium vorbei und reitet auf der Symphyse (hintere Scheitelbeineinstellung).

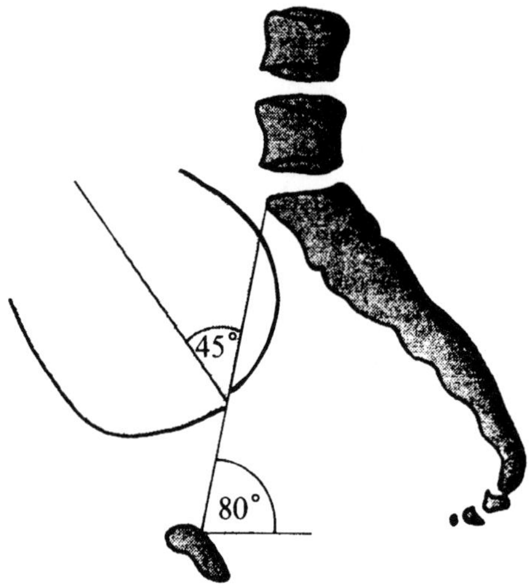

Abbildung 127: «Langes Becken», Kopf-Becken-Beziehung in BE.

Das *lange gerade Sakrum* hat geburtsprognostisch auch in Beckenmitte eine große Bedeutung, da in diesem Zusammenhang besonders häufig okzipito-posteriore Rotationen gefunden werden, die entweder zu einer protrahierten Geburt oder zu einem Geburtsstillstand führen. Fehlende Rotationsmöglichkeiten in Beckenmitte!

- *Die röntgenologische Beurteilung des kindlichen Kopfes:*

  Um die «funktionelle Einheit» Kopf-Becken besser zu erfassen, empfiehlt es sich, die Rö-BM erst unter der Geburt zu machen (s. o.)!

  Die Konfigurabilität des kindlichen Kopfes kommt erst unter der Geburt zur Darstellung und erlaubt eine bessere Geburtsprognose. Auch definitive Haltungs- und Stellungsanomalien können erst zu einem späteren Zeitpunkt deutlich gemacht werden.

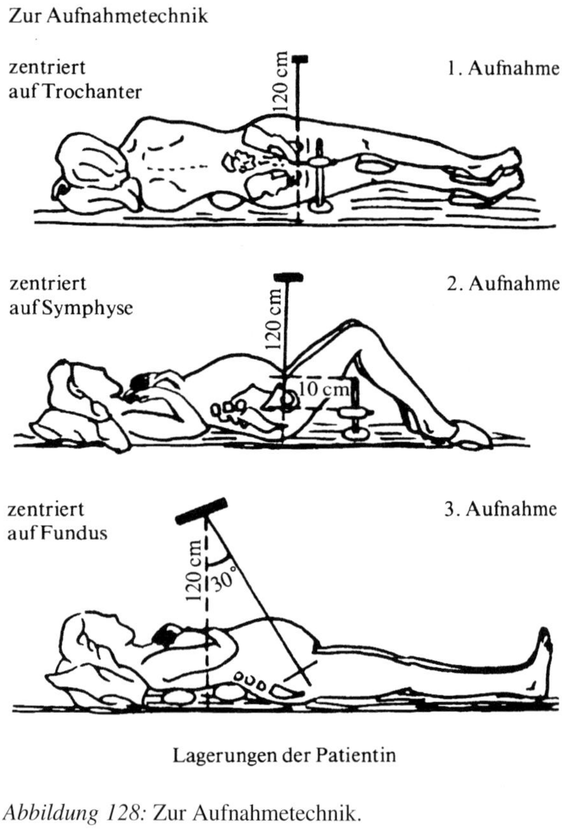

Abbildung 128: Zur Aufnahmetechnik.

Beckenkonfiguration: Eine Beckenneigung von mehr als 120° erklärt in vielen Fällen einen Geburtsstillstand im Beckeneingang.
Verformung des *Sakrums* mit abnormer Neigung und vor allem mit Abflachung des hinteren Segmentes sind wichtige Faktoren beim verzögerten Geburtsablauf und evtl. persistierender okzipito-posteriorer Rotation des kindlichen Kopfes.

2.3 Technik der Rö-BM

Sie besteht in einer Kombination der Methode von Colcher-Sussmann 1944 [7] mit einer zusätzlichen Beckeneingangsaufnahme nach Snow 1952 [8] (fakultativ und erst post partum auszuführen: hat nur wissenschaftliches und nomenklatorisches Interesse und wird heute nicht mehr durchgeführt).

Zur Colcher-Sussmann-Methode wird das Buechnersche Meßgerät verwendet (Abb. 128).

Vorteile:

1. Praktische Lagerung der Patientin
2. Einfache Meßtechnik mit der Teststrecke zum Tiefenlot von Buechner.

Mit dieser Technik können die queren Durchmesser in allen drei Ebenen auf einer Aufnahme ohne Schwierigkeiten abgelesen werden. Dasselbe gilt auch für den geraden Durchmesser auf der seitlichen Aufnahme.

2.4 Indikation zur Rö-BM

- Protrahierte Geburt oder Geburtsstillstand bei Erstgebärenden oder bei klinischem Verdacht auf ein Mißverhältnis (evtl. auch bei Mehrgebärenden und großem Kind).
- Bei allen Beckenendlagen zur Triage empfehlenswert (Ausnahme Mehrgebärende mit kleinem Kind und unauffälliger Geburtenanamnese).
- In allen Fällen, in denen anamnestisch ein Mißverhältnis zu vermuten ist und auch bei erneuter Geburt der klinische Verdacht auf ein Mißverhältnis besteht.
- Bei Status nach Sectio aus kindlicher Indikation und geplanter vaginaler Geburt (Ausnahme: klinisch großes Becken und kleines Kind)
- Bei Status nach «schwerer» operativer vaginaler Geburt (Cave: Beckenmitte!)
- Hochstehender Kopf im Beckeneingang bei Wehenbeginn und Primiparität.

2.5 Auswertung von pelvimetrischen Ergebnissen und deren Konsequenzen (Tab.171)

Eine Verengung aller Durchmesser ist selten, häufiger ist diese in irgendeiner Beckenebene (in einem Drittel aller verengten Becken) zu finden.

Die *häufigste Verengung* besteht in einer isolierten Verkürzung der Durchmesser in *Beckenmitte*, weniger häufig sind Einengungen des geraden Durchmessers im Beckeneingang und schließlich im Beckenausgang.

Die Verengung der *Beckenmitte* ist erfahrungsgemäß am gefährlichsten, weil der Geburtsstillstand in einer relativ späten Phase eintritt. Der Geburtshelfer wird dadurch verleitet (!), die meistens protrahierte Geburt durch Wehenmittel zu beschleunigen bzw. auf vaginalem Wege mit einer schweren Extraktion zu beenden. Bei Geburtsstillstand in Beckenmitte mit eindeutig verengten Beckenmaßen ist von einem vaginalen operativen Vorgehen dringend abzuraten! Das persönliche Prestige wird höchstens «aufgewertet», wenn man sich auch in dieser Geburtsphase noch zu einer Sectio entschließt und damit das Kind vor inopportunen vaginalen Manipulationen bewahrt! XXVI/2.

Tabelle 171: Röntgenologische Beckenmessung. Dokumentation der erhaltenen Werte.

Name: Alter: Para:

Termin: Datum:

Indikation:

1. *Beckenform:* symmetrisch, asymmetrisch
   Beckengröße: groß, mittel, klein
   Beckeneingang: hinteres Segment: gynäkoid, android, anthropoid, platypeloid
   vorderes Segment: gynäkoid, android, anthropoid, platypeloid
   Spinae: klein, vorspringend
   a.p.-Aufnahme: Divergenz, Parallel, Konvergenz,
   Arcus pubis: weit, mittel, eng
   Incisura sacro-sciatica: weit, eng
   Sakrum: lang, mittel, kurz
   konkav, flach, konvex
   Neigung nach vorne, hinten, gerade
   Coccyx: lang, kurz, abgewinkelt

2.	*Beckeneingang*		
	a) gerader Durchmesser	10,5 und mehr	.....
	b) größter querer Durchmesser	11,5 und mehr	.....
3.	*Beckenmitte*		
	a) gerader Durchmesser	11,0 und mehr	.....
	b) Interspinal-Durchmesser	10,0 und mehr	.....
	c) hinterer gerader Durchmesser	4,5 und mehr	.....
4.	*Beckenausgang*		
	a) hinterer gerader Durchmesser	7,0 und mehr	.....
	b) Distanz der Tub.ischii	9,5 und mehr	.....
	c) Summe	16,0 und mehr	.....
	d) Schambeinwinkel		
5.	*Beckenneigungswinkel*	$< 120°$	......

6 *Fetus*
Lage: Vorang. Teil: eingetreten, nicht eingetreten
Haltung des Kopfes:

7. *Allgemeiner Eindruck* (Geburtsprognose):

....

3. Ultraschall

Widersprüchlich sind die Erfahrungen mit Ultraschall und Beckenmaßen. Unbestrittener Vorteil ist die fehlende Strahlenbelastung.

XXVI/3.–4.

Als Vorbehalte sind anzumelden:

- Die Untersuchung sollte möglichst vor Ablauf von 36 Schwangerschaftswochen erfolgen, da nach diesem Zeitpunkt der ins Becken eintretende kindliche Kopf das Ausmessen der Conjugata vera und obstetrica erschweren kann [11].
- Die sonographische Abbildung der Symphyse und des Promontoriums im gleichen Bildausschnitt ist nicht immer möglich. – Der Schallkopf kann bei der Beckenausmessung nur bis ins mittlere Scheidendrittel eingeführt werden, da sich sonst die erforderlichen Strukturen nicht sicher und vollständig auf dem Ultraschallmonitor darstellen lassen. – Die Überprüfung der Beckendiameter ist offenbar nur bei Einsatz eines Schallkopfs mit einem 240°-Bildwinkel durchführbar [12]. Über die Beckenform kann dennoch nichts ausgesagt werden.

Dazu gibt es komplizierte Berechnungen, die aufgrund von durchs Becken gelegten *Schnittebenen* eine quantitative Analyse der Beckenhöhle ermöglichen sollen, aber wenig praktikabel sind [2]. Der Nutzen der fetalen Biometrie hingegen ist unbestritten. *Gewichtsberechnungen* mit einer Irrtumswahrscheinlichkeit von plus/minus 10 % sind jedoch durchaus realistisch.

4. CT und MRI

Von mehreren Zentren werden heute digitale Techniken einschließlich der *Computertomographie* für die Pelvimetrie eingesetzt [14]. Die Meßgenauigkeit ist gut, die Beurteilung der Beckenform jedoch nur eingeschränkt möglich, da die Schichtebene vielfach nicht exakt als Beckeneingangsebene dargestellt werden kann. Experimentelle Dosismessungen konnten darüber hinaus gegenüber optimierter Röntgentechnik keine Reduktion der Strahlenexposition bestätigen [10]. Andere Berichte hingegen sprechen von einer deutlichen Reduzierung ([15], s. auch Tab. 172 [10]).

Mit der *magnetischen Resonanztomographie (MRI: magnetic resonance imaging)* können im medianen

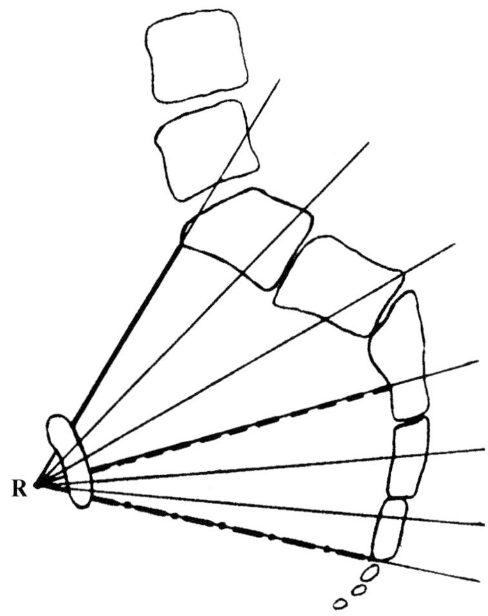

Abbildung 129: Rekonstruktion des Geburtskanals, indem Schnittbilder um einen Rotationspunkt (Symphyse) durch den Körper gelegt werden.

Sagittalschnitt die geburtshilflich relevanten Meßstrecken erkannt werden. Sie ermöglicht darüber hinaus die Bestimmung des kindlichen BIP, die Beurteilung der Beckenweichteile sowie die Darstellung des Geburtskanals wie im Film, indem mehrere Bilder um den Symphysenrotationspunkt rekonstruiert werden (Abb. 129 [10]). Zusätzlich kann eine Übersichtsaufnahme, die einer Röntgenaufnahme nach Martius entspricht, einen Eindruck über Beckenform und Kindslage vermitteln [1].

Nachteilig sind die *hohen Kosten* sowie die Tatsache, daß in der Peripherie solche Geräte vorerst nicht zur Verfügung stehen. Nach den derzeit geltenden Tarifen betragen die Kosten für eine

Röntgenologische Beckenmessung	Fr. 130,–
Computertomographische Beckenmessung	Fr. 180,–
MRI-BM	Fr. 600,–

Dagegen besitzt das Verfahren im Gegensatz zur Computertomographie und zur herkömmlichen röntgenologischen Meßmethode den großen Vorteil der fehlenden Strahlenexposition.

Immerhin sind hinter die Akzeptanz durch die Patientinnen gelegentlich einige Fragezeichen zu setzen. So sind die beschriebenen *klaustrophoben Zustände* durchaus nachfühlbar [10]. «Mißverhältnisse» lassen sich hie und da auch schon vor der Röhreneinfahrt ausmachen, falls ein zu großer Bauchumfang die Lagerung im MR-Tomographen nicht zuläßt! Nach Baumann et al 1987 [16] haben alle Frauen die Untersuchung sehr angstvoll erlebt und die langen Untersuchungszeiten als sehr unangenehm empfunden. Die Beurteilung der fetalen Anatomie bereitete in allen Fällen einige Schwierigkeiten und war sogar der ultrasonographischen Beurteilung unterlegen. Sowohl die mütterlichen als auch die fetalen Bewegungen beeinflußten die Bildqualität ungünstig. Ein großzügigerer Einsatz von MRI ist mit dem Aufkommen von *Schnellbildverfahren* jedoch durchaus denkbar.

Die *Indikationen* sind mit denen bei der herkömmlichen Pelvimetrie sowohl ante partum wie auch post partum weitgehend identisch (s. o.).

Aus Kostengründen sollte zumindest p.p. weiterhin und unbedenklich die Beckenmessung in röntgenologischer Standardtechnik durchgeführt werden.

5. Beckenmessungsmethoden im Vergleich – Übersicht

Tabelle 172: Radiologische Methoden der Beckenmessung im Vergleich.

	Röntgen	CT	MRI
Meßgenauigkeit	++	++	++
Beurteilung von Beckenform/ Geburtskanal	++	+	+++
Strahlenexposition	gering 1–10 mSv	gering 5 mSv/Scan	keine
Kosten	gering	hoch	sehr hoch

XXVI/Lit.

Literaturhinweise

1 Rotte K, Kühnert M (1992) Röntgendiagnostik und Kernspintomographie in der Geburtshilfe. In Wulf KH, H Schmidt-Matthiesen (Hrsg) Klinik der Frauenheilkunde und Geburtshilfe. Bd 4. S 267
2 Thurnau GR, Hales KH, Morgan MA (1992) Evaluation of the fetal-pelvic relationship. Clin Obstet Gynecol 35:570
3 Caldwell WE, Moloy HC (1933) Anatomical variations in the female pelvis and their effect in labor with suggested classifications. Am J Obstet Gynecol 26:479
4 Thoms H (1941) The clinical application of Roentgen pelvimetry and the study of the results in 1100 white women. Am J Obstet Gynecol 42:957
5 Kirchhoff H (1949) Das lange Becken. Thieme. Stuttgart
6 Kirchhoff H (1983) Beckenanomalien – ihre klinische Bedeutung heute. Diagnostik und Konsequenzen. gynäkol prax 7:19
7 Colcher AE, Sussmann W (1944) A practical technique for Roentgen pelvimetry with a new positioning. AJR 51:207
8 Snow W, Lewis F (1940) Simple technique and new instrument for rapid Roentgen pelvimetry. AJR 43: 132
9 Huch A, Benz J (1993) Radiologische Beckenmessung. In Checkliste Geburtshilfe (Hrsg). Thieme. Stuttgart-New York S 33
10 Bauer M, Schulz-Wendtland R, De Gregorio G, Sigmund G (1992) Geburtshilfliche Beckenmessung mittels Kernspintomographie (MRI): Klinische Erfahrungen bei 150 Patientinnen. Geburtsh Frauenheilkd 52: 322
11 Deutlinger J, Bernaschek G (1986) Die vaginalsonographische Pelvimetrie als neue Methode zur sonographischen Bestimmung der inneren Beckenmaße. Geburtsh Frauenheilkd 48:143
12 Degenhardt F (1992) Vaginosonographie im II. und III. Trimenon. In Merz E (Hrsg) Vaginosonographie. Enke. Stuttgart S. 101
13 Westin B (1989) Röntgenologische Pelvimetrie. In Hillemanns HG, Schillinger H (Hrsg) Das Restrisiko gegenwärtiger Geburtshilfe. Springer. Berlin-Heidelberg-New York S 404
14 Reisner K, Fettig O, Bartscher KH, Kneppscheider H (1985) Die geburtshilfliche Beckenmessung mittels digitaler Radiographie. RoeFo 142:566
15 Baier K, Löffler E, Rotte K (1985) Kommentar zu: Computertomographische Beckenmessung. gynäkol prax 3:535
16 Baumann H, von Schulthess GK, Huch A (1987) Einsatzmöglichkeiten des MRI als bildgebendes Verfahren in der Geburtshilfe. Arch Gynec Obstet 42:756

XXVII Schulterdystokie

Die Schulterdystokie ist ein Ereignis, das auch außerhalb der makrosomen Gewichtskategorien eintreten kann und deshalb unberechenbar ist. Die unsachgemäße Entwicklung der Schulter kann zu schweren neonatalen Skelett- und Nervenläsionen führen. Eine präventive primäre
XXVII/1. **Sectio ist jedenfalls bei einem geschätzten Kindsgewicht von > 4500 g angezeigt oder zumindest zu diskutieren.**

1. Definitionen und Pathomechanismen

1.1 Definitionen

Die Schulterdystokie wird im deutschen Sprachbereich in *zwei Erscheinungsbilder* unterteilt. Bei der ersten Variante, dem *hohen Schultergradstand,* handelt es sich um eine regelwidrige Einstellung der Schultern im (hohen) Gradstand. Die vordere Schulter bleibt oberhalb der Symphyse hängen, nachdem der Kopf bereits (teilweise) geboren ist. – Ein *tiefer Schulterquerstand* besteht dann, wenn nach regelrechtem Tiefertreten des Schultergürtels die Rotation in der Beckenhöhle ausbleibt. In den meisten Berichten aus der Literatur handelt es sich beim hohen Schultergradstand um die schwerwiegendere Komplikation (im anglo-amerikanischen Schrifttum wird im allgemeinen nicht zwischen diesen Typen differenziert).

1.2 Häufigkeit und prädisponierende Faktoren

Bei normalen Beckenverhältnissen und einem Kindsgewicht < 3500 g ist eine Schulterdystokie selten. Bei einem Gewicht von 4100–4500 g beträgt das Risiko 3 %, bei > 4500 g 5 % und bei > 4800 g bereits 8,2 % [1]. Nach Gross et al 1987 [2] fanden sich jedoch in der Gewichtsgruppe von 4000–4499 g bereits in 8,6 % Schulterdystokien, bei Acker et al 1985 [3] in einer nicht diabetischen Gruppe der gleichen Gewichtskategorie sogar in 10 %. Möglicherweise haben die makrosomen Kinder und damit die Schulterdystokien in den letzten Jahren zugenommen. Insgesamt ist in 1,1–1,5 % mit dieser Komplikation zu rechnen. Das Vorkommen nach Gewichtsklassen und die kindlichen Konsequenzen (Trauma) sind auf Tabelle 173 [2] aufgeführt.

Tabelle 173: Frequenz der Schulterdystrokie in den verschiedenen Gewichtsklassen unter 7013 Geburten.

Geburtsgewicht (g)	Zahl der Geburten	Schulterdystokie n	%
< 2500	1265	5	(0,5)
2500–2999	1704	2	(0,1)
3000–3499	2392	21	(0,8)
3500–3999	1368	39	(2,9)
4000–4499	338	29	(8,6)
		14 mit Trauma	
> 4500	56	20	(35,7)
		6 mit Trauma	

Die Schulterdystokie ist häufig mit einem *protrahierten Geburtsverlauf bzw. Geburtsstillstand assoziiert* [2]. So kam es bei Acker et al 1985 [3] in 60 % der Feten > 4500 g zu einem Geburtsstillstand. Die protrahierte Geburt mit abschließendem *Forceps aus Beckenmitte* war besonders häufig mit einer Schulterdystokie kombiniert [4, 5].

Aufgrund von *anthropometrischen Studien* von Modanlou et al 1980 [6] fand man für Neugeborene nach einer Schulterdystokie eine größere *Schulter-Kopf- und Brust-Kopf-Disproportion* ohne Rücksicht auf das Körpergewicht. Entsprechend kalkulierte man bei diabetischen Müttern einen *Makrosomieindex,* indem man den biparietalen Durchmesser vom Thoraxdurchmesser subtrahierte. Bei einem Index von > 1,4 cm ist mit einer Schulterdystokie zu rechnen [7]. – Nach Hopwood 1982 [8] liegt dann eine Makrosomie vor, wenn die Durchmesser von Thorax/Abdomen größer sind als der biparietale DM. Eine Schulterdystokie ist in diesen Fällen vorprogrammiert und eine Schnittentbindung ins Auge zu fassen.

2. Geburtshilfliche Maßnahmen

Die beträchtlichen technischen Schwierigkeiten, eine Schulterdystokie bei makrosomen Kindern ohne Traumatisierung zu entwickeln, führen zu ähnlichen Überlegungen wie bei der Beckenendlage. Die Auswirkungen auf die Traktionsebene (Halswirbelsäule) sind miteinander vergleichbar. Trotzdem werden die bei der Beckenendlage geäußerten Vorbehalte gegenüber einer vaginalen Entbindung aus Schädellage nur selten geäußert oder in ein Therapiekonzept umgesetzt.

2.1 Prophylaxe

Da nach einer Schulterdystokie mit einer hohen Zahl von kindlichen (und auch mütterlichen) Läsionen zu rechnen ist –, nach Gross et al 1987 [4] in 42%! – ist es eine der Aufgaben, die *Gefahr einer Makrosomie* bei diabetischen Mütter durch eine optimale Diabetes-Einstellung zu reduzieren. Dazu gilt es, die *potentiell gefährdeten Fälle* vom vaginalen Geburtsverfahren auszuschließen.

Da der Geburtshelfer aber auch bei Kindern mit einem *Geburtsgewicht < 4000 g* durchaus mit einer Schulterdystokie konfrontiert sein kann, wird es bei einer Selektion nach Gewichtsklassen allein nie möglich sein, alle Fälle von Schulterdystokie zu verhindern.

Eine sehr interessante Rechnung machten Gross et al 1987 [2], indem sie zur Verhinderung von Schulterdystokien bei Kindern > 4000 g die dazu notwendige Kaiserschnittfrequenz errechneten. Nach ihrer Rechnung würde die Zahl primärer Kaiserschnitte von 9,3 % auf 13,3 %, und die aller Kaiserschnitte von 15,1 % auf 19,1 % zunehmen. Um 49 Schulterdystokien zu verhindern, braucht es unter 7013 Geburten 283 zusätzliche Kaiserschnitte! Nach Ansicht der Autoren ein untaugliches Instrument.

Würde man nur die *Kinder > 4500 g generell mit Kaiserschnitt entbinden,* würde die Sectiorate nur von 15,1 auf 15,7 % ansteigen. Zusammen mit der hohen Rate von Schulterdystokien in dieser Gruppe (14 Fälle von 42 vaginalen Entbindungen) sei die *präventive Sectio dann* gerechtfertigt, falls die klinische Untersuchung zusammen mit den Ultraschallparametern (s. o.) einen Verdacht auf Makrosomie > 4500 g ergeben [2, 9].

Falls alle Kinder > 4500 g mit einer präventiven Sectio entbunden würden, verbleiben aber immer noch 8.6 % Schulterdystokien in der Gruppe von 4000–4500 g (Tab. 173 [2]). Dazu kommen gesamthaft betrachtet noch mehr als 50 % unter einem Geburtsgewicht von 4000 g dazu. Diese entgehen der frühzeitigen Diagnose, so daß die Schulterdystokie im Einzelfall schließlich nicht vorausgesehen werden kann, ganz abgesehen von den in Kauf zu nehmenden Gewichts-Schätzfehlern (mittlerer, anerkannter Schätzfehler 240 g), die aber beim makrosomen Feten noch mehr ins Gewicht fallen [10].

Daraus läßt sich ableiten, daß im schlechtesten Fall mit kindlichen Läsionen, *nicht aber in jedem Fall mit forensischen Konsequenzen* zu rechnen ist.

2.2 Geburtshilfliches Management

Das makrosome Kind > 4500 g ist durch Kaiserschnitt zu entbinden.

Ist die Schulter bei einer vaginalen Geburt nur schwer zu entwickeln, ist neben einer Schulterdystokie ursächlich auch an eine zu kurze Nabelschnur oder an eine straffe Nabelschnurumschlingung zu denken. XXVII/2.

Sieht man sich einer Schulterdystokie gegenüber, ist vor allem *überlegtes, nicht überstürztes Handeln angebracht!* Insuffiziente Manipulationen, Torsionen und Traktionen führen zu den bekannten Negativerlebnissen (s. u.). Vor Beginn der Manipulationen sollte – wenn möglich – eine Lachgasvollnarkose, evtl. Penthranenarkose oder falls griffbereit, eine i. v. Kurzzeitbarbituratnarkose (Anästhesist!) eingeleitet werden. Die *Episiotomie* muß großzügig angelegt, allenfalls (je nach Fall) erweitert werden.

2.2.1 Vaginale Entbindungstechnik

Es stehen mehrere Methoden mit allerdings verschiedenen Morbiditätsrisiken zur Diskussion (Tab. 174 [4]).

Die schlechten Resultate nach unverhältnismäßigen Kraftakten und Pressionen («Kristellern», zumeist noch in Gegenwart des Ehepartners) – überdies vielfach ohne Erfolg – auf Uterus und Feten sind bekannt. Uterusrupturen und vorzeitige Lösungen sind die Folge. Mit dem Fundusdruck (Kristeller-Handgriff) soll jedenfalls erst nach Überwinden des hohen Schulterstands, also nach

Tabelle 174: Strategien für die Schulterentwicklung und neonatale Komplikationen.

		Komplikationsrate	
	n	n	%
Fundusdruck	13	10	77
Entwicklung der hinteren Schulter	5	1*	20
Anwendung der Zapfenzieher-Technik	6	1*	17
suprapubische Druckanwendung	1	1*	

* Kombination aller Techniken mit fetaler Hypoxie

erfolgreicher äußerer Drehung und Rotation des Schultergürtels («Corkscrew»-Manöver) begonnen werden. Impressionsversuche oberhalb der Symphyse sind ebenfalls zu unterlassen (Uterusruptur!) oder dann in entsprechender «Dosierung». – Jedenfalls soll vor der inneren Arm- und
XXVII/2. Schulterlösung mit in den Hüften maximal flektierten und abduzierten Beinen nochmals gepreßt werden (McRoberts-Manöver).

- *Äußere Drehung («Corkscrew»-Manöver* [4]*)*

  Der Kopf wird je nach kindlicher Stellung in die Gegenrichtung gedreht, bis die Schulter aus dem geraden Durchmesser rotiert. Münch und Martius 1989 [12] hatten damit z. B. 100prozentigen Erfolg. – Rotationen oder Traktionen am Kopf über Gebühr führen zu schweren kindlichen Verletzungen.

- *Interner Versuch der Schulterdrehung in den schrägen Durchmesser*

  Gelingt die äußere Drehung nicht, kann mit zwei Fingern über den Rücken des Kindes eingegangen werden. Darauf wird durch Druck auf die vordere Scapula die Schulter in den schrägen Durchmesser gebracht. Dazu muß vorerst der eingekeilte Schultergürtel hochgeschoben und kann erst dann um 45° rotiert werden. Nach erfolgreicher Rotation fällt die Schulter praktisch aus dem Geburtskanal heraus.

- *Entwicklung der hinteren Schulter*

  Gelingen die genannten Versuche nicht, muß sofort die hintere Schulter entwickelt werden. Dazu wird der hintere Arm mit der Schulter über die Thorax-Bauchseite des Feten mit zwei Fingern oder mit der halben Hand herab- und herausgeleitet (am besten Eingehen mit der Hand auf der kindlichen Bauchseite). Darauf erfolgt die Rotation der Schulter aus der antero-posterioren Achse in einen schrägen Durchmesser.

- *Alternativen*

  Gelingt die hintere Schulter-Armlösung nicht auf Anhieb, sollte sofort versucht werden, den vorderen Arm zu befreien. – Falls alle Maßnahmen fehlschlagen, wird empfohlen, das Kind um 180° zu drehen oder die vordere Klavikula zu frakturieren und die Schulter nach dem Schraubenprinzip zu entwickeln [11], eigentlich der Vergangenheit angehörende Horrorszenarien!

- Die *Reposition des Kopfes und anschließende Sectio* unter Notfalltokolyse entspricht wohl eher einer historischen Reminiszenz, ebenso wie die willentlichen Frakturierungen von Klavikula und Humerus.

  Bei einem tiefen Schulterquerstand erschöpfen sich die Manipulationen entweder in einer äußeren Rückdrehung des Kopfes oder seltener in einer Herabstreifung des hinteren Armes.

2.2.2 Neonatale und mütterliche Morbidität

In erster Linie ist das Kind gefährdet [12]:

- *Hypoxiefolgen:* Hypoxie, Azidose, zerebrale Schädigung, subpartualer Kindstod
- *Skelettverletzungen:* Frakturen von Klavikula, Schulterblatt, Humerus. Epiphysenlösung, Luxationen
- *Nervenverletzungen:* obere und untere Plexuslähmung, Horner-Symptomenkomplex, Wurzelabriß mit bleibender Plexuslähmung.

Die *Morbiditätsangaben* schwanken in der Literatur von 16–48 % [1, 4, 13]. Auch die *kindliche Mortalität* ist existent, sollte aber zumindest nach den heutigen präventiven Selektionskriterien (allerdings mit Einschränkungen (s. o.)) auf Einzelfälle beschränkt bleiben.

Die *mütterliche Morbidität* konzentriert sich auf Rißverletzungen. Uterusrupturen sind nach unsachgemäßen Manipulationen nicht auszuschließen.

Literaturhinweise

1 Golditch IM, Kirkman K (1978) The large fetus: Management and outcome. Obstet Gynecol 52:407

2 Gross ThL, Sokol RJ, Williams ThW, Thompson K (1987) Shoulder dystocia: A fetal-physician risk. Am J Obstet Gynecol 156:1408

3 Acker DB, Sachs BP, Friedman EA (1985) Risk factors for shoulder dystocia in the average-weight infant. Obstet Gynecol 67:614

4 Gross SJ, Shime J, Farine D (1987) Shoulder dystocia: Predictors and outcome. Am J Obstet Gynecol 156: 334

5 Benedetti TJ, Gabbe SG (1978) Shoulder dystocia – A complication of fetal macrosomia and prolonged second stage of labor with midpelvic delivery. Obstet Gynecol 52:526

6 Modanlou HD, Komatsu G, Dorchester W et al (1982) Large-for-gestational-age neonates: Anthropometric reasons for shoulder dystocia. Obstet Gynecol 60:417

7 Elliot JP, Garite TJ, Freeman RJ et al (1982) Ultrasonic prediction of fetal macrosomia in diabetic patients. Obstet Gynecol 60:159

8 Hopwood HG jr (1982) Shoulder dystocia: Fifteen years' experience in a community hospital. Am J Obstet Gynecol 144:162

9 Modanlou HD, Dorchester WL, Thorosian A, Freeman RK (1980) Macrosomia: Maternal, fetal, and neonatal implications. Obstet Gynecol 55:420

10 Hansmann M (1976) Ultraschallbiometrie im II. und III. Trimester der Schwangerschaft. Gynäkologe 9:133

11 Bellmann O, Niesen M (1974) Die Schulterdystokie. Gynäkologe 7:95

12 Münch C, Martius G (1989) Schulterdystokien. In Hillemanns HG, Schillinger H (Hrsg) Das Restrisiko gegenwärtiger Geburtshilfe. Springer. Berlin-Heidelberg-New York S 291

13 Resnick R (1980) Management of shoulder girdle dystocia. Clin Obstet Gynecol 23:559

XXVIII Hypertensive Erkrankungen in der Schwangerschaft

Die «Hypertensiven Erkrankungen in der Schwangerschaft» sind nach wie vor ätiologisch nicht geklärt, obwohl die pathophysiologischen Vorgänge zumindest nachvollziehbar sind. Eine Vielzahl von uneinheitlichen Klassifizierungsversuchen, die nicht zu überzeugen vermochten
XXVIII/1. **und zudem noch auf verschiedenen Definitionen der Symptome beruhten, sind Ausdruck des Fehlens eines tragfähigen, allgemein akzeptierten pathogenetischen Konzepts. – Dementsprechend uneinheitlich sind teils auch die Therapievorstellungen. Eine kausale Behandlung besteht letztlich nur in der Beendigung der Schwangerschaft.**

1. Zur Pathogenese

Eine Vielzahl ätiologischer und pathogenetischer Vorstellungen hat auch im Verlauf der letzten Jahrzehnte (ja Jahrhunderte) immer noch nicht zu einem allgemein akzeptierten Konsensus geführt, womit auch eine Therapie der Präeklampsie empirisch bleiben muß und sich letztlich in einer frühzeitigen Geburtsbeendigung erschöpft.

Dieser Zustand drückt sich auch darin aus, daß trotz ständiger Bemühungen ebenfalls noch keine allgemein anerkannte Klassifizierung besteht. Auch die dazu notwendigen Definitionen für Hypertonie, Proteinurie und Ödeme sind noch keineswegs einheitlich.

1.1 Plazentationsstörung

Derzeit stehen theoretische Vorstellungen im Sinne einer *Plazentationsstörung* im Vordergrund. Einer damit verbundenen Störung der *Trophoblastperfusion,* als früheste und beständigste Veränderung bei der Präeklampsie, dürfte dabei eine *zentrale pathophysiologische Rolle* zukommen [11, 12].

Normalerweise erweitern sich die Spiralarterien an der Plazentaimplantationsstelle auf das zumindest vierfache ihres Durchmessers und büßen dabei ihre muskuläre und elastische Architektur ein [13]. Diese Veränderungen erstrecken sich vom dezidualen bis in den myometralen Teil der Gefäße und sind bereits in der 18.–20. SSW voll ausgeprägt. Die normale Ansprechbarkeit auf vasoaktive Impulse geht dadurch verloren. Bei Frauen mit Präeklampsie bleibt die Trophoblastinvasion im dezidualen Segment bzw. im ganzen Verlauf der Spiralarterie bis zu ihrer Einmündung in den intervillösen Raum aus und führt so zu einer auch dopplersonographisch erfaßbaren Minderdurchblutung [36] mit konsekutiver, intrauteriner Wachstumsretardierung [1]. Viele der Gefäße werden mit fibrinoidem Material angefüllt.

1.2 Schädigung der Endothelzellen

Im weiteren gibt es deutliche Hinweise, daß bei Frauen mit Präeklampsie eine *Schädigung der Endothelzellen* vorliegt [10].

Ein Beispiel dafür stellt die glomeruläre Endotheliose dar [18], bei der die glomerulären Kapillarendothelien durch intrazelluläre Einschlüsse prall gefüllt sind. Ein Befund, der bei > 70 % der präeklamptischen Primiparae gefunden wird und sich post partum in relativ kurzer Zeit wieder zurückbildet. Der Proteinverlust aus den glomerulären Kapillaren und die Ödeme sind das pathophysiologische Resultat der dadurch gestörten Endotheltransportvorgänge [10].

Der biochemische Nachweis der Endothelschädigung bei präeklamptischen Frauen drückt sich neben anderen pathophysiologischen Veränderungen auch in erhöhten Konzentrationen von Fibronektin und Faktor-VIII-Antigen aus, zwei Faktoren, die bekannterweise von geschädigten Endothelzellen freigesetzt werden.

Gefäße von präeklamptischen Patientinnen bzw. deren *geschädigte Endothelien bilden weniger Prostazyklin* als die gesunder Schwangerer [2]. Dazu werden die Thrombozyten aktiviert, die daraufhin Thromboxan freisetzen. – Es entwickelt sich ein *pathophysiologisches Ungleichgewicht* zugunsten von Thromboxan und anderer Vasopressoren.

Während einer normalen Schwangerschaft nimmt die Prostazyklinsynthese ständig zu, bis etwa doppelt soviel Prostazyklin produziert wird wie Thromboxan [3]. Folge der Prostazyklindominanz ist eine allgemeine Gefäßerweiterung mit Abnahme des peripheren Gefäßwiderstandes. Dazu kommt ein antagonistischer Effekt gegenüber der vasokonstriktorischen Wirkung von Angiotensin und anderen Vasopressoren. Im weiteren unterdrückt die Synthese von Prostazyklin im uteroplazentaren Gefäßsystem und in der Plazenta die Thrombozytenaggregation und damit die Thrombose und Infarktbildung [4] (Abb. 130 [2]).

Bei *ungenügender Prostazyklinsynthese* hingegen fehlt die Dominanz der biologischen Effekte gegenüber denen des Thromboxans. Es resultiert eine hämodynamische Entgleisung. Sie ist gekennzeichnet durch einen hohen Gefäßwiderstand mit

Abbildung 130: Konzept des physiologischen Übergewichts der vasoaktiven Effekte von Prostazyklin (gebildet in Gefäßwänden und im Trophoblast) über die des Thromboxans A_2 (gebildet in zirkulierenden mütterlichen Thrombozyten).

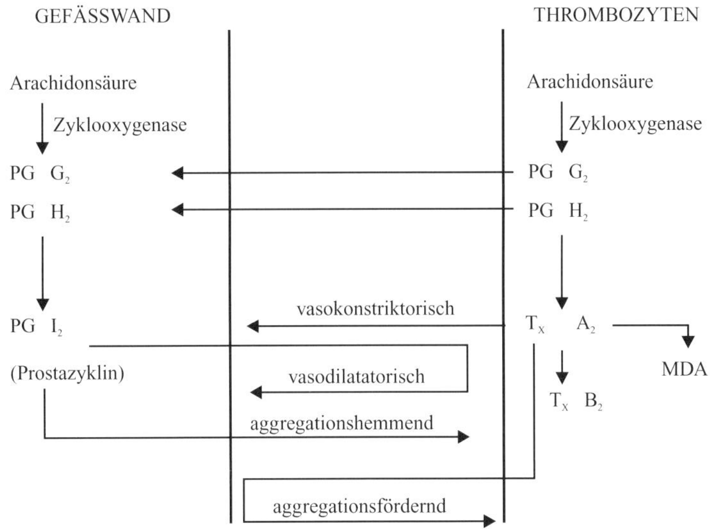

Minderdurchblutung, durch eine erhöhte Vasoreaktion auf Angiotensin II und andere Vasopressoren sowie durch Thrombosierungen im uteroplazentaren Kreislauf mit Infarzierungen in der Plazenta [4].

Letztlich ist es nicht geklärt, ob diese Veränderungen Folge einer verminderten Prostazyklinsynthese in der Plazenta oder in den Endothelien sind. Vieles spricht für letzteres. – Es ist auch unklar, warum bei manchen Frauen, vorzugsweise während der ersten Schwangerschaft, die Prostazyklinsynthese gar nicht oder nur unzureichend aktiviert wird [2].

Klinisch äußert sich diese hämodynamische Fehlanpassung in Schwangerschaftshochdruck, Präeklampsie und/oder uteroplazentarer Kreislaufinsuffizienz mit fetaler Wachstumsverzögerung [34].

1.3 Endothelin-1

Neben der erhöhten Biosynthese von Thromboxan A_2, als potentem Vasokonstriktor, eröffnete die Entdeckung eines in den Endothelzellen generierten Vasokonstriktors, nämlich von *Endothelin-1*, neue pathogenetische Perspektiven [5], was aber neulich von Benigni et al 1992 [6] zumindest vorerst nicht bestätigt werden konnte.

1.4 Immunologische Faktoren

Naheliegend sind Spekulationen über kausale, *immunologische Mechanismen.*

Eine Störung der für die Trophoblastinvasion und normale Plazentation notwendige, balancierte mütterliche Immunantwort auf den fetalen Genotypus wurde als mögliche Ursache der Präeklampsie diskutiert. Doch muß das Kapitel Immunologie zur Erklärung der Präeklampsie erst noch geschrieben werden (Zitat: Sibai 1991 [7]). Immerhin finden sich vaskuläre Veränderungen in den Glomeruli, die durchaus mit einer Vaskulitis bei Transplantatabstoßungen, als Folge der immunologischen Inkompatibilität, verglichen werden können. – Das bei der Präeklampsie unter dem Begriff der Glomeruloendotheliose bekannte morphologisches Substrat wird z. B. von Zuspan 1990 [9] als inadäquates Immungeschehen zwischen der muskuloelastischen Wand der Spiralarterien und der Trophoblastinvasion angesehen.

1.5 Magnesiummangel

Im weiteren wird auch ein *Magnesiummangel* als Erklärungsversuch in die pathogenetischen Vorstellungen der Präeklampsie miteingebracht. Daß Magnesium zumindest eine adjuvante Rolle spielt, geht schon aus der Tatsache hervor, daß es bei einem Mg-Mangel zur Imbalanz im Verhältnis von PG I_2 (Prostazyklin) zu Tx A_2 (Thromboxan A_2) kommt, woraus eine Vasokonstriktion resultiert. Ein Schema soll zum Verständnis dieser doch zentralen Substanz mit diesem so vielfältigen Wirkungsspektrum beitragen (Abb. 131 [8]), wobei dem Magnesium auch außerhalb der Präeklampsie eine nicht unerhebliche klinische und wissenschaftliche Bedeutung zukommt.

XXVIII/2.

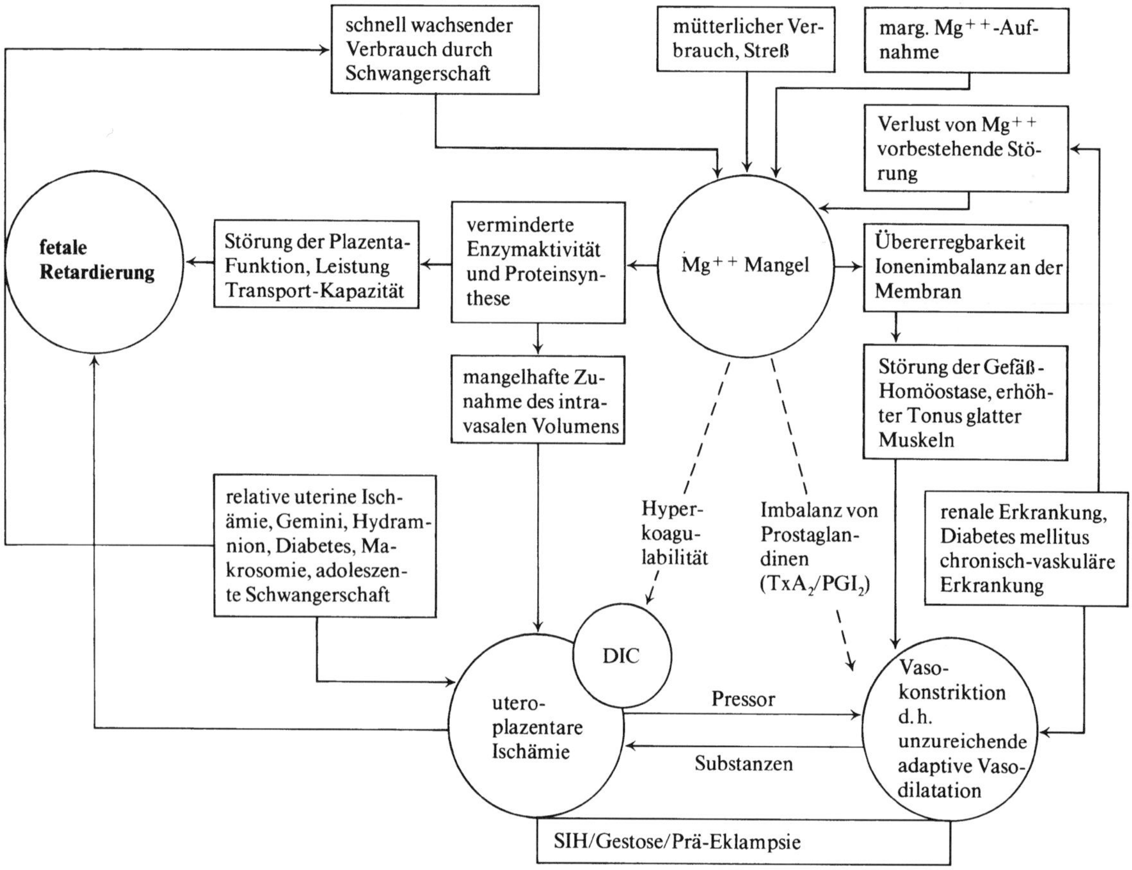

Abbildung 131: Modellvorstellungen zur Pathogenese der Gestose unter besonderer Berücksichtigung eines Magnesium-Mangels.

2. Terminologie und Klassifikation

In der Schwangerschaft ist grundsätzlich zwischen zwei grundverschiedenen Hypertonieformen zu unterscheiden, was auch in den meisten Einteilungen Berücksichtigung findet. Die *Schwangerschaftshypertonie* entsteht erst nach der 20. SSW und verflüchtigt sich post partum wieder, während die *chronische Hypertonie* schon vor der Schwangerschaft besteht und auch nachher persistiert.

Während die eigentliche Schwangerschaftshypertonie vornehmlich bei Primiparen vorkommt, ist die chronische Hypertonie überwiegend bei älteren Schwangeren und bei Multiparen zu finden; mehrheitlich handelt es sich dabei um essentielle Hypertonien, in weit geringerem Maße um renale oder andere Hypertonieformen. Tritt zur chronischen Hypertonie nach der 20. SSW eine Proteinurie hinzu, spricht man von einer *Pfropf-Präeklampsie.*

Oft ist es nicht möglich während der akuten Phase einer hypertensiven und/oder proteinurischen Erkrankung eine endgültig Einteilung vorzunehmen. Am besten erfolgt eine solche erst etwa 3–6 Monate p.p., nachdem die schwangerschaftsbedingten Begleiterscheinungen abgeklungen sind und differenzierte Methoden zur Abklärung eingesetzt werden können.

Lange Zeit hat sich die international anerkannte, zwar mehrfach geänderte Terminologie des «American Committee on Maternal Welfare» aus dem Jahr 1949 gehalten. – Im deutschsprachigen Raum war man nach verschiedenen Anläufen erst im Jahr 1968 soweit, sich auf eine einheitliche Klassifizierung unter dem Oberbegriff der «EPH»-Gestose (E für Ödeme, P für Proteinurie, H für Hypertonie) festzulegen. Diese Einteilung wurde vor allem im angloamerikanischen Schrifttum nie erwähnt und hat nun mehrheitlich auch bei uns der neuen ISSHP-

1. Schwangerschafts-Hypertonie *vorher normotensiv*	diast. BD >90 mmHg nach der 20. SSW [Korotkoff-Geräusch Punkt IV = «muffling» in Ruhe, Aufschlag Herzhöhe gemessen reproduzierbar bei 2 unabhängigen Messungen]
2. Schwangerschafts-Proteinurie *vorher nicht proteinurisch* >1 g/l Eiweiß entspricht ++ oder +++ >0,3 g/l entspricht + oder mehr	signifikante Proteinurie nach der 20. SSW > 1g Eiweiß/l Spontanurin reproduzierbar > 0.3 g Eiweiß/l im 24 Stunden-Urin = > 0.5 g Eiweiß im 24 Stunden-Urin [Urin sauber, keine Pyurie]
3. Schwangerschafts proteinurische Hypertonie = Präeklampsie	Hypertonie + Proteinurie = Präeklampsie
4.1. Imminente Eklampsie **4.2. Eklampsie**	
5. Chronische Hypertonie	Hyptertonie vor der 20. SSW oder Persistenz > 40 Tage p.p. [keine Proteinurie, keine Trophoblasterkrankung]
6. Chronische Nierenerkrankung	signifikante Proteinurie bei bekannter oder später diagnost. chronischer Nierenerkrankung
7. Chronische Hypertonie mit Propfpräeklampsie	signifikante Proteinurie bei Bestehen einer chronischen Hypertonie
8. Nicht klassifizierte Hypertonie	

Abbildung 132 a: Hypertensive Erkrankungen in der Schwangerschaft.

1. Blutdruck > 160/110 mmHg (2 bis 3 Werte in 6 Stunden in Ruhe)
2. Proteinurie > 5 g/l/Tag (Uristix: > +++)
3. Oligurie = < 400 ml/Tag
4. Labor: erhöhte Werte für SGOT/SGPT, LDH, Kreatinin; erniedrigte Werte für Thrombozyten (<100.000)
5. ZNS-Symptome: Augenflimmern Kopfschmerzen, Hyperreflexe
6. Epigastrische Schmerzen

Abbildung 132 b: Abgrenzung; Schwere Präeklampsie (drohende Eklampsie).

XXVIII/2.

Einteilung 1986 Platz gemacht (Abb. 132 a). Eine schwere Präeklampsie kann z. B. wie auf Abbildung 132 b abgegrenzt werden [35]. – Bereits gibt es Empfehlungen, auch das HELLP-Syndrom in ein Klassifizierungsschema einzubauen [14].

Die *neue Einteilung* (Abb. 132a) verzichtet auf die Bewertung subjektiver Symptome wie Kopfschmerzen, Emesis, epigastrische Beschwerden, Sehstörungen usw. Ebenso entfällt der früher als sog. 3. Kardinalsymptom registrierte Begriff der Ödeme. Während die Ödeme lange Zeit in bezug auf ihre klinische Relevanz unterschiedlich beurteilt wurden, ist man heute der Ansicht, daß sie – mit wenigen Ausnahmen – weder den Krankheitsverlauf noch die Prognose von Mutter und Kind beeinflussen. Dennoch ist einer raschen Gewichtszunahme und Flüssigkeitseinlagerung in die Gewebe, besonders bei generalisierter Manifestation, nach wie vor Beachtung zu schenken (s. unter 4.4).

Man beschränkt sich somit auf *meßbare Parameter wie Hypertonie* und *Proteinurie,* neben den klinisch typischen, tonisch-klonischen Krampfanfällen, welche die Eklampsie charakterisieren.

Für die Diagnose einer *Propfpräeklampsie* ist das Hinzutreten einer Proteinurie zu einer bereits vorbestehenden Hypertonie entscheidend und nicht das Ansteigen der chronischen Hypertonie (wie bei der alten Definition der «Pfropfgestose») um 30 mmHg systolisch bzw. 15 mmHg diastolisch oder das Hinzutreten generalisierter Ödeme.

3. Pathomorphologie, Pathophysiologie

Die Störung der Mikrozirkulation, als Folge der arteriellen Vasokonstriktion, mit Hypovolämie,
XXVIII/3. Hämokonzentration und Hyperviskosität führt schließlich zur Mangelversorgung der Organe mit hypoxischen Läsionen sowie zu pathologischen Gerinnungsabläufen. Daraus resultieren morphologische Schädigungen und funktionelle Ausfälle in Plazenta, Niere, Gehirn und Leber.

3.1 Plazenta

Als Folge der z. T. bereits erwähnten Plazentationsstörung und der Gefäßveränderungen kommt es mit Fortschreiten des Schweregrades der Schwangerschafts-Hypertonie zu Mikro-und Makroinfarzierungen sowie Fibrinpräzipitationen und damit zum funktionellen Ausfall größerer oder kleinerer Plazentabezirke, woraus eine Plazentainsuffizienz verschiedenen Grades mit entsprechenden perinatalen Folgen resultiert. Daneben können die atheromatösen Veränderungen an den Spiralarterien zu Blutungen und zu vorzeitigen Plazentaablösungen führen. Mit endokrinen und anderen Überwachungsparametern kann das Ausmaß der funktionellen Störung erfaßt werden.

3.2 Niere

Die Nierenmorphologie ist charakterisiert durch die typische glomeruläre Endotheliose (Abb. 133a und b [18]).

Die Vasokonstriktion führt in schwereren Fällen zur Verminderung der Nierenplasmadurchströmung und u. a. als Folge einer deutlichen Einengung der Glomerulumkapillaren und einer Endothelverdickung zur Reduktion des Glomerulumfiltrates [17]. Neuere Untersuchungen mit der «Iohexol-Clearance», einer chemischen Quantifizierung einer Kontrastmittelclearance, konnten erneut diese auch von uns früher mit der Thiosulfat-Clearance festgestellten Ergebnisse bestätigt werden [15, 16].

Als Folge des erniedrigten Filtrates und anderen Steuerungsmechanismen (Adiuretin u. a.) kommt es zur *glomerulären-tubulären Imbalanz* mit vermehrter Wasser- und Natriumretention.

Bei der Propfpräeklampsie oder bei vorbestehenden Nierenerkrankungen – besonders häufig Pye-

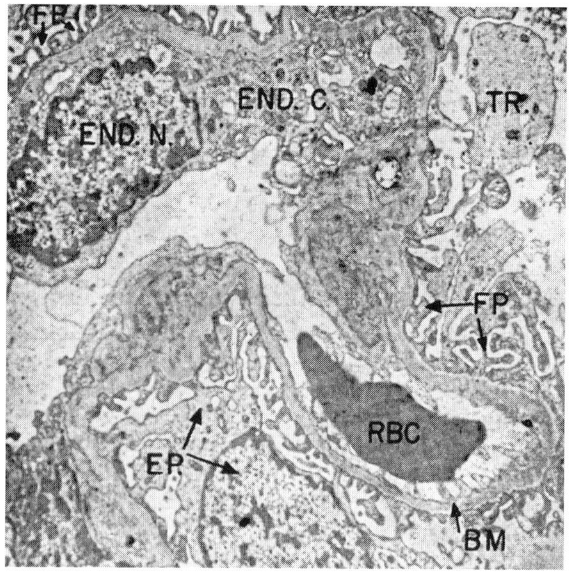

Abbildung 133 a: Elektronenmikroskopischer Befund eines präeklampsischen Glomerulum.

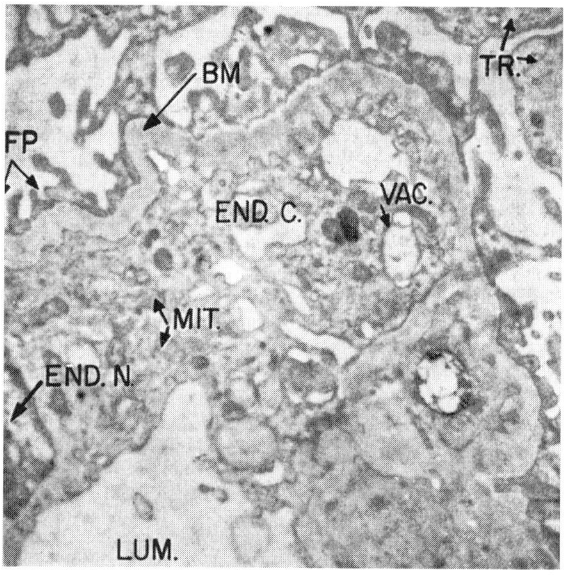

Abbildung 133 b: Detailaufnahme. Das Zytoplasma des Endothels (END.C) ist vakuolisiert (VAC.) und enthält Mitochondrien (MIT.) sowie einige dunkle osmophile Tropfen, möglicherweise Lipide (× 21.000).

lonephritiden – findet man das der Grundkrankheit entsprechende, morphologische Substrat (Nierenbiopsie) mit den dafür spezifischen Laborparametern.

3.3 Gehirn

Der wesentliche Unterschied zwischen der Präeklampsie und der Eklampsie liegt in der zusätzlichen neurologischen Symptomatik. Kommt es zum eklamptischen Anfall, ist dies wahrscheinlich primär die Folge von lokalen Vasospasmen, was sekundär zu Gefäßthrombosen und Wandveränderungen mit Endothelläsionen bis zu Kalkablagerungen führt [17]. Daraus resultieren vorerst petechiale Blutungen, dann Massenblutungen sowie ein Hirnödem und andere Sekundärfolgen.

3.4 Leber

Zunächst fehlen bei der Präeklampsie Zeichen einer wesentlichen Leberbeeinträchtigung. Erst bei den schweren Erkrankungsformen entwickeln rund 10 % der Fälle ein *HELLP-Syndrom.* Darunter verstand Weinstein 1982 [19] als erster bei Patientinnen mit einer ausgeprägten Präeklampsie eine zusätzliche Symptomentrias von Hämolyse (*H*ämolysis), erhöhten Leberenzymwerten (*E*levated *L*iver enzymes) und niedrigen (*L*ow) Plättchen(*P*latelets)-zahlen.

> Das HELLP-Syndrom ist eine besondere klinische Verlaufsform der Präeklampsie und nicht eine eigenständige Erkrankung und geht mit einer hohen mütterlichen und perinatalen Gefährdung einher.

Nach Sammelstatistiken liegen die Zahlen für die mütterliche Mortalität bei 3–5 % und für die perinatale Mortalität bei rund 25 %. Die sich daraus ergebenden Konsequenzen haben Loos und Rath 1992 [20, 23] wie folgt formuliert:

1. Bei jeder Schwangeren mit Oberbauchsymptomen mit oder ohne Gestose-Zeichen an HELLP-Syndrom denken.
2. Zur Früherkennung des HELLP-Syndroms ist bei allen verdächtigen Patientinnen ein sofortiges Laborscreening erforderlich.
3. Der nicht abschätzbare Verlauf der Erkrankung und die hohe Gefährdung von Mutter und Fet erfordern die umgehende Entbindung – in der Regel durch Kaiserschnitt.
4. Eine optimale Versorgung von Mutter und Kind ist durch die enge Kooperation mit Anästhesiologen und Neonatologen zu sichern.

XXVIII/3.

Als *geburtshilflich erprobtes Management bei HELLP-Syndrom* sehen die Autoren die auf Tabelle 175 festgehaltenen Schritte.

Die bereits oben erwähnten pathogenetischen und pathophysiologischen Mechanismen (Mikrozirkulationsstörung mit segmentalen Vasospasmen, Endothelläsionen und Fibrindepositionen u. a. als Folge einer Imbalanz zwischen Prostazyklin und Thromboxan) betreffen auch die intrahepatische Strombahn. Durch die Zerstörung der Erythrozyten am geschädigten Endothel kommt es zu Hämolyse, durch die Ablagerung der Thrombozyten am Endothel zur Thrombozytopenie und zu Mikrozirkulationsstörungen. Schließlich resultieren daraus Leberzellnekrosen mit erhöhten Leberenzymen (Transaminasen, alkalische Phosphatase) und Blutungen bis zum subkapsulären Leberhämatom [20].

Tabelle 175: Geburtshilfliches Management bei HELLP-Syndrom.

1. Antihypertensive (Dihydralazin) und antikonvulsive Behandlung (Magnesiumsulfat) zur Überbrückung bis zur Entbindung.
2. Rasche Entbindung, in der Regel durch Kaiserschnitt.
3. Indikation zur Gabe von FFP, evtl. Thrombozyten, Erythrozyten.
4. Verzicht auf Substitution einzelner Faktoren, z. B. Antithrombin III.
5. Keine Periduralanästhesie (Thrombozytopenie).
6. Kein Heparin, solange es blutet oder eine Blutung droht.

3.5 Labor, Entwicklung

Als die wichtigsten *Laborparameter* für die Diagnose und Früherkennung der Präeklampsie (inkl. HELLP-Syndrom) gelten die auf Tabelle 176 [14] festgehaltenen Indizes.

> Je nach organspezifischer Bevorzugung führen die pathophysiologischen Vorgänge zur Eklampsie (Gehirn) oder zum HELLP-Syndrom (Leber), während sonst die Präeklampsie vorwiegend durch ihre Kardinalsymptomatik, wie Hypertonie und Proteinurie, imponiert.

Tabelle 176: Laborparameter

Parameter	pathologisch
Hämoglobin	> 14 g/dl
Hämatokrit	> 40 %
Erythrozyten	Anstieg
Thrombozyten CAVE: HELLP-Syndrom	präpartaler Abfall unter 100000/mm³
⇒ ein Abfall der Thrombozyten muß innerhalb weniger Stunden kontrolliert werden!	
SGPT	Anstieg
SGOT	Anstieg
LDH	Anstieg
Bilirubin (indirekt)	≥ 1,2 mg/dl
Eisen im Serum	> 100 mg/dl
Harnsäure im Serum	> 5 mg/dl
Eiweiß im Urin	> 0,3 g/24 h > 3,0 g/24 h (schwere Präklampsie)
Fibronektin im Plasma	erhöht
HPL/Östriol	geringe Aussagekraft
zusätzlich bei v. a. HELLP-Syndrom	
Fragmentozyten	Nachweis
Retikulozyten	Anstieg
Fibrinogen	Abfall
Haptoglobin	Abfall
Faktor VIII	Verbrauch
AT III	< 70 %

XXVIII/4.

4. Symptome und ihre Definitionen

4.1 Hypertonie-Definition

Die *Bewertung der Blutdruckwerte* hat seit der Einführung der neuen von der WHO akzeptierten und der FIGO 1989 anläßlich des Weltkongresses empfohlenen ISSHP-Nomenklatur eine andere Dimension erhalten, indem sowohl der *systolische Druck als auch der relative Druckanstieg im Verlauf der Schwangerschaft unberücksichtigt bleiben.*

- Begründung: Der systolische Blutdruck ist im Unterschied zum diastolischen Druck in erster Linie von Veränderungen des Herzminutenvolumens und damit von Streßsituationen sowie von der Körperhaltung abhängig. Ein erhöhter, peripherer Gefäßwiderstand widerspiegelt sich im Verhalten des diastolischen Druckes und nicht in dem der systolischen Werte.
- Für die Korrelation zwischen erhöhter perinataler Mortalität und erhöhtem Blutdruck ist der diastolische Druck maßgebend. Der systolische Druck spielt nur dann eine Rolle, wenn auch der diastolische erhöht ist.

Diese Feststellungen rechtfertigen es, nur den diastolischen Druck für die Definition der Schwangerschaftshypertonie zu berücksichtigen.

Trotzdem empfiehlt es sich weiterhin, den systolischen Druck zu messen und den relativen Druckanstieg im Verlauf der Schwangerschaft zu verfolgen [21]. Bei extremen systolischen Werten ist auch die Gefahr einer Hirnblutung oder eines subkapsulären Leberhämatoms größer.

Von *schwerer Hypertonie spricht man bei einem diastolischen Druck von mehr als 110 mmHg,* der sich auch bei einer Kontrolle nach 4 Stunden bestätigen läßt. Wird ein Wert von mehr als 120 mmHg diastolisch gemessen, gilt bereits dieser einmalige erhobene Meßwert als schwere Hypertonie.

Im ersten und zweiten Schwangerschaftsdrittel sind die Blutdruckwerte tiefer als außerhalb der Schwangerschaft. Bis zum Ende der Tragzeit kommt es darauf zu einem mäßigen Druckanstieg um 10–15 mmHg systolisch sowie durchschnittlich 20–25 mmHg diastolisch [22]. Ein Druckabfall zu Beginn der Schwangerschaft ist auch bei chronischer Hypertonie zu beobachten.

Aufgrund dieses physiologischen Druckverhaltens wurde in der neuen ISSHP-Nomenklatur der früher mit in die Beurteilung miteinbezogene *relative Druckanstieg* fallengelassen.

4.2 Blutdruckmessung

Technik: Die *Manschette* sollte nicht schmaler sein als 40 % des Oberarmumfangs in der Oberarmmitte. – Bei Verwendung zu schmaler oder nicht richtig anliegender Manschetten werden zu hohe Werte gemessen [14]. Die Messung erfolgt grundsätzlich im Sitzen, da im Liegen der Druck durch den verminderten venösen Rückfluß deutlich niedriger sein kann. Die Manschette hat auf Herzhöhe (4. ICR) zu liegen (Praktisches Vorgehen, Tab. 177 [14]).

Die Blutdruckmessung ist ein wesentlicher Bestandteil der Schwangerenuntersuchung (-vorsorge) und sollte nicht unqualifizierten Hilfspersonen überlassen werden.

4.3 Proteinurie (s. auch Abb. 132)

Als *signifikante Proteinurie* zählt bereits eine Albuminkonzentration in der Mittelstrahl- oder Katheterurinprobe von 0,3 g/l bzw. die Angabe + im Streifentest, falls das spezifische Gewicht des Urins < 1030 beträgt und der pH < 8 gemessen wird. Urin mit einem spezifischen Gewicht < 1010 kann falsch-negative und konzentrierter Urin > 1030 falsch-positive Ergebnisse vorgeben.

4.4 Ödeme

Ödeme sind aus der neuen Nomenklatur gestrichen worden. Dennoch sind Ödeme, obwohl meist ein uncharakteristisches Symptom, vor allem dann von Bedeutung, wenn sie rasch auftreten und als *massiver Gewichtszuwachs von > 2 kg/Woche* imponieren. Sie sind häufiger bei präeklamptischen als bei normotensiven Schwangeren zu finden.

Da die *Ödementstehung* durch hormonale Faktoren nicht oder nur ungenügend erklärt werden kann, spielt auch der gestörte intrarenale Regulationsmechanismus eine wesentliche Rolle. Als Folge des verminderten Glomerulumfiltrates und anderer Faktoren kommt es zur glomerulo-tubulären Imbalanz mit pathologischer Wasser- und Natriumretention. Die bekannte und teils massive Zunahme des interstitiellen Flüssigkeitvolumens bei der Präeklampsie ist damit ein Glied in der durch die verschiedenen pathophysiologischen Vorgänge bedingten Deregulation.

5. Früherkennung

Gefährdete Schwangere sollten in der Zeit bis zum Manifestwerden der Hypertonie erkannt und einer speziellen Überwachung zugeführt werden. Leider sind die meisten der dazu notwendigen Tests zu wenig aussagekräftig und außerdem zu aufwendig. XXVIII/5.

Wesentlich ist die Ermittlung des *MAD-II-Werts:* Darunter versteht man die Bestimmung des mittleren arteriellen Drucks im zweiten Trimenon (Mad = einmal systolischer Druck + zweimal diastolischer Druck, dividiert durch 3). *Werte von > 90 mmHg sind im zweiten Trimenon auffällig.*

Als *weitere Methoden* kommen zur Anwendung: Lagerungstests («roll-over-test»; «supine pressor test» [24]), «Cold-pressure»-Test, Katecholamin-Infusionstest, Vasopressin-Infusionstest, Harnsäurebestimmung im Serum, Enzym- und Hormonanalysen, Kontrolle des Gewichtszuwachses u. a. – Wegen des hohen Aufwandes (klinische Methode, Überwachung) ist der *Angiotensinbelastungstest* trotz guter Aussagekraft *nicht praktikabel.* Die Bedeutung des isometrischen Handgriffs, des Fibronektins im Plasma, sowie des erniedrigten Kalzium/Kreatinin-Quotienten im Morgenurin bedarf noch der eingehenden Prüfung [14].

Am geeignetsten sind wahrscheinlich die *Dopplerflußmessungen,* mit denen die entscheidenden Charakteristika in den diversen Gefäßabschnitten

Tabelle 177: Praktisches Vorgehen.

- Die erste Messung sollte nach einer Ruhephase von mindestens 10 Min. erfolgen.
- Der Blutdruck sollte im Sitzen gemessen werden (Manschette in Höhe des 4. ICR).
- Grundsätzlich sollte primär an beiden Armen gemessen werden, später am Arm mit dem höheren Meßwert.
- Bei der Erstuntersuchung in der Schwangerschaft sollte der diastolische Wert in der Korotkoff-Phase V festgesetzt werden (Verschwinden der Geräusche).
- Bei Blutdruckwerten ≥ 140/90 sollte eine erneute Messung innerhalb von 10–30 Min. erfolgen, bei allen weiteren Blutdruckmessungen sollten die Werte der Korotkoff-Phase IV (deutliches Leiserwerden der Geräusche) und der Korotkoff-Phase V festgehalten werden (Differenz zwischen IV und V ist bei schwangeren größer als bei nicht-schwangeren Frauen).
- Wenn bei der Messung an beiden Armen eine Seitendifferenz von ≥ 10 mmHg festgestellt wird, sollte weiterhin die Korotkoff-Phase IV zusätzlich festgehalten werden.

Hierzu muß angemerkt werden, daß die ISSHP grundsätzlich empfiehlt, die Korotkoff-Phase IV zu messen; in den USA hingegen wird meist die Korotkoff-Phase V gemessen.

Korotkoff-Phasen bzw. -geräusche sind wie folgt definiert:

Korotkoff I	=	erstes Auftreten der Geräusche (systolischer Blutdruckwert)
Korotkoff II	=	Lauterwerden der Geräusche
Korotkoff III	=	Geräusche sind deutlich und akzentuiert
Korotkoff IV	=	Leiserwerden der Geräusche (diastolischer Wert in der Schwangerschaft)
Korotkoff V	=	völliges Verschwinden der Geräusche (diastolischer Blutdruckwert)

erfaßt werden können [36]. Als Screeningmethode sind jedoch des bislang hohen Aufwands wegen einige Vorbehalte angebracht. Obwohl damit eine fetoplazentare Perfusionsstörung erkannt werden kann, sind die Untersuchungsergebnisse (noch) stark untersucherabhängig.

XXVIII/6.

6. Prophylaxe

Niedrige Dosen von Azetylsalizylsäure unterdrücken die Synthese von Thromboxan, ohne die Produktion von Prostazyklin zu beeinflussen. Ist die Prostazyklinsynthese im betroffenen Gefäßendothel bei einer (beginnenden) hypertensiven Schwangerschaftserkrankung gestört, kann auf diese Weise das physiologische Übergewicht von Prostazyklin wiederhergestellt werden [2]. – Durch die Aspirin-Prophylaxe (-Therapie) läßt sich somit die Imbalanz TXA_2/PGI_2 wieder regulieren, nicht aber die Plazentationsstörung.

Während Aspirin in der konventionellen, analgetisch wirksamen Dosis (300–500 mg/tägl.) die Zyklooxygenase blockiert, hemmt Azetylsalizylsäure in niedriger Dosierung lediglich die Thromboxansynthetase [25, 26 (Abb. 134)].

Auf den genannten Erkenntnissen basiert die Hypothese, daß niedrig dosiertes Aspirin während der Schwangerschaft imstande ist, das Entstehen von Schwangerschaftshochdruck und Präeklampsie zu verhindern.

Verschiedene randomisierte Studien stützen diese These, und mit der seit 1988 angelaufenen, breitangelegten CLASP (Collaborative Low Dose Aspirin Study in Pregnancy)-Studie an rund 10.000 Frauen mit Präeklampsierisiken und prophylaktischer Aspirinapplikation (60 mg/tägl.) sollten die noch offenstehenden Fragen beantwortet werden. Dann sollte es möglich sein, die Patientinnen individuell zu beraten: wer, wann, wie lange und mit welcher Dosis behandelt werden soll. Bis jetzt war man mehrheitlich der Meinung, daß man möglichst früh (nach der 12. SSW) mit der Prophylaxe beginnen soll, da u. a. die Prostazyklinexkretion im Urin bei den gefährdeten Patientinnen bereits vor der 20. SSW verringert sei [2]. – Bis jetzt gibt es keine Hinweise, daß durch unerwünschte medikamentöse Nebeneffekte Mutter, Fetus oder Neugeborenes gefährdet sind [2, 27].

Inzwischen wurde die Studie mit insgesamt 9364 Patientinnen abgeschlossen. Resultat: keine Reduktion der Fälle mit proteinurischer Präeklampsie, mit fetaler Wachstumsretardation, intrauterinem Fruchttod oder neonatalen Todesfällen. Hingegen war die Frequenz von Frühgeburten in der Aspiringruppe signifikant niedriger. Schlußfolgerung: Niedrig dosiertes Aspirin ist bei einem erhöhten Präeklampsierisiko oder einem erhöhten Risiko, eine intrauterine Wachstumsretardierung zu entwickeln, nicht indiziert; hingegen bei «Frühgeburten-gefährdeten» Patientinnen [37].

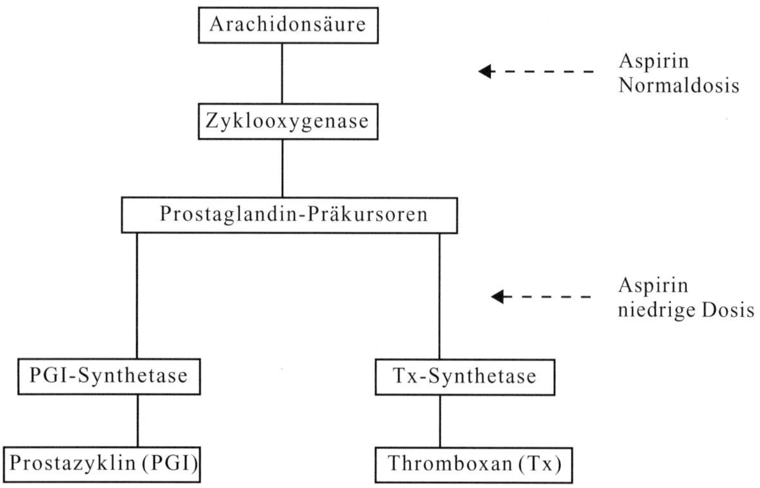

Abbildung 134: Vereinfachte Darstellung der Angriffsstellen von Aspirin entsprechend der verabreichten Dosis.

7. Therapie

Da es keine kausale Therapie gibt, gilt es in erster Linie, die Präeklampsie zu verhindern oder im Fall einer schweren Erkrankung nach stabilisierenden Maßnahmen die Schwangerschaft zu beenden. Alle Behandlungsmaßnahmen wie Bettruhe, Diät und Pharmakotherapie sind symptomatische Maßnahmen.

7.1 Ambulante Betreuung

Bereits bei einem Blutdruck ≥ 140/90 ist eine stationäre Abklärung und Beobachtung über mindestens zwei Tage notwendig [14]. Erst nach Ausschluß einer akuten Gefährdung kann unter folgenden Voraussetzungen eine strenge ambulante Betreuung erfolgen (Tab. 178 [14]).

Als *konservative Maßnahme* steht die *Vermeidung von körperlicher und seelischer Belastung* mit häufigen Ruhepausen an oberster Stelle. Arbeitsunfähigkeit! – Eine *kochsalzarme Diät gilt heute als kontraindiziert,* da ein Natriummangel das Plasmavolumen weiter herabsetzt und demzufolge den Blutdruck erhöht [21]. Hingegen ist bei der meist vorhandenen Hypoproteinämie eine besonders eiweißreiche und eine relativ kalorienarme Kost durchaus empfehlenswert.

Saluretika sind grundsätzlich kontraindiziert.

Sie stimulieren das Renin-Angiotensin-System, führen zu einer Hämokonzentration sowie zu einem erhöhten Harnsäurespiegel und zu einer Elektrolytimbalanz [24]. – Bekannt ist auch der durch Saluretika verstärkte Effekt auf eine bereits bestehende Hypovolämie und utero-plazentare Perfusionsverminderung [28].

Nach unseren früheren Erfahrungen haben jedoch geringe Diuretikadosen, auch über längere Zeit und vor Eintritt einer utero-plazentaren Perfusionsverminderung verabreicht, keinen nachteiligen hämodynamischen Effekt und damit keine Auswirkungen auf die fetale Entwicklung [29].

Tabelle 178: Voraussetzung für eine ambulante Betreuung.

- Blutdruckwerte < 160/100 (MAD < 90 mmHg)
- RR-Kontrollen 2–3/Woche
- keine Proteinurie
- keine zentralen Symptome
- unauffälliges CTG (1–2/Woche)
- Laborparameter im Normbereich (1/Woche): Eiweiß im Urin, Kreatinin, Hkt, Erythrozyten, Thrombozyten, SGOT, SGPT
- sonographische Kontrollen alle 10–14 Tage (SGA/IUGR?)

Die *Einleitung medikamentöser Maßnahmen* sollte jedoch ausschließlich Aufgabe der Klinik sein [14]. Der Umgang mit hypotensiven Substanzen ist heikel und Erfahrenen vorbehalten.

7.2 Stationäre Behandlung

Indikationen zur stationären Behandlung sind u. a. persistierende Blutdruckwerte ≥ 160/100 trotz kompetenter, antihypertensiver Behandlung [14]. Tritt eine *Proteinurie* hinzu, ist die stationäre Behandlung bereits früher angezeigt. Eine drohende Eklampsie, Oberbauchbeschwerden (HELLP-Syndrom!), bedrohliche fetale Parameter oder eine massive Gewichtszunahme von ≥ 2 kg/Woche sind Gründe für eine notfallmäßige Einweisung in die Klinik.

7.3 Antihypertensiva

7.3.1 Verwendung in graviditate

Bis zum Erreichen der 32. SSW (der «kindlichen Reife») werden die Hypotensiva zur Stabilisierung des Blutdrucks und damit zur Verbesserung der Perfusionsgrößen und Verhinderung einer fetalen Mangelentwicklung eingesetzt. Dann entscheiden klinischer Verlauf und fetales Befinden über den Zeitpunkt der Entbindung, falls nicht schon vorher eingegriffen werden muß. – In der *akuten Phase* («drop in cases» oder akute Verschlechterung des klinischen Bildes) ist eine intravenöse Behandlung als Notfalltherapie, vorzugsweise mit Dihydralazin (Nepresol®) nicht zu umgehen.

Die Phthalazine zeichnen sich durch eine langanhaltende Blutdrucksenkung mit Herabsetzung des peripheren Widerstands aus. Die Wirkung ist vorwiegend peripher mit Neutralisation pressorischer Stoffe und Beeinflussung der zentral-nervösen Blutdruckregulation.

Die Bevorzugung einzelner Präparate erfolgt meist aufgrund persönlicher Erfahrungen.

Es stehen dabei zur Auswahl: Dihydralazin (50 mg 2–3 mal/tägl. p. o., Hydralazin (Slow Apresolin®), alpha-Methyldopa (Aldomet®) (250 mg 3–4 mal/tägl. p. o.), kardioselektive beta-1-Blocker in verschiedener Dosierung ohne Beeinträchtigung der uterinen Durchblutung, sowie kombinierte alpha- und beta-1-Blocker (z. B. Labetalol (Trandate®) 200–1200 (evtl. bis 2000) mg/tägl.)).

Neuerdings haben die *Kalziumantagonisten* (Nifedipin, Nimodipin, Nisoldopin, Nitrendipin) zunehmende Bedeutung erlangt [30, 31].

Die pharmakologischen Eigenschaften machen diese Substanzen in der Behandlung der Präeklampsie theoretisch zu idealen Therapeutika [32]. Nifedipin, mit langer Halbwertszeit, senkt den Blutdruck nachhaltig ohne Be-
XXVIII/7. einträchtigung der uteroplazentaren Durchblutung und ohne fetale Herztonalterationen. Die Verträglichkeit ist gut und die orale Applikationsweise einfach.

In einer randomisierten Studie mit Nifedipin und Hydralazin als Vergleichssubstanzen bei der Behandlung der schweren Präeklampsie zwischen der 26. und 36. SSW wurde kürzlich das *Nifedipin als das Mittel der Wahl* erachtet [32]. Initial betrug die sublinguale Dosis 40–120 mg/tägl., anschließend oral 80–120 mg/tägl. Im Vergleich dazu wurde Hydralazin anfänglich intravenös in Dosen von 6,25–12,5 mg/tägl., anschließend oral in solchen von 80–120 mg/tägl. appliziert.

Schließlich kommen auch *beta-Sympathikomimetika* allein oder in Kombination mit Hypotensiva zur Anwendung, in der Meinung, damit den besonders bei der «Gestose» erhöhten uterinen Ruhetonus zu senken und die uteroplazentare Hypoperfusion zu verbessern [12].

7.3.2 Hypertensive Krise

Bei einer *hypertensiven Krise* sind i. v.-Injektionen von Dihydralazin (Nepresol®) vorerst in Dosen von 2,5 mg, dann von 1,25 mg je nach Ansprechen des Blutdrucks, inkl. Mg-Injektionen, notwendig (Abb. 135).

Spielt sich der Druck auf ein gewisses Niveau ein, ist die konstante Zufuhr in Form eines Dauertropf (Cave: Flüssigkeitszufuhr) oder besser in der Perfusorspritze zu empfehlen (z. B. 5 mg entsprechend z. B. 4 ml einer 25 mg Dihydrazalin/NaCl-Mischung von 20 ml). Die Dauerinfusionsbehandlung bedarf einer «minutiösen» Titrierung. Ein abrupter Blutdruckabfall muß jedenfalls vermieden werden, um damit nicht die uteroplazentare Zirkulation und die Nierendurchblutung weiter zu verschlechtern [16].

7.4 Sedative bzw. antikonvulsive Behandlung

Zur Prophylaxe und Therapie eklamptischer Konvulsionen hat sich *Magnesiumsulfat* bewährt.

Die Wirkung von Magnesiumsulfat beruht auf einer Blockierung der neuromuskulären Übertragung, wobei

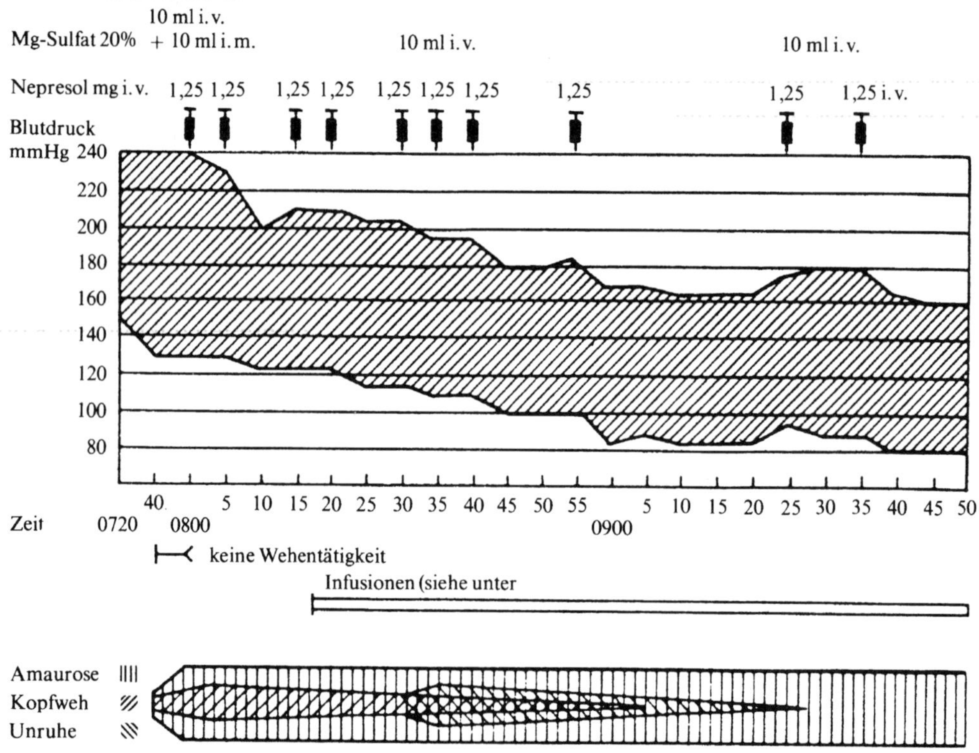

40j. II.-p. = Schwere Präeklampsie (Pfropfgestose bei einseitiger pyelonephritischer Schrumpfniere). BD: 240/150. Prot. + + +. Ödeme +. – Kombinierte Behandlung mit Nepresol-Serpasil-Magnesiumsulfat.

Abbildung 135: Hypotensive Behandlung in einer akuten Krisensituation.

die Menge des freiwerdenden Azetylcholins reduziert wird. Dazu kommt eine zentral dämpfende Wirkung mit hypotensivem und diuretischem Effekt. – Die Patientin bleibt ansprechbar. Eine fetale Depression ist nicht zu befürchten.

Die *Toxizitätsgrenze* liegt bei einem Magnesium-Blutserumspiegel von > 4.2 mmol/l. Diese Schwelle wird mit dem Verschwinden der Patellarreflexe angezeigt.

Dosierung: Bei drohender Eklampsie 4 g $MgSO_4$ (4 g in 20 ml NaCl 0,9 %) langsam i. v. während 10 Minuten. Anschließend 1 g/h (entweder i. v. oder i. m.) in Einzeldosen oder 10prozentiger Infusionslösung je nach Bedarf.
Alternativschema aufgrund der Erfahrung an 154 Eklampsien [33]:
1. 10 g als Initial- und Basisdosis i. m. (je 10 ml/50 % Magnesiumsulfatlösung intragluteal rechts und links)
2. 5 g Erhaltungsdosis (je 10 ml/50 % Magnesiumsulfatlösung alternierend intragluteal, links und rechts alle 4 Stunden)
3. Bei Eklampsie: Initial zusätzlich 4 g Magnesiumsulfat (20prozentige Lösung i. v.)

Antidot: 10prozentige Kalziumglukonatlösung neutralisiert den durch Magnesium ausgelösten neuromuskulären Block.

Im allgemeinen genügt Magnesiumsulfat bei richtiger (genügender) Dosierung zur Sedierung.

Alternativ oder in Kombination kann notfalls auch Valium in Dosen von 5–10 mg i. v. zur Anwendung kommen.

7.5 Komplementäre Behandlung

7.5.1 Volumensubstitution, Infusionen

Während jeder Infusionstherapie ist der Zentralvenendruck (ZVD) bzw. der pulmonal-kapilläre Verschlußdruck (PCWP) und der kolloidosmotische (onkotische) Druck zu bestimmen.

Da praktisch immer eine Hypovolämie vorliegt, sollten bereits initial (wenn möglich vor Beginn einer hypotensiven Therapie) Humanalbumin- bzw. Plasmapräparate (z. B. Humanalbumin 20 %) infundiert werden, was bei der in diesen Fällen immer vorhandenen Hypoproteinämie von Vorteil ist. Nach dem Volumenersatz und *nach Normalisierung des ZVD* kommt es zum Wiederanstieg der Urinvolumina und zur Zunahme der utero-plazentaren Perfusion. – Dextranlösungen stehen ebenfalls zur Diskussion. XXVIII/7.

Wird der Volumenmangel nicht behoben, kommt es zum weiteren Anstieg des Blutdrucks und zur Reduktion der utero-plazentaren, renalen und zerebralen Durchblutung.

Fresh-frozen Plasma (FFP), das alle Gerinnungsfaktoren inkl. Thrombozyten enthält, sollte bei Fibrinogenkonzentrationen unter 100–150 mg/dl gegeben werden [14].

Zusätzlich ist eine *Basis-Infusionstherapie* (Elektrolytzusätze je nach Labor) mit isotonen Lösungen in bilanzierter Menge (Cave: Überwässerung!) unter laufender Kontrolle der Urinausscheidung und des ZVD notwendig.

Falls die Diurese nicht in Gang kommt, ist ein Versuch mit Mannitol angezeigt.

7.5.2 Diuretika?

Diuretika sind in der akuten Phase nur in Ausnahmefällen indiziert.

Diese sind: Lungenödem und/oder Herzinsuffizienz. Dabei ist besonders bei einer zur Diskussion stehenden Lungenreifeinduktion mit Kortikoiden (besonders in Kombination mit Tokolytika) an die Gefahr des Lungenödems zu denken.

7.6 Entbindung

7.6.1 Bei unreifem Kind

Falls es die klinische Situation erlaubt, sollte – wenn immer möglich – bis zur 32. SSW konservativ vorgegangen werden [14]. Die Lungenreifeförderung kann mit einem Kortikoid (evtl. besser in dieser Situation mit Ambroxol (Mucosolvan®)) eingeleitet werden. Die Indikation zur Geburtsbeendigung geben uns die verschiedenen diagnostischen Parameter, die über den «intrauterinen Patienten» orientieren. Es gilt abzuwägen, ob das «intrauterine oder extrauterine Milieu» die besseren Überlebenschancen bietet. – Nur in seltenen Fällen kann man nach Abklingen der akuten Phase und Stabilisierung des mütterlichen Zustandes bei sehr unreifen Früchten zuwarten, da bei den meist wegen einer nutritiven Plazentainsuffizienz retardierten Feten das weitere Verbleiben in utero dadurch kompromittiert ist.

XXVIII/Lit.

7.6.2 Bei reifem Kind

Nachdem die akute Phase abgelaufen ist, erfolgt die Geburtseinleitung. Eine vaginale Entbindung ist dabei durchaus möglich, falls nicht bei ungünstigen vaginalen Verhältnissen mit einer protrahierten Geburt gerechnet werden muß. Oxytozin (und auch Prostaglandin) sind zur Geburtseinleitung erlaubt [14].

7.6.3 HELLP-Syndrom (s.o.)

7.6.4 Eklampsie

Die *rasche Beendigung der Schwangerschaft* (ohne Rücksicht auf das Kind) ist aufgrund des mütterlichen Risikos in den allermeisten Fällen möglichst umgehend anzustreben. Die Geburt und damit «Entfernung des Schwangerschaftsprodukts» ist letztlich die einzige kausale Maßnahme, um einen Status eclampticus zu verhindern. Dementsprechend wird auch vorgeschlagen, nach einem *eklamptischen Anfall postpartum* die Dezidua und eventuelle Plazentareste mit einer Kürettage zu entfernen.

- Zusätzliche Maßnahmen: Fernhalten von Lärm- und Lichtreizen! Auf Lärmreize können vegetativ gesteuerte periphere Vasokonstriktionen auftreten (Blutdruckanstieg!). Die Seitenlagerung ist obligat, da in «supine position» z. B. die Nierenclearance um 20 % und das Harnvolumen um 50 % reduziert sein können.

Vor einem bevorstehenden Anfall: Einschieben eines Mayo-Tubus zwischen die Zähne, um damit einen Zungenbiß zu verhindern. Bei einer Patientin im Koma: sofort Kopftieflagerung, um einer Aspiration von Erbrochenem und Blut vorzubeugen.

Literaturhinweise

1 Khong TY, DeWolf F, Robertson WB, Brosens I (1986) Inadequate maternal vascular response to placentation in pregnancies complicated by pre-eclampsia and by small-for-gestational age infants. Br J Obstet Gynaecol 93:1049

2 Wallenburg HCS (1991) Acetylsalizylsäure und Schwangerschaftshypertonie. Gynäkologe 24:183

3 Noort WA, Keirse MJNC (1990) Prostacylin versus thromboxane metabolite excretion: Change in pregnancy and labor. Eur J Obstet Gynecol Reprod Biol 35:15

4 Walsh SW (1990) Physiology of low-dose aspirin therapy for the prevention of preeclampsia. Seminar Perinat 14:152

5 Yanagisawa M, Kurihara H, Kimura S et al (1990) A novel potent vasoconstrictor peptide produced by vascular endothelial cells. Nature 332:411

6 Benigni A, Oriso S, Gaspari F et al (1992) Evidence against a pathogenetic role for endothelin in preeclampsia. Br J Obstet Gynaecol 99:798

7 Sibai BM (1991) Immunologic aspects of preeclampsia. Clin Obstet Gynecol 34:27

8 Conradt A (1984) Neuere Modelvorstellungen zur Pathogenese der Gestose unter besonderer Berücksichtigung eines Magnesium-Mangels. Z Geburtsh Perinat 188:49

9 Zuspan FP (1990) Pre-eclampsia. Acute Hypertension. In Quilligan EJ, Zuspan FP (eds) Current therapy in obstetrics and gynecology. Saunders. Philadelphia p 251

10 Roberts JM (1989) Pregnancy related hypertension. In Creasy RK, Resnik R (eds) Maternal fetal medicine: Principles and practice. Saunders. Philadelphia

11 Chesley LC (1978) Hypertensive disorders in pregnancy. Appleton-Century-Crofts. New York

12 Janisch H, Leodolter S, Reinold R (1974) Uteroplazentare Durchblutungsverbesserung bei EPH-Gestose durch Langzeit-Therapie mit Beta-Sympathikomimetika. Z Geburtsh Perinat 178:202

13 Robertson WB, Khong TY, Brosens I et al (1986) The placental bed biopsy: Review from three European Centers. Am J Obstet Gynecol 155:401

14 Kaulhausen H, Faridi A (1993) Arbeitsgemeinschaft Schwangerschaftshochdruck/Gestose. Bericht der Arbeitsgemeinschaft anläßlich der Tagung am 12.12. 1992. Bluthochdruck in der Schwangerschaft. Der Frauenarzt 34:845

15 Krutzen E, Olofsson P, Bäck SE, Nilsson-Ehle P (1992) Glomerular filtration rate in pregnancy: A study in normal subjects and in patients with hypertension, preeclampsia, and diabetes. Scan J Clin Lab Invest 52:387

16 Hochuli E (1970) Die Spätgestose (Schwangerschaftstoxikose, EPH-Syndrom). Gynäkologe 3:89

17 Friedberg V, Hochuli E (1967) Die schwangerschaftsspezifischen Erkrankungen. In Käser O, Friedberg V, Ober KG, Thomsen K, Zander J (Hrsg) Gynäkologie und Geburtshilfe. Thieme. Stuttgart S 450

18 Pirani CL, Pollak VE, Lannigan R, Folli G (1963) The

renal glomerular lesion of pre-eclampsia: Electron microscopic studies. Am J Obstet Gynecol 87:511
19 Weinstein L (1982) Syndrome of hemolysis, elevated liver enzymes, and low platelet count: A severe consequence of hypertension in pregnancy. Am J Obstet Gynecol 142:159
20 Loos W, von Rath W (1992) Das «HELLP»-Syndrom – ein «Gestaltwandel» der Präeklampsie. Geburtsh Frauenheilkd 52:581
21 Retzke U, Kaulhausen H (1991) Die Hypertonie in der Schwangerschaft. Speculum 9:8
22 MacGillivray I, Rose GA, Rowe B (1969) Blood pressure survey in pregnancy. Clin Sci 37:395
23 Loos W (1993) HELLP-Syndrom. Diagnostik und Therapie. DIA-GM 10:753
24 Knörr K, Knörr-Gärtner H, Beller FK, Lauritzen C (1989) Hypertensive Erkrankungen in der Schwangerschaft. In Geburtshilfe und Gynäkologie. Springer. Berlin-Heidelberg-New York S 330
25 Broughton-Pipkin F (1990) The evidence concerning the role of eicosanoids in hypertensive pregnancy. In Fryers G (ed) Aspirin – towards 2000. Roy Soc Med Serv. London
26 De Swiet M (1990) The use of aspirin in pregnany (review). J Obstet Gynecol 10:467
27 Editorial (1991) Ist eine Prävention der Präeklampsie möglich? Zbl Gynäkol 113:847
28 Campbell DM, McGillivray I (1975) The effect of low calory diet or a thiazide diuretic on the incidence of pre-eclampsia and on birth weight. Br J Obstet Gynaecol 82:572
29 Vogt HP, Käch O, Hochuli E (1983) Diuretics during pregnancy – controversy or option? In Janisch H, Reinold E (eds) Dilemmas in Gestosis. Thieme. Stuttgart S 412
30 Mari G, Kirshon B, Moise KJ et al (1989) Doppler assessment of the fetal and uteroplacental circulation during nifedipine therapy for preterm labor. Am J Obstet Gynecol 161:1514
31 Lurie S, Fenakel K, Friedman A (1990) Effect of nifedipine on fetal heart rate in the treatment of severe pregnancy-induced hypertension. Am J Perinatol 7:285
32 Fenakel K, Fenakel G, Appelman Z et al (1991) Nifedipine in the treatment of severe preeclampsia. Obstet Gynecol 77:331
33 Pritchard JA, Pritchard SA (1975) Standardized treatment of 154 consecutive cases of eclampsia. Am J Obstet Gynecol 123:543
34 Wallenburg HCS (1988) Prevention of hypertensive disorders in pregnany. Clin Exp Hypertens 7:121
35 Dietz TU, Gyr Th (1992) Die schwere Präeklampsie. Eine geburtshilfliche Notfallsituation. DISA-GM 19: 1635
36 Campbell S, Pearce JM, Mackett G et al (1986) Qualitative assessment of uteroplacental blood flow. Early screeniung test for high-risk pregnancies. Obstet Gynecol 63:649
37 CLASP (1994) A randomised trial of low-dose aspirin for the prevention and treatment of pre-eclampsia among 9364 pregnant women. Lancet 343:619

XXIX Gerinnungsstörungen in der Geburtshilfe

XXIX

Gerinnungsstörungen in der Geburtshilfe sind komplexer Natur und umfassen verschiedene pathogenetische Mechanismen, so die der disseminierten, intravaskulären Verbrauchskoagulopathie, der Verlustkoagulopathie und der Destruktion von Gerinnungsfaktoren. Diesen pathogenetischen Abläufen sind jeweils die entsprechenden Krankheitsbilder zuzuordnen. Obwohl die Verlustkoagulopathie im Zusammenhang mit einer massiven Blutung am häufigsten vorkommt, beschäftigen vor allem die Gerinnungsstörungen bei der vorzeitigen Plazentaablösung und im Rahmen der Präeklampsie bzw. des HELLP-Syndroms den Kliniker. Nur die optimale Abstimmung zwischen geburtshilflichem Vorgehen und Wiederherstellung normaler Gerinnungsverhältnisse vermag eine sonst hohe mütterliche und fetale Letalität günstig zu beeinflussen. Ebenso schwerwiegend verlaufen die selteneren Fruchtwasserembolien.

Verschiedene Erkrankungen in der Schwangerschaft und unter der Geburt sind mit Gerinnungsstörungen, die in ihrem Ablauf sehr komplex verlaufen können, assoziiert. Es betrifft dies vor allem die *vorzeitige Lösung der Plazenta und den Formenkreis der Präeklampsie (s. Kap. XXVIII), die Fruchtwasserembolie und das «dead-fetus»-Syndrom.* Im weiteren können auch der infizierte Abort und das Amnioninfektionssyndrom mit Gerinnungsstörungen einhergehen, wobei Endotoxine, welche die Verbrauchskoagulopathie initiieren, vom Infektionsherd direkt in die mütterliche Zirkulation gelangen oder sekundär in der Blutbahn durch eine massive Bakteriämie freigesetzt werden.

Das wesentliche Prinzip der Gerinnungsstörung ist der disseminierte, intravaskuläre Ausfall von Fibrin in der terminalen Strombahn mit Verbrauch der plasmatischen Gerinnungsfaktoren und Thrombozyten sowie begleitender oder nachfolgender Fibrinolyse.

Der *primäre Prozeß* führt zu einer *Mikrothrombosierung* in den peripheren Strombahnen, mit «fibrinreichen» Gerinnseln in Arteriolen, Kapillaren und Venolen in zahlreichen Organen. Dadurch kommt es zur *Beeinträchtigung der Mikrozirkulation* und zur Hypoxie der Gewebe. Die ausgeprägte Verminderung des Fibrinogengehaltes im zirkulierenden Blut bis zu nicht mehr meßbaren Konzentrationen hat deshalb zum Begriff der *Defibrinierung* geführt. Erst sekundär kommt es durch die reaktive bzw. reparative Fibrinolyse zum Abbau der intravasalen Fibrinthromben und zur Wiedereröffnung der terminalen Strombahnen [1, 2, 3]. Ein klinisches Zeichen dafür ist das Wiederingangkommen der Diurese als Folge der Deblockierung der durch Mikrothrombosierungen gestörten Mikrozirkulation in der Niere.

Die genannten Prozesse können sowohl miteinander wie auch nacheinander ablaufen.

Die *Diagnose der Verbrauchskoagulopathie* beruht somit auf Parametern, die sowohl den Beginn als auch den Verlauf und den Endzustand der Gerinnungsstörung als dynamischen Vorgang anzeigen.

Dabei können Fibrinogen-Abbauprodukte auftreten, die den Gerinnungsprozeß ihrerseits im Sinne einer Antikoagulanzienwirkung mit gleichzeitiger Störung der Thrombozytenfunktion beeinträchtigen.

Der Schweregrad der Gerinnungsstörung ist somit abhängig von der Geschwindigkeit und dem Ausmaß der ablaufenden Reaktionen unter Berücksichtigung der reparativen, fibrinolytischen Gegenregulation. Beim gleichzeitigen Auftreten von intravaskulärer Gerinnung und Fibrinolyse ist die hämorrhagische Diathese besonders ausgeprägt.

Die *Differentialdiagnose* zwischen einer disseminierten intravaskulären Gerinnung und der intravaskulären Proteolyse ist nicht immer einfach, umso mehr als beide Prozesse sehr eng miteinander verbunden sein können.
Grundsätzlich können *Gerinnungsvorgänge rasch,* wie z. B. bei der vorzeitigen Lösung und bei der Fruchtwasserembolie, oder subakut bis *chronisch,* wie beim «dead-fetus»-Syndrom und bei den septischen Erkrankungen, ablaufen.

Die *«Verbrauchskoagulopathie»* ist dabei von der *«Verlustkoagulopathie»* abzugrenzen, bei der es als Folge einer massiven Blutung und von inadäquatem Ersatz zum raschen Verlust von Gerinnungsfaktoren und Thrombozyten kommt. Dadurch kann das Hämostasepotential in dem Maße gestört sein (kritische Werte s. Tab. 180), daß daraus eine hämorrhagische Diathese resultiert.

Schließlich führt auch die Mobilisierung von Aktivatoren im Fibrinolysesystem, beispielsweise durch ausgedehnte Geburtsverletzungen (sehr selten), zur *Destruktion von Gerinnungsfaktoren und zur Hyperfibrinolyse* [4].

1. Die vorzeitige Lösung der Plazenta

Die vorzeitige Lösung wird für etwa ein Drittel der Blutungen in der Schwangerschaft verantwortlich gemacht und stellt gleichzeitig die häufigste Ursache für akut auftretende Gerinnungsstörungen dar. Die mütterliche Sterblichkeit liegt zwischen 0,4–1,3 %, die kindliche zwischen 25 % und 50 % [5]. – Die Ätiologie ist weitgehend unbekannt, wobei ein vermehrtes Vorkommen im *Zusammenhang mit der Präeklampsie* beobachtet wird.

Mechanisch bedingte Faktoren werden für eine Abruptio placentae nach der Geburt des ersten Zwillings durch die plötzliche Volumen- und Druckabnahme im Uterus verantwortlich gemacht, wie beispielsweise auch nach Blasensprengung bei einem Hydramnion. Weitere Ursachen sind z. B. eine traumatische Einwirkung anläßlich eines Verkehrsunfalles (aber z. B. auch eine äußere Wendung!).

1.1 Pathogenese

Hypoxische und degenerative Veränderungen mit nachfolgender Einblutung in die Dezidua werden als Ursache für die Ausbildung eines retroplazentaren Hämatoms diskutiert [5]. Das klinische Bild, wie es in einer bereits 1954 von Page [6] vorgenommen Einteilung in Schweregrade zum Ausdruck kommt (Tab. 179), richtet sich nach der Größe des von der Uterushaftfläche gelösten Bezirks.

Wichtig ist die Diskrepanz zwischen der Intensität der klinischen Symptomatik – besonders der Schocksymptomatik – und dem nach außen sichtbaren Blutverlust.

Besteht der Verdacht auf eine vorzeitige Lösung, erfolgen der Nachweis und die Ausmessung eines retroplazentaren Hämatoms mittels Ultraschall.

1.2 Pathophysiologie

Die Entstehung der Koagulopathie ist letztlich nicht geklärt; unklar ist, ob diese am Beginn der pathogenetischen Kette steht oder sich eventuell erst im Laufe der Plazentaablösung entwickelt.

Plazenta und Dezidua sind sehr reich an Gewebethromboplastin, so daß vieles für die Aktivierung der intravasalen Gerinnung durch die Einschwemmung von Gewebethromboplastin aus der abgelösten Plazentahaftstelle über die Venen im Endometrium in die mütterliche Zirkulation spricht. Darauf kommt es zur Gerinnungsaktivierung. Dabei treten quervernetzte Fibrinabbauprodukte vorwiegend als Fibrinmonomerkomplexe, die auch im peripheren Blut erscheinen, auf. Seit kurzem kann auch ein typisches Fibrinabbauprodukt im Plasma über einen Enzym-Immunoassay als DD-Fragment (D-Dimer) bestimmt werden [7]. Fibrin und die Fibrinabbauprodukte präzipitieren schließlich in der terminalen Strombahn. – Gleichzeitig oder zeitlich verzögert kommt es zur Fibrinolyse.

Tabelle 179: Schweregrade der Abruptio placentae.

Grad 0:	Klinisch: keine Symptome! Die Diagnose wird erst bei Besichtigung der Plazenta post partum gestellt. Die kindliche Mortalität ist erhöht
Grad I:	Mäßig starke vaginale Blutung mit oder ohne einen leichten Tetanus uteri. Die kindliche Mortalität ist deutlich erhöht
Grad II:	Schmerzhafter Tetanus uteri in Verbindung mit einer meist stärkeren vaginalen Blutung ohne hämorrhagischen Schock und klinisch manifester Koagulopathie. Das Kind ist stark gefährdet. Vielfach intrauteriner Fruchttod schon vor der Aufnahmeuntersuchung.
Grad III:	Schwerste Form des Syndroms mit starker intrauteriner, meist aber auch vaginaler Blutung und hämorrhagischem Schock. Deutlicher Tetanus uteri, das Abdomen ist druckschmerzhaft, das Kind ist abgestorben. Eine Koagulopathie liegt in den meisten Fällen vor.

XXIX/1.

1.3 Diagnose

1.3.1 Klinik (s. auch unter 1.1)

Das klinische Bild wird auf der einen Seite durch die unterschiedliche Symptomatik (von diskreten Zeichen bis zum Vollbild) der vorzeitigen Plazentaablösung mit schwerer Gerinnungsstörung und auf der anderen Seite durch das Ausmaß des fetalen «Not»-Zustands geprägt.

1.3.2 Gerinnungsstörung

Die wichtigsten gerinnungsanalytischen Charakteristika sind auf Tabelle 180 [5] verzeichnet. – Neben der «Defibrinierung» findet man auch erniedrigte Spiegel der Gerinnungsfaktoren und eine Thrombozytopenie. – Diese Faktoren sind ebenso ursächlich an der hämorrhagischen Diathese beteiligt, wie hohe Spiegel von Fibrinabbauprodukten [5].

Tabelle 180: Diagnose der akuten Gerinnungsstörung.

1. Ungerinnbarkeit des venösen und uterinen Blutes
2. Gerinnselbeobachtung im Reagenzglas: verzögerte Gerinnung, Wiederauflösung des Gerinnsels, Ungerinnbarkeit
3. Fibrinogen im Plasma < 100 mg/100 ml, partielle Thromboplastinzeit (auch nach Zugabe von Normalplasma), Thrombozyten < 80.000/mm^3

XXIX/1.
4. Intravaskuläre Hämolyse mit Rotfärbung des Plasmas, bräunlich-rötlicher Harn, Plasmahämoglobinspiegel bis zu 180 mg/100 ml und mehr, Fragmentozyten im Blutausstrich

- Die *Gerinnselbeobachtung im Reagenzglas,* als «clot-observation»-Test oder «bed-side»-Test bekannt, ist am Krankenbett als erster Test durchzuführen, der uns grob über eine mögliche Gerinnungsstörung orientiert.

2–5 ml Vollblut werden in ein Röhrchen entnommen, und durch Seitwärtsneigen (2–3 mal pro Minute) wird der Eintritt der Gerinnung registriert. Unbehandeltes Vollblut gerinnt in Anhängigkeit vom Kontakt mit der Glasoberfläche und der Umgebungstemperatur in 6–15 Minuten.

Wichtig ist eine Beobachtungszeit über mindestens eine Stunde. Eine gesteigerte fibrinolytische Aktivität liegt dann vor, wenn eine Auflösung eines primär gebildeten Gerinnsels in weniger als eine Stunde erfolgt. – Angeborene oder erworbene Afibrinogenämien zeichnen sich durch Ungerinnbarkeit aus. Hypofibrinogenämien (< 100 mg/100 ml) oder Störungen der Gerinnselstruktur sind an der lockeren Gerinnselbildung zu erkennen.

Mit der Zugabe von Thrombin (60E zu 5 ml Blut: Gerinnungszeit 20–30 Sekunden (Thrombin-Gerinnungs-Schnelltest)) kann der Fibrinogengehalt sehr rasch beurteilt werden.

- Die Werte der *DD(D-Dimer)-Konzentrationen* (s. o.) steigen bis zu 350 µg/ml und mehr an [8]. Bei Verlustkoagulopathien hingegen ergeben sich nur wenig erhöhte Konzentrationen, so daß eine sichere Differenzierung zwischen diesen Koagulopathieformen getroffen werden kann [5]. – Im weiteren können mit dem Äthanolgelationstest die löslichen Fibrin-Monomerkomplexe nachgewiesen werden.

Durch die Alkoholzugabe werden diese in ihrem Löslichkeitsverhalten beeinflußt und präzipitieren als CO-Präzipitate zusammen mit Fibrinogen unter Ausbildung von Fäden, Flocken oder eines gelartigen Gerinnsels. – Der Ausfall des Tests läßt sich in negativ, einfach positiv, zweifach positiv oder dreifach positiv einstufen.

1.4 Therapie

1.4.1 Geburtshilfliches Vorgehen

Lebt das Kind, ist die abdominale Schnittentbindung aus vitaler kindlicher/mütterlicher Indikation angezeigt. Parallel dazu ist für eine ausreichende Volumensubstitution zu sorgen und eine Korrektur der Gerinnungsstörung vorzunehmen.

Ein anläßlich der Sectio vorgefundener «Couvelaire-Uterus» («Apoplexia uteri») muß nicht entfernt werden.

Eine vaginale Geburt kommt nur unter günstigsten Vorzeichen beim Stadium 0–1 in Frage, falls die kindlichen Überwachungsparameter normal sind und die Geburt binnen kurzem zu erwarten ist oder beendet werden kann (Multiparität, offene Geburtswege).

Etwas anders verhält es sich *bei totem Kind.* Die Geburtsleitung hängt dabei im wesentlichen von der mütterlichen Gefährdung durch den Schock und die Gerinnungsstörung ab.

Ist jedoch bei einem Lösungsstadium II oder III die vaginale Entbindung nicht kurz bevorstehend, muß auch hier die Sectio ins Auge gefaßt werden, um den Circulus vitiosus der fortschreitenden Koagulopathie und deren Folgen zu unterbrechen.

In beiden Situationen steht somit die möglichst rasche «Entleerung» des Uterus im Vordergrund, um damit Ursache (vorzeitige Lösung) und Folge (Gerinnungsstörung) wirkungsvoll bekämpfen zu können.
Postpartal ist die Gefahr einer letalen Hämorrhagie und des tödlichen Schocks solange nicht gebannt, bis die Gerinnungsverhältnisse sich nicht normalisiert haben und der Volumenverlust nicht ausgeglichen ist.

Die postpartale Hämorrhagie war nach Bonnar 1981 [8] die häufigste mütterliche Todesursache nach vorzeitiger Lösung. – Wegen der Gefahr einer atonischen Nachblutung – besonders gefährlich in Kombination mit einer Gerinnungsstörung – sind immer Uterotonika in Infusionen zu verabreichen. – Bei nicht beherrschbarer Blutung muß gegebenenfalls hysterektomiert werden. Die Gerinnungsstörung stellt dabei keine Kontraindikation dar.

1.4.2 Volumenersatz, Korrektur der Gerinnungsstörung

In erster Linie ist für eine ausreichende *Volumensubstitution* zu sorgen. Neben Blutersatz kommen zunächst kolloidale Lösungen z. B. in Form von Humanalbumin in Frage. Bei einer Volumensubstitution mit großen Mengen von Dextranlösungen (> 1000 ml) ist an eine dadurch bedingte Plättchenfunktionsstörung und an eine sekundäre Fibrinolysesteigerung zu denken [9]. – Im Hinblick auf die Diskussionen um eine HIV-Übertragungsmöglichkeit wird die Transfusion von *Frischblut* heute im allgemeinen sehr zurückhaltend gehandhabt. Die Konserven sind jedenfalls nicht gekühlt zu verabreichen, um nicht die Thrombozytenfunktion negativ zu beeinflussen.

Mit 500 ml Frischblut werden die Blutplättchen im zirkulierenden Blut um 10.000/mm^3 vermehrt und der Fibrinogenspiegel um 0,25 g/l angehoben.

Aus dem oben genannten Grund kommt vermehrt *«fresh-frozen»-Plasma,* in dem Gerinnungsfaktoren, insbesondere Fibrinogen angereichert sind, zum Einsatz.

Unter dem Aspekt der individuellen Spenderkontrolle erscheint tiefgefrorenes Frischplasma besonders günstig, zumal es sämtliche Gerinnungsfaktoren substituiert und gleichzeitig Inhibitoren der Enzyme Thrombin und Plasmin (Antithrombin III, Protein C und α_2-Antiplasmin) verabreicht werden können [5].

Gegebenenfalls wird zusätzlich noch die Gabe von *Fibrinogen* bzw. Cohn-Fraktion I notwendig, wobei es mit 4 g Fibrinogen gelingt, den Fibrinogenspiegel von 0 auf 100 mg % anzuheben.

Bei einer ausgeprägtem Thrombozytopenie können zusätzlich Thrombozytenkonzentrate erforderlich sein.

Daher ist in solchen Fällen die Anwendung von antifibrinolytisch wirksamen Substanzen (Proteinasehemmer (Trasylol®)), die einen relativ stabilen Komplex mit Plasmin eingehen, sinnvoll.

Als Initialbehandlung werden 500.000–1.000.000 KIE (Kallikreininhibitoreinheiten) i. v. verabreicht, gefolgt von 200.000 KIE/h für 4–6 Stunden bis zur Erzielung einer ausreichenden Hämostase [10]. Daneben stehen synthetische Antifibrinolytika wie EACA (Epsilon-Aminocapronsäure 4–6 g/dosi bis zu 30 g/24 Std.) oder Tranexamsäure (Cyklocapron®, Anvitoff®) zur Verfügung. Mit der Gabe von synthetischen Antifibrinolytika sollte man jedoch zurückhaltend sein, da mit diesen Substanzen durch Interaktionen mit Fibrin äußerst stabile Gerinnsel entstehen, die der reaktiven Lyse kaum mehr zugänglich sind [11].

2. Fruchtwasserembolie

Bei einer Fruchtwasserembolie kommt es zum Übertritt von Fruchtwasserbestandteilen in die mütterliche Zirkulation bis hin zur Verlegung verschieden großer Abschnitte der pulmonalen Strombahn. XXIX/2.

Bei einer schweren Gerinnungsstörung wird das Ausmaß der hämorrhagischen Diathese sehr oft durch die überschießende Fibrinolyse mitbestimmt (Klinische Phase 2).

Die *Diagnose* kann letztlich nur durch den Nachweis von Fruchtwasserbestandteilen im mütterlichen Blut oder pathologisch-anatomisch in den Kapillaren der mütterlichen Lunge erbracht werden. – Die Letalität ist hoch und wird im Schrifttum mit über 80 % als die bisher wahrscheinlich häufigste Todesursache unter der Geburt beziffert [5].

2.1 Klinische Phase 1 (Kardiopulmonale Insuffizienz)

Für den Übertritt von Fruchtwasser in die mütterlichen venösen Gefäße im Bereich des unteren Uterinsegmentes oder der Plazentahaftfläche sind wahrscheinlich Lecks in den Eihäuten verantwortlich.

Dazu kommt es häufig im Zusammenhang mit einer gesteigerten Wehentätigkeit nach Blasensprung unter Einfluß von Wehenmitteln mit abdominalen Schnittentbindungen, Uterusrupturen und Zervixrissen sowie mit vorzeitigen Lösungen der Plazenta oder mit einem intrauterinen Fruchttod. – Allerdings kann eine Fruchtwasserembolie in 10–20 % auch bei stehender Fruchtblase bzw. fehlender oder nicht registrierter Wehentätigkeit auftreten [5].

Je dickflüssiger das Fruchtwasser ist und je mehr korpuskuläre Elemente darin enthalten sind, desto schwerer verläuft das Krankheitsbild [12]. Dafür spricht auch das Zusammentreffen einer Fruchtwasserembolie mit einem intrauterinen Fruchttod mit dickflüssig umgewandeltem Fruchtwasser.

Die *Embolisierung* führt zu einer Verlegung der pulmonalen Strombahn und zur Vasokonstriktion. Die daraus resultierende Belastung des rechten Herzens hat eine pulmonale Hypertension bis hin zum akuten Cor pulmonale mit Rechtsherzinsuffizienz und einem kardiogenen Schock zur Folge.

Das *klinische Bild* imponiert durch eine schwere Zyanose mit Dyspnoe und Tachypnoe. Dazu kommen Zeichen der motorischen Unruhe und Verwirrtheitszustände. Das akute Cor pulmonale führt zu sichtbar gestauten Halsvenen und zum Anstieg des zentralen Venendrucks. Gleichzeitig sind eine Hypotonie und eine Tachykardie vorhanden. – Ein Viertel der Frauen sterben innerhalb 24 Stunden. Unter den Überlebenden entwickeln die Hälfte der Frauen innerhalb eines kurzen Zeitraums eine Gerinnungsstörung [4].

XXIX/3.

2.2 Klinische Phase 2 (Verbrauchskoagulopathie)

Für die im Prinzip wie bei der vorzeitigen Plazentalösung ablaufenden Gerinnungsstörung (s.o), mit jedoch meist überschießender oder gesteigerter fibrinolytischer Aktivität, ist das während der Schwangerschaft ansteigende Gewebethromboplastin im Fruchtwasser von Bedeutung [13], wozu auch der Schock das seine zur Gerinnungsstörung beiträgt [5].

Bei der oben genannten kardio-pulmonalen Symptomatik (im Extremfall bis zum Kreislauf- und Atemstillstand) muß bei jeder sogenannt verstärkten atonischen Blutung an eine Koagulopathie gedacht werden.

Differentialdiagnostisch stehen die Lungenembolie bzw. andere kardiovaskuläre oder zerebrale Ursachen zur Diskussion.

2.3 Therapie

Im Vordergrund stehen die Behebung der kardiorespiratorischen Insuffizienz mit Verbesserung der pulmonalen Perfusion, die rasche Entleerung des Uterus, um weiteres Einfließen von Fruchtwasser in die mütterliche Zirkulation zu verhindern, sowie der Volumenersatz und die Korrektur der Gerinnungsstörung. – Je nach geburtshilflichem Stand erfolgt die vaginale oder abdominale Entbindung.

Sobald die Zeichen der *respiratorischen Insuffizienz* manifest werden, ist eine *Beatmung* mit positivem endexspiratorischem Druck indiziert. Damit erreicht man eine bessere Umverteilung von Ventilation und Perfusion. Dazu erfolgen die je nach Situation notwendigen, weiteren intensivmedizinischen Maßnahmen (Volumenersatz, Kreislaufstützung u. a.) sowie die Korrektur der Gerinnungsstörung, wobei bei ausgeprägter Fibrinolyse die Anwendung eines Fibrinolyseinhibitors angezeigt ist (s. o.).

3. «Dead-fetus»-Syndrom

Bei Retention einer abgestorbenen Frucht in utero kann es frühestens nach 8 Tagen zu einer Gerinnungsstörung kommen, gewöhnlich tritt sie aber erst nach 5–6 Wochen auf, eine Situation, der man heute allerdings nur noch sehr selten begegnet. Stirbt bei einer Mehrlingsschwangerschaft ein Zwilling ab, kommt es offenbar nicht zu einer Gerinnungsstörung [4].

Man nimmt an, daß es sich beim «dead fetus»-Syndrom um einen subakut bis chronisch verlaufenden Defibrinierungsvorgang handelt. Eine ausgeprägte hämorrhagische Diathese mit überschießender Fibrinolyse wird fast immer erst beim oder nach dem Entleeren des Uterus beobachtet.

Behandlungsrichtlinien s. o.

Literaturhinweise

1 Graeff H, Kuhn W (1980) Coagulation disorders in obstetrics. In Major problems in obstetrics and gynecology, Vol 13. Saunders. Philadelphia p 73

2 Romero R (1983) The management of aquired haemostatic failure during pregnancy. In Berkowitz RL (ed) Critical care of the obstetrical patient. Churchill. Livingstone-Edinburgh-London

3 Naumannn RO, Weinstein L (1985) Disseminated intravascular coagulation – The clinical's dilemma. Obstet Gynecol Surv 40:487

4 Knörr K, Knörr-Gärtner H, Beller FK, Lauritzen C (1989) Koagulopathien in der Geburtshilfe. In Geburtshilfe und Gynäkologie (Hrsg). Springer. Berlin-Heidelberg-New York S 496

5 von Hugo R, Graeff H (1992) Koagulopathien. In Martius G (Hrsg) Geburtshilfe, Bd I. Thieme. Stuttgart-New York S 215

6 Page EW, King EB, Merill JA (1954) Abruptio placentae. Danger of delay in delivery. Obstet Gynecol 3:385

7 Hafter R, Graeff H, Schröck R (1985) Measurement of cross-linked fibrin derivatives in plasma and ascitic fluid with monoclonal antibodies against D-dimer using EIA and latex-test. Scand J Lab Clin Invest 45:137

8 Bonnar J (1981) Haemostasis and coagulation disorders in pregnancy. In Bloom AL, Thomas DP (eds) Haemostasis and Thrombosis. Churchill. Livingstone-Edinburgh-London p 454

9 Pfeifer GW, von Nathusius (1971) Erworbene Blutgerinnungsstörungen in der Geburtshilfe. Gynäkologe 4:11

10 von Hugo R, Rust M, Deckhardt R, Graeff H (1984) Fruchtwasserembolie. Gynäkologe 17:124

11 Graeff H, Hafter R, von Hugo R (1981) Gerinnungsstörungen in der Geburtshilfe. gynäkol prax 5:623

12 Slunsky R (1968) Klinischer Verlauf der Fruchtwasserembolie. Rostock-Warnemünde

13 Yafle H, Eldor A, Hornstein E, Sadovsky E (1977) Thromboplastic activity in amniotic fluid during pregnancy. Obstet Gynecol 50:454

XXX Operationstermine und Indikationen in der Kinderchirurgie Stand 1991*

Eltern suchen häufig die Sprechstunde ihres Arztes auf, um sich beraten zu lassen, welches wohl der zeitlich günstigste Operationstermin für das bei ihrem Kinde vorliegende Leiden sei. Es handelt sich dabei vor allem um die operative Indikation angeborener Mißbildungen und Entwicklungsstörungen. Im wesentlichen lassen sich in bezug auf die operative Dringlichkeit drei Gruppen kinderchirurgischer Affektionen unterscheiden.

Affektionen erster Dringlichkeit

Zu den Affektionen erster Dringlichkeit gehören solche, die unmittelbar oder sehr bald nach der Geburt eine Therapie benötigen, da sie unbehandelt mit dem Leben nicht vereinbar sind und zum Tode führen oder eine normale Entwicklung des Säuglings schwer beeinträchtigen. Diese Affektionen erster Dringlichkeit sind alphabetisch zusammengestellt:

Tabelle 181: Affektionen erster Dringlichkeit

1	Appendizitis
2	Geburtstrauma und schwere Organverletzungen
2.1	Leberruptur
2.2	Milzruptur
2.3	Nebennierenruptur
2.4	Nierenruptur
2.5	Plexusparese
3	Invagination
4	Laparoschisis (Bauchspalte)
5	Lippen-Kiefer-Gaumen-Spalte (Trinkplatte)
6	Hodentorsion
7	Neugeborenenileus
7.1	Atresie und Stenosen des Dünn- und Dickdarms
7.2	Darmlageanomalie
7.3	Mekoniumileus
7.4	Morbus Hirschsprung
7.5	Zysten und Tumoren
8	Ösophagusatresie
9	Offene Myelomeningozele, rupturierte Enzephalozele
10	Pneumothorax
11	Rupturierte Omphalozele
12	Subdural-/Epiduralhämatom
13	Zwerchfellhernie

Affektionen relativer Dringlichkeit

Sie umfassen Affektionen, die je nach Ausprägung der Symptome mehr oder weniger frühzeitig, das heißt im Laufe der ersten Wochen, einer chirurgischen Intervention bedürfen. In Tabelle 182 sind diese Krankheitsbilder relativer Dringlichkeit aufgeführt.

Tabelle 182: Affektionen relativer Dringlichkeit

1	Amnionschnürfurche
2	Blasenektopie
3	Ductus Botalli apertus
4	Ductus omphaloentericus persistens
5	Enzephalozele
6	Epulis
7	Gallengangsatresie und Gallengangstenose
8	Geschlossene Myelomeningozele, geschlossene Meningozele
9	H-Fistel (ösophagotracheal)
10	Hydrozephalus
11	Hymenalatresie
12	Kraniosynostose
13	Lymphangiom
14	Ösophagusstenose
15	Pylorusstenose
16	Pankreaspseudozyste
17	Pleuraempyem
18	Portale Hypertonie
19	Relaxatio diaphragmatica
20	Urologische Affektionen
20.1	Hydronephrose
20.2	Hydroureter
20.3	Meatusstenose
20.4	Urachuszyste und Urachusfistel
20.5	Urethralklappen
20.6	Zystennieren
21	Teratome
22	Tumoren (maligne: Neuroblastome, Sarkome, Wilms usw.) (gemeinsam mit Kinderonkologen und Kinderradiologen)
23	Zystenlunge

* Morger R, Kinderspital St. Gallen

Tabelle 183: Zeitliche Intervalle der wichtigsten nicht dringlichen Eingriffe im Kindesalter

1	Mißbildung Kopf, Hals, Wirbelsäule	
1.1	Aurikuläranhängsel und Ohrfistel	ab 3 Monate
1.2	Abstehende Ohren	4–6 Jahre
1.3	Dermalsinus (Sakraldermoid, Steißbeinfistel)	ab 3 Monate
1.4	Gaumenspalte	ca 14–16 Monate (wenn Milchzähne da)
XXX 1.5	Hypertrophie von Tonsillen und Adenoiden	ab 3 Jahre (strenge Indikation)
1.6	Lippen-Kiefer-Spalte	4–6 Monate (5 kg)
1.7	Makroglossie	ab 3 Monate
1.8	Mediane und laterale Halszyste und -fistel	ab 3 Monate
1.9	Ranula	ab 3 Monate
1.10	Schiefhals (Torticollis)	ab 6 Monate
1.11	Zungen- und Lippenband	ab 1 Jahr
2	Mißbildungen und pathologische Zustände im Brustraum	
2.1	Bronchiektasen	konservativ, Operation ab 3–4 Jahre
2.2	Gastrogene Zysten	ab 3 Monate
2.3	Hiatushernie, paraösophageale Hernie, gastroösophagealer Reflux	bei konservativem Versagen Operation jederzeit
2.4	Hühnerbrust	Pelottenbehandlung ab 3–4 Jahre
2.5	Trichterbrust	Tonsillenektomie und Adenotomie und Physiotherapie mit 4 Jahren, Operation mit 6–8 oder ab 12 Jahre
3	Mißbildungen und pathologische Zustände im Bauchraum	
3.1	Anal- und Rektalprolaps	Wenn konservativ nicht geht, CF ausgeschlossen, Sklerosierbehandlung
3.2	Analfistel	ab 3 Monate
3.3	Choledochuszyste	wenn erkannt
3.4	Colitis ulcerosa	Operation bei konservativem Versagen
3.5	Morbus Crohn	Operation nur bei konservativem Versagen
3.6	Nabelhernie	ab 2 Jahre, bei Mädchen auch kleine Hernie
3.7	Nabelschnurbruch, konservativ behandelt	Operation 1–2 Jahre, Bauchdeckenrekonstruktion
3.8	Hypersplenismus bei hämatologischer Indikation	jederzeit, aber sehr strenge Indikation, evtl. Teilresektion bzw. Autotransplantation
4	Mißbildungen und pathologische Zustände im Urogenitalbereich	
4.1	Blasendivertikel	ab 3 Monate
4.2	Doppelniere oder Doppelureter	ab 3 Monate
4.3	Epispadie	ab 3 Monate
4.4	Hufeisenniere	ab 3 Monate
4.5	Hydrozele	wenn nötig, jederzeit, nicht punktieren
4.6	Hypospadie	ab 1 Jahr
4.7	Kryptorchismus	ab 1 Jahr bei konservativem Versagen, bei Hernie jederzeit, bei kleinem Skrotum zweizeitig
4.8	Leistenhernie	wenn nötig jederzeit
4.9	Palmure	ab 3 Jahre
4.10	Paraphimose	reponieren in Narkose und Zirkumzision, evtl. zweizeitig
4.11	Phimose	ab 2 Jahre, evtl. früher
4.12	Urolithiasis	jederzeit bei konservativem Versagen
4.13	Varikozele	Ligatur der Vena spermatica, sobald erkannt

5	Mißbildungen und pathologische Zustände am Bewegungsapparat und der Haut	
5.1	Atherom, Dermoidzyste, Epithelioma malherbe	ab 6 Monate
5.2	Hämangiome	bei Blutung jederzeit, kapilläre heilen spontan, kavernöse Operation, Portweinhämangiome nicht
5.3	Hexadaktylie der Hand	ab 6 Monate
5.4	Hexadaktylie des Fußes	ab 6 Monate
5.5	Hüftdysplasie	Spreizbehandlung sofort
5.6	Hüftluxation	Extension sofort
5.7	Klumpfuß	Gipsbehandlung sofort, Operation mit 4–6 Monaten
5.8	Pigmentnävus, Tierfellnävus	Dermabrasio in den ersten 8 Lebenswochen, später Exzision vor Pubertät
5.9	Säuglingsskoliose	Behandlung sofort, konservativ
5.10	Schnellender Finger (Tendovaginosis stenosans)	ab 6 Monate
5.11	Sichelfuß (Pes adductus)	Gipsbehandlung sofort, später Redression
5.12	Syndaktylie, einfache	Hände und Füße ab 1 Jahr
6	Traumatologie	
6.1	Commotio cerebri	gut beobachten, evtl. Spital
6.2	Contusio cerebri	Hospitalisation
6.3	Frakturen: – grundsätzlich konservativ – Relative Operationsindikation bei gelenknahen und intraartikulären Brüchen (Ellbogen, Epiphysen, subtrochanter) – Bei Grünholz-Frakturen durchschnittlich 1–2 Wochen weniger lang fixieren, Bewegungsdrang der Kinder berücksichtigen; bei zu knappen Fixationszeiten relativ häufig Refrakturen; Gelenkmobilisation kein Problem; keine Physiotherapie notwendig bei gesunden Kindern	
6.4	Verbrennungen: – Unter 5 %: Behandlung mit Fucidingaze und Granugenol-Salbe, Tetanusprophylaxe; bei Handverbrennungen immer Hospitalisation – Über 5 %: Hospitalisation und große Verbrennungsbehandlung	

XXX

Nichtdringliche Affektionen

Affektionen, bei welchen der operative Eingriff nicht dringlich ist, haben dennoch ihre optimalen zeitlichen Indikationen, über die erfahrungsgemäß jedoch oft Unklarheit besteht. Diese weitere Gruppe ist in Tabelle 183 zusammengefaßt.

Sachregister

F

G

N

T

Register

U

V

W